Das Große ADAC Gesundheitsbuch

Dr. med. Hans Halter

Das Große ADAC Gesundheits Buch

Produktion: Roland Gööck
Gestaltung: Günter Radtke

Zeichnungen: Jörg Kühn (verantwortlich),
Albrecht Rissler, Taylor Bidgood-Höhn,
Ken Finch, Marlene Gemke,
Angelika Mezger, Reinhold Henkel,
Harald Konopatzki, Reiner Embach,
Rüdiger Himmelhan, Uta Sauckel

Einbandentwurf: Graupner & Partner, München,
unter Verwendung von Fotos folgender Urheber:
Gruner + Jahr, Mauritius, Redaktion Quick

© 1982 ADAC Verlag GmbH, München
und Mosaik Verlag GmbH München

Satz, Druck, Bindung: Mohndruck
Graphische Betriebe GmbH, Gütersloh
Lithos: FBS, München
ISBN 3-87003-202-2

Gesundheit ist nicht alles – aber ohne Gesundheit ist alles nichts. Doch kein Mensch ist ein für allemal gegen Krankheiten gefeit. Jeder ist bedroht. Aber niemals in der Geschichte der Menschheit waren die Chancen des einzelnen, seine Gesundheit zu erhalten, so groß wie heute.

Auf den ersten Blick scheint das Gebiet der Medizin für den medizinischen Laien schier unüberschaubar. Dieses Buch ordnet die Fakten, unterrichtet allgemeinverständlich, macht mit anschaulichen Farbtafeln den menschlichen Körper transparent.

Der erste Teil weist Wege, wie man am Arbeitsplatz, zu Hause, in der Freizeit und unterwegs leistungsfähig und fit bleibt. Hier wie auch in allen anderen Kapiteln gilt das besondere Augenmerk der Gesundheit des Autofahrers.

Im Mittelpunkt des Werks steht der gesunde und der kranke Mensch: Die 23 Kapitel des Hauptteils informieren den Leser über die Organsysteme seines Körpers, ihren Aufbau, ihre Funktion und – mit der gebotenen Ausführlichkeit – über ihre Erkrankungen.

Im dritten Teil geht es um Therapie und Krankenpflege in Arztpraxis, Klinik und daheim, um Kur und Klima sowie um die Rechte und Pflichten des Patienten gegenüber Arzt, Krankenkasse und Versicherung. Der abschließende Erste-Hilfe-Teil nennt die Maßnahmen und Handgriffe, die im Notfall über Leben und Tod entscheiden können.

Die klare Gliederung dieses Buches, das ausführliche Inhaltsverzeichnis und das Register mit seinen rund 2500 Stichwörtern erlauben eine schnelle Orientierung. Im lexikalischen Anhang werden dem Laien medizinische Fachausdrücke übersetzt.

Die Ausführlichkeit, mit der die einzelnen Organe und ihre Krankheiten abgehandelt werden, richtet sich nach ihrer Bedeutung bzw. nach der Häufigkeit der Leiden. Vermittelt werden nicht umstrittene Theorien und Außenseitermethoden oder noch wenig erprobte Therapien, sondern wissenschaftlich gesicherte Tatsachen. Dafür bürgt ein Kollegium führender Mediziner aller Fachrichtungen. Dieses Buch führt also nicht zu einer gefährlichen medizinischen Halbbildung. Es informiert, klärt auf, regt an und leistet so seinen Beitrag, die Gesundheit, unser höchstes Gut, zu bewahren.

Autor und Verlag

Wissenschaftlicher Beirat

Am Großen ADAC-Gesundheitsbuch wirkten folgende Fachwissenschaftler, die zum Teil dem Ärztegremium des ADAC angehören, beratend und überprüfend mit. Autor und Verlag danken ihnen für ihre Mitarbeit.

Inhalt

TEIL I

Gesunde Lebensführung

*Gesundheit ist mehr als ein Geschenk der Natur.
Unversehrtheit, Leistungsfähigkeit
und Wohlbefinden sind vor allem von unserer
Lebensführung abhängig. Sie muß vernünftig,
maßvoll und vorausschauend sein,
soll die Gesundheit nicht Schaden nehmen.*

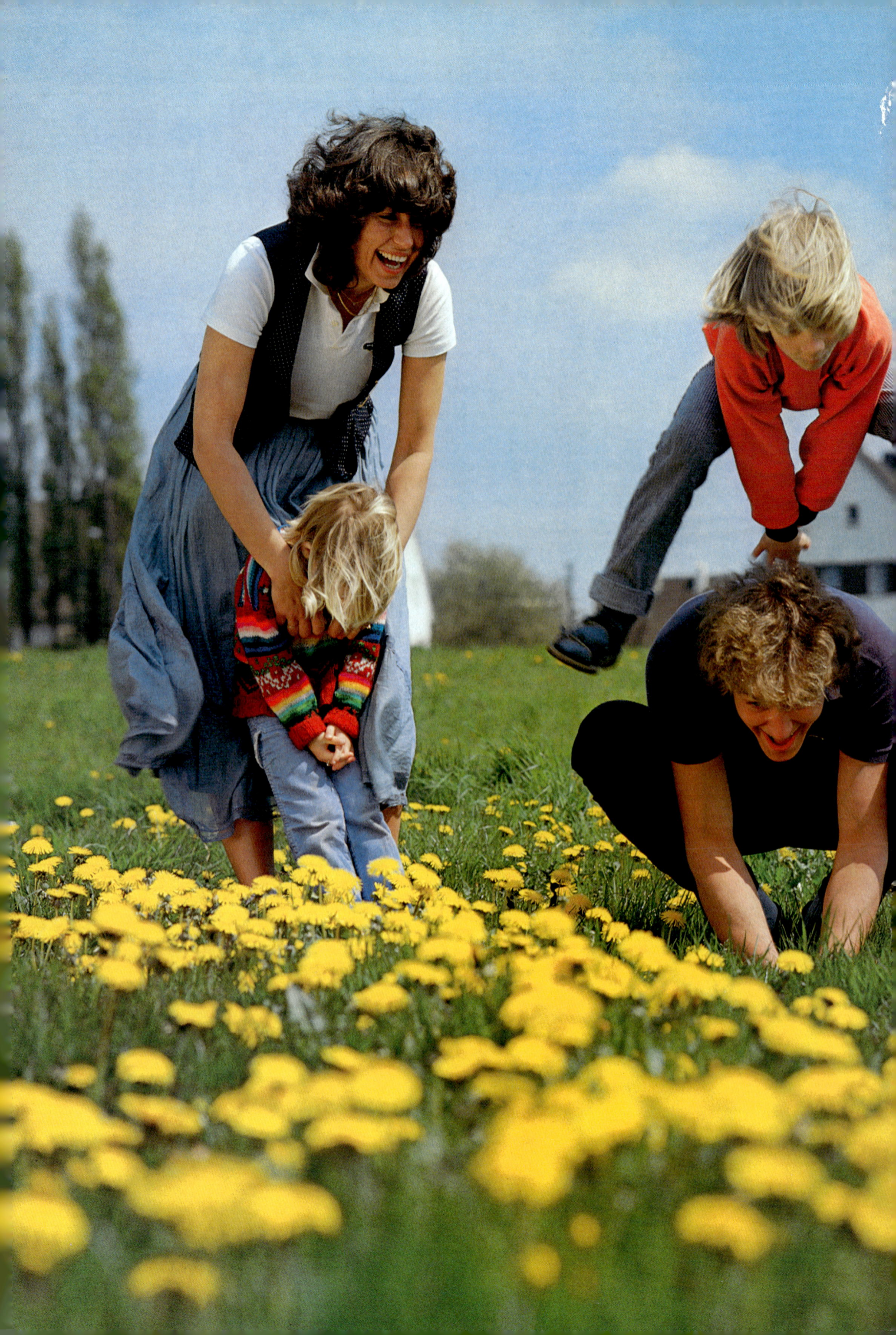

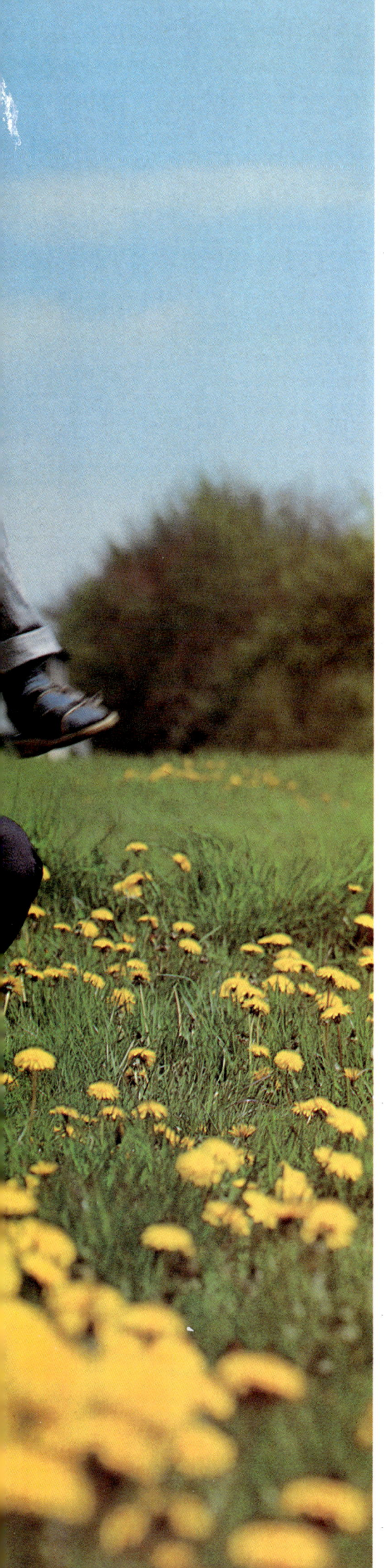

Unser Wohlbefinden hängt davon ab

Gesundheit und Ernährung

Gesundheit ist der wertvollste Besitz jedes Menschen. Gesund ist, wer sich wohlfühlt, wer den wechselnden Anforderungen des Lebens gewachsen ist und sich auf die normale Funktion seiner Organe verlassen kann. Die Weltgesundheitsorganisation (WHO) zählt Gesundheit zu den Grundrechten des Menschen. Es ist freilich ein Recht, das Pflichten einschließt – sich selbst und den anderen Menschen gegenüber: Gesundheit muß alle Tage neu erworben werden. Eine vernünftige Ernährung spielt dabei nicht die einzige, aber eine sehr wichtige Rolle.

Wege zur Gesundheit

Gesundheit läßt sich nicht befehlen, es gibt sie nicht auf Krankenschein, und selbst die modernsten Kliniken können Gesundheit nicht fabrizieren wie einen Gegenstand des täglichen Bedarfs. Der »Zustand des völligen körperlichen, seelischen und sozialen Wohlbefindens« – so umschreibt die Weltgesundheitsorganisation den Begriff Gesundheit – ist von vielen Umständen abhängig: von ererbten Anlagen, Einflüssen der belebten und unbelebten Umwelt, vor allem aber von der Art, wie wir unser Leben führen und gestalten.

Es gibt kein Patentrezept für immerwährende Gesundheit. Niemand bleibt von Krankheiten, Verletzungen, Schmerzen ein Leben lang verschont. Doch wie häufig und wie schwer wir erkranken, welchen Verlauf das Leiden nimmt, ob es unsere Arbeitsfähigkeit mindert und die Lebenserwartung verkürzt – das alles läßt sich auch vom Menschen selbst beeinflussen.

Gesundheit, die Basis des Lebensglücks, ist der Gewinn aus vielen Umständen. Zu ihnen gehören vernünftige Ernährung und Maßhalten bei Genußmitteln, regelmäßiger Wechsel von Be- und Entlastung des Körpers und der Seele, rechtzeitige Vorsorge und wirkungsvolle Frühbehandlung von Krankheiten, schließlich das Gefühl der Sicherheit und des Geborgenseins, wobei die Einbettung in eine Familiengemeinschaft zumindest in unserem Kulturkreis unentbehrlich zu sein scheint.

◄ *Fördert die Gesundheit: Spiel auf der Wiese.*

17

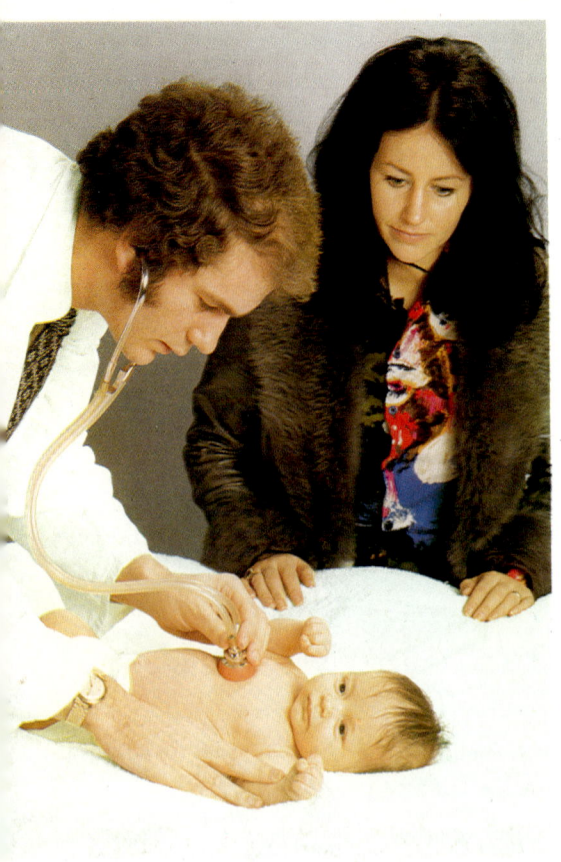

Schlägt das kleine Herz ruhig, kräftig, regelmäßig? Ist die Lunge gut durchlüftet? Funktionieren die Reflexe? Der Kinderarzt untersucht einen Säugling, um die frühen Warnzeichen einer Krankheit rechtzeitig zu entdecken. Vom ersten Tag des Lebens an begleitet die Heilkunde den Menschen – wer ihre Vorteile nutzt, der ist besser dran.

Einstellung zur Gesundheit

Jeder kennt Menschen, deren ganzes Denken und Handeln ausschließlich um die eigene Gesundheit kreist. Tag für Tag sorgen sie sich um Verdauung, Pulsschlag oder Schlaf, schwören oft auf seltsame Behandlungsweisen, wechseln häufig den Arzt und haben jede Freude am Leben verloren.

Dann gibt es die anderen, die glücklichen Zeitgenossen, die gar nicht »wissen«, daß sie ein Herz haben, einen Magen oder Muskeln, und die nie in Rechnung stellen, daß die körperliche Kraft im Laufe des Lebens nachläßt. Sie fühlen sich, oft im Gegensatz zu den objektiven medizinischen Befunden, munter und leistungsfähig. Gesundheit ist eben nicht nur davon abhängig, daß die Organe keine krankhaften Abweichungen von der Norm erkennen lassen und alle ärztlichen Labor-Befunde zufriedenstellend sind. Gesundheit ist immer auch eine Frage des Maßstabs, der eigenen Einstellung, des subjektiven Befindens und der grundsätzlichen Lebensfreude.

Wovon Gesundheit abhängt

Die Vielzahl der Umstände, von denen unsere Gesundheit abhängt, macht es schwierig zu erkennen, welche Bedeutung die einzelnen Faktoren haben. Daher der alte Streit, ob die ererbten Anlagen eines Menschen oder die Umwelteinflüsse für seine Gesundheit entscheidender seien. Auf diese Frage gibt es keine allgemeinverbindliche Antwort: Je nach Krankheit und Situation sind Anlage und Umwelt in wechselnder Weise beteiligt.

Vererbung. Auch für den Menschen gelten, nicht anders als für Pflanzen und Tiere, die Gesetzmäßigkeiten der Vererbung. Von den Eltern auf die Kinder werden zahlreiche körperliche und geistige Merkmale weitergegeben: Körperlänge und Körpergewicht sind zum großen Teil erbbedingt, auch die Farbe der Augen, der Haare und der Haut. Dabei setzen sich meist dunklere gegen hellere Töne durch. Zu den ererbten Merkmalen gehören auch die Blutgruppe und die Grundzüge der Papillarmuster an den Fingerkuppen, die Fingerabdrücke.

Erbleiden. Es werden jedoch auch Krankheiten und Mißbildungen vererbt. Bisher sind rund 1500 Erbleiden bekannt, von denen die meisten allerdings extrem selten sind. Für einige häufiger vorkommende Erbkrankheiten (z. B. Farbenblindheit, Bluterkrankheit, Mehrfingrigkeit) ist der Erbgang genau erforscht; bei anderen Leiden ist die Forschung in ihren Ergebnissen noch unsicher. Dies rührt vor allem von der Art des Erbganges her: Nicht jeder, der die Anlagen zu einer bestimmten Krankheit als Erbanlage in sich trägt, muß an diesem Leiden erkranken.

Auslösende Faktoren. Vielfach werden krankhafte Anlagen erst durch die äußeren Lebensbedingungen ausgelöst. Ein Mensch, der wegen seiner ererbten Veranlagung etwa zu Stoffwechselkrankheiten (Gicht, Zuckerkrankheit) neigt, muß nicht krank werden, wenn er bei seiner Lebensführung, vor allem der Ernährung, Rücksicht auf seine Veranlagung nimmt. Oder: In manchen Familien kommen Bluthochdruck und Gefäßleiden offenbar gehäuft vor. Doch erkranken deshalb keineswegs alle Blutsverwandten daran, sondern meist nur diejenigen, die sich zusätzlich durch Streß, Nikotinmißbrauch und erhebliches Übergewicht belasten. Wer vorsorglich etwas gegen die Ausprägung einer krankhaften Veranlagung unternimmt, der sorgt dafür, daß die gefährdeten Organe nicht vor der Zeit altern oder gar versagen.

Umweltschäden. Zu den Umweltfaktoren, die Gesundheit und damit Wohlbefinden und Lebensglück beeinflussen, gehören viele Umstände, die von einzelnen Menschen oder der Gemeinschaft geschaffen werden. Wer seinem Organismus über längere Zeit verschmutzte Luft, unreines Wasser und chemisierte Lebensmittel zumutet, darf sich nicht wundern, wenn sein Körper darauf zunächst mit Funktionsstörungen (etwa Atemnot und Verdauungsbeschwerden), später mit organischen Erkrankungen reagiert. Ohren, die jahrelang durch überlauten Lärm traktiert werden, schränken schließlich ihre Funktionen ein.

Haut, ungeschützt aggressiven Stoffen oder Strahlen ausgesetzt, altert schneller. Vor der Zeit verschlissen werden Bänder und Gelenke, wenn sie dauerhaft überfordert sind. Viele Menschen spüren die Gefahren, die ihrer Gesundheit aus der Umwelt drohen können. Oft fehlt es dem einzelnen jedoch an Mut und Möglichkeiten, rechtzeitig – ehe ein Körperschaden eintritt – etwas dagegen zu unternehmen.

Vorsorge, Früherkennung. »Die schönste Krankheit taugt nichts«, sagt eine Redensart. Eine vorbeugende Gesundheitspflege (Prävention), die das Krankwerden zu verhindern sucht, ist deshalb die beste Art von Medizin. In den letzten Jahren wurden viele Verfahren entwickelt, die diesem Zweck dienen: Vorsorgeuntersuchungen des werdenden Menschen im Mutterleib (→ Seite 338), Schutzimpfungen gegen übertragbare Krankheiten (→ Seite 386), gesetzlich vorgeschriebene und in regelmäßigen Abständen wiederholte Untersuchungen gefährdeter Personen, schließlich auch die von den Krankenkassen finanzierten Programme zur Früherkennung weitverbreiteter Krankheiten und des Krebses (→ Seite 403).

Vorsorge ist natürlich besser als Früherkennung. Bei einigen Krankheiten ist es gelungen, sie durch vorsorgliche Maßnahmen auszurotten, so etwa die Pocken durch Impfungen. Andere Infektionskrankheiten wurden stark zurückgedrängt und spielen jetzt keine Rolle mehr, solange entsprechende Vorsorgemaßnahmen wie z. B. Impfungen bei der Kinderlähmung weitergeführt werden. Möglich sind solche Erfolge nur, wenn sich viele Menschen an den erforderlichen Vorbeugungsmaßnahmen beteiligen. Das gilt auch für Programme zur Früherkennung und damit Frühbehandlung jener Krankheiten, an denen derzeit die meisten Menschen der zivilisierten Welt sterben: Herz- und Kreislaufleiden, Krebs, Leberversagen und chronische Bronchitis.

Zivilisationskrankheiten

Seelische und körperliche Schäden durch den Mißbrauch der Zivilisationsgüter nennt man Zivilisationskrankheiten. Seit die Infektionskrankheiten ihren Schrecken weitgehend verloren haben, seit eine moderne Geburtshilfe die einst so gefürchtete Mütter- und Säuglingssterblichkeit zurückgedrängt hat und künstliche Nieren, Adern aus Kunststoff, elektronische Schrittmacher, Gelenke aus Stahl und keimtötende Arzneimittel zum medizinischen Alltag gehören, nehmen die Zivilisationskrankheiten einen immer breiteren Raum ein.

Auslösende Faktoren. Zu den Zivilisationskrankheiten zählen die Gefäßverkalkung (Arteriosklerose) und ihre Folgekrankheiten, vor allem Herzinfarkt, Schlaganfall und Durchblutungsstörungen, ferner Stoffwechselleiden wie Gicht und Diabetes, viele allergische Krankheiten und manche Krebsformen. Diese Leiden können (nicht müssen) ausgelöst werden durch eine fehlerhafte, vor allem zu reichliche und einseitige Ernährung, durch verschiedene Formen der Umweltverschmutzung, durch den Mangel an richtig dosierter körperlicher Belastung, schließlich durch ein Übermaß an Streß, Rastlosigkeit und sozialen Schwierigkeiten. Diese wiederum führen häufig zu einem Mißbrauch der Genußmittel, vor allem Alkohol und Nikotin, wenn nicht sogar zu Drogen wie Heroin oder Kokain.

Lebenserwartung. Die Zunahme der Zivilisationskrankheiten ist schuld daran, daß die Lebenserwartung in den letzten Jahrzehnten nicht mehr nennenswert gestiegen ist, trotz der Fortschritte in vielen Bereichen der Medizin. Unter Lebenserwartung versteht man das Alter, das ein Mensch einer bestimmten Generation mit statistischer Wahrscheinlichkeit erreichen wird. Ein im Jahr 1982 in der Bundesrepublik Deutschland geborener Knabe wird voraussichtlich nach einem 69jährigen Leben im Jahr 2051 sterben. Ein neugeborenes Mädchen hat eine Lebenserwartung von derzeit 75 Jahren.

Lebensumstände und Durchschnittsalter. Der Unterschied in der Lebenserwartung zwischen Männern und Frauen kann eine Folge des größeren Verschleißes der Männer in bestimmten Berufen und ihrer stärkeren Zivilisationsschäden sein. Lebenslange körperliche Arbeit

Die Lebenserwartung in den einzelnen Staaten ist sehr unterschiedlich. In allen Ländern der Erde leben die Frauen im Durchschnitt erheblich länger als die Männer.

Lebenserwartung (in Jahren)	Männer	Frauen
Schweden	72,8	79,2
Niederlande	72,2	78,8
Japan	72,9	78,2
Schweiz	72,1	79,0
Dänemark	71,9	78,0
Großbritannien	70,2	76,3
Frankreich	69,9	77,9
Italien	69,9	76,1
BR Deutschland	69,0	75,6
USA	69,1	76,9
Sowjetunion	62,0	73,0
Mexiko	61,3	64,4
Peru	56,5	59,5
Pakistan	54,0	59,0

unter erschwerten Bedingungen (Schichtdienst, Schadstoffbelastung) verkürzt das Leben ebenso wie ungeregelte Lebensweise und Genußmittelmißbrauch. Bergleute, Steinbrucharbeiter, Stahlwerker, Gastwirte und Journalisten haben mit 62 Jahren die geringste Lebenserwartung. Sie sterben im statistischen Durchschnitt mehrere Jahre vor den höheren Beamten, Unternehmern, Lehrern und den evangelischen Geistlichen, deren Lebenserwartung mit 77 Jahren die höchste ist.

Familie und Gesundheit

Auf Gesundheit und Wohlbefinden übt die familiäre Situation einen großen Einfluß aus – alles in allem ist Familienleben sehr gesund (auch wenn es dem einzelnen manchmal nicht so vorkommt). Allein lebende Menschen, gleichgültig, ob Junggesellen oder Geschiedene, werden häufiger krank und sterben (im statistischen Durchschnitt) vor den Verheirateten. Wie jede statistische Aussage erlaubt auch diese keinen Rückschluß auf einen bestimmten Menschen: Natürlich gibt es Junggesellen, die völlig gesund uralt werden, und andererseits Verheiratete, die immer kränkeln und jung sterben.

Der wohltätige Einfluß des Familienlebens hat mehrere Gründe. Der wichtigste: Wer sich in einer Familie geborgen und versorgt weiß, hat weniger Lebensangst, ist gelassener und optimistischer. Im Falle einer Krankheit oder Behinderung, vor allem auch im Alter und bei nachlas-

Die Alterspyramide zeigt die Zusammensetzung der Bevölkerung in der Bundesrepublik Deutschland nach Alter und Geschlecht. Kriege und Krisen haben den Bevölkerungsbaum stark zerzaust. In vielen Jahrgängen herrscht Frauenüberschuß. Durch den Geburtenrückgang im letzten Jahrzehnt ist die Basis der Alterspyramide schmal geworden. Der Männerüberschuß erklärt sich aus der höheren Geburtenrate der Jungen (in Deutschland derzeit rund 106 Jungen auf 100 Mädchen).

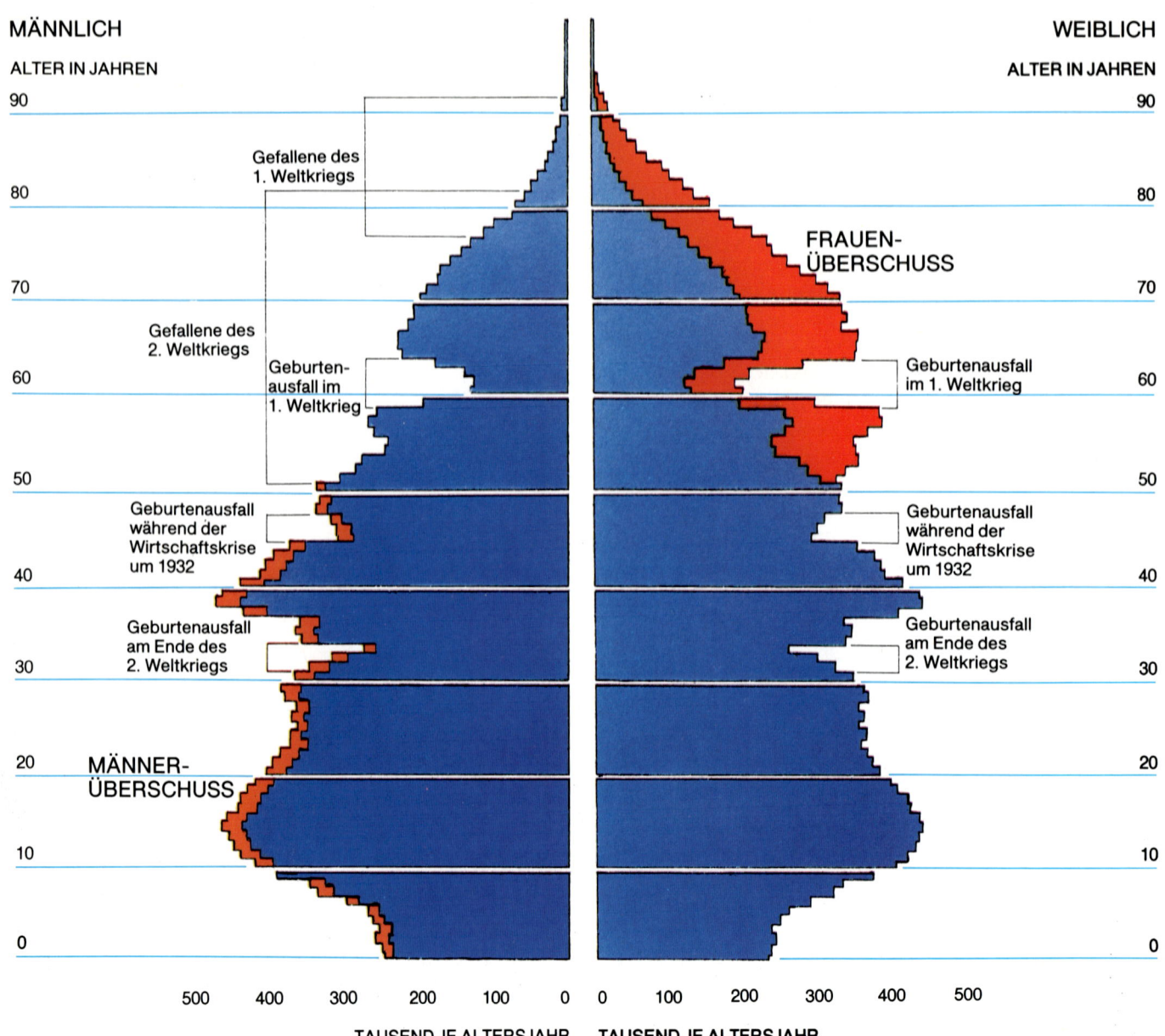

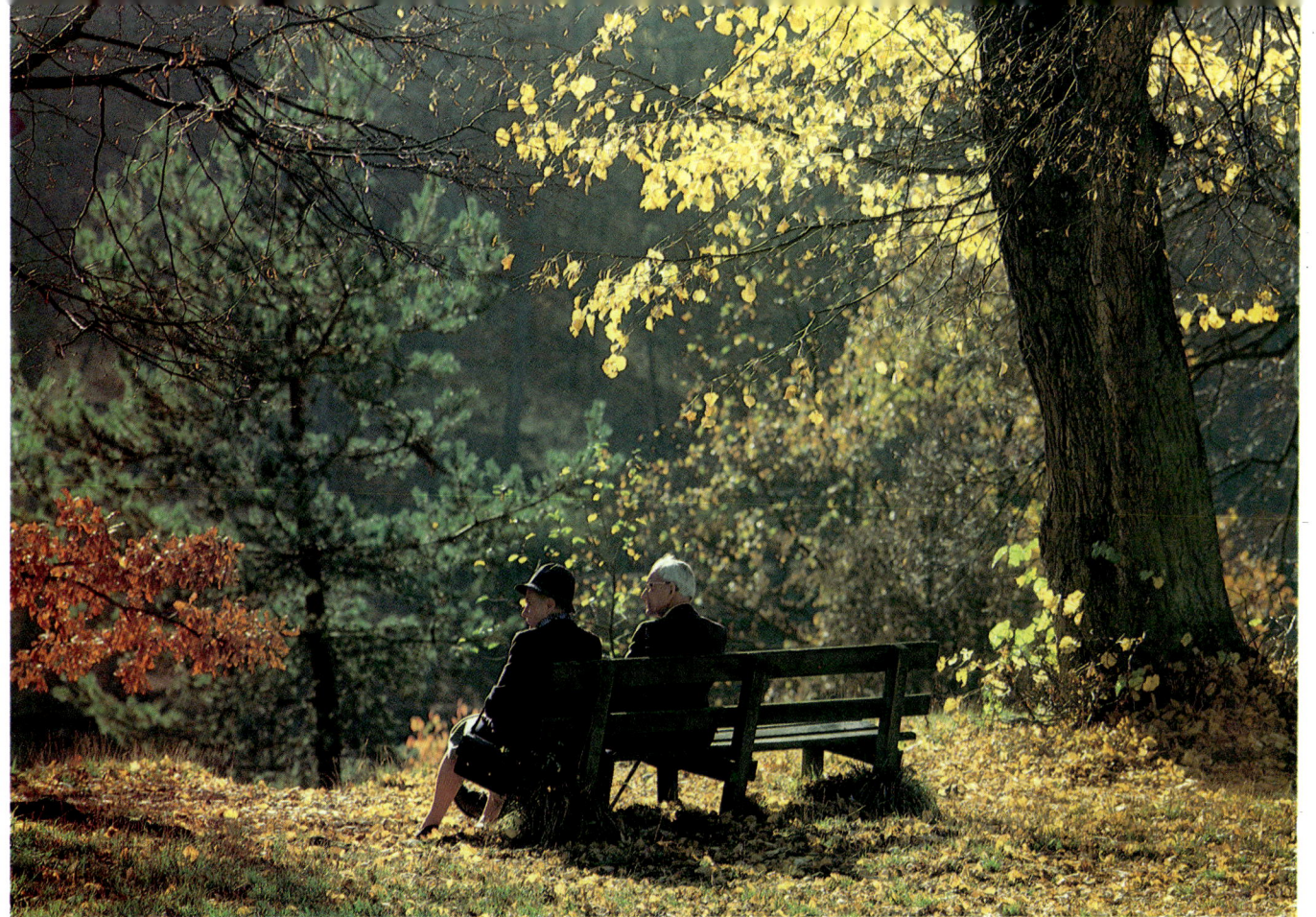

senden Kräften, ist ein Patient in der Familie und durch sie meist besser versorgt. Er wird gut gepflegt, man kennt seine Gewohnheiten, weiß, was dem Kranken schmeckt – und vieles mehr. Aber vor allem gilt: Liebe ist die beste Medizin.

Welch entscheidenden Einfluß liebevolle Zuwendung und menschliche Wärme für Gedeihen, Gesundheit und Genesung eines Menschen haben, wird an Kindern besonders deutlich. Wer elternlos in einem Heim aufwachsen muß, ist überdurchschnittlich häufig krank und leidet fast immer an seelischen Störungen.

Wohnen. Im allgemeinen ist die Wohnsituation einer Familie besser als die alleinstehender Menschen. Für die Gesundheit kann das von großer Bedeutung sein. Eine »falsche« Wohnung kann an Leib und Seele krank machen. So nimmt in Hochhäusern die Erkrankungswahrscheinlichkeit mit jedem Stockwerk zu. In den obersten Etagen sind selbst Grippe und Schnupfen am häufigsten. Wer an einer besonders lauten und verkehrsreichen Straße wohnt und schläft, klagt häufig über nervöse Störungen. Das Schlafzimmer sollte immer der ruhigste Raum der Wohnung sein. Von großer Wichtigkeit ist das »Mikroklima« einer Wohnung, vor allem die unmerkliche Luftzirkulation. Man darf sie nicht durch übertriebene Schall- und Wärmedämmung unterbinden, da sonst die Atmungsorgane Schaden nehmen können.

Ausruhen, einmal gar nichts tun, in der Natur entspannen – das ist für die Gesundheit wertvoller als tausend Pillen.

Die Tabelle zeigt den Nährstoff- und Energiegehalt einiger wichtiger Nahrungsmittel. Wohlbefinden und Gesundheit des Menschen sind von der Menge und der richtigen Zusammensetzung der Nahrung abhängig. Im allgemeinen enthält eine gemischte Durchschnittskost alle lebensnotwendigen Bestandteile.

Nahrungsmittel	Eiweiß g/100 g	Fett g/100 g	Kohlenhydrate g/100 g	Mineralstoffe g/100 g	Wassergehalt g/100 g	Energiegehalt in Joule (Kj)
Mittelfettes Rindfleisch	15	18	<1		ca. 67	990
Mageres Rindfleisch	22	2	<1		ca. 76	466
Magerer Käse	37	3	4	<1	ca. 54	806
Hühnereier	11	10	1	<1	ca. 78	617
Schweineschmalz		>99			<1	5090
Butter	1	80		1	<1	ca. 18	3170
Roggenbrot	6	1	51	<1	ca. 42	960
Kartoffeln	2	19	<1		ca. 79	357
Weiße Bohnen	21	2	57	<1	ca. 20	1465
Tomaten	1	3	<1		ca. 96	75

Kleidung, Körperpflege. Falsch gewählte Kleidung und nachlässige oder übertriebene Körperpflege können gesundheitsschädlich sein. Beim Kauf der Kleidungsstücke sollten modische Gesichtspunkte nicht dazu führen, daß die Kleidung einengt oder abschnürt und für Licht oder Luft nicht durchlässig ist. Falsche Schuhe können den Fuß deformieren und ihn für das ganze Leben krank machen. Die richtige Körperpflege besteht in einer den individuellen Bedürfnissen und Gegebenheiten angepaßten Reinigung und Abhärtung des Körpers.

Die richtige Ernährung

Für den Aufbau und die Erhaltung des menschlichen Körpers, auch für seine Fortpflanzung, ist die richtige Ernährung von ausschlaggebender Bedeutung. Sie entscheidet mit über Gesundheit und Krankheit, Leistungsfähigkeit oder Siechtum, langes oder kurzes Leben. Die Zahl und Bedeutung der im weitesten Sinne ernährungsbedingten Krankheiten nimmt immer mehr zu. Dabei spielt die früher so verbreitete Unterernährung in Mitteleuropa keine Rolle mehr. Der Gesundheit, dem Wohlbefinden und der Leistungsfähigkeit schaden derzeit vor allem die Über- und Fehlernährung. Weil dabei aus kleinen Fehlern, über lange Zeit praktiziert, schlimme Folgen entstehen können, ist es so wichtig, daß man sich über die Ernährungsgewohnheiten Rechenschaft ablegt und seine Fehler möglichst frühzeitig korrigiert.

Nahrung und Nährstoffe

Zu den lebensnotwendigen Betriebs- und Baustoffen des menschlichen Körpers, die dem Verdauungsapparat (→Seite 268) zugeführt werden müssen, damit durch den Stoffwechsel Energie und Baumaterial gewonnen werden können, zählen die Kohlenhydrate, die Eiweiße und Fette. Unentbehrlich sind ferner Vitamine, Spurenelemente, Salze und Wasser.

Diese einzelnen Bestandteile sind in den verschiedenen Nahrungsmitteln in ganz unterschiedlicher Menge enthalten (→Tabelle Seite 21). Im allgemeinen kann man sicher sein, daß eine gemischte Durchschnittskost von allen Nahrungsbestandteilen ausreichende Mengen enthält.

Kohlenhydrate. Ein Gramm Kohlenhydrate in Form von Zucker, Stärke oder Glykogen liefert dem Körper 17,16 kJ (4,1 kcal). Kohlenhydratreich sind die pflanzlichen Produkte Getreide, Kartoffeln, Reis, Mais, Früchte und Gemüse und die daraus zubereiteten Nahrungsmittel, vom Brot über den Kuchen bis zu den Süßigkeiten. Zucker und Stärke werden in Leber und Muskulatur in begrenzter Menge und zur alsbaldigen Energiegewinnung als Glykogen gespeichert. Bei einem Überangebot wandelt der körpereigene Stoffwechsel die Kohlenhydrate in Fett um. Es lagert sich dann sichtbar ab, der Mensch wird dick.

Eiweiß. Es stammt von Pflanzen und Tieren und besteht, chemisch betrachtet, aus kompliziert aufgebauten unterschiedlichen Aminosäuren, von denen einige für den Menschen unentbehrlich (essentiell) sind. Aus einem Gramm Eiweiß gewinnt der Körper genauso viel Energie wie aus einem Gramm Kohlenhydrate. Gebraucht wird Eiweiß jedoch weniger als Brennstoff für die Energiegewinnung, sondern als unentbehrlicher Baustein aller Körperzellen und Drüsensekrete (Hormone, Verdauungssäfte). Der Tagesbedarf eines gesunden Erwachsenen beträgt ein Gramm Eiweiß pro Kilogramm Körpergewicht. Kinder, Jugendliche, Schwangere und Sportler brauchen etwa 25 Prozent mehr Eiweiß, als nach dieser Rechnung anzusetzen ist. Tierisches Eiweiß aus Milch, Fleisch, Eiern und Fisch kann der Körper leichter verwerten als pflanzliches, etwa aus Mehl, Haferflocken oder Kakao.

Fett. Ein Gramm Fett liefert 38,92 kJ (9,3 kcal) – mehr als doppelt soviel wie ein Gramm Kohlenhydrate oder Eiweiß. Fett ist eine chemische Verbindung aus Glyzerin und Fettsäuren, von denen einige unentbehrlich (essentiell) sind. Der Energielieferant Fett ist sowohl in allen Zellen des Körpers als auch im speziellen Fettgewebe (→Seite 98)

Kalorien und Joule

Energiebedarf und -verbrauch des Körpers wurden früher in Kalorien (Kilokalorien = kcal) gemessen. Seit 1978 ist die neue Einheit Joule (gesprochen dschul oder auch dschaul) maßgebend (kJ = Kilojoule). Für die Umrechnung der beiden Energieeinheiten gelten folgende Werte:

● *1 Kilokalorie = 4,186 Kilojoule*
● *1 Kilojoule = 0,24 Kilokalorien.*

Als Rechenhilfe kann man die Kalorienwerte auch einfach mit 4 multiplizieren und erhält dann Joule.

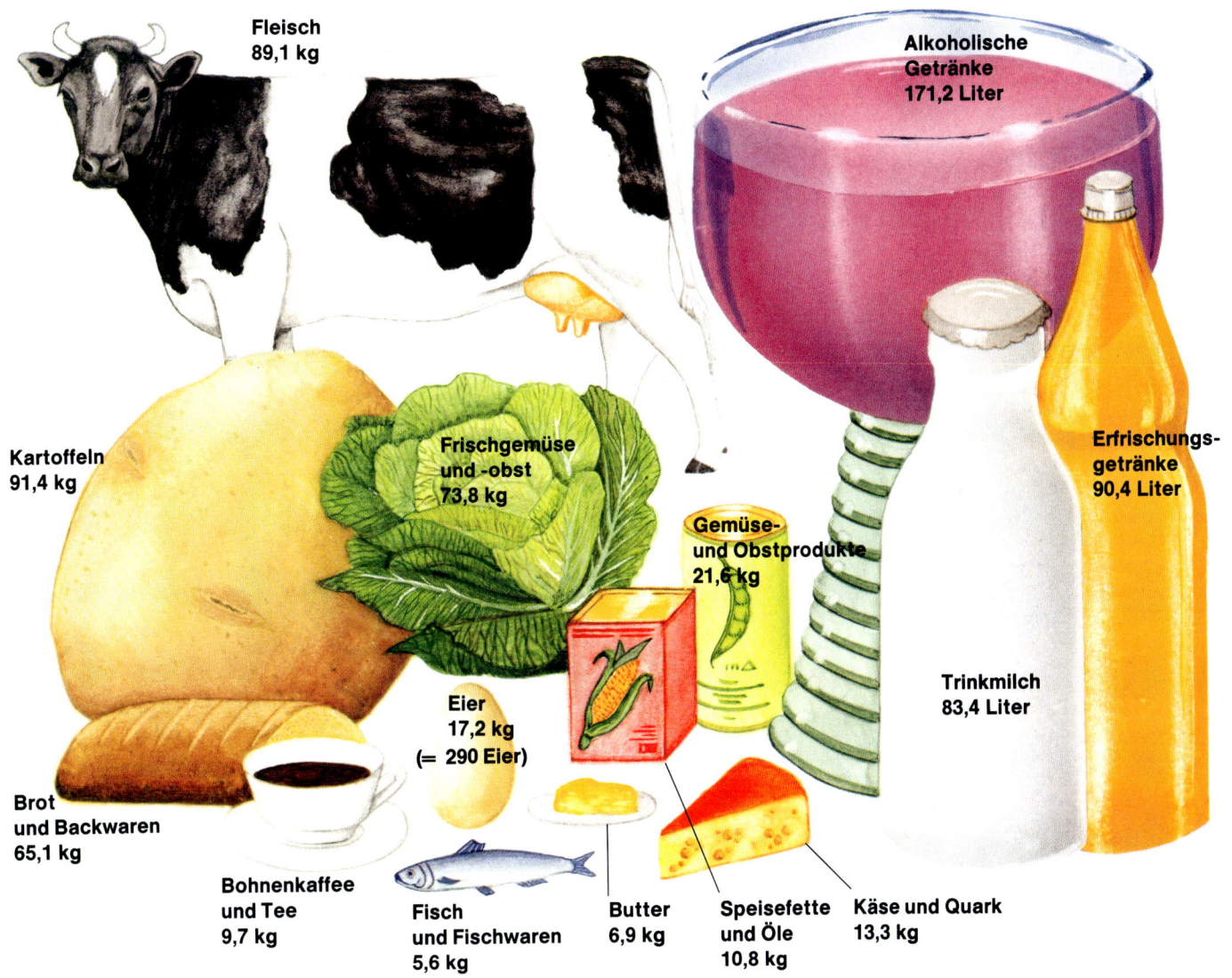

Fleisch
89,1 kg

Alkoholische Getränke
171,2 Liter

Kartoffeln
91,4 kg

Frischgemüse und -obst
73,8 kg

Gemüse- und Obstprodukte
21,6 kg

Erfrischungsgetränke
90,4 Liter

Eier
17,2 kg
(= 290 Eier)

Trinkmilch
83,4 Liter

Brot und Backwaren
65,1 kg

Bohnenkaffee und Tee
9,7 kg

Fisch und Fischwaren
5,6 kg

Butter
6,9 kg

Speisefette und Öle
10,8 kg

Käse und Quark
13,3 kg

gespeichert. Der Bedarf an Fett beträgt etwa ein Gramm pro Tag und Kilogramm Körpergewicht. Der derzeitige Fettverbrauch zeigt aber deutlich, daß das notwendige Maß weit überschritten wird. Die sich daraus möglicherweise ergebende Fettsucht (Adipositas) kann verschiedene Stoffwechselstörungen begünstigen. Für die weit verbreitete Behauptung, tierische Fette, vor allem Butter, förderten die Gefäßverkalkung und ihre Folgekrankheiten (Hochdruck, Herzinfarkt, Schlaganfall), pflanzliche Fettmischungen (Margarine) dagegen hinderten sie, gibt es keinen wissenschaftlichen Beweis.

Mineralsalze und Spurenelemente. In teilweise winzigen Mengen werden vom Körper auch Mineralsalze und bestimmte chemische Elemente benötigt. Bei der Regulation des Flüssigkeitshaushaltes spielen Natrium und Kalium eine wichtige Rolle, für den Aufbau der Knochen sind Calcium und Magnesium erforderlich. Als Spurenelemente braucht der Körper Eisen (für die roten Blutkörperchen), Jod (Schilddrüsenhormon), Fluor (Zahnschmelz), für die Bildung der körpereigenen Wirkstoffe (Hormone, Fermente, Sekrete) ferner Spuren von Kupfer, Zink, Kobalt und weiteren Stoffen. Alle diese Substanzen sind in den Nahrungsmitteln der Durchschnittskost in ausreichender Menge enthalten.

Genußmittel und ihr Mißbrauch

Mit den Nahrungsmitteln allein hat der Mensch sich in seiner ganzen Geschichte offenbar nie zufrieden gegeben. Immer war er auch auf der Suche nach Genußmitteln, nach Stoffen, die nicht der Ernährung dienen, sondern nur dem Wohlgeschmack (Gewürze), der Anregung (Kaffee, Tee, Tabak) oder der Erzeugung einer heiteren, oft realitäts-

Pro-Kopf-Verbrauch an Nahrungsmitteln in der Bundesrepublik Deutschland: Im Jahr 1980 verzehrte der Durchschnittsbürger alles in allem fast 400 kg Lebensmittel und trank mehrere hundert Liter dazu, eine gewaltige Menge.

fernen Stimmung (Alkohol, Rauschgifte). Der Gebrauch der Genußmittel ist in den verschiedenen Kulturen auf ganz unterschiedliche Weise geregelt, um die schädlichen Wirkungen der Überdosierung und des süchtigen Mißbrauchs (→ Seite 394) steuern zu können.

Kaffee. Der Inhaltsstoff des Kaffees, das Coffein, wirkt anregend durch Erweiterung der Gefäße und erhöht damit die Schlagzahl des Herzmuskels und den Blutdruck. Zugleich wird die Aktivität der Großhirnrinde verstärkt. Bei Überdosierung kann es zum »Kaffeerausch« kommen. Langzeitiger Mißbrauch belastet vor allem Herz und Magen. Bei bestimmten Krankheiten, vor allem Herzleiden, verbietet der Arzt, meist nur vorübergehend, den Kaffeegenuß.

Nikotin. Der Wirkstoff des Tabaks ist ein starkes Gift – schon 60 Milligramm können einen Menschen töten. In geringeren Mengen, wie sie durch die Tabakverbrennung beim Rauchen frei werden, wirkt Nikotin anregend auf Herz und Zentralnervensystem, anders als beim Coffein werden jedoch die arteriellen Blutgefäße verengt. Die akuten und

Die wichtigsten Vitamine

Name	Biologische Wirkung	Vitaminmangel-Folgen	Tagesbedarf (Erwachsene)	Vorkommen in der Nahrung
Vitamin A Retinol Axerophtol	Bildung des Sehpurpurs, Schutz von Haut und Schleimhäuten; wichtig für Eiweißstoffwechsel und Schilddrüse	Nachtblindheit, Appetitlosigkeit, Haarausfall; Anfälligkeit für Infektionskrankheiten	5000 Internationale Einheiten (1,5 mg)	Leber, Hering, Milch, Eier, Butter, Spinat, Petersilie, Grünkohl, Aprikosen, Mohrrüben, Tomaten, Kopfsalat
Vitamin B 1 Thiamin Aneurin	Bestandteil beim Kohlenhydratstoffwechsel; beeinflußt Nerven- und Schilddrüsenfunktion	Beri-Beri; Gewichtsverlust; Muskelschwäche, nervöse Störungen	1,6 mg bei gemischter Kost und sparsamem Zuckerverbrauch	Schweinefleisch, Leber, Herz, Eigelb, Milch, Roggen- und Weizenvollkorn, Hefe, Haferflocken, Kartoffeln
Vitamin B 2 Riboflavin Lactoflavin	Wichtig für Eiweiß-, Fett- und Kohlenhydratstoffwechsel; beeinflußt Atmung und Sehvorgang	Sehstörungen mit Lidbrennen, Ermüdung, Wachstumsstörungen, Nervenstörungen	1,8 mg	Leber, Herz, Niere, Fleisch, Fisch, Hefe, Milch, Käse, Eier, Gemüse
Vitamin B 6 Pyrodoxin	Wichtig für Eiweißstoffwechsel und Verwertung essentieller Fettsäuren	Appetitlosigkeit, Wachstumsstillstand, Haut- und Nierenveränderungen, Krämpfe, Augenentzündungen	1–3 mg	Muskelfleisch, Leber, Niere, Hirn, Eigelb, Milch, Lebertran, Hefe, Getreide, grüne Gemüse
Vitamin B 12 Cobalamine	Aufbau der Zellkernsubstanz, Bildung von roten Blutkörperchen; wichtig für Stoffwechsel	Veränderungen im Rückenmark und an der Zunge; nervöse Störungen; reduzierte Zellvermehrung; perniziöse Anämie	0,001–0,003 mg	Leber, Niere, Eigelb
Vitamin C Ascorbinsäure	Am Stoffwechsel beteiligt; beeinflußt Aufbau von Bindegewebe und Produktion von Nebennierenrindenhormon	Skorbut, Mattigkeit, Herzbeschwerden, Appetitlosigkeit, Anfälligkeit für Infektionskrankheiten	ca. 75 mg	Zitrusfrüchte, Schwarze Johannisbeeren, Sanddorn, Hagebutte, Paprika, Tomaten, Kohl, Salat, Sauerkraut
Vitamin D Calciferole	Beeinflußt Stoffwechsel, ist beteiligt an der Verknöcherung des Skeletts; verbessert Calcium- und Phosphorresorption	Bei Kindern: Rachitis; bei Erwachsenen: Knochenweiche	Kinder und Schwangere 400 Internationale Einheiten (0,01 mg); Erwachsene bauen es aus Vorstufen auf	Fischleber, Milch, Butter, Pilze, Ei, Kalbfleisch, vollfetter Käse

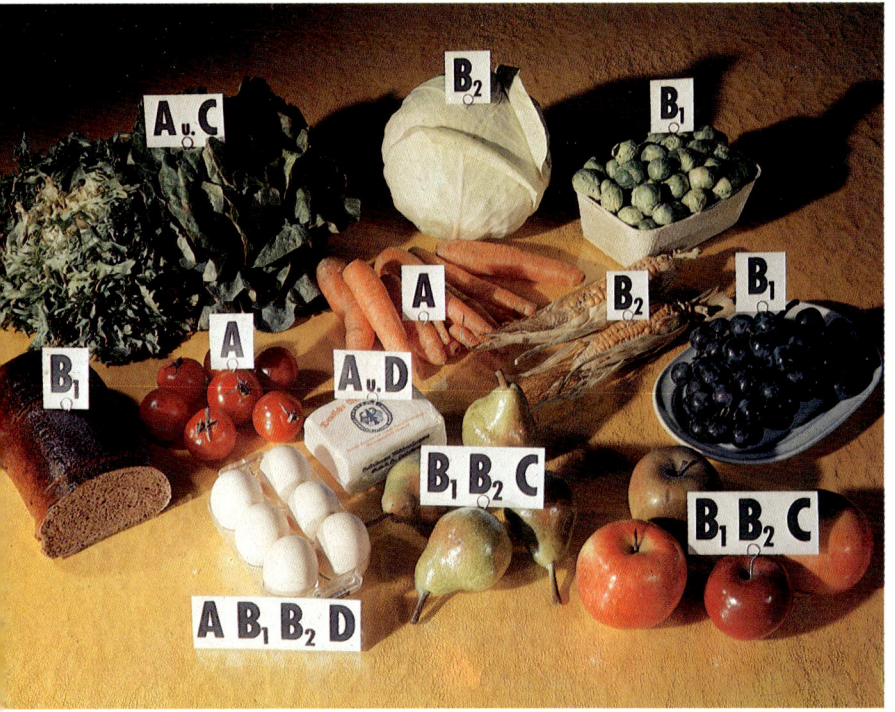

Schutz vor Vitaminverlusten
Damit beim Lagern, Verarbeiten und Garen keine unnötigen Vitaminverluste auftreten, sollten Sie sich an folgende Regeln halten:

● *Obst und Gemüse nie in der Sonne, sondern kühl und schattig lagern.*

● *Nahrungsmittel nur kurz, aber gründlich waschen, nicht im Wasser liegenlassen.*

● *Obst und Gemüse mit wenig Wasser schonend garen, Kochwasser mitverwenden.*

● *Speisen nicht stundenlang warmhalten, sondern möglichst gleich verzehren.*

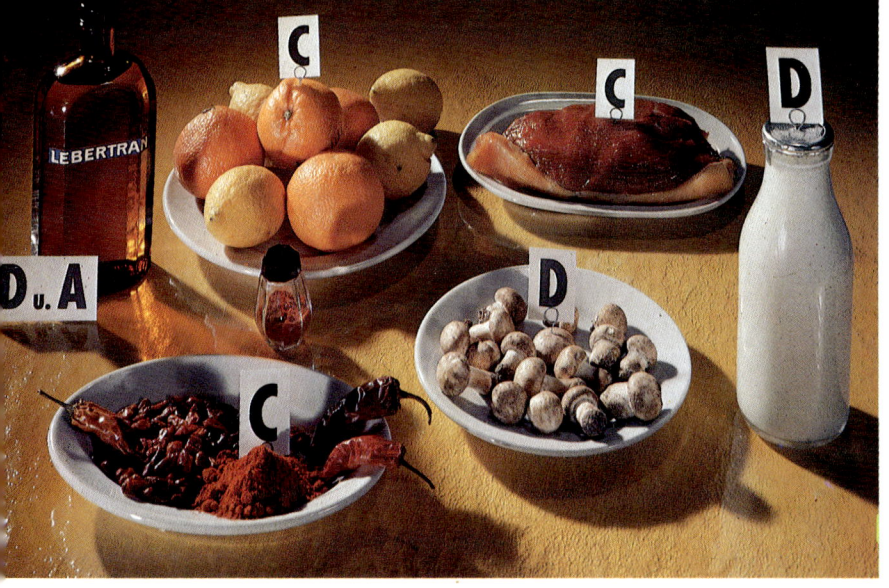

In den Nahrungsmitteln des täglichen Bedarfs sind die verschiedenen Vitamine (»Lebensstoffe«) in unterschiedlichen Mengen enthalten. Die Fotos zeigen, in welchen Lebensmitteln vor allem die fettlöslichen Vitamine A und D in größeren Mengen vorkommen und welche Nahrungsmittel reich sind an den wasserlöslichen Vitaminen B_1, B_2 und C.

chronischen Nebenwirkungen des Nikotins sind beträchtlich. Raucher sind häufiger krank als Nichtraucher, ihre Lebenserwartung ist deutlich geringer. Daran sind die anderen Inhaltsstoffe des Tabakrauchs (z. B. Teer) ursächlich mitbeteiligt. Wer sich das Rauchen abgewöhnt (→ Seite 214), möglichst ehe Gesundheitsschäden eintreten, faßt einen der vernünftigsten Entschlüsse seines Lebens.

Vitamine
Aus den Vitaminen, deren Namen man frei mit »Lebensstoffe« übersetzen kann, bezieht der Körper keine Energie, und er benötigt sie auch nicht als Material zum Aufbau seiner Zellen; sie sind jedoch bei zahlreichen Stoffwechselvorgängen unentbehrlich. Vitamine müssen daher ständig mit der Nahrung zugeführt werden, da der menschliche Organismus sie, abgesehen von den Vitaminen A_1, A_2, D_2 und D_3, nicht selbst herstellen kann. Als Produzenten wirken vor allem Pflanzen und Bakterien.

Aufbau. Chemisch gesehen gehören die Vitamine verschiedenen Stoffgruppen an und sind entweder fett- oder wasserlöslich. Sie wurden seit Ende des 19. Jahrhunderts von verschiedenen Forschern entdeckt.

Tagesbedarf nach Alter und Körpergewicht	Alter Jahre	Körper-gewicht kg	Energiebedarf kJ	kcal	Eiweiß g	Fett g	Kohlen-hydrate g
Säuglinge	0– 1	3–10	1675– 3768	400– 900	11– 30	18– 50	36– 85
Kleinkinder	1– 3	10–14	3349– 4606	800–1100	30– 40	30– 41	97–134
Kleinkinder	4– 6	16–20	5024– 6280	1200–1500	45– 55	45– 56	146–182
Kinder	7– 9	22–28	6280– 7536	1500–1800	55– 65	56– 68	182–219
Jungen	10–14	30–45	7536– 9630	1800–2300	65– 85	68– 87	219–280
Mädchen	10–14	30–45	7118– 9211	1700–2200	60– 80	64– 83	207–268
Jungen	15–18	50–62	10467–12979	2500–3100	90–110	94–117	305–378
Mädchen	15–18	50–55	10467–11304	2500–2700	90–100	94–102	305–329
Erwachsene mit leichter Tätigkeit	mittleres Alter	50	6699	1600	58	60	195
		60	7955	1900	69	71	231
		70	9420	2250	82	84	274
		80	10886	2600	95	97	317
Ältere Menschen mit leichter Tätigkeit	ab 65	50	6071	1450	52	54	177
		60	7118	1700	62	64	207
		70	8374	2000	73	75	244
		80	9839	2350	86	88	287

Viele von ihnen sind gegen Hitze, Sauerstoff, Sonnenlicht und längere Lagerung sehr empfindlich.

Vitaminbedarf. Vitamine wirken meist schon in winzigen Mengen. Sie können vom Körper jedoch nur beschränkt gespeichert werden. In der durchschnittlichen Kost sind ausreichend Vitamine enthalten. Welche Vitaminmengen der Organismus braucht, ist bekannt (→ Tabelle Seite 24). Der Vitaminbedarf steigt während der Schwangerschaft, in Genesungsperioden, auch bei Rauchern (Vitamin C) und Trinkern (Vitamin B1). Eine routinemäßige Einnahme von Multivitamin-Präparaten durch Gesunde ist nicht zu empfehlen. Es kann dadurch zu einer Überlastung (Hypervitaminose) kommen.

Vitaminmangel. Ein Zuwenig bei der Zufuhr einzelner Vitamine führt zu den unterschiedlichen Krankheitszeichen der Hypovitaminose, ein vollständiges Fehlen zur Avitaminose. In unseren Breiten ist beides selten. Die bekanntesten Avitaminosen sind der *Skorbut* bei Vitamin-C-Mangel und die *Rachitis* (»Englische Krankheit«), die durch ein Zuwenig an Vitamin D und Sonnenlichtmangel ausgelöst wird. Alle Vitaminmangelkrankheiten lassen sich durch die medikamentöse Zufuhr des fehlenden Vitamins rasch heilen.

Damit es gar nicht erst zu solchen Mangelzuständen kommen kann, sollte die Kost abwechslungsreich und ausgewogen sein und vor allem reichlich frisches Obst und Gemüse enthalten.

Ernährung und Körpergewicht

Jeder Organismus braucht auch bei völliger körperlicher Ruhe ein bestimmtes Mindestmaß an Energie, gemessen in Kilojoule (kJ) oder, veraltet, in Kilokalorien (kcal; Umrechnungsschlüssel → Seite 23). Diesen Mindestverbrauch nennt man *Grundumsatz*. Er richtet sich nach Körpergröße und -gewicht und ist meßbar. Der Grundumsatz ist erforderlich zur Aufrechterhaltung der Körpertemperatur und der Funktion des Kreislaufs, der Atmung und der inneren Organe. Bei einem Erwachsenen beträgt er im Durchschnitt 7116 kJ (1700 kcal) pro Tag. Zum Grundumsatz kommt die für die körperliche Tätigkeit nötige Energie (*Arbeitsumsatz*).

Energiebedarf. Der Verbrauch an energiespendenden Nahrungsmitteln erhöht sich durch Muskelaktivität, durch stärkere Anforderungen an die Temperaturregulation, in geringerem Maß auch durch Aufregung, Anspannung und Streß. Wieviel ein Mensch essen muß – oder essen darf –, um sein Körpergewicht stabil zu halten, richtet sich also in erster Linie nach der Art seiner Tätigkeit. Der Energiebedarf ist bei Männern etwas größer als bei Frauen, in jungen Jahren größer als im Alter (→ Tabelle linke Seite).

Gesunde Kostformen

Im allgemeinen sieht man Nahrungsmitteln nicht an, wie sie zusammengesetzt sind. Deshalb sollte man sich anhand einschlägiger Tabellen über den Nährstoff- und Energiegehalt sowie ihren Gehalt an Vitaminen unterrichten. Diese Kenntnis ist von großem Wert, weil dadurch Fehl-, Über- oder Unterernährung vermieden werden können.
Mischkost. Eine ausgewogene Mischkost enthält von allen Nahrungsbestandteilen ausreichende Mengen. Wer »gut bürgerlich« kocht, braucht sich über das Fehlen des einen oder anderen Nährstoffes keine Sorgen zu machen. Auf die Gesamtmengen pro Tag sollte jedoch geachtet werden. Die meisten Deutschen nehmen mehr energiereiche Nährstoffe, vor allem Fette und Kohlenhydrate, auf, als der Organismus verbraucht: Übergewicht ist die Folge.
Bei der Zubereitung der täglichen Nahrung sollte man sich vor allem von seinem Appetit, seinen Neigungen und den familiären und örtlichen Gegebenheiten leiten lassen. Wer sich zwanghaft an irgendwel-

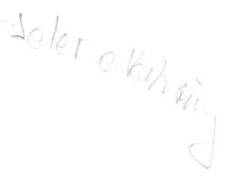

Rohkost – ja oder nein?

Die alleinige Ernährung durch rohe Früchte und Gemüse führt zu einem Mangel an wertvollem, leicht verdaulichem Eiweiß. Die Wundheilung ist beispielsweise deshalb verzögert.
Bei Harnsäuresteinen hat Rohkost einen medizinischen Sinn, jedoch sollte man sie von einer zeitweise erforderlichen Diätform nicht zu einer lebenslang beibehaltenen Gewohnheit machen.

Wieviel sollen Erwachsene wiegen?

(Größe [cm] in Schuhen, Gewicht [kg] in Hauskleidern; Werte für Erwachsene ab 25 Jahre)

Frauen				Männer			
	Knochenbau:				Knochenbau:		
cm	leicht	mittel	schwer	cm	leicht	mittel	schwer
148	42,0–44,8	43,8–48,9	47,4–54,3	158	51,1–54,7	53,8–58,9	57,4–64,2
149	42,3–45,4	44,1–49,4	47,8–54,9	159	51,6–55,2	54,3–59,6	58,0–64,8
150	42,7–45,9	44,5–50,0	48,2–55,4	160	52,2–55,8	54,9–60,3	58,5–65,3
151	43,0–46,4	45,1–50,5	48,7–55,9	161	52,7–56,3	55,4–60,9	59,0–66,0
152	43,4–47,0	45,6–51,0	49,2–56,5	162	53,2–56,9	55,9–61,4	59,6–66,7
153	43,9–47,5	46,1–51,6	49,8–57,0	163	53,8–57,4	56,5–61,9	60,1–67,5
154	44,4–48,0	46,7–52,1	50,3–57,6	164	54,3–57,9	57,0–62,5	60,7–68,2
155	44,9–48,6	47,2–52,6	50,8–58,1	165	54,9–58,5	57,6–63,0	61,2–68,9
156	45,4–49,1	47,7–53,2	51,3–58,6	166	55,4–59,2	58,1–63,7	61,7–69,6
157	46,0–49,6	48,2–53,7	51,9–59,1	167	55,9–59,9	58,6–64,4	62,3–70,3
158	46,5–50,2	48,8–54,3	52,4–59,7	168	56,5–60,6	59,2–65,1	62,9–71,1
159	47,1–50,7	49,3–54,8	53,0–60,2	169	57,2–61,3	59,9–65,8	63,6–72,0
160	47,6–51,2	49,9–55,3	53,5–60,8	170	57,9–62,0	60,7–66,6	64,3–72,9
161	48,2–51,8	50,4–56,0	54,0–61,5	171	58,6–62,7	61,4–67,4	65,1–73,8
162	48,7–52,3	51,0–56,8	54,6–62,2	172	59,4–63,4	62,1–68,3	66,0–74,7
163	49,2–52,9	51,5–57,5	55,2–62,9	173	60,1–64,2	62,8–69,1	66,9–75,5
164	49,8–53,4	52,0–58,2	55,9–63,7	174	60,8–64,9	63,5–69,9	67,6–76,2
165	50,3–53,9	52,6–58,9	56,7–64,4	175	61,5–65,6	64,2–70,6	68,3–76,9
166	50,8–54,6	53,3–59,8	57,3–65,1	176	62,2–66,4	64,9–71,3	69,0–77,6
167	51,4–55,3	54,0–60,7	58,1–65,8	177	62,9–67,3	65,7–72,0	69,7–78,4
168	52,0–56,0	54,7–61,5	58,8–66,5	178	63,6–68,2	66,4–72,8	70,4–79,1
169	52,7–56,8	55,4–62,2	59,5–67,2	179	64,4–68,9	67,1–73,6	71,2–80,0
170	53,4–57,5	56,1–62,9	60,2–67,9	180	65,1–69,6	67,8–74,5	71,9–80,9
171	54,1–58,2	56,8–63,6	60,9–68,6	181	65,8–70,3	68,5–75,4	72,7–81,8
172	54,8–58,9	57,5–64,3	61,2–69,3	182	66,5–71,0	69,2–76,3	73,6–82,7
173	55,5–59,6	58,3–65,1	62,1–70,1	183	67,2–71,8	69,9–77,2	74,5–83,6
174	56,3–60,3	59,0–65,8	63,4–70,8	184	67,9–72,5	70,7–78,1	75,2–84,5
175	57,0–61,0	59,7–66,5	63,5–71,5	185	68,6–73,2	71,4–79,0	75,9–85,4
176	57,7–61,9	60,4–67,2	64,1–72,6	186	69,4–74,0	72,1–79,9	76,7–86,2
177	58,4–62,8	61,1–67,8	65,6–73,2	187	70,1–74,9	72,8–80,8	77,6–87,1
178	59,1–63,6	61,8–68,6	65,8–74,1	188	70,8–75,8	73,5–81,7	78,5–88,0
179	59,8–64,4	62,5–69,3	66,2–75,0	189	71,5–76,5	74,4–82,6	79,4–88,9
180	60,5–65,1	63,3–70,1	67,3–75,9	190	72,2–77,2	75,3–83,5	80,3–89,8
181	61,3–65,8	64,0–70,8	68,1–76,8	191	72,9–77,9	76,2–84,4	81,1–90,7
182	62,0–66,5	64,7–71,5	68,8–77,7	192	73,6–78,6	77,1–85,3	81,8–91,6
183	62,7–67,2	65,4–72,2	69,5–78,6	193	74,4–79,3	78,0–86,1	82,5–92,5
184	63,4–67,9	66,1–72,9	70,2–79,5	194	75,1–80,1	78,9–87,0	83,2–93,4
185	64,1–68,6	66,8–73,6	70,9–80,4	195	75,8–80,8	79,8–87,9	84,0–94,3

Zwölf Abmagerungsdiäten aus ärztlicher Sicht

	NAME	DIÄTFORM	VORTEILE	NACHTEILE	BEURTEILUNG
1	Apfel-Reis-Diät	Zu allen Mahlzeiten nur Apfelmus-Reis	Sättigt, billig	Einseitig, rascher Überdruß	Zur Ein-Tages-Kur geeignet und als Reistag bei Herzkranken auf ärztliche Anordnung
2	Dr. Atkins Diät-Revolution	Fett und Eiweiß unbegrenzt, Verzicht auf Kohlenhydrate und Alkohol	Abwechslung bei den Speisen	Belastung der Verdauung und des Kreislaufs	Kurzfristige, rasche Gewichtsabnahme, jedoch selten Langzeiterfolge
3	Brigitte-Diät	Nur 4186 Kilojoule (1000 Kilokalorien) pro Tag, viel Eiweiß	Viele Rezepte, gut geeignet für Berufstätige	Nur 500 bis 1000 g Gewichtsverlust je Woche	Ausgewogene Ernährung; Langzeiterfolge bei rund 50%
4	Computer-Diät	Verminderung der Kohlenhydrate; individuelle Computer-Vorschläge	Persönliche Wünsche werden berücksichtigt; macht satt	Teure Computer-Programme	Ausgewogene Diät; Langzeiterfolge möglich
5	Eiweiß-Konzentrate	Nur Eiweiß, meist pulverisierter Quark	Sichert den Eiweißbedarf, sättigt. Günstig zur Unterstützung anderer Kuren	Teuer, wenig abwechslungsreich, deshalb rascher Überdruß	Nur empfehlenswert als Ergänzung zu anderen Abmagerungskuren
6	FdH (»Friß die Hälfte«)	Energiezufuhr wird halbiert (halbe Joule- bzw. Kalorienansätze)	Keine Änderung des Speiseplans, keine Extrakosten	Immer Hungergefühle, längerfristig Mangelerscheinungen	Nicht zu empfehlen
7	Haysche Trennkost	Kohlenhydrate und Eiweiß werden tageweise getrennt	Sättigt, zahlreiche (oft ungewöhnliche) Rezepte	Belastet Leber und Stoffwechsel; man muß mittags zu Hause essen können	Bei exakter Einhaltung ca. 1 kg Gewichtsabnahme pro Woche; Langzeiterfolge selten
8	Mayo-Diät	Kohlenhydratarme, eiweiß- und fettreiche Kost	Vitaminversorgung gesichert; abwechslungsreiche Rezepte	Patient bekommt einen Widerwillen gegen fette Speisen	Ausgewogene Diät, verlangt starken Willen
9	Null-Diät	Fasten, es gibt nur Mineralwasser, ungesüßten Tee und Vitamintabletten	Rasche Gewichtsabnahme	Nur unter ärztlicher Aufsicht erlaubt (Klinikaufenthalt)	Roßkur für belastbare Dicke; selten Langzeiterfolge
10	Punkte-Diät	Kohlenhydratarme, fett- und eiweißreiche Kost, reichlich Alkohol	Leicht zu erlernen, rasche Anfangserfolge	Belastung von Stoffwechsel, Leber und Kreislauf	Nicht zu empfehlen
11	Weight Watchers	Wenig Kohlenhydrate, reichlich Eiweiß, kein Alkohol. Wöchentliche Treffen	Ausgewogene Kost mit abwechslungsreichen Speisen	»Klassentreffen« alle Woche; Kosten	Durch gegenseitige Kontrolle und Erziehung Langzeiterfolge möglich
12	Weizen-Gel-Kur	Dreimal täglich nur Weizen-Gel-Brei	Rasche Erfolge, sättigt	Einseitige und unzureichende Nährstoffzufuhr; bald Widerwillen	Nur als Kurzkur empfehlenswert; keine Langzeiterfolge

chen »Patentrezepten« orientiert, läuft Gefahr, die natürliche Freude am Essen zu verlieren. Womöglich wird durch solche wohlgemeinten, aber nicht immer durchdachten Ratschläge aus einer ausgewogenen Kost eine einseitige Ernährung, die immer gefährliche Folgen haben kann: Es gibt keinen Ernährungsfahrplan, der mit Gewißheit ein langes Leben bei immerwährender Gesundheit garantiert – auch wenn dies manche Heilsbringer oder Nahrungsmittelproduzenten versprechen.

Kontrolle des Körpergewichts

Ein durch die Waage regelmäßig kontrolliertes Körpergewicht – stets durch die gleiche Waage und unter gleichen Bedingungen – zeigt frühzeitig ein Mißverhältnis zwischen Energiezufuhr und Energieverbrauch an: Wer zunimmt, ernährt sich zu reichlich. Bei weniger als einem Prozent der Übergewichtigen sind organische Störungen, etwa eine Drüsenkrankheit, die Ursache des Übergewichts. Bei 99 Prozent ist der Grund in einer Überernährung zu suchen.

Normalgewicht. Die Tabelle auf Seite 27 informiert darüber, wieviel ein Mann oder eine Frau bei einer bestimmten Größe und Konstitution wiegen sollte. Von diesen Faktoren ist das normale Körpergewicht abhängig. Die Debatte darüber, ob es unterhalb des Normalgewichts noch ein »Idealgewicht« gibt, das mit der größten Lebenserwartung gekoppelt sein soll, ist unter Wissenschaftlern noch nicht abgeschlossen. Fest steht, daß Untergewicht für die Gesundheit ebenso nachteilig sein kann wie Übergewicht.

Abnehmen. Übergewicht ist mehr als ein Schönheitsfehler. Deshalb bemühen sich viele Menschen – und so viele ganz vergeblich –, die überflüssigen Pfunde wieder loszuwerden. Das ist vor allem ein Bilanzproblem: Man muß vorübergehend weniger energiehaltige Nährstoffe zu sich nehmen, als der Organismus verbraucht – nur dann greift er auf seine Reserven, vor allem das gespeicherte Fett, zurück. Das Prinzip der verschiedenen Abmagerungsdiäten, von denen die wichtigsten auf der linken Seite tabellarisch zusammengefaßt sind, besteht meist darin, einen Nahrungsbestandteil drastisch zu vermindern. Das bringt Anfangs-, doch nur selten Dauererfolge.

Appetitzügler. Oft versuchen Dickleibige, mit Hilfe frei verkäuflicher Appetitzügler ihr Gewicht zu vermindern. Das ist ein gefährlicher Weg. Meist halten die Appetitzügler nicht, was sie versprechen. Einige können bei Langzeitgebrauch sogar krank und süchtig machen.

Körperaktivität. Zusätzliche Bewegung verbraucht Energie und kann Fettpolster vermindern. Die meisten Menschen machen sich jedoch Illusionen über den Erfolg. Ein Rechenexempel belegt, daß Bewegung nur sehr begrenzt als Schlankmacher taugt: In einem Kilogramm überflüssigem Fettgewebe sind rund 25 000 kJ (6000 kcal) gespeichert. Bei einem einstündigen Spaziergang verbraucht man etwa 500 kJ (120 kcal). Um ein Kilogramm Fettgewebe abzuarbeiten, müßte man also 50 Stunden lang spazierengehen – ohne dabei etwas zu essen!

Verhaltensänderung. Das beste und auf die Dauer einzig erfolgreiche Rezept, sein Normalgewicht zu erreichen und zu halten, besteht darin, seine Ernährungsgewohnheiten langfristig zu ändern. Hier sind die bewährtesten Tips:

O Es ist gesünder, öfter eine kleine Mahlzeit einzunehmen, als einmal am Tag ungehemmt zuzulangen.

O Lassen Sie sich nicht hetzen! Schneiden Sie alles sehr klein und kauen Sie gut.

O Essen Sie nichts, solange Sie fernsehen. Diese zusätzliche Energiezufuhr läßt sich nicht kontrollieren.

O Entflechten Sie seelische und körperliche Bedürfnisse. Essen Sie nie vor Freude oder gar aus Kummer.

O Durst löschen Sie am besten mit Wasser, ungesüßtem Kaffee oder schwarzem Tee.

O Verkrampfen Sie sich nicht. Bleiben Sie Optimist, auch wenn der Erfolg sich nicht gleich einstellt.

Eine Tabelle zum Nachdenken

Nahrungsmitteln sieht man nicht an, welche Energiemengen sie enthalten. Informieren Sie sich deshalb rechtzeitig. Ein paar Beispiele:

- *1 Kaugummi 4,2 kJ (1 kcal)*
- *1 Radieschen 8,4 kJ (2 kcal)*
- *1 grüne Olive 104,6 kJ (25 kcal)*
- *1 Paranuß 209,3 kJ (50 kcal)*
- *1 Praline 418,6 kJ (100 kcal)*

Hätten Sie das gedacht?

Beruf
und Gesundheit

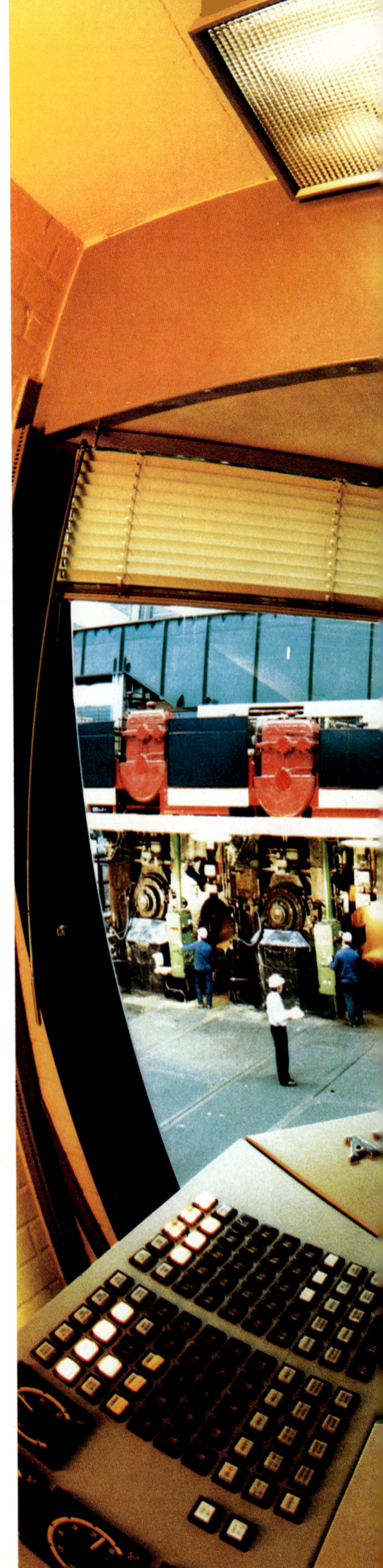

*Zwischen Arbeit und Gesundheit bestehen viele
Wechselbeziehungen: Ein frei gewählter Beruf
kann den Menschen ausfüllen und glücklich
machen, ihn leistungsfähig und mobil erhalten,
seine Anlagen und Fähigkeiten zur vollen
Entfaltung bringen. Bestimmte Tätigkeiten
aber bergen für die Gesundheit auch Gefahren:
Überforderung im Beruf wirkt sich ebenso
schädlich aus wie ein Übermaß an Lärm und
Luftverschmutzung, der Dauerkontakt mit
bestimmten Chemikalien oder die einseitige
und monotone Beanspruchung. Hier gilt es,
rechtzeitig die Weichen zu stellen, damit Leben
und Gesundheit keinen Schaden nehmen.*

Ziele der Arbeitsmedizin

Jeder Berufstätige kann viel dazu beitragen, daß Arbeit ihn nicht ver-
schleißt, krank macht oder er in einen Arbeitsunfall verwickelt wird.
Rechtzeitige Vorsorge zahlt sich aus. Sie beginnt schon in jungen Jahren, bei der Wahl des richtigen Berufs.

Berufswahl

Die Anforderungen an Kraft und Geschicklichkeit, Körpergewandt-
heit, Aufmerksamkeit und Denkfähigkeit wechseln je nach Beruf in
weitem Rahmen. Schon bei der Berufswahl kommt es darauf an, Neigungen und Fähigkeiten auf einen Nenner zu bringen. Das ist nicht
immer leicht, gibt es doch etwa 450 anerkannte Ausbildungsberufe
und mehr als 20000 unterschiedliche Tätigkeiten, alle mit wechselnden Anforderungen.
Durch Messungen, Teste und ärztliche Untersuchungen läßt sich die
Eignung eines Menschen für einen bestimmten Beruf im allgemeinen
verläßlich beurteilen – man sollte sich danach richten. Für viele Tätigkeiten (z. B. Bergmann, Pilot) und alle Jugendlichen sind solche ärztlichen Eignungsuntersuchungen durch Gesetz vorgeschrieben.

Hohe Beanspruchung: Arbeiter am Steuerpult ▶

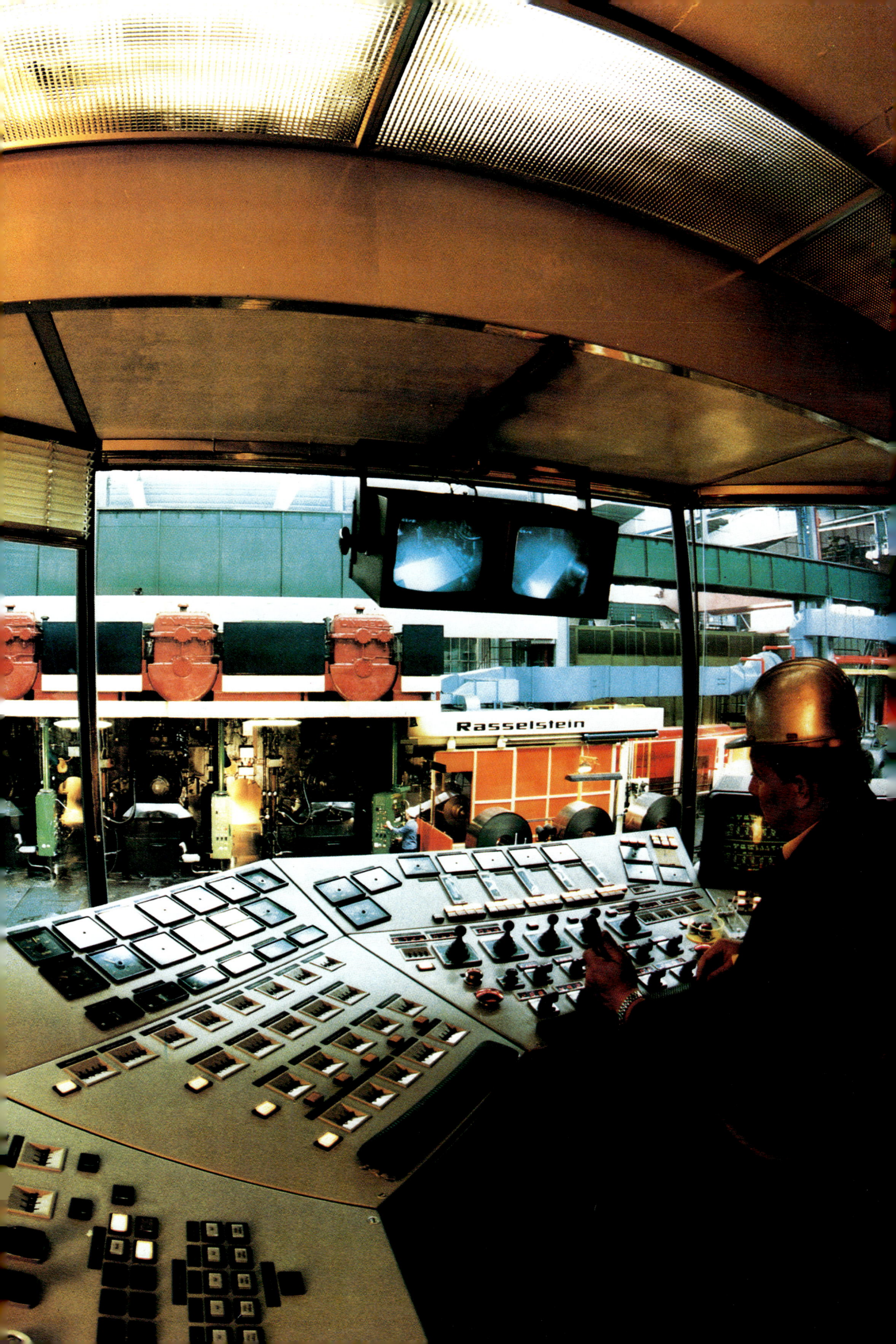

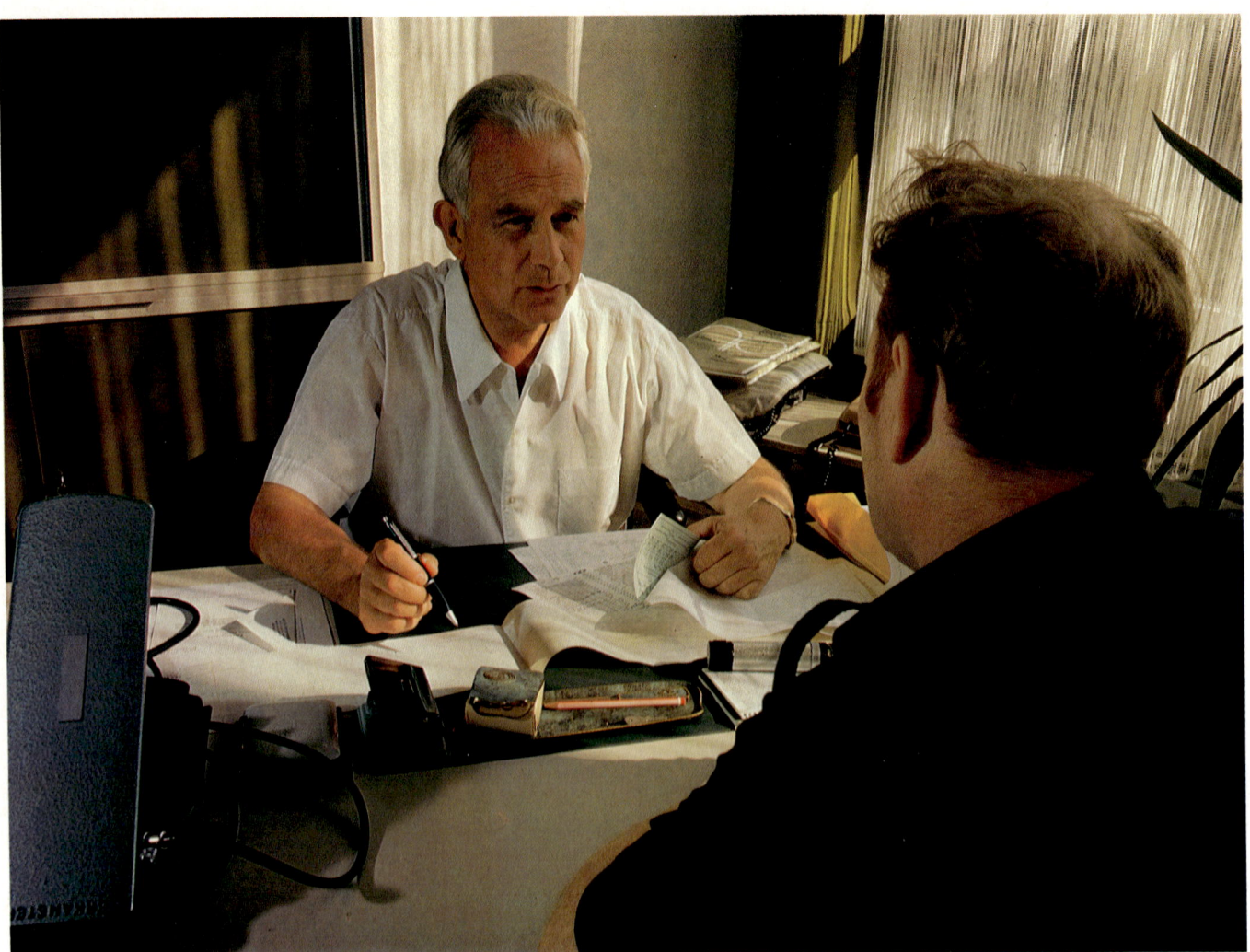

Ein Arbeitsmediziner im Gespräch mit einem Berufstätigen. Es geht darum, durch rechtzeitige Vorsorge Gesundheitsschäden abzuwenden. Jeder Patient kann viel dazu beitragen!

Sind Sie streßgefährdet?

Wenn Sie eine oder gar mehrere der folgenden Fragen mit Ja beantworten, sind Sie streßgefährdet. Sie sollten Ihr Verhalten kritisch überdenken und mit Ihrem Hausarzt Kontakt aufnehmen.

● *Ich bin in letzter Zeit deutlich reizbarer geworden.*

● *Ich fühle mich oft innerlich gehetzt.*

● *Ich stehe meist unter innerer Spannung.*

● *Am Abend komme ich schwer zur Ruhe.*

● *Es fällt mir schwer, anderen zuzuhören.*

● *Meine Leistungsfähigkeit hat nachgelassen.*

● *Meine innere Unruhe hat zugenommen.*

Arbeitsmedizinische Vorsorge

Die Arbeitsmedizin, die sich mit den körperlichen und seelischen Reaktionen des Menschen auf die Arbeit und mit den arbeitsbedingten Gesundheitsschäden beschäftigt, versucht vor allem, durch vorsorgliche Maßnahmen Schäden zu verhindern. Das ist besser und billiger als die Heilung einer eingetretenen Krankheit und die Bemühungen um Wiederherstellung (Rehabilitation) und Wiedereingliederung in den Arbeitsprozeß.

Eine Fülle von Gesetzen regelt den Problembereich Arbeit und Gesundheit. Leider werden viele der gutgemeinten Vorschriften im Alltag nicht ausreichend beachtet. Jeder einzelne hat die Pflicht, an seinem Platz dafür zu sorgen, daß dies geschieht: Nur so sinkt das Risiko, werden Berufskrankheiten und Arbeitsunfälle seltener.

Streß – Alarmreaktion des Körpers

Für die meisten Menschen ist die körperliche Beanspruchung im Beruf seltener geworden. Maschinen aller Art entlasten die Muskeln. Zugleich aber nimmt die nervliche (psychovegetative), auch die rein seelische Belastung vielfach zu. Überforderung kann die Folge sein. Als auslösende Ursache im weitesten Sinne gilt der Streß – ein Wort, das vor drei Jahrzehnten noch kaum jemand kannte und das nun in aller Munde ist.

Mechanismus des Streß

Unter Streß versteht man eine Vielzahl von Einwirkungen (»Stressoren«) auf den Organismus – zum Beispiel Verletzungen, Infektionen und Verbrennungen, aber auch jede andere Belastung des Körpers und der Seele: Ärger im Beruf (und manchmal auch zu Hause), verstopfte Straßen, den Kampf gegen die Uhr und um den Platz an der Sonne, die Angst vor dem Alter und dem Versagen, die Überforderung durch tausend Reize des Alltags.

Entstehung. Wenn der Mensch sich durch die Stressoren geistig oder seelisch überfordert fühlt, setzt sein Organismus mit Hilfe der inneren Drüsen einen Mechanismus in Gang, die sogenannte *biologische Alarmreaktion* auf den Streß. Die Sinnesorgane melden dem Zwischenhirn die alarmierende Situation. Über Nervenleitungen wird die Nebenniere angeregt, in erhöhtem Maß die Notfall- oder Streßhormone Adrenalin und Cortison auszuschütten. Sie gelangen in den Blutkreislauf und wirken sich überall im Körper aus.

Reaktionen. Aus den körpereigenen Depots werden umgehend Zucker, Fette und Cholesterin in das strömende Blut ausgeschüttet. Zugleich erhöht sich der Herzschlag, steigt der Blutdruck an. Eine vermehrte Zahl roter Blutkörperchen erhöht das Sauerstoffangebot. In Haut und Muskeln ändert sich die Durchblutung, die Herzkranzgefäße werden enger, weil das vegetative Nervensystem allgemein erregt ist. Blässe oder Erröten sind die Folge, durch eine vermehrte Schweißabsonderung werden die Hände feucht. Verdauungsprozeß und Sexualfunktion werden vorübergehend ausgeschaltet: Alle Energien sind auf die Abwehr der Gefahr gerichtet.

Bedeutung. Der Sinn der Streßreaktion besteht darin, den Organismus zur Muskelaktivität bereit zu machen. Das ererbte Reaktionsmuster ist uralt. Es rührt aus der stammesgeschichtlichen Entwicklung des Menschen her, als unseren Vorfahren in Not und Gefahr nur zwei Wege zum Überleben blieben: Angriff oder Flucht. Das Streßprinzip läßt sich auch in der gesamten Tierwelt nachweisen. Für den Menschen birgt es freilich jetzt Gefahren: dann nämlich, wenn zu viele Stressoren auf ihn einwirken und deshalb eine zu intensive Streßreaktion ausgelöst wird oder wenn die programmierte Muskelaktivität, also Flucht oder Angriff, unterbleibt – und eben das ist in einer zivilisierten Gesellschaft die Regel.

Nützlicher Streß

Das biologische Prinzip Streß hat, was viele nicht beachten, auch eine gute Seite: Richtig dosierter Streß macht uns wach, aufmerksam und erfindungsreich, befähigt uns zu nützlichen Hoch- und Höchstleistungen. Dabei läuft die körperliche Reaktion in drei Stufen ab: Nachdem der Streßreiz wahrgenommen wurde, schlagen die inneren, hormonproduzierenden Organe Alarm. Dadurch erhöht sich in der zweiten Stufe die Leistungsfähigkeit des Körpers. Nur bei zu starkem oder lang andauerndem Streß erliegt der überforderte Organismus in der dritten Stufe seiner Erschöpfung.

Erscheinungsformen. Ob es soweit kommt, hängt immer von den Umständen ab. Streß allein ist nicht schädlich – es kommt darauf an, daß man das dritte, gefährliche Stadium nicht erreicht. Ein paar Beispiele dafür: Eine durchtanzte Nacht ist ein Vergnügen; sieben durchtanzte Nächte hintereinander sind jedoch Streß und enden meist mit einem schweren Erschöpfungszustand. Hundert Kilometer in einem superschnellen Sportwagen mögen ein erstrebenswertes Abenteuer sein; tausend Meilen hintereinander, ohne Pause, tragen dem Ungeübten womöglich ein Magengeschwür ein. Der freimütige Wortwechsel mit dem Arbeitskollegen schafft Luft und gute Laune; Dauerstreit oder schwelende Aggression hingegen nehmen den Atem und verursachen Schmerzen.

Dabei sucht sich Streß in der Regel das individuell schwächste Organ, den »Ort des geringsten Widerstandes«. Deshalb klagen streßgeplagte Menschen über ganz unterschiedliche Krankheitszeichen: Kopfschmerzen und Koliken, feuchte Hände, kalte Füße, Magenschmerzen, Atemnot, Schlafstörungen, Nervosität, Herzenge, Angstzustände, Durchfall, Sexualstörungen, Rückenschmerzen, Konzentrationsschwäche, traurige Verstimmung etc.

Streß-Punkte	Streß-Situation
100	Tod eines Ehepartners
73	Scheidung
65	Trennung vom Ehepartner
63	Gefängnisstrafe
63	Tod eines Familienangehörigen
53	Eigene Verletzung oder Krankheit
50	Heirat
47	Verlust des Arbeitsplatzes
45	Eheliche Aussöhnung
45	Pensionierung
44	Krankheit in der Familie
40	Schwangerschaft
39	Sexuelle Schwierigkeiten
39	Arbeitsplatzwechsel
39	Kündigung eines Darlehens
38	Erhebliche Einkommensveränderung
37	Tod eines Freundes
36	Berufswechsel
35	Streit in der Ehe
31	Aufnahme eines größeren Kredits
29	Neuer Verantwortungsbereich im Beruf
29	Kinder verlassen das Elternhaus
29	Ärger mit angeheirateten Verwandten
28	Großer persönlicher Erfolg
26	Schulbeginn oder –abschluß
25	Änderung des Lebensstandards
24	Änderung persönlicher Angewohnheiten
23	Ärger mit dem Chef
20	Änderung von Arbeitsbedingungen
20	Wohnungswechsel
20	Schulwechsel
19	Änderung der Freizeitgewohnheiten
18	Änderung gesellschaftl. Gewohnheiten
16	Änderung der Schlafgewohnheiten
15	Änderung der Häufigkeit fam. Kontakte
15	Änderung der Eßgewohnheiten
13	Urlaub
12	Weihnachten
11	Geringfügige Gesetzesübertretungen

Punkteskala für Streßreize im täglichen Leben. Kommen mehrere Streß-Situationen zusammen, so wird der menschliche Organismus anfälliger für Krankheiten. Die Gefahrenschwelle liegt bei 200 Punkten: Wer pro Jahr mehr Streßpunkte hat, dessen Gesundheit ist durch den Streß gefährdet. Am häufigsten betroffen wird das Herz.

Die Leistungsfähigkeit des menschlichen Organismus unterliegt natürlichen Schwankungen. Die Abbildung zeigt die typische Leistungskurve eines gesunden Erwachsenen. Zwischen den einzelnen Menschen gibt es freilich beträchtliche individuelle Unterschiede. Ein Leben gegen den natürlichen Rhythmus gefährdet über kurz oder lang die Gesundheit. Sie sollten deshalb auf Ihre persönliche Leistungskurve Rücksicht nehmen.

Streß im Beruf

Es gibt eine ganze Reihe charakteristischer Situationen der Überforderung, die vor allem bei der Berufstätigkeit auftreten und krank machen können. Dazu zählen das Mißverhältnis zwischen Sollen und Können; die Unfähigkeit, auch einmal langsamer zu treten und abzuschalten; die zwangsweise Beschränkung der eigenen Dynamik; schließlich der heruntergeschluckte Ärger, also die gehemmte, nicht ausgelebte Aggression.

Arbeitsplatzstreß. Wer am Fließband oder im Akkord arbeitet, steht unter Zeitdruck und damit unter Streß. Das gleiche gilt von monotoner Arbeit und bei Überforderung der Sinnesorgane. Aber auch die Unzufriedenheit mit dem Arbeitsplatz, weil man dort nichts als Enttäuschungen und Versagen zu erleben meint, ist eine Streßgefahr. Besonders nachteilig kann sich Schichtarbeit auf die Gesundheit auswirken. Die Mehrzahl der Schichtarbeiter klagt über Schlafstörungen; wer nachts arbeitet, findet tagsüber durchschnittlich nur fünf Stunden Schlaf. Nervöse Störungen und herabgesetzte Leistungsfähigkeit, auch eine erhöhte Anfälligkeit für Infektionen, Kreislaufstörungen und Gallensteine, können die Folgen sein.

Mit dem Streß gesund bleiben

Nur bei akutem Streß machen sich die schädlichen Folgen sofort bemerkbar. Gewöhnlich dauert es länger, manchmal Jahrzehnte, bevor der Organismus versagt. Mit scheinbar harmlosen, aber allmählich zunehmenden Funktionsstörungen einzelner Organe fängt es an. Erst danach bilden sich organische Schäden aus. Doch soweit muß es nicht kommen. Welchen Weg eine Krankheit nimmt, das entscheidet vor allem der Betroffene selbst. Er muß – rechtzeitig! – seine gefährdeten Organe vor Überlastung schützen; vor allem jene, von denen er aus Erfahrung weiß, daß sie besonders anfällig sind.

Behandlung. Wer streßgefährdet oder gar schon streßgeschädigt ist, muß seine Probleme in Zusammenarbeit mit dem Arzt von mehreren Seiten her angehen: In der Umwelt des Patienten müssen die Streß-Situationen vermieden oder abgebaut werden. Durch Verhaltenstherapie, autogenes Training und Yoga kann der sich aufschaukelnde Daueralarm unterbrochen werden. Schließlich sollten die angestauten Energien durch körperliche Bewegung, aber auch durch die »Anti-Stressoren« – das sind Kreativität, Zuwendung und Zärtlichkeit – neutralisiert werden.

Biorhythmus. Der Mensch ist keine Maschine, an der man beliebig reparieren kann. Auch Medikamente sind gegen Streß und seine mögli-

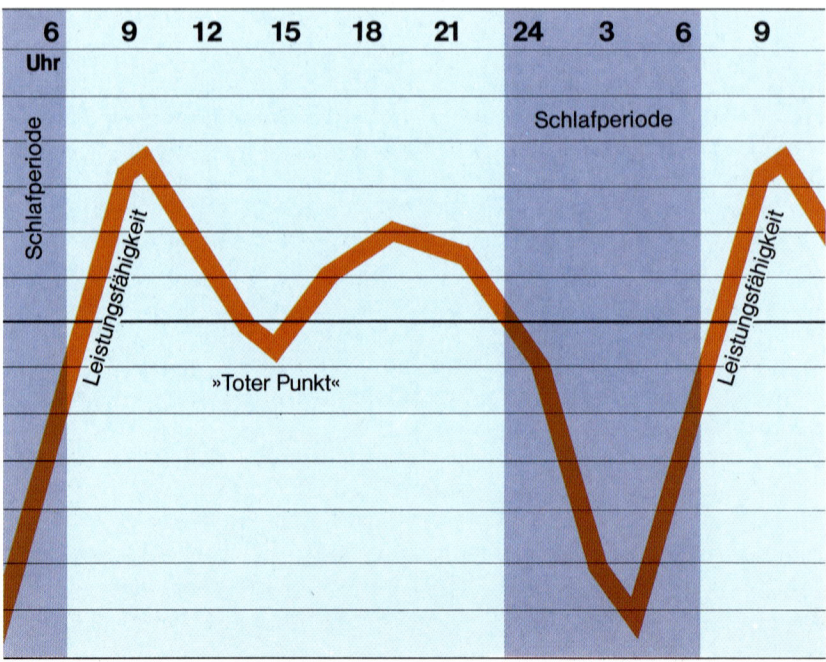

chen Folgen nur begrenzt wirksam. Wichtiger ist es, den biologischen Organismus wieder in Einklang zu bringen mit dem natürlichen Rhythmus von Tag und Nacht, von Arbeit und Entspannung: Die meisten biologischen Funktionen – Körpertemperatur, Gallen-, Magensaft- und Hormonabsonderung, aber auch Herzschlag, intellektuelle und motorische Reaktionen, schließlich auch Liebeslust und Potenz – unterliegen im Verlauf von jeweils 24 Stunden (möglicherweise auch in längeren Zeiträumen) einem regelmäßigen Auf und Ab. Dieser »Biorhythmus« wird von der »inneren Uhr« in den Körperzellen gesteuert. Man kann ihn weder durch Gewaltaktionen noch durch List außer Kraft setzen. Wer gesund bleiben und alt werden möchte, muß auf seinen biologischen Rhythmus Rücksicht nehmen.

Berufskrankheiten und Arbeitsunfälle

Unsere technische Zivilisation hat unbezweifelbare Risiken mit sich gebracht. Die Gesundheit eines Berufstätigen kann dadurch auf vielfältige Weise gefährdet werden. Art und Häufigkeit der möglichen Schäden sind von vielen Umständen abhängig: vor allem vom ausgeübten Beruf, aber auch von der betrieblichen und individuellen Vorsorge am Arbeitsplatz, vom Kontakt mit neuen, manchmal gefährlichen Arbeitsstoffen und vom Stand der Technologie. Arbeitsmediziner und Werksärzte bemühen sich gemeinsam mit anderen Verantwortlichen ständig um eine Verbesserung der Situation. Dabei ist schon viel, aber sicher nicht alles Wünschenswerte erreicht worden: Die Zahl der tödlichen Betriebsunfälle nimmt ab, und auch die Gefährdung durch Berufskrankheiten ist in den meisten Branchen geringer geworden.

Berufskrankheiten

Gegenwärtig sind in der Bundesrepublik Deutschland 47 verschiedene Krankheiten als Berufskrankheiten anerkannt. Darunter versteht man nicht alle Leiden, die man sich im Laufe eines Arbeitslebens zuziehen kann, sondern nur solche Krankheiten, die durch berufsbedingte Schädlichkeiten verursacht sind. Berufskrankheiten sind melde- und entschädigungspflichtig.

Erscheinungsformen. Die Liste der gesetzlich anerkannten Berufskrankheiten umfaßt solche, die durch chemische Stoffe verursacht werden können (z. B. Blei- und Chromvergiftungen, Krebs der Harnwege durch Abkömmlinge des Ammoniaks); durch physikalische Einwirkungen verursachte Erkrankungen (hierzu zählen u. a. Lärmschwerhörigkeit, Röntgenschäden und Drucklähmungen der Nerven); und solche Krankheiten, bei deren Entstehung chemische und physikalische Ursachen zusammengewirkt haben (etwa die Erkrankungen der Atemwege und Lungen durch Asbest-, Quarz- oder Metallstaub). Bestimmte Hautleiden (vor allem das Ekzem) können berufsbedingt sein, ebenso Krankheiten, die vor allem Bergleute treffen (Staublunge, Augenzittern, Meniskusschaden). Wer in einem medizinischen Beruf arbeitet, ist durch Infektionskrankheiten berufsbedingt gefährdet.

Behandlung, Vorsorge. Die Berufsgenossenschaften (BG), denen alle Unternehmer als Mitglied angehören müssen, übernehmen die Kosten der Behandlung. Vielfach bestehen besonders gut ausgerüstete Kliniken. Aber auch hier gilt: Vorbeugen ist besser als heilen. Seit die Verwendung des gelben Phosphors in der Streichholzindustrie verboten ist, gibt es dort keine Phosphorvergiftungen mehr. Aus modernen Druckereien ist seit der Einführung des Lichtsatzes die Bleivergiftung verschwunden, in der Spiegelglasindustrie die Quecksilbervergiftung – dort wird jetzt mit Silber gearbeitet. Weil aber immer wieder neue Substanzen in die Arbeitswelt eingeführt werden, ist ständige Aufmerksamkeit nötig. Die Berufsgenossenschaften unterrichten durch Aufklärungsaktionen, wie man sich bei bestimmten Tätigkeiten am besten schützen kann.

Arbeitsunfälle und Berufskrankheiten

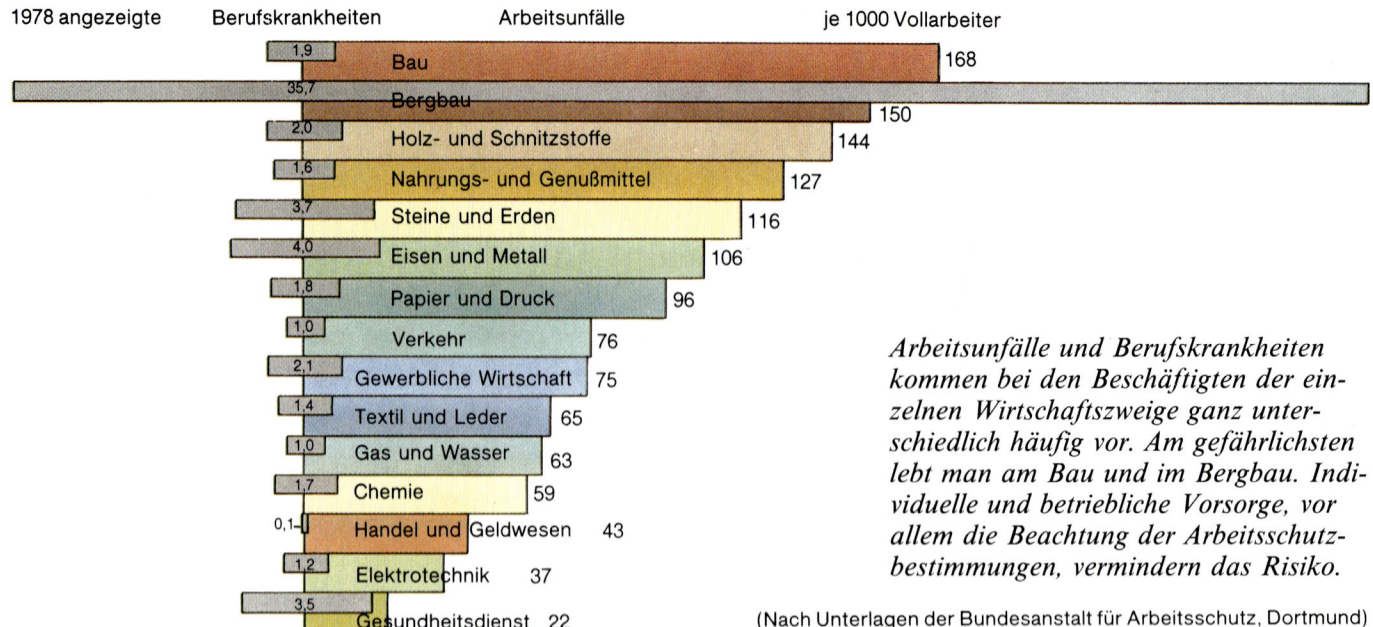

1978 angezeigte Berufskrankheiten — Arbeitsunfälle — je 1000 Vollarbeiter

1,9	Bau	168
35,7	Bergbau	150
2,0	Holz- und Schnitzstoffe	144
1,6	Nahrungs- und Genußmittel	127
3,7	Steine und Erden	116
4,0	Eisen und Metall	106
1,8	Papier und Druck	96
1,0	Verkehr	76
2,1	Gewerbliche Wirtschaft	75
1,4	Textil und Leder	65
1,0	Gas und Wasser	63
1,7	Chemie	59
0,1	Handel und Geldwesen	43
1,2	Elektrotechnik	37
3,5	Gesundheitsdienst	22

Arbeitsunfälle und Berufskrankheiten kommen bei den Beschäftigten der einzelnen Wirtschaftszweige ganz unterschiedlich häufig vor. Am gefährlichsten lebt man am Bau und im Bergbau. Individuelle und betriebliche Vorsorge, vor allem die Beachtung der Arbeitsschutzbestimmungen, vermindern das Risiko.

(Nach Unterlagen der Bundesanstalt für Arbeitsschutz, Dortmund)

Arbeitsunfälle

Erleidet ein Arbeitnehmer in Ausübung seiner beruflichen Tätigkeit einen Unfall, so spricht man von einem Arbeitsunfall. Dazu rechnen auch die Unfälle, die auf dem Weg von oder zur Arbeit geschehen (»Wegeunfälle«). Die Gefährdung durch Unfälle ist in den einzelnen Wirtschaftszweigen ganz unterschiedlich. Am Bau und im Bergbau ist die Gefahr eines Arbeitsunfalls am größten. Auch die Schwere der Unfälle ist häufig mit der Art der Tätigkeit eng verbunden.

Vorsorge. In den meisten Berufen gibt es typische Unfallsituationen, auf die man achten muß. Durch die Arbeitsschutzbestimmungen sind diese Gefahrenquellen zwar alle benannt, und vielfach sind sie auch durch vorsorgliche Maßnahmen vermeidbar – aber nicht immer. Gegen die weit verbreitete Lärmschwerhörigkeit ist nur zuverlässig geschützt, wer die schalldämmenden Ohrenstöpsel regelmäßig trägt. Ein Helm hilft nur dem Bauarbeiter, der ihn auf dem Kopf hat. Vor allem wer seinen Arbeitsplatz beispielsweise auf Leitern und Gerüsten, an Gruben oder chemischen Bädern hat, sollte sich bei Beschwerden unbedingt rechtzeitig an seinen Arzt wenden.

Strahlenschutz

Dem Schutz vor radioaktiven Strahlen muß aus vielen Gründen besondere Aufmerksamkeit zuteil werden. Radioaktive Strahlen sind eine neue, dem Menschen nicht vertraute Gefahr. Da der Mensch keinen spezifischen Sinn dafür besitzt, wehrt der Körper sie nicht instinktiv ab wie etwa ein Zuviel an Wärmestrahlung. Selbst wenn der Organismus von einer größeren Strahlenmenge getroffen wird, reagiert er nicht unmittelbar. Je nach Dosis machen sich die Schäden erst Minuten, Stunden, Tage oder Jahre später bemerkbar.

Bei radioaktiven Strahlen gibt es keine unschädliche Dosis. Selbst die kleinste Menge kann Schäden verursachen. Deshalb wird durch das Atomgesetz der Umgang mit radioaktiven Stoffen und ihre Beförderung streng geregelt. Röntgengeräte (→ Seite 437) sind so konstruiert, daß die Strahlenbelastung in der Regel die Toleranzgrenzen nicht überschreitet.

Strahlenschäden. Die radioaktiven Strahlen schädigen in den Körperzellen die biologischen Strukturen. Die einzelnen Gewebe sind unterschiedlich empfindlich. Besonders gefährdet sind das Gewebe des ungeborenen Kindes im Mutterleib, die Eizellen der Eierstöcke bei der Frau und die Samenzellen des Hodens beim Mann.

Vorbeugung. Für Strahlenschäden gibt es keine ursächlich wirkende medizinische Behandlung. Deshalb ist Vorsorge unverzichtbar. Personen, die beruflich mit radioaktiven Strahlen zu tun haben (Arbeiter in Kernkraftwerken, Röntgenpersonal) werden routinemäßig durch die Messung der aufgenommenen Strahlung überwacht.

Rehabilitation

Wer durch seine Berufstätigkeit auf irgendeine Weise zu Schaden gekommen ist, wird durch die Maßnahmen der Rehabilitation möglichst auf Dauer wieder in Beruf und Gesellschaft eingegliedert. Gesetzlich ist vorgesehen, daß die verschiedenen Kostenträger alles Erforderliche tun, um die Kräfte des Patienten zu stärken und zu aktivieren. Durch die Wiederherstellung oder wenigstens Besserung des Gesundheitszustandes wird einerseits die soziale Stellung des Berufstätigen gesichert, andererseits nützt die Rehabilitation natürlich auch der Wirtschaft und den Kostenträgern.

Wer krank, womöglich schwerkrank war, braucht Hilfe zur Selbsthilfe. Dem Patienten muß ja nicht nur medizinisch, zum Beispiel durch eine Operation, durch Heilmittel oder eine Prothese geholfen werden, sondern auch sozial und beruflich. Manchmal ist eine Umschulung erforderlich, oft auch ein längerer Zeitraum zur Gewöhnung an eine veränderte Situation.

Zu diesem Zweck wird schon in den Kliniken mit den Genesenden eine Beschäftigungstherapie durchgeführt. Bei der Arbeitstherapie ist die Belastung schon stärker, führt hin zur wünschenswerten Dauerleistung. In geschützten Werkstätten schließlich gelingt es häufig, Behinderten und langfristig Kranken wieder Arbeitsfreude und Gruppenkontakt zu geben. Beides hilft zum Gesundwerden.

Fingerübungen mit Hilfe ausgeklügelter technischer Geräte helfen einer Patientin, verlorengegangene Funktionen der Hand wieder zurückzugewinnen – die Wiederherstellung der Gesundheit und damit der Arbeitsfähigkeit ist der Sinn aller Rehabilitationsmaßnahmen.

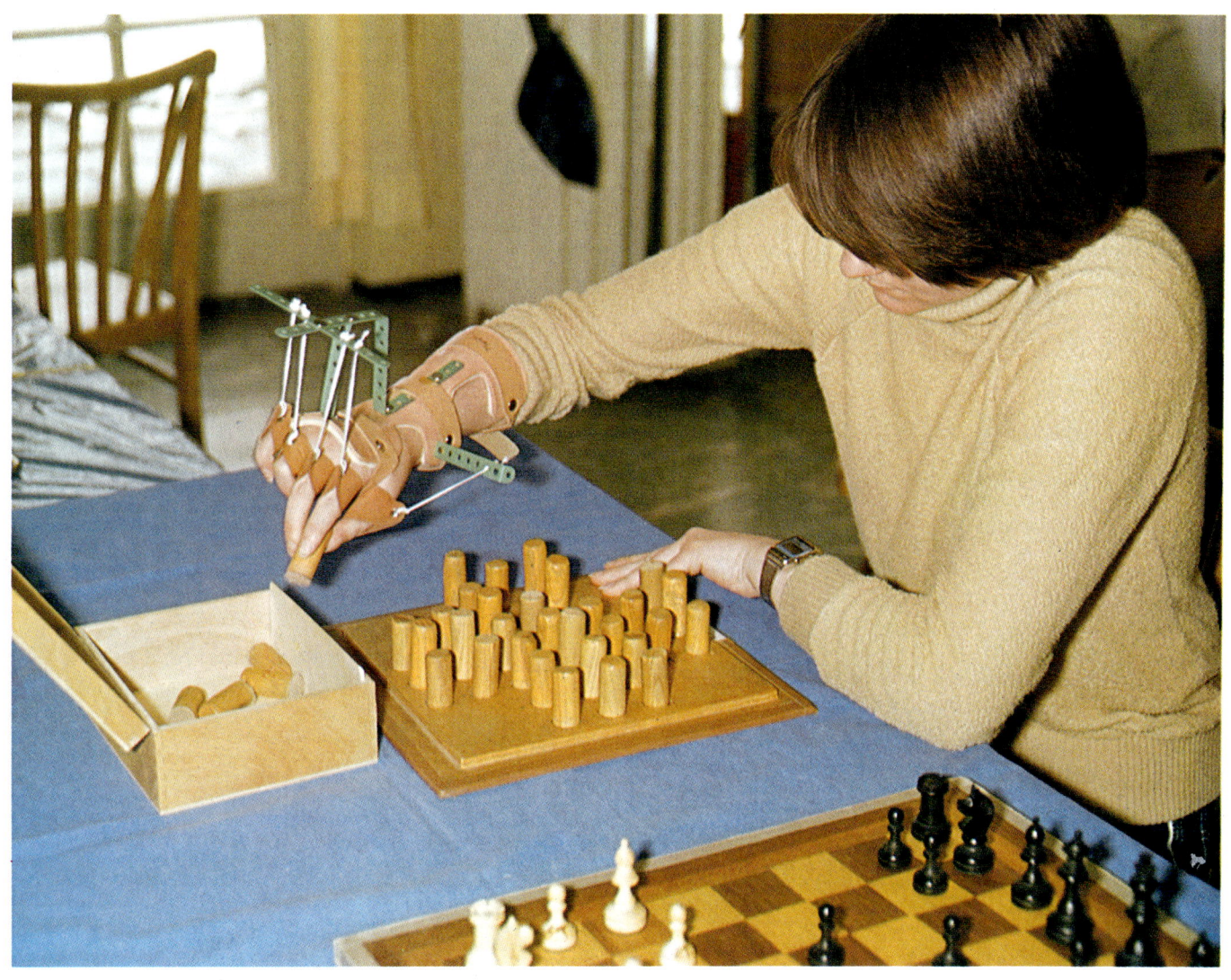

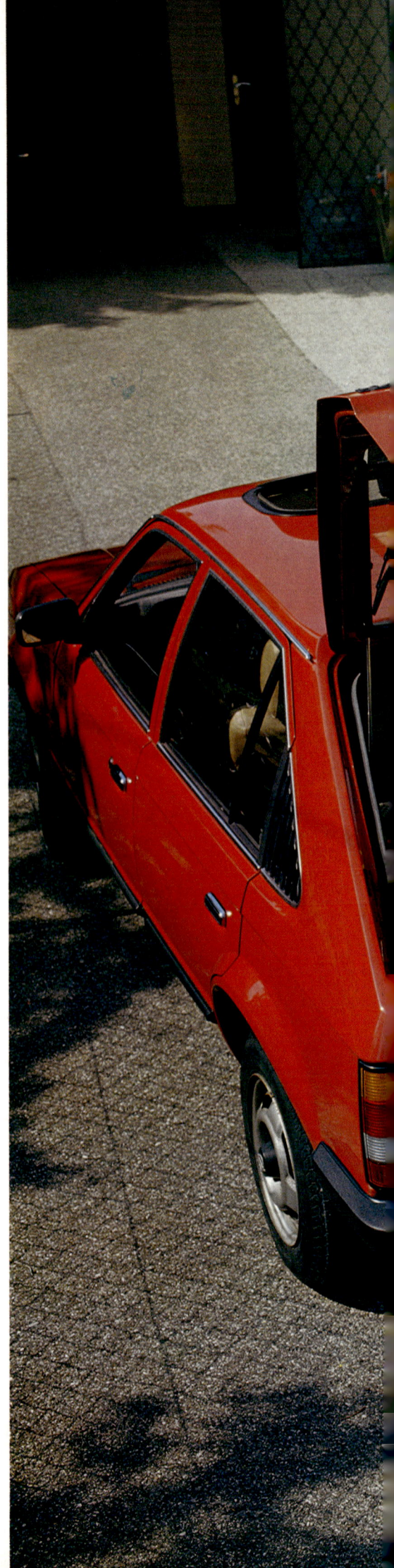

Gesund losfahren –
gesund wiederkommen

Reise und Urlaub

»Wenn jemand eine Reise tut, so kann er was erzählen«, heißt es in einem Gedicht von Matthias Claudius. Oft ist es nicht nur Erfreuliches: Eisenbahn und Auto, Flugzeug und Schiff bringen uns zwar schnell an fast jeden Punkt der Erde, doch der menschliche Organismus kann dabei beträchtlichen Belastungen ausgesetzt sein – Belastungen und Risiken, die krank machen können. Das muß nicht sein. Reise und Urlaub werden zur schönsten Zeit des Jahres, wenn ein paar wichtige Ratschläge beherzigt werden. Gesund und munter bleibt nur, wer die Leistungsgrenzen seines Körpers respektiert, wer sich rechtzeitig auf mögliche Komplikationen vorbereitet hat und weiß, wie man ihnen begegnet.

Mit dem Auto unterwegs

Autofahren kann und sollte ein Vergnügen sein. Doch es ist, selbst wenn wir uns dessen nicht bewußt sind, zugleich auch immer Arbeit. Die Verkehrsmedizin hat dafür unumstößliche Beweise gesammelt. Die Beanspruchung der Muskeln ist zwar meist gering, desto höher kann aber die Belastung für unsere Sinnesorgane und das Zentralnervensystem sein. Im Verhältnis Straße–Auto–Mensch ist der Mensch immer das schwächste Glied. Rücksicht auf die vom Organismus her begrenzten Fähigkeiten und Nachsicht mit den anderen Verkehrsteilnehmern sind deshalb der beste Schutz vor unliebsamen Zwischenfällen unterwegs.

Leistungsfähigkeit des Kraftfahrers

Beim Start an einer Ampel steigt der Puls vieler Autofahrer auf durchschnittlich hundert Schläge (normal: 60 bis 80 Schläge), und bei Kolonnenfahrt auf der Autobahn kann – je nach Geschwindigkeit – der Puls bis auf 130 Schläge je Minute klettern. Rennfahrer schließlich, die ein transportables Aufzeichnungsgerät für die Herzaktion trugen, brachen alle Rekorde: Auf dem Nürburgring schlug ihr Herz bis zu 200mal in der Minute – jede Sekunde mehr als dreimal. Sie kamen damit an die Grenze der Belastbarkeit.

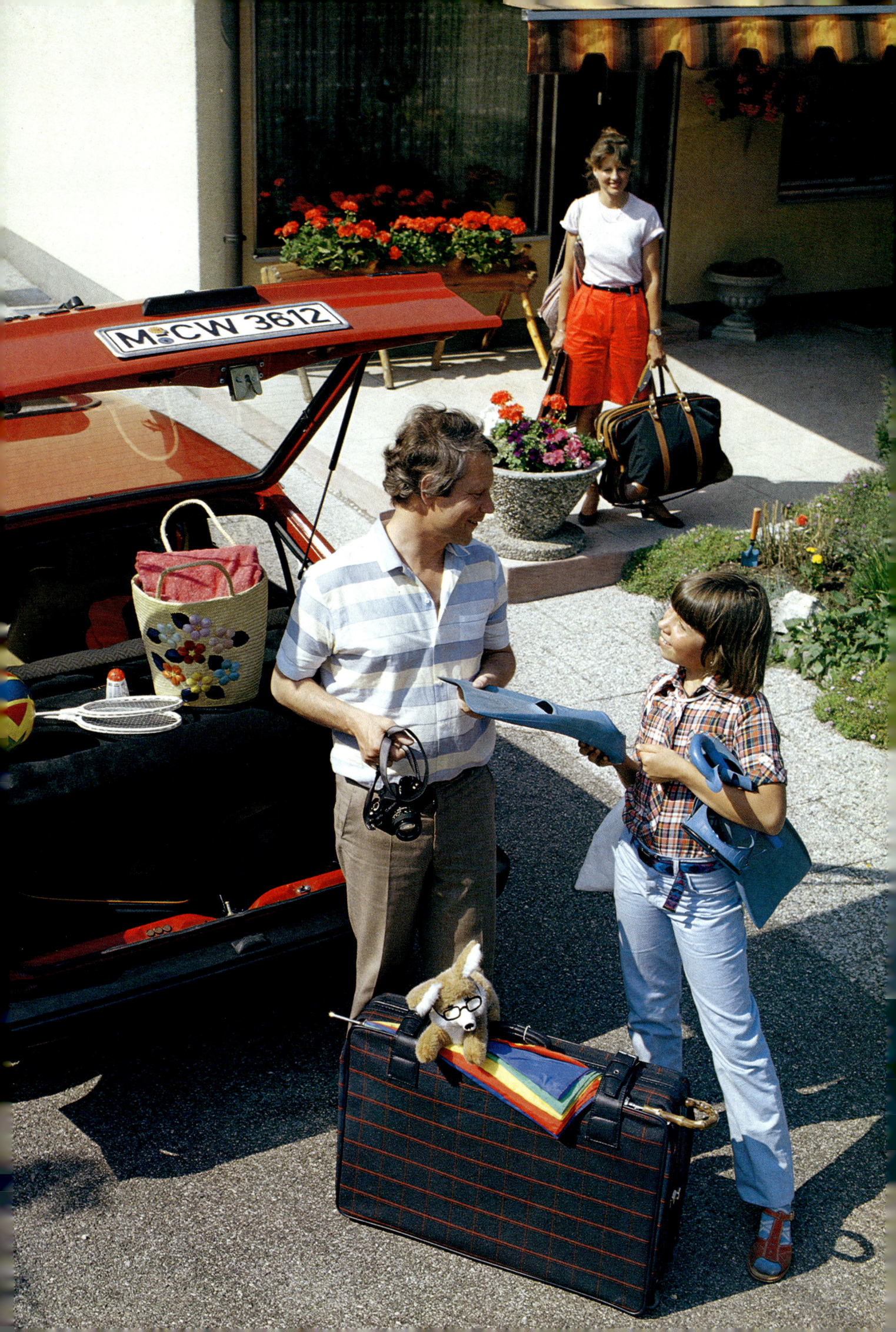

Organbelastung. Autofahren verändert aber auch viele andere Körperfunktionen: Meist steigt der Blutdruck, die Atmung vertieft sich, die Reaktionszeit wird kürzer, die Pupillen werden weit. Durch das unbewußte (vegetative) Nervensystem wird gleichzeitig, ohne daß wir es bemerken, die Magen-Darm-Tätigkeit herabgesetzt.

Wie stark die Organreaktionen sind, wie lange sie anhalten und ob sie negative Auswirkungen haben können, ist von vielen Umständen abhängig: von der Persönlichkeit des Fahrers und seiner Erfahrung, von der Verkehrssituation (die sich bekanntlich aus Hunderten von ständig wechselnden Faktoren zusammensetzt) und auch vom jeweiligen Fahrzeugtyp.

Die menschliche Leistungsfähigkeit ist dabei nichts Feststehendes, nichts Gleichbleibendes. Sie ändert sich mit der Situation, ist vom Übungsgrad und der Ermüdung abhängig. Wer zu schnell oder aggressiv fährt (oder gar beides), strapaziert seine Organe ganz besonders. Hohe Konzentration und die permanente Anspannung der Sinnesorgane wirken über die vegetativen Nerven auch auf die Muskeln zurück. Sie verspannen sich, der Bewegungsablauf wird steifer. Weil die Muskeldurchblutung durch die Verspannung gedrosselt wird, werden vor allem solche Muskeln, die Haltearbeit leisten – am Nacken, parallel zur Wirbelsäule und im Unterschenkel des rechten Beines – schlechter mit Sauerstoff versorgt. Muskelschmerzen und vorzeitige Ermüdung sind die Folge.

Wenn andererseits die Aufmerksamkeit des Kraftfahrers, sein »Wachpegel«, unter das wünschenswerte Niveau absinkt, wird die Körperhaltung hinter dem Lenkrad schlaff, werden die Bewegungen ungenau und überschießend. Das kann, vor allem beim Überholen oder beim Nichteinhalten des Sicherheitsabstandes, gefährliche Situationen provozieren.

Leistungskurve. Kein Kraftfahrer ist zu jeder Zeit gleich gut in Form. Sein Reaktionsvermögen unterliegt schon von Natur aus beträchtlichen Schwankungen. Jeder weiß, daß seelische Einflüsse (etwa Sorgen, Ärger, Trauer, Wut, aber auch Freude) die Fahrweise negativ beeinflussen können. Wer auf den dem Körper eigenen Rhythmus, seine »innere Uhr«, beim Autofahren keine Rücksicht nimmt, riskiert zu bestimmten Stunden einen deutlichen Leistungsverlust. Die Fahrtüchtigkeit kann in der Zeit zwischen 14 und 15 Uhr und vor allem in den Stunden nach Mitternacht spürbar herabgesetzt sein.

Einflußgrößen. Die meisten Unfälle gehen auf menschliches Versagen zurück. Oft ist es möglich, eine unfallträchtige Situation rechtzeitig zu erkennen und früh genug entsprechend zu reagieren. Dazu gehört allerdings Erfahrung: Die Unfallhäufigkeit weist charakteristische Beziehungen zum Lebensalter auf. Sie ist in den ersten zwei Jahren nach Erwerb des Führerscheins am größten, sinkt dann stetig ab und steigt schließlich im höheren Lebensalter wieder leicht an.

Die oft schweren Unfälle in den ersten Jahren des Autofahrerdaseins lassen erkennen, daß beim Lenker die automatischen Reaktionsabläufe noch nicht funktionieren und daß das Gefühl für die richtige Einschätzung der Geschwindigkeit fehlt. Der Mensch hat nun einmal kein Sinnesorgan für die eigene und fremde Fahrgeschwindigkeit. Er muß lernen, sie mit Hilfe von Auge und Ohr richtig einzustufen – und dieses Training dauert seine Zeit.

Im höheren Lebensalter, etwa ab 60 Jahre, sind manche Autofahrer überfordert, wenn sie schnell hintereinander auf eine Vielzahl unterschiedlicher Sinneseindrücke zusammenhängend reagieren sollen. Unbemerkt läßt im Alter auch die Sehkraft nach, vor allem in der Dämmerung und bei Nacht. Regelmäßige Kontrollen des Augenlichtes (→ Seite 239) beugen unangenehmen Zwischenfällen vor.

Vernünftige Kleidung, richtige Ernährung

Das Wohlbefinden bei kürzeren oder längeren Fahrten ist nicht nur von einer guten Vorplanung abhängig, von der Berücksichtigung der Leistungskurve und natürlich vom Auto und von der Straße, sondern

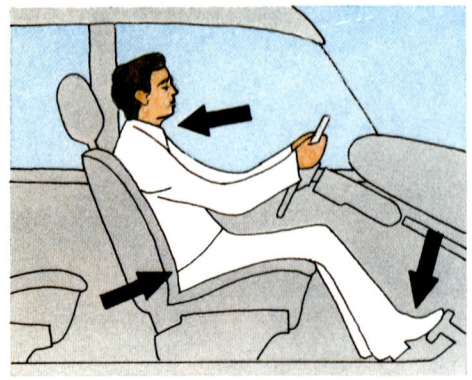

Die Kleidung beim Autofahren soll leicht, luftig und spannungsfrei sein, damit die Blutzirkulation nicht behindert wird. Achten Sie vor allem auf diese drei kritischen Stellen: Kragen und Krawatte, Hosenbund und Schuhe.

auch von Umständen, die auf den ersten Blick als eher banale »Kleinigkeiten« wirken mögen: von einer vernünftigen Kleidung und von der richtigen Ernährung unterwegs.

Kleidung und Klima. Leicht, luftig und spannungsfrei sollte die Kleidung für unterwegs sein. Sonst ist die Blutzirkulation behindert, ebenso aber auch das »Mikroklima«, das sich zwischen Haut und Kleidung herstellt. Im Idealfall sorgt es dafür, daß sich der Körper weder zu stark abkühlt noch übermäßig erwärmt. Auch der Schweiß muß leicht verdunsten können, soll das Fahren nicht in unangenehme Arbeit ausarten.

Die beste Autokleidung hilft allerdings nicht viel, wenn eine falsch eingestellte Luftzirkulation im Fahrzeug das Wohlbefinden beeinträchtigt. Die richtige Temperatur, am besten zwischen 19 und 21 Grad, wirkt sich nicht nur günstig auf die Stimmung des Fahrers aus, sondern auch auf seine Leistungen. Wärmere Luft wirkt einschläfernd. Ein Thermometer im Auto kann deshalb ein nützliches Zubehörteil sein. Der Ermüdung läßt sich durch kurzes Lüften vorbeugen. Wer am Steuer raucht oder einen Wagen lenkt, den die Mitfahrer »verqualmen«, der verschlechtert die Sauerstoffversorgung seines Körpers. Kopfschmerzen, Nachlassen der Reaktionsbereitschaft und vorzeitige Ermüdung können die Folgen sein.

Ernährung. Was dem Magen unterwegs gut tut, ist eine leicht verdauliche Kost, die sättigt, aber nicht belastet. Es ist ein Fehler, mit leerem Magen auf Fahrt zu gehen. Konzentrationsfähigkeit und Reaktionsgeschwindigkeit können unter dem Nahrungsmangel leiden. Was also sollte man essen? Alles was schmeckt – vorausgesetzt, es ist nicht gar zu schwer und fett. Empfehlenswert sind deshalb unterwegs vor allem mageres, gegrilltes Fleisch, Geflügel und Fisch, Quark oder Joghurt und natürlich Gemüsesalate und Obst. Wer auf eine längere Fahrt geht, ist gut beraten, die Hauptmahlzeit an diesem Tag auf den Abend zu verlegen. Unterwegs sollte man nach den Lockerungsübungen eine Kleinigkeit essen und vor allem ausreichend trinken (keinen Alkohol!). Beim Autofahren verliert der Körper durch oft unsichtbaren Schweiß meist mehr Flüssigkeit als daheim.

Kinder im Auto

Es liegt vor allem an den Erwachsenen, ob Kinder auch längere Fahrten mit dem Auto gut überstehen. Weil Stillsitzen dem natürlichen Bewegungsdrang der Kinder widerspricht, muß man sie durch Gespräche oder Spiele ablenken. Dann stellen sich schlechte Laune oder Reisekrankheit gar nicht erst ein. Für Kinder ist außerdem die regelmäßige Unterbrechung der Fahrt zu einer kleinen Erholungspause noch wichtiger als für Erwachsene.

Für Kleinkinder sind 400 Kilometer Autofahrt am Tag zumutbar. Sie überstehen auch mal rund 600 Kilometer gesund und munter, doch sollte man die individuelle Belastungsfähigkeit nicht strapazieren: Herumzureisen ist für Kinder meist kein großes Vergnügen – auch dann nicht, wenn die Eltern es spannend und unterhaltsam zu gestalten versuchen. Aus ärztlicher Sicht sollte eine Reise mit Kindern deshalb immer zu einem festen Ziel führen.

Damit unterwegs kein Unfall geschieht, ist darauf zu achten, daß (bei viertürigen Autos) die Kindersicherungen eingerastet sind. Lassen Sie Ihr Kind nie allein im Auto zurück, und achten Sie darauf, daß es stets nach der Gehwegseite hin aussteigt.

Sicherheitsgurte

Die lange Diskussion über Sinn oder Unsinn der Sicherheitsgurte ist vorbei. Die Entscheidung ist für den Gurt gefallen. Es ist sogar für das Nichtanlegen des Gurtes ein Verwarnungsgeld in Höhe von 20 Mark vorgesehen. Zivilrechtlich riskiert derjenige, der keinen Gurt anlegt und dessen Verletzungen dadurch verschlimmert wurden, erhebliche finanzielle Einbußen im Falle eines Unfalls, z. B. eine Minderung der Schmerzensgeldansprüche gegenüber dem Unfallverursacher bis zu ei-

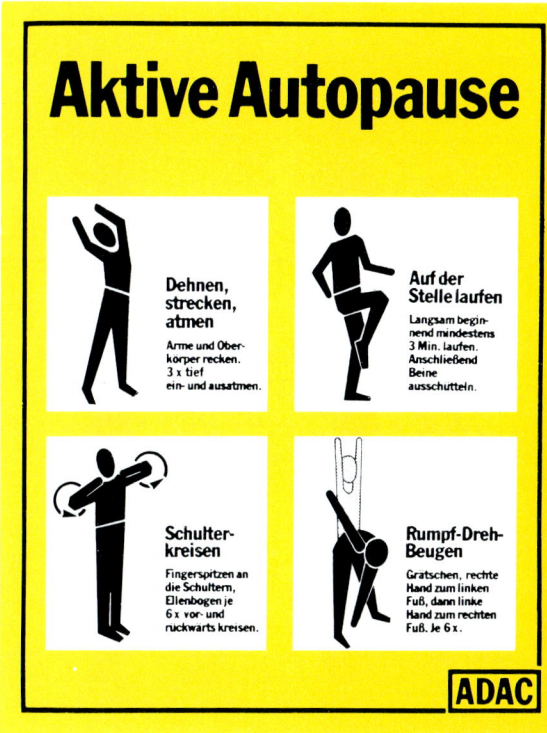

Mit diesen Tafeln ruft der ADAC die Autofahrer zur aktiven Autopause auf. Für diese Pausen empfiehlt sich folgender Rhythmus: Nach zwei Stunden sollten Sie 15 Minuten Pause machen, nach jeweils zwei weiteren Stunden 30 Minuten. Hier sind weitere Übungen, die Sie je nach Lebensalter, persönlicher Neigung und Belastungsfähigkeit variieren können:

1 Arme vor dem Körper anwinkeln und zurückwinkeln, Arme strecken und zurückfedern, dabei auf die Zehen stellen.
2 Hände gebeugt und ineinander verschränkt vor den Brustkorb halten und stark zusammenpressen. Arme ganz locker fallen lassen und ausschütteln.
3 Arme seitlich ausstrecken. Kleine Kreise aus dem Schultergelenk heraus schlagen. Diese Kreise immer größer werden lassen. Arme ganz locker ausschütteln.
4 Oberkörper mit gestreckten Armen nach vorn fallen lassen. Dabei tief ausatmen. Körper wieder aufrichten und die Arme über den Kopf heben.
5 Hände hinter dem Kopf verschränken, einatmen, dabei den Oberkörper nach links drehen, fallen lassen und dabei ausatmen. Das gleiche nun nach rechts.
6 Nur mit dem Bauch atmen: Tief einatmen, wobei der Bauch vortreten muß. Ausatmen, wobei der Brustkorb wenig bewegt werden soll. Beide Hände dabei locker auf den Bauch legen.

41

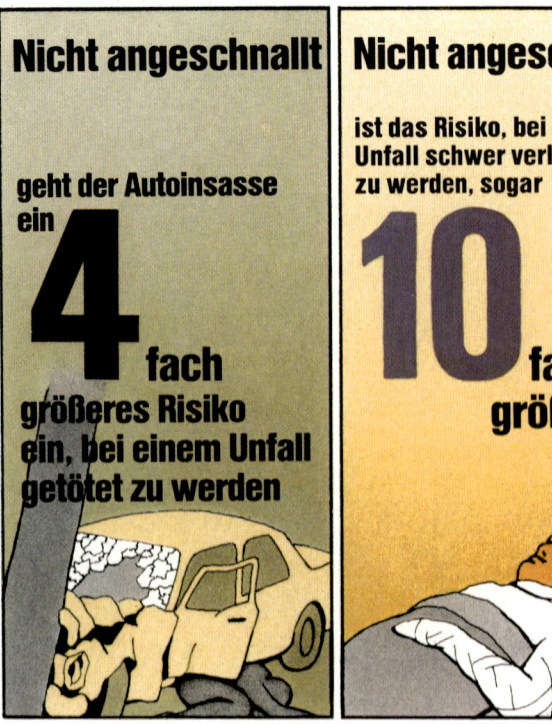

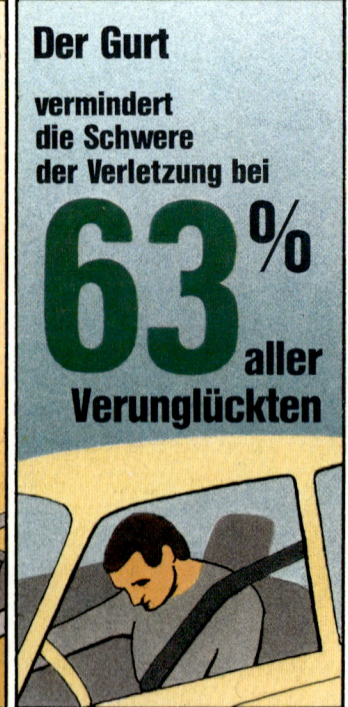

Nicht angeschnallt	**Nicht angeschnallt**	**Der Gurt**	**Der Gurt**
geht der Autoinsasse ein **4** fach größeres Risiko ein, bei einem Unfall getötet zu werden	ist das Risiko, bei einem Unfall schwer verletzt zu werden, sogar **10** fach größer	vermindert die Schwere der Verletzung bei **63 %** aller Verunglückten	hätte bei Unfällen, bei denen nicht angeschnallte Insassen schwer verletzt wurden, die Schwere der Verletzung bei **96 %** aller Verunglückten deutlich vermindert

Vier Zahlen, die für sich selber sprechen.

Ein Frontalaufprall bei 40 km/h auf dem Versuchsstand. Ein unangeschnallter Dummy, d. h. eine den menschlichen Körperverhältnissen genau nachgebildete Puppe, stößt unabwendbar mit dem Kopf durch die Windschutzscheibe.

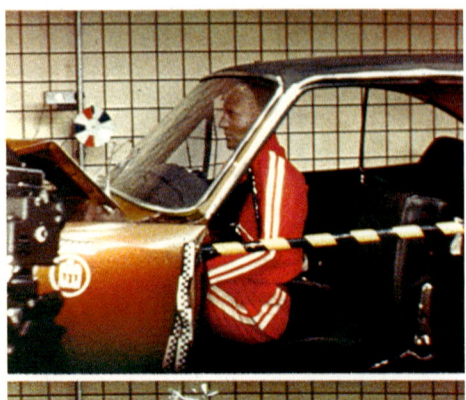

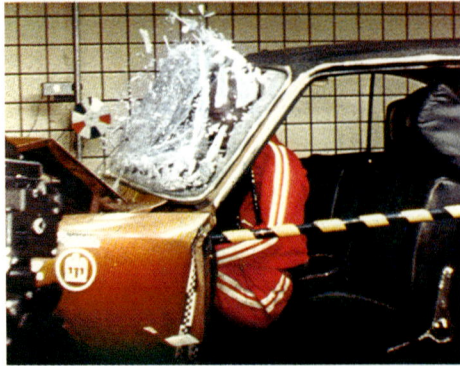

nem Drittel und den Wegfall der sechswöchigen Lohnfortzahlung durch den Arbeitgeber.

Doch auch ohne Strafandrohung wäre es im Interesse aller wünschenswert, daß Gurtanlegen zur Selbstverständlichkeit würde. Denn vernünftige Zweifel daran, daß der Gurt Leben und Gesundheit der Fahrzeuginsassen auf wirkungsvolle Weise schützt, kann es nicht mehr geben: Wissenschaftliche Untersuchungen beweisen ganz zweifelsfrei, daß Sicherheitsgurte bei Geschwindigkeiten unter 50 Stundenkilometern praktisch hundertprozentigen Schutz vor schweren oder tödlichen Verletzungen bieten. Deshalb ist es so wichtig, daß Sie sich auch dann anschnallen, wenn sie »nur« innerorts unterwegs sind – immerhin passieren 70 Prozent aller Unfälle innerhalb geschlossener Ortschaften. Auch bei höheren Geschwindigkeiten erweist sich der Sicherheitsgurt als ein Segen: Rund 75 Prozent aller tödlich verunglückten Autofahrer lebten noch, wenn sie beim Unfall angeschnallt gewesen wären.

Und um gleich noch ein verbreitetes Vorurteil auszuräumen: Angeschnallte Insassen sind in allen Unfallsituationen im Vorteil, auch dann, wenn der Wagen nach einer Benzinexplosion in Brand gerät. Dem Brand nämlich geht regelmäßig eine Kollision voraus, die nicht angeschnallte Insassen schwer verletzt oder bewußtlos macht. Angeschnallte hingegen können sich, weil sie infolge des Gurtes unverletzt blieben oder nur leicht verletzt wurden, auch aus brennenden Fahrzeugen meist selbst befreien, während die nicht angeschnallten Schwerverletzten nur auf ihre Bergung durch andere hoffen können.

Reisekrankheit

Auf kurvenreicher Straße oder bei starkem Beschleunigen oder Bremsen erkranken vor allem in weichgefederten Wagen manche Mitfahrer an der Reisekrankheit (Kinetose). Sie ist ein harmloses, aber manchmal sehr unangenehmes Leiden. Reisekrank kann man in allen Verkehrsmitteln werden (See- und Luftkrankheit). Nicht einmal besttrainierte Astronauten in ihren Raumfahrzeugen sind dagegen gefeit. Etwa ein Drittel aller Menschen reagiert sehr empfindlich auf plötzliche Geschwindigkeitsänderungen, ein weiteres Drittel besonders auf heftige Richtungsänderungen. Das letzte Drittel erkrankt nur in Extremsituationen, etwa bei Windstärke 10 auf hoher See.

Krankheitszeichen. Blässe, Schwindelgefühl und Schweißausbrüche sind die ersten Anzeichen des vom Gleichgewichtsorgan ausgelösten Leidens. Dann kommt es oft zu quälender Übelkeit und Erbrechen.

<u>Vorbeugung, Behandlung.</u> Seelische Einflüsse spielen bei der Reisekrankheit eine große Rolle. Wer fest davon überzeugt ist, daß er reisekrank wird, bahnt den Beschwerden einen Weg. Empfindliche Kinder sollte man deshalb durch Spiele, Erwachsene anderweitig ablenken. Lesen kann die Beschwerden verstärken.

Es gibt eine Reihe wirkungsvoller Medikamente gegen die Reisekrankheit, die eine halbe bis eine Stunde vor Beginn der Fahrt in ausreichender Dosierung eingenommen werden müssen. Diese Präparate können müde machen und verlängern die Reaktionszeit beträchtlich. Deshalb darf sie der Fahrer nicht einnehmen. Er hat sie auch nicht nötig, weil der Lenker eines Fahrzeugs nur extrem selten reisekrank wird – ein Beweis für die Richtigkeit der Annahme, daß Ablenkung der beste Weg ist, nicht reisekrank zu werden. Denken Sie aber auch an die Dauer der Arzneimittelwirkung und daran, daß es beim Fahrerwechsel Schwierigkeiten geben kann.

Reisefieber

Das sogenannte Reisefieber ist keine richtige Krankheit und schon gar kein Fieber. Vielmehr versteht man darunter einen Zustand des Aufgeregtseins, der in keinem vernünftigen Verhältnis zum Anlaß steht. Unruhe und hektische Betriebsamkeit, mal mehr als Freude, mal mehr als Leid und Belastung erlebt, können Empfindlichen schon tagelang vor Antritt der Reise den Schlaf rauben. Solches Reisefieber bekämpft man am besten durch den Anschluß an gelassenere Gefährten, die nichts aus der Ruhe bringt. Ein mildes Beruhigungsmittel, etwa Baldrian, ist ebenso hilfreich.

Verkehrstüchtigkeit und Krankheit

Bei der Beurteilung der Verkehrstüchtigkeit wird oft der Arzt hinzugezogen. Piloten werden in regelmäßigen Abständen vom Fliegerarzt untersucht, Lokomotivführer vom Bahnarzt. Regelmäßig sollte der Arzt auch die Verkehrstauglichkeit eines Autofahrers überprüfen – und zwar nicht nur, wenn es um Blutentnahme und Feststellung des Blutalkoholgehalts (→ Seite 46) geht.

Bestimmte Krankheiten können vorübergehend oder sogar dauerhaft untauglich machen, ein Kraftfahrzeug sicher zu führen. Wer an einer akuten Krankheit, etwa verbunden mit Fieber, leidet, wer von Alkohol und Suchtmitteln abhängig ist oder mit bestimmten Medikamenten behandelt wird, ist für mehr oder minder lange Zeit nicht in der Lage, ein Auto sicher zu fahren.

Ein an Zuckerkrankheit (Diabetes mellitus) Leidender darf erst dann ein Auto steuern, wenn durch ärztliche Untersuchungen feststeht, daß die Stoffwechselsituation stabil ist. Wegen der Gefahr eines akuten Blutzuckermangels sollten alle Diabetiker ein Päckchen schnell resorbierbaren Traubenzuckers im Auto haben.

Nach einer Augendruckmessung, einer örtlichen Betäubung (Zahnarzt!) oder einer Allgemeinnarkose dürfen Sie in der Regel zwölf Stunden lang auf keinen Fall selber Auto fahren.

Wenn die Leistungsfähigkeit, etwa durch chronische Erkrankungen oder altersbedingt, auf Dauer vermindert ist, wird aus der vorübergehenden eine dauernde Fahruntüchtigkeit.

Im eigenen Interesse und zum Schutz der anderen Verkehrsteilnehmer sollte man sich auf gar keinen Fall ans Steuer setzen, wenn man weiß oder auch nur fühlt, daß man nicht sicher reagieren kann. Im Zweifelsfall ist es unbedingt erforderlich, den behandelnden Arzt zu fragen, ob und gegebenenfalls wie lange eine Beeinträchtigung der Verkehrstauglichkeit vorliegt.

Medikamente. In der Bundesrepublik Deutschland sind mehr als tausend Medikamente im Handel, die die Fahrtüchtigkeit beeinträchtigen können. Dazu gehören nicht nur Schlaf- und Beruhigungsmittel, sondern auch Narkosepräparate (einschließlich der Medikamente zur örtlichen Betäubung, z. B. beim Zahnarzt), deren Nachwirkungen oft erst nach Tagen abgeklungen sind, und die weit verbreiteten Psycho-

---

Freier Fall aus Kirchturmhöhe

Ein Aufprall mit
- *20 km/h entspricht dem freien Fall aus 1,6 m Höhe;*
- *40 km/h entspricht dem freien Fall aus 6,3 m Höhe;*
- *60 km/h entspricht dem freien Fall aus 14 m Höhe;*
- *80 km/h entspricht dem freien Fall aus 25 m Höhe;*
- *100 km/h entspricht dem freien Fall aus 40 m Höhe.*

Würden Sie freiwillig aus solchen Höhen springen? Sie gehen die gleichen Risiken ein, wenn Sie ohne Gurt fahren.

Fest eingebaute und richtig eingestellte Kopfstützen

verringern die Gefahr, sich bei einem Unfall an der Halswirbelsäule zu verletzen, auf ein Sechstel:

Bei Auffahrunfällen werden ohne Kopfstützen 43 Prozent der Verunglückten am Hals verletzt, mit fest eingebauten Stützen aber nur 7,5 Prozent.

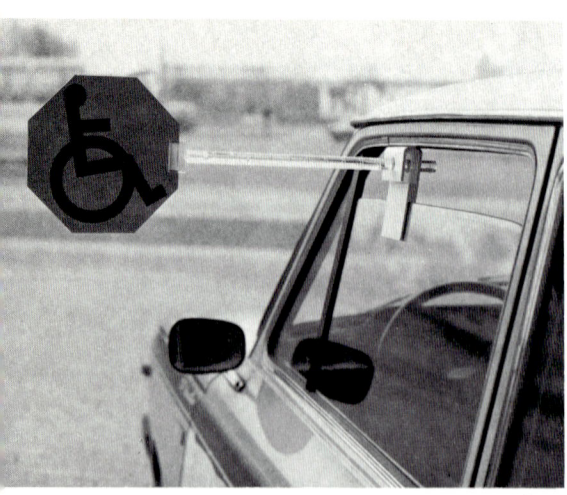

Wer diese achteckige Kelle zeigt, ist körperbehindert. Halten Sie bitte und bieten Sie Ihre Hilfe an!

Nach schweren Krankheiten nicht ans Steuer

Schwere Krankheiten machen fahruntauglich. Auch nach der Genesung sollte man nicht ans Steuer:
- *drei bis sechs Monate nach einem Herzinfarkt;*
- *während der ersten drei Monate einer Behandlung mit einer künstlichen Niere;*
- *sechs Monate nach einer schweren Gemütskrankheit;*
- *ein Jahr nach einer Entziehungskur.*

pharmaka, das sind die »Seelendrogen« zur Behandlung von Befindlichkeitsstörungen und Gemütskrankheiten. Doch selbst Arzneimittel, die auf den ersten Blick anscheinend nichts mit Verkehrstauglichkeit zu tun haben, bergen manchmal Risiken in sich: Alle Medikamente, die den Blutdruck heben oder senken, können die Fahrtauglichkeit beeinflussen; Tabletten gegen Reisekrankheit und Heufieber, Juckreiz und Schnupfen – sogenannte Antihistaminika – sind ebenso gefährlich; starke Hustenmittel enthalten häufig Codein, das müde macht. In jeder Arzneipackung liegt ein Beipackzettel, der auch erläutert, wann und unter welchen Bedingungen mit unerwünschten Nebenwirkungen zu rechnen ist.

Medikamente können aber auch einen fahruntauglichen Menschen wieder in die Lage versetzen, sein Kraftfahrzeug zu lenken. Zwei Beispiele: Ein schwerer Migräneanfall kann durch die Wirkung von Medikamenten vergehen. Ein Anfallskranker, der an Epilepsie leidet, wird durch die regelmäßige Tabletteneinnahme anfallsfrei – und damit wieder fahrtüchtig.

Genußmittel. Mit muntermachenden Genußmitteln, vor allem mit Kaffee und schwarzem Tee, ebenso aber auch mit frei verkäuflichen Medikamenten, die Coffein enthalten, muß man unterwegs vorsichtig sein: Es besteht die Gefahr, daß der Fahrzeuglenker übererregt und nervös wird. Außerdem kann es etwa eine Stunde nach dem Genuß coffeinhaltiger Getränke oder der Einnahme entsprechender Medikamente zu einem Absinken der Aufmerksamkeit und Leistungsfähigkeit kommen, beim Kaffee als »Kaffeeloch« bezeichnet.

Behinderte. Die meisten Behinderten lernen, mit ihrer Krankheit zu leben und sich gut selbst zu helfen. In bestimmten Situationen aber, vor allem bei der Teilnahme am Verkehr, sind sie auf den Beistand der Gesunden angewiesen. Bitte, richten Sie sich, wenn Sie helfen, nach den Anweisungen des Behinderten: Er oder sie weiß am besten, welche Hilfe zweckmäßig ist.

Alkohol am Steuer

Maßvoll genossen, können die verschiedenen alkoholischen Getränke – Bier, Wein und Hochprozentiges – in positiver Weise das menschliche Zusammenleben fördern. Zugleich beeinflußt Alkohol jedoch die Verkehrstüchtigkeit in negativer Weise, und dies schon in kleinen Mengen. Alkohol wirkt auf die Nervenzellen des Gehirns, beeinflußt die Persönlichkeit und beeinträchtigt die Sinnesleistungen. Das kann am Steuer sehr gefährlich werden.

Resorption. Der genossene Alkohol wird zum kleineren Teil im Magen, zu rund 80 Prozent im Dünndarm aufgesaugt (resorbiert) und gelangt so ins Blut. Abhängig vom Füllungszustand des Magens, von der Kon-

Nicht nur wieviel, sondern auch welche Art von Alkohol ein Autofahrer getrunken hat, ermittelt dieser Gas-Chromatograph im Institut für Rechtsmedizin der Universität München. Eine Laborantin »füttert« das Gerät mit Blutproben, der Meßschreiber (links im Bild) zeichnet das Ergebnis auf.

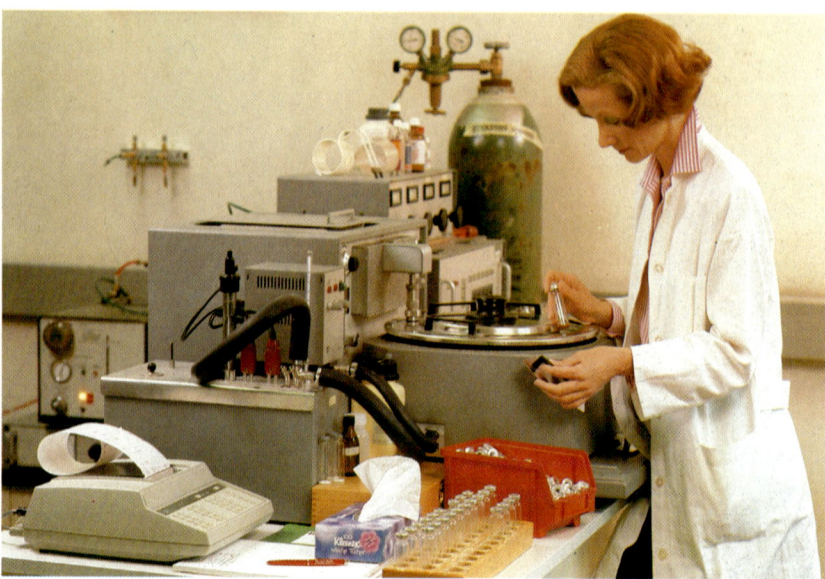

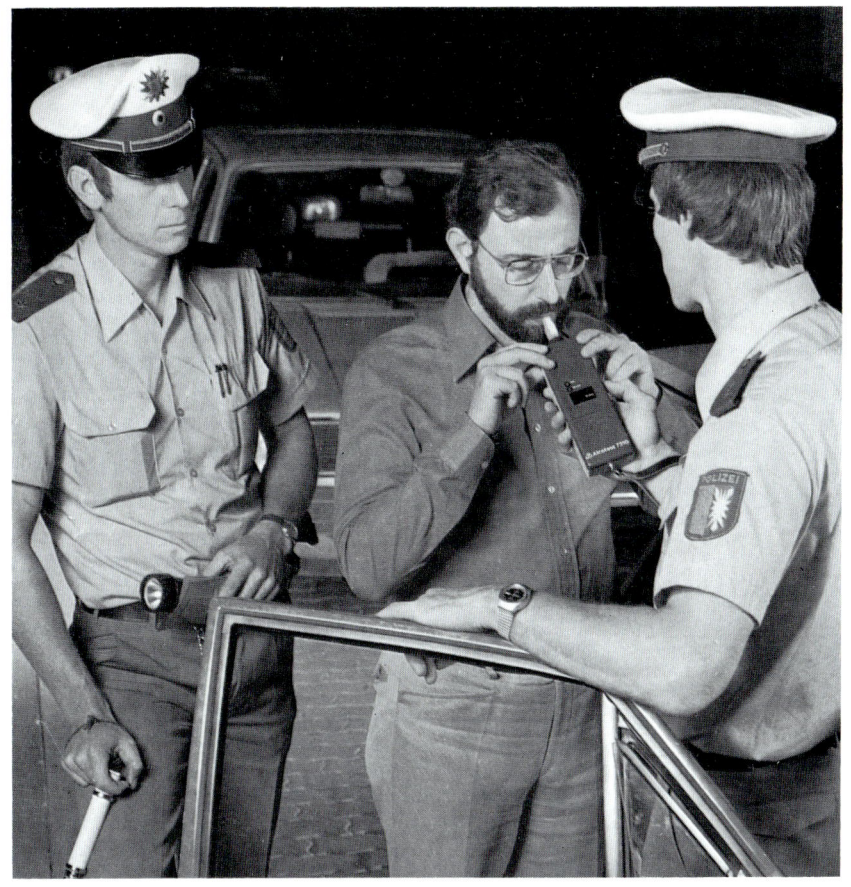

Wer getrunken hat, der atmet mit der Luft Alkohol und dessen Abbauprodukte aus. Die Polizei kontrolliert dies, indem sie Verdächtige »ins Röhrchen pusten« läßt. Die Abbildung zeigt ein handliches Meßgerät für den Atem-Alkohol-Test: Man bläst durch hygienische Einmal-Mundstücke, das Meßergebnis wird auf elektronische Weise sichtbar gemacht. »Schummeln« ist nicht möglich: Die richtige Blastechnik wird vom Apparat akustisch und optisch überwacht.

zentration des Getränkes und anderen Umständen dauert die Resorptionszeit unterschiedlich lange, maximal jedoch 90 bis 120 Minuten. Die Leber kann je Stunde nur sieben bis acht Gramm reinen Alkohol in seine Bestandteile zerlegen. Männliche und weibliche Lebern sind unterschiedlich leistungsfähig, was in den der Leber zumutbaren Alkohol-Höchstmengen zum Ausdruck kommt (→ Seite 284). Beim Abbau von einem Gramm reinem Alkohol werden 30 kJ (7,1 kcal) Energie frei, also fast soviel wie bei Fett – deshalb gelten alkoholische Getränke in gewisser Weise zu Recht als »flüssige Nahrung«.

Promille. Durch eine präzise laborchemische Untersuchung läßt sich der Alkoholgehalt des Blutes (und damit annähernd auch der Körpergewebe), die Blutalkoholkonzentration (BAK), bestimmen. Sie wird in Promille (‰), also in Tausendstelteilen, gemessen. Eine BAK von einem Promille bedeutet also, daß ein Tausendstel des Blutes aus reinem Alkohol besteht.

Alkoholwirkungen. Schon eine Blutalkoholkonzentration von 0,2 bis 0,6 Promille führt zu einer Enthemmung (Euphorie). Der »Mut« zu riskanter Fahrweise und schnellerem Fahren wächst, die Fähigkeit zur weichen Betätigung der Bremsen und zu ruhigen Richtungsänderungen ist beeinträchtigt. Gestört ist auch die geistige Verarbeitung der Sinneseindrücke – deshalb werden z. B. Verkehrszeichen übersehen. Zwischen 0,6 und 0,8 Promille stellen sich oft schon schwerwiegende Fahrfehler und eine bedrohliche Verlängerung der Reaktionszeiten ein. Zwischen 0,8 und 1,3 Promille spricht man von leichtem Rausch, der mittlere Rausch setzt 1,3 bis 2,0 Promille Blutalkohol voraus. 2,0 bis 3,0 Promille und mehr lösen einen schweren Rausch aus. Je höher die Blutalkoholkonzentration, desto schwerwiegender die Ausfallserscheinungen. Über drei Promille Blutalkohol können tödlich sein.

Strafbarkeit. § 24a des Straßenverkehrsgesetzes legt fest, daß »ordnungswidrig handelt, wer im Straßenverkehr ein Kraftfahrzeug führt, obwohl er 0,8 Promille oder mehr Alkohol im Blut oder eine Alkoholmenge im Körper hat, die zu einer solchen Blutalkoholkonzentration führt«. Bis zu 0,8 Promille Blutalkohol (in anderen Ländern gelten andere Grenzwerte) erfolgt keine Bestrafung, solange nichts passiert

Mit der Reiseapotheke in die Ferien
Eine kleine, überlegt zusammengesetzte Reiseapotheke kann unterwegs Gold wert sein. Was gehört hinein?
● *Schere, Fieberthermometer, Sicherheitsnadeln, Wund- und Verbandspflaster, ein Dreieckstuch und eine elastische Binde;*
● *Schmerzmittel, Tabletten gegen Reisekrankheit, leichtes Schlafmittel, Kohle- und Kochsalztabletten;*
● *Insektenmittel, Sonnenschutzcreme, Mittel zur Monatshygiene für Frauen;*
● *alle die Medikamente, die der Arzt wegen eines bestimmten Leidens ausdrücklich verordnet hat.*

oder alkoholtypische Fahrfehler nicht nachzuweisen sind. Wenn dies jedoch der Fall ist, kann eine Verurteilung erfolgen, auch wenn der Fahrzeuglenker weniger als 0,8 Promille Alkohol im Blut hatte. Alkohol am Steuer ist also aus medizinischen und rechtlichen Gründen strikt abzulehnen. Für den Kraftfahrer gilt: 0,0 Promille sind der Idealwert!

Wer zwischen 0,8 und 1,3 Promille Alkohol im Blut hat und trotzdem ein Auto führt, handelt ordnungswidrig und wird deshalb bestraft. Als absolut fahruntüchtig gilt, wer 1,3 oder mehr Promille im Blut hat – auch wenn viele Kraftfahrer sich sogar bei 1,5 Promille noch völlig fahrtauglich fühlen.

Blutprobe. Wer von der Polizei beschuldigt wird, alkoholisiert am Straßenverkehr teilgenommen zu haben, muß erst einmal in das berühmte Röhrchen pusten. Mit diesem einfachen Test wird festgestellt, ob 0,8 Promille unter- oder überschritten sind. Wenn die Polizei danach eine Blutentnahme anordnet, ist der Beschuldigte verpflichtet, sie zu dulden – freilich nur dann, wenn sie von einem Arzt nach den Regeln der ärztlichen Kunst vorgenommen wird. Die Blutentnahme erfolgt mit einem Entnahmegerät, der Venüle, meist aus einer oberflächlichen Vene der Ellenbeuge. Entnommen werden 6 bis 7,5 Milliliter Blut. Für die Desinfektion wird kein Alkoholtupfer verwendet, da das Ergebnis sonst verfälscht werden könnte.

Alkoholabbau. Wegen der von Natur aus begrenzten Kapazität der Leber – die man entgegen weit verbreiteten Vermutungen nicht »trainieren« kann – fällt die Blutalkoholkurve im allgemeinen gleichmäßig und geradlinig ab, pro Stunde um 0,15 Promille. Wer also 1,5 Promille im Blut hat, der ist frühestens zehn Stunden später wieder völlig nüchtern. So mancher, der sich morgens nach einer kurzen Nacht scheinbar frisch ans Steuer setzt, hat in Wahrheit also noch Restalkohol im Blut.

Im Urlaub gesund bleiben

Urlaub und Freizeit sind die beste Möglichkeit für den menschlichen Körper, verlorengegangene Kräfte wieder zurückzuholen. Weil ein mißlungener Urlaub einem längere Zeit anhängt, ist rechtzeitiges Nachdenken über die schönste Zeit des Jahres so wichtig. Wer den Urlaub zur Fortsetzung der Arbeit mit anderen Mitteln macht, treibt Raubbau an seiner Gesundheit und seiner Lebenserwartung. Wer sich in der Freizeit nicht entspannt, gibt seinen Organen keine Möglichkeit zur Erholung.

Grundsätzlich gilt: Wer im Beruf körperlich nicht arbeiten muß, der sollte seine Muskeln im Urlaub trainieren. Umgekehrt: Wenn während der Arbeitszeit große körperliche Anstrengungen gefordert werden, sollten Urlaub und Freizeit eher beschaulich verbracht werden, um neue Kraft zu sammeln.

Grundregeln der Urlaubsmedizin

Grundlegend wichtig für eine gute Erholung im Urlaub ist die Wahl des richtigen Urlaubsortes. Bei der Entscheidung spielt die körperliche Verfassung des Reisenden eine große Rolle. Bevor man eine längere Reise antritt, empfiehlt es sich deshalb, seinen Hausarzt zu konsultieren, denn die richtig gewählte Umgebung fördert das Wohlbefinden und kann sogar die Heilung so manchen Leidens vorantreiben, etwa bei einer Badekur (→ Seite 454).

Urlaubertyp. Planen Sie die Reise entsprechend Ihrer Konstitution, damit Ihr Urlaub ein Erfolg wird. Urlaubsmediziner unterscheiden zwei gegensätzliche Typen:

○ Wer zum leptosomen Typ gehört, also hochgewachsen und schlank ist, hat oft Schwierigkeiten mit der Wärmeregulation. In Wind und Wetter sinkt seine Hauttemperatur meist rasch ab. Er friert leicht in der Badehose, seine Wiedererwärmungszeit ist beträchtlich. Starke klimatische Kontraste bekommen ihm also im allgemeinen nicht gut, sie

Wer darf was?

Krankheiten – Beschwerden	Höhe bis 2000 m	Höhe bis 4000 m	Tageshöchsttemp. unter 10°C	bis 30°C	bis 35°C	bis 40°C	Sonnenbad normal	eingeschränkt	Luftfeuchtigkeit trocken	normal	feucht-heiß	feucht-kalt	Wassertemp. bis 21°C	über 21°C	Speisen gewürzt	salzig	fett-ölig	Getränke eisgekühlt	heiß	Alkohol
Leichte Herz- und Kreislaufschäden	●	●	●	●	●	—	—	●	●	●	●	●	●	✸	●	●	●	—	●	(●)
Schwere Herzkrankheiten	●	—	—	●	●	●		●		●		●	●	●	●		●		●	—
Hoher Blutdruck	●	—	●	●	—	—		●	●	●	—	●	●	✸	●	—	●	●	●	—
Niedriger Blutdruck	●	●	●	●	—	●	●	●	●	●	—	●	●	●	●	●	●	●	●	●
Lungenleiden	●	—	—	●	●	●	●	●	●	—	●	—	●	●	●	●	●	●	●	●
Hautkrankheiten	●	●	●	●	●	—	✸	✸	●	—	—	●	●	●	—	●	●	●	(●)	—
Allergie	●	●	●	●	●	●	●	●	●	●	—	●	●	●	—	●	●	●	(●)	—
Magenleiden	●	●	●	●	●	●	●	●	●	●	●	●	●	✸	—	● Diät	—	—	—	(●)
Darmleiden	●	●	●	●	●	●	●	●	●	●	●	●	●	✸	—	● Diät	—	—	(—)	●
Leberkrankheiten	●	●	●	●	●	●	—	●	●	●	●	●	●	●	(●)	● Diät	—	●	●	—
Gallenleiden	●	●	●	●	●	●	●	●	●	●	●	●	●	●	●	● Diät	—	●	●	—
Nierenkrankheiten	●	●	(Nicht unterkühlen)		●	●	●	●	✸	●	●	—	—	●	—	(●) Diät	—	(●)	●	●
Zuckerkrankheit	●	●	—	●	●	●	—	●	—	●	●	●	●	●	●	● Diät	●	●	●	—
Rheumatismus	●	●	(Möglichst üb. 18°C)		●	●	✸	●	●	—	—	●	—	✸	●	●	●	●	●	●

● Erlaubt ✸ Empfohlen — Verboten (●) Bedingt erlaubt (—) Bedingt verboten

---

belasten Herz, Kreislauf und Verdauung. Solche temperaturempfindlichen Menschen sollten am besten in die Sonne fahren.
○ Der zweite Urlaubertyp ist breitschultrig oder von eher gedrungenem Körperbau, zu ihm gehören die Konstitutionstypen Athlet und Pykniker. Diese Menschen kühlen nicht so schnell aus, sie erholen sich in Gegenden mit kontrastbetonten Klimareizen am besten: in rauhem Wind, auf Reisen in den Norden oder ins Hochgebirge.
Urlaubsverlauf. Wohltuende biologische Wirkungen entfaltet eine Urlaubsreise erst dann, wenn sie mindestens drei Wochen dauert: Der Organismus braucht längere Zeit, um sich umzustellen. Nehmen Sie deshalb Ihren Urlaub im Stück, nicht in Scheiben. Als »gefährlichste Zeitspanne« des Urlaubs gilt der dritte bis fünfte Tag. Um diese Zeit häufen sich erfahrungsgemäß leichte und gelegentlich auch schwere Komplikationen – von unerwünschten Schlafstörungen und Gereiztheit bis zum Herzinfarkt. Muten Sie sich deshalb in der Zeit vom dritten bis fünften Urlaubstag möglichst wenig zu – am besten gar nichts.

Reisen mit dem Flugzeug
Im allgemeinen wird ein Flug selbst von Kranken oder Verletzten, auch von sehr alten und geschwächten Menschen, besser vertragen, als man vermuten könnte. In den Kabinen moderner Flugzeuge herrscht ein Luftdruck, der ungefähr einer Höhe von 1700 bis 2000 Meter über dem Meeresspiegel entspricht. Vor allem aus diesem Grund sollten Patienten mit bestimmten Krankheiten nicht fliegen. Es sind dies Kranke, die an schwerer Blutarmut (Anämie) leiden, einen schweren Herzmuskelschaden haben oder häufig von schweren Angina-pectoris-Anfällen heimgesucht werden. Auch Patienten, deren Herzinfarkt weniger als sechs Monate zurückliegt, sollten nicht fliegen.

Urlaubsreisen können auch für kranke Menschen erholsam sein. Bei der Entscheidung für einen Urlaubsort müssen die Patienten jedoch ihre Wahl gründlich überlegen. Die Tabelle gibt Anhaltspunkte dafür. In jedem Zweifelsfall sprechen Sie jedoch bitte mit Ihrem Arzt.

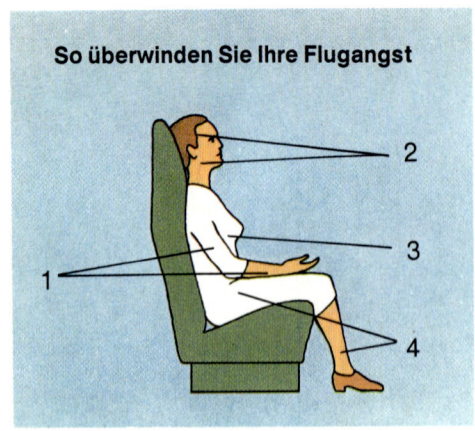

So überwinden Sie Ihre Flugangst

Übungen, nach denen Sie sich locker, frei und entspannt fühlen:

1 Hände zur Faust ballen – und entspannen. Arme an den Körper drücken – und entspannen. Rücken nach vorn, dann nach hinten drücken – und entspannen.

2 Stirn runzeln – und entspannen. Augen fest schließen – und entspannen. Lippen und Kiefer fest zusammenpressen – und entspannen. Kopf nach hinten drücken – und entspannen.

3 Tief durch die Nase einatmen, Luft anhalten, Bauch einziehen – durch den Mund ausatmen und entspannen.

4 Sitz- und Beinmuskeln anspannen, zusammenpressen – und entspannen.

Tropenmedizinische Institute in der Bundesrepublik Deutschland

● *Bernhard-Nocht-Institut für Schiffs- und Tropenkrankheiten, Bernhard-Nocht-Str. 74, 2000 Hamburg 4*

● *Institut für Tropenhygiene, Im Neuenheimer Feld 13, 6900 Heidelberg 1*

● *Tropenmedizinisches Institut der Universität Tübingen, Wilhelmstr. 1, 7400 Tübingen*

● *Institut für Infektions- und Tropenmedizin, Leopoldstr. 5, 8000 München 40*

Dagegen bestehen in der Regel keine ärztlichen Bedenken, einen Bluthochdruck-Patienten fliegen zu lassen, sofern die Blutdruckwerte durch Medikamente fest eingestellt sind. Wer hingegen an einer akuten Infektionskrankheit leidet, an einer Kiefer-, Stirnhöhlen- oder Mittelohrentzündung oder an einem grippalen Infekt, der die Ohrtrompete verschließt, muß abwarten, bis die Entzündungszeichen abgeklungen sind: Wenn der Druckausgleich zwischen Paukenhöhle und Rachenraum nicht funktioniert, können in manchen Fällen starke Schmerzen auftreten.

Von einer Flugreise abzuraten ist auch Patienten, die an Bronchialasthma (sofern es nicht durch Medikamente beherrscht ist) oder hochgradigem grünem Star leiden. Schwangere sollten nach Ablauf des achten Schwangerschaftsmonats wegen der Gefahr einer Frühgeburt nicht mehr fliegen.

Flugangst. Mehr als die Hälfte aller Flugpassagiere leidet in mehr oder minder schwerer Form unter Flugangst. Die Symptome: feuchte Hände, Herzklopfen, Seufzeratmung, Kopfschmerzen, Durchfall und vor allem Selbstvorwürfe. Flugangst ist eine Fehlregulation des unbewußten (vegetativen) Nervensystems.

Schwere Fälle von Flugangst, die völlig unabhängig vom Risiko des Fliegens auftreten, können nur durch psychotherapeutische Maßnahmen und Verhaltenstraining gebessert werden.

Langstreckenflüge. Wenn die Reise mit dem Flugzeug über mehrere Zeitzonen geht, kann die gefürchtete »Zeitverschiebung« manche Unannehmlichkeit mit sich bringen. Chronisch kranke Patienten, die auf die regelmäßige Einnahme bestimmter Medikamente angewiesen sind, müssen sich mit ihrem behandelnden Arzt vorher darüber besprechen, zu welchen Zeitpunkten unterwegs die Medikamente genommen werden sollen.

Gegen die auch bei Gesunden oft sehr unangenehmen Auswirkungen des Zeitunterschiedes kann man sich auf vielerlei Weise wappnen: Während eines langen Fluges sollte man soviel wie möglich schlafen, da am Bestimmungsort vielleicht zunächst keine Gelegenheit dazu besteht. Rücksicht auf den körpereigenen Rhythmus (→ Seite 34) zahlt sich aus. So ist der Reisende gut beraten, wenn er unterwegs anfänglich jeweils zu der Zeit ißt, zu der er auch zu Hause etwas zu sich genommen hätte. Auf diese Weise werden Verdauung und Stoffwechsel weniger belastet. Am Tag der Ankunft sollte man sich ausruhen und möglichst etwas Schlaf nachholen. Wer sich sofort in die Arbeit oder ein Vergnügen stürzt, zahlt dafür möglicherweise mit einer beträchtlichen Leistungsschwäche. Manchmal stellt sich als Folge der durch die Überforderung herabgesetzten Widerstandskraft auch eine Infektion ein. Nehmen Sie sich deshalb genug Zeit für das Ein- und Umgewöhnen – und seien Sie besonders vorsichtig mit dem Alkoholkonsum.

Reisen in die Tropen

Wer in heiße Klimazonen reist, sei es als Tourist oder um dort zu arbeiten, sollte sich zwei bis drei Monate vorher von seinem Arzt – bei Spezialfällen auch durch einen Tropenmediziner – beraten lassen. Bei Tropenreisen entsteht für die meisten Menschen heutzutage kein zusätzliches Risiko, vorausgesetzt, sie verhalten sich in den heißen Klimazonen richtig und angepaßt, sind schutzgeimpft worden (→ Seite 386) und treiben, falls erforderlich, die notwendige regelmäßige Vorbeugung gegen bestimmte Tropenkrankheiten mit Hilfe von Medikamenten.

Tropentauglichkeit. Wer das Klima, die Ernährung und die hygienischen Verhältnisse sowie eventuell auftretende Tropenkrankheiten voraussichtlich ohne Gefährdung erträgt, der ist tropentauglich. Diese Tauglichkeit kann beeinträchtigt sein vor allem durch chronische Erkrankungen des Kreislaufs, der Atmung, der Verdauung und der Ausscheidungsorgane.

Richtiges Verhalten. Ob eine Reise in die Tropen zusätzliche gesundheitliche Risiken birgt und deshalb zu einem Mißerfolg wird, entscheidet sich weitgehend durch das Verhalten des Reisenden. Dabei ist viel zu bedenken: Kleidung, Schuhwerk und vor allem richtige Ernährung unterwegs.

Die Kleidung sollte leicht und luftig sein und aus Baumwolle bestehen, um das kühlende Schwitzen nicht zu behindern. Sonnenhut und Sonnenbrille nicht vergessen! Feste Schuhe sollten selbstverständlich sein. Laufen Sie nicht barfuß!

Noch wichtiger aber sind Umsicht und Vorsicht beim Essen. Die meisten Komplikationen lassen sich vermeiden, wenn vorsorglich ein paar Ratschläge beachtet werden. Empfehlenswert ist ein reichliches, kochsalzhaltiges Frühstück. Bei Problemen mit einem erhöhten Blutdruck sollte man vorher mit seinem Arzt sprechen. Während der heißen Mittagsstunden sollten keine schweren und belastenden Mahlzeiten eingenommen werden. Sehr fettreiche Nahrung (z. B. Hammelbraten, viel Olivenöl) ist besonders schwer verdaulich. Dagegen regt die in südlichen Ländern übliche scharfe Würzung der Speisen die notwendige Magensaftsekretion an.

In der Hitze sollte man Eis oder eisgekühlte Getränke meiden: Der Körper erwärmt die eiskalten Nahrungsmittel und kommt dabei ins Schwitzen. Auf eine ausreichende Flüssigkeitszufuhr muß unbedingt geachtet werden. Der Urin sollte stets hell bleiben!

Reisediarrhoe

Durchfall (Diarrhoe) infolge einer Ansteckung mit Krankheitskeimen ist bei Reisen nicht ungewöhnlich. Mit ihm muß man vor allem in Südamerika, Afrika, Asien und im Nahen Osten rechnen. Der Durchfall kann außer durch Krankheitskeime auch durch eine falsche Ernähr- durch die Klimaumstellung ausgelöst werden. Die Reisediarrhoe ist nicht nur sehr quälend, sondern oft auch gefährlich.

<u>Vorbeugung.</u> Hüten Sie sich unterwegs vor nicht abgekochtem Wasser, vor ungekochten offenen Getränken (heißer Tee und Kaffee sind ungefährlich), vor unverpackt angebotenem Speiseeis und Eiswürfeln in Drinks. Unverdächtig sind alkoholische Getränke, kohlensäurehaltige Cola und andere in verschlossenen Flaschen oder Dosen angebotene Limonaden. Vorsicht vor Blattsalaten, ungewaschenem Obst und kalten Büfetts, insbesondere solchen mit Fisch- und Muschelzubereitungen.

<u>Behandlung.</u> Bei Durchfall muß für sofortige Flüssigkeits- und Elektrolytzufuhr gesorgt werden. In allen tropischen Ländern gibt es in den Apotheken Traubenzucker-Elektrolyt-Kochsalz-Pulver zu kaufen, das in abgekochtem Wasser aufgelöst wird. Gute Wirkung haben auch Mineralwasser und schwarzer Tee, den man lange ziehen lassen sollte. Wer mehr als 39 Grad Fieber, blutigen oder krampfartigen Stuhlgang hat, muß sofort einen Arzt holen lassen.

Gesundheitsschäden durch Tiere

Wegen der Infektionsgefahr sollte man in den Tropen grundsätzlich niemals in Süßwasser (Seen, Flüsse) baden, da man sich z. B. mit *Bilharziose,* einer gefährlichen Wurmerkrankung, anstecken kann.

Auch durch größere Tiere kann der Besucher in tropischen Ländern ernsthaft gefährdet werden. Bei *Schlangenbiß* (→ Seite 493) ist die Einspritzung eines geeigneten Serums die einzig wirksame Behandlung. Auch bei der Vergiftung durch *Spinnenbiß* muß sofort der Arzt aufgesucht werden, damit Serum injiziert werden kann.

Quallen werden dem Badenden durch ihre Nesselfäden gefährlich. Das bei Berührung abgesonderte Gift führt zu einer stark juckenden und brennenden Hautentzündung. Bei Fieber, Erbrechen und Muskelkrämpfen nach Quallenkontakt sofort einen Arzt rufen lassen. Auch wer in die Stacheln eines *Seeigels* getreten ist und sie nicht vollständig entfernen konnte, muß einen Arzt aufsuchen, damit die Reste der Stacheln nicht in der Haut bleiben und eine Entzündung hervorrufen.

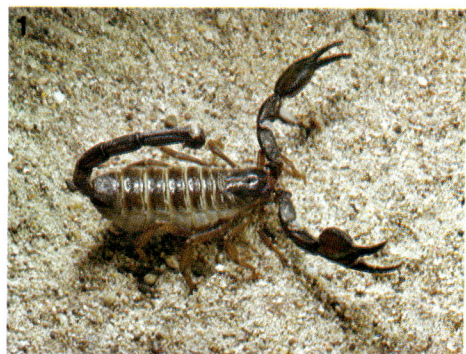

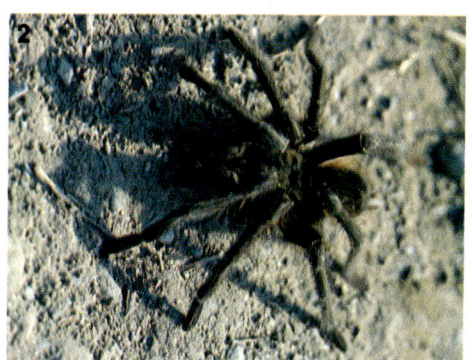

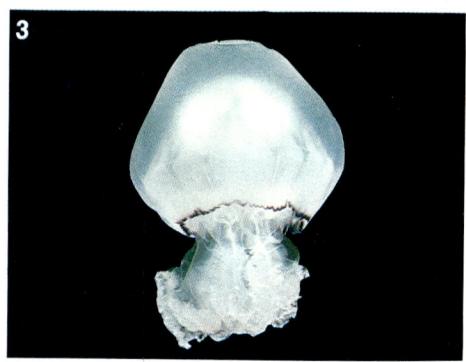

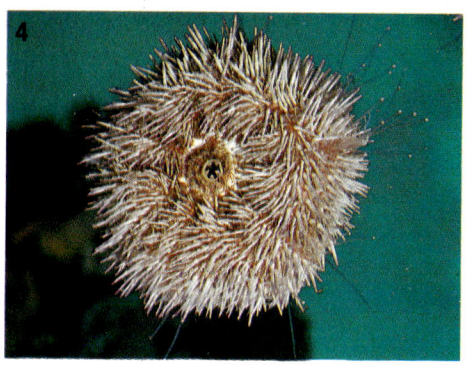

Vor allem in südlichen Ländern können kleine Tiere den großen Ferienspaß völlig verderben. Manche, so Skorpion und Vogelspinne, können sogar lebensgefährlich werden! Suchen Sie deshalb im Falle eines Falles sofort einen Arzt auf, und nehmen Sie das tote Tier nach Möglichkeit mit. Gefährlich oder unangenehm sind vor allem diese Tiere:

1 Skorpion – sticht bei Berührung
2 Vogelspinne – Gefahr für Kinder
3 Qualle – brennende Hautentzündung
4 Seeigel – Entzündung durch Stacheln

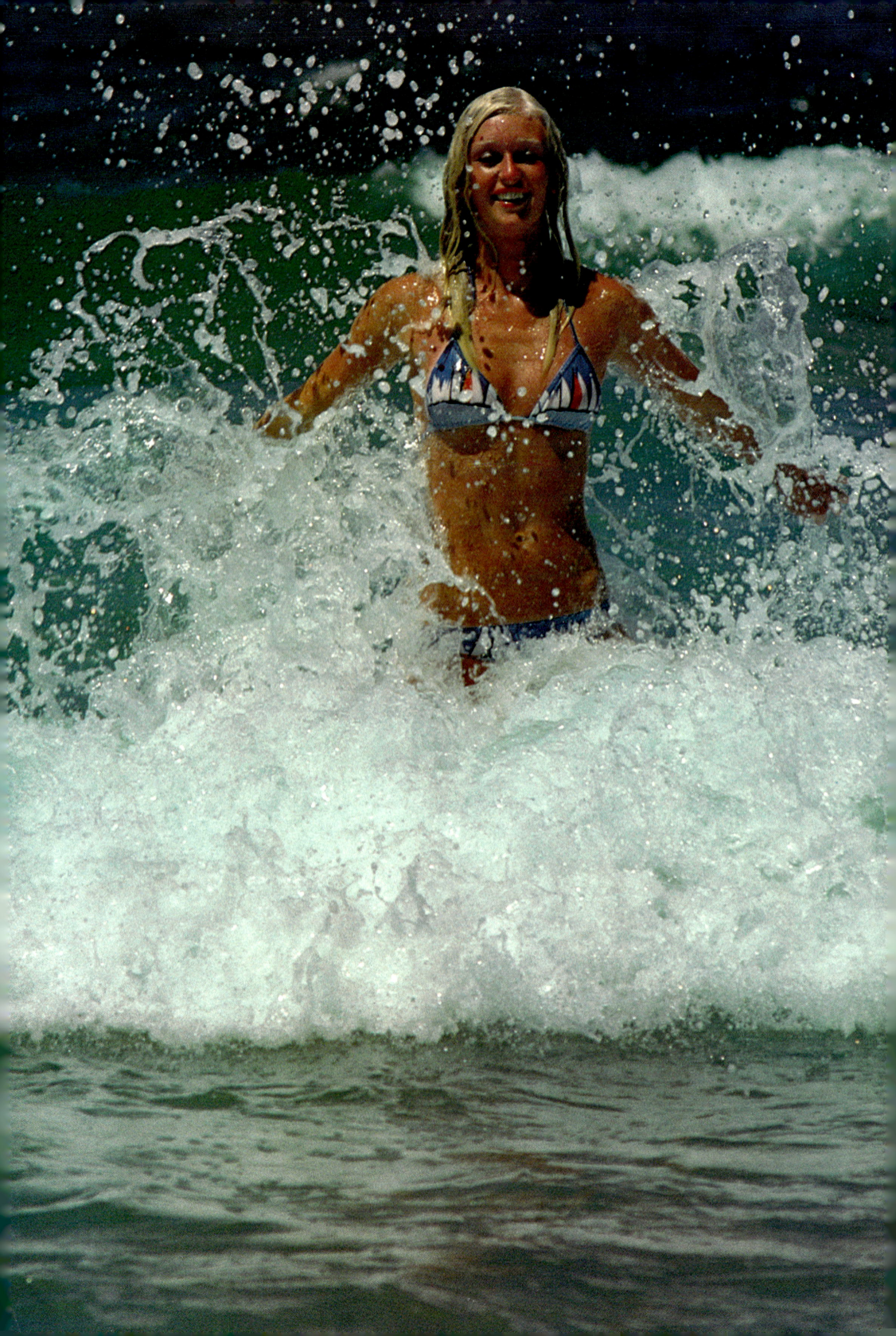

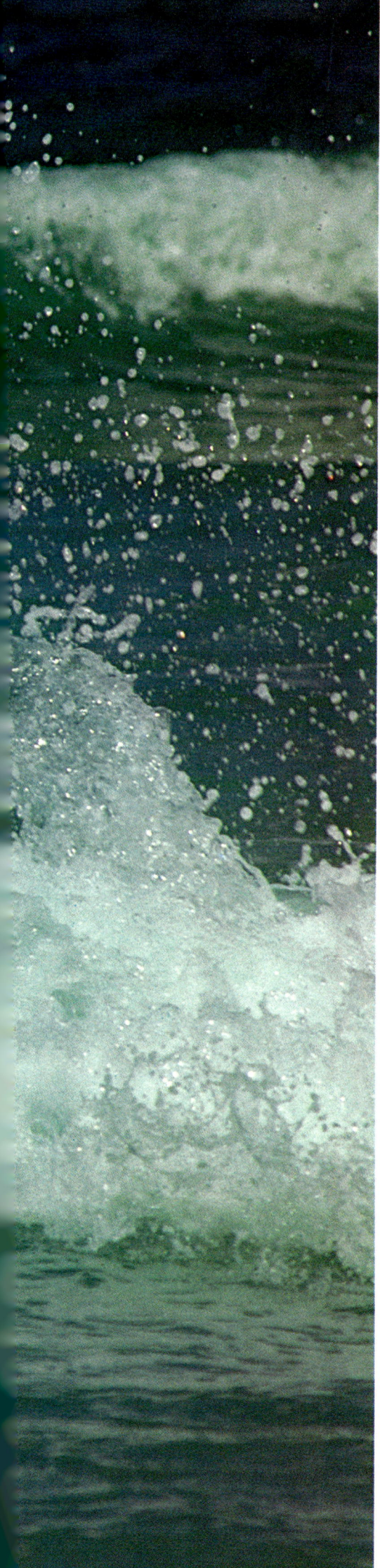

Gesund bleiben durch Körpertraining

Freizeit und Fitneß

Gelenke, die nicht bewegt werden, versteifen. Muskeln, die nicht gefordert sind, verkümmern. Nicht nur das Alter allein macht schwach, sondern auch der fehlende Schwung. Sport und Spiel, Muskeltraining und Konditionsübungen halten fit und jung. Unser Alltag freilich verleitet meist zur Passivität, zur körperlichen Inaktivität. Das aber kann Krankheiten den Weg bahnen: Ein trainierter Körper ist widerstandsfähiger gegen Belastungen aller Art, gegen Streß und Krankheitskeime.

Sport und Spiel

Bei immer mehr Menschen besteht ein Mißverhältnis zwischen der geistig-seelischen Überbeanspruchung, vor allem durch den Beruf und die Reizüberflutung des modernen Lebens, und der weitgehenden körperlichen Inaktivität: Reize aller Art strapazieren das Nervensystem, Maschinen aller Art entlasten unsere Muskeln. Weil aber jeder Mensch ein unteilbares Ganzes ist, eine Einheit von Leib und Seele, zieht die Belastung des Nervensystems über kurz oder lang meist auch andere Organe in Mitleidenschaft. Die verschiedensten Zivilisationskrankheiten (→ Seite 19) und psychosomatischen Leiden (→ Seite 390) können die Folge sein.

Belastbar und gesund bleibt, wer dafür sorgt, daß alle seine Organe fit sind. Dazu gehört weniger Aufwand, als die meisten Menschen fürchten. Schon ein paar Minuten am Tag reichen aus. Wer seine Freizeit sinnvoll nutzt, gewinnt Kraft und Ausdauer. Dabei gilt, daß Sport und Spiel allemal Spaß machen, eine Belustigung und Liebhaberei bleiben sollten. Sport erfüllt nur seinen guten Zweck, solange er aus Freude und unter freiwilliger Anerkennung bestimmter Regeln absolviert wird.

Körperliche Leistungsfähigkeit

Fitneß, verstanden als körperliche Leistungsfähigkeit, die uns in die Lage setzt, das Leben zu meistern und uns wechselnden Umweltbedingungen optimal anzupassen, ist kein Geschenk der Natur. Sie muß immer neu erworben werden. Dabei gelten bestimmte biologische Regeln, die vor allem von der Sportmedizin erforscht wurden.

◄ *Fitneßtraining: Schwimmen erhält beweglich.*

Einmal am Tag

sollte sich ein gesunder Mensch fünf Minuten lang so anstrengen, daß er ein wenig außer Atem kommt und sein Herz etwa doppelt so schnell schlägt wie in Ruhe. Dieses Training hält die Blutpumpe gesund und den Kreislauf in Schwung.

Eine regelmäßige Belastung kurz unterhalb der Leistungsgrenze ist viel besser und wirksamer als einmalige, stundenlange und bis zur Erschöpfung gehende Gewaltaktionen.

Organwirkungen. Viele Organe des Menschen, vor allem seine Muskulatur, werden leistungsfähiger, wenn man sie regelmäßig belastet. Auch Bänder und Gelenke, Sehnen, Knochen und sogar die Bandscheiben werden – das richtige Maß vorausgesetzt – durch dosierte Belastung in ihrer Qualität verbessert. Vor allem aber hilft körperliche Belastung dem Herzen und dem Blutkreislauf, den Lungen und der Atmung zu einer besseren Funktion.

Die Erfolge stellen sich nicht sofort ein, man muß Geduld haben und einige Wochen warten können. Sie sind auf einfache Weise zu kontrollieren: Trainierte Muskeln gewinnen an Umfang und Kraft, sie ermüden weniger schnell. Das Herz erweitert in gewissem Umfang sein Volumen und kann deshalb bei jeder Zusammenziehung mehr sauerstoffreiches Blut in die Adern pumpen. Auch die Lunge vergrößert sich durch Sport. Im Bedarfsfall arbeiten trainierte Organe wirtschaftlicher, sie haben beträchtlich größere Reserven, Erschöpfung tritt erst später ein als beim Untrainierten.

Training. Dosierte Anstrengung tut also den Organen gut. Die erwünschte biologische Wirkung wird dabei auch dann erreicht, wenn sich der Mensch bei Spiel und Sport nicht völlig verausgabt.

Der Trainingseffekt ist allen Sportarten eigen – vorausgesetzt, sie werden einigermaßen regelmäßig betrieben. Besonders erfolgreich geht es voran, wenn ein Trick angewandt wird, den pfiffige Trainer seit langem parat haben: Sie lassen sportliche Übungen nach einigen Minuten der Ruhe wiederholen. Die Fachleute nennen das *Intervall-Training*. Sein Rhythmus – Belastung, Entlastung, Pause und dann noch einmal von vorn – ist im Prinzip bei allen Sportarten anwendbar.

Muskelkater. Ein leichter Muskelkater ist ein gutes Zeichen. Er signalisiert, daß Trainingszeit und -intensität richtig gewählt waren. Ursache des Muskelkaters sind Stoffwechselschlacken, die sich durch die Zusammenziehung (Kontraktion) der Muskelfasern ansammeln. Bei einem schweren Muskelkater kann es auch zu feinsten Rissen im Muskelgefüge kommen. Zur Behandlung sind Ruhe, Wärmeanwendungen und Massagen angezeigt.

Abhärtung. Das Wort Abhärtung klingt nicht allzu sympathisch. Dabei versteht man darunter die durchaus wünschenswerte Anpassung des Körpers an auftretende Belastungen, vor allem auch an die Klimareize Hitze und Kälte. Grundlage der Abhärtung ist immer das Muskeltraining. Dabei wirkt fröhliche Aktivität besser als ein kommandiertes Fitneß-Programm. Beginnen Sie deshalb mit Aktivitäten, von denen Sie aus Erfahrung wissen, daß sie Ihnen Spaß machen: Mal wieder einen Fußball kicken; das alte Fahrrad aus dem Keller holen; die guten Freunde zu gemeinsamer Tat ermuntern.

»Klimareiz« der Dusche. Der menschliche Organismus braucht, wie jedes warmblütige Säugetier, Licht und Luft zu seinem Wohlergehen. Lassen Sie also »Wind und Wetter« an Ihren Körper. Weil das in unserem zivilisierten Leben so selten möglich ist (vom Körper aber ersehnt wird), sind zwei gute Ersatzlösungen ersonnen worden: die Dusche und die Sauna (→ Seite 59).

Zumindest eine Dusche steht jedermann zur Verfügung. Sie ist ein hervorragender »Klimareiz«: 60 Sekunden warm, 15 Sekunden kalt – das tut den Blutgefäßen gut. Sie lernen dabei, sich weit zu öffnen und rasch zu schließen. Dieses Training versetzt den Kreislauf in die Lage, sich gegen Auskühlung, Zugluft und die Kältereize des Klimas auf angemessene Weise zu wehren. Dann haben Krankheitskeime, die Schnupfen, Erkältung und Grippe auslösen, weniger Chancen.

Frühjahrsmüdigkeit. Sie ist keine Krankheit, sondern ein weit verbreiteter Zustand der Erschöpfung und Konzentrationsschwäche, Müdigkeit und Abgeschlagenheit. Ihre wesentliche biologische Ursache ist die Jahresrhythmik des unbewußten (vegetativen) Nervensystems. Im Frühjahr ist die Aktivität des Sympathikus, der im Körper Arbeitsbereitschaft veranlaßt, am geringsten. Sein Gegenspieler hingegen, der Parasympathikus mit seinem Hauptnerv Vagus, ist in diesen Monaten besonders aktiv, um Erholungsbereitschaft des Körpers herzustellen. Die Vermutung, Ursache der Frühjahrsmüdigkeit sei ein Vitamin-C-Mangel am Ende des langen Winters, ist inzwischen widerlegt. Unter Frühjahrsmüdigkeit leiden vor allem Menschen, die in geschlossenen, oft überheizten Räumen arbeiten, zu wenig Bewegung, Licht und frische Luft haben. Mit Medikamenten kann man gegen Frühjahrsmüdigkeit deshalb nichts ausrichten – wohl aber durch körperliche Aktivität, ein Wochenende in der Natur und tägliche Spaziergänge.

Eine leichte und vitaminreiche Kost ist darüber hinaus im Frühjahr besonders empfehlenswert. Sie hilft die Müdigkeit überwinden und ist der Feind des überflüssigen Winterspecks. Ein voller Bauch wandert nicht gern, treibt keinen Sport und hat oft eine übergroße Sehnsucht nach Ruhe – was der Frühjahrsmüdigkeit keine Beine macht, sondern sie bis in den Sommer hinein verlängert.

Gesund durch Sport

Wenigstens einmal am Tag sollte jeder Mensch durch eine körperliche Anstrengung ins Schwitzen geraten. Das ist für unser Wohlergehen genauso wichtig wie die regelmäßige Ernährung. Immer kommt es auf das rechte Maß an! Zu wenig körperliche Belastung nützt nichts, zuviel kann schaden. Außerdem müssen Sport und Spiel Freude machen, wenn die biologische Wirkung nicht gefährdet sein soll. Wer gegen sein Naturell oder gegen seinen Willen gezwungen wird, einen ungeliebten Sport auszuüben, wird bald Ausreden finden, ihn zu unterlassen, sei es als Kind, sei es als Erwachsener. Ist die Lust an Sport und Spiel aber erst einmal geweckt, geht alles wie von selbst. Deshalb gibt es nicht den einen, den »idealen« Sport für jedermann, sondern jeder Gesunde sollte seinen Neigungen folgen und sich nach den örtlichen Möglichkeiten richten.

Sportmedizin. Dieses Spezialgebiet der Medizin befaßt sich mit den Auswirkungen sportlicher Betätigungen auf den menschlichen Organismus. Sportärzte stellen fest, wer für welchen Sport besonders geeignet ist, überwachen das Training und versorgen nötigenfalls die Sportverletzten.

Sportuntersuchung. Wer sich entschließt, Sport zu treiben, sollte vorher mit seinem Arzt sprechen. Nicht jeder Sport eignet sich für jeden Menschen. Abhängig vom Geschlecht, dem Lebensalter, der Konstitution und von eventuell durchlittenen Krankheiten und Verletzungen müssen bestimmte Einschränkungen beachtet werden.

Eine sportärztliche Untersuchung durch einen Fachmann empfiehlt sich vor allem dann, wenn jemand nach dem vierzigsten Lebensjahr beschließt, wieder aktiv Sport zu treiben. Zwar sind Herz, Kreislauf, Atmung und die anderen Organfunktionen prinzipiell in jedem Lebensalter trainierbar, doch muß die Belastung um so vorsichtiger gesteigert werden, je älter der Mensch ist.

Bestimmte Krankheiten schränken die Sportfähigkeit ein: Wer an einer akuten Erkrankung leidet, wird während dieser Zeit vernünftigerweise keinen Sport treiben. Bei chronischen Leiden muß der Arzt von Fall zu Fall entscheiden, ob Sport gut tut und welche Einschränkungen gegebenenfalls beachtet werden müssen.

Schulsport. Wer in Kindheit und Jugend lernt, seinen Körper zu fordern, wer ihm spielerisch Muskelkraft und starke Nerven antrainiert, der zehrt sein ganzes Leben lang davon. Die meisten Eltern wissen, daß körperliche Abhärtung durch Sport und Spiel für die Kinder ebenso wichtig ist wie die Aneignung von Lesen, Rechnen und Schreiben. Die traurige Wahrheit freilich ist, daß unser gegenwärtiges Schulsystem den Sport stiefmütterlich behandelt: Ein- oder zweimal Sport pro Woche – das reicht nicht aus.

Manche Kinder versuchen, meist wegen ihrer Überforderung in anderen Fächern, sich vor dem Schulsport zu drücken. Das sollten die Eltern im Interesse der Heranwachsenden keinesfalls zulassen. Eine Freistellung kann nur nach genauer Untersuchung durch einen Sportarzt oder den Hausarzt erfolgen. Auch wenn der Schulsport manchen

Trainingsprogramm für »Unsportliche«
Mindestens jeden zweiten Tag sollte ein gesunder »Unsportlicher« von etwa dreißig Jahren einen Punkt dieses Programms absolvieren. Die geforderten Leistungen beruhen auf sportärztlichen Erkenntnissen.

● *Laufen: 1600 Meter in 13 Minuten (Trainingsziel: 8 Minuten);*
● *Schwimmen: 300 Meter in 8 Minuten (Trainingsziel: 6 Minuten);*
● *Radfahren: 3200 Meter in 7 Minuten (Trainingsziel: 5 Minuten);*
● *Gehen: 3200 Meter in 27 Minuten (Trainingsziel: 20 Minuten).*
Nach regelmäßigem Üben erreicht man das Trainingsziel ohne große Mühe. Aber keine Gewalttouren – lieber geduldig trainieren! Und: Sprechen Sie vorher mit Ihrem Arzt, ob er Bedenken gegen das Sportprogramm hat.

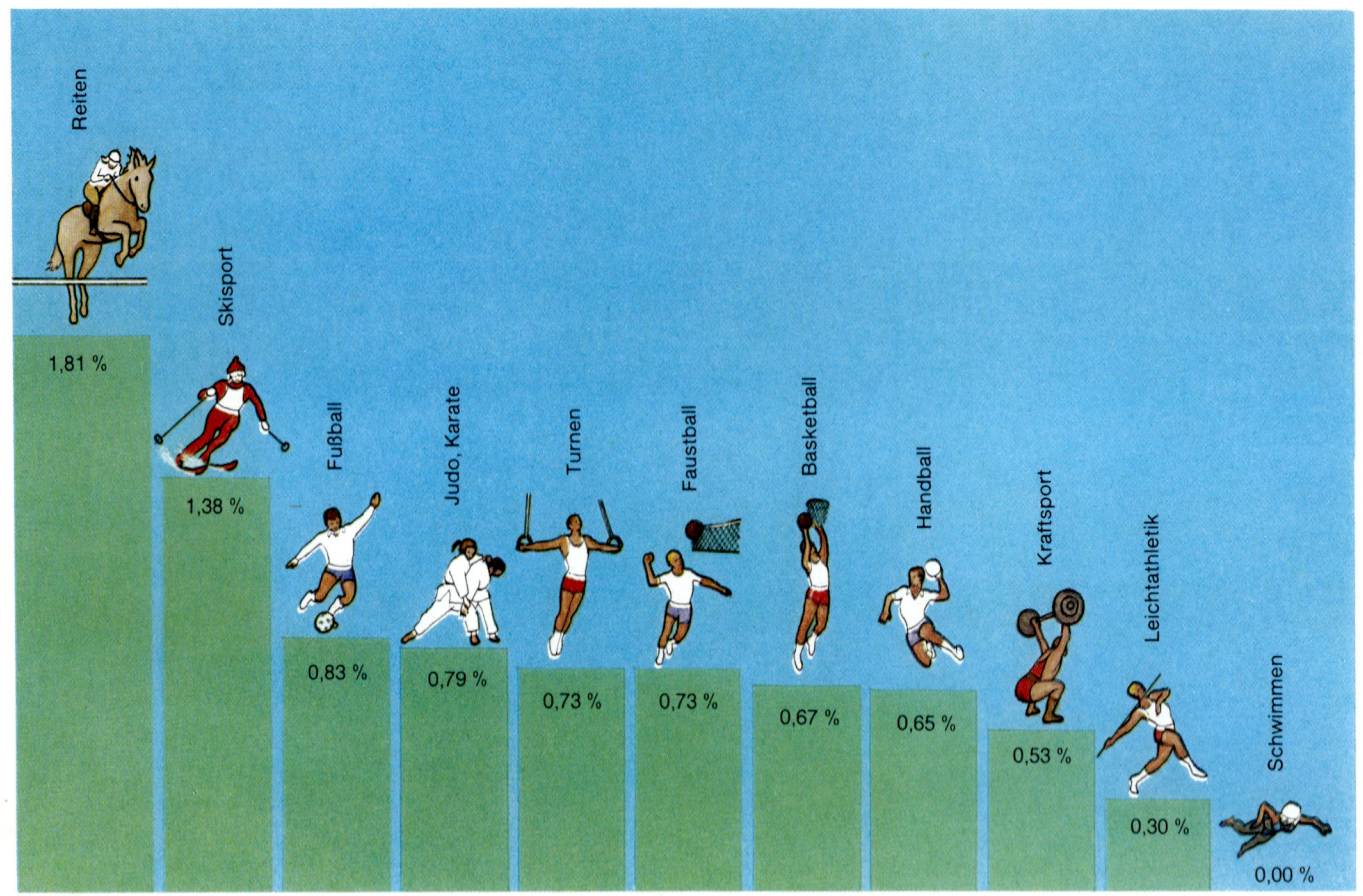

Reiten 1,81 %

Skisport 1,38 %

Fußball 0,83 %

Judo, Karate 0,79 %

Turnen 0,73 %

Faustball 0,73 %

Basketball 0,67 %

Handball 0,65 %

Kraftsport 0,53 %

Leichtathletik 0,30 %

Schwimmen 0,00 %

Gemessen an den Dauerschäden sind die verschiedenen Sportarten unterschiedlich gefährlich. Die Abbildung zeigt an einigen Beispielen das Risiko der Invalidität pro hundert Sportunfälle.

Kindern »blöd« vorkommt – besser ein »blöder« Sport als gar keiner: Rund 60 Prozent der Jugendlichen haben Haltungsschwächen und Haltungsfehler; etwa 30 Prozent leiden an Übergewicht; 20 bis 25 Prozent müssen mit einem leistungsschwachen Herz-Kreislauf-System leben. Alle drei Zustände sind gleichermaßen gefährlich für die Entwicklung – und allen dreien kann durch regelmäßiges Körpertraining erfolgreich entgegengewirkt werden.

Frühsport. Wer sich angewöhnt hat, den Tag mit einigen gymnastischen oder sportlichen Übungen zu beginnen, tut seinem Körper Gutes. Gymnastische Übungen bei offenem Fenster lassen die Müdigkeit schneller verschwinden, lockern auch die Gelenke, regen die Durchblutung der Muskulatur an und halten die Wirbelsäule beweglich. Zahl und Art der praktizierten Übungen sollten sich ganz nach dem eigenen Geschmack und den vom Alter vorgegebenen Möglichkeiten richten. Viel hilft nicht viel! Wichtiger ist die alltägliche Regelmäßigkeit.

Breitensport. Man muß nicht Mitglied in einem Sportverein sein, um den Körper regelmäßig zu trainieren. Viele Sportarten lassen sich in den eigenen vier Wänden, auf gewöhnlichen Verkehrswegen, im Wald oder im Park ausüben. Von vielen Veranstaltern werden sportliche Trainingsmöglichkeiten angeboten und auch Wettkämpfe organisiert, die allen Interessierten offenstehen. Teilnehmen ist wichtiger als Siegen! Mindestens ebenso gesund ist der Grundsatz: Beim Sport soll der Körper niemals überfordert werden. Vor allem der Hobby-Sportler ist gut beraten, wenn er seine Leistungsgrenze kennt und den Ehrgeiz zügelt.

Hochleistungssport. Vom ärztlichen Standpunkt aus ist Hochleistungssport für die allermeisten Menschen nicht zu empfehlen. Zwar gibt es Athleten, die von Natur aus mit besonders belastungs- und widerstandsfähigen Organsystemen ausgestattet sind, doch bleiben auch bei ihnen – abhängig von der gewählten Sportart – Verletzungen und Abnutzungsschäden selten aus. Durch die meist einseitige Belastung werden Gelenke und Bänder vor der Zeit verschlissen, stellen sich oft auch an Herz und Kreislauf unerwünschte Veränderungen ein. Besonders gefährlich ist es, wenn die im Hochleistungssport ohnehin maximal geforderten Organe auch noch durch verbotenes Doping aufgeputscht werden. Dann sind Körperschäden unvermeidlich.

Körpertraining nach Plan

Sportlich erworbene Leistungsfähigkeit vermehrt die Kraft der Muskulatur und die Ausdauer des Herzmuskels, trainiert die Geschicklichkeit und Reaktionsfähigkeit der Nerven und sorgt für die Beweglichkeit der Gelenke. Diese Wirkung ist bei den unterschiedlichen Sportarten mal mehr, mal weniger stark ausgeprägt. Deshalb eignet sich nicht jede Sportart für alle.

Bevor man sich entschließt, durch Sport fit und leistungsfähig zu bleiben, sollte man – am besten in einem Gespräch mit seinem Arzt – überlegen, welcher Sport wohl der empfehlenswerteste ist. Bei dieser Entscheidung spielen Neigung, örtliche Möglichkeiten, Verletzungsrisiko, Alter, Trainingszustand, Konstitution und Geschlecht eine entscheidende Rolle.

Isometrisches Training. Wer die Hände gegeneinander preßt oder seine Arme ruhig ausstreckt, der trainiert dabei die Muskeln des Armes »isometrisch«: Bei diesem Training wird keine Arbeit entwickelt, denn der Arm geht ja nicht auf und ab, und trotzdem entstehen Muskelspannung und Muskelkraft. Für diese Art von Übungen gilt, daß häufige Muskelanspannungen gegen einen geringen Widerstand die Ausdauer des trainierten Muskels erhöhen, die Kraft sich hingegen vermehrt, wenn wenige Muskelanspannungen gegen einen großen Widerstand stattfinden. Isometrisches Muskeltraining läßt die Muskeln sichtbar größer und stärker werden. Beim »Bodybuilding« wird isometrisches Training in extremer Weise praktiziert; der Trainingseffekt auf Herz und Kreislauf ist jedoch gering.

Isotonisches Training. Wer läuft, der absolviert eine gleichförmige Bewegungsübung, in der Fachsprache »isotonisches Training« genannt. Das Ergebnis ist eine Arbeit, die Widerstandskraft und Ausdauer för-

So trimmen Sie sich in wenigen Wochen fit! Beginnen Sie mit der niedrigeren Zahl von Übungen und steigern Sie sich täglich um eine Übungsstufe, bis Sie den höheren Wert (in Klammern) erreicht haben. Legen Sie zwischen den einzelnen Übungen jeweils eine Minute Pause ein. Das Trimm-Dich-Programm wird Ihnen von Tag zu Tag leichter fallen.

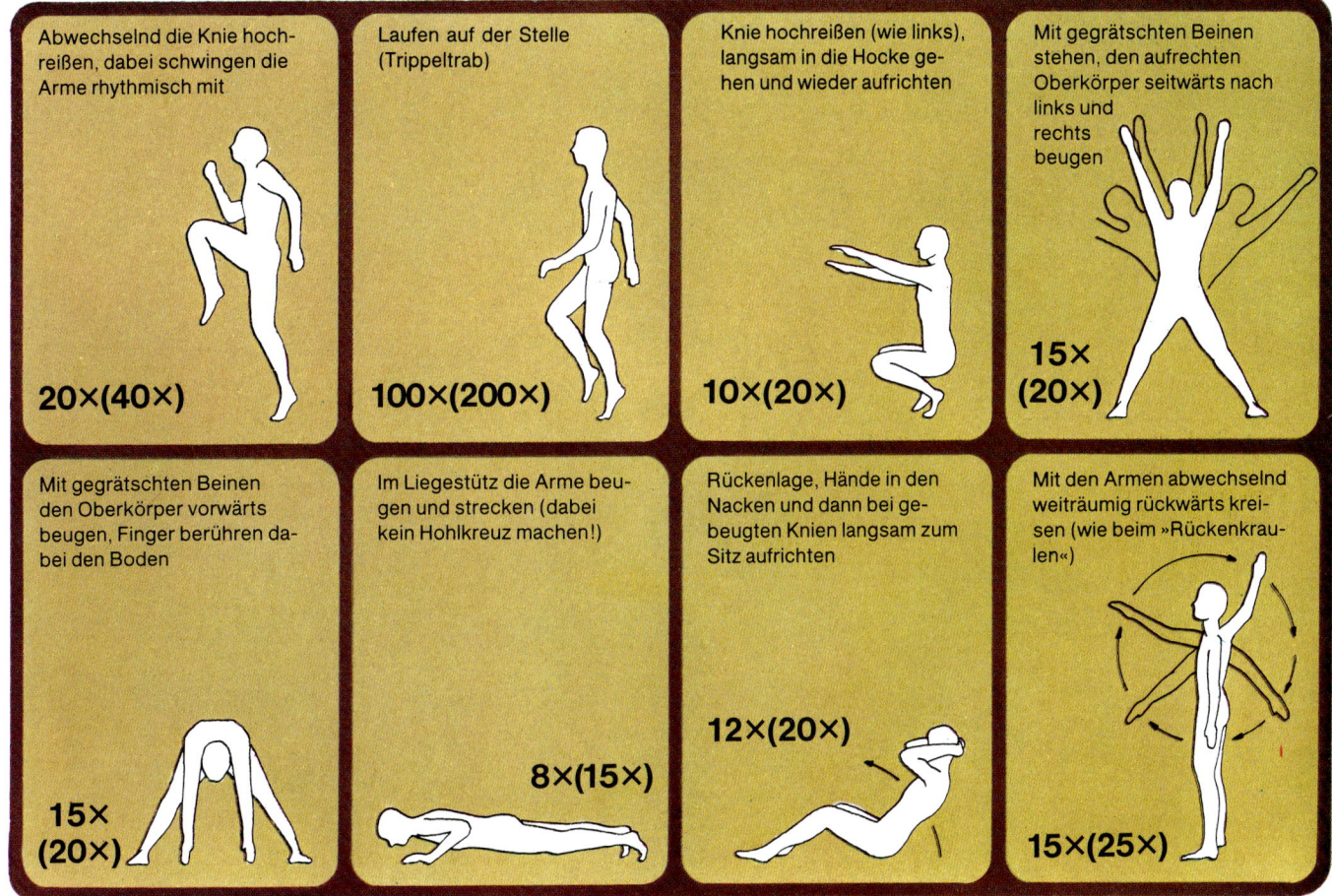

Abwechselnd die Knie hochreißen, dabei schwingen die Arme rhythmisch mit
20×(40×)

Laufen auf der Stelle (Trippeltrab)
100×(200×)

Knie hochreißen (wie links), langsam in die Hocke gehen und wieder aufrichten
10×(20×)

Mit gegrätschten Beinen stehen, den aufrechten Oberkörper seitwärts nach links und rechts beugen
15× (20×)

Mit gegrätschten Beinen den Oberkörper vorwärts beugen, Finger berühren dabei den Boden
15× (20×)

Im Liegestütz die Arme beugen und strecken (dabei kein Hohlkreuz machen!)
8×(15×)

Rückenlage, Hände in den Nacken und dann bei gebeugten Knien langsam zum Sitz aufrichten
12×(20×)

Mit den Armen abwechselnd weiträumig rückwärts kreisen (wie beim »Rückenkraulen«)
15×(25×)

55

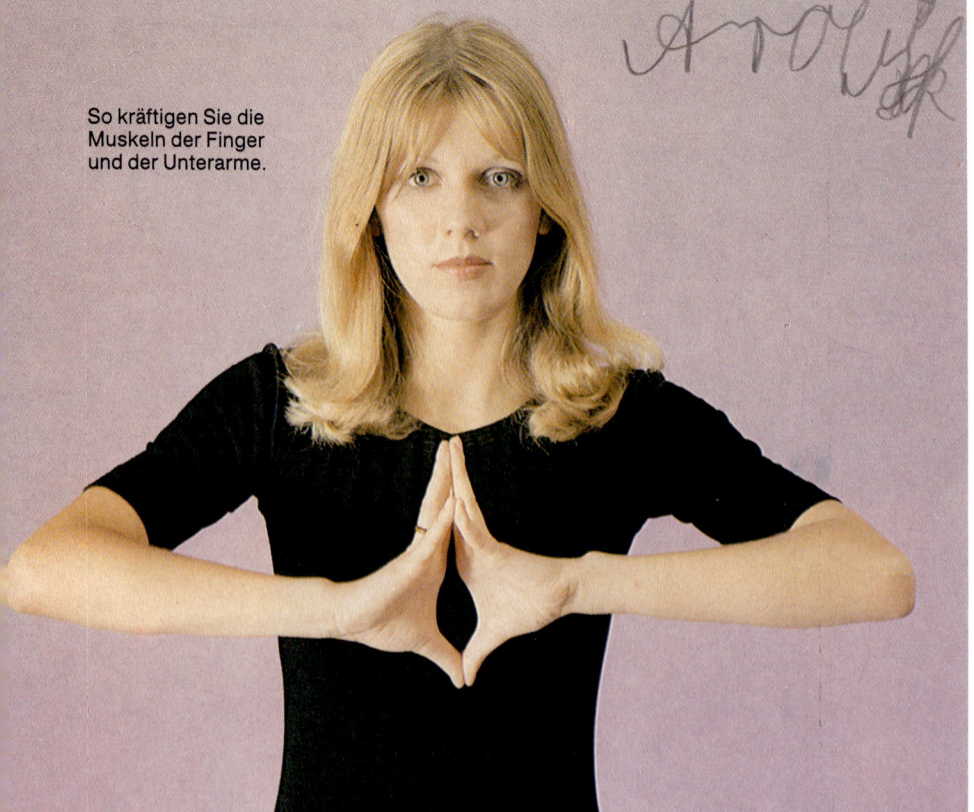

So kräftigen Sie die Muskeln der Finger und der Unterarme.

Krafttraining für die Muskeln

Isometrisches Training, wie es auf dieser Bildseite mit den wichtigsten Übungen vorgeführt wird, klappt ganz ohne Kommandos, Schmerzen und Schikane, kostet wenig Zeit und gibt den Muskeln viel Kraft. Fünf bis sechs Sekunden lang werden die Muskeln maximal angespannt, dann läßt man sie wieder locker. Schwund und Schwäche der Muskulatur lassen sich auf diese Weise rückgängig machen. Der Wechsel von Anspannung und Entspannung, zehn- bis zwanzigmal hintereinander praktiziert, hilft den Muskeln selbst dann, wenn die Übung nicht gleich perfekt gelingt.

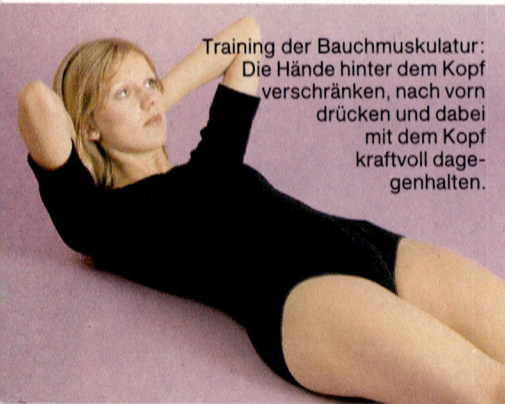

Training der Bauchmuskulatur: Die Hände hinter dem Kopf verschränken, nach vorn drücken und dabei mit dem Kopf kraftvoll dagegenhalten.

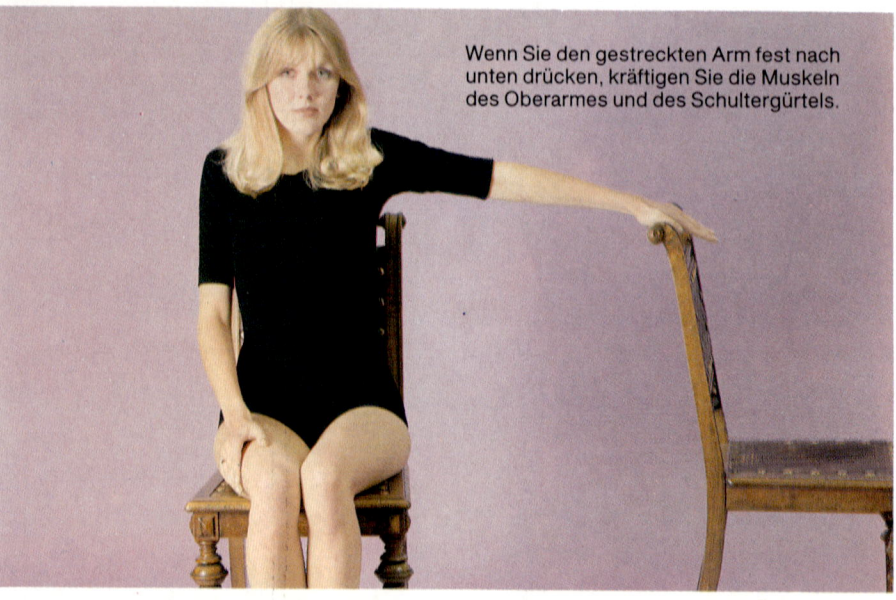

Wenn Sie den gestreckten Arm fest nach unten drücken, kräftigen Sie die Muskeln des Oberarmes und des Schultergürtels.

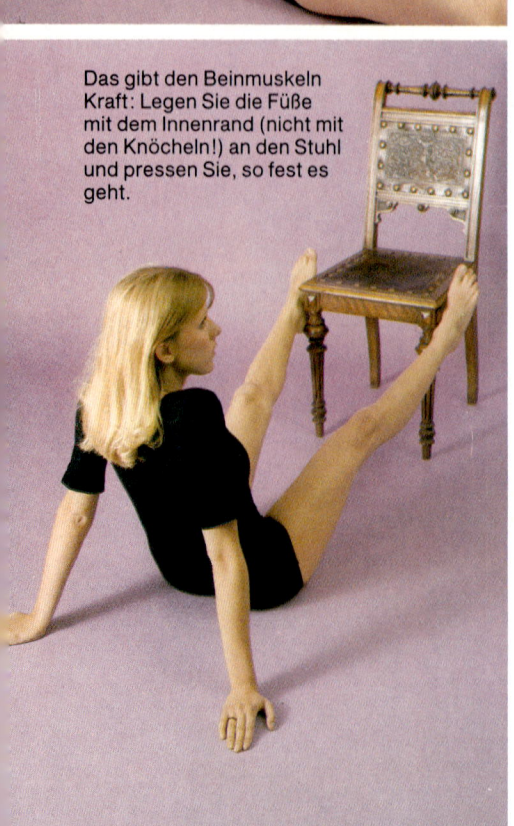

Das gibt den Beinmuskeln Kraft: Legen Sie die Füße mit dem Innenrand (nicht mit den Knöcheln!) an den Stuhl und pressen Sie, so fest es geht.

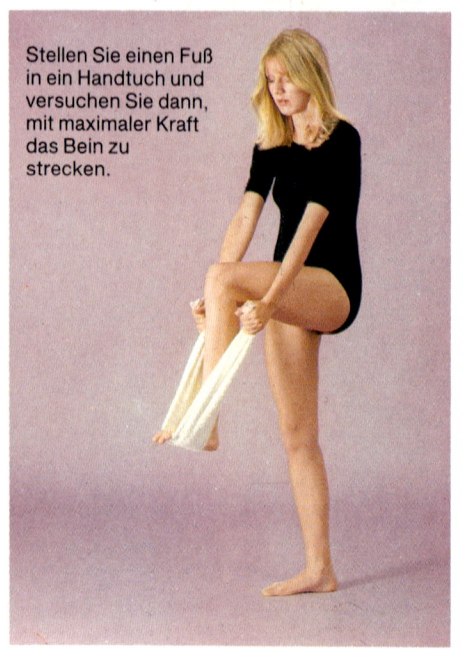

Stellen Sie einen Fuß in ein Handtuch und versuchen Sie dann, mit maximaler Kraft das Bein zu strecken.

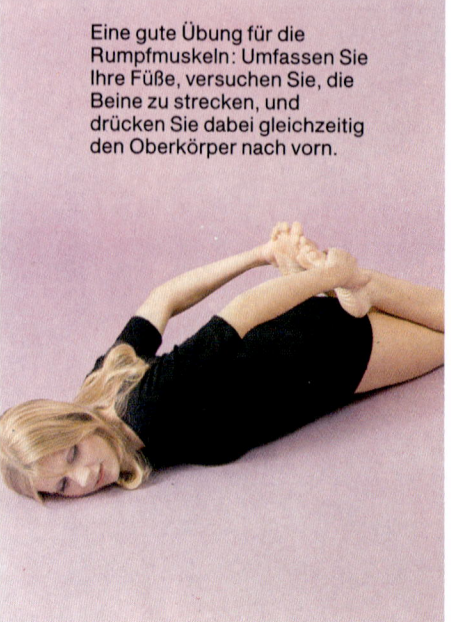

Eine gute Übung für die Rumpfmuskeln: Umfassen Sie Ihre Füße, versuchen Sie, die Beine zu strecken, und drücken Sie dabei gleichzeitig den Oberkörper nach vorn.

dert. Isotonische Übungen steigern die Pulsfrequenz und sind vor allem für Kreislauf und Atmung förderlich. Am besten werden diese Organfunktionen durch schnelles Gehen, Dauerlaufen, Radfahren, Treppensteigen, Bergsteigen und Schwimmen trainiert.

Gymnastik. Bewegungsübungen halten in gesunden Tagen die Gelenke funktionstüchtig und die Muskeln locker. Bei bestimmten Krankheiten sind planmäßige Körperbewegungen durch heilgymnastische Übungen eine sehr erfolgreiche Behandlungsmaßnahme. Diese Art von Gymnastik trainiert Kraft und Ausdauer der Muskulatur, zugleich auch die Reaktionsfähigkeit und Geschicklichkeit erkrankter Gelenke und Muskeln. Dabei wird, mit den unterschiedlichsten Methoden, daran gearbeitet, daß die Muskulatur sich vermehrt, ökonomisch funktioniert und in der Lage ist, von Ruhe auf Belastung umzuschalten und umgekehrt.

Schwimmen. Eine besonders empfehlenswerte, wenn nicht sogar die gesündeste Sportart ist das Schwimmen. Es dehnt die Muskulatur und macht sie geschmeidig. Dabei werden, im Unterschied zu vielen anderen Sportarten, alle Muskelgruppen des Rumpfes und der Glieder gleichmäßig trainiert. Schwimmen bewirkt aber auch die Ausbildung eines gleichmäßigen Fettpolsters (daher die rundlichen Körperformen der Schwimmerinnen) und massiert die Haut: Sie wird weich, samtartig und elastisch. Die verbreitete Neigung zu Muskelverhärtungen wird durch Schwimmen erfolgreich bekämpft.

Da im Wasser keine statische Belastung auftritt, eignet sich dieser Sport auch für alle Menschen mit statischen Beschwerden – hierzu zählen die verbreiteten Erkrankungen der Wirbelsäule, der Fußgewölbe und die Altersabnutzung der Gelenke. Schwimmen streckt die Wirbelsäule und hält ihre kleinen Gelenke beweglich. Aber auch für Herz und Lunge ist Schwimmen ideal: Die gesamte Atmungsmuskulatur wird gekräftigt, da der Schwimmer beim Einatmen immer den Wasserdruck überwindet. Auf diese Weise vergrößert sich das Fassungsvermögen der Lunge. Auch das Herzvolumen nimmt zu, die Herzarbeit wird ökonomischer: Bei Belastung – auch außerhalb des Wassers – steigt bei einem guten Schwimmer die Herzschlagzahl nicht mehr so rasch an, dafür aber die Menge des Blutes, das der Herzmuskel bei jeder Zusammenziehung in den Kreislauf schickt. Man sollte daher nicht nur zur Sommer- und Urlaubszeit schwimmen.

Verboten ist das Schwimmen nur Schwerkranken, älteren Patienten mit Neigung zu Kollapszuständen und Schwindel, Patienten mit erheblichen Störungen des Zuckerstoffwechsels und Menschen, die an wiederkehrenden Entzündungen der Nasennebenhöhlen und des Mittelohres leiden. Im Zweifelsfall sollte man seinen Arzt um Rat fragen.

Schwimmen ist die beste Medizin

Schwimmen ist sehr gesund, doch sollte man unbedingt ein paar Regeln beachten:

● *Niemals mit vollem oder ganz leerem Magen oder gar angetrunken baden gehen;*

● *erst abkühlen, dann ins Wasser;*

● *nie in unbekanntes Gewässer springen und zu Sprungbrettern immer einen Sicherheitsabstand halten;*

● *wer bei Gewitter badet, riskiert sein Leben;*

● *Absperrsignale, Sturmwarnungen und den Gezeitenwechsel beachten, im Meer zieht die Strömung den Schwimmer schnell weit hinaus;*

● *größere Strecken niemals allein schwimmen und sich nicht auf Luftmatratze oder Gummitiere verlassen;*

● *unbekannte Ufer sowie sumpfige und pflanzendurchwachsene Gewässer bergen Gefahren;*

● *nicht aus Scherz um Hilfe rufen, denn das kann den Retter gefährden;*

● *nach dem Baden das nasse Badezeug ausziehen und den Körper gut abtrocknen.*

Schwimmen macht fit, schön und schlank. Zweimal zwanzig Minuten pro Woche ins Wasser – das reicht, hält die Muskeln geschmeidig, die Haut elastisch und Gelenke und Wirbelsäule beweglich.

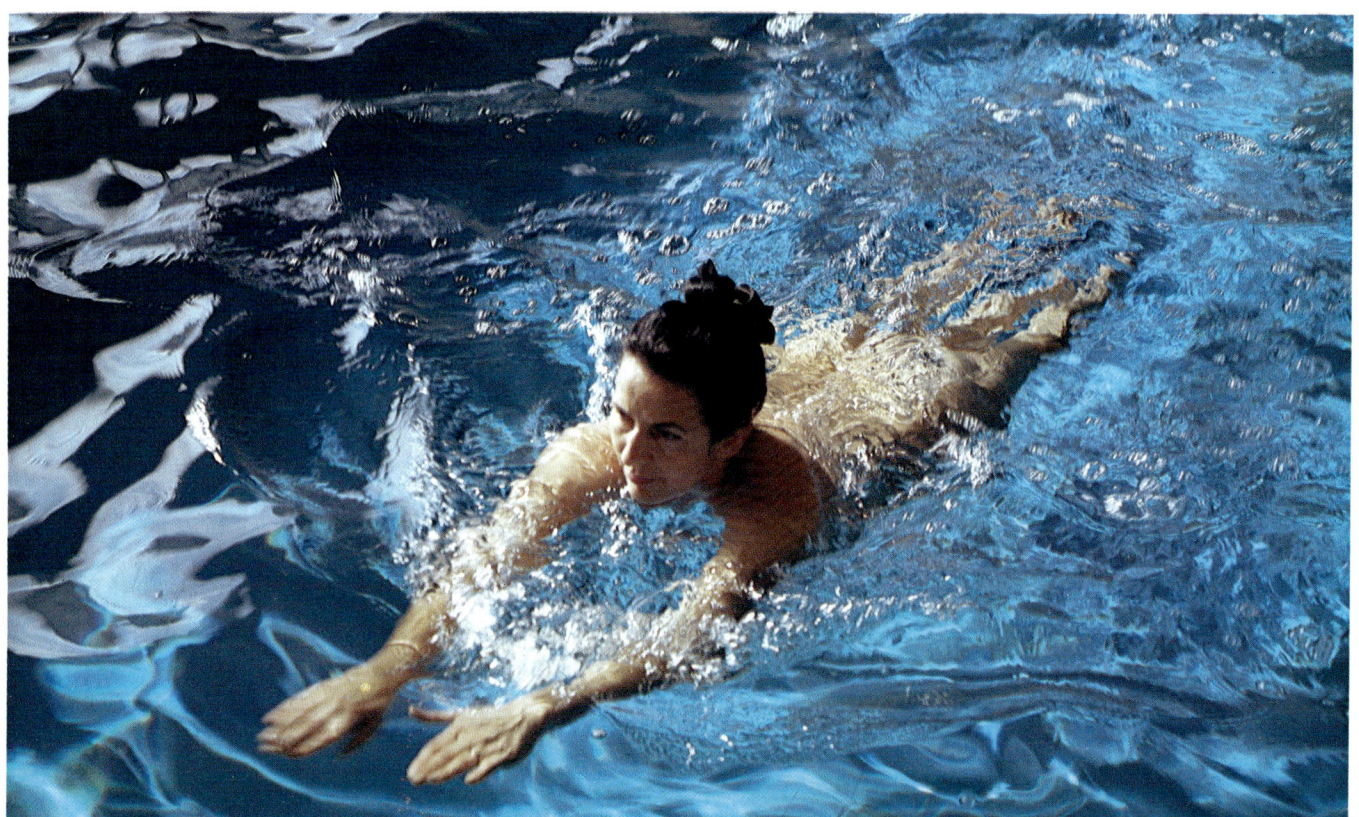

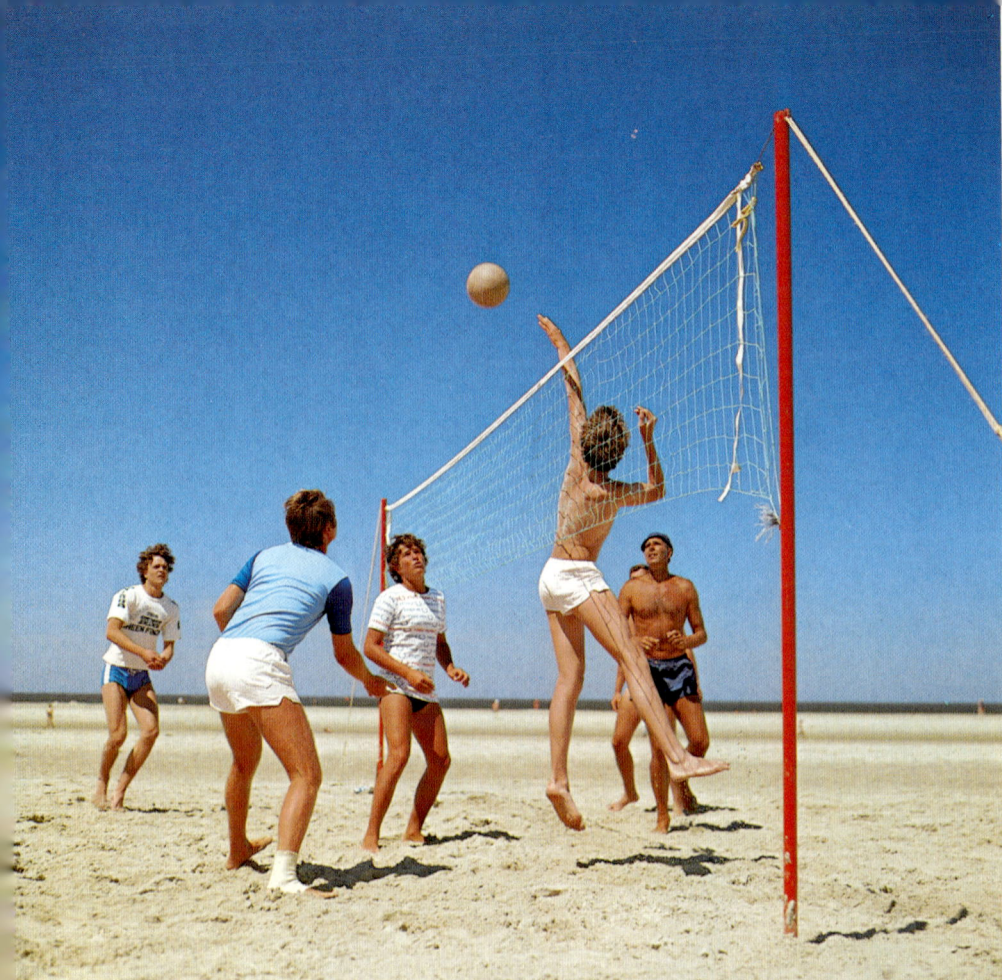

Gesund und fit durch Sport und Spiel

Sport und Spiel sind die schönsten Möglichkeiten, um gesund und fit zu bleiben. Die Muskeln werden gefordert, die Gelenke bewegt, Herz und Kreislauf trainiert. Und es macht viel Spaß! Die Auswahl der Möglichkeiten ist riesengroß – es gibt für jede Neigung und für jedes Alter den passenden Sport. Bitte sprechen Sie vorher mit Ihrem Arzt, was er Ihnen empfiehlt. Hüten Sie sich aber vor allzuviel Ehrgeiz und Überanstrengung. Radfahren und Boccia verträgt fast jeder. Für Volleyball und Tischtennis muß man schon trainierter sein. Trimm-Dich-Pfade fördern die Beweglichkeit der Gelenke, während lockeres Dauerlaufen, das »Jogging«, Herz und Kreislauf kräftigt.

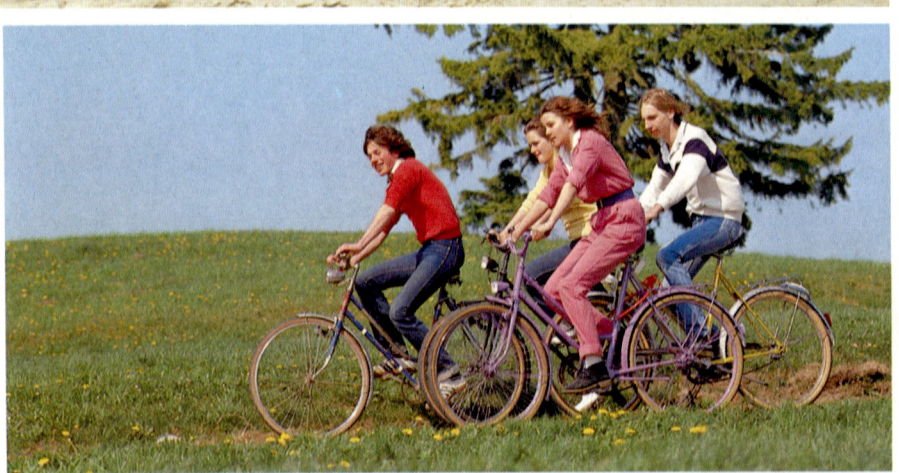

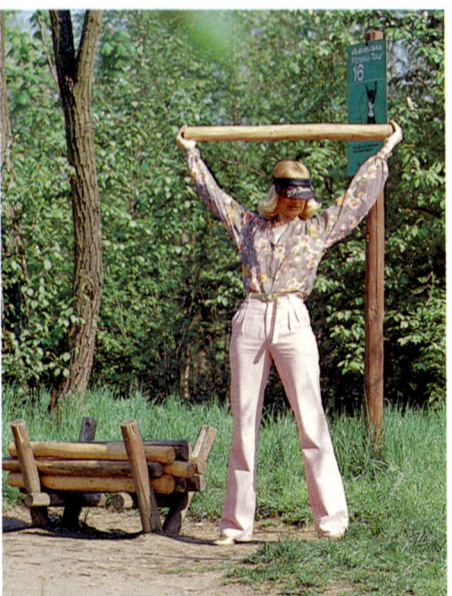

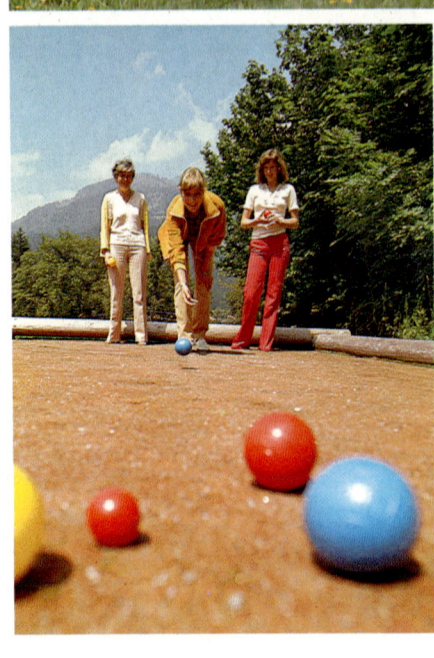

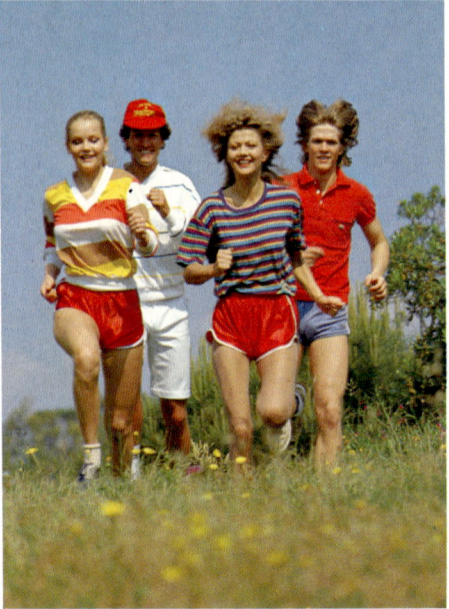

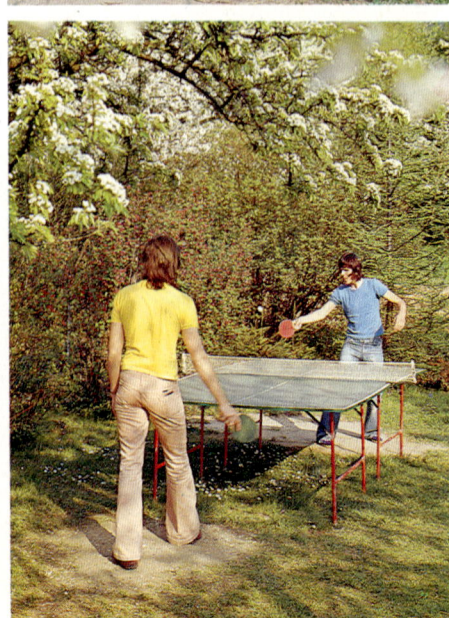

Sauna, Massage, Entspannung

Nicht nur Sport, Spiel und Gymnastik halten fit und gesund. Der Organismus dankt es auch, wenn Arbeit und Erholung, Anstrengung und Ruhe, also Anspannung und Entspannung, in regelmäßigem Rhythmus aufeinander folgen. Neben den bewährten psychologischen Entspannungsmethoden wie dem autogenen Training (→ Seite 397) werden von Gesunden vor allem Sauna und Massage als besonders wohltuend empfunden. Beides bewährt sich auch zur Vorbeugung und Behandlung verschiedener Krankheiten (Kreislaufstörungen, Nervosität, Streßfolgen).

Saunabaden

Aus dem hohen Norden kommt eine naturgemäße Heilweise, die sich auch bei uns zunehmender Beliebtheit erfreut – die finnische Sauna. Das trocken-heiße Raumbad, das im Wechsel mit Abkühlung durch Luft und Kaltwasser benutzt wird, ist ohne Zweifel eine Wohltat für den Körper – vorausgesetzt, man tut des Guten nicht zuviel.

Wirkung. Die starken Warm-Kalt-Reize der Sauna fordern den ganzen Organismus zu erwünschten Reaktionen heraus: Die Hauttemperatur steigt während der Erwärmungsphase um bis zu 10 Grad an, die Blutgefäße erweitern sich, Stoffwechsel und Atmung werden beschleunigt. Ein Saunabadegang sollte nicht kürzer als 10 Minuten und nicht län-

Ein warmes Vollbad
erweitert die Hautgefäße, entspannt die Muskulatur und beruhigt die Nerven. Das Wasser sollte 35 bis etwa 37 Grad (Badethermometer!) warm sein. Die optimale Badedauer beträgt 15 bis 20 Minuten.
Wer herz- oder kreislaufschwach ist, sollte die Wanne nur halbvoll laufen lassen (»Halbbad«) und eine Wassertemperatur von 33 Grad einhalten.

Saunabaden will gelernt sein! Übertreibung oder Leichtsinn können Herz und Kreislauf gefährden. Halten Sie sich deshalb an die bewährten Regeln, gehen Sie beim ersten Mal nicht allein in die Sauna, und klettern Sie nicht gleich auf die höchsten (wärmsten!) Lattenroste.

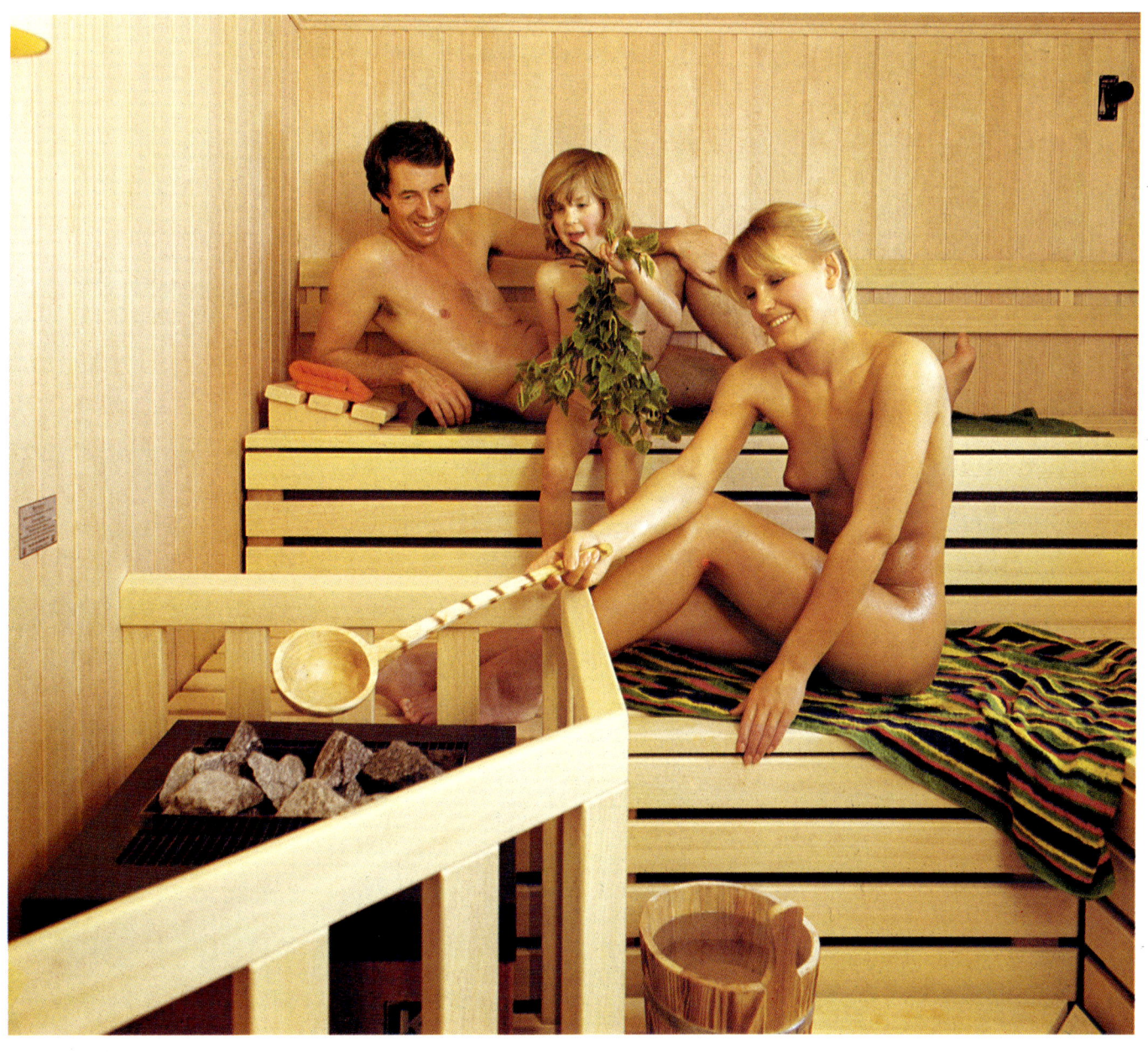

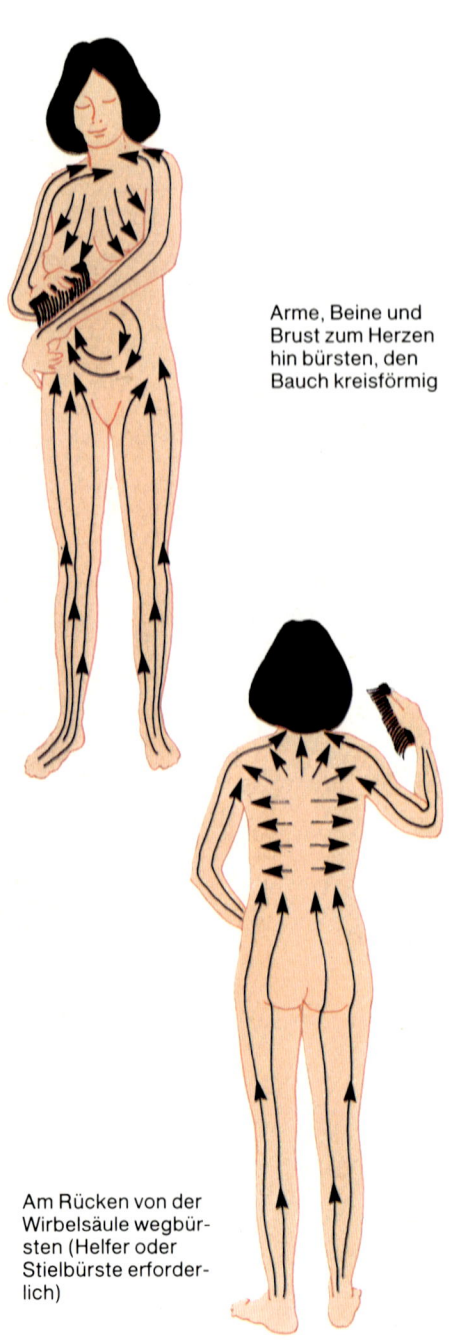

Arme, Beine und Brust zum Herzen hin bürsten, den Bauch kreisförmig

Am Rücken von der Wirbelsäule wegbürsten (Helfer oder Stielbürste erforderlich)

Das Trockenbürsten ist eine wirkungsvolle und wohltuende Massage zur Steigerung der Hautdurchblutung. Man braucht dazu eine Bürste oder einen rauhen Massagehandschuh. Die Pfeile zeigen die Richtung der Bürstenstriche an.

ger als 15 Minuten dauern, um einerseits die Körperreaktionen voll zu aktivieren, andererseits aber eine übermäßige Hitzebelastung zu vermeiden. In der Sauna muß das Herz doppelt soviel leisten wie gewöhnlich, und der Schweiß fließt in Strömen – im Durchschnitt je Minute dreißig Gramm. Während eines Saunaganges von etwa 15 Minuten verliert der Mensch also rund einen halben Liter Flüssigkeit (oft auch mehr) und die entsprechenden Mineralstoffe, die im Schweiß gelöst sind. Jedoch ist nicht der Flüssigkeitsverlust das Wohltuende, sondern die durch den Mechanismus Wärme-Kälte-Wärme ausgelöste Umschaltung unseres vegetativen Nervensystems von Anspannung auf Entspannung, von Leistung und Streß auf Ruhe und Beschaulichkeit.

Entgegen weit verbreiteten Behauptungen verliert der Körper im Schwitzbad kein Fett. Ein unmittelbar danach feststellbarer Gewichtsrückgang beruht allein auf dem Flüssigkeitsverlust, den der Körper freilich umgehend wieder ersetzt haben will.

Anwendung. Bei der Anwendung der Sauna zur Körperpflege, Entspannung, Vorbeugung und Erholung sind einige bewährte Vorsichtsmaßnahmen zu beachten. Die empfohlenen Erwärmungszeiten sollten nicht überschritten werden. Günstig kann sich ein Saunagang bei funktionellen Kreislaufstörungen, chronischen Erkältungskrankheiten ohne Fieber sowie bei Gelenk- und Wirbelsäulenbeschwerden auswirken.

Schädlich und deshalb verboten ist Saunabaden während fieberhafter Infektionen (z. B. Grippe), bei Nierenerkrankungen, Venen- und Hautentzündungen und während der Monatsblutung. Nur nach ärztlicher Untersuchung sollten Patienten mit hohem Blutdruck, nach Herzinfarkt und während der Schwangerschaft die Sauna aufsuchen.

Massage

Massage ist jahrtausendealt, ihre überlieferten Regeln beruhen auf gründlicher Erfahrung.

Wirkungsweise. Massage beeinflußt die Haut und die darunterliegenden Gewebe, verbessert die Durchblutung, erleichtert den Transport von Nährstoffen und die Beseitigung der Stoffwechselabbauprodukte. Die verschiedenen Massageformen haben unterschiedliche Wirkungen. Durch Streichungen und Reibungen wird vor allem die Durchblutung der oberflächlichen Gewebsschichten verbessert. Knetungen, Walkungen und Rollungen bewirken eine kräftige Lockerung, eine Wohltat für die Muskulatur. Auch der Schmerz läßt sich durch Massage beeinflussen. Durch eine falsch angewendete Massagetechnik können negative Wirkungen erzielt werden. Deshalb sollte diese Behandlung nur auf ärztliche Anordnung und durch geschulte Fachkräfte erfolgen.

Elektromassage. In den letzten Jahren sind zahlreiche Apparate konstruiert worden, die mit Hilfe kleiner Elektromotoren Vibrationen erzeugen. Die Zahl der Schwingungen liegt dabei meist recht hoch (ca. 100 Schwingungen je Sekunde). Deshalb wird die Elektro- oder Vibrationsmassage nicht von allen Menschen als angenehm empfunden. Bei Verspannungen und oberflächlichen Schmerzen kann man es jedoch auf einen Versuch ankommen lassen.

Unterwassermassage. Dabei wird ein Wasserdruckstrahl von zwei bis fünf Bar (etwa gleichbedeutend mit Atmosphäre) aus zehn bis zwanzig Zentimeter Entfernung unter Wasser auf die Haut gerichtet. Die Wirkung ist erheblich, weil die Spannung der Muskulatur unter Wasser gering ist.

Abhängig von dem Ausstrahlwinkel kommt es zu flächenhaften Wirkungen auf der Haut oder auch zu einer starken örtlichen Tiefenwirkung. Bei verspannter Muskulatur und mangelhafter Durchblutung kann diese Behandlungsweise sehr vorteilhaft sein.

Bindegewebsmassage. Durch die auf die Haut aufgesetzten Fingerkuppen wird versucht, eine Bindegewebsverschiebung auszulösen. Diese Art der Massage setzt große Erfahrung voraus. Sie wird vor allem zur Behandlung von Muskelverspannungen (Myogelosen), zur Mobilisierung von Narbengewebe, bei oberflächlichen Durchblutungsstörungen und zur Beeinflussung innerer Organe auf reflektorischem Wege eingesetzt.

Bürstenmassage. Sie kann die Handmassage nicht ersetzen, sondern nur ergänzen. Massagebürsten sowie Spezialhandschuhe sollten nicht zu rauh sein, weil sonst die Haut gereizt werden kann. Besondere Erfahrungen mit dieser Massageform vermitteln die Kosmetikinstitute. Doch auch hier gilt: Allzuviel ist ungesund. Jede Form der Massage sollte nur in Maßen, dafür aber regelmäßig angewandt werden.

Richtig entspannen

Zur Fitneß gehört nicht nur das Training von Muskeln und Gelenken. Fitneß heißt auch: Richtig entspannen können. Wer seinem Organismus Ruhe gönnt, wenn er danach verlangt, wer auf Stunden der Arbeit und Anspannung den wohlverdienten Müßiggang folgen läßt, der tut seiner Gesundheit etwas Gutes: Er schützt die Organe vor Überforderung, gefährlicher Übermüdung und der Dauerspannung, die krank machen kann.

Dabei kommt es auf den richtigen Rhythmus an. In unserer hochtechnisierten Welt muß jeder (wieder) lernen, auf die oft leisen Signale zu hören, mit denen der Organismus vor seiner Überforderung warnt. Wohlverdiente Ruhe braucht aber nicht nur der Körper, sondern auch die Seele. In den Stunden der Entspannung sammeln wir die Kräfte, die wir im Alltag und bei der Arbeit brauchen.

Faulheit stärkt die Glieder? Manchmal schon. Eine Rast zur rechten Zeit ist für die Gesundheit so wichtig wie Muskeltraining und Konditionsübungen.

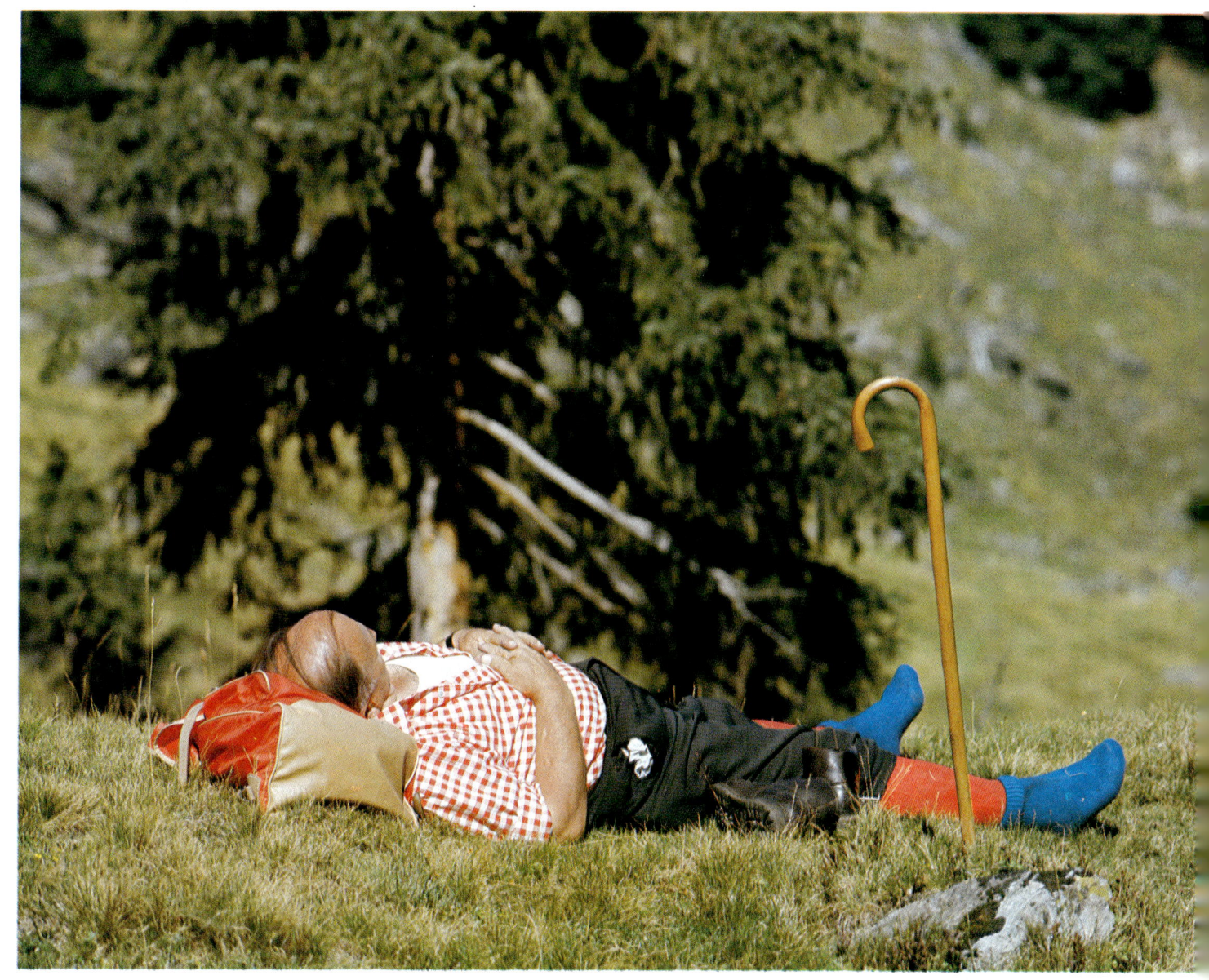

TEIL II

Der gesunde und der kranke Mensch

*Wer über seinen Körper, dessen Aufbau
und die Funktionen der Organe Bescheid weiß,
der tut viel für seine Gesundheit.
Denn der informierte Patient kann die
Krankheitszeichen früher erkennen, und
außerdem ist er der bessere Partner
des behandelnden Arztes.*

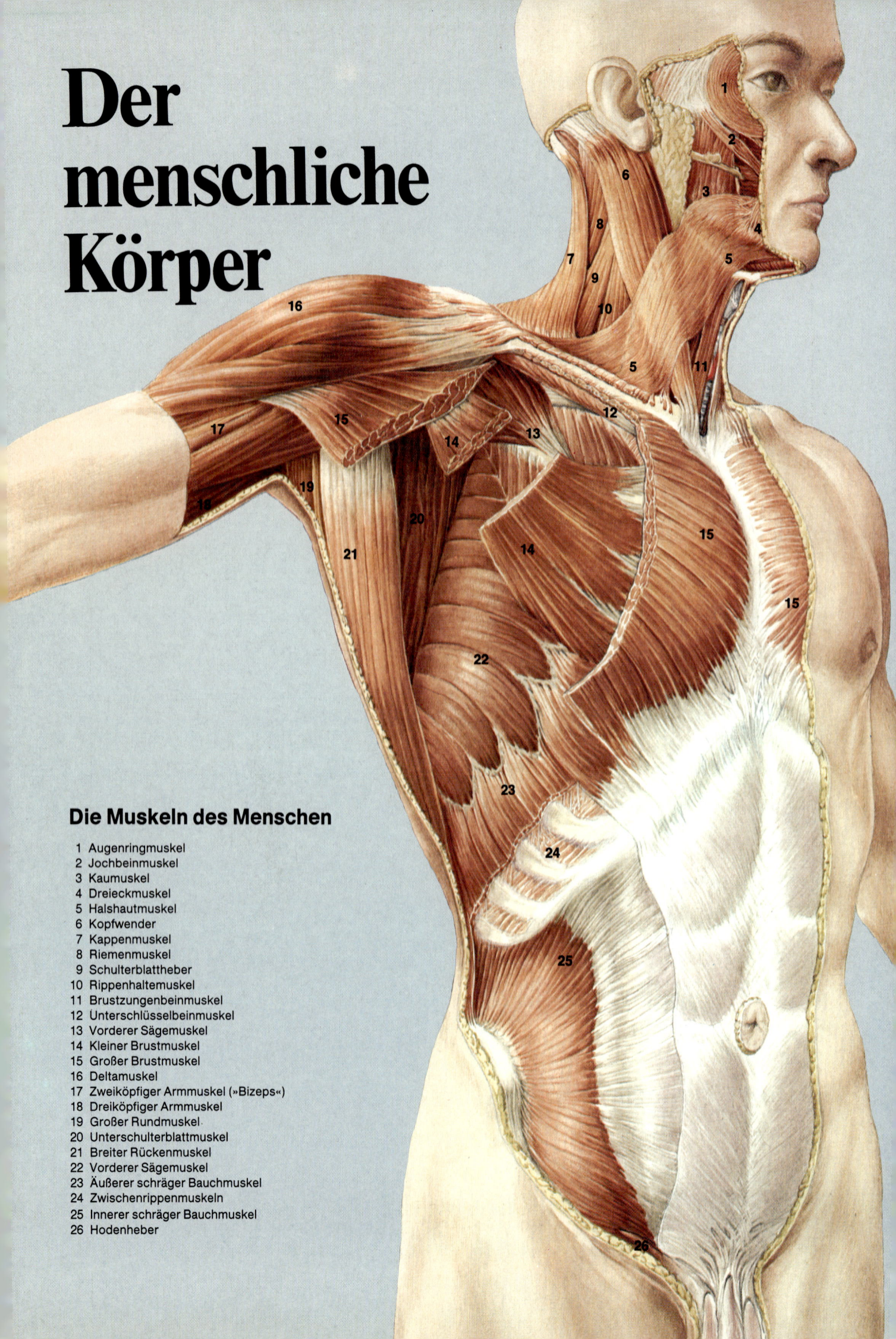

Der menschliche Körper

Die Muskeln des Menschen

1 Augenringmuskel
2 Jochbeinmuskel
3 Kaumuskel
4 Dreieckmuskel
5 Halshautmuskel
6 Kopfwender
7 Kappenmuskel
8 Riemenmuskel
9 Schulterblattheber
10 Rippenhaltemuskel
11 Brustzungenbeinmuskel
12 Unterschlüsselbeinmuskel
13 Vorderer Sägemuskel
14 Kleiner Brustmuskel
15 Großer Brustmuskel
16 Deltamuskel
17 Zweiköpfiger Armmuskel (»Bizeps«)
18 Dreiköpfiger Armmuskel
19 Großer Rundmuskel
20 Unterschulterblattmuskel
21 Breiter Rückenmuskel
22 Vorderer Sägemuskel
23 Äußerer schräger Bauchmuskel
24 Zwischenrippenmuskeln
25 Innerer schräger Bauchmuskel
26 Hodenheber

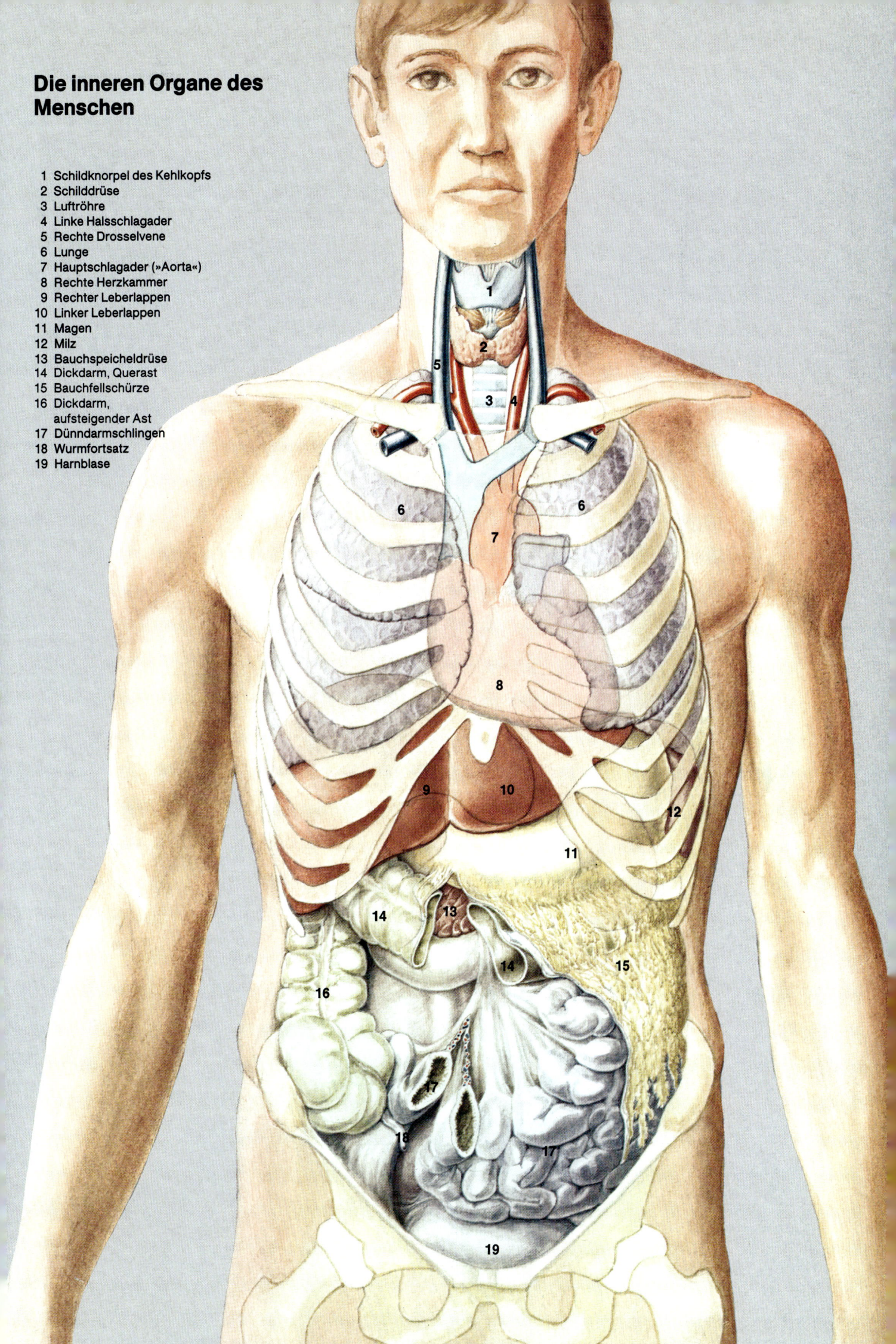

Die inneren Organe des Menschen

1 Schildknorpel des Kehlkopfs
2 Schilddrüse
3 Luftröhre
4 Linke Halsschlagader
5 Rechte Drosselvene
6 Lunge
7 Hauptschlagader (»Aorta«)
8 Rechte Herzkammer
9 Rechter Leberlappen
10 Linker Leberlappen
11 Magen
12 Milz
13 Bauchspeicheldrüse
14 Dickdarm, Querast
15 Bauchfellschürze
16 Dickdarm, aufsteigender Ast
17 Dünndarmschlingen
18 Wurmfortsatz
19 Harnblase

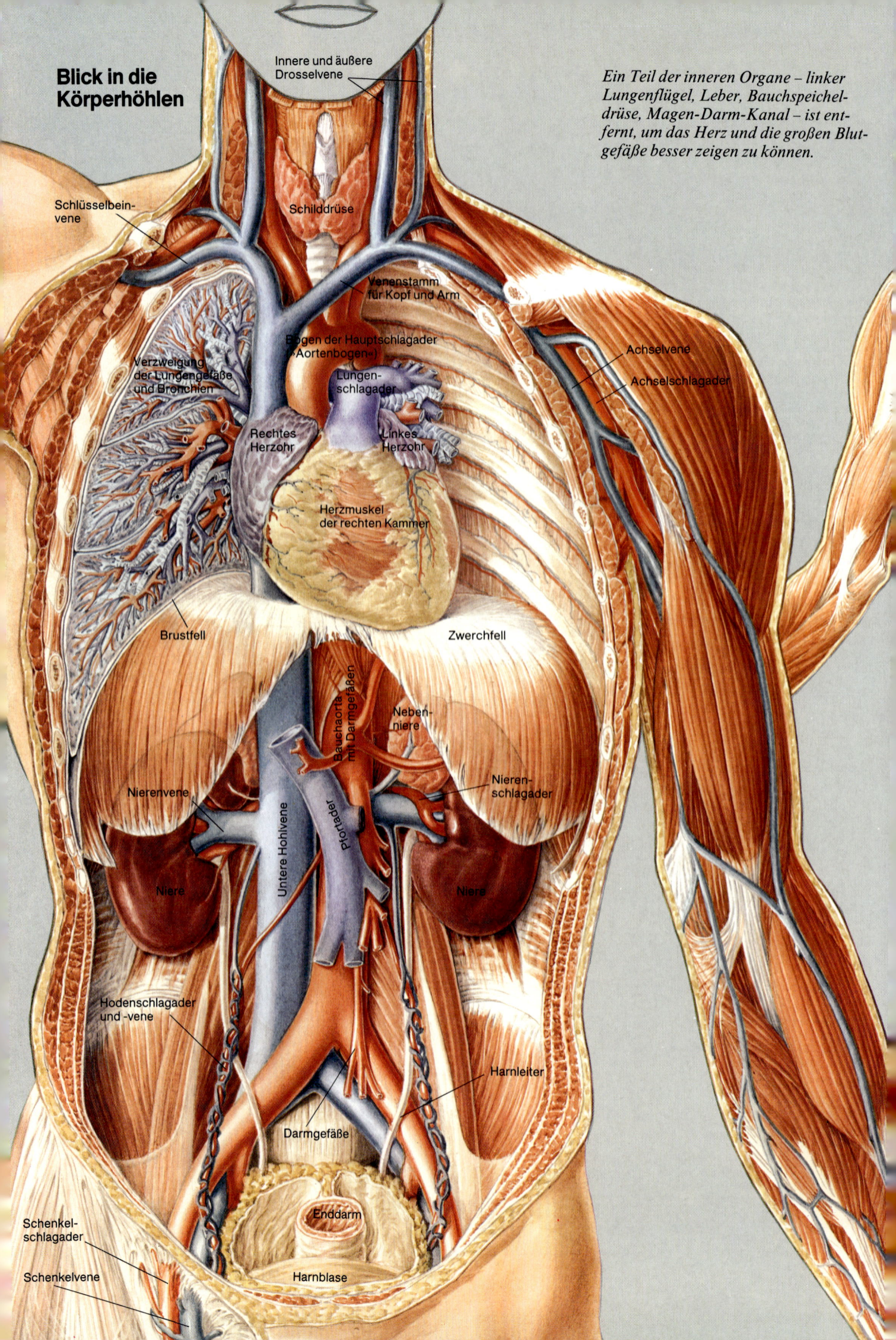

Blick in die Körperhöhlen

Ein Teil der inneren Organe – linker Lungenflügel, Leber, Bauchspeicheldrüse, Magen-Darm-Kanal – ist entfernt, um das Herz und die großen Blutgefäße besser zeigen zu können.

Innere und äußere Drosselvene

Schlüsselbeinvene

Schilddrüse

Venenstamm für Kopf und Arm

Bogen der Hauptschlagader (»Aortenbogen«)

Lungenschlagader

Achselvene

Achselschlagader

Verzweigung der Lungengefäße und Bronchien

Rechtes Herzohr

Linkes Herzohr

Herzmuskel der rechten Kammer

Brustfell

Zwerchfell

Bauchaorta mit Darmgefäßen

Nebenniere

Nierenschlagader

Nierenvene

Untere Hohlvene

Pfortader

Niere

Niere

Hodenschlagader und -vene

Harnleiter

Darmgefäße

Schenkelschlagader

Enddarm

Schenkelvene

Harnblase

Rückwand von Brust- und Bauchhöhle

Das System der Blutgefäße

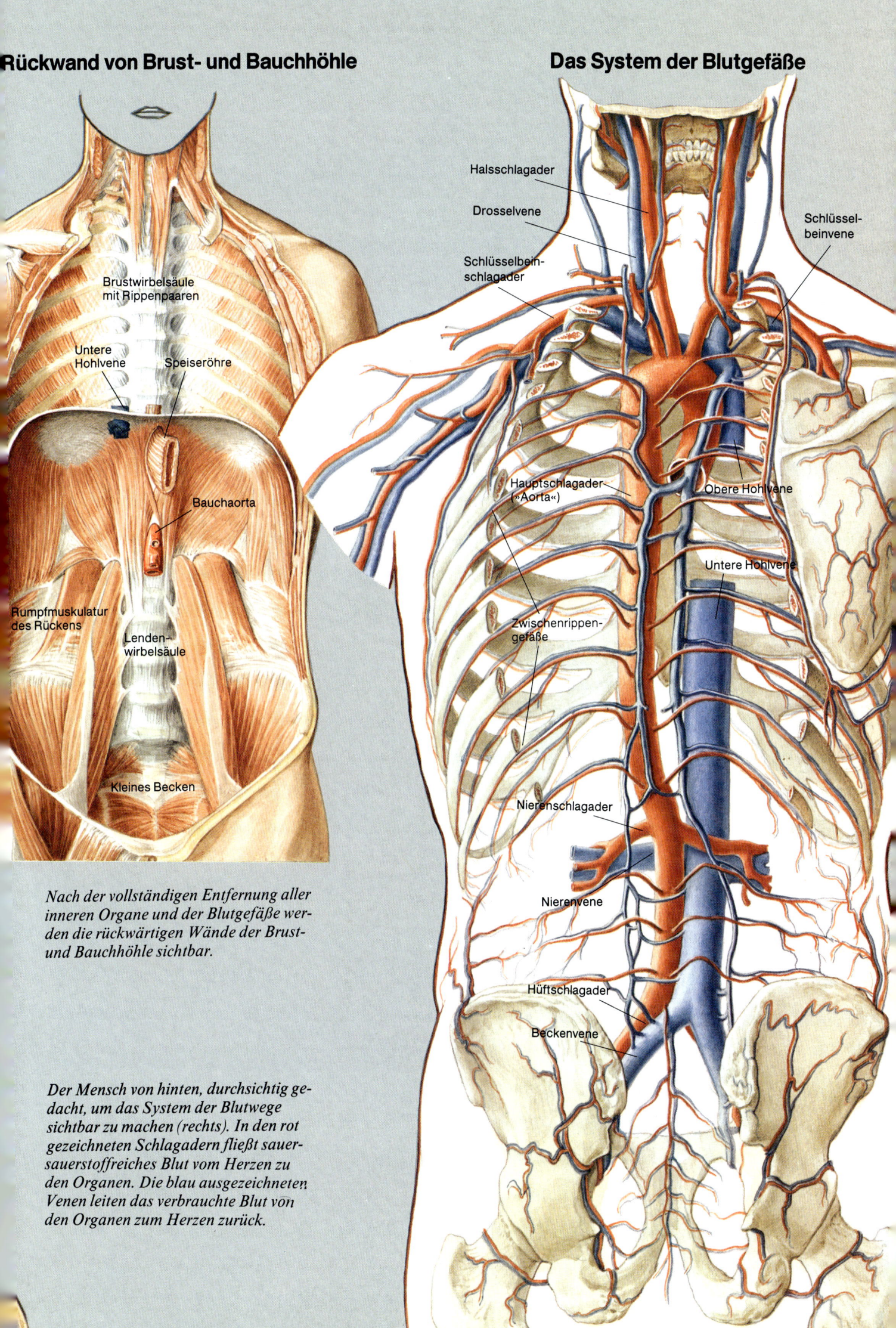

Brustwirbelsäule
mit Rippenpaaren

Untere
Hohlvene

Speiseröhre

Bauchaorta

Rumpfmuskulatur
des Rückens

Lenden-
wirbelsäule

Kleines Becken

Halsschlagader

Drosselvene

Schlüsselbein-
schlagader

Schlüssel-
beinvene

Hauptschlagader
(»Aorta«)

Obere Hohlvene

Untere Hohlvene

Zwischenrippen-
gefäße

Nierenschlagader

Nierenvene

Hüftschlagader

Beckenvene

*Nach der vollständigen Entfernung aller
inneren Organe und der Blutgefäße werden die rückwärtigen Wände der Brust-
und Bauchhöhle sichtbar.*

*Der Mensch von hinten, durchsichtig ge-
dacht, um das System der Blutwege
sichtbar zu machen (rechts). In den rot
gezeichneten Schlagadern fließt sauer-
sauerstoffreiches Blut vom Herzen zu
den Organen. Die blau ausgezeichneten
Venen leiten das verbrauchte Blut von
den Organen zum Herzen zurück.*

Bauplan des Menschen

Die wichtigste Voraussetzung der Heilkunde ist die Kenntnis vom Bau des menschlichen Körpers und von den Funktionen seiner Organe. Jede ärztliche Behandlung, jede Operation, aber auch alle Maßnahmen zur Vorbeugung und Früherkennung von Krankheiten basieren auf diesen beiden medizinischen Grundwissenschaften: der Lehre vom Bau des Organismus *(Anatomie)* einerseits und der Lehre von den normalen Lebensvorgängen *(Physiologie)* andererseits. Ihren Forschungsmethoden ist es zu danken, daß viele Geheimnisse des Lebens erkannt wurden und die Medizin besonders in den letzten hundert Jahren gewaltige Fortschritte machte.

Zwar gibt es seit Jahrtausenden vielfältige Formen der Heilkunst. Eine Wissenschaft, deren Ergebnisse uns allen zugute kommen, ist die Heilkunde jedoch erst geworden, seit durch das Zergliedern toter Körper die Bestandteile des Organismus nach und nach entdeckt und ihre unterschiedlichen Funktionen erkannt wurden.

Inspektion des Körpers. Schon die äußerliche Betrachtung (Inspektion) des menschlichen Körpers vermittelt eine Fülle von Informationen über seinen Bauplan. Zwei unterschiedliche Körperenden (Pole) und die spiegelbildliche Entsprechung des in Hälften geteilten Organismus (Symmetrie) sind charakteristisch. Dabei entspricht der weitgehenden äußeren Symmetrie keine innere Spiegelbildlichkeit. Zahlreiche Organe – etwa Herz, Milz, Leber, Magen – sind nur einmal vorhanden und überwiegend auf einer Körperseite angesiedelt. Andere Organe – wie Lunge, Niere, Hoden – sind paarig und symmetrisch angelegt. Eine dritte Gruppe von Körperorganen erstreckt sich sowohl auf die linke als auch auf die rechte Körperhälfte, so die Bauchspeicheldrüse und die Harnblase.

Teilt man den menschlichen Körper durch einen senkrechten Schnitt genau in seiner Mittellinie (Medianebene), so erweist sich auch die Symmetrie seiner äußeren Gestalt als unvollkommen. Die rechte Körperhälfte wiegt in der Regel ein bis zwei Prozent mehr als die linke, was u. a. durch eine kräftigere Ausbildung der rechtsseitigen Muskeln bei Rechtshändern bedingt ist. Diese geringen Gewichtsunterschiede stören das Gleichgewicht des Körpers jedoch nicht.

Maßverhältnisse. Die äußere Gestalt des Menschen weist zwischen ihren Teilen bestimmte Maßverhältnisse (Proportionen) auf. Sie sind abhängig vom Geschlecht, dem Lebensalter und der Rasse. »Ideale« Proportionen, die für alle Menschen gleichermaßen gelten, gibt es nicht. Besonders auffällig ist die Verschiebung der Körperproportion durch das Längenwachstum: Dabei nimmt der Anteil der Gliedmaßen an der Gesamtkörperlänge zu, während der relative Anteil des Kopfes

Im Lauf des Lebens verschieben sich die Maßverhältnisse (Proportionen) der einzelnen Körperteile. Auf der Abbildung sind ein Neugeborener, ein Zwei-, Sechs-, Zwölf- und Vierundzwanzigjähriger gleich groß dargestellt: Arme und Beine werden verhältnismäßig länger, der Kopf (und dabei besonders der Gehirnschädel) wird relativ kleiner.

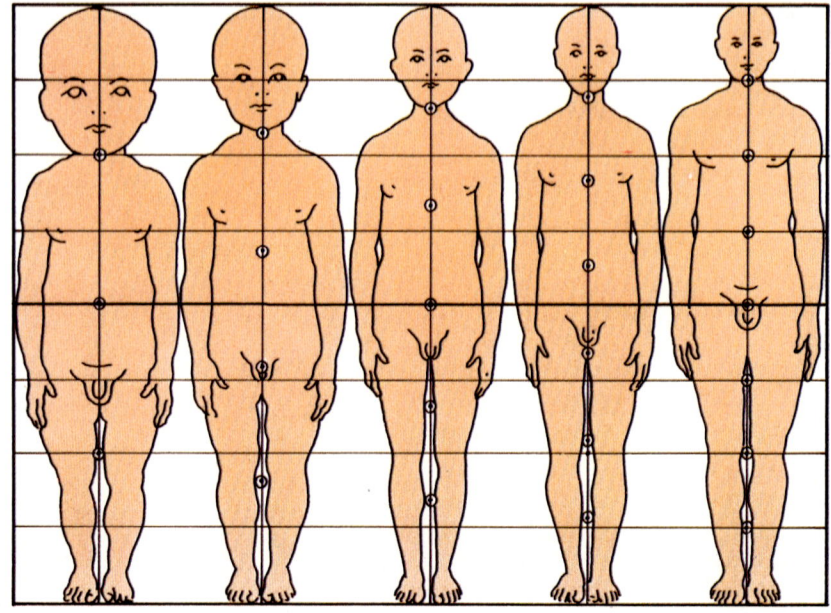

abnimmt. Bei einem Neugeborenen beträgt die Körperlänge das Vierfache der Kopfhöhe, bei einem Erwachsenen ist dieses Verhältnis nur noch 1:8. Die unterschiedliche Wachstumsgeschwindigkeit der Körperteile ist auch die Ursache der jeweils unterschiedlichen Proportionen zwischen Kopf, Hals, Rumpf und Gliedmaßen.

Körpergröße, Akzeleration. Die durchschnittliche Körpergröße eines erwachsenen Deutschen beträgt bei Männern derzeit 174 Zentimeter, bei Frauen 168 Zentimeter. In den letzten Jahrzehnten ist eine Wachstumsbeschleunigung (Akzeleration) der Heranwachsenden beobachtet worden, die bei beiden Geschlechtern durchschnittlich acht Zentimeter betrug. Die Ursachen der Akzeleration sind neben dem Verbot der Kinderarbeit die bessere, vor allem eiweißreichere Ernährung, eine erfolgreiche Bekämpfung der Infektionskrankheiten des Kindesalters und wahrscheinlich auch die Reizüberflutung. Beobachtungen deuten darauf hin, daß die Wachstumsbeschleunigung seit Ende der siebziger Jahre zum Stillstand gekommen ist.

Konstitution des Menschen

Für die Größe und das Gewicht der Menschen sind Normwerte aufgestellt worden. Sie richten sich nach dem Geschlecht, dem Lebensalter und der angeborenen Körperverfassung (Konstitution). Diese umfaßt die Summe aller ererbten Eigenschaften, die sich ausdrückt in einem unterschiedlichen Körperbau (Habitus) und in unterschiedlichen Reaktionsweisen der Organe und des Seelenlebens.

Die Einteilung der Menschen nach verschiedenen Konstitutionstypen erfolgt meist nach dem System des Tübinger Nervenarztes Ernst Kretschmer, der vier Körperbauformen unterschied und diesen jeweils auch bestimmte Charaktereigenschaften zuschrieb:

Der leptosome Typ (leptos, griech. = dünn) ist ein magerer, hoch aufgeschossener Mensch mit einem schmalen langen Kopf, einem flachen Brustkorb und schlanken Gliedern. Seine Haut ist blaß, die Behaarung stark und die Haltung oft schlaff. Sind diese Eigenschaften besonders deutlich ausgeprägt, so spricht man vom *asthenischen Typ* (Asthenie, griech. = Kraftlosigkeit). Leptosome und Astheniker sind leicht ermüdbar, sie gelten oft als verschlossen, kühl, in sich gekehrt und geistesbetont.

Der pyknische Typ (pyknos, griech. = derb, fest) hat eine mittelgroße, eher gedrungene Figur. Auf seinem kurzen Hals sitzt ein runder Kopf mit einem weichen, oft breiten Gesicht. Der Brustkorb ist tief, unter ihm wölbt sich ein kugelförmiger Bauch. Pykniker neigen zu Fettansatz und einer frühzeitigen Glatzenbildung. Sie gelten als Gemütsmenschen, deren Stimmung meist heiter und deren Tempo eher behäbig ist. Pykniker schätzen das gute Leben und die Geselligkeit.

Der athletische Typ (athletes, griech. = Wettkämpfer) zeichnet sich durch breite, ausladende Schultern, einen stattlichen Brustkorb und einen straffen Bauch aus. Seine Figur verjüngt sich zum schmalen Becken hin, die Muskeln treten deutlich sichtbar hervor. Die Knochen des Athleten sind besonders kräftig, sein Schädel ist derb und hoch. Athleten gelten allgemein als ausdauernd, gründlich und zuverlässig. An geistigen Dingen sind sie, wie die Pykniker, nicht übermäßig interessiert. Ihr Temperament ist ruhig und bedächtig.

Der dysplastische Typ (griech. dys = schlecht und plasis = Form) weist unterschiedliche, von Mensch zu Mensch schwankende Fehlbildungen auf. Dazu zählen Hochwuchs, extreme Verfettung, Überentwicklung einzelner Körperregionen, weibliche Formen bei Männern, männliche Formen bei Frauen. Die Gruppe der Dysplastiker hat keinen charakteristischen Knochenbau. Gemeinsame, typische Charakterzüge fehlen. Ursache der Fehlbildungen sind häufig Störungen der inneren Drüsen, was im Einzelfall jedoch nicht immer nachzuweisen ist.

Sexuelle Differenzierung. Die äußere Gestalt des Menschen wird nicht nur durch die Zugehörigkeit zu einem bestimmten Konstitutionstyp geprägt. Außer Rasse und Lebensalter formt vor allem das Geschlecht

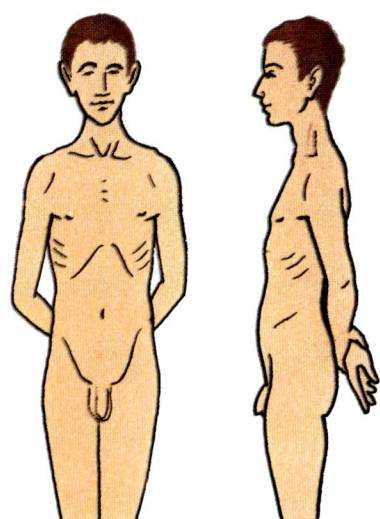

Der leptosome Typ.

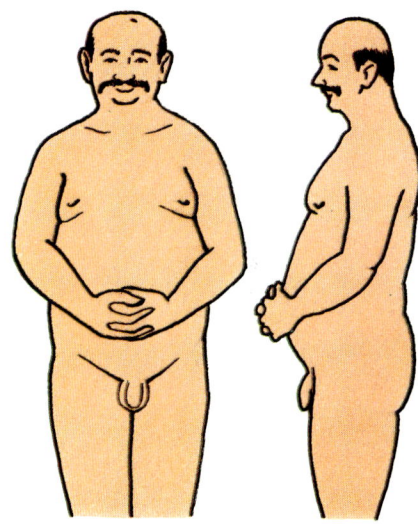

Der pyknische Typ.

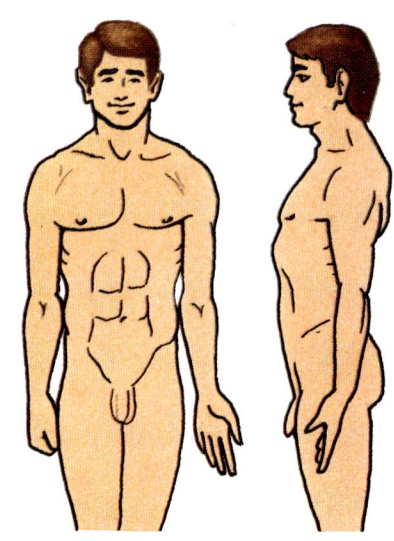

Der athletische Typ.

Menschen, deren körperliche Merkmale sich ähneln, werden zu Konstitutionstypen zusammengefaßt. Zwischen der angeborenen Körperverfassung, dem Charakter und der Krankheitsbereitschaft bestehen enge Beziehungen.

69

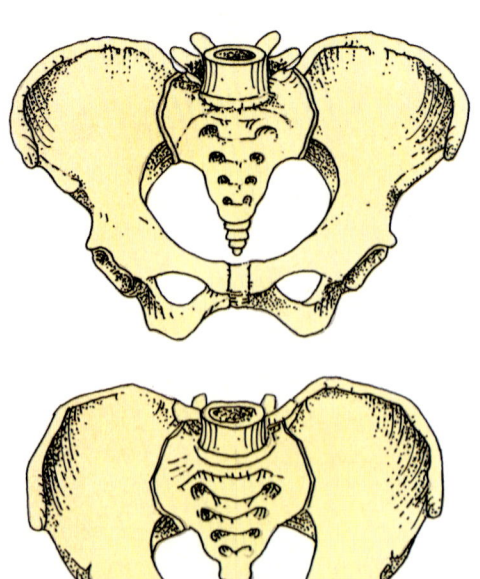

die äußere Gestalt (sexuelle Differenzierung). Im Durchschnitt sind die erwachsenen Frauen nicht nur kleiner, sie haben auch weichere Formen. Ihr Becken ist breiter, die Gliedmaßen sind kürzer, der Rumpf ist etwas länger.

Diese geschlechtsbedingten Unterschiede sind bei der Geburt noch nicht vorhanden. Sie entwickeln sich zwischen dem 10. und 15. Lebensjahr und sind bei allen Menschenrassen nachweisbar. Während dieser Periode der eintretenden Geschlechtsreife (Pubertät) bilden sich charakteristische Geschlechtsmerkmale aus, beim Mann die Barthaare, eine tiefere Stimme und der Adamsapfel, bei der Frau die Brüste und die typische Art der Körperbehaarung. Diese Veränderungen werden als sekundäre Geschlechtsmerkmale bezeichnet, da sie den angeborenen, den primären Geschlechtsmerkmalen der unterschiedlichen Fortpflanzungsorgane nachgeordnet sind.

Arbeitsweise der Anatomie

Die Erkenntnisse über den Bau der menschlichen Organe verdankt die Medizin ihrer grundlegenden Lehr- und Forschungsmethode, der Anatomie, was soviel wie Zergliederungskunde bedeutet (von griech. anatemnein = aufschneiden, zerteilen). Ziel und Methode der Anatomie ist es, die gewonnenen Erkenntnisse auf den lebenden Menschen zu übertragen.

Untersuchungsgang. Die Arbeitsmethoden und der Gang der anatomischen Untersuchungen sind genau festgelegt. Vorgeschrieben sind zunächst die Anschauung (Inspektion) und die Betastung (Palpation) der Leiche. Dann wird sie seziert (von lat. secare = schneiden), das heißt kunstgerecht geöffnet und in Teile zerlegt. Beim Präparieren (von lat. präparare = vorbereiten, aufbereiten) werden die zerlegten Teile bis in ihre feinsten sichtbaren Gewebe zergliedert. Bei einer sich anschließenden feingeweblichen Untersuchung werden hauchdünne ungefärbte oder gefärbte Schnitte aus den Geweben und Organen im Mikroskop betrachtet.

Einteilung des Körpers. Für den mit bloßem Auge sichtbaren Bauplan des Menschen gilt folgende Einteilung: Man unterscheidet am Körper einen Stamm und zwei Paar Gliedmaßen, die Arme und die Beine. Der Stamm besteht aus dem Kopf, dem Hals und dem Rumpf. Dieser wiederum wird in Brust, Bauch und Becken unterteilt. Weil bestimmte Organe jedoch von einem Teil in den anderen übergreifen, ist diese Einteilung eine rein äußerliche. Nach den inneren Gesetzmäßigkeiten, also nach ihrer Funktion und der gemeinsamen entwicklungsgeschichtlichen Herkunft, faßt man die zahlreichen Organe des menschlichen Körpers zu elf »Organsystemen« zusammen.

Lagebestimmung der Organe. Um die Lage der Organe genau bestimmen zu können, haben sich in der Medizin Richtungsbezeichnungen durchgesetzt, die nicht nur für den stehenden, sondern auch für den liegenden Menschen sowie für die Vierfüßer gelten. So spricht man in der Anatomie nicht von oben und unten, sondern von kopfwärts (cranial) oder schwanzwärts (caudal). Am Rumpf unterscheidet man zwischen rückenwärts (dorsal) und bauchwärts (ventral). Organe, die mehr zur Mitte des Körpers liegen, liegen medial, im Gegensatz zu solchen, die weiter weg davon, nämlich lateral liegen. Bei den einzelnen Teilen der Gliedmaßen ist zu unterscheiden, ob sie rumpfwärts (proximal) oder auf das freie Ende der Gliedmaßen zu (distal) zu finden sind. Das Handgelenk z. B. befindet sich distal vom Ellenbogengelenk, aber proximal von den Fingergrundgelenken, die wiederum distal vom Handgelenk liegen.

Unter dem Einfluß der Geschlechtshormone verändert sich während der Pubertät das weibliche Becken (oben): Es wird, damit später die Geburt komplikationsfrei verlaufen kann, niedriger und breiter als das männliche (unten). Beim Mann bleibt der Beckeneingang kartenherzförmig, bei der Frau wird er queroval.

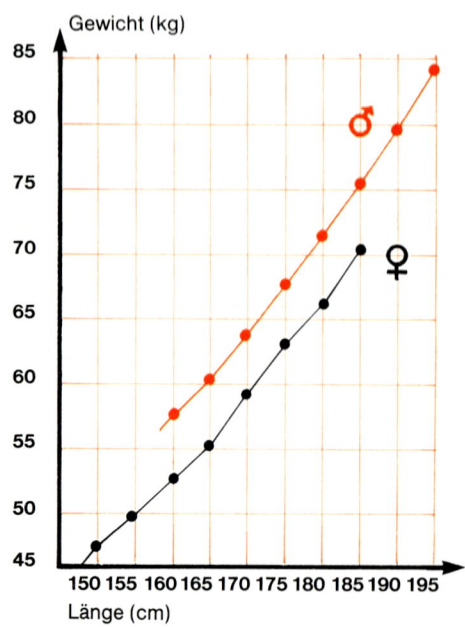

Das Schaubild zeigt, daß Durchschnittsgewicht und -größe bei Männern (♂) über denen bei Frauen (♀) liegen.

Die Organsysteme des Menschen

Die elf Organsysteme des Menschen sind im Laufe der vieltausendjährigen Geschichte der Heilkunde erst nach und nach entdeckt worden. Ihre Beschreibung war anfänglich naturgemäß unvollkommen und voller Fehler. Von einer anatomischen Wissenschaft kann man erst seit rund 500 Jahren sprechen. Als der eigentliche Vater der neuen Anatomie gilt Andreas Vesalius (1514 – 1564) aus Brüssel, der an der italienischen Universität Padua die Anatomieschule leitete. Dort studierten seinerzeit die führenden Mediziner, darunter der Engländer William Harvey, der 1628 den Blutkreislauf entdeckte.

Im folgenden werden die elf Organsysteme des Menschen nur kurz erläutert. Ausführliche Darstellungen von Bau und Funktion der einzelnen Organe sind in den entsprechenden Kapiteln zu finden.

Knochen- und Skelettsystem

Es bildet das bewegliche, widerstandsfähige und ausbalancierte Stützgerüst des Körpers. Zu ihm gehören Knochen, Gelenke und Bänder. Die 223 Knochen, neben den Zähnen und den Sesambeinen die einzigen Hartteile des Körpers, erhalten ihre Festigkeit durch die Einlagerung anorganischer Bestandteile, vor allem der Kalksalze, in die organische Grundsubstanz. Auf diese Weise bilden sie eine schützende Hülle für das weiche Knochenmark. Nach dem gleichen Bauprinzip schützen z. B. der Schädel das Gehirn und die empfindlichen Sinnesorgane und die Wirbelsäule das Rückenmark.

Die unterschiedlichen Anforderungen an die Funktion bedingen die unterschiedliche Form der Knochen: In Armen und Beinen finden sich lange Röhrenknochen; Wirbelkörper-, Hand- und Fußwurzelknochen sind eher würfelförmig; die Schädelknochen, das Hüftbein und das Schulterblatt sind flach und platt. Unabhängig von der Funktion besitzt jeder Knochen drei verschiedene Bestandteile, nämlich die äußere bindegewebige Knochenhaut, die eigentliche Knochensubstanz und innen das Knochenmark. Soweit Bewegungen der Knochen gegeneinander notwendig sind, werden diese durch Gelenke miteinander verbunden, die ihrerseits durch zahlreiche Bänder aus straffem Bindegewebe gesichert werden.

Muskelsystem

Es bildet zusammen mit dem Knochensystem den Bewegungsapparat des Körpers. Dabei sind die Muskeln der aktive und die Knochen der passive Bestandteil. Zum Muskelsystem gehören auch dessen Hilfseinrichtungen, wie Sehnen, Muskelbinden (Faszien) und Schleimbeutel. Die Fähigkeit des Muskels, sich zu verkürzen, benutzt der Körper, um gelenkig miteinander verbundene Knochen gegeneinander zu bewegen. Dabei wird die Kraft des Muskels durch Sehnen auf den Knochen übertragen.

Die Sehnen und die derbe Hülle um jeden einzelnen Muskel, die Muskelbinde (Faszie), bestehen aus sehr straffem Bindegewebe. Die Muskelfaszie sorgt für eine gewisse Formbeständigkeit des einzelnen Muskels, während Faszien um mehrere Muskeln und schließlich um eine ganze Extremität u. a. die Verschiebbarkeit der Muskeln gegeneinander und ihre Lagebeziehungen zueinander sichern. Damit die Muskeln und Sehnen besonders ausgeprägten Knochenvorsprüngen nicht ungeschützt aufliegen, sind dazwischen Schleimbeutel eingebaut, die wie Wasserkissen wirken. Knochen und Muskeln machen bei einem erwachsenen Menschen 50 bis 70 Prozent des gesamten Körpergewichts aus.

Verdauungssystem

Es besteht aus einem einzigen Rohr, das sich vom Mund bis zum After zieht. Das Verdauungssystem gliedert sich nacheinander in Mund, Rachen, Speiseröhre, Magen, Zwölffingerdarm, Dünndarm, Dickdarm, Enddarm. In den Zwölffingerdarm münden die Ausführungsgänge zweier großer Drüsen, der Leber und der Bauchspeicheldrüse. Die Verdauungsorgane haben die Aufgabe, die lebenswichtigen Bausteine dem Nahrungsbrei zu entziehen und die nicht verwertbaren Nahrungsbestandteile auszuscheiden. Die einzelnen Organe dieses Rohrsystems sind an ihrer Oberfläche von einer Schleimhaut ausgekleidet.

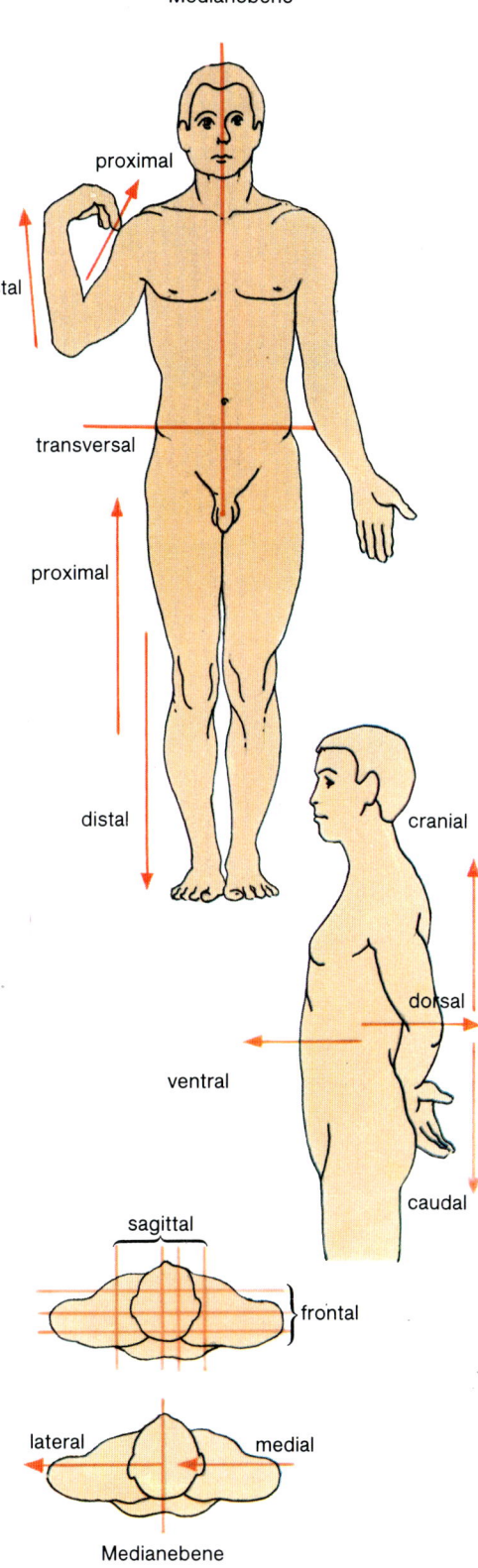

Die Orientierung am Körper wird in der Medizin durch Richtungsbezeichnungen möglich gemacht.

71

Was die einzelnen Bestandteile des Menschen wiegen

Ein 1,75 Meter großer Mensch, der 70 Kilogramm wiegt, enthält rund 42 Kilogramm Wasser, das auf den ganzen Körper und alle Organe verteilt ist. Einschließlich dieses Flüssigkeitsanteils wiegen beispielsweise:

- *die Muskeln rund 30 kg*
- *die Knochen 7 bis 10 kg*
- *das Blut 5,4 kg*
- *die Haut 2,1 kg*
- *die Leber 1,5 kg*
- *das Gehirn 1,2 bis 1,5 kg*
- *die Lungen 1 kg*
- *die Lymphdrüsen 700 g*
- *das Herz 300 bis 500 g*
- *die Nieren 300 g*
- *die Schilddrüse 20 g*
- *ein Augapfel 7,5 g*

Atmungssystem

Es stammt entwicklungsgeschichtlich aus der gleichen Anlage wie der Verdauungsapparat und wird deshalb gelegentlich mit diesem zu einem System, dem *Gastropulmonalsystem* (von griech. gaster = Magen und lat. pulmo = Lunge) zusammengefaßt. Atmungsorgan ist die Lunge. Sie führt dem Körper Sauerstoff zu und scheidet Kohlendioxid aus. Die zuführenden Luftwege gliedern sich in Nase, Rachen, Kehlkopf und Luftröhre mit ihren Verzweigungen, den Bronchien. In das Atmungssystem ist das stimmbildende Organ, der Kehlkopf, eingeschaltet. Auch die nur luftleitenden Abschnitte der Atmungsorgane sind mit einer Schleimhaut ausgekleidet.

Könnte man die für den Austausch der Atemgase verantwortlichen Lungenbläschen plan ausbreiten, so würden sie eine Fläche von rund 100 Quadratmeter bedecken.

Gefäßsystem

Das Gefäßsystem des Menschen bietet ebenfalls einen Superlativ: Alle kleinen und großen Blut- und Lymphgefäße würden hintereinandergelegt eine Strecke von rund 100 000 Kilometer ergeben, das ist zweieinhalbmal um die Erde. Die Blutgefäße werden in vom Herzen wegführende Schlagadern (Arterien) und zum Herzen hinführende Blutadern (Venen) unterteilt. Zwischen beiden sind die Haargefäße (Kapillaren) eingeschaltet. Innerhalb dieses geschlossenen Röhrensystems bewegt sich das Blut in einem ständigen Kreislauf, dessen Motor das Herz ist.

Dem Blutgefäßsystem ist das Lymphsystem angeschlossen. Es leitet mittels Lymphbahnen (Saugadern) die Gewebsflüssigkeit zu den Lymphknoten, wo sie gereinigt wird. Danach wird die Lymphe (= Flüssigkeit innerhalb der Lymphgefäße) dem Blutkreislauf wieder zugeführt.

Harnsystem

Es ist bei beiden Geschlechtern gleich und besteht aus den beiden Nieren, zwei Harnleitern und einer Harnblase. Von der Blase führt ein Ausführungsgang, die Harnröhre, den Urin nach außen ab. Aufgabe der Nieren, zweier bohnenförmiger Organe von jeweils 120 bis 200 Gramm Gewicht, die hinter dem Bauchfell und unterhalb des Zwerchfells rechts und links neben der Wirbelsäule liegen, ist die Gewinnung und Ausscheidung schädlicher (»harnpflichtiger«) Stoffwechselprodukte. Die Nieren gewährleisten außerdem das dynamische Gleichgewicht von Wasser und Salzen (= Elektrolyten) innerhalb des menschlichen Organismus.

Genitalsystem

Genital- und Harnsystem sind eng verwandt. Beide entstammen zumindest teilweise der gleichen entwicklungsgeschichtlichen Anlage. Bei der Frau besteht das Genitalsystem aus den beiden Eierstöcken, den paarigen Eileitern, der Gebärmutter, der Scheide und den äußeren Geschlechtsteilen. Beim Mann umfassen die Genitalorgane Hoden und Nebenhoden, die Samenleiter, einige Geschlechtsdrüsen und die äußeren Geschlechtsorgane. Die Produktion der männlichen Samenzellen (Spermien) im Hoden und die Reifung der weiblichen Eizellen in den Eierstöcken sind Voraussetzung für Befruchtung und Fortpflanzung.

Nervensystem

Das Nervensystem besteht aus einem Zentralorgan, zu dem Gehirn und Rückenmark gehören (Zentralnervensystem), und den daraus entspringenden und in die Peripherie des Körpers fortleitenden Nerven (peripheres Nervensystem), die alle Organe und Systeme miteinander verbinden. Auf diese Weise wird eine harmonische und zielgerichtete Zusammenarbeit möglich. Die Aufnahme, Weiterleitung, Verarbeitung und Aussendung von Reizen ist Aufgabe des Systems. Hierfür sorgen bestimmte Empfangseinrichtungen (Rezeptoren) und die Aufteilung der Nerven in unterschiedliche Funktionseinheiten. Man unterscheidet zuführende und ableitende Nerven sowie deren Schaltstellen. Wesentlichster Bestandteil des Nervengewebes sind die einzelnen Nervenzellen mit ihren zahlreichen und bis zu einem Meter langen Fortsätzen.

Hautsystem

Es besteht nicht nur aus der äußeren Haut, sondern auch aus deren Anhangsgebilden. Hierzu zählen die Haare, Nägel und die verschiedenen Hautdrüsen. Die Haut grenzt den Körper gegen die Außenwelt ab. Außer dieser passiven Schutzfunktion erfüllt das Hautorgan wichtige aktive Aufgaben. Es hilft bei der lebenswichtigen Regulierung des Wärmehaushalts, wehrt eingedrungene Erreger ab und scheidet Schlackenstoffe, vor allem durch die Talgdrüsen, aus. Die Haut besteht aus mehreren Schichten. Ihre Farbe ist durch unterschiedliche Mengen eingelagerter Farbstoffe (Pigmente) bedingt. Die Haut ist außerdem auch reizaufnehmendes Sinnesorgan.

System der Sinnesorgane

Zu den Sinnesorganen gehören die »fünf Großen« für Sehen (Auge), Hören (Innenohr), Riechen (Riechschleimhaut der Nase), Schmecken (Geschmacksknospen der Zunge) und den Gleichgewichtssinn (Innenohr) sowie eine Fülle kleinerer Rezeptoren wie z. B. die Millionen Tastkörperchen in der Haut. Die Sinnesorgane orientieren gemeinsam mit dem Nervensystem den Menschen über Ort, Zeit und Situation. Alle Sinneswahrnehmungen wie die des Sehens, Hörens, Schmeckens, Riechens und Fühlens werden über Nerven zu Sinneszentren, räumlich voneinander getrennten Bezirken der Großhirnrinde, geleitet. Dort erfolgt die Speicherung und Wahrnehmung der Sinneseindrücke. Die Leistungsfähigkeit der verschiedenen Sinnesorgane ist sehr unterschiedlich.

System der inneren Drüsen

Dieses System ist als letztes der elf Organsysteme entdeckt worden. Zu ihm werden jene Drüsen gezählt, die ihre Produkte (= Inkrete = Hormone) direkt in das Blut absondern. Dadurch wird gewährleistet, daß die Hormone alle Organe sehr schnell auf dem Blutweg erreichen können. Zu den Hormondrüsen gehören die Schilddrüse, die paarigen Nebenschilddrüsen, die Hirnanhangsdrüse, die Zirbeldrüse, die Nebennieren, die Keimdrüsen und Teile der Bauchspeicheldrüse. Von den genannten Drüsen mit innerer Sekretion sind jene mit äußerer Sekretion zu unterscheiden (Beispiele: Tränen-, Speichel- und Schweißdrüsen).

Leistungs- und Anpassungsfähigkeit

Die elf Organsysteme arbeiten so zusammen, daß der Mensch leben, fühlen, denken und sich bewegen kann. Die drei Voraussetzungen hierfür sind die ständige Energiegewinnung durch komplizierte chemische Prozesse, die Umsetzung dieser Energie u. a. in Bewegung und die aufeinander abgestimmte Steuerung der Organe. Dabei vollbringt der Körper Leistungen, die in ihrer Gesamtheit weder von Maschinen noch von Tieren erreicht werden. Zwar gelingt die Konstruktion von Maschinen, die viel schneller oder stärker sind als der Mensch, und es gibt viele Tiere, die höher oder weiter springen, schneller oder ausdauernder laufen oder schwimmen als der Mensch. Kein Lebewesen außer ihm ist jedoch in der Lage, sich allen Lebensbedingungen auf der Erde anzupassen, überall heimisch zu werden und sich die Natur in so vielfältiger Weise nutzbar zu machen. Dabei sind seiner biologischen Anpassung an unterschiedliche Umweltbedingungen durchaus Grenzen gesetzt. Die günstige Kombination von Fähigkeiten und Eigenschaften befähigt den Menschen jedoch, die ganze Erde zu besiedeln.

Nach Überanstrengung nicht gleich hinlegen!
Sie haben Ihre persönliche Leistungsfähigkeit überschritten, wenn Ihnen nach einer körperlichen Anstrengung übel wird. Der Organismus konnte seinen Sauerstoffbedarf nicht decken.
Legen Sie sich nicht hin, sondern gehen Sie langsam auf und ab, und holen Sie dabei tief Luft. So vergeht die Übelkeit am schnellsten.

Alarmsignale des Körpers

Die häufigsten Krankheitssymptome

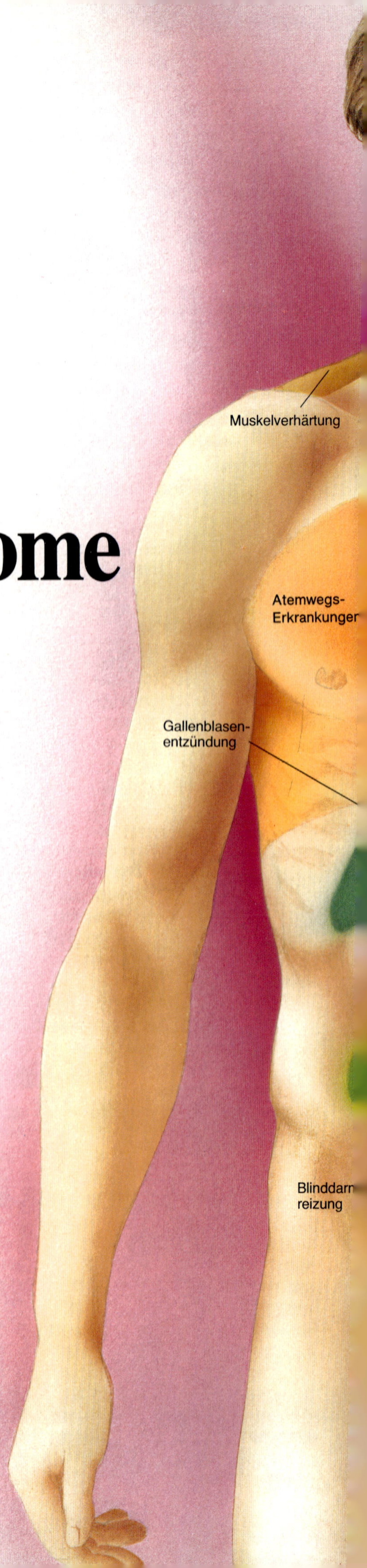

Muskelverhärtung

Atemwegs-Erkrankunger

Gallenblasen-entzündung

Blinddarn reizung

Unter Krankheit versteht man Störungen der normalen Funktion eines Organs (Organkrankheit) oder des ganzen Körpers (Allgemein- oder Systemkrankheit). Krankheiten äußern sich durch eine Anzahl von Krankheitszeichen, die sogenannten Symptome. Aus der charakteristischen Kombination verschiedener Symptome ergibt sich für den Arzt das Bild einer Krankheit. Die Erkennung der Krankheit (Diagnose) ist die Voraussetzung für die Behandlung des Leidens, die Therapie.
Viele Symptome werden von den Patienten selbst beobachtet, andere sind nur durch ärztliche Untersuchungen und die Anwendung bestimmter Diagnoseverfahren zu ermitteln. Die richtige Wertung der Krankheitszeichen erfordert Kenntnisse und Erfahrung.

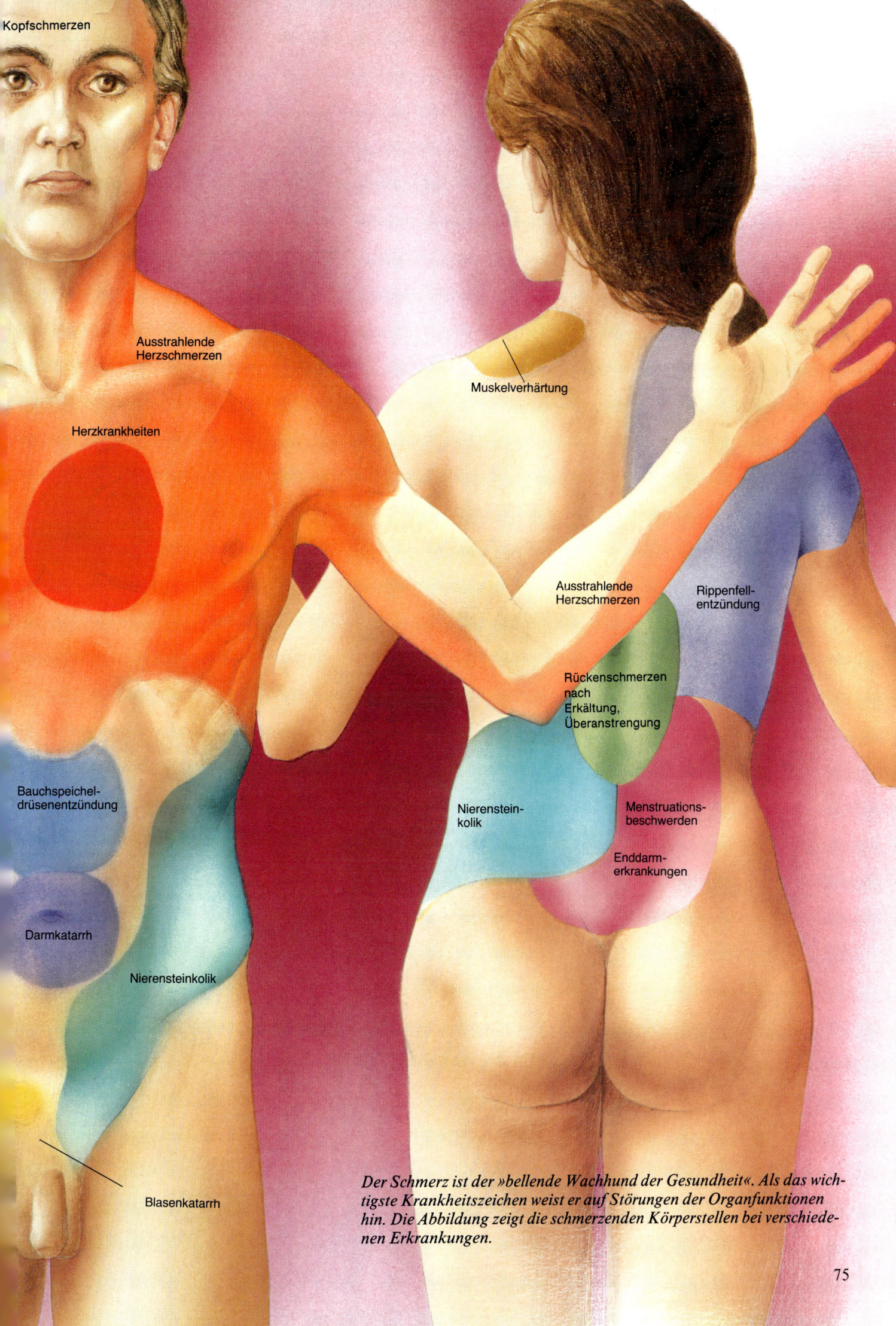

Kopfschmerzen

Ausstrahlende
Herzschmerzen

Herzkrankheiten

Muskelverhärtung

Ausstrahlende
Herzschmerzen

Rippenfell-
entzündung

Bauchspeichel-
drüsenentzündung

Rückenschmerzen
nach
Erkältung,
Überanstrengung

Nierenstein-
kolik

Menstruations-
beschwerden

Enddarm-
erkrankungen

Darmkatarrh

Nierensteinkolik

Blasenkatarrh

*Der Schmerz ist der »bellende Wachhund der Gesundheit«. Als das wich-
tigste Krankheitszeichen weist er auf Störungen der Organfunktionen
hin. Die Abbildung zeigt die schmerzenden Körperstellen bei verschiedenen Erkrankungen.*

75

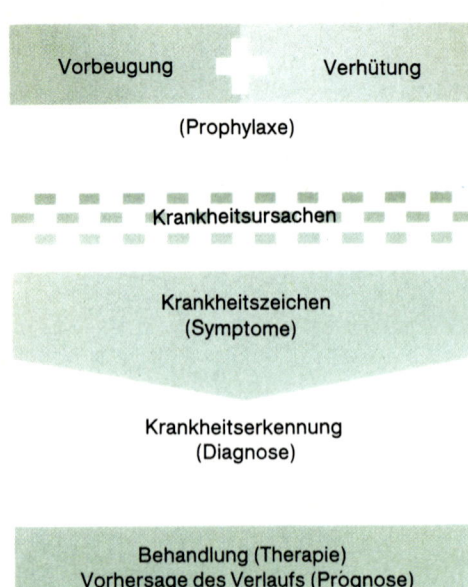

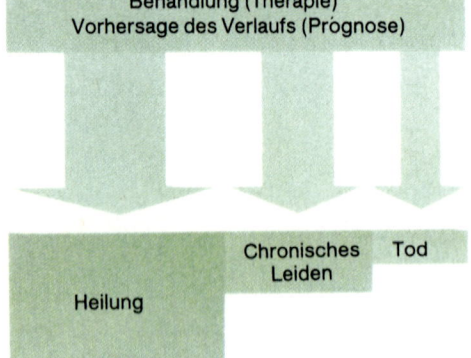

Das Schema zeigt Stationen einer Krankheit und medizinische Eingriffsmöglichkeiten.

Gesundheit und Krankheit

Jeder weiß, was Gesundheit und was Krankheit ist. Aus eigener Erfahrung oder durch die Beobachtung von Angehörigen vermögen schon die Kinder zahlreiche Krankheitszeichen zu nennen, sogar einfache Diagnosen (»Ich habe Schnupfen«) zu stellen. Sehr viel schwieriger wird es, wenn man versucht, die Begriffe Gesundheit und Krankheit zu definieren. Die Weltgesundheitsorganisation (WHO) zählt Gesundheit zu den Grundrechten des Menschen und versteht darunter etwas sehr Weitgehendes, nämlich den »Zustand völligen körperlichen, seelischen und sozialen Wohlbefindens«. Diese Begriffsbestimmung wird vor allem deshalb kritisiert, weil damit viele Menschen, die sich aus den unterschiedlichsten Gründen vorübergehend nicht »völlig wohl fühlen«, bereits behandlungsbedürftig werden.

Erkennung der Krankheit

Die Zahl der unterschiedlichen Krankheiten läßt sich nur schätzen; in der wissenschaftlichen Literatur sind bisher mehr als 20 000 verschiedene Krankheiten beschrieben. Die meisten von ihnen sind so selten, daß sie nur den ärztlichen Spezialisten interessieren.

Alle Krankheiten haben jedoch bestimmte Gemeinsamkeiten. Ihr Wesen besteht darin, daß sie die Anpassungsfähigkeit des Körpers oder einzelner Organe, die in gesunden Tagen nicht voll beansprucht wird, mehr oder minder stark belasten. Durch die Lehren von den Krankheitsursachen (Ätiologie) und der Entstehung des Leidens (Pathogenese) ist nachgewiesen, daß Krankheitsverlauf und -ausgang für jedes Leiden charakteristische Eigentümlichkeiten, zu denen auch mögliche Komplikationen zählen, aufweisen. Die Krankheitserkennung nennt man *Diagnose,* die darauf aufbauende Behandlung *Therapie* und die Vorhersage des Krankheitsverlaufes *Prognose.*

Krankheitsverlauf. Grundsätzlich kann der Verlauf einer Krankheit drei Wege nehmen. Die häufigste Möglichkeit ist die Heilung, das heißt die Wiederherstellung der Gesundheit. Bestimmte Krankheiten haben eine Tendenz zum Bestehenbleiben, sie werden chronisch. Schließlich können manche Krankheiten zum Tode führen. Die Heilkunde versucht nicht nur, dieses denkbar schlimmste Ende einer Erkrankung abzuwenden. Sie bemüht sich auch, Krankheiten durch Vorbeugung und Verhütung *(Prophylaxe)* von vornherein zu vermeiden oder den Verlauf der Krankheiten abzukürzen, und endlich versucht sie zu verhindern, daß aus akuten Störungen chronisches Siechtum wird.

Krankheitszeichen. Nicht jedes Krankheitszeichen hat das gleiche Gewicht. So ist z. B. die geringe Absonderung einer Flüssigkeit durch die Nasenschleimhäute in aller Regel völlig harmlos – ein leichter Schnupfen, mehr nicht. Jede Bewußtlosigkeit, das Schwinden der Sinne, muß dagegen Anlaß zu höchster Aufmerksamkeit sein.

Ein Symptom für sich allein erlaubt nur selten die Stellung einer Diagnose. Bei seltenen Symptomen ist die Einordnung und damit die richtige Erkennung der jeweiligen Krankheit nur dem Arzt, oft sogar nur dem Facharzt des in Frage kommenden Spezialgebietes möglich. Jedes Symptom nimmt einen bestimmten Verlauf. Es beginnt kaum merklich oder gänzlich unbemerkt, lebhaft oder gar stürmisch. Aus der Vorgeschichte (Anamnese) des Kranken, über deren Erhebung auf Seite 418 berichtet wird, gewinnt man wichtige Erkenntnisse über die Natur, den Beginn und die Entwicklung der Krankheitszeichen.

Ursachen von Gesundheitsstörungen

Wird die Arbeitsweise eines gesunden Organs oder ganzer Organsysteme durch Krankheit gestört, gibt es hierfür als Ursachen grundsätzlich mehrere Möglichkeiten.

Unterfunktion. Die Funktion kann herabgesetzt sein oder gänzlich ausfallen. Zu Funktionsminderung oder gar Funktionsausfall zählen, je nach betroffenem Organ, so unterschiedliche Krankheitszeichen wie

Sehschwäche oder Blindheit, Muskelschwund oder Lähmung, Atemnot oder Atemstillstand. Die Behandlung besteht, abhängig vom Organ, in unterstützender Arznei, Anregung oder Training.

Überfunktion. Auch die Überfunktion eines Organs bewirkt Krankheit. Beispiele hierfür sind Herzjagen, Schweißausbrüche, Durchfall und Muskelzittern. Die Überfunktion erschöpft das betroffene Organ und zieht häufig den ganzen Körper in Mitleidenschaft. Als Beispiel sei die Basedowsche Krankheit, die Überfunktion der Schilddrüse, genannt. Die richtige Therapie bei Überfunktion muß dämpfend wirken.

Mißempfindung. Krankheit macht sich auch in vielartigen Mißempfindungen bemerkbar, etwa in pelzigem Gefühl, »Ameisenlaufen«, Hitzewallungen oder Kälteschauern. Mit diesen Symptomen weisen die Organe auf bereits eingetretene Funktionsstörungen hin. Mißempfindungen sind ein Signal, daß Krankheit droht! Der Gesamtorganismus ist belastet, womöglich schon überfordert.

Fehlfunktion. Manche Organveränderungen sind weder schmerzhaft noch von Mißempfindungen, Über- oder Unterfunktion begleitet. Knotenbildungen, Verfärbungen oder Gelenkknacken können Fehlfunktionen sein. Ihre Behandlung richtet sich nach dem Organ und der Krankheitsursache. Sie hat das Ziel, krankhafte Veränderungen wieder rückgängig zu machen.

Schmerz. Das wichtigste Krankheitssymptom ist der Schmerz. Er macht auf Krankheiten aufmerksam, ist der »bellende Wachhund« der Gesundheit. Schmerz hat viele Ursachen und zahlreiche Erscheinungsformen. Er weist, ob als bohrend, brennend, schneidend oder stechend empfunden, auf die Erkrankung oder die falsche Funktion eines Organs oder seiner Teile hin. Ort, Art und Dauer des Schmerzes geben die wichtigsten Hinweise auf die Natur der Erkrankung und ihre Heilungschancen.

Schmerz als Krankheitszeichen

Der biologische Sinn des Schmerzes besteht darin, daß er auf Krankheiten aufmerksam macht und den Organismus zur Ruhe zwingt. Dies fördert in der Regel die Heilung einer Krankheit. Die meisten inneren Organe des Menschen, etwa Leber, Lunge und Hirn, sind jedoch, weil ihnen schmerzleitende Nerven fehlen, vollkommen empfindungslos, genauso wie Haare und Nägel. In diesen Organen können sich deshalb schwere Krankheiten (Tuberkulose, Krebs) entwickeln, ohne daß Schmerz als Krankheitszeichen auf die Veränderungen hinweist. Je frühzeitiger ein Leiden Schmerzen verursacht, desto besser für die Diagnosefindung. Als Begleiter der normalen Lebensvorgänge ist Schmerz im Bauplan der menschlichen Natur nicht vorgesehen, außer bei der Geburt.

Erscheinungsformen und Behandlung

Die Stärke (Intensität) eines Schmerzes muß nicht der Schwere der Erkrankung entsprechen. So beobachtet man bei einer lebensgefährlichen Blinddarmentzündung (Appendizitis) oft nur geringe Schmerzen, während die vergleichsweise harmlose Zahnfäule (Karies) mit schwersten Schmerzen einhergehen kann.

Die Erfahrung lehrt, daß bestimmte Erkrankungen besonders intensive Schmerzen hervorrufen. Dazu zählen der Herzinfarkt, Nieren- und Gallenblasensteine, Gichtanfälle und Gürtelrose (Zoster) bei älteren Menschen. Ungewöhnlich schmerzhaft sind zumeist auch die Erkrankungen der Nerven, etwa der Hexenschuß (Lumbago) oder die anfallsweise auftretenden Schmerzattacken im Ausbreitungsgebiet bestimmter Nerven, die Neuralgien.

Schmerzarten. Aus der Art des Schmerzes sowie seinem Ausgangs- und Hauptpunkt kann auf das betroffene Organ geschlossen werden. Bei den Schmerzarten unterscheidet man zahlreiche »Qualitäten«, etwa nagend, bohrend, schneidend, ziehend, brennend, einschießend (lan-

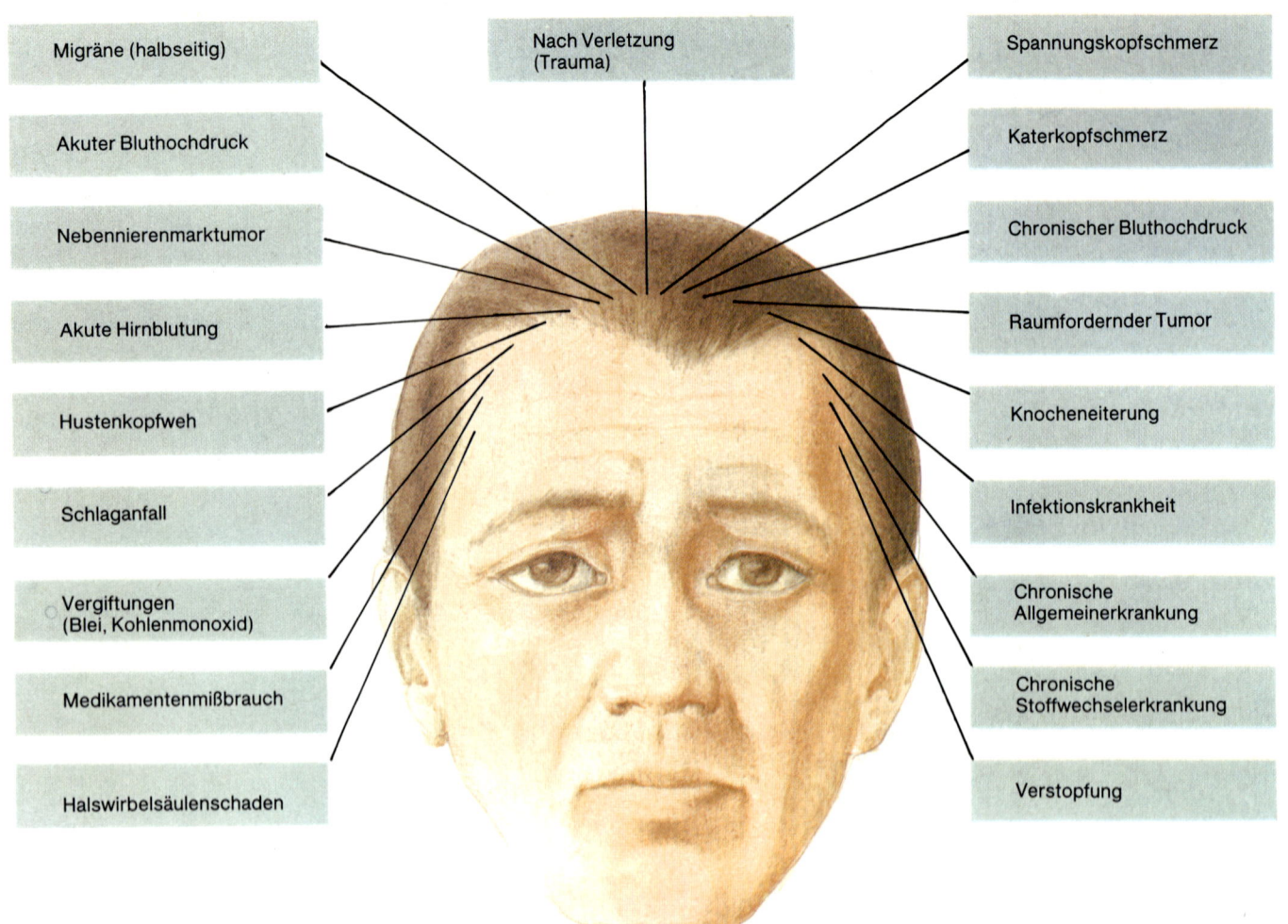

Migräne (halbseitig)

Akuter Bluthochdruck

Nebennierenmarktumor

Akute Hirnblutung

Hustenkopfweh

Schlaganfall

Vergiftungen
(Blei, Kohlenmonoxid)

Medikamentenmißbrauch

Halswirbelsäulenschaden

Nach Verletzung
(Trauma)

Spannungskopfschmerz

Katerkopfschmerz

Chronischer Bluthochdruck

Raumfordernder Tumor

Knocheneiterung

Infektionskrankheit

Chronische
Allgemeinerkrankung

Chronische
Stoffwechselerkrankung

Verstopfung

Kopfschmerzen sind ein Zeichen, mit dem sich viele und ganz unterschiedliche Krankheiten bemerkbar machen. Aus der Raschheit des Auftretens, aus Dauer, Art, Häufigkeit und Lokalisation sind wichtige Rückschlüsse möglich. Man unterscheidet die anfallsweise oder schlagartig auftretenden Schmerzen von solchen, die länger andauern oder chronisch sind. Keine »Selbstbehandlung«, sondern ärztliche Diagnose!

zierend), klopfend und stechend. Die verschiedenen Schmerzarten sind gegeneinander oft nicht präzise abgrenzbar, weil sie ineinander übergehen können.

Schmerzwahrnehmungen, die von der Haut ausgehen, nennt man *Oberflächenschmerz.* Nehmen die Mißempfindungen von Knochen, Gelenken oder Muskeln ihren Ausgang, spricht man von *Tiefenschmerz.* Meist haben diese Beschwerden einen brennenden oder bohrenden Charakter und strahlen in benachbarte Bezirke aus. Die häufigsten Tiefenschmerzen sind der Kopfschmerz und der Rückenschmerz. Die meist dumpfen, schneidenden oder kolikartigen *Eingeweideschmerzen* (viszerale Schmerzen) sind besonders schwer zu lokalisieren. Das liegt an der Eigentümlichkeit der Schmerzleitung.

Schmerzwahrnehmung. Die Schmerzimpulse werden durch verschiedene Reize ausgelöst. Zu Bewußtsein kommt die unangenehme Empfindung, weil sie von den Sinneszellen (Schmerzrezeptoren) aufgenommen wird. Ihre Fortleitung erfolgt durch winzige elektrische Impulse in Nervenfasern, die im Rückenmark zusammenlaufen und von dort über mehrere Stationen bis ins Großhirn ziehen.

Bei der Schmerzwahrnehmung handelt es sich um sehr komplizierte Wechselwirkungen zwischen Reiz, Nervenleitung und Seelenleben. Ob und wie stark ein Schmerz erlebt wird, hängt wesentlich von der Erziehung, dem sozialen und kulturellen Umfeld und der momentanen Situation des Patienten ab. Schmerz ist eben auch, wie schon der griechische Philosoph Aristoteles wußte, »ein Leiden der Seele«.

Schmerzmessung. Der vom Schmerz Betroffene kann die Mißempfindung nicht beweisen, sie läßt sich vom Beobachter jedoch auch nicht widerlegen. Die objektive Möglichkeit, den Schmerz zu messen und zu vergleichen, ist zwar vorhanden, wird jedoch selten angewendet.

Ein einfaches Schmerzmeßverfahren besteht darin, daß der Arzt die

Manschette eines Blutdruckmeßgerätes um die Wade des Patienten wickelt. Danach wird der Manschettendruck alle zwei Sekunden um 10 Millimeter Quecksilbersäule erhöht. Der Patient teilt dem Arzt mit, wann es anfängt, weh zu tun, wann der künstlich gesetzte und der ohnehin vorhandene Schmerz gleich stark werden, wann der Schmerz nicht mehr auszuhalten ist (maximale Toleranz).

Eine ungefähre Einschätzung der Schwere des Schmerzes wird auch erreicht, wenn der Patient zwischen folgenden fünf Auskünften *(Schmerzskala)* wählen kann: kein Schmerz – leichter Schmerz – mäßiger Schmerz – starker Schmerz – unerträglicher Schmerz.

Schmerzursachen. Druck und Zug, Wärme und Kälte, elektrische und chemische Reize, Gifte und die Stoffwechselprodukte bei Entzündungen können Schmerzen auslösen. In der Muskulatur ist Mangeldurchblutung die häufigste Schmerzursache. Die Sauerstoffnot führt zu vermehrtem Anfall von Milchsäure, die den Schmerz (Muskelkater) auslöst.

Der Eingeweideschmerz wird vor allem durch die Überdehnung von Hohlorganen hervorgerufen oder dadurch, daß sich diese Organe (etwa Gallenblase, Harnleiter, Gebärmutter) zusammenkrampfen. Schwillt ein inneres Organ (Leber, Milz) rasch an, so setzt dieser Reiz die Organkapseln unter Spannung. Auch das wird als Eingeweideschmerz wahrgenommen.

Schmerzbehandlung. Der Schmerz darf nicht als isoliertes Krankheitszeichen betrachtet und behandelt werden. Er ist vielmehr in den Gesamtzusammenhang der jeweiligen Erkrankung einzuordnen. Aus diesem Grund darf ein akut auftretender Schmerz nur behandelt werden, wenn seine Ursache erkannt ist. Andernfalls kann die Unterdrückung des Leitsymptoms Schmerz die notwendige Diagnose auf gefährliche Weise erschweren.

Ein Beispiel: Die Verabreichung eines starken schmerzstillenden Zäpfchens bei unklaren Bauchbeschwerden beseitigt zwar die Schmerzen, nicht jedoch die zugrundeliegende Erkrankung. Handelt es sich dabei um eine akute Blinddarmentzündung, so kann die Schmerzmittel-Therapie die notwendige Operation gefährlich hinauszögern, weil der Chirurg die typischen Schmerzangaben nicht mehr kontrollieren kann.

Bei der Behandlung von Schmerzen muß man sich bemühen, einen vernünftigen Mittelweg zu finden. Weder sollte man schwere Schmerzen heroisch ertragen, noch leichte Beschwerden gleich mit stark wirksamen Medikamenten behandeln. Es empfiehlt sich, bei der Schmerzbekämpfung von den einfachen physikalischen Maßnahmen, wie Ruhigstellung, Rotlicht, Wärme- oder Kälteanwendung, auszugehen. Erst wenn diese Behandlung ohne Erfolg bleibt, sollten nach Konsultation des Arztes schmerzstillende Medikamente benutzt werden. Die wirksamsten unterliegen der ärztlichen Rezeptpflicht. Bei besonders qualvollen oder chronischen Schmerzzuständen kann durch neuartige Behandlungsverfahren (Beeinflussung der Nervenleitung und der Schmerzwahrnehmung durch neurochirurgische Operationen) der quälende Schmerz beseitigt werden.

Das Symptom Schmerz tritt bei den einzelnen Krankheiten und Organen in unterschiedlicher Weise auf. Es wird deshalb in den entsprechenden Kapiteln darauf noch ausführlich eingegangen.

Störungen des Bewußtseins

Gleich dem Schmerz können alle Störungen des Bewußtseins, vor allem die Bewußtlosigkeit, alarmierende Krankheitszeichen sein. Bewußtsein ist die Voraussetzung des Denkens und jeden zielgerichteten Wollens. Ein Bewußtloser kann den eigenen Zustand nicht kontrollieren und das Erlebte nicht erinnern, sich nicht besinnen *(Besinnungslosigkeit)*.

Bei jeder Form der Bewußtlosigkeit sind Gehirnfunktionen ausgefal-

»Harmlose« Schmerztabletten gibt es nicht
Dauergebrauch und/oder Überdosierung von schmerzlindernden Medikamenten sind gefährlich. Auch die rezeptfreien Schmerztabletten sind nicht »harmlos«. Bei Mißbrauch können Leber-, Nieren- und Knochenmarkschäden, Belastungen des Magen-Darm-Kanals, sogar süchtige Abhängigkeit auftreten.

len. Als Krankheitszeichen kommt sie jedoch nicht nur bei unmittelbaren Leiden des Zentralnervensystems (Gehirnerschütterung, Schlaganfall, Schädelverletzung) vor. Bewußtlosigkeit wird auch ausgelöst durch zahlreiche andere Erkrankungen, so durch akute Störungen des Herz-Kreislauf-Systems (Schock, Kollaps), durch eine verringerte Sauerstoffzufuhr zur Lunge (Erstickung, Flieger- und Höhenkrankheit), durch die Beeinträchtigung des Hirnstoffwechsels bei schweren inneren Leiden (Zuckerkrankheit, Leberversagen) und schließlich durch Vergiftungen, etwa mit Schlafmitteln, Alkohol, Schwermetallen oder Kohlenoxid.

Formen von Bewußtseinsstörungen

Bei den Störungen des Bewußtseins werden mehr oder weniger schwere Formen unterschieden. Im Schlaf (→ Seite 232) ist das Bewußtsein vorübergehend abgeblendet, doch handelt es sich hierbei um einen natürlichen (physiologischen) Vorgang.

Krankhafte Schläfrigkeit. Im Gegensatz zum normalen Schlaf ist der schlaftrunkene Zustand, die krankhafte Schläfrigkeit (Somnolenz), eine krankhafte Bewußtseinsstörung. Zwar bleibt der Patient ansprechbar und ist aufzuwecken, doch ist er über Ort, Zeit und Situation meist verwirrt (desorientiert). Die schläfrige Benommenheit ist zumeist mit einem teilweisen Erinnerungsverlust verbunden.

Somnolenz kann als leichtere Form der Bewußtseinstrübung ein frühes Krankheitszeichen akuter Hirnerkrankungen, Vergiftungen oder Geisteskrankheiten sein. Eine Bewußtseinsstörung stärkeren Grades nennt man *Sopor.* Der Patient ist nicht aufzuwecken. Nur stärkste Reize lösen noch Reaktionen aus.

Bewußtlosigkeit (Ohnmacht). Eine kurzdauernde, jedoch tiefe und vollständige Bewußtlosigkeit wird als Ohnmacht (Synkope) bezeichnet. Sie tritt unerwartet und plötzlich ein. Der Patient sinkt zusammen oder stürzt hin. Eine Ohnmacht dauert meist nur wenige Sekunden oder Minuten, längstens eine halbe Stunde. Dann erwacht der Patient und erholt sich erstaunlich rasch und vollständig.

Von der Ohnmacht werden meist gesunde und oft junge Menschen befallen. Ihre häufigste Ursache ist die plötzliche Verminderung der Hirndurchblutung infolge akut auftretender Kreislaufschwäche. Andere Ursachen (Epilepsie, Hirngefäßerkrankungen, organische Herzleiden) sind demgegenüber selten.

Droht eine *gewöhnliche Ohnmacht* (vasovagale Synkope), so wird der Patient blaß, er schwitzt, spürt Brechreiz und muß gähnen. Nach Eintritt der Bewußtlosigkeit ist sein Puls beschleunigt und oft kaum fühlbar.

Eine drohende Ohnmacht läßt sich vermeiden oder in ihrem Verlauf abkürzen, wenn der Patient sofort hingelegt wird. Dies bewährt sich vor allem bei solchen Menschen, die in überfüllten oder überhitzten Räumen das Bewußtsein verlieren. Meist handelt es sich bei den Betroffenen um geschwächte oder übermüdete Personen. Besonders empfindlich reagieren Leptosome (→ Seite 69) auf wirkliche oder auch nur eingebildete Bedrohungen und plötzliche Gemütsbewegungen, wie Angst, Schreck und Schmerz.

Ohnmachten beim Anblick von Blut, während eines Gruselfilms oder im Behandlungsstuhl des Zahnarztes sind harmlos und gehen rasch vorüber. Das gilt auch vom *Husten- und Lachschlag,* einer wenige Sekunden dauernden Ohnmacht infolge einer vorübergehenden Mangeldurchblutung des Gehirns während des mit Husten oder Lachen kombinierten Pressens. Eine besonders tiefe Ohnmacht mit Leichenblässe, weiten reaktionslosen Pupillen und kaum sichtbarer Atmung wird als *Scheintod* bezeichnet.

Ohnmacht bei Herzkrankheiten. Gelegentlich geht eine Ohnmacht auf Herzkrankheiten zurück. Wenn die Herztätigkeit vorübergehend stark gemindert ist oder gar aussetzt, leidet das Hirn sofort Sauerstoffmangel. Deshalb tritt nach drei bis vier Sekunden Schwindel ein, nach sechs bis acht Sekunden wird dem Betroffenen schwarz vor Augen.

Was tun bei Ohnmacht?
● *Den Patienten flach auf den Rücken legen,*
● *Kopf nach hinten beugen und zur Seite drehen,*
● *Beine gestreckt um 90 Grad anheben,*
● *beengende Kleidung lockern,*
● *für frische Luft sorgen.*
Falls der Patient nach einer Minute noch nicht aufgewacht ist:
● *sofort einen Arzt hinzuziehen,*
● *sonst den unverzüglichen Transport in ein Krankenhaus organisieren.*
(→ auch Erste Hilfe, Seite 476.)

Sein Bewußtsein schwindet nach etwa zehn Sekunden. Bleibt die Blutversorgung unterbrochen, treten nach zehn bis vierzig Sekunden Krämpfe auf, nach einer Minute setzt die Atmung aus, nach vier bis fünf Minuten geht die tiefe Bewußtlosigkeit in den Tod über.

Koma. Von den verschiedenen Ohnmachtsformen abzugrenzen ist das Koma (griech. = fester Schlaf). Darunter versteht man eine langdauernde tiefe Bewußtlosigkeit, die durch äußere Reize nicht zu unterbrechen ist. Bei verschiedenen Stoffwechselkrankheiten (Zuckerkrankheit, Leberversagen, Basedowsche Krankheit) bildet sich zuerst eine leichtere Form der Bewußtlosigkeit, das *Präkoma*, heraus. Wenn es nicht behandelt wird, kommt es zum lebensbedrohenden Koma.

Geruch des Kranken

Bestimmte chemische Stoffe werden vom Menschen als Geruch wahrgenommen. Dabei können unangenehme Gerüche Brechreiz auslösen, angenehme mit bestimmten Sekretionsreflexen (Speichelfluß, Magensaftabsonderung) beantwortet werden. Die Geruchs- und Duftstoffe stammen aus den Stoffwechselendprodukten und den Drüsenausscheidungen der Lebewesen. Schon in gesunden Tagen geben sie jedem Menschen einen ganz typischen, individuellen Körpergeruch. Während einer Erkrankung kann der Geruch des Patienten Hinweise auf die Art seines Leidens geben. Dabei sind sowohl die Ausatmungsluft als auch der individuelle Körpergeruch und die Ausscheidungen zu berücksichtigen.

Am einfachsten festzustellen sind Alkohol und Tabakrauch, ferner der Geruch frischen Harns und Stuhlgangs. Frischer Harngeruch tritt auf bei der Unfähigkeit, den Harn zu halten (Harninkontinenz). Hingegen ist harnähnlicher Geruch des Kranken ein Hinweis auf Harnvergiftung (Urämie), die vom Nierenversagen ausgeht. Ein Leberversagen erkennt man am Geruch nach frischer Leber oder frischer Erde. Zuckerkranke, deren Leiden außer Kontrolle geraten ist (Zuckerkoma), riechen nach Obst-Azeton. Dasselbe gilt von Patienten, die lange gehungert haben.

Gesicht des Kranken

Das Gesicht wird umgrenzt von der Stirnhaargrenze und der Linie, die an den Ohren entlang zum unteren Rand des Unterkiefers führt. Man unterscheidet verschiedene Regionen, nämlich die Stirn, den Augenbereich, die Nasen-, Wangen-, Mund- und Kinnregionen. Die unterschiedlichen Formen des knöchernen Gesichtsschädels, der Augen, Nase und des Mundes prägen die individuelle Gesichtsform.

Krankheiten, die das Gesicht verändern

Bestimmte Krankheiten verändern das Gesicht in immer gleicher, typischer Weise. An diesen Veränderungen, aber auch am Gesichtsausdruck (der Mimik) lassen sich Hinweise auf bestimmte Erkrankungen ablesen.

Fettsucht. Jede stärker ausgeprägte oder länger bestehende Fettsucht (Adipositas) verändert das normale Gesicht. Die Lidspalten der Augen verengen sich, der Gesichtsausdruck wird rund und phlegmatisch. Dabei ist die Haut jedoch gut durchblutet, sie sieht rot oder rosig aus, was dem Übergewichtigen auf den ersten Blick ein »gesundes« Aussehen verleiht.

Magersucht. Jeder Unterernährte oder gar Magersüchtige sieht auch im Gesicht schlecht und krank aus. Bei krankhafter Magersucht (Anorexia nervosa), die vor allem junge Mädchen während der Pubertät befällt, wirken die Augen wegen der Rückbildung der Gesichtsmuskulatur übergroß. Die knöchernen Jochbogen und der Unterkiefer treten deutlich hervor.

So bleibt das Gesicht jung

Das Aussehen des Gesichts spiegelt den Allgemein- und Gesundheitszustand, die Stimmungslage und charakteristische Wesenszüge. Das Gesicht bleibt länger jung, also straff und gut durchblutet, wenn

● *im Laufe des Lebens keine stärkeren Gewichtsschwankungen vorkommen,*

● *eine gute Hautdurchblutung gesichert ist (Rauchen verengt die Blutgefäße),*

● *die Haut vom Sonnenbrand verschont bleibt.*

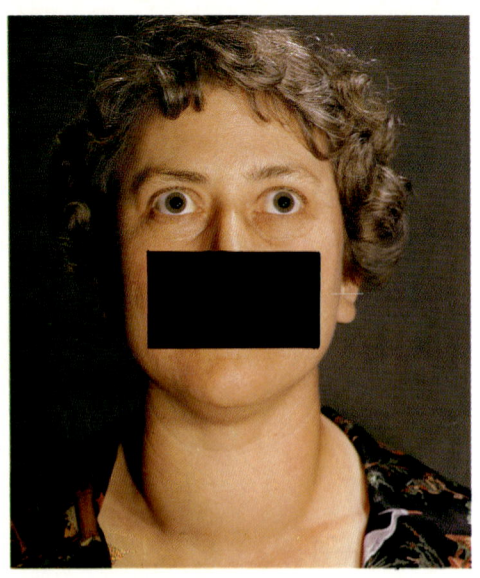

Glanzauge bei Basedowscher Krankheit.

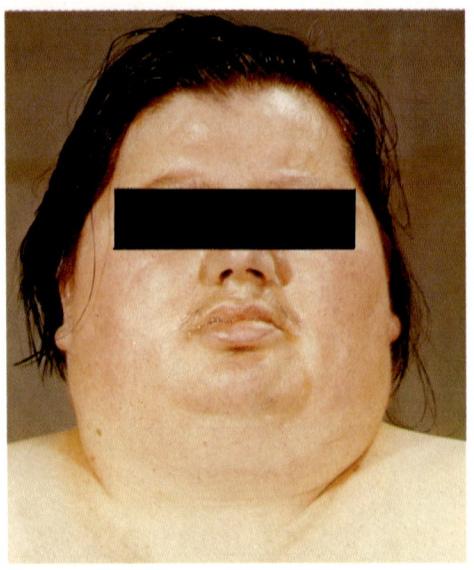

Vollmondgesicht durch Hormonstörung.

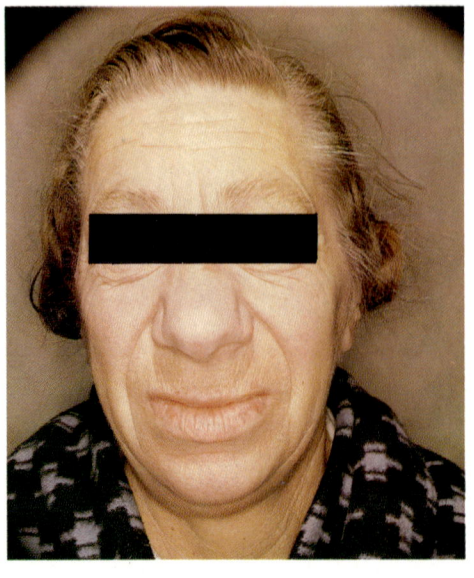

Gesichtsveränderungen (Akromegalie) durch eine kranke Hirnanhangsdrüse.

Basedow. Die meisten Erkrankungen der inneren Drüsen bewirken bestimmte Veränderungen im Gesicht. Dies gilt sowohl für Über- als auch für Unterfunktionen der Drüsen. Produziert die Schilddrüse zuviel Hormon (Schilddrüsenüberfunktion, auch Hyperthyreose oder Basedowsche Krankheit), verändert sich das Antlitz des Kranken in ganz typischer Weise. Seine Augen treten weit hervor *(Exophthalmus)* und glänzen auffällig *(Glanzauge).* Weil die Patienten gleichzeitig abnehmen, wirkt ihre Haut dünn, wenn auch gut durchblutet. Die Mimik ist unruhig und ängstlich.

Myxödem. Geradezu den gegenteiligen Eindruck ruft das Gesicht eines Patienten mit Schilddrüsenunterfunktion (Myxödem) hervor. Das ganze Antlitz ist verdickt und verschwollen (ödematös). Die Lidspalten sind eng, die Augenbewegungen träge und ebenso verlangsamt wie die ganze Mimik des Kranken.

Tetanie. Bei einer Unterfunktion der paarig angelegten Nebenschilddrüsen kann es bei vollem Bewußtsein zu sehr schmerzhaften Muskelkrämpfen, einer Tetanie, kommen. Wird die mimische Muskulatur beim tetanischen Anfall mitbetroffen, stülpt sich der Mund zu einem »Karpfenmaul« rüsselartig vor, während sich gleichzeitig die Lider zusammenkrampfen. Dieses »Tetaniegesicht« ist eines der Zeichen für die Unterfunktion der Nebenschilddrüsen.

Vollmondgesicht. Wenn das Antlitz eines Menschen immer runder wird und schließlich einem Vollmond gleicht (Vollmondgesicht), muß an eine Erkrankung der paarig angelegten Nebennieren gedacht werden. Die Gesichtsfarbe bleibt dabei rot, auf der Oberlippe bildet sich bei Frauen ein Damenbart. Funktionieren die Nebennierenrinden über längere Zeit nur unzureichend, wird das Gesicht bronzebraun, während die Lippen eine blauschwarze Verfärbung annehmen.

Akromegalie. Zu einem Verlust der Gesichtsproportionen, oft zu entstellenden Veränderungen kommt es bei bestimmten Erkrankungen der Hirnanhangsdrüse (Hypophyse). Durch eine vermehrte Hormonausschüttung beginnen Knorpel und Knochen des Gesichts zu wachsen. Die Ohren, das Kinn, die Nase werden größer und wulstiger, wodurch die Gesichtszüge ein sehr grobes Profil bekommen (Akromegalie). Die Veränderungen des Gesichts bilden sich ausnahmslos zurück, wenn die zugrunde liegende Hormonstörung behandelt wird.

Gesicht bei Zuckerkrankheit. Auch bei der Zuckerkrankheit (Diabetes mellitus), der eine Funktionseinschränkung bestimmter Zellen der Bauchspeicheldrüse zugrunde liegt, bilden sich die Veränderungen des Gesichts nach Behandlung der Hormonstörung zurück. Während das Gesicht jugendlicher Diabetiker meist angestrengt und oft blaß aussieht, kann der Altersdiabetiker eine rosige Hautfarbe und ein jugendliches Aussehen haben.

Gesicht bei Krebs. Erkrankt ein Mensch an einer bösartigen Geschwulst, so muß sich dies nicht in seinem Gesicht widerspiegeln. Oft wird erst im Spätstadium einer Krebskrankheit das Aussehen hinfällig, die Mimik spärlich und die Haut fahl. Nur bei seltenen Wucherungen im Magen-Darm-Kanal, an den Schleimhäuten der Luftröhre und Bronchien (Karzinoid) sind bestimmte Gesichtsveränderungen typisch. Weil die Karzinoide ein kreislaufaktives Gewebshormon, das Serotonin, absondern, kommt es ganz plötzlich zu einem tiefen Erröten des Gesichts, dem *Flush.* Die fast purpurne Röte ist durch die Erweiterung der Blutgefäße in der Haut bedingt und geht mit einem starken Hitzegefühl einher.

Infektionskrankheiten. Ganz charakteristische Veränderungen des Gesichts werden durch die akuten Infektionskrankheiten, vor allem die mit Hautausschlägen einhergehenden Kinderkrankheiten (→ Seite 363), bewirkt. Für Masern sind die Lichtscheu infolge der Augenbindehautentzündung und ein fleckig-roter Hautausschlag, der im Gesicht beginnt, typisch. Das hochrote Gesicht des an Scharlach erkrankten Kindes spart das Mund-Kinn-Dreieck aus. Die mittlerweile seltene Diphtherie läßt das Gesicht teigig (pastös) aufquellen und gibt ihm eine blauviolette Farbe.

Herz- und Kreislaufleiden. Natürlich zeichnet auch jede schwere oder langdauernde Erkrankung des Herz-Kreislauf-Systems im Gesicht ihre Spuren. Bei der Herzschwäche atmet der Patient meist durch den weitgeöffneten Mund, dessen dunkelblaue Lippen den Ernst der Situation anzeigen. Bei einem akuten Anfall von Herzschmerzen (Angina pectoris) ist das Gesicht ebenso wie beim akuten Herzinfarkt durch starke Angst und Schmerzen gezeichnet. Sinkt der Blutdruck bedrohlich ab (Kollaps), wird das Gesicht blaß, und kalter Schweiß tritt auf die Stirn.

Facies hippocratica. Der ängstliche Gesichtsausdruck, kombiniert mit blassen Wangen, tiefliegenden Augen, einer spitzen, vorspringenden Nase und kaltem Schweiß ist auch typisch für schwere und schwerste Erkrankungen im Bauchraum, vor allem Bauchfellentzündung (Peritonitis). Weil der griechische Arzt Hippokrates (460 – 377 v. Chr.) dieses Gesicht (lat. = facies) als erster beschrieben hat, nennen es die Ärzte Facies hippocratica.

Hautfarbe des Kranken

Die Hautfarbe wird durch die Menge der Farbstoffkörperchen (Pigmente) in der Oberhaut (→ Seite 138) bestimmt. Andererseits ist sie abhängig von der Durchsichtigkeit (Transparenz) der Haut und dem Zustand der Blutgefäße.

Veränderungen der Hautfarbe

Die wechselnden Farben der Haut können Hinweise auf Erkrankungen geben, doch sind Irrtümer dabei häufig. Die Hautfarbe schwankt nämlich schon normalerweise in weitem Rahmen, weil es beträchtliche individuelle und rassisch bedingte Unterschiede gibt.

Blässe der Haut. Eine blasse Haut kann nicht nur durch verschiedene Erkrankungen bedingt, sondern auch als harmlose Eigentümlichkeit angeboren sein *(konstitutionelle Blässe)*. Die wichtigste Ursache der krankhaften Blässe ist die Blutarmut (Anämie). Ist die Haut vorübergehend oder dauernd mangeldurchblutet, weil die obersten Hautgefäße enggestellt sind, sieht der Patient ebenfalls blaß aus. Eine akut auftretende Blässe ist ein Zeichen des Schocks (→ Seite 483). Die Haut ist dann auch ausgekühlt und meist von kaltem Schweiß bedeckt.

Eine allgemeine, sich langsam entwickelnde chronische Blässe wird bei Farbstoffmangel oder Minderdurchblutung der Haut beobachtet. Sie ist am deutlichsten an den Schleimhäuten der Augen und der Lippen zu erkennen, ferner am Nagelbett und dem Handteller. Bei Nierenkrankheiten und Blutarmut, Medikamentenvergiftungen und schweren Infektionskrankheiten (Tuberkulose, Herzbeutelentzündung, Diphtherie, Keuchhusten) ist der Patient durch die Engstellung der Hautgefäße ebenfalls auffällig blaß. Der Stubenblässe liegt dagegen ein Mangel an Sonnenbestrahlung zugrunde. Die Ultraviolettstrahlen des Sonnenlichts regen die Bildung dunkler Farbstoffe, der Hautpigmente, an.

Dunkelfärbung der Haut. Wird zuviel Hautpigment (Melanin) gebildet, färbt sich die Haut nach und nach immer dunkler. Diese Veränderung kann z. B. bei Schilddrüsenüberfunktion (Basedowsche Krankheit), bei der Unterfunktion der Nebennierenrinde (Bronzehautkrankheit oder Addison-Krankheit) und vorübergehend auch während der Schwangerschaft auftreten. Nicht mehr rückgängig zu machen ist eine schiefergraue Verfärbung der Haut (Argyrie), die durch Ablagerung von Silber nach einer längerfristigen Einnahme silberhaltiger Medikamente auftritt.

Blaufärbung. Im Gegensatz zu den zuletzt beschriebenen Krankheitszeichen sind die bläuliche Verfärbung von Haut und Schleimhäuten (Zyanose) ebenso wie die Gelbfärbung (Ikterus) häufig zu beobachten. Die Zyanose ist ein Zeichen der mangelnden Sauerstoffsättigung des Blutes. Sie fällt zuerst an den Lippen, dann an Nase, Ohren

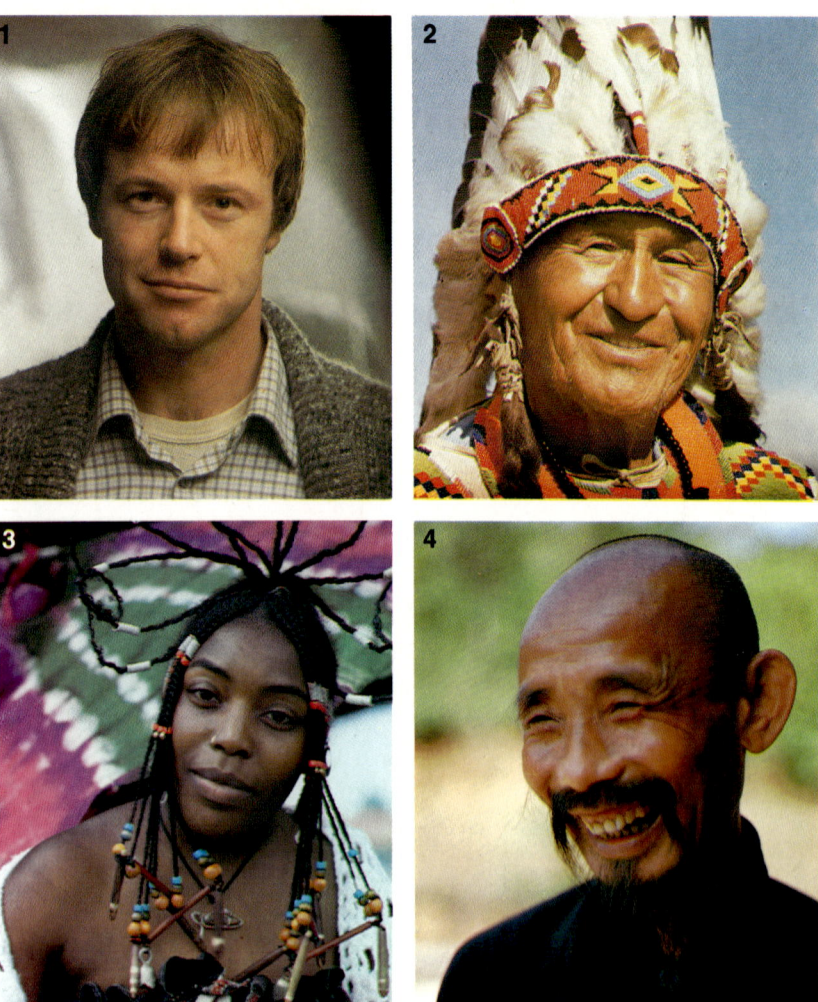

Normale Abweichungen der Hautfarbe stellen ein wichtiges Unterscheidungsmerkmal der Rassen dar. Die Bilder zeigen charakteristische Vertreter verschiedener Rassenkreise (1 europid, 2 und 4 mongolid, 3 negrid). Der Begriff »Rasse« darf dabei nicht im wertenden Sinn verstanden werden.

und den Nagelbetten von Fingern und Zehen auf. Die Zyanose wird sichtbar, wenn ein Drittel der roten Blutkörperchen (Erythrozyten) sich nicht mit Sauerstoff beladen kann. Normalerweise transportieren die roten Blutkörperchen mit Hilfe des eisenhaltigen Farbstoffs Hämoglobin den Sauerstoff. Unzureichend mit Sauerstoff gesättigtes Blut sieht nicht rot, sondern blaurot oder gar blau aus.

Zyanose tritt vorübergehend in großer Höhe oder bei starker Unterkühlung auf. Sie ist ständig nachweisbar, wenn bei angeborenen Fehlern von Herz und Lunge sich das verbrauchte (venöse) mit dem sauerstoffhaltigen (arteriellen) Blut mischt. Außer bei den Herzklappenfehlern (→ Seite 161) ist die Zyanose ein Krankheitszeichen anderer ernster und oft langwieriger Herz- und Lungenleiden. In ihrer ausgeprägtesten Form, der schwarzen Zyanose oder *Blausucht,* kommt sie nur bei angeborenen Herzfehlern und bei schweren Vergiftungen vor.

Gelbfärbung. Der Ikterus (von griech. ikteros = Pirol [gelber Vogel]), die Gelbfärbung der Haut und der Schleimhäute, ist stets bedingt durch den Übertritt von Gallenbestandteilen, vor allem Gallensäuren und Gallenfarbstoff (Bilirubin), in das Blut. Von dort aus lagern sich die Farbstoffe im Körpergewebe, in der Haut und in den Bindehäuten (Skleren) des Auges ab.

Ikterus ist keine Krankheit, sondern das Zeichen verschiedener Grundkrankheiten. Hierzu zählen die Leberentzündung (Hepatitis), andere, nicht entzündliche Formen des Leberschadens und eine mechanische Abflußbehinderung innerhalb der Gallenwege (Gallenstauung). Weist die Gelbfärbung der Haut leicht rötliche Töne auf, so liegt der Verdacht auf einen Leberschaden nahe. Eine grüngelbe Hautfärbung spricht für eine akute Gallenstauung, die eher dunkelgrüne Hautverfärbung für eine länger bestehende chronische Gallenstauung. In jedem Fall muß schon bei beginnendem Ikterus der Arzt hinzugezogen werden.

Krankheitszeichen Fieber

Die Erhöhung der Körpertemperatur, das Fieber (lat. = febris), ist ein wichtiges diagnostisches Zeichen. Normalerweise hält der Warmblüter Mensch seine Körpertemperatur selbst bei extrem wechselnden Umweltbedingungen relativ stabil. Sie schwankt im Laufe von 24 Stunden zwischen 36,1 Grad, dem niedrigsten Wert kurz nach Mitternacht, und 37,5 Grad, der Höchsttemperatur am frühen Nachmittag (bei Messung im After).

Temperaturmessung

Die Temperaturmessung im After *(rektal)* ist die schnellste und zuverlässigste Methode. Wird die Temperatur in der Achselhöhle *(axillar)* gemessen, so liegt sie im Durchschnitt 0,5 Grad Celsius darunter. Eine Messung im Mund unterhalb der Zunge *(sublingual)* ergibt einen Wert, der zwischen Achselhöhlen- und Enddarm-Temperatur liegt.

Weil die Normaltemperatur eines Menschen ein individueller Wert ist, sollte man sie in gesunden Tagen durch rektale Messung bestimmen. Dabei muß das Thermometer mindestens zwei Minuten, in der Achselhöhle mindestens fünf Minuten ruhig am Ort der Messung liegen.

Bei Kindern sollte die Temperatur stets rektal gemessen werden. Dazu wird das Thermometer dünn eingefettet und ohne Kraftaufwand eingeführt. Kinder bis zu zwei Jahren werden dazu auf den Rücken gelegt, und ihre Beine werden hochgehoben. Ältere Kinder dürfen bei der Messung schon wie die Erwachsenen auf der Seite liegen.

Die Bestimmung des Fiebers sollte mit Hilfe eines Fieberthermometers erfolgen. Fieberstreifen, welche die Temperatur durch wechselnde Farben anzeigen, können aus hygienischen Gründen nur einmal verwendet werden und sind nicht immer ausreichend präzise.

Schwankungen der Temperatur. Bei der Körpertemperatur ist zu unterscheiden zwischen Untertemperatur (weniger als 36 Grad Celsius), der Normaltemperatur (je nach Tageszeit und individueller Wärmeregulation zwischen 36,1 und 37,5 Grad Celsius), der erhöhten (subfebrilen) Temperatur bis 37,9 Grad, dem mäßigen Fieber (38,0 bis 38,9 Grad Celsius), dem hohen Fieber (39,0 bis 40,5 Grad Celsius), dem sehr hohen Fieber bis 42,0 Grad Celsius und Temperaturen darüber (Hyperpyrexie). Temperaturen um 42,0 Grad Celsius sind stets akut lebensbedrohlich. Sie kommen bei Hitzschlag, Gehirnerkrankungen im Bereich des regulierenden Wärmezentrums und bei einigen Infektionskrankheiten vor.

Ursachen des Fiebers

Fieber ist keine eigenständige Erkrankung, sondern ein Krankheitszeichen, dem unterschiedliche Ursachen zugrunde liegen können.

Infektionskrankheiten. Die Ansteckung mit Krankheitskeimen (Infektion) führt häufig zu Fieber, wobei bestimmte Infektionskrankheiten, so Masern und Scharlach, Pocken, Malaria und Typhus, unbehandelt ganz bestimmte, für die Krankheit typische Fieberverläufe hervorbringen. Der *Fieberstoff*, der das Wärmeregulationszentrum des Gehirns beeinflußt, entsteht aus Keimen (Bakterien), aber auch aus zerfallenden körpereigenen Geweben und Zellen. Dieser Fieberstoff (Pyrexin) bewirkt eine Beschleunigung des menschlichen Stoffwechsels. Dabei erhöht sich der Sauerstoffbedarf des Organismus pro 0,1 Grad Celsius Temperaturerhöhung um jeweils 12 Prozent. Durchschnittlich schlägt das Herz pro ein Grad Temperaturerhöhung etwa zehn Schläge pro Minute mehr.

Eiweißzerfall. Außer durch Infektionskrankheiten wird Fieber auch durch körpereigenen Eiweißzerfall hervorgerufen. Deshalb beobachtet man nach Knochenbrüchen, Blutergüssen, Herz- und Lungeninfarkten, Schlaganfällen und Verbrennungen gelegentlich einen beträchtlichen kurzfristigen Temperaturanstieg. Weil auch die Krebskrankheit (→ Seite 398) mit einem Zerfall von Zellen einhergeht, steigt die Temperatur dabei oft an.

Bei Fieber Kaffeeverbot!
Coffein, außer in Kaffee auch in schwarzem Tee und einigen Colagetränken enthalten, regt die Ausschüttung von körpereigenen Hormonen an, die die Körpertemperatur erhöhen. Deshalb kann Coffein sogar die Wirksamkeit fiebersenkender Medikamente, wie z. B. Aspirin, aufheben. Kranke sollten ihre Medizin deshalb nicht mit Kaffee oder schwarzem Tee schlucken, sondern mit Wasser.

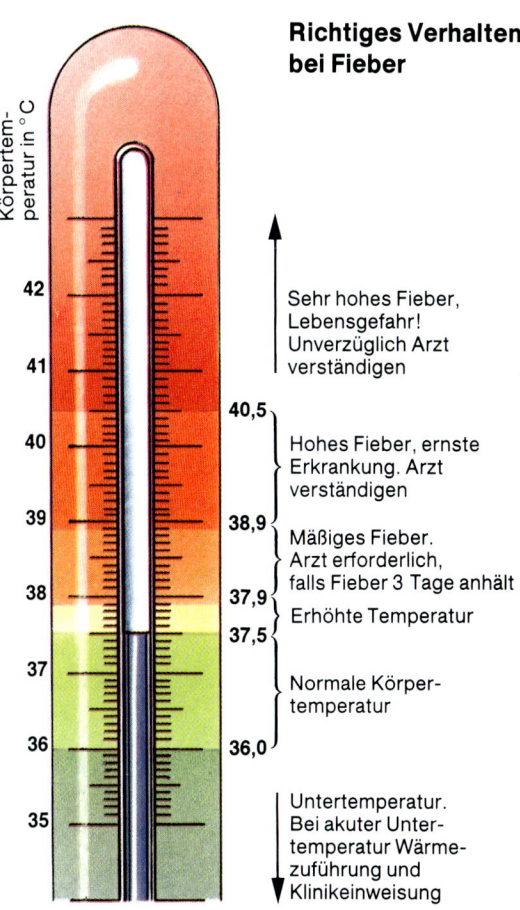

Richtiges Verhalten bei Fieber

Körpertemperatur in °C

42	Sehr hohes Fieber, Lebensgefahr! Unverzüglich Arzt verständigen
41	
40,5	Hohes Fieber, ernste Erkrankung. Arzt verständigen
40	
39	38,9 — Mäßiges Fieber. Arzt erforderlich, falls Fieber 3 Tage anhält
38	37,9 — Erhöhte Temperatur
37,5	
37	Normale Körpertemperatur
36	36,0
35	Untertemperatur. Bei akuter Untertemperatur Wärmezuführung und Klinikeinweisung

Die im Schaubild vermerkten Fiebergrade geben die im After gemessenen Körpertemperaturen an.

85

Regelkreis bei Fieber

Starkes Schwitzen senkt die fiebrige Körpertemperatur, weil die Wärme nach außen abgegeben wird.

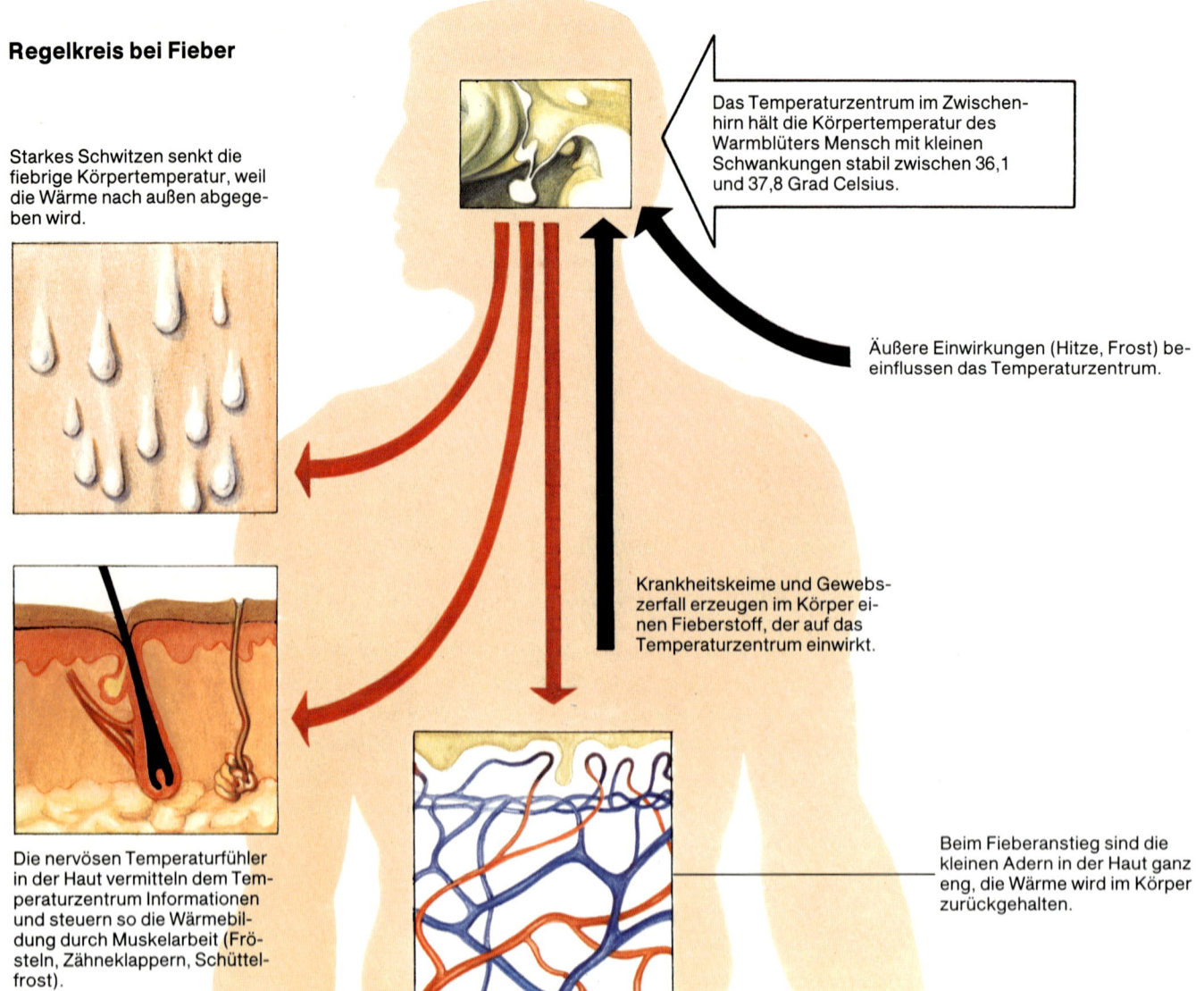

Das Temperaturzentrum im Zwischenhirn hält die Körpertemperatur des Warmblüters Mensch mit kleinen Schwankungen stabil zwischen 36,1 und 37,8 Grad Celsius.

Äußere Einwirkungen (Hitze, Frost) beeinflussen das Temperaturzentrum.

Krankheitskeime und Gewebszerfall erzeugen im Körper einen Fieberstoff, der auf das Temperaturzentrum einwirkt.

Die nervösen Temperaturfühler in der Haut vermitteln dem Temperaturzentrum Informationen und steuern so die Wärmebildung durch Muskelarbeit (Frösteln, Zähneklappern, Schüttelfrost).

Beim Fieberanstieg sind die kleinen Adern in der Haut ganz eng, die Wärme wird im Körper zurückgehalten.

Der Mensch ist ein Warmblüter. Er braucht zum Leben eine Körpertemperatur von rund 37° Celsius. Fieber strapaziert seine Organe. Deshalb sorgt ein Regelkreis dafür, daß erhöhte Temperaturen rasch abgesenkt werden.

Zungenzeichen bei Fieber

● *Bei fieberhaften Infektionskrankheiten ist die Zunge bis zur Spitze weißlich belegt und feucht.*

● *Wird die Zunge bei Fieber trocken und borkig, so ist dies ein schlechtes Zeichen – Arzt verständigen!*

Meist handelt es sich um leichte Temperaturerhöhungen, wie sie auch bei chronischen Krankheiten (Tuberkulose, Leberzellentzündung, Zahninfektionen, Nasennebenhöhlenerkrankungen, chronischer Mandelentzündung) beobachtet werden. Wenn diese leichten (subfebrilen) Temperaturerhöhungen mit einer erhöhten Blutsenkung (→ Seite 177) einhergehen, ist in jedem Fall eine genaue diagnostische Klärung erforderlich. Bei schlankwüchsigen und sehr nervösen (neurovegetativen) Menschen beobachtet man oft eine leichte Temperaturerhöhung ohne Krankheitswert.

Störungen des Temperaturzentrums. Große Schwankungen weist die Körpertemperatur auf, wenn das Temperaturzentrum im Gehirn durch Erkrankungen in Mitleidenschaft gezogen ist. Dieses zentrale Fieber kann ausgelöst werden durch Gehirnerschütterungen (Commotio), Gehirnquetschungen (Contusio), Hirnhautentzündungen, Hirntumoren und Schlaganfälle. Auch dem Hitzschlag liegt, neben der Wärmestauung durch die Unmöglichkeit ausreichender Wärmeabgabe, eine Störung des zentralen Temperaturzentrums zugrunde.

Maßnahmen bei Fieber

Auf Fieber deuten rotglänzende Backen, verschwitzte Handflächen, glänzende Augen und ein heißer Körper. Sofortiges rektales Fiebermessen verschafft Gewißheit. Bei Säuglingen und Kindern ist in jedem Fall ein Arzt zu Rate zu ziehen. Erwachsene sollten den Arzt verständigen, sofern das Fieber über 38,9 Grad Celsius steigt oder länger als drei Tage über 37,9 Grad Celsius beträgt.

Fiebersenkende Mittel (Zäpfchen, sog. Grippetabletten) sollten nur auf ausdrückliche Anweisung des Arztes angewandt werden. Zur Stabilisierung des Kreislaufs und gegen die unangenehmen Symptome der Schwäche und Abgeschlagenheit muß man Fiebernden ausreichend zu trinken geben, vor allem Tee und Obstsäfte.

Untertemperatur

Die Untertemperatur als Sonderform einer Regulationsstörung der Körpertemperatur wird beobachtet in der Wiederherstellungsperiode (Rekonvaleszenz) nach fieberhaften Erkrankungen, bei Vergiftungen durch Alkohol, bei chronischer Unterernährung und vor allem bei starker Auskühlung, etwa als Folge einer Erfrierung oder Unterkühlung im Wasser.

Untertemperatur ist für die Gesundheit genauso gefährlich wie hohes Fieber und muß deshalb durch die sofortige Zufuhr von Wärme (heißes Bad, warme Bettdecken, gut temperierte Räume) behandelt werden. Besondere Bedingungen gelten für die Erste Hilfe bei Erfrierungen (→ Seite 491). In der Heilkunde spielt die künstliche Unterkühlung (Hypothermie) bei langdauernden Herz-Kreislauf-Operationen als Mittel zur Verlangsamung des Stoffwechsels eine Rolle.

Kühle Wadenwickel senken das Fieber
Auf bewährte und ungefährliche Weise entziehen naßkühle Wadenwickel einem fiebernden Patienten Hitze:
Man taucht ein Handtuch in kaltes Wasser, wringt es gut aus und wickelt es locker um den Unterschenkel, der auf einem Gummi- oder Plastiktuch liegen sollte.
Nach zehn Minuten ist der Wadenwickel feuchtwarm und muß erneuert werden.

Hunger

Das Verlangen nach Nahrung, das Hungergefühl, wird auf komplizierte Weise durch das im Zwischenhirn gelegene Hungerzentrum in Zusammenwirken mit dem Blutzuckerspiegel gesteuert. Hunger wird von keinem bestimmten Sinnesorgan wahrgenommen. Das Hungergefühl rührt nicht von der Zusammenziehung des leeren Magens her, denn es bleibt auch bei vollständiger operativer Entfernung dieses Organs erhalten. Wird auf die Zufuhr von Nahrungsmitteln weitgehend oder gar völlig verzichtet, so erhöht sich die Beweglichkeit des Darmes (Hungerperistaltik). Bei Magen- und Zwölffingerdarmgeschwüren (Ulcus) empfindet der Patient einen Hunger- oder Nüchternschmerz, solange Magen und Darm leer sind.

Im allgemeinen paßt der Mensch Menge und Art der aufgenommenen Nahrung seinen wechselnden Bedürfnissen an. Dabei spielen die Arbeitsbelastung und das Klima bei der Langzeitregulierung und der Nährgehalt der letzten Mahlzeit bei der Kurzzeitregulierung die entscheidende Rolle. Das Hungergefühl wird durch zahlreiche seelische Faktoren, etwa Angst, Aufregung, Schmerz oder Freude, beeinflußt.

Abmagerung

Rascher oder langanhaltender Gewichtsverlust von mehreren Kilogramm ist als Krankheitszeichen zu werten, sofern er nicht absichtlich zur Verringerung eines bestehenden Übergewichts angestrebt wird. Ein Erwachsener, der keine Nahrung zu sich nimmt, also fastet (Nulldiät), verliert pro Tag durchschnittlich 340 Gramm (Frauen) bzw. 420 Gramm (Männer) an Gewicht. Der Gewichtsverlust bei der Abmagerung setzt sich zusammen aus dem Verlust von körpereigenem Wasser und dem Verbrauch der gespeicherten Fettdepots. Schließlich wird jedoch auch Körpersubstanz (Muskulatur, Gewebe) im Stoffwechsel des Menschen verbraucht.

Abmagerung als Krankheitszeichen

Die Abmagerung ist ein mehrdeutiges Krankheitszeichen. Sie kann darauf beruhen, daß der Patient die Lust am Essen, den Appetit, verloren hat. Abmagerung wird jedoch auch trotz normaler, ausreichender Ernährung beobachtet.

Die Appetitlosigkeit hat häufig seelische Ursachen, so bei der Pubertätsmagersucht (Anorexia nervosa); sie ist jedoch auch ein Krankheitszeichen bei fieberhaften Infektionen und Störungen im Bereich des Magen-Darm-Kanals. Patienten mit hohem Fieber sind fast immer ap-

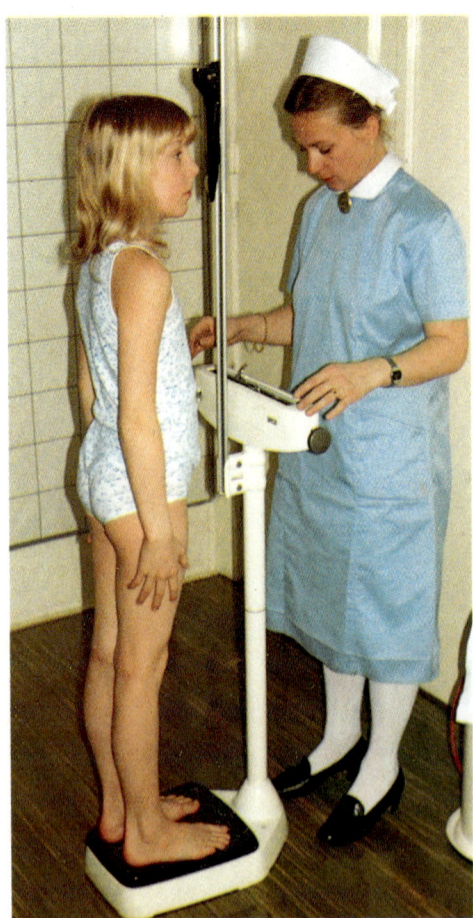

Die regelmäßige Kontrolle des Körpergewichts mit einer gut funktionierenden Waage empfiehlt sich bei Kindern wie bei Erwachsenen. Geringfügige Unter- oder Überschreitungen der Durchschnittsdaten sind jedoch im allgemeinen ohne Krankheitswert.

petitlos. Wenn die Abmagerung nicht durch eine Diät bedingt ist, kommen als Ursachen vor allem Tuberkulose, Schilddrüsenüberfunktion, Zuckerkrankheit, Darmparasiten (Bandwürmer), aber auch Krebskrankheiten in Betracht.

Fettsucht

Extreme Abmagerung und extreme Fettsucht (Adipositas) sind auf den ersten Blick zu erkennen. Schwieriger ist die Beurteilung der weniger ausgeprägten Veränderungen. Über das Normalgewicht von Männern und Frauen orientieren die Tabellen auf Seite 27. Eine geringgradige Abweichung des Körpergewichts von den Durchschnittsdaten muß nicht krankhaft sein. So ist die Unterschreitung des Normalgewichts um zehn Prozent und seine Überschreitung um zwanzig Prozent in der Regel ohne Krankheitswert. Konstitution und Lebensumstände, auch vererbte Eigentümlichkeiten, beeinflussen das Körpergewicht in dem genannten Rahmen.

Ursachen der Fettsucht

Ein übermäßiger Fettansatz hat Krankheitswert. Dabei ist zu beachten, daß es Menschen gibt, die nicht mehr essen als ihre Umgebung und nicht weniger arbeiten und dabei trotzdem zunehmen. Diese »guten Futterverwerter« sind besonders gefährdet, übergewichtig zu werden.

Gelegentlich wird eine übermäßige Nahrungsaufnahme durch Hormonstörungen ausgelöst. Während es sich bei der Pubertätsfettsucht zumeist um eine vorübergehende Gewichtszunahme handelt, löst eine Geschwulst der Inselzellen der Bauchspeicheldrüse (Insulom) ein enorm gesteigertes Hungergefühl und dadurch bedingt eine beträchtliche Fettsucht aus. Auch Erkrankungen der Nebenniere und der Hirnanhangsdrüse führen zu deutlichem Übergewicht. Unter mitteleuropäischen Lebensumständen sind die meisten Formen des Fettansatzes jedoch durch eine übermäßige Nahrungsaufnahme bedingt.

Durst

Das Bedürfnis des Körpers nach Flüssigkeitsaufnahme, der Durst, regelt den Wasserhaushalt des Organismus. Das Körperwasser macht einen beträchtlichen Anteil des Organismus aus. Es beträgt bei Säuglingen 75 Prozent, bei Männern rund 60 Prozent, bei Frauen 40 bis 50 Prozent des Körpergewichts. Dieses Körperwasser, das teils innerhalb, teils außerhalb der Zellen vorhanden ist, wird durch Urin, Stuhl, Schweiß, Verdunstung und durch die Ausatmungsluft in wechselnden Mengen abgegeben. Diese natürlichen Wasserverluste lösen ein Durstgefühl aus, sobald der Körper rund 0,5 Prozent seines Gesamtgewichts verloren hat. In dieser Situation wird die Bildung des Speichels gedrosselt, der Mund wird trocken.

Durstgefühl als Krankheitszeichen

Im menschlichen Körper gibt es zahlreiche Meßfühler (Rezeptoren), die den Wassermangel wahrnehmen. Sie lösen im Durstzentrum des Zwischenhirns das Verlangen nach Flüssigkeit aus. Die Meßfühler reagieren auch auf die Konzentration des Kochsalzes in Zellen und Geweben. Deshalb empfindet der Mensch ein Durstgefühl nicht nur bei Wassermangel, sondern auch bei Kochsalzgaben. Der Wasserbedarf wird aus Getränken, dem Flüssigkeitsanteil der Nahrungsmittel (Suppen, Obst, Gemüse) und aus dem sogenannten Verbrennungswasser gedeckt, das bei der Aufspaltung von Eiweiß, Fett und Kohlenhydraten im Stoffwechsel entsteht.

Das Durstgefühl ist bei allen Krankheiten, die mit Erbrechen und Durchfall einhergehen, verstärkt. Starker Durst und übermäßige Flüssigkeitszufuhr sind frühe Warnzeichen der Zuckerkrankheit (Diabetes mellitus) und der Wasserharnruhr (Diabetes insipidus), einer Hormonkrankheit.

Austrocknung

Der Wasserverlust eines Organismus ist in heißer Umgebung, durch starkes Schwitzen, bei Fieber und durch eine vermehrte Harnproduktion oft beträchtlich erhöht. Er muß durch eine vermehrte Wasseraufnahme ausgeglichen werden. Austrocknung durch Wassermangel wird jedoch auch bei schlecht versorgten Säuglingen (sie sind nicht in der Lage, gezielt auf ihren Durst aufmerksam zu machen) und bei Schwerkranken beobachtet.

Erste Zeichen der Austrocknung (Exsikkose) sind außer heftigem Durst eine zunehmende Müdigkeit, ein blasses, eingefallenes Gesicht und die Ausscheidung hochkonzentrierten, dunkelgelben Urins. Muß der Mensch weiterdursten, so trübt sich sein Bewußtsein, er wird verwirrt (Delirium) und verkennt wahnhaft die Situation (Halluzination). Vollständiger Wassermangel führt bei Schiffbrüchigen oder Menschen, die sich in der Wüste verirrt haben, innerhalb von vier bis 15 Tagen zum Tode.

Salzmangelsyndrom

Die Flüssigkeitsverminderung des Organismus kann auch durch den Verlust von körpereigenem Salz (Elektrolyten), als Folge länger anhaltender Durchfälle oder starken Erbrechens, bedingt sein. Übermäßiges Schwitzen und salzlose Diät, wie sie bei Herz- und Nierenkranken erforderlich sein kann, fördern das Salzmangelsyndrom. Durch den Mangel an Natrium-, Chlor- und Kalium-Ionen gerät der Wasserhaushalt des Körpers aus dem Gleichgewicht; infolge des Übertritts von Wasser aus dem Blut in die Körperzellen wird das Blut dicker, es verringert sich die Menge des zirkulierenden Blutes, und das Körpergewebe wird schlechter mit Sauerstoff versorgt. Der Patient klagt anfänglich über Muskelschwäche, Kopfschmerzen, Schwindel, Bauchkrämpfe und Herzklopfen; später kommt es zu Muskelkrämpfen und infolge des Blutdruckabfalls zu starken Kreislaufstörungen. Der Durst ist bei dieser Form der Austrocknung durch Salzmangel oft nur gering oder fehlt völlig. Das Salzmangelsyndrom ist durch Laboruntersuchungen zweifelsfrei festzustellen und bedarf umgehend ärztlicher Behandlung.

Wassersucht

Eine schmerzlose, nicht gerötete Schwellung oder Gedunsenheit nennt man Wassersucht oder *Ödem* (von griech. oidema = Schwellung). Ödematöse Schwellungen können verschiedene Ursachen haben. Am häufigsten werden sie an Knöcheln und Fußrücken, den Augenlidern und im Bauchraum beobachtet.

Ein Ödem entsteht, wenn sich in den Gewebsspalten wäßrige (seröse) Flüssigkeit im Übermaß ansammelt. Zur Anschwemmung der Flüssigkeit kommt es, wenn der Rückfluß des Blutes oder der Lymphe zum Herzen behindert ist. Solche mechanischen Abflußstörungen *(Stauungsödem)* können Zeichen eines Blutgerinnsels (Thrombus) oder des Verschlusses von Lymphwegen mit mächtiger Anschwellung des Gewebes (Elephantiasis) sein. Auch die Einengung der kleinsten Blutgefäße bei der bindegewebigen Leberschrumpfung (Zirrhose) ruft eine Form des Ödems, die Bauchwassersucht (Aszites), hervor.

Steigt infolge von Herzschwäche (Herzinsuffizienz) der Blutdruck in den Venen an, so tritt ebenfalls Gewebeflüssigkeit in die Umgebung aus. Zu örtlich begrenzter oder allgemeiner Wassersucht kommt es auch, wenn die Wände der kleinsten Blutgefäße (Kapillaren) durchläs-

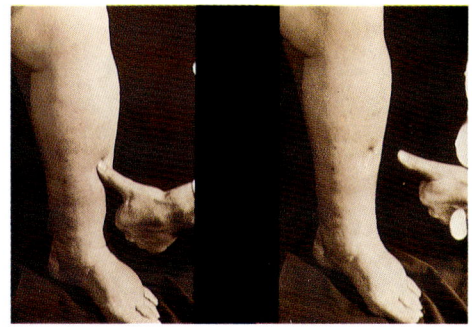

So prüft man, ob ein Ödem vorhanden ist: Bleibt die vom Finger eingedrückte Delle längere Zeit bestehen, ist in das Gewebe krankhaft viel Wasser eingelagert. In gesundem Fett- und Muskelgewebe bleibt der Fingerdruck dagegen nur kurze Zeit sichtbar.

sig werden. Das ist bei bestimmten Überempfindlichkeitsreaktionen (Quincke-Ödem) und bei den örtlichen Ödemen nach Insektenstichen der Fall. Werden innere Organe von der Wassersucht befallen, sind schwere, oft dramatische Krankheitszustände die Folge (Hirnödem, Lungenödem).

Schwitzen

Die wahrnehmbare Absonderung von Schweiß durch die Schweißdrüsen der Haut wird Schwitzen (Transpiration) genannt. Das ist ein normaler Vorgang der Wärmeregulation, der bei stärkerer Hitze oder anstrengenden Arbeiten der Abkühlung des Körpers dient. Die Menge des Schweißes, der normalerweise farblos ist, schwach salzig schmeckt und einen typischen Geruch aufweist, kann dabei bis zu einigen Litern pro Stunde betragen. Dieser erhebliche Flüssigkeitsverlust des Körpers muß durch Trinken wieder ausgeglichen werden.

Der Salzanteil des Schweißes beträgt rund 0,5 Prozent. Ferner enthält die wäßrige Flüssigkeit Mineralsalze, Spuren von Ammoniak, Harnstoff, Harnsäure und flüchtige Fettsäuren, die den eigentümlichen Geruch bedingen.

Die Schweißsekretion wird von Gefäßnerven gesteuert, die dem Willen nicht unterworfen sind. Weil die Schweißdrüsen vor allem in den Achselhöhlen, an Handflächen und Fußsohlen liegen, macht sich Schwitzen hier besonders bemerkbar.

Schwitzen als Krankheitszeichen

Als Krankheitszeichen wird Schwitzen bei zahlreichen Leiden beobachtet. Der kalte Schweiß *(Angstschweiß)* kann in Situationen echter oder vermeintlicher Gefahren auftreten. Die Haut ist dabei kühl und

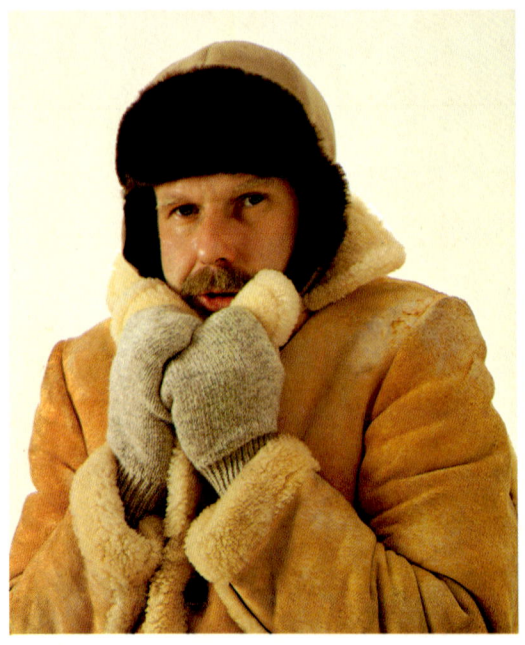

Normalerweise reguliert ein Nervenzentrum im Gehirn die Körpertemperatur gleichsam vollautomatisch, ohne daß wir etwas davon merken. Schwitzen und Frieren sind fühlbare Ausnahmen: Durch Erzeugung von Verdunstungskälte oder durch Muskelarbeit wird die Temperatur konstant gehalten. Schwitzen und Frieren können aber auch frühe Warnzeichen einer Krankheit sein.

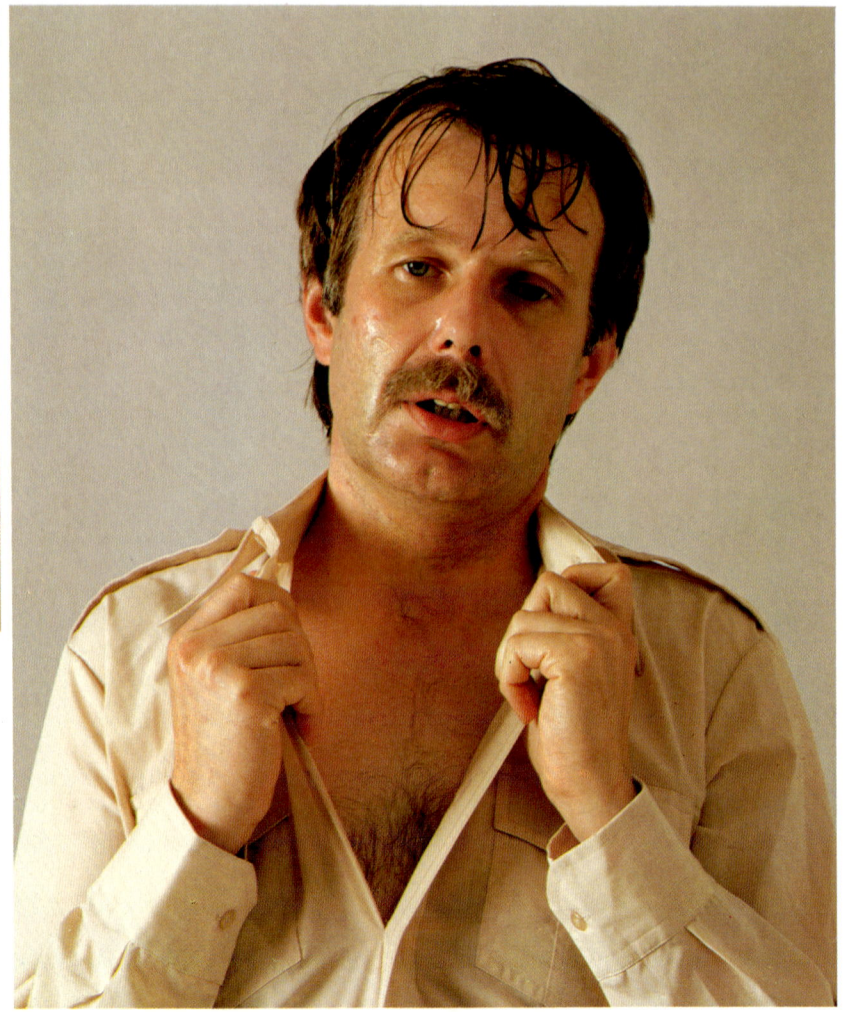

blaß, wogegen sie beim Hitze- und Arbeitsschweiß warm und gerötet erscheint. Bei Fieber durch Infektionskrankheiten (Lungenentzündung, Malaria, Typhus) ist starkes Schwitzen ebenso ein Krankheitszeichen wie bei schwerem Asthma, rheumatischem Fieber, Nierenstein- und Gallenblasenkolik. Nächtlich auftretender Schweiß kann ein früher Hinweis auf Lungentuberkulose oder andere Krankheiten der Atmungsorgane (Lungenabszeß, Lungenkrebs) sein. Auch bei Blutkrebs (Leukämie) werden Schweißausbrüche während der Nachtzeit beobachtet.

Frösteln und Schüttelfrost

Als Krankheitszeichen ist das Frösteln eine Kälteempfindung, die von der Umgebungstemperatur unabhängig ist. Sie geht dem Fieber voran und häufig in starkes Frösteln, den Schüttelfrost, der mit Gänsehaut verbunden ist, über. Das dabei auftretende Zittern des ganzen Körpers, meist von Zähneklappern begleitet, ist durch den Willen nicht zu unterdrücken.

Warum der Mensch friert
Alle genannten Symptome werden durch den gleichen Mechanismus bewirkt: Durch die Infektion setzt im Körperkern eine gesteigerte Wärmebildung, das Fieber, ein. Die Wärmeabgabe durch die Haut ist jedoch durch eine Verengung der oberflächlichen Blutgefäße noch sehr gering.
Dieses Mißverhältnis zwischen der Körper- und der Außentemperatur alarmiert die Kältepunkte der Haut, die »Fehlalarm geben« und eine weitere Wärmebildung durch Muskelzittern anregen, obwohl eine zusätzliche Wärmezufuhr sinnlos ist. Sobald die Kältepunkte »Wärme« melden, hört das Zittern auf.
Bei Kälte, Schreck und Erregung ziehen sich kleine glatte Hautmuskeln zwischen Lederhaut und Haarbalg unwillkürlich zusammen. Durch Aufrichtung des Haarbalgs entsteht die Gänsehaut.

Schluckauf

Der Schluckauf (Singultus), auch Schlucken oder Schluchzen genannt, ist eine Art Schnappatmung, hervorgerufen durch eine unwillkürliche rasche Zusammenziehung des muskulären Zwerchfells. Dabei wird gleichzeitig die Stimmritze des Kehlkopfes geschlossen und danach ruckartig und hörbar eingeatmet.
Meist ist der Schluckauf eine harmlose und vorübergehende, nicht behandlungsbedürftige Besonderheit. Man kann ihn durch tiefe Einatmung und langes Atemanhalten (Mund geschlossen halten, Nase zukneifen) bekämpfen, wobei man möglichst mehrfach schlucken sollte. Bewährt hat sich auch das langsame Trinken von Mineralwasser.

Anhaltender Schluckauf
Besteht der Schluckauf länger als eine halbe Stunde oder kehrt er häufig wieder, so kann dies ein Zeichen für eine krankhafte Zwerchfellreizung sein. Wenn Magen oder Leber auf diese muskuläre Grenze zwischen Bauch- und Brustraum drücken oder wenn durch Entzündungen des Bauchfells (Peritonitis), der Hoden (Orchitis) oder durch einen inneren Bruch (Hernie) das Zwerchfell selbst oder die das Zwerchfell steuernden Nerven in Mitleidenschaft gezogen werden, hält der Schluckauf oft tagelang an und kann dann sehr belastend werden.
Tagelang anhaltender Schluckauf kommt auch bei Gehirnentzündung (Enzephalitis) vor, die nach schweren Grippeinfektionen auftreten kann. Ebenso kann der Schluckauf durch Erkrankungen des Atemzentrums ausgelöst werden. Ein langdauernder »nervöser« oder »hysterischer« Schluckauf ist selten.

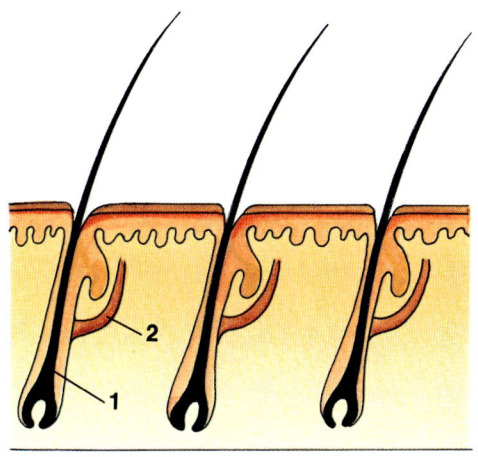

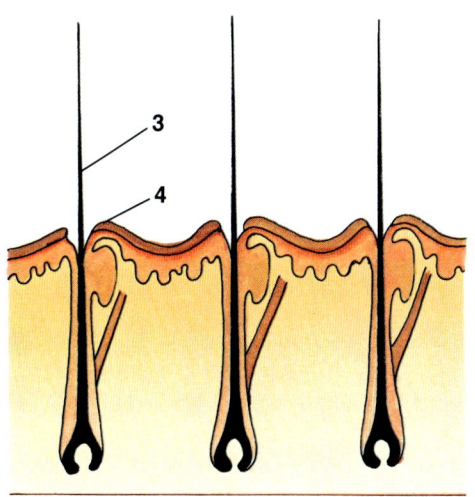

Gänsehaut entsteht durch einen Kältereiz oder durch seelische Einflüsse. Dabei ziehen sich die an den Haarbälgen (1) ansetzenden glatten Muskeln (2) zusammen. Die feineren Haare (3) der Haut werden aufgerichtet und die Haut (4) erscheint danach durch das Hervortreten der Haarbälge höckrig.

Erbrechen

Beim Krankheitszeichen des Erbrechens wird zwar Mageninhalt durch Speiseröhre, Rachen und Mund ausgestoßen, doch muß es sich bei diesem Symptom nicht um ein isoliertes Zeichen einer Magenerkrankung handeln. Brechreiz und Erbrechen können vielmehr mit zahlreichen, ganz unterschiedlichen Krankheitszuständen kombiniert sein.

Ursachen des Brechreizes

Der Brechreiz wird vom Brechzentrum im Gehirn ausgelöst. Dieses würgende, von Übelkeit begleitete Gefühl kann viele Ursachen haben. Dazu zählen seelische Faktoren, wie Ekel und Widerwillen gegen bestimmte Farben, Gerüche und Situationen, ferner die Überfüllung des Magens, seine Reizung durch Alkohol oder Medikamente, auch die Belastung durch Bakteriengifte. Nicht jeder Brechreiz führt zum Erbrechen. Meist erleichtert die rückläufige Entleerung von Mageninhalt (Emesis, Vomitus) jedoch die Beschwerden.

Erbrechen als Krankheitszeichen

Brechreiz und Erbrechen sind bei schweren Infektionskrankheiten (Hirnhautentzündung, Cholera, Gelbfieber) charakteristische Symptome. Wird das Erbrechen durch eine Reizung des Brechzentrums im Gehirn verursacht, etwa bei Hirntumoren, Migräne oder Schlaganfall, klagt der Kranke häufig über Kopfschmerzen. Dies gilt auch für Erbrechen bei akuter Nierenentzündung, Nieren- und Leberversagen.
Örtliche Erkrankungen des Rachens, der Speiseröhre oder des Magens bewirken blutige Beimischung zum Erbrochenen. Wenn jemand beabsichtigt oder unbeabsichtigt Gift geschluckt hat, läßt sich dessen Zusammensetzung aus dem Erbrochenen nachweisen. Enthält das Erbrochene reichlich Blut, so wirkt der Mageninhalt »kaffeesatzartig« (schwarzes Erbrechen). Schwere Erkrankungen des Magens oder des Darms oder innerer Organe sind häufig an der Art des Erbrochenen zu erkennen (Galle- oder Kot-Erbrechen).
Sonderformen sind das psychogene (hysterische) Erbrechen beim Anblick bestimmter Speisen oder Farben. Das Schwangerschaftserbrechen (Hyperemesis gravidarum) kann wie jedes langanhaltende oder schwere Erbrechen den Gesamtorganismus in gefährlicher Weise in Mitleidenschaft ziehen. Der Körper verliert dabei beträchtliche Wassermengen und gleichzeitig lebenswichtige Elektrolyte, vor allem Kalium- und Chlor-Ionen (→ Seite 89).

Muskelzittern

Die rhythmischen, rasch aufeinanderfolgenden Zuckungen von Muskeln, die als Gegenspieler angelegt sind, werden *Tremor* genannt. Es handelt sich um eine Bewegungsstörung (Dyskinesie), die zum Zittern von Körperteilen oder des ganzen Körpers führt und durch Anstrengung des Willens nicht oder nur unvollständig zu unterdrücken ist. Der Tremor kann langsam oder schnell, die durch ihn hervorgerufenen Bewegungen können fein-, mittel- oder grobschlägig sein.
Ein vorübergehender Tremor ohne Krankheitswert kann gesunde Personen bei großer Kälte, starker Ermüdung, völliger körperlicher Erschöpfung oder seelischen Erregungs- und Spannungszuständen befallen. Selten ist Muskelzittern eine vererbte familiäre Eigentümlichkeit. Dieser Tremor bildet sich dann oft erst im Greisenalter aus.

Muskelzittern als Krankheitszeichen

In der Regel muß unwillkürliches rhythmisches Muskelzucken als Symptom organischer Krankheiten betrachtet werden. Verschiedene Nerven- und Muskelkrankheiten (Schüttellähmung, multiple Sklerose, Kleinhirnerkrankungen) bewirken Tremor. Tremor ist ferner ein Krankheitszeichen bei zu niedrigem Blutzuckerspiegel (Hypoglyk-

---

Verhalten bei Erbrechen
An der Art des Erbrochenen kann der Arzt in vielen Fällen erkennen, von welcher Erkrankung das Erbrechen ausgelöst wurde. Deshalb
● *in allen Fällen von Erbrechen, besonders bei Vergiftungen, Beimischung von Blut oder Galle und bei Koterbrechen, den erbrochenen Mageninhalt aufbewahren und dem Arzt zeigen.*

ämie), bei Überfunktion der Schilddrüse (Hyperthyreose) und bei Krebs des Nebennierenmarks (Phäochromozytom). Die unterschiedliche Ausprägung des Muskelzitterns erleichtert dem Arzt die Diagnose der jeweiligen Erkrankung.

Unter unwillkürlichen Muskelzuckungen leiden manche Alkohol- und Drogenabhängige. Bei Vergiftungen mit Blei, Quecksilber oder Nikotin ist die Bewegungsstörung (toxischer Tremor) oft ein erster Hinweis auf die zugrunde liegende Schädigung.

Der Tic

Eine abrupte Zuckung einzelner Muskeln oder Muskelgruppen wird Tic genannt. Er kann sich auch als Blinzelkrampf, Lippenbeißen oder unwillentliches, zwanghaftes Räuspern und Husten äußern. Die beteiligten Muskeln liegen meist im Gesicht oder an anderen oberflächlichen Körperstellen. Der Tic tritt unregelmäßig auf, er wird vom Patienten zwar bemerkt, kann jedoch meist nicht unterdrückt werden.

Im allgemeinen handelt es sich bei diesen automatischen Muskelzuckungen um seelisch bedingte Abwehr- und Reflexbewegungen. Es muß jedoch stets geprüft werden, ob dem Tic nicht organische Erkrankungen des Zentralnervensystems zugrunde liegen. In Frage kommen Hirnhautentzündung, Mangeldurchblutung infolge Gefäßverengung und Krankheiten des Kleinhirns. Schmerzhaft ist der Tic bei Erkrankungen der Gesichtsnerven (Fazialis-Tic) und gelegentlich bei Muskelkrämpfen (Tic-Krankheit), die sich vom Gesicht über die Hals- und Oberkörpermuskulatur ausbreiten können.

Müdigkeit

Ermüdung und Müdigkeit sind normale physiologische Vorgänge. Die Ursachen für das Auftreten der normalen Ermüdung sind wissenschaftlich noch nicht eindeutig geklärt.

Das Nachlassen der körperlichen und geistig-seelischen (psychischen) Kräfte kann jedoch in bestimmten Situationen ein Krankheitszeichen sein, insbesondere, wenn die Müdigkeit mit Fieber, Kopfschmerzen oder den Anzeichen der Blutarmut einhergeht. Dabei hat man zwischen der muskulären und der psychischen Ermüdung zu unterscheiden. Beide können in ihrer Steigerung zur völligen Erschöpfung führen.

Krankhafte Müdigkeit

Weil Müdigkeit die krankhafte Folge einer unzureichenden Durchblutung des Gehirns sein kann, tritt sie bei angeborenen Herzfehlern, bei Herzschwäche und Arterienverkalkung im Bereich des Großhirns auf. In Kombination mit anderen Symptomen kann krankhafte Müdigkeit auch ein Zeichen von Hormonstörungen, insbesondere der Unterfunktion der Nebennieren, sein. Sie wird ferner beobachtet bei einem Vitamin-B_1- und Vitamin-C-Mangel. Jede Form von Blutarmut (Anämie) bewirkt eine mehr oder minder starke vorzeitige Ermüdbarkeit, weil den Organen Sauerstoff fehlt. Verminderte Leistungsfähigkeit und ein erhöhtes Ruhe- und Schlafbedürfnis werden deshalb bei der Schwangerschaftsanämie, den verschiedenen Blutkrebsformen (Leukämie) und bei Ernährungsfehlern, die zu Blutarmut führen, beobachtet.

Auch die länger bestehenden Infektionen, etwa chronische Bronchitis und Lungentuberkulose, ferner rheumatisches Fieber, sind mit rascher Ermüdbarkeit kombiniert. Bei hohem Blutdruck und während der Wechseljahre wird ein Nachlassen der Leistungsfähigkeit, häufig verbunden mit gleichzeitiger Erregtheit und Schlafstörungen, beobachtet.

Die Abgrenzung der behandlungsbedürftigen Müdigkeit von der normalen, die bei jedem Menschen nach körperlichen und seelischen Belastungen eintritt, ist oft schwierig. Ärztlicher Rat sollte eingeholt werden, falls übermäßige oder anhaltende Müdigkeit auch nach regelmäßigem Schlaf fortbesteht.

Besondere Krankheitssymptome
Neben den in diesem Kapitel geschilderten allgemeinen Krankheitszeichen gibt es eine große Anzahl spezieller Symptome, die auf Erkrankungen einzelner Organe oder Organsysteme hinweisen. Genannt seien hier nur:
- *Husten,*
- *Pulsstörungen,*
- *blutiger Auswurf,*
- *Durchfall,*
- *Schwindel,*
- *Milzvergrößerung,*
- *Schluckbeschwerden.*
Anders als die allgemeinen Symptome sind diese Krankheitszeichen nicht so vieldeutig. Sie werden deshalb bei den entsprechenden Organen erläutert.

Das Grundgerüst des Körpers

Knochen und Gelenke

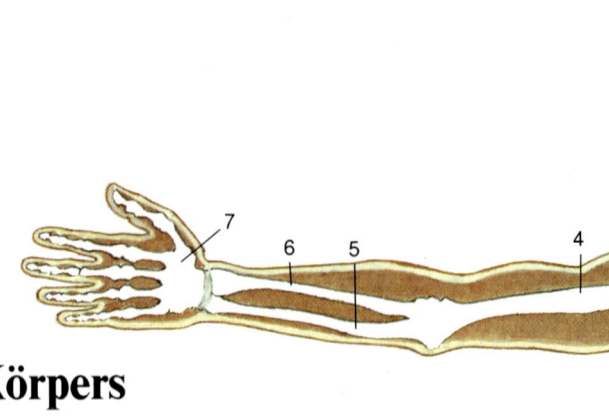
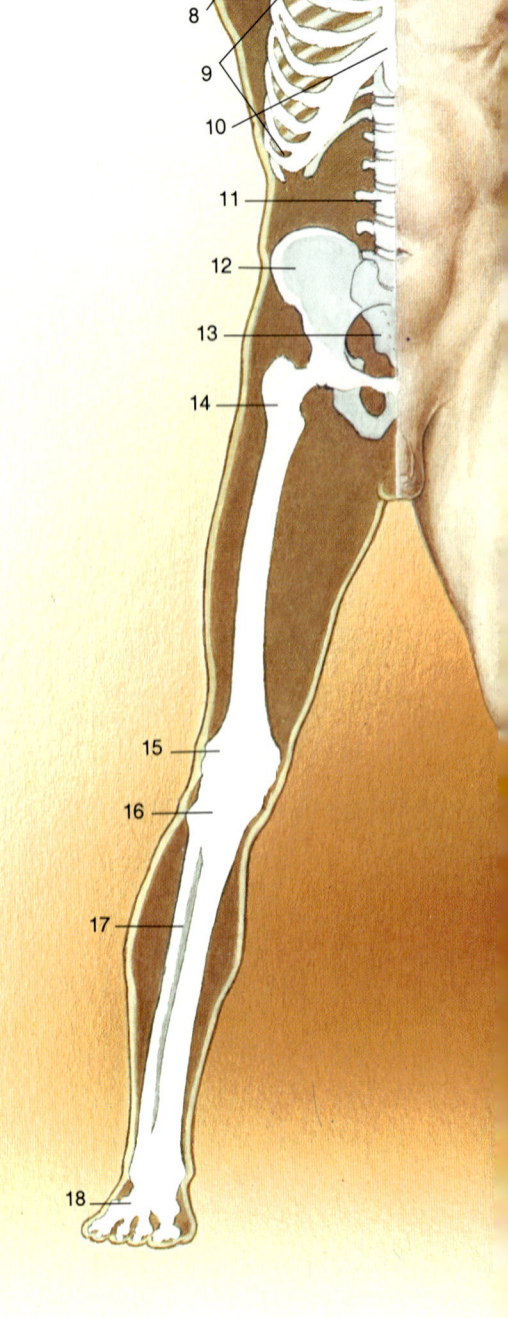

Das Knochengerüst des Menschen, sein Skelett, besteht aus 223 einzelnen Knochen.
Sie geben den verschiedenen Organen Stütze, Halt, Form und Schutz. Vor allem aber ermöglichen die durch Gelenke miteinander verbundenen Knochen die Beweglichkeit unseres Körpers. Größe und Form der verschiedenen Anteile des knöchernen Körpergerüstes richten sich nach den unterschiedlichen Aufgaben, die zu bewältigen sind. Dabei gehört es zu den Bauprinzipien, daß Beweglichkeit und geringes Gewicht mit Stärke und Härte kombiniert sind. So enthalten die langen Röhrenknochen des Oberarms und des Oberschenkels markhaltige Hohlräume. Ihre Knochengrundsubstanz ordnet sich in Bälkchen an, die sich nach der Belastung ausrichten und auf diese Weise Festigkeit garantieren. Dabei wird viel Gewicht gespart: Alle Knochen zusammen machen nur ein Sechstel des Körpergewichts aus.

1 Schädel	10 Brustbein
2 Halswirbelsäule	11 Lendenwirbelsäule
3 Schlüsselbein	12 Hüftbein
4 Oberarm	13 Kreuzbein
5 Elle	14 Oberschenkelknochen
6 Speiche	15 Kniescheibe
7 Handwurzelknochen	16 Schienbein
8 Schulterblatt	17 Wadenbein
9 Rippen	18 Fußwurzelknochen

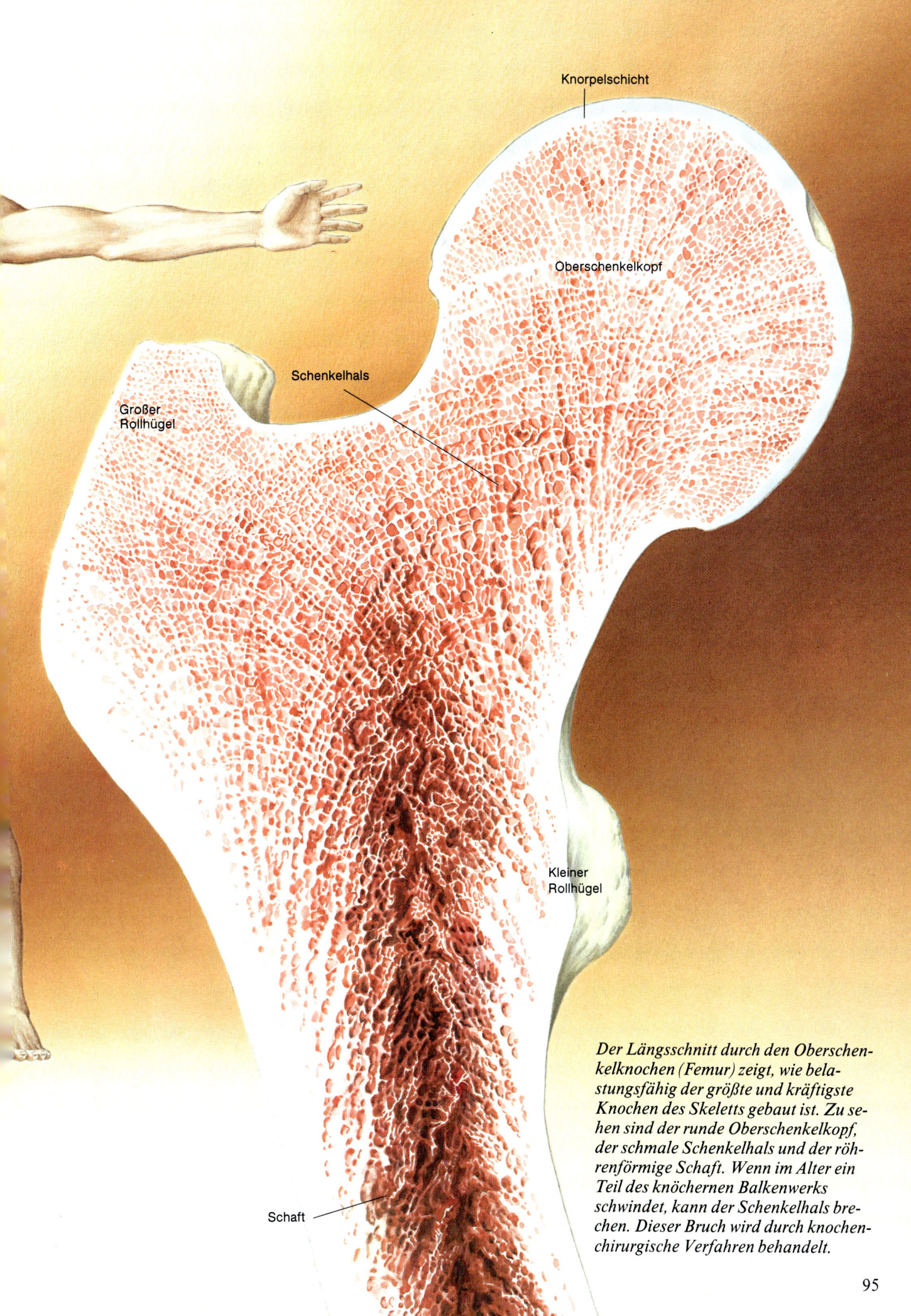

Knorpelschicht

Oberschenkelkopf

Schenkelhals

Großer
Rollhügel

Kleiner
Rollhügel

Schaft

Der Längsschnitt durch den Oberschenkelknochen (Femur) zeigt, wie belastungsfähig der größte und kräftigste Knochen des Skeletts gebaut ist. Zu sehen sind der runde Oberschenkelkopf, der schmale Schenkelhals und der röhrenförmige Schaft. Wenn im Alter ein Teil des knöchernen Balkenwerks schwindet, kann der Schenkelhals brechen. Dieser Bruch wird durch knochenchirurgische Verfahren behandelt.

95

Die Zellen, Bausteine des Körpers

Jeder Mensch entsteht aus der Verschmelzung zweier winziger Zellen, der männlichen Samenzelle und der weiblichen Eizelle. Der Samenfaden (→ Seite 315) ist 0,06 Millimeter lang. Die weibliche Eizelle (→ Seite 319) übertrifft diese Ausdehnung um ein Vielfaches. Sie hat einen Durchmesser von 0,2 Millimeter – und ist damit die weitaus größte Zelle des menschlichen Organismus.

Struktur und Funktion

Zellen nennt man die Grundbausteine des Körpers. Ein Erwachsener besteht aus rund 60 Billionen Zellen, von denen bei der Geburt schon zwei Billionen Zellen vorhanden sind. Aus Ei- und Samenzelle entwickelt sich der Organismus des Menschen, eine biologische Einheit, die Haut und Knochen, Sehnen und Gelenke, Muskeln, Gefäße und Nerven zu einem sinnvollen Ganzen vereint.

Das ist nur möglich, weil die kleinsten Bausteine, die Zellen, zu komplizierten Lebensäußerungen fähig sind: Sie können sich durch Zellteilung vermehren, wobei aus einer Mutterzelle jeweils zwei Tochterzellen entstehen. Sie wachsen bis zu einem von der Natur bestimmten Umfang; sie unterhalten den Stoffwechsel, indem sie Nährstoffe und Sauerstoff aufnehmen, verarbeiten und die Endprodukte ausscheiden;

Der innere Aufbau einer menschlichen Zelle. Bei elektronenmikroskopischer Vergrößerung sind die zahlreichen und ganz unterschiedlichen Zellbestandteile zu erkennen – in der Mitte der Kern (rot), drumherum das Zellplasma mit seinen Organellen, die miteinander in Verbindung stehen und sich gegenseitig ergänzen. Die Zelle ist nicht starr, sie wird ständig umgebaut und erneuert.

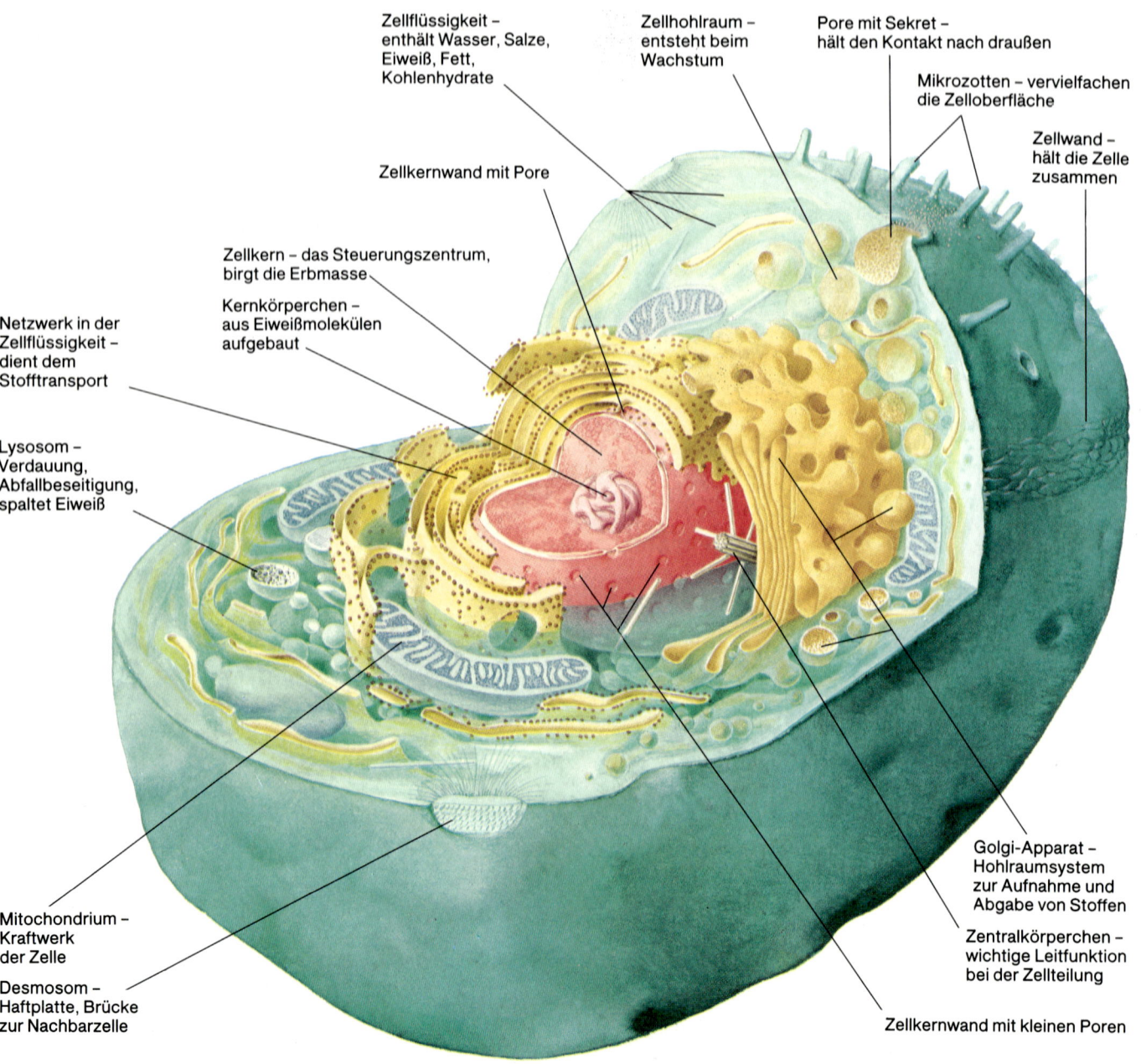

Zellflüssigkeit – enthält Wasser, Salze, Eiweiß, Fett, Kohlenhydrate

Zellhohlraum – entsteht beim Wachstum

Pore mit Sekret – hält den Kontakt nach draußen

Mikrozotten – vervielfachen die Zelloberfläche

Zellkernwand mit Pore

Zellwand – hält die Zelle zusammen

Zellkern – das Steuerungszentrum, birgt die Erbmasse

Kernkörperchen – aus Eiweißmolekülen aufgebaut

Netzwerk in der Zellflüssigkeit – dient dem Stofftransport

Lysosom – Verdauung, Abfallbeseitigung, spaltet Eiweiß

Mitochondrium – Kraftwerk der Zelle

Desmosom – Haftplatte, Brücke zur Nachbarzelle

Golgi-Apparat – Hohlraumsystem zur Aufnahme und Abgabe von Stoffen

Zentralkörperchen – wichtige Leitfunktion bei der Zellteilung

Zellkernwand mit kleinen Poren

schließlich sind sie in der Lage, äußere Reize wahrzunehmen und auf sie angemessen zu antworten.

Mit dem bloßen Auge sind die Zellen nicht zu erkennen. Erst das Mikroskop machte sie sichtbar. Es war der deutsche Anatom Theodor Schwann, der 1839 als erster nachwies, daß der ganze menschliche Körper aus kleinsten Elementarbausteinen, eben den Zellen, aufgebaut ist. Seit dieser Zeit ist es gelungen, immer weitere Einzelheiten über Bau und Funktionsweise der verschiedenen Zellen herauszufinden. Heute weiß man, daß die Zelle im wesentlichen aus dem Zelleib, dem Zellkern, einem Zentralkörperchen, etlichen Organellen und der Wand (Membran) besteht.

Zellarten

Jeder Bestandteil der Zelle hat eigene Aufgaben. Weil aber dem Zellenstaat des menschlichen Körpers außerordentlich viele und ganz unterschiedliche Aufgaben gestellt werden, haben sich zahlreiche Zellarten entwickelt. Sie unterscheiden sich nach Tätigkeit, Größe und Form. Die wichtigsten sind: Knochenzellen, Knorpelzellen, Bindegewebszellen, Muskelzellen, Drüsenzellen, Nervenzellen, Deckzellen und Blutzellen.

Formenvielfalt. Die meisten der genannten Zellarten sind in verschiedene Untergruppen unterteilt. Nur wenige lassen die Grundform, eine Kugel, erkennen. Sie sind stattdessen ei-, säulen-, stern-, pyramiden-, scheiben-, spindel- oder schlauchförmig. Im Durchschnitt sind Zellen ein fünfzigstel Millimeter groß, doch es gibt viel kleinere, etwa die Blutzellen, und solche, die wie die Nervenzellen einen Fortsatz, die Nervenfaser, bis zur Länge von einem Meter aussenden.

Zellteilung. Ähnlich unterschiedlich ist die Lebensdauer. Bei Nervenzellen entspricht sie der Gesamtlebensdauer des menschlichen Körpers. Oberhaut- und Blutzellen erneuern sich dagegen innerhalb weniger Tage und Wochen. Die meisten anderen Zellen verfügen über die Fähigkeit, sich im Laufe des menschlichen Lebens rund dreißigmal zu reproduzieren.

Möglich wird dies durch die Zellteilung, wobei sich die im Zellkern enthaltenen Träger der Erbanlagen, die Chromosomen mit den darauf angeordneten Genen, verdoppeln und so die Erbinformationen an die beiden neu entstehenden Tochterzellen weitergeben. Im Körper des Menschen findet also in jeder Sekunde des Lebens ein ständiger Umbau, ein Sterben und Wiedergeborenwerden statt.

Bei mikroskopischer Vergrößerung erkennt man die ganz unterschiedliche Gestalt der menschlichen Zellen, die alle aus der Verschmelzung der weiblichen Eizelle (1) und einer männlichen Samenzelle (13) hervorgehen: Flimmerepithelzellen (2), Epithelzellen (3), Nervenzelle (4), Farbstoffzelle (5), Blutzellen (6), Knochenzelle (7), Drüsenzelle (8), Knorpelzellen (9), Sinneszelle (10), Bindegewebszelle (11), glatte Muskelzellen (12).

Binde- und Stützgewebe

Gleichartige Zellen und ihre Abkömmlinge schließen sich zu Geweben zusammen. Man unterscheidet vier Hauptformen: Muskelgewebe, Nervengewebe, Deck- oder Epithelgewebe und das Binde- und Stützgewebe. Die drei erstgenannten Gewebearten werden in den entsprechenden Kapiteln behandelt. Hier soll näher auf das Binde- und Stützgewebe eingegangen werden, zu dem außer dem eigentlichen Bindegewebe auch Knorpel-, Knochen- und Fettgewebe gehören. Alle vier Gewebsarten beteiligen sich an der Formgebung des Körpers und bewirken zugleich mit der Festigkeit auch seine Elastizität.

Aufgaben des Bindegewebes

Die verschiedenen Zellen des Bindegewebes produzieren eine Zwischenzellsubstanz, die aus einem gestaltlosen Anteil, der Grundsubstanz, und einem geformten Anteil, den verschiedenen Bindegewebsfasern, besteht. Als lockeres Bindegewebe füllt es die Zwischenräume des Körpers aus und verbindet dadurch die unterschiedlichen Organe wie Muskeln, Drüsen und Blutgefäße miteinander. Je nach Bedarf kommt es als elastisches, faseriges oder straffes Bindegewebe vor.

Bindegewebsschwäche. Eine anlagemäßig bedingte Bindegewebsschwäche kann zu schlaffer Haut und schlechter Körperhaltung füh-

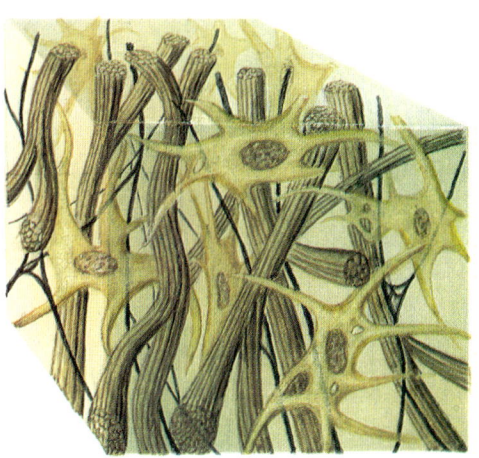

Bindegewebe umhüllt und verbindet fast alle Organe. Die Bindegewebszellen bilden mit ihren verzweigten Ausläufern eine Art Maschenwerk.

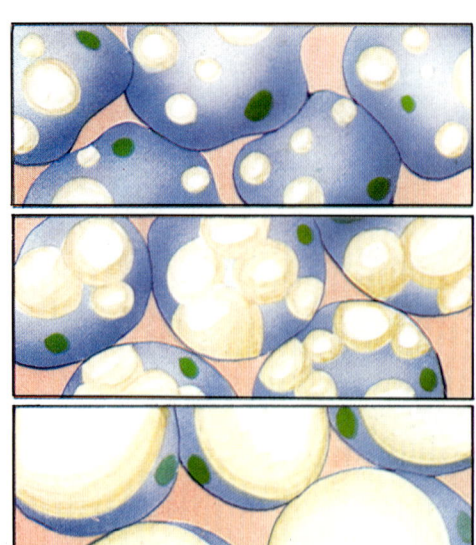

So entstehen die Fettzellen: Zunächst sind nur kleine gelb-weiße Fetttröpfchen vorhanden (oben), die jedoch bald zusammenfließen (Mitte). Schließlich füllt das Fett die ganze Zelle aus (unten).

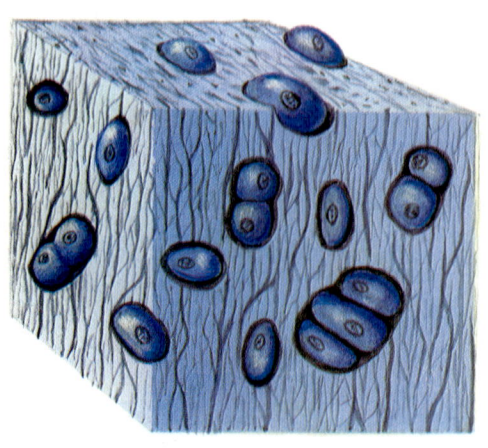

Knorpelgewebe in mikroskopischer Vergrößerung: Die rundlichen Knorpelzellen liegen in einem Flechtwerk von Bindegewebsfasern. Weil das Knorpelgewebe weder Blut- noch Lymphgefäße enthält, dringen Sauerstoff und Nährsubstanzen von der Oberfläche her ein.

ren. Eine Bindegewebsschwäche im Körperinneren geht manchmal mit Senkung von Organen (Magen, Nieren, Gebärmutter) einher und kann eine der Ursachen eines sichtbaren Vorfalls der Darmschleimhaut (Analprolaps) sein. Auch bei Hämorrhoiden und Krampfadern spielt eine Bindegewebsschwäche der Venenwände eine gewisse Rolle. Weil das Bindegewebe durch regelmäßige Belastung gekräftigt werden kann, empfiehlt sich bei Bindegewebsschwäche eine gezielte und regelmäßige körperliche Aktivität, vor allem Ausgleichssport.

Fettgewebe

Eine weitere Form des Bindegewebes ist das Fettgewebe. Es ist ein wesentliches Bauelement des Organismus, das in alle Ecken und Winkel eingelagert wird. So polstert das Fettgewebe die Organe des Körpers gegen Druck ab. Seine Zellen sind groß und rund. Der Kern ist an den Rand gedrängt, der Zelleib mit Fett gefüllt. Am Gesäß und unter den Fußsohlen federn Fettzellen wie Wasserkissen den Druck ab (Baufett). Dieser mechanische Schutz durch Fettpolster wird ergänzt durch die Funktion des Fettgewebes als Energiereserve (Speicherfett).

Fettleibigkeit. Überschreitet die Fetteinlagerung gewisse Grenzen (→ Tabelle Seite 27), so spricht man von Fettleibigkeit (Adipositas). Die krankhafte Fettanhäufung im Körper ist eine behandlungsbedürftige Krankheit, sofern das Normalgewicht um 20 bis 30 Prozent überschritten wird. Vor jeder Gewichtsverminderung ist zu prüfen, ob die Fettleibigkeit durch Erkrankungen der innersekretorischen Drüsen (= Hormondrüsen; → Seite 290) ausgelöst wird.

Knorpelgewebe

Knorpel und Knochen sind die beiden Hauptformen des Stützgewebes. Ihnen beiden ist gemeinsam, daß ihre Zellen in eine große Menge Interzellularsubstanz eingebettet sind. Beim Knorpel ist diese biegsam und nachgiebig und meist mit einer glatten Oberfläche versehen. Deshalb dient der Knorpel als besonders widerstandsfähiges Stützgewebe dem Schutz vor Verschleiß, also vor Abrieb und Abscherung.

Knorpelarten. Eine Schicht milchglasartigen (hyalinen) Knorpels überzieht die Gelenkflächen und ermöglicht dadurch die Beweglichkeit der ineinandergreifenden Gelenkenden der Knochen. Aus diesem *hyalinen Knorpel* besteht während des Heranwachsens des Embryos im Mutterleib das gesamte Skelett. Es wird erst im Laufe des Lebens durch ein knöchernes ersetzt. Beim Erwachsenen sind davon nur noch die Rippenknorpel, die Gelenkknorpel und ein Teil der Nasenscheidewand übriggeblieben.

Enthält das Knorpelgewebe in seiner Grundsubstanz reichlich elastische Fasern, so spricht man von *elastischem Knorpel*. Er gibt der Ohrmuschel und dem Kehlkopfdeckel die erstaunliche Verformbarkeit.

Die dritte Knorpelart, der *Faserknorpel*, enthält besonders große Mengen undehnbarer, kollagener Fasern. Aus Faserknorpel sind die Bandscheiben der Wirbelsäule, die Menisken der beiden Kniegelenke und die in manchen Gelenken anzutreffenden Gelenkscheiben aufgebaut. Im menschlichen Körper finden wir die verschiedenen Knorpelgewebe also überall dort, wo einerseits Beweglichkeit, andererseits Festigkeit gefordert wird.

Knorpel-Erkrankungen. Das Knorpelgewebe, vor allem an den Gelenkflächen, kann durch Überlastung vorzeitig verschleißen (Degeneration). Andere Erkrankungen des Knorpels sind sehr selten, so gutartige Geschwülste (Chondroma) und die bösartige Knorpelgeschwulst (Chondrosarkom). Beide Geschwulstformen können chirurgisch behandelt werden.

Knochengewebe

Das feste Gerüst des menschlichen Körpers wird aus den Knochen gebildet. Ihre Interzellularsubstanz besteht aus Fasern und einer Grundsubstanz, die durch die Einlagerung anorganischer Salze, vor allem von phosphorsaurem Kalk, ihre sprichwörtliche Härte erreicht.

Entfernt man aus einem Knochen, etwa mit Hilfe von Salzsäure, alle mineralischen Bestandteile (Entkalkung), so wird der Knochen weich und biegsam, behält jedoch seine Zugfestigkeit. In einen entkalkten Röhrenknochen kann man ohne Mühe einen Knoten machen. Entzieht man dem Knochen hingegen alle faserigen Bestandteile durch Ausglühen, so bleibt ein sehr spröder und zerbrechlicher, nur Mineralien enthaltender Knochen zurück.

Knochenaufbau. Im Knochengewebe wird die Grundsubstanz durch Knochenbildungszellen abgeschieden, während andere Knochenzellen dafür sorgen, daß überschüssige Substanz wieder abgebaut wird. Nur in wenigen Knochen bildet das Knochengewebe eine lückenlose (kompakte) Masse. Ausnahmslos kompakt ist bei jedem Knochen nur die äußere Deckschicht, beim Röhrenknochen der Schaft. Im übrigen ist das Knochengewebe in Form eines maschenartigen Systems von Knochenbälkchen (Spongiosa, von lat. spongia = der Schwamm) angeordnet. Der Schaft der Röhrenknochen enthält beim Erwachsenen gelbes Knochenmark oder Fettmark, während die Hohlräume der Spongiosa insbesondere der platten Knochen (Schulterblatt, Becken, Brustbein) rotes Knochenmark enthalten, das vor allem die roten Blutzellen produziert.

Die Kombination der verschiedenen Baustoffe gibt dem Knochen seine Elastizität und zugleich seine Festigkeit gegen Druck und Zug, die größer ist als die des Schmiedeeisens. Im Alter nimmt die Elastizität der Knochen ab. Sie brechen deshalb leichter.

Ernährung und Wachstum. Der ständige Um- und Abbau des Knochengewebes während des ganzen Lebens garantiert, daß dieses Stützgewebe den Anforderungen gewachsen bleibt. Dabei erfolgt die Ernährung von der Außenfläche des Knochens durch eine bindegewebige *Knochenhaut* (Periost). Sie enthält reichlich Blutgefäße und Nerven, die von dort aus in das Innere des Knochens eindringen. Bei Verletzungen blutet und schmerzt der Knochen deshalb. Von der Knochenhaut her erfolgt auch das Dickenwachstum. Das Längenwachstum hingegen findet an den *Wachstumslinien* (Epiphysenfugen) statt. Bei den Röhrenknochen sind sie am schlanken Ende des Schaftes zu finden, wo dieser in das verdickte Gelenkende übergeht. Die letzten Wachstumsfugen verschwinden bei Frauen nach dem 18., bei Männern zwischen dem 20. und dem 22. Lebensjahr. Deshalb hört in diesem Alter auch das Längenwachstum des Menschen auf.

Das Skelett des Menschen

Nach der Form der Knochen unterscheidet man: Röhrenknochen, die einen markhaltigen Hohlraum enthalten und meist lang sind (Oberarmknochen, Oberschenkelknochen); platte Knochen (Schädelknochen, Schulterblatt, Beckenknochen) und kurze Knochen (im Skelett von Hand- und Fußwurzel), die beide rotes, blutbildendes Knochenmark enthalten; schließlich unregelmäßig geformte Knochen im Bereich des Gesichtsschädels.

Einteilung des Skeletts

Bei der Unterteilung des Skeletts nach Kopf, Stamm und Gliedmaßen ergibt sich, daß der Schädel aus 33 Knochen, der Stamm (Rumpf) aus 60 und die Gliedmaßen aus 130 Knochen aufgebaut sind. Hinzu kommen bis zu 20 *Sesambeine*, kleine, plattrunde Knöchelchen, die in Sehnen eingeschaltet sind und deren Aufgabe es ist, das Wirkmoment der jeweiligen Sehne auf ein Gelenk zu verbessern, d. h. eine günstigere Zugrichtung zu schaffen. Das größte Sesambein ist die Kniescheibe. Weil im Laufe des Lebens einige Knochen, z. B. die des untersten Teils der Wirbelsäule, zusammenwachsen, vermindert sich die Zahl der Knochen. Deshalb schwanken auch die Angaben darüber, aus wieviel Knochen das menschliche Skelett besteht. Der größte und längste Knochen des Menschen ist der des Oberschenkels, der bei einem Er-

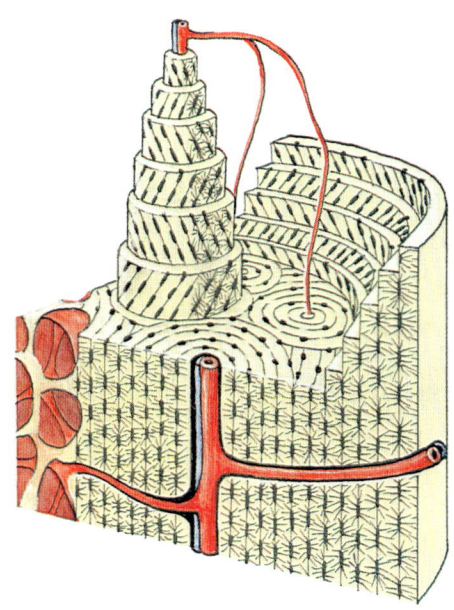

Schnitt durch die kompakte Rinde eines Röhrenknochens: Seine Wand besteht aus sich abwechselnden dünnen Schichten von Knochenhartsubstanz und Knochenzellen, die sich schalenförmig um die ernährenden Blutgefäße anordnen. Links unten das rote Knochenmark in den Markhöhlen des Knochens.

So sieht der längs aufgeschnittene Oberschenkelhals eines menschlichen Embryos unter dem Mikroskop aus: Der obere Bereich besteht noch aus Knorpel, im unteren Anteil ist bereits der fertig ausgebildete Knochen zu erkennen. Die Grenzlinie ist die Wachstumszone.

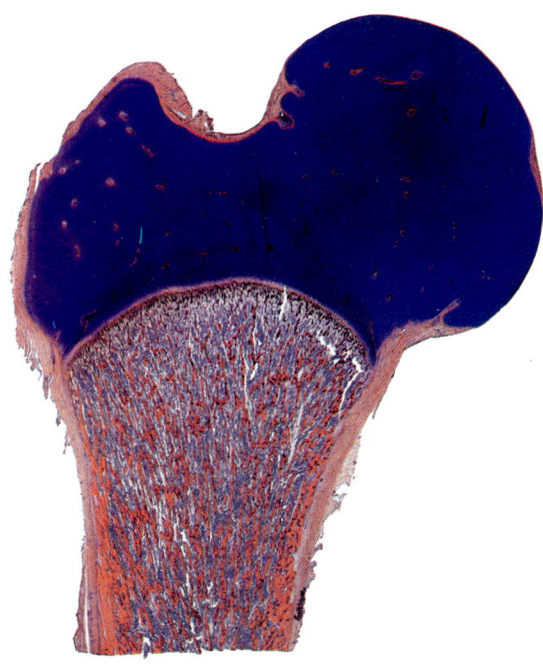

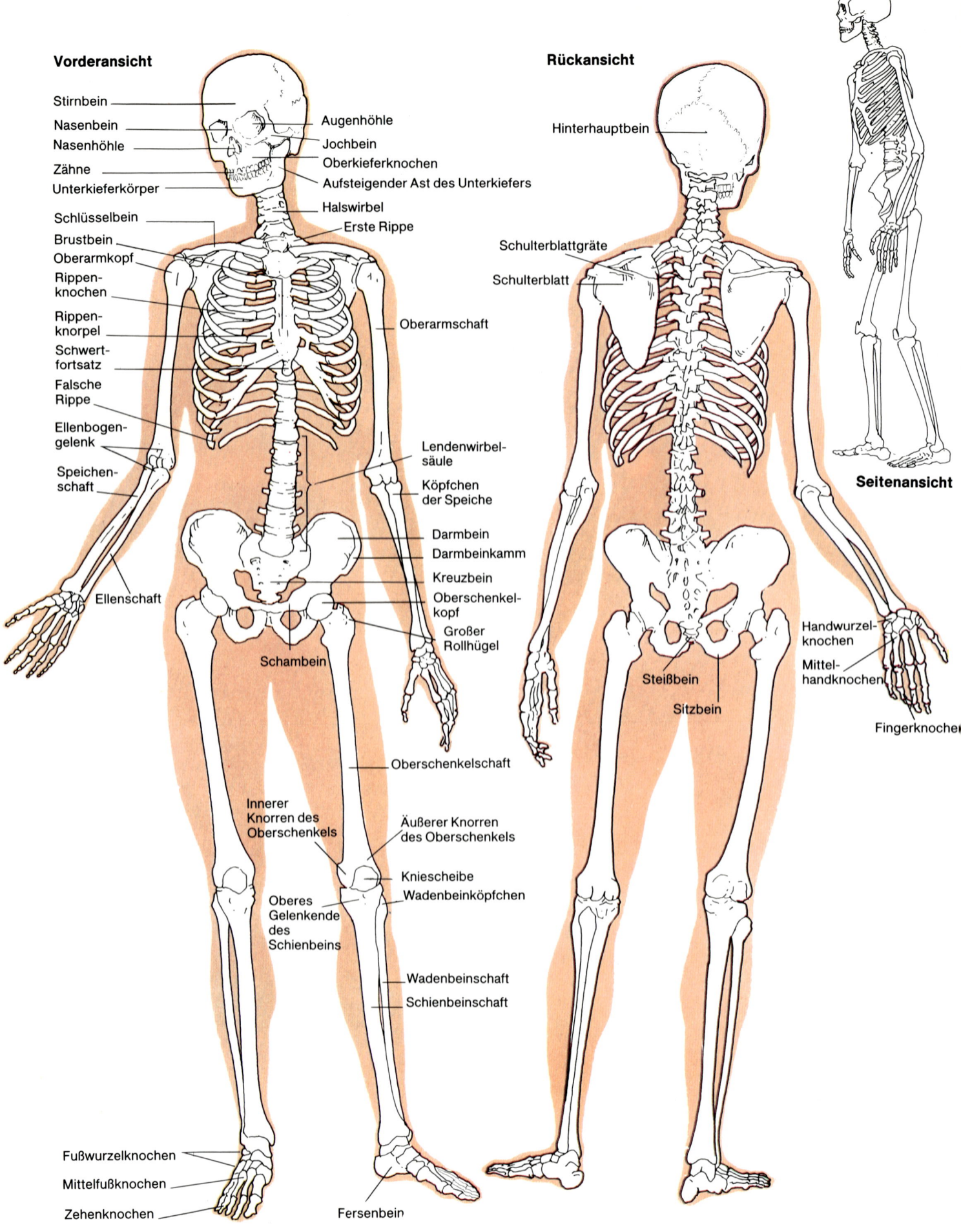

Vorderansicht

Stirnbein
Nasenbein
Nasenhöhle
Zähne
Unterkieferkörper
Schlüsselbein
Brustbein
Oberarmkopf
Rippenknochen
Rippenknorpel
Schwertfortsatz
Falsche Rippe
Ellenbogengelenk
Speichenschaft
Ellenschaft

Augenhöhle
Jochbein
Oberkieferknochen
Aufsteigender Ast des Unterkiefers
Halswirbel
Erste Rippe
Oberarmschaft
Lendenwirbelsäule
Köpfchen der Speiche
Darmbein
Darmbeinkamm
Kreuzbein
Oberschenkelkopf
Großer Rollhügel
Schambein

Oberschenkelschaft
Innerer Knorren des Oberschenkels
Äußerer Knorren des Oberschenkels
Kniescheibe
Wadenbeinköpfchen
Oberes Gelenkende des Schienbeins
Wadenbeinschaft
Schienbeinschaft

Fußwurzelknochen
Mittelfußknochen
Zehenknochen
Fersenbein

Rückansicht

Hinterhauptbein
Schulterblattgräte
Schulterblatt
Steißbein
Sitzbein
Handwurzelknochen
Mittelhandknochen
Fingerknochen

Seitenansicht

Das Skelett des Menschen gibt dem Körper Halt, Form und Beweglichkeit. Es schützt zugleich seine Organe. Das Knochengerüst eines Erwachsenen macht rund ein Sechstel seines gesamten Körpergewichts aus.

wachsenen rund 45 Zentimeter lang ist. Der kleinste Knochen ist der »Steigbügel« im Mittelohr. Er mißt drei Millimeter und wiegt nur 0,2 Gramm.

Angeborene Knochenkrankheiten

Erbliche und damit angeborene Erkrankungen des Knochen- und Knorpelsystems sind selten. Die betroffenen Patienten haben ein schweres Schicksal, weil diese Erkrankungen zumeist den Bewegungsapparat und dazu oft Körpergröße und Körperform in Mitleidenschaft ziehen. Die im folgenden genannten Krankheiten lassen sich in den ersten Lebensjahren erkennen, die Möglichkeiten der Behandlung sind jedoch meist sehr begrenzt.

Bei der *Marmorknochen-Krankheit* sind die Knochen spröde wie Glas und deshalb in höchstem Grade brüchig. Eine solche abnorme Knochenbrüchigkeit ist auch das herausragende Krankheitszeichen der *unvollständigen Knochenbildung* (Osteogenesis imperfecta). Ein erster Hinweis auf diese erbliche Krankheit ist eine bläulich durch die Augenbindehäute durchschimmernde Lederhaut des Augapfels bei Neugeborenen.

Gutartige *Knochenauswüchse* (Exostosen), die an den verschiedensten Knochen auftreten können und unverschieblich sind, drücken u. a. auf Nerven und Gefäße. Erreichen sie eine störende Größe, sollten die Exostosen chirurgisch abgetragen werden.

Die ererbte *mangelhafte Knorpelbildung* (Chondrodystrophie) bewirkt eine besondere Form des Zwergwuchses mit plump-knochiger Kurzgliedrigkeit bei fast normalgroßem Rumpf und einem Schädel mit einer Sattelnase (chondrodystrophischer Zwergwuchs). Diese Form des Zwergwuchses (→ Seite 294) mit plumpen und dicken Knochen entsteht, weil u. a. die Wachstumslinien zu früh verknöchern.

Erworbene Knochenkrankheiten

Sie sind sehr viel häufiger als angeborene. Kaum ein Mensch bleibt im Laufe seines Lebens vollkommen von ihnen verschont – vor allem vom Knochenbruch, der häufigsten Knochenkrankheit.

Knochenbruch

Der gewaltsamen Unterbrechung seines zusammenhängenden Gefüges, dem Knochenbruch (Fraktur), setzt jeder Knochen von Natur aus einen beträchtlichen Widerstand entgegen. In der Regel muß deshalb die Gewalteinwirkung sehr stark sein, bevor ein Knochen bricht. Die Belastbarkeit schwankt jedoch je nach dem Bau und der Funktion des Knochens, der allgemeinen Konstitution des Betroffenen (Schlankwüchsige sind gefährdeter) und dem Lebensalter.

Ursache. Für einen Knochenbruch kommen eine häufige Ursache, nämlich die direkte Gewalteinwirkung, und drei seltenere Ursachen in Frage. Zur zweiten Gruppe zählen die verminderte Belastbarkeit des Knochens infolge bestimmter Erkrankungen wie Knochenmarkeiterung oder Osteoporose (→ Seite 104); ebenso die Ermüdungsbrüche bei langdauernder Überbeanspruchung und schließlich die fortgeleiteten (indirekten) Gewalteinwirkungen (Bruch des Schlüsselbeins bei Fall auf die Hand).

Die Möglichkeiten der direkten Gewalteinwirkung sind außergewöhnlich zahlreich: Fall, Schlag, Stoß, Einklemmung, Druck, hervorgerufen z. B. durch Stürze, Verkehrsunfälle, aber auch durch Krämpfe (Tetanus, Epilepsie).

Formen. Grundsätzlich kann ein Knochenbruch vollständig oder unvollständig sein. Bei einer unvollständigen Fraktur ist das Gefüge zum Teil noch erhalten, der Knochen hat nur einen Spalt oder Riß (Fissur) oder er ist nur eingeknickt (Infraktion). Bei Kindern und Jugendlichen

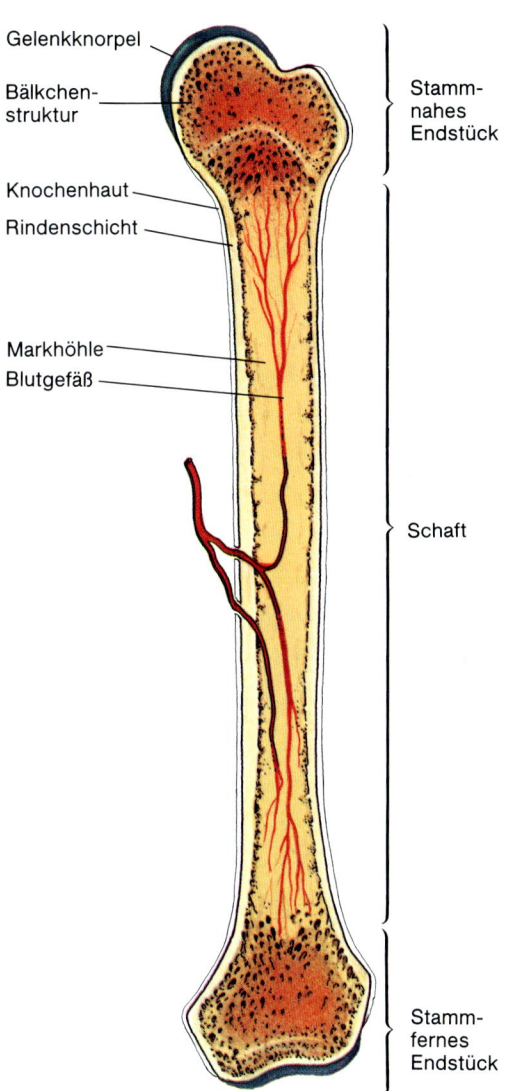

Gelenkknorpel
Bälkchenstruktur
Stammnahes Endstück
Knochenhaut
Rindenschicht
Markhöhle
Blutgefäß
Schaft
Stammfernes Endstück

Längsschnitt durch einen Röhrenknochen. Zwischen den beiden verdickten, kopfartigen Enden liegt der lange Schaft, ausgefüllt von der Knochenmarkhöhle.

Gesunde Knochen
Knochen werden und bleiben stabil, wenn ihre Belastungsfähigkeit regelmäßig durch Muskelarbeit trainiert wird. Eine eiweiß- und vitaminreiche (A, C, D) Ernährung sorgt dafür, daß die ständigen Umbauprozesse im Knochengewebe störungsfrei ablaufen.

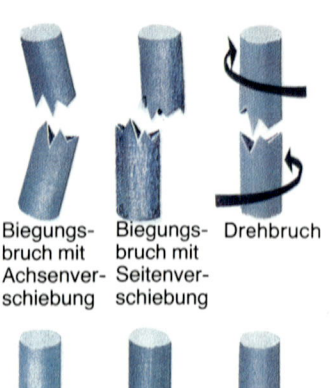

Biegungs-bruch mit Achsenver-schiebung   Biegungs-bruch mit Seitenver-schiebung   Drehbruch

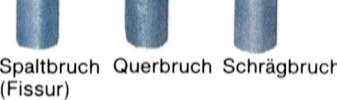

Spaltbruch (Fissur)   Querbruch   Schrägbruch

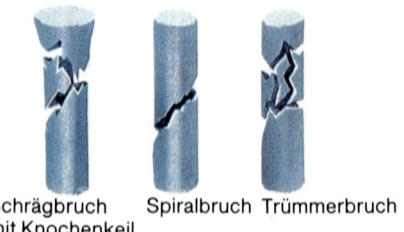

Schrägbruch mit Knochenkeil   Spiralbruch   Trümmerbruch

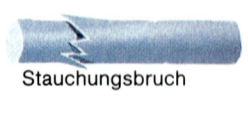

Stauchungsbruch

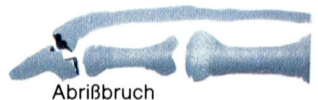

Abrißbruch

Eine schematische Darstellung von Knochenbruchtypen. Je nach Richtung, Art und Schwere der einwirkenden Gewalt kommt es zu ganz unterschiedlichen Zerstörungen des Knochengefüges. Sofortige ärztliche Behandlung ist in jedem Fall erforderlich!

spricht man von einer *Grünholzfraktur,* wenn bei einem Bruch der Knochenhautschlauch unzerstört ist und infolgedessen die Bruchstücke kaum gegeneinander verschoben sind. Meist verschieben sich die Bruchstücke jedoch (Dislokation) durch die Wirkung der Gewalt, aber auch durch die Schwere des abgetrennten Knochenteils und durch den Muskelzug. Bei der Ersten Hilfe (→ Seite 484) ist darauf zu achten, daß die Bruchendenverschiebung nicht noch durch eine unsachgemäße Lagerung oder Bewegung verstärkt wird.

Arten von Knochenbrüchen

Je nach der Art der einwirkenden Gewalt und der Eigenart des betroffenen Knochens bilden sich bei den vollständigen Brüchen unterschiedliche Bruchlinien aus.

Einteilung der Brüche. Man unterscheidet Quer-, Schräg-, Spiral- und Längsbrüche. Sind drei Bruchstücke vorhanden, spricht man von Doppelbruch, bei einer starken Aufsplitterung des Knochens von Splitter- oder Trümmerbruch.

Die Art der Gewalteinwirkung führt zu unterschiedlichen Schäden am Knochen. Ein plötzlicher starker Zug bewirkt eine Abrißfraktur, eine gewaltsame Drehung um die Längsachse die Drehfraktur, Quetschungen den Druckbruch (Kompressionsfraktur) und die gleichzeitige Einwirkung von Zug und Druck die Abscherfraktur. Am häufigsten sind jedoch Biegungsbrüche, die zum Bild des Quer-, Schräg-, Splitter- oder Längsbruches führen.

Geschlossene und offene Brüche. Zu dieser komplizierten Einteilung der Knochenbrüche kommt noch eine ganz einfache, die Unterscheidung nach geschlossenen und offenen (komplizierten) Frakturen. Bei der geschlossenen Fraktur ist die Haut über dem Bruch unzerstört. Bei der offenen Fraktur ist eine äußere Wunde sichtbar. Sie kompliziert die Verletzung, daher auch der Name komplizierte Fraktur, was aber nicht unbedingt bedeutet, daß von vornherein schlechtere Heilungsaussichten bestehen. Eine offene Wunde, die entweder durch die von außen einwirkende Gewalt entsteht oder deshalb, weil spitze Bruchstücke die Haut durchspießen, kann zur Eintrittspforte für Krankheitskeime, insbesondere die gefürchteten Gasbrandbazillen, werden.

Spontane Frakturen. Bei bestimmten Knochenerkrankungen, etwa Eiterungen, Knochenkrebs, Tuberkulose oder Strahlenschäden, kann ein Knochen auch ohne äußere Gewalteinwirkung brechen. Das nennt man krankhafte (pathologische) oder spontane Fraktur.

Erkennung und Behandlung

Die Erkennung eines Knochenbruchs ist dann leicht, wenn die typischen Krankheitszeichen vorliegen. Dazu zählen vor allem abnorme Beweglichkeit, fühl- und hörbares Knochenreiben (Crepitation), Druckschmerz, Schwellung und eingeschränkte Gebrauchsfähigkeit.

Röntgenaufnahme. Bei kleineren Knochen und dann, wenn die Verschiebung der Bruchenden gering ist, kann die Erkennung schwierig sein. Der Arzt klärt die fragliche Diagnose mit Hilfe von Röntgenaufnahmen. Dabei wird der verdächtige Knochen und gelegentlich zu Vergleichszwecken der Knochen der gesunden Seite in zwei Ebenen, also von vorn und von der Seite, geröntgt. Auf diese Weise sind Art und Schwere des Bruchs zuverlässig festzustellen.

Ruhigstellung. Die Röntgenaufnahmen bilden auch die Grundlage der nun einsetzenden Behandlung. Vor der Ruhigstellung werden die Bruchenden einander spannungsfrei so angenähert (Reposition), daß der Knochen wieder zusammenwachsen kann. Festgelegt (fixiert) wird der Bruch entweder durch die herkömmlichen Gipsverbände oder durch moderne Kunststoffe, die die Bruchenden von außen fixieren. In schwierigen Fällen helfen Verfahren der Knochenchirurgie (→ rechte Seite).

Kallusbildung. Ausgehend von der Knochenhaut und den knochenbildenden Zellen im Bruchspalt bildet sich schon nach acht Tagen eine aus Bindegewebe bestehende, vorläufige Vereinigung der Bruchenden. Diese Knochenschwiele heißt Kallus. Der Kallus wandelt sich im Laufe der folgenden sechs Wochen erst in knorpeligen Kallus, später in knöchernen Kallus um. Fingerglieder erreichen meist schon nach zwei Wochen, Rippen nach drei, Schlüsselbeine nach vier, die Oberarmknochen nach sechs, die Oberschenkelknochen jedoch erst nach zehn und die Schenkelhalsknochen nach zwölf Wochen eine genügende Festigkeit. Die Knochen sind dann wieder in der gewohnten Weise gebrauchsfähig.

Im allgemeinen gilt, daß ein gebrochener Knochen nach seiner Heilung genauso belastbar ist wie vor dem Bruch. Gelegentlich ist die Bruchstelle von außen jedoch tastbar, auch spüren wetterfühlige Menschen häufig einen Wetterumschlag durch Schmerzen im Bereich der Bruchstelle.

Knochenchirurgie

Operative Verfahren zur Ruhigstellung von Knochenbrüchen sind vor allem die Knochennagelung und die Knochenverpflanzung.

Knochennagelung. Bei diesem Verfahren werden die Knochenbruchstücke mit Hilfe von Nägeln, Schrauben und Metallplatten stabil miteinander verbunden (Osteosynthese). Die Knochennagelung wurde von dem deutschen Chirurgieprofessor Gerhard Küntscher erfunden, der erstmals 1940 gebrochene Knochen zusammennagelte, indem er einen keimfreien Stahlnagel in die Markhöhle des röhrenförmigen Oberschenkelknochens einschlug. Diese Behandlungsart hat gegenüber dem Gipsverband den Vorzug, daß der Patient schon nach wenigen Tagen oder gar Stunden das gebrochene Glied wieder vorsichtig belasten kann.

Falschgelenk. Ein Bruch, der knöchern nicht fest verheilt, kann an der Bruchstelle ein Falschgelenk (Pseudarthrose) ausbilden. Diese bewegliche Verbindung an falscher Stelle kann die Folge verzögerter Kallusbildung, unzureichender Ruhigstellung oder verschiedener mechanischer Faktoren, wie Einklemmung von Weichteilen in den Bruchspalt oder fehlerhafte Bruchendenannäherung, sein. Pseudarthrosen können durch knochenchirurgische Eingriffe (z. B. Knochennagelung) meist erfolgreich behandelt werden.

Knochenverpflanzung. Bei komplizierten Brüchen, vor allem Trümmerbrüchen, kann eine Knochenverpflanzung (Transplantation) erforderlich werden. Man entnimmt dem Patienten meist aus dem Beckenkamm ein kleines Knochenstück und fügt es in die Bruchstelle ein. Das fördert die Wiederherstellung der Kontinuität des Knochens.

Knochenentzündung

Zu einer akuten Knochenentzündung (Osteomyelitis) kann es entweder durch äußere Verletzungen (Trümmerbrüche), durch die Ausdehnung eines entzündlichen Prozesses in der Nachbarschaft (z. B. einer Gelenkeiterung) oder durch die Verschleppung von Krankheitskeimen auf dem Blutweg (hämatogen) kommen. Bei diesem häufigsten Infektionsweg können Entzündungen der Mandeln, Furunkel oder Infektionskrankheiten die Ursache sein.

Krankheitszeichen. Die Zeichen einer akuten entzündlichen Knochenerkrankung sind hohes Fieber, schweres Krankheitsgefühl, häufig Schüttelfrost. Oft besteht im Bereich des befallenen Knochens, häufig ist es der Oberschenkel, eine örtlich umschriebene Druckschmerzhaftigkeit.

Behandlung. Die Behandlung muß in der Klinik erfolgen. Seit der Entwicklung der Antibiotika verläuft die Erkrankung meist deutlich verkürzt, und die Heilungsaussichten sind wesentlich verbessert worden .

Knochentuberkulose

Sie befällt bevorzugt junge Menschen, wird jedoch seit der Einführung der Antibiotika immer seltener. Knochentuberkulose entsteht, wenn auf dem Blutweg Tuberkelbazillen, meist aus der Lunge stammend, verschleppt werden (→ Seite 209).

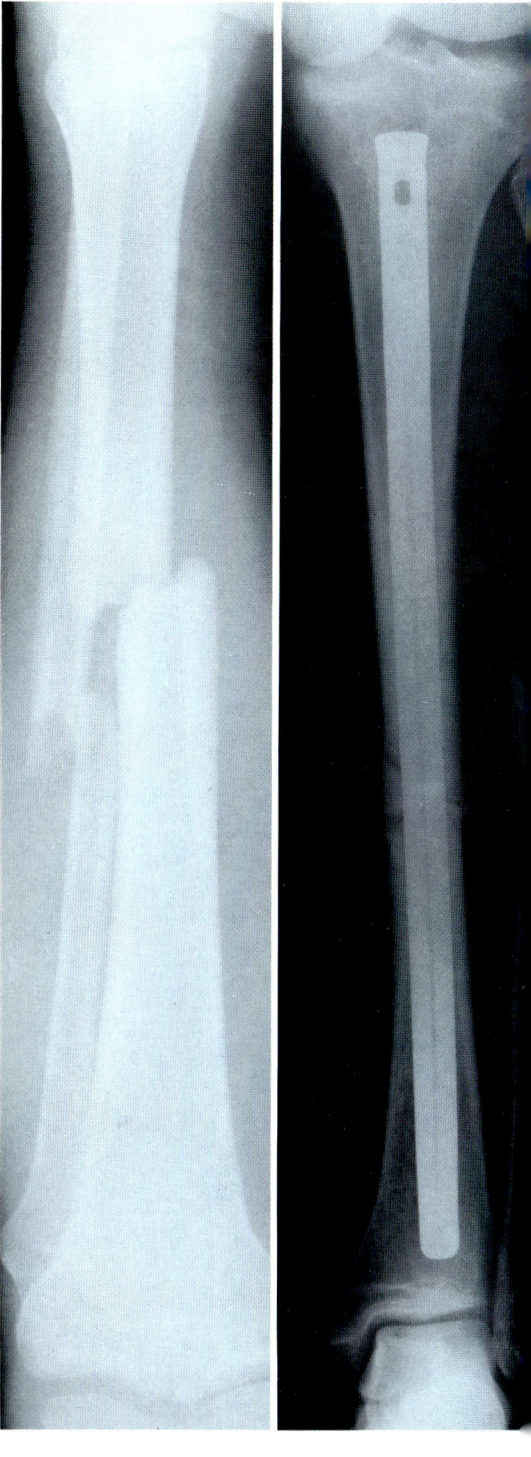

Röntgenaufnahmen von einem gebrochenen Unterschenkel (links) und seiner erfolgreichen Behandlung durch Nagelung (rechts). Der keimfreie Nagel wird vom Knochengewebe gut vertragen. Er gibt dem Bein sofort die Stabilität zurück und beschleunigt durch die Fixierung der Bruchstücke die Heilung.

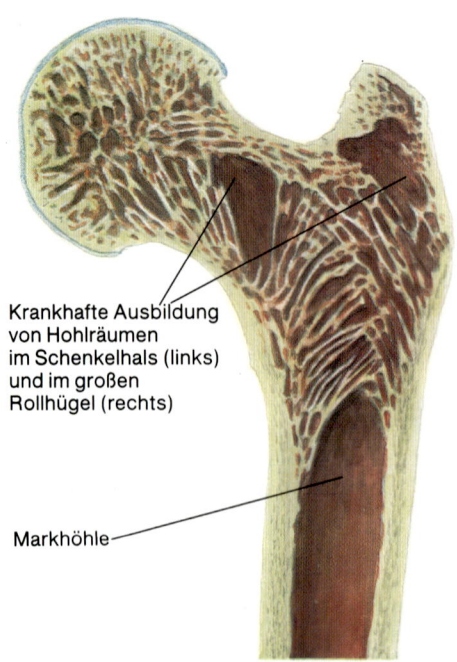

Krankhafte Ausbildung
von Hohlräumen
im Schenkelhals (links)
und im großen
Rollhügel (rechts)

Markhöhle

*Der Knochenschwund (Osteoporose):
Auf diesem Längsschnitt durch den
Oberschenkelknochen wird der gefährliche Mangel an fester Knochensubstanz
sichtbar. So entsteht die Gefahr des
Schenkelhalsbruchs.*

So bleiben die Gelenke jung

● *Vermeiden Sie in Beruf und Freizeit
einseitige Dauerbelastungen des immer
gleichen Gelenks;*

● *trainieren Sie den natürlichen Aktionsradius Ihrer Gelenke, aber hüten
Sie sich vor Überdehnungen;*

● *geben Sie einem erkrankten Gelenk
genug Zeit und Schonung, um wieder
gesund zu werden.*

*Längsschnitt durch das rechte Schultergelenk, das beweglichste Kugelgelenk
des menschlichen Körpers. Seine Gelenkkapsel ist weit, die Bänder sind
schwach. Deshalb erfolgt die Sicherung
und Führung des Gelenkes durch die
Muskeln des Schultergürtels.*

Knochenerweichung

Die Knochenerweichung (Osteomalazie) führt zu abnorm weichen
Knochen, weil in das Gewebe zu wenig Mineralstoffe eingebaut werden. Der Knochen verbiegt sich unter Belastung.
Ursachen. Die häufigsten Ursachen sind Vitamin-D-Mangel (Rachitis,
→ Seite 26), vor allem im Kindesalter, ferner Eiweißmangel, Fettresorptionsstörungen und Umbauprozesse des Knochens im hohen Lebensalter.

Knochenschwund

Jenseits des 60. Lebensjahres tritt der Knochenschwund (Osteoporose)
gehäuft auf. Weil die Knochenzellen zu wenig Knochengrundsubstanz
bilden, besteht ein Mangel an Knochengewebe.
Ursache, Verlauf. Die tiefere Ursache dieser Knochenkrankheit ist
eine Verminderung der Durchblutung von Knochen und Knochenmark. Die Osteoporose kann alle Knochen befallen, bevorzugt jedoch
die Wirbel, deren Körper umgeformt und abgeflacht werden. Das
führt zu beträchtlichen Schmerzen.
Behandlung. Die besten Behandlungserfolge erzielt man durch eine
körperliche und seelische Aktivierung des Patienten. Bewährt haben
sich dosiertes Muskeltraining, vor allem Schwimmen, und Massage.

Knochengeschwülste

Gutartige und bösartige Knochengeschwülste (Tumoren) sind seltene
Erkrankungen. Sie werden durch die bei Tumoren üblichen diagnostischen Maßnahmen erkannt und durch weitere Verfahren, insbesondere die Entnahme (Exzision) einer kleinen Gewebsprobe und deren
mikroskopische Untersuchung, nach Herkunft und Art unterschieden.
Bei einer Krebserkrankung kommt es relativ häufig zu einer Ansiedlung von Tochtergeschwülsten (Metastasen) in das Knochensystem. Je
nach dem Sitz und der Ausdehnung führt das zu teils heftigen Schmerzen, gelegentlich auch zum Bruch des Knochens. Die Behandlung erfolgt durch Operation und Bestrahlung.

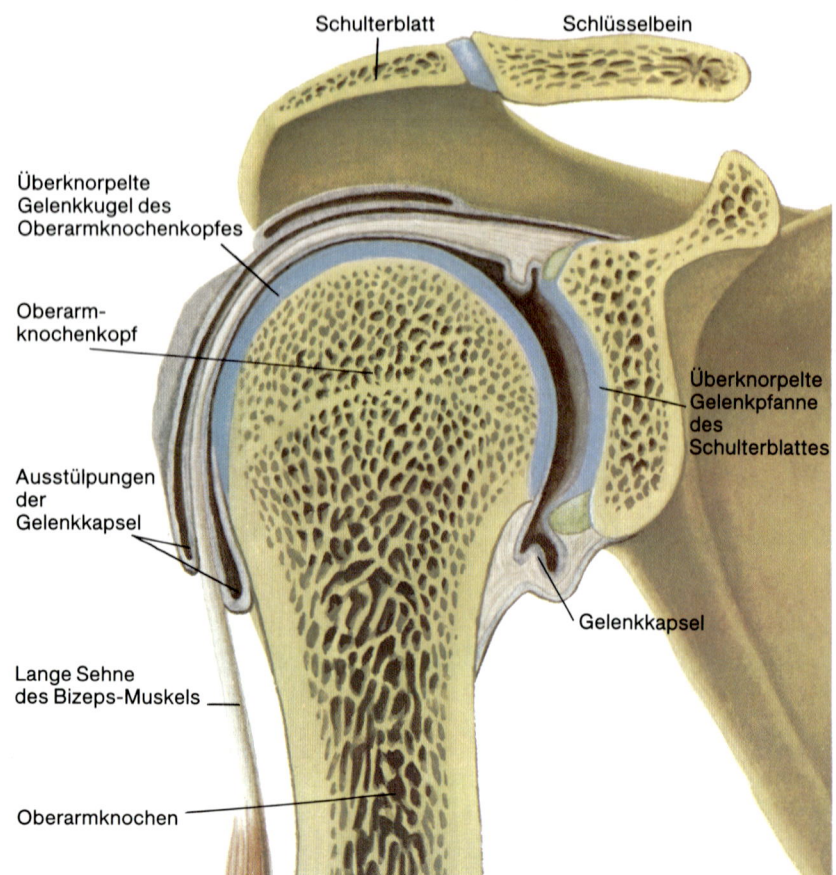

Schulterblatt

Schlüsselbein

Überknorpelte
Gelenkkugel des
Oberarmknochenkopfes

Oberarm-
knochenkopf

Überknorpelte
Gelenkpfanne
des
Schulterblattes

Ausstülpungen
der
Gelenkkapsel

Gelenkkapsel

Lange Sehne
des Bizeps-Muskels

Oberarmknochen

Gelenke

Die mehr als zweihundert Knochen des menschlichen Skeletts sind untereinander mehr oder minder fest verbunden. Dabei reichen die Möglichkeiten der Natur von der festen knöchernen Verbindung zwischen zwei Schädelknochen bis zur höchsten Beweglichkeit in einem Kugelgelenk, etwa dem Schultergelenk.

Sind zwei Knochen fest durch Binde-, Knorpel- oder Knochengewebe miteinander verbunden, so spricht man von *Haften* oder *Fugen*. Beispiele hierfür sind die Schamfuge (Knorpelhaft) und die Schädelknochen (Knochenhaft).

Aufbau und Funktion

Echte Gelenke nennt man die beweglichen Verbindungen zwischen zwei oder mehreren Knochen. Dabei bleiben die im Gelenk aufeinandertreffenden Knochen stets durch einen Gelenkspalt getrennt. Sie berühren sich, verwachsen aber nicht miteinander.

Wie beweglich ein Gelenk ist, richtet sich nach der Festigkeit der Gelenkkapsel und vor allem nach der Form der im Gelenk aufeinandertreffenden Gelenkflächen. Diese sind stets von milchglasartigem (hyalinem) Knorpel überzogen. Die Knochenenden heißen Gelenkkopf und Gelenkpfanne. Sie werden von der Gelenkkapsel zusammengehalten, die die beiderseitigen Knochenenden überzieht. Innen ist jedes Gelenk mit einer Innenhaut (Synovia) ausgekleidet. Sie sondert eine eiweißhaltige, durchsichtige Gleitflüssigkeit, die Gelenkschmiere, ab. Die meisten Gelenke werden durch Gelenkbänder (Ligamente) gesichert.

Grundsätzlich sind in den Gelenken verschiedene Bewegungen möglich, nämlich Beugung (Flexion) und Streckung (Extension), das Abspreizen (Abduktion) und Heranziehen (Adduktion) sowie die Drehung (Rotation). Im Hüft- und Schultergelenk sind alle fünf Bewegungsarten möglich, in anderen Gelenken sind es weniger.

Gelenkformen

Man unterscheidet verschiedene Gelenkformen, die unterschiedlich ausgiebige Bewegungen um ruhend gedachte Achsen ermöglichen. Die *Scharniergelenke* (z. B. Mittel- und Endgelenke der Finger, Gelenk zwischen dem Oberarmknochen und der Elle) erlauben nur eine Bewegung um eine Achse. Das gleiche gilt von den *Dreh- oder Radgelenken*, nur ist der Gelenkkopf hierbei scheibenförmig und dreht sich bei der Bewegung um seine Längsachse (Beispiel: das körpernahe Gelenk zwischen Elle und Speiche). Scharnier- und Radgelenke hat man wegen ihrer gemeinsamen anatomischen Eigentümlichkeit als *Walzengelenke* zusammengefaßt.

Bewegungen in zwei Richtungen, also um zwei Achsen, ermöglicht das *Eigelenk* (Ellipsoidgelenk), dessen Gelenkflächen eiförmig sind. Drehungen lassen die Eigelenke in der Regel nicht zu. Derartige Gelenke bestehen zwischen Schädel und oberstem Wirbel, dem Atlas, ferner zwischen der Speiche und den Handwurzelknochen. *Sattelgelenke* sind ähnlich gebaut wie die Eigelenke und lassen wie diese Bewegungen um zwei Achsen zu. Das bekannteste Sattelgelenk ist das Daumengrundgelenk. Das seltene *Zapfengelenk*, bei dem sich ein ringförmig ausgeformter Knochen um einen Knochenzapfen als Achse dreht (Beispiel: das Gelenk zwischen dem ersten und dem zweiten Halswirbel), ermöglicht eine Rotation.

Die größte Beweglichkeit erlauben die *Kugelgelenke*. Dabei sitzt – wie im Hüftgelenk – ein kugeliger Gelenkkopf in einer hohlen Halbkugel, der Gelenkpfanne. Diese Konstruktion ermöglicht ausgedehnte Bewegungen nach allen Richtungen.

Damit Muskeln und Sehnen nicht an den Knochenenden der Gelenke reiben, findet man dort vielfach Schleimbeutel. Sie sind mit Gelenkschmiere gefüllt, wirken wie Wasserkissen und ermöglichen ein reibungsloses Gleiten.

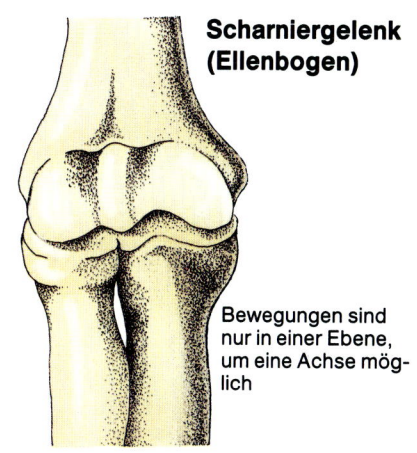

Scharniergelenk (Ellenbogen)

Bewegungen sind nur in einer Ebene, um eine Achse möglich

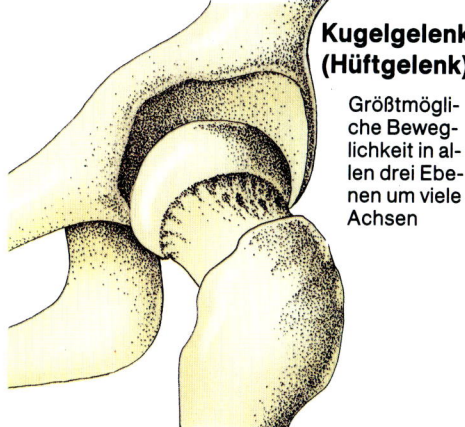

Kugelgelenk (Hüftgelenk)

Größtmögliche Beweglichkeit in allen drei Ebenen um viele Achsen

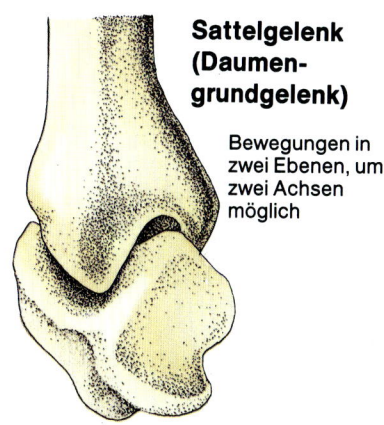

Sattelgelenk (Daumengrundgelenk)

Bewegungen in zwei Ebenen, um zwei Achsen möglich

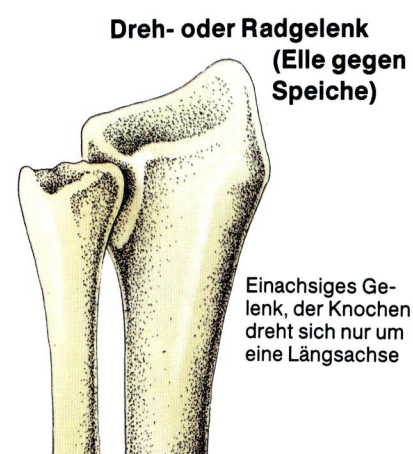

Dreh- oder Radgelenk (Elle gegen Speiche)

Einachsiges Gelenk, der Knochen dreht sich nur um eine Längsachse

Beispiele für vier wichtige Gelenkformen, die sich voneinander durch Aufbau und Beweglichkeit unterscheiden.

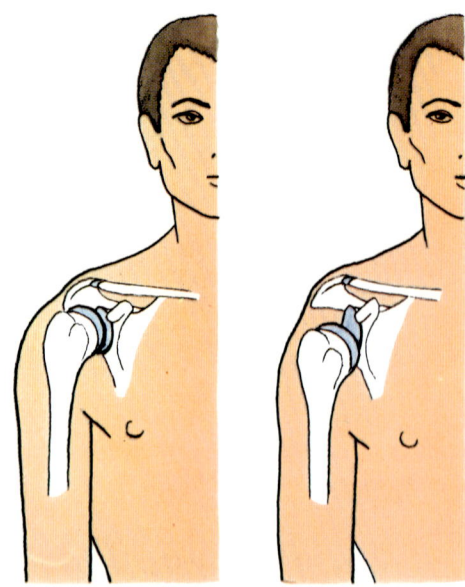

Ein gesundes Schultergelenk (links) kann durch Gewalteinwirkung oder wegen schlaffer Kapselbänder »auskugeln« (rechts). Diese Ausrenkung ist im allgemeinen besonders schmerzhaft.

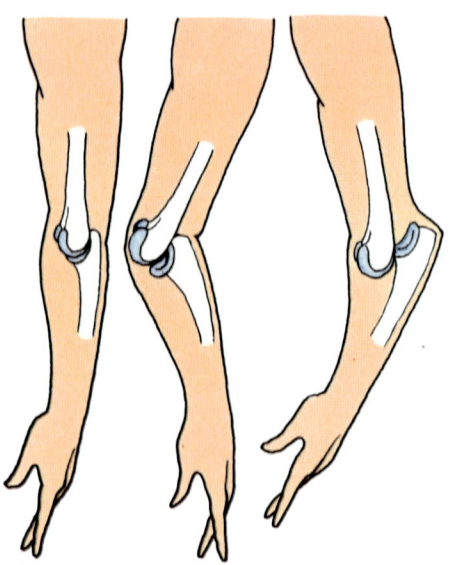

Ausrenkung eines gesunden Ellenbogengelenks (links) durch Überstreckung nach hinten (Mitte). Dabei zerreißen die Kapselbänder, die Knochenenden passen nicht mehr zueinander (rechts). Einrenkung (Reposition) bei allen Verrenkungen nur durch den Arzt!

Funktionsstörungen der Gelenke

Allen Gelenken gemeinsam ist, daß sie »rosten«, wenn man rastet. Ein Gelenk hört auf, ein Gelenk zu sein, wenn es lange Zeit nicht benutzt wird. Darüber hinaus ist die Funktion der Gelenke durch Entzündungen, vor allem rheumatischer Natur (→ rechte Seite), und durch Abnutzung (Arthrose, → Seite 110) bedroht, außerdem durch Gewalteinwirkung.

Gelenksteife

Wird ein gesundes Knie ein halbes Jahr lang nicht gebeugt, etwa infolge eines Gipsverbandes, so besteht die Gefahr, daß das Bein nach sechs Monaten steif ist.

Ursachen. Die Gelenksteife (Kontraktur) kann durch Schrumpfung der Gelenkkapsel, durch Verwachsungen der Gelenkfläche, durch die Ausbildung von Knochenbrücken zwischen den beiden Gelenkenden (Ankylose) oder durch die Schädigung der das Gelenk versorgenden Nerven und Blutgefäße bedingt sein.

Behandlung. Sie richtet sich nach der zugrunde liegenden Ursache. In Frage kommen Massage, Dehnungsübungen und Operation.

Prellung

Der Prellung (Quetschung, Kontusion) liegt eine direkte Gewalteinwirkung durch Schlag, Stoß oder Fall auf das Gelenk zugrunde. Dadurch kommt es zu einem *Bluterguß* (Hämatom) in den gelenknahen Weichteilen und oft auch in der Kapsel. Der Patient spürt einen heftigen Druckschmerz, vor allem dort, wo die Gewalt eingewirkt hat. Die Prellung kann durch einen *Gelenkerguß* (Hydrops), der wäßrig oder blutig sein kann, kompliziert werden.

Behandlung. Sie besteht in Ruhigstellung, Hochlagerung, Druckverbänden und feuchten Umschlägen, die abschwellend wirken. Bei Verdacht auf Knochenverletzungen muß eine Röntgenaufnahme gemacht werden. Es empfiehlt sich, bei stärkeren Prellungen nach der Genesung einige Wochen lang eine elastische Binde zu tragen.

Verstauchung

Eine plötzliche gewaltsame Überdehnung eines Gelenks nennt man Verstauchung (Zerrung, Distorsion). Am häufigsten betrifft sie das obere Sprunggelenk des Fußes. Beim Umknicken können Teile von Gelenkkapsel und -bändern zerreißen, wodurch gelegentlich kleine Knochenteile an den Ansatzstellen dieser Bänderapparate ausgesprengt werden.

Behandlung. Die starke Schwellung, der Bluterguß und eventuell die abnorme Beweglichkeit bei Bandverletzungen zwingen zu den gleichen Behandlungsmaßnahmen wie bei der Prellung. Röntgendiagnostik ist stets angezeigt. Das betroffene Gelenk wird im allgemeinen für drei bis sechs Wochen durch einen Gipsverband in entspannter Haltung ruhiggestellt, damit Kapsel und Bänder wieder zusammenwachsen können.

Ausrenkung

Bei der Ausrenkung (Verrenkung, Luxation) geraten die im Gelenk verbundenen beiden Knochenenden durch Fehlbelastung oder Überdehnung in eine dauerhafte Fehlstellung. Die Gelenkpfanne ist, wie das Röntgenbild beweist, stets leer, der Gelenkkopf befindet sich außerhalb des Gelenks. Bei der Verrenkung kommt es häufig zur Zerreißung von Kapselanteilen (Ausnahme: Kiefergelenksausrenkung). Bei manchen Menschen sind Kapsel und Bänder von Gelenken abnorm schlaff, so daß die Verrenkung ohne Zerreißung eintreten kann. Von *habitueller Verrenkung* spricht man, wenn bestimmte Gelenke (Schlottergelenke) häufig und leicht auseinandergehen (»auskugeln«). Das ist vor allem bei der Schulter, gelegentlich auch bei Ellenbogen, Hüfte, Knie und Kiefer der Fall.

Behandlung. Sie richtet sich nach dem Befund. Jede Wiedereinrenkung (gedeckte Reposition) sollte durch einen Arzt erfolgen. Die offene Reposition ist ein operativer Eingriff.

Gelenkentzündung
Trifft stumpfe Gewalt ein Gelenk, sondert die Gelenkinnenhaut eine wäßrig-dünne (seröse) Flüssigkeit ab, die nicht abfließen kann (*Gelenkerguß*). Kompliziert werden derartige Reizzustände durch Krankheitskeime, die auf dem Blutweg oder durch Eröffnung des Gelenks in die normalerweise völlig keimfreie Gelenkhöhle gelangen können (*Gelenkvereiterung*).
Behandlung. Die ärztliche Behandlung erfolgt unter anderem mit Antibiotika. Sie ist häufig für längere Zeit erforderlich.

Rheumatische Erkrankungen
Rheumatismus ist ein weitverbreitetes Leiden. Es handelt sich dabei jedoch nicht um eine einheitliche Erkrankung, sondern um sehr verschiedene Krankheitsbilder, denen dies gemeinsam ist: Befallen sind stets die verschiedenen Stützgewebe (→ Seite 98), was sich mit reißenden, ziehenden Schmerzen bemerkbar macht (rheumatismós, griech. = das Fließen; im übertragenen Sinn das Fließen von Krankheitsstoffen und Schmerzen).
Weil das erkrankte Stützgewebe als Bindegewebe nahezu überall im Körper vorkommt, können die verschiedenen rheumatischen Erkrankungen auch jeden Ort des Organismus treffen. Hauptsächlich sind Gelenke, Muskeln und Sehnen befallen. Rheumatisch erkranken können aber auch die Blutgefäße, das Herz und die Sinnesorgane Auge und Ohr. Hinter zahlreichen Krankheitssymptomen, die auf den ersten Blick nichts miteinander zu tun haben, kann sich eine rheumatische Erkrankung verbergen.
Rheuma tritt unter vielen Masken auf: als ziehender Schmerz, als Gelenkentzündung, als vorzeitiger Knorpelverschleiß, als Nervenschmerz oder diffuse Schwellung. Jeder zehnte erwachsene Deutsche leidet in der einen oder anderen Form an rheumatischen Erkrankungen, und jeder dreißigste Erwachsene ist so schwer daran erkrankt, daß er sich kaum noch bewegen kann. Wegen der hohen Kosten der Behandlung und wegen der Frühinvalidisierung gilt Rheuma zu Recht als eine der teuersten Krankheiten der Welt.

Einteilung und Ursachen
Die rheumatischen Erkrankungen werden in drei große Gruppen eingeteilt: 1. entzündlicher Rheumatismus; 2. degenerativer Rheumatismus; 3. Weichteilrheumatismus.
So zahlreich wie die Erscheinungsformen sind auch die Ursachen der Erkrankung. Es müssen offenbar mehrere, ganz unterschiedliche Faktoren zusammentreffen. Hierzu zählen physikalische Einflüsse (bestimmte Wetterlagen, vor allem Kälte, Nässe), Infektionen mit Bakterien und Viren, eine anlagebedingte ererbte Bereitschaft, seelische und soziale Einflüsse.
Die letzten Ursachen des Leidens sind jedoch bis heute unklar. Am wahrscheinlichsten ist eine Theorie, die annimmt, daß einige Zellen des Körpers sich beim Rheumatiker mit anderen Körperzellen nicht vertragen und deshalb entzündlich reagieren. Diese fehlgeleitete übersteigerte Aktivität des menschlichen Abwehrsystems (Immunsystem, → Seite 187) führt, je nach ihrem Sitz und ihrer Stärke, zu den unterschiedlichsten Leiden des Rheumatikers.

Entzündlicher Rheumatismus
Im Gegensatz zum degenerativen Rheumatismus (→ Seite 110) handelt es sich beim entzündlichen Rheumatismus um eine Reaktion des Körpers auf eine akute oder chronische Verseuchung des Organismus

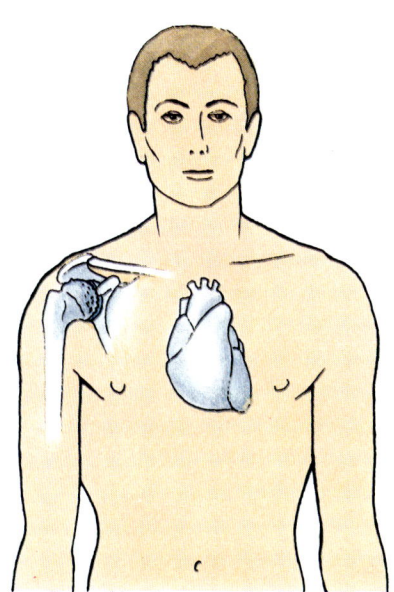

Entzündlicher Rheumatismus kann die Gelenke zerstören und die Klappen des Herzens angreifen (oben). Die glatten Gelenkflächen werden rauh, schmerzhafte Bewegungseinschränkungen sind die Folge. Bevorzugter Sitz des degenerativen Rheumatismus sind Hüft- und Kniegelenk (unten). An Arthrose erkranken vor allem ältere Menschen.

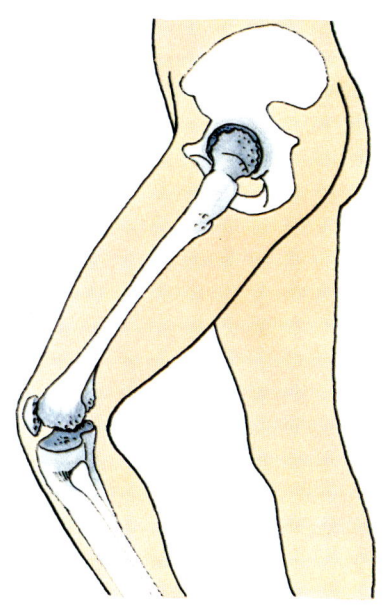

107

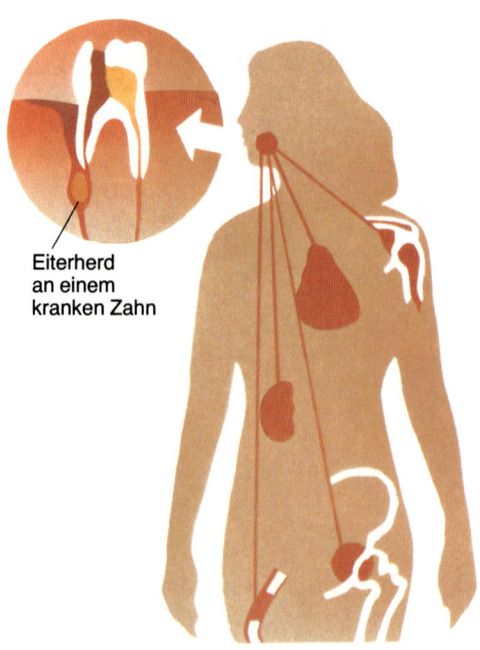

Eiterherd
an einem
kranken Zahn

Von einem Krankheitsherd (Focus) aus, der Bakterien enthält, können diese oder ihre Gifte (Toxine) auf dem Blutweg verschleppt werden. An anderen Stellen des Körpers, vor allem an Gelenken, am Herzmuskel und den Herzklappen, den Nieren und Arterien kann es dadurch zu Entzündungen kommen. Rechtzeitige Beseitigung aller Eiterherde im Körper ist die beste Vorbeugung.

mit Bakterien oder deren Giften. Zu diesem Formenkreis zählen außer dem rheumatischen Fieber und dem primär chronischen Gelenkrheumatismus noch einige seltenere Sonderformen.

Ursachen. Als eine der möglichen Ursachen des entzündlichen Rheumatismus gilt der *Herd* (Focus), worunter man eine Ansammlung von Krankheitskeimen in bestimmten Organen des Körpers versteht. Von diesem Streuherd werden über den Blutkreislauf sowohl Bakterien als auch deren Gifte (Toxine) abgegeben. Solche Herdinfektionen können fokalbedingte Krankheiten auslösen, darunter den entzündlichen Gelenkrheumatismus.

Die infektiösen Streuherde sitzen vor allem in den Mandeln, im Zahn- und Kieferbereich, im Mittelohr, in den Nasennebenhöhlen und der Harnröhre. Die Behandlung des Streuherdes mit keimtötenden Medikamenten oder seine chirurgische Ausräumung (Sanierung) können die durch ihn ausgelöste Zweiterkrankung heilen. Der Nachweis eines infektiösen Streuherdes ist jedoch bei den entzündlichen rheumatischen Erkrankungen keinesfalls die Regel.

Rheumatisches Fieber

Die dramatischste und gefährlichste Erkrankung aus dem Formenkreis des entzündlichen Rheumatismus ist das rheumatische Fieber. Es befällt vor allem Kinder und Jugendliche. Das Fieber ist die Folge einer Infektion mit Bakterien vom Typ der Streptokokken.

Verlauf. Nach einem beschwerdefreien Zeitraum von einer Woche bis drei Wochen tritt Fieber auf. Die mittleren und großen Gelenke schwellen an, werden rot und heiß. Diese Gelenkerscheinungen sind flüchtig, sie wandern. Ein alter medizinischer Lehrsatz sagt: »Das rheumatische Fieber beleckt die Gelenke und beißt ins Herz.«

Komplikationen. Gefährlich ist die Mitbeteiligung des Herzens, weil sich dabei die Herzinnenhaut (Endokard) entzündet. Aus diesem Grund ist das rheumatische Fieber eine häufige Ursache bestimmter Herzklappenfehler (→ Seite 161).

Behandlung. Sie muß in einer Klinik erfolgen und besteht vor allem in der hochdosierten und langzeitigen Gabe des Antibiotikums Penicillin. Dank dieses ursächlich wirkenden Medikaments ist das rheumatische Fieber heute in der Mehrzahl der Fälle vollständig heilbar.

Primär chronischer Gelenkrheumatismus

Gegen den primär chronischen Gelenkrheumatismus (die primär chronische Polyarthritis, abgekürzt PCP), das »eigentliche Rheuma«, gibt es bis jetzt kein ursächlich wirkendes Heilmittel. Die Polyarthritis befällt Menschen beider Geschlechter und jeden Lebensalters. Frauen sind jedoch dreimal stärker betroffen. Am häufigsten beginnt die PCP um das 40. Lebensjahr.

Krankheitszeichen. Die ersten Anzeichen sind wenig auffällig. Meist spürt der Betroffene eine Morgensteifigkeit der Gelenke und vorübergehende Schmerzen in Hand-, Fuß-, später Knie- und Ellenbogengelenken. Die befallenen Gelenke schwellen an, ihre Funktion bleibt jedoch anfänglich uneingeschränkt erhalten. Weitere Frühzeichen der PCP sind eine Überempfindlichkeit gegen kaltes Wasser und Durchblutungsstörungen mit Einschlafen der Finger, Kribbeln und Ameisenlaufen.

Verlauf. Der Verlauf des Leidens ist nicht vorhersehbar. Bei jedem siebenten Patienten kommt es nur zu einem einzigen Rheuma-Schub, der keine Spätschäden zurückläßt. Bei 60 Prozent der Patienten nimmt die Krankheit einen leichten Verlauf mit unregelmäßig wiederkehrenden Erkrankungszeiten (Schüben), die von mehr oder minder langen erscheinungsfreien Zeiträumen unterbrochen sind. Nur jeder zehnte PCP-Rheumatiker wird schließlich pflegebedürftig. Bei diesen Patienten kommt es zu ausgedehnten Knochen- und Knorpelzerstörungen. In der Umgebung der Gelenke bilden sich Rheumaknötchen. Am Ende ist das Gelenk zerstört und seiner Funktion gänzlich beraubt, versteift.

Sonderformen des entzündlichen Rheumatismus

Einige seltene Verlaufsformen des entzündlichen Rheumatismus sind die *Stillsche Krankheit*, eine Kombination von Gelenkentzündungen und Augenleiden bei Kindern; das *Sjögren-Syndrom*, ein rheumatisches Leiden der Frauen während der Wechseljahre, wobei gleichzeitig Speichel-, Tränen- und Talgdrüsen entzündet sind; sowie die *Reitersche Krankheit*, bei der die Gelenke schmerzhaft anschwellen und Harnröhre sowie die Augenbindehäute sich entzünden. Der entzündliche *Rheumatismus der Wirbelkörper* (Bechterewsche Krankheit, →Seite 113) betrifft zehnmal mehr Männer als Frauen.

Behandlung des entzündlichen Rheumatismus

Gegen den Rheumatismus gibt es kein Allheilmittel. Am erfolgreichsten ist die möglichst frühzeitige Kombination verschiedener Heilverfahren mit dem Ziel, den Krankheitsprozeß nach Möglichkeit aufzuhalten und die Funktion der betreffenden Gelenke zu erhalten. Dabei sind der Bewegungstherapie und den krankengymnastischen Maßnahmen (Wärmebehandlung, Massage, Fangopackungen, Hydrotherapie) die besten Erfolgsaussichten einzuräumen.

Die antirheumatischen Medikamente sind zwar in der Lage, den Schmerz und die Entzündungszeichen vorübergehend zu unterdrücken, eine Heilung können sie meist nicht bewirken. Je stärker die angewendeten Arzneimittel sind und je länger sie verordnet werden, desto größer ist die Gefahr unerwünschter Nebenwirkungen.

Mit Hilfe chirurgischer Eingriffe gelingt es, krankhaft veränderte Gelenke durch die Entfernung der zerstörten Gewebe wieder funktionstüchtig zu machen. Diese Operationen sollten nicht zu lange hinausgezögert werden.

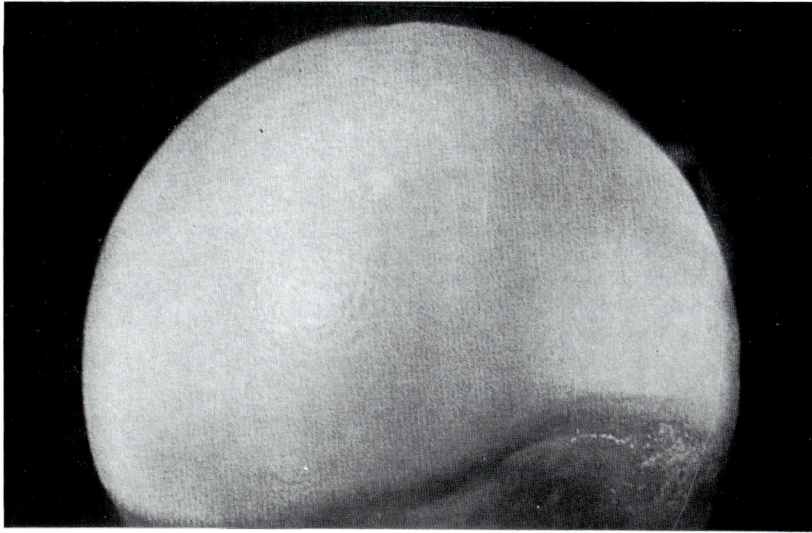

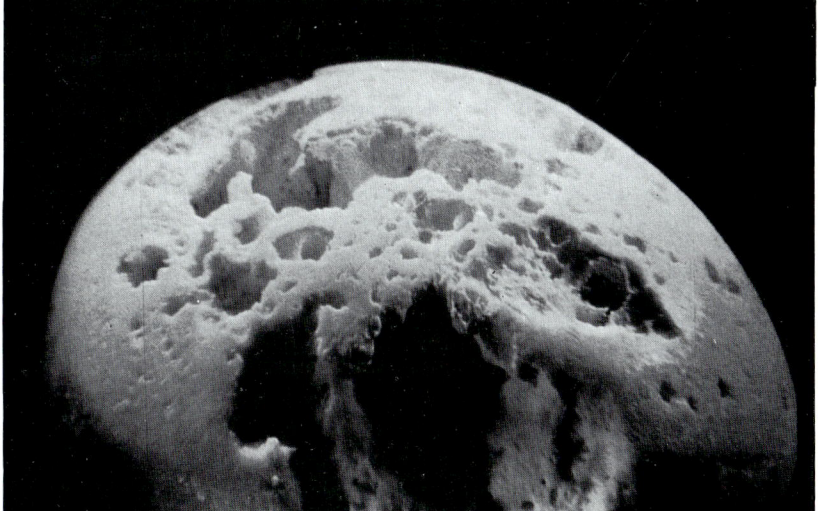

Rheumatische Zerstörung eines Hüftgelenks: Die gesunde Hüftgelenkskugel ist glatt und glänzend (oberes Bild). Schwerer Rheumatismus kann die Knorpelschicht über dem Knochen zerstören (unten): Dann schmerzt die kleinste Bewegung, das Hüftgelenk wird steif. Das untere Bild stammt von einem 56jährigen Patienten, der seit acht Jahren an Rheumatismus litt. Sein krankes Gelenk wurde inzwischen erfolgreich durch eine Hüftgelenksprothese ersetzt.

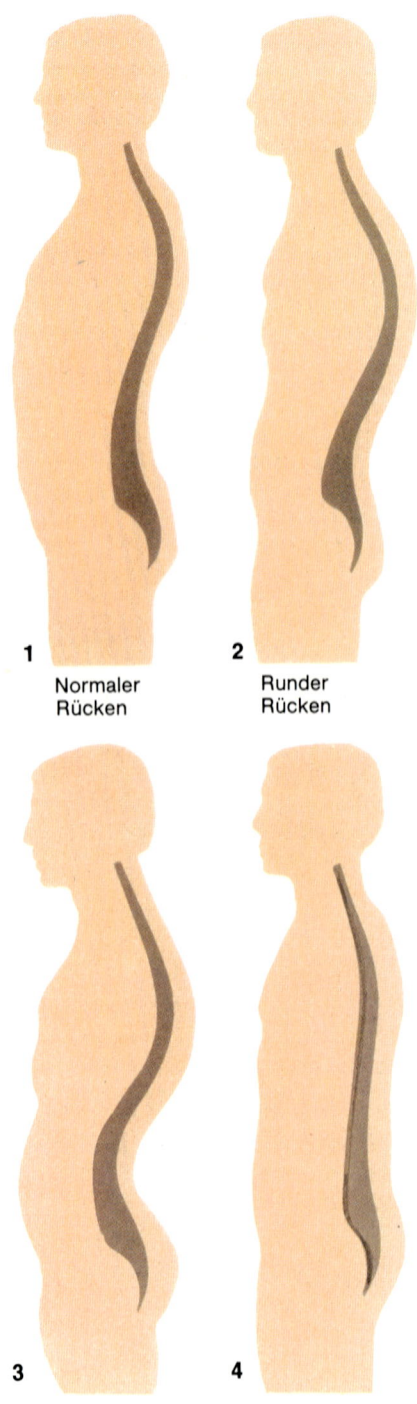

1 Normaler Rücken

2 Runder Rücken

3 Hohlrunder Rücken

4 Flacher Rücken

Die gute Haltung eines aufrecht und frei stehenden Menschen (1) ist abhängig vom Bau seiner Wirbelsäule und von ihren Haltevorrichtungen, an erster Stelle der Rückenmuskulatur. Als schlechte Haltung, die jedoch nicht krankhaft ist, bezeichnet man den runden (2), hohlrunden (3) und den flachen Rücken (4).

Degenerativer Rheumatismus

Beim degenerativen Rheumatismus gehen ohne echte Entzündungserscheinungen Gelenkanteile zugrunde. Diese *deformierende Gelenkerkrankung* (Arthrosis deformans) betrifft vor allem ältere Menschen und verursacht in den befallenen Gelenken starke Schmerzen. Bei einer ausgeprägten Arthrose wird das Gelenk schließlich funktionsuntüchtig.

<u>Ursachen.</u> Vor allem Abnutzungsschäden durch eine längerwährende oder sehr starke Überbeanspruchung des Gelenks (Hochleistungssport, einseitige Arbeitsbelastung, Übergewicht) kommen als Ursachen in Frage. Die Überbeanspruchung läßt das Gewebe, vor allem den milchglasartigen (hyalinen) Knorpel, schneller altern. Eine Arthrose kann jedoch auch die Folge einer akuten Gelenkentzündung (Arthritis) sein oder aus Fehlbelastungen des Gelenks herrühren. Die Belastungsgrenzen der Gelenke sind bei den Menschen unterschiedlich. Von der Arthrose können alle Gelenke befallen werden, besonders häufig sind jedoch Hüft-, Knie- und Fußgelenke, ferner die Wirbelsäule betroffen.

<u>Behandlung.</u> Mit Medikamenten lassen sich nur die Schmerzen des degenerativen Rheumatismus, nicht seine Ursachen behandeln. Wenn ein Gelenk durch Arthrose funktionsunfähig geworden ist, sollte geprüft werden, ob die Einpflanzung eines künstlichen Gelenks in Frage kommt (→ Seite 120).

Weichteilrheumatismus

Unter diesem Begriff werden solche rheumatische Krankheiten zusammengefaßt, die nicht die Gelenke in Mitleidenschaft ziehen. Zum Weichteilrheumatismus gehören der Muskelrheumatismus, der seltene Rheumatismus des Unterhautfettgewebes (Pannikulitis), ferner die rheumatische Entzündung von Nerven (Neuritis, → Seite 228) und der Tennisellenbogen (→ Seite 119).

Die Wirbelsäule

Die Wirbelsäule (Columna vertebralis) ist die bewegliche Stütze des Rumpfes. Sie ist aus einzelnen Gliedern, den Wirbeln, den Zwischenwirbelscheiben und den sie verbindenden Gelenken aufgebaut. Als zentrale Achse garantiert die Wirbelsäule dank ihrer Bänder, Gelenkkapseln und Muskeln sowohl Festigkeit als auch eine beträchtliche Beweglichkeit und ermöglicht die aufrechte Haltung des Menschen.

Aufbau und Funktion

Den biegsamen Knochenstab Wirbelsäule bilden beim Menschen 33 bis 34 Wirbelkörper. Die oberen 24, die »wahren« Wirbel, bleiben bei gesunden Menschen das ganze Leben beweglich. Hierzu zählen die 7 Hals-, die 12 Brust- und die 5 Lendenwirbel. Die daran anschließenden 5 Kreuzbeinwirbel sind gegeneinander nicht mehr beweglich, sondern zu einem einheitlichen Knochen, dem Kreuzbein, verschmolzen. Das gleiche gilt für die beim Menschen stark zurückgebildeten untersten Wirbel, 4 bis 5 an der Zahl, die das Steißbein bilden.

Die Wirbel. Jeder Wirbel besteht aus einem Wirbelkörper und einem Wirbelbogen, die gemeinsam das Wirbelloch begrenzen. Am Wirbelbogen sind jeweils drei Arten von Fortsätzen zu erkennen. Nach rückwärts geht der Dornfortsatz ab, an beiden Seiten je ein Querfortsatz und nach unten und oben je zwei Gelenkfortsätze, die die Verbindung zu den Nachbarwirbeln herstellen. Die Wirbelkörper sind nicht alle gleich geformt. Ihre unterschiedliche Funktion bedingt einen unterschiedlichen Bau. So nehmen die Wirbelkörper von oben nach unten an Größe und Stärke zu, weil auf den unteren eine schwerere Last ruht. Der erste und der zweite Halswirbel (Atlas und Axis), auch Träger und Achse genannt, weichen in ihrer Gestalt von den anderen Wirbelkörpern vollkommen ab. Der Träger (Atlas) ist ein Knochenring, der

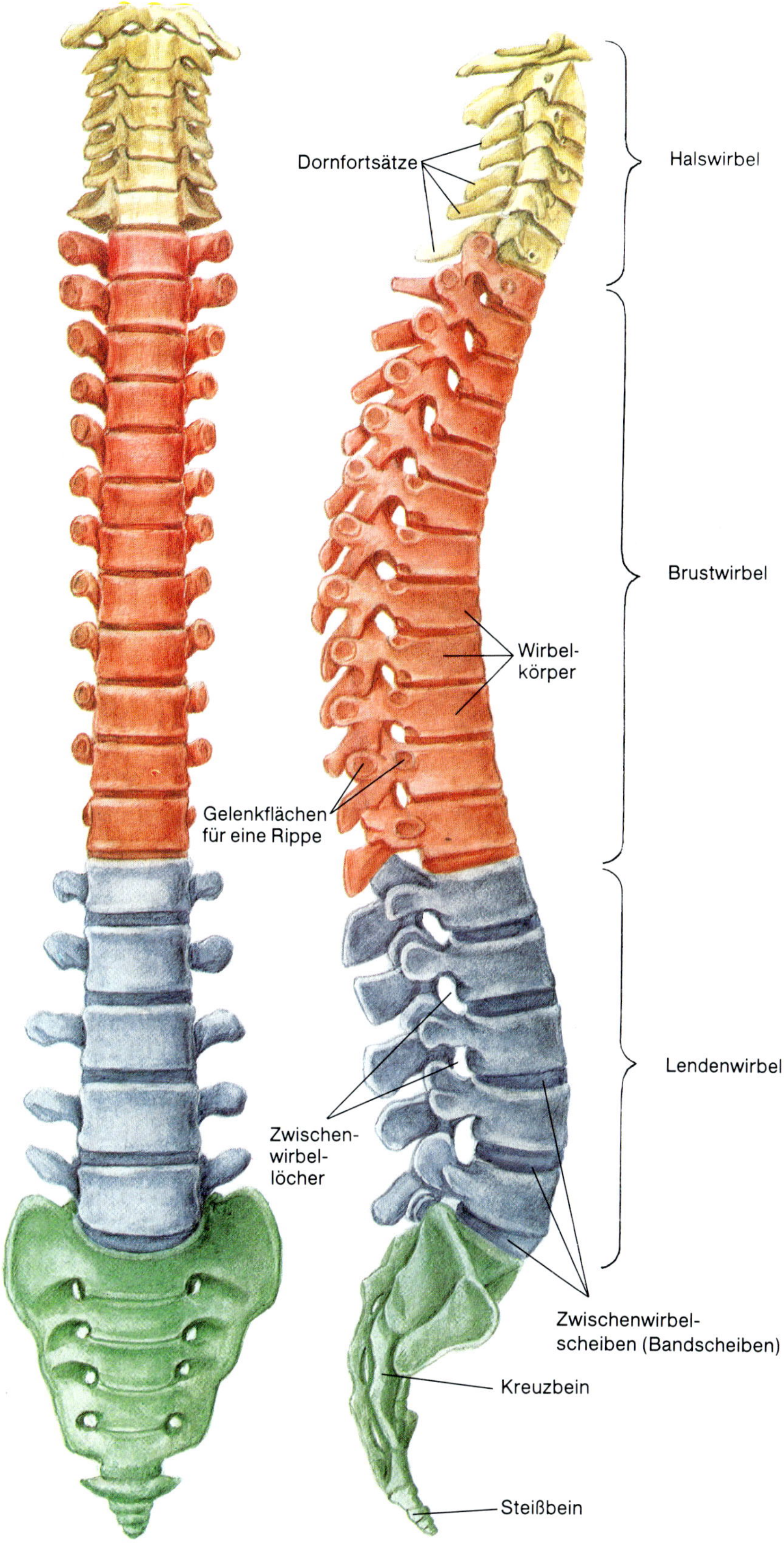

Dornfortsätze

Halswirbel

Brustwirbel

Wirbel-körper

Gelenkflächen
für eine Rippe

Lendenwirbel

Zwischen-
wirbel-
löcher

Zwischenwirbel-
scheiben (Bandscheiben)

Kreuzbein

Steißbein

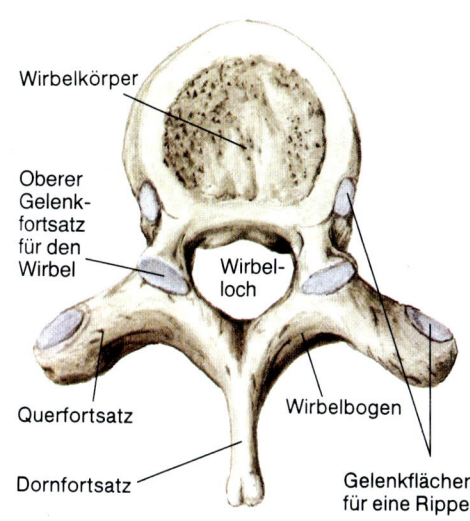

Wirbelkörper

Oberer
Gelenk-
fortsatz
für den
Wirbel

Wirbel-
loch

Querfortsatz

Wirbelbogen

Dornfortsatz

Gelenkflächen
für eine Rippe

*Ein Brustwirbel von oben. Im Wirbelloch
verläuft das Rückenmark, gut geschützt
gegen mechanische Verletzungen. Jeder
der 12 Brustwirbel trägt ein Rippenpaar,
das gelenkig mit ihm verbunden ist.*

*Alle Wirbel sind gegeneinander beweg-
lich, durch die Gliederstruktur jedoch
auch sehr belastungsfähig. Die Abbildung zeigt den 10. und 11. Brustwirbel
von der Seite.*

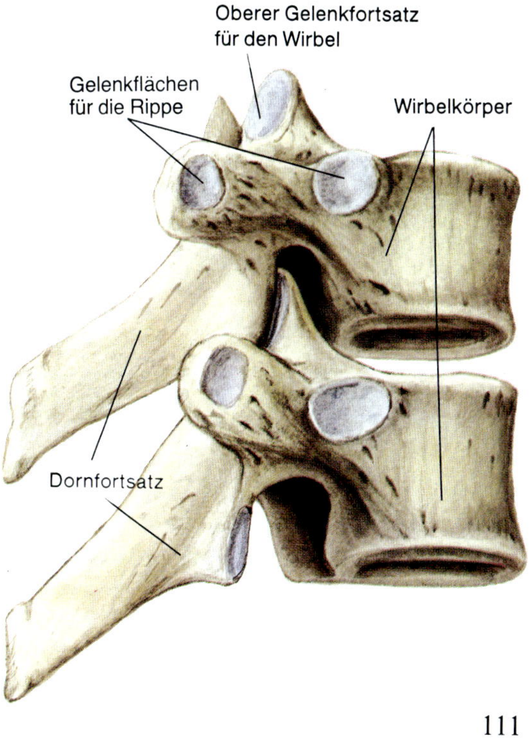

Oberer Gelenkfortsatz
für den Wirbel

Gelenkflächen
für die Rippe

Wirbelkörper

Dornfortsatz

*Die Wirbelsäule eines Erwachsenen von vorn (links)
und von der Seite gesehen (rechts). Deutlich zu erkennen sind die 34 Wirbel, deren Form und Größe ganz
unterschiedlich ist – je nachdem, an welcher Stelle der
zentralen Knochensäule sie ihren Platz haben. Die untersten vier bis fünf Wirbel sind besonders klein. Sie
bilden das Steißbein. Das Wirbelskelett hat, von der
Seite gesehen, eine doppelt gebogene S-Form.*

111

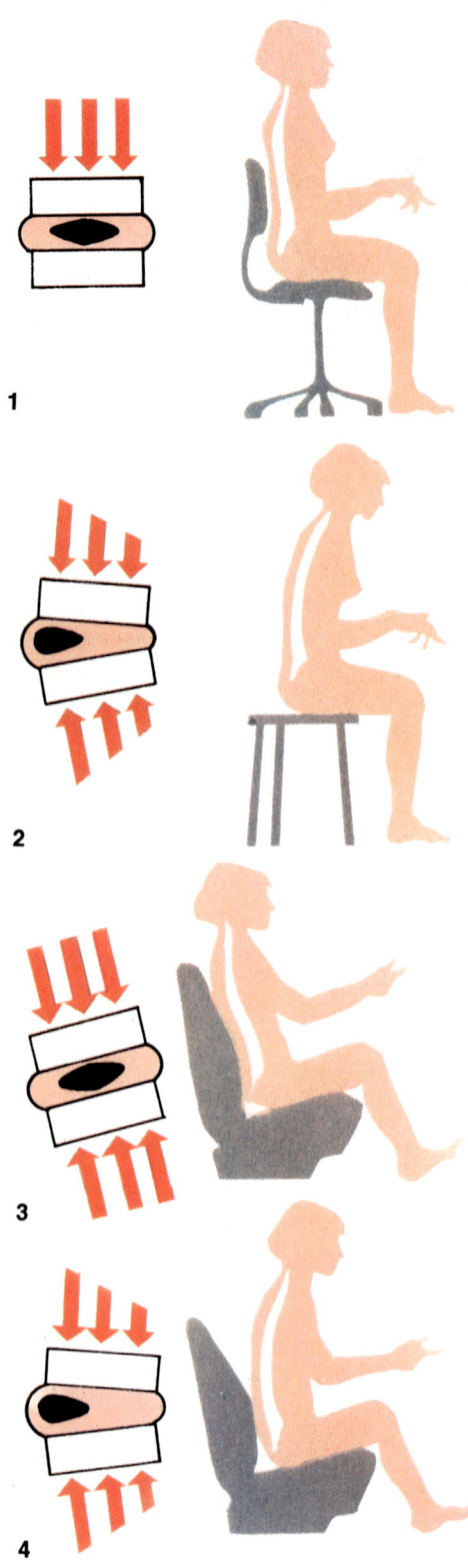

1

2

3

4

Die richtige oder falsche Sitzhaltung entscheidet über die Gesundheit der Wirbelsäule und ihrer Bandscheiben (Zwischenwirbelscheiben). Eine nach vorn übergebeugte Haltung, sei es am Arbeitsplatz (2) oder im Auto (4), preßt die Wirbel und damit die Bandscheiben einseitig zusammen. Das schmerzt und kann durch einen Bandscheibenvorfall gefährlich werden. Die richtige Sitzhaltung (1, 3) entlastet die Wirbelsäule.

zweite Halswirbel (Axis) hat einen nach oben gerichteten zapfenförmigen Fortsatz, den Zahn. So wird zwischen erstem und zweitem Wirbel die Drehbewegung des Kopfes möglich, während zwischen dem ersten Wirbelkörper und dem Hinterhaupt die Nickbewegung erfolgt.

Die Bandscheiben. Die Wirbelkörper sind durch knorpelige Zwischenplatten, die Bandscheiben (Zwischenwirbelscheiben), verbunden. Sie bestehen aus einem äußeren, sehr derben bindegewebigen Ring und einem weicheren, gallertartigen Kern.

Alle Bandscheiben zusammen machen rund ein Viertel der Gesamtlänge der Wirbelsäule aus. Sie wirken zwischen den Wirbelkörpern als Wasserkissen, indem sie eine Beweglichkeit nach allen Richtungen ermöglichen.

Weil der im Laufe eines Tages auf die Bandscheiben ausgeübte Druck durch Gehen, Sitzen, Heben und Stehen beträchtlich ist, werden die elastischen Polster innerhalb eines Tages um insgesamt rund drei Zentimeter verschmälert. Auch ein Gesunder ist deshalb am Abend etwa drei Zentimeter kürzer als am Morgen.

Außer den Bandscheiben sorgen eine ganze Reihe von straffen und elastischen Bändern dafür, daß die einzelnen Wirbellöcher sich nicht gegeneinander verschieben, denn in diesen verläuft das empfindliche Rückenmark (→ Seite 221).

Erkrankungen der Wirbelsäule

Betrachtet man die Wirbelsäule eines gesunden Menschen von hinten oder von vorn, so ist sie völlig gerade. Von der Seite her gesehen weist sie hingegen verschiedene charakteristische Krümmungen auf. Hals- und Lendenwirbelsäule sind leicht nach vorn, die Brustwirbelsäule und das Kreuzbein dagegen nach rückwärts gekrümmt.

Haltungsschäden und Haltungsverfall

Von der beschriebenen, für die Beweglichkeit am besten geeigneten Form gibt es zahlreiche Abweichungen, deren Krankheitswert unterschiedlich ist. Die Haltung, worunter man das Gesamtbild eines frei und aufrecht stehenden Menschen versteht, ist nicht nur von den verschiedenen Stützgeweben der Wirbelsäule abhängig, sondern auch vom Kräftezustand und der psychischen Verfassung. Angst oder Zorn, Freude oder Trauer spiegeln sich in der Haltung wider.

Nur eine Minderheit der Menschen hat eine völlig gesunde Wirbelsäule. Kleinere Abweichungen vom Idealzustand müssen nicht krankhaft sein. Die Übergänge von der gesunden zu einer krankhaften Haltung sind fließend.

Behandlungsbedürftige Krankheiten sind eine dauernde seitliche Wirbelsäulenverbiegung (Skoliose), die immer mit einer Ausbiegung der Wirbelsäule nach hinten (Kyphose) verbunden ist; die stärkere, auch selbständig vorkommende Kyphose und die naturgemäß kombiniert mit ihr auftretende Verbiegung der Wirbelsäule nach vorn (Lordose).

Ursachen. Die genannten Krankheiten bilden sich zumeist während der Kindheit und der Jugendjahre heraus. Neben angeborenen Schäden kommen vor allem Fehlbelastung in der Schule und im Beruf, Mangel an Licht, Luft und sportlicher Bewegung, zu langes Sitzen (die ungesündeste Dauerhaltung!), einseitige Belastung, etwa durch überschwere Aktentaschen, und eine allgemeine Schwäche des Stützgewebes als Ursachen in Frage. Meist wirken mehrere Faktoren in die gleiche Richtung.

Vorbeugung. Die beste Vorbeugung gegen Haltungsverfall und spätere Erkrankungen der Wirbelsäule besteht in regelmäßiger körperlicher und spielerischer Belastung, der unbedingten Vermeidung von zu langem Sitzen in Schule, Auto und vor dem Fernseher, dazu in einer eiweißreichen Ernährung und genügend Schlaf in einem Bett mit dünner Roßhaar- oder Schaumstoffmatratze, die einem Lattenrost oder Brett aufliegen sollte.

Skoliose

Die Skoliose führt zu einer Drehung (Torsion) der einzelnen Wirbelkörper. Durch die seitliche Verbiegung bilden sich ein *Rippenbuckel* (Gibbus) und ein Lendenwulst. Die seitliche Wirbelsäulenverbiegung zieht naturgemäß das gesamte Knochengerüst, vor allem den Brustkorb, in Mitleidenschaft. Je nach der Ausprägung der Skoliose werden auch die inneren Organe, vor allem Herz und Lunge, in ihren Funktionen behindert. Durch die Wirbelsäulenverbiegung kann es zu einer ungleichen Stellung der Schultern, dem Vorspringen einer Hüfte, der Asymmetrie des Brustkorbs und zu einer Einschränkung der Beweglichkeit der Wirbelsäule kommen. Die sich daraus ergebenden Beschwerden nehmen im Laufe des Lebens zu. Röntgenuntersuchungen klären die Ausdehnung und den Verlauf der Krankheit.

Ursachen. Zu einer Skoliose kann es aus vielen Gründen kommen. Angeborene, oft nur leichte Fehlbildungen einzelner Wirbelkörper, Narbenzug, Verkürzung eines Beines, ungleiche Belastung des beweglichen Knochenstabes der Wirbelsäule kommen in Frage. Dabei haben kleine Ursachen oft große Folgen, weil sich das Fortschreiten der Erkrankung im Laufe des Lebens nicht vorhersehen läßt. Bei der Mehrzahl der Skoliosen läßt sich derzeit die Ursache nicht ermitteln (idiopathische Skoliose).

Kyphose

Die Ausbiegung der Wirbelsäule nach hinten, die Kyphose, kann, wie die Skoliose, eine unterschiedliche Ausprägung aufweisen. Vom angedeuteten Rundrücken über den Rundbuckel bis zum Spitzbuckel reichen die Erscheinungsformen einer krankhaften Kyphose.

Der Gegensatz zur Kyphose ist die Lordose. Diese Krümmung nach vorn ist um so deutlicher ausgeprägt, je stärker die Kyphose ist.

Ursachen. Angeborene Mißbildungen der Wirbelkörper, Schwäche der aufrichtenden Muskulatur, Knochenerweichung bei Vitamin-D-Mangel (Rachitis), Überlastung durch schwere Arbeit, hohes Lebensalter und der Mangel an Knochengewebe (Osteoporose) kommen als Ursache in Frage.

Scheuermannsche Erkrankung

Die Sonderform der krankhaften Kyphose befällt vornehmlich männliche Jugendliche zwischen zehn und 18 Jahren. Bei ihnen kommt es zu einer mehr oder minder ausgeprägten Rundrückenbildung, deren Ursache eine Entwicklungsstörung der Wirbelsäule ist. Einige Wirbelkörper sind wegen einer angeborenen Gewebsschwäche, vor allem während der Pubertät, den Belastungen nicht gewachsen und brechen keilförmig zusammen. Die Krankheit, die meist mit bleibenden Schäden verheilt, betrifft die unteren Brustwirbel und die oberen Lendenwirbel.

Bechterewsche Krankheit

Die wichtigste entzündliche Erkrankung der Wirbelsäule ist die Bechterewsche Krankheit (Spondylarthritis ankylopoetica). Sie gehört zu den rheumatischen Leiden, nimmt einen chronischen Verlauf und kann zu einer Verknöcherung der gesamten Wirbelsäule führen (Bambusstabwirbelsäule). Befallen werden vor allem Männer.

Verlauf, Behandlung. Das Leiden beginnt mit unklaren Beschwerden, vor allem Kreuz- und Hüftgelenksschmerzen. Mit Hilfe von Röntgenuntersuchungen ist eine frühe Diagnose möglich. Während die unbehandelte oder unzureichend behandelte Entzündung der Wirbelsäule zu einer vollständigen Versteifung mit starker Rundbuckelbildung führen kann, bewirkt die rechtzeitig eingeleitete und konsequent durchgeführte Behandlung eine Verlangsamung des Krankheitsverlaufs und eine Versteifung in gerader, aufrechter Haltung.

Bandscheibenschaden

Unter dem Begriff Bandscheibenschaden werden mehrere Veränderungen der Bandscheiben (Zwischenwirbelscheiben) zusammenge-

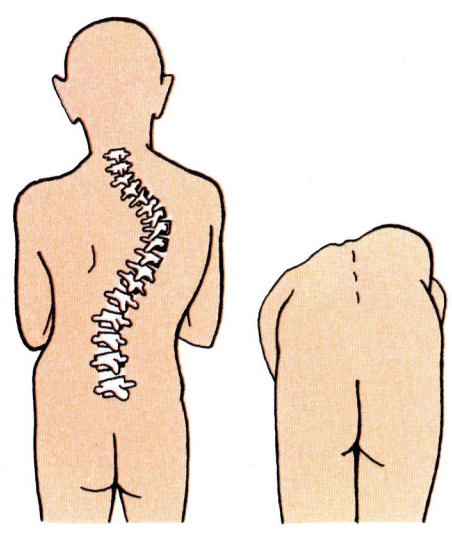

Jede seitliche Verkrümmung der Wirbelsäule (Skoliose) ist krankhaft. Der Körper wird asymmetrisch, es bildet sich ein Rippenbuckel. Diese Verformung des Brustkorbs wird besonders deutlich sichtbar, wenn der Patient sich mit geschlossenen Beinen und durchgedrückten Knien hinstellt und dann vornüber beugt.

Eine leichte Krümmung nach hinten im Bereich der Brustwirbelsäule ist ebenso normal wie eine leichte Verbiegung nach vorn im Gebiet der Hals- und der Lendenwirbelsäule. Stärkere Ausprägungen können krankhaft sein.

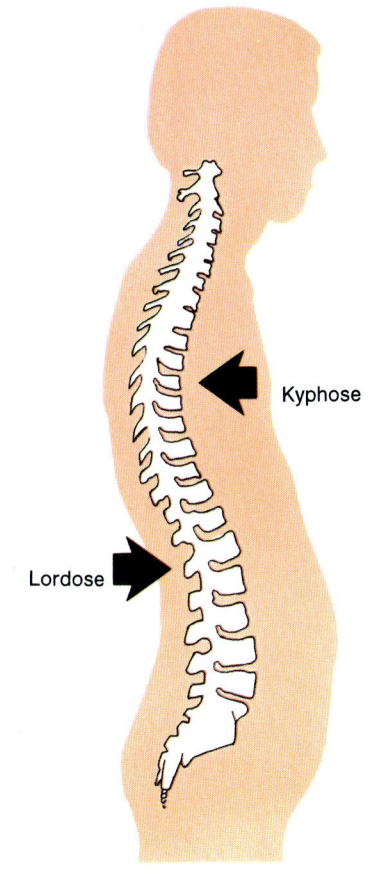

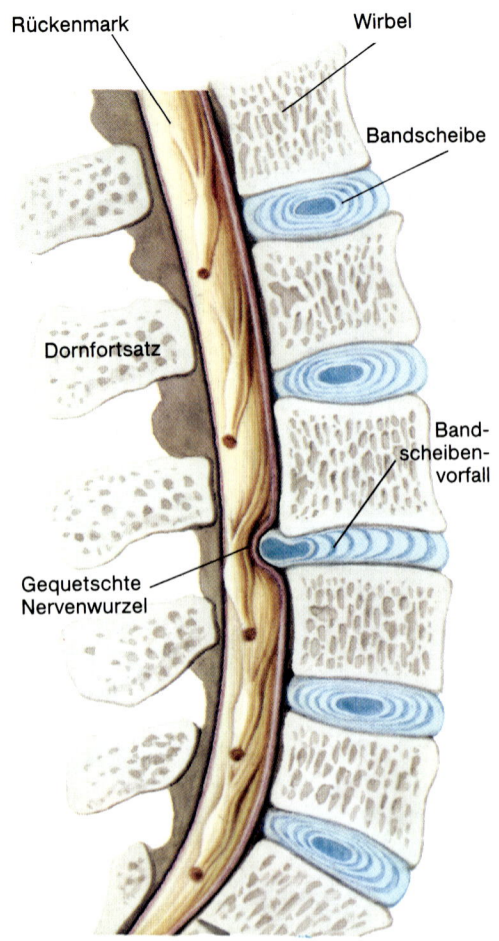

Rückenmark

Wirbel

Bandscheibe

Dornfortsatz

Bandscheibenvorfall

Gequetschte Nervenwurzel

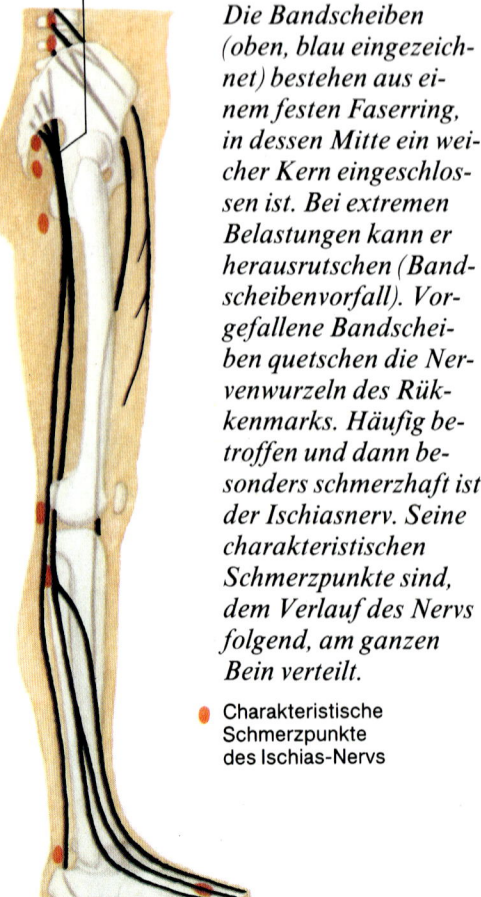

Hüft-(Ischias)-Nerv

Die Bandscheiben (oben, blau eingezeichnet) bestehen aus einem festen Faserring, in dessen Mitte ein weicher Kern eingeschlossen ist. Bei extremen Belastungen kann er herausrutschen (Bandscheibenvorfall). Vorgefallene Bandscheiben quetschen die Nervenwurzeln des Rückenmarks. Häufig betroffen und dann besonders schmerzhaft ist der Ischiasnerv. Seine charakteristischen Schmerzpunkte sind, dem Verlauf des Nervs folgend, am ganzen Bein verteilt.

● Charakteristische Schmerzpunkte des Ischias-Nervs

faßt. Es handelt sich um Beschwerden, die von dem vorzeitigen Verschleiß der Knorpelscheiben, ihrer natürlichen Alterung und dem Vorfall (Prolaps) des gallertartigen Kerns der Bandscheibe herrühren. Dabei werden die aus dem Wirbelkanal austretenden Nervenwurzeln einem krankhaften Druck ausgesetzt.

Krankheitszeichen. Je nachdem, welche Bandscheiben erkrankt sind, ist mit ganz unterschiedlichen Krankheitszeichen zu rechnen. Grundsätzlich bewirkt Druck auf die Nerven Schmerzen und Funktionsausfälle, nämlich eingeschränkte Beweglichkeit bis hin zur Lähmung, ferner Störungen der durch die Nerven fortgeleiteten Empfindungen (Sensibilität). Fehl- und Mißempfindungen wie Ameisenlaufen, Prickeln, gesteigerte oder aufgehobene Schmerzempfindung sind die Folgen.

Erscheinungsformen. Druck auf die Nerven im Bereich der Halswirbelsäule (HWS) führt zu Hinterhauptskopfschmerzen, ausstrahlenden Schmerzen in Schulter und Arm, sogar zu einer Beeinträchtigung der Herzaktion, da diese von im Bereich der HWS austretenden Nerven gesteuert wird *(HWS-Syndrom)*. Unfallbedingte Überstreckungen der HWS (Schleudertrauma) können im schlimmsten Fall zu einer Zerstörung des Rückenmarks mit Querschnittslähmung (→ Seite 234) führen. Einklemmungen der Nerven im Bereich der Brustwirbelsäule machen sich als Zwischenrippen-Nervenschmerz *(Interkostalneuralgie)* bemerkbar.

Die gefürchtetsten Schmerzen verursachen der Hexenschuß (Lumbago) und das Hüftweh (Ischias oder Ischialgie). Beim *Hexenschuß* konzentrieren sich die Schmerzen, die durch Druck auf die an der Lendenwirbelsäule austretenden Nerven verursacht werden, in diesem Bereich.

Beim *Ischias* breiten sich die Schmerzen im Versorgungsgebiet des gesamten Ischiasnerven aus. Dieser tritt aus der unteren Lendenwirbelsäule aus und zieht von dort an der Rückseite des Oberschenkels nach unten; im Bereich der Kniekehle teilt er sich auf und versorgt mit seinen äußersten Ästen den gesamten Fuß bis zur großen Zehe. Im schlimmsten Fall kann Ischias deshalb im Verlauf des ganzen Beines als starker Schmerz, Funktionseinschränkung und unterschiedliche Mißempfindung wahrgenommen werden. Ischias kann sich langsam entwickeln oder von einer Sekunde auf die andere. Betroffen sind Männer und Frauen etwa gleich häufig, die meisten im Alter zwischen 25 und 50 Jahren.

Behandlung von Wirbelsäulen-Erkrankungen

Die Behandlung aller Schäden der Wirbelsäule muß rechtzeitig erfolgen und oft jahrelang fortgesetzt werden. Auffällig ist das häufige Mißverhältnis zwischen Befund und Befinden: Manche Patienten bleiben trotz erheblicher, auch röntgenologisch nachweisbarer Veränderungen der Wirbelsäule schmerzfrei und leistungsfähig, während andere unter beträchtlichen Beschwerden zu leiden haben, obwohl die nachweisbaren krankhaften Veränderungen an der Wirbelsäule nur gering sind.

Therapeutische Maßnahmen. Bei den Behandlungsmethoden ist in der Regel den physikalischen Verfahren der Vorzug zu geben. Hierzu zählen Krankengymnastik, Massage, Ruhe, Streckbehandlung und Wärmeanwendung. Eine harte Unterlage im Bett ist zumeist von Vorteil. Den Fachärzten für Orthopädie, denen die Behandlung von Erkrankungen der Wirbelsäule obliegt, stehen weitere Methoden zur Verfügung. Hierzu zählen Gipsschalen für die Nacht, Korsetts nach Maß und bestimmte Operationsverfahren.

Medikamenten kommt bei der Behandlung von Wirbelsäulen-Erkrankungen nur selten eine ursächlich heilende Wirkung zu. Vor allem bei krankhaften Skoliosen und Kyphosen zeigt die rechtzeitige operative Behandlung durch Spezialisten gute Erfolge. Nutzen und Risiken der recht ausgedehnten Eingriffe müssen dabei sorgsam gegeneinander abgewogen werden.

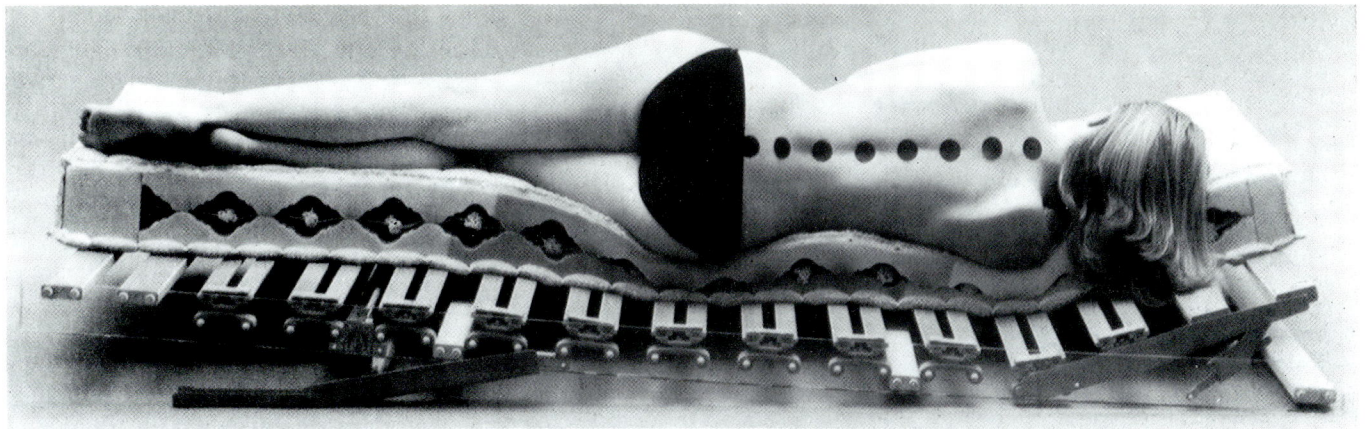

Chiropraktik. Die durch Zug und Druck von Hand (manuell) bewirkte Verschiebung an den Gelenken der Wirbelsäule (manuelle Chiropraktik), die vielfach auch von Heilpraktikern vorgenommen wird, darf nur dann angewendet werden, wenn keine Knochenzerstörungen vorliegen. Ein geschickter Chiropraktiker erreicht in manchen Fällen von Nerveneinklemmung sofortige Schmerzfreiheit. Es besteht jedoch auch immer die Möglichkeit, daß sich der Zustand abrupt verschlechtert oder nach kurzer Zeit die anfängliche Besserung wieder aufhört.

Das richtige Bett entlastet die gesunde und erst recht die kranke Wirbelsäule. Matratze und elastischer Lattenrostboden passen sich der Körperform an, so daß die Wirbelsäule gerade verläuft.

Der knöcherne Schädel

Das Knochengerüst des Kopfes wird in Hirn- und Gesichtsschädel unterteilt. Alle Knochen, die die Schädelhöhle umschließen, gehören zum Hirnschädel. Dabei wird die Schädeldecke vorn aus dem Stirnbein, oben aus den beiden Scheitelbeinen, seitlich aus den beiden Schläfenbeinen und dem großen Flügel des Keilbeins, hinten aus dem Hinterhauptsbein gebildet.

Aufbau und Einteilung

Die Schädelbasis, das ist der Grund der Schädelhöhle, grenzt den Gesichts- vom *Hirnschädel* ab. Die hier zusammentreffenden Knochen sind das Stirnbein, Siebbein, Keilbein, die beiden Schläfenbeinpyramiden und das Hinterhauptsbein. Zwischen den einzelnen Schädelknochen gibt es keine Gelenke, sie sind vielmehr beim Erwachsenen durch unbewegliche knöcherne Nähte miteinander verbunden.

Die *Schädelbasis* bietet beim Blick von oben ein kompliziertes Bild aus einer vorderen, zwei seitlichen und einer hinteren Schädelgrube. Weil zahlreiche Blutgefäße, das Rückenmark und zwölf Hirnnerven durch die Schädelbasis hindurchziehen, weist diese zahlreiche Öffnungen auf. Die größte, das Hinterhauptsloch, befindet sich in der hinteren Schädelgrube. Hier verläßt das Rückenmark den knöchernen Schädel. Die vordere Schädelgrube ist ausgefüllt von den Stirnlappen des Gehirns, in den beiden seitlichen Schädelgruben liegen die Schläfenlappen, während das Kleinhirn seinen Platz in der hinteren Schädelgrube findet.

Der *Gesichtsschädel* besteht aus Ober- und Unterkiefer, Stirnbein, Nasenbein, Tränenbeinen, Jochbein, Nasenscheidewand und Gaumenbein. Schädeldach und Schädelbasis bilden eine schützende Hülle für das Gehirn und die Sinnesorgane. Alle mechanischen Verletzungen dieser Knochen (Schädelbrüche) gefährden stets auch die genannten Organe.

Schädelbasisbruch

Bei einem Knochenbruch des Schädelgrundes, einem Schädelbasisbruch (→ Seite 227), gefährdet nicht so sehr die knöcherne Verletzung das Leben. Schwerwiegender sind die mit der Fraktur einhergehenden Funktionsstörungen des Gehirns und der Nerven.

Die Entscheidung fällt früh

Der Keim zu den Erkrankungen der Wirbelsäule wird meist schon im Kindes- und Jugendalter gelegt: Fehlstellungen der Wirbelsäule »verwachsen« sich nie von allein!
Achten Sie deshalb bei Kindern sehr genau auf eine gutgeformte Wirbelsäule, und suchen Sie im Zweifelsfall lieber einmal zuviel als zu spät ärztlichen Rat.

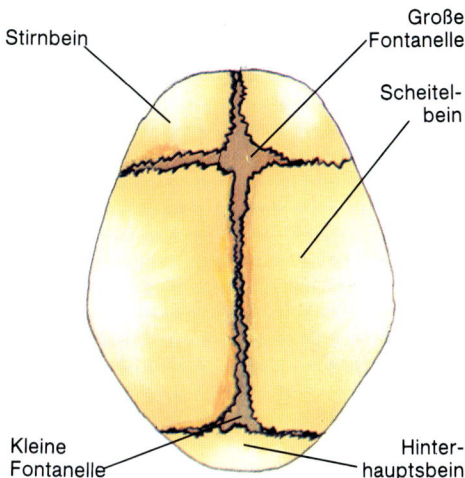

Blick von oben auf die Schädelknochen eines Neugeborenen. Zwischen ihnen sind großflächige Bindegewebsspalten, die Fontanellen, zu erkennen. Sie sind als weiche Stellen fühlbar, verknöchern jedoch bis zum dritten Lebensjahr.

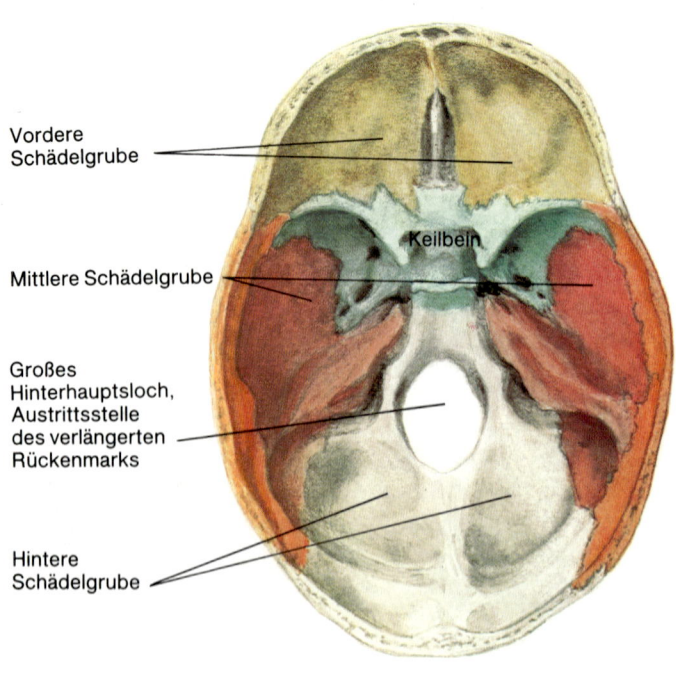

Vordere Schädelgrube

Mittlere Schädelgrube

Großes Hinterhauptsloch, Austrittsstelle des verlängerten Rückenmarks

Hintere Schädelgrube

Keilbein

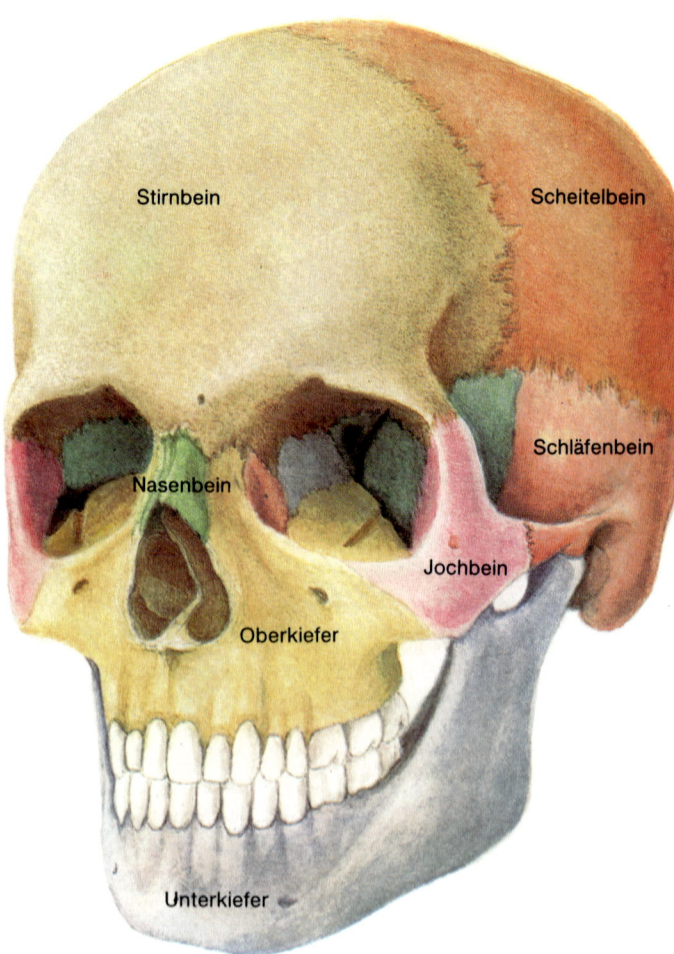

Stirnbein

Scheitelbein

Schläfenbein

Nasenbein

Jochbein

Oberkiefer

Unterkiefer

Der knöcherne Schädel von vorn (rechts) und ein Blick auf den inneren Grund eines aufgesägten Schädels, die Schädelbasis (oben). Wie ein Mosaik setzt sich das kugelige Knochengerüst des Kopfes aus 29 Knochen zusammen, die ein schützendes Gehäuse bilden für das Gehirn und die Sinnesorgane.

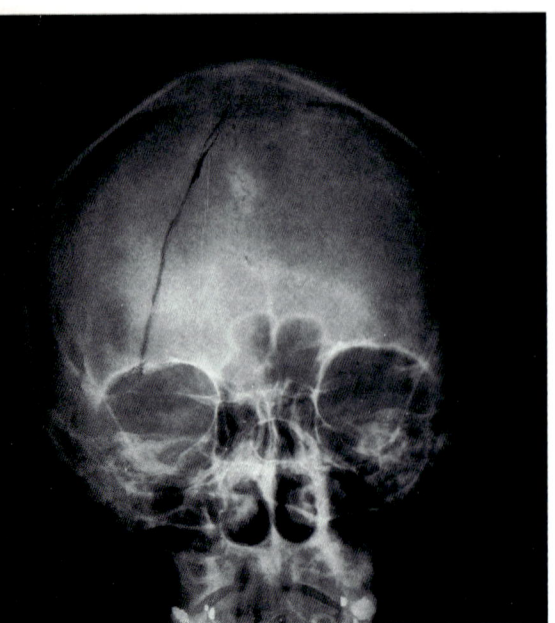

Ein Röntgenbild des knöchernen Schädels. Über der rechten Augenhöhle ist ein Bruchspalt im Schädeldach zu erkennen. Die Heilungschancen sind gut.

Schädeldachbruch

Bei Brüchen des Schädeldaches (Schädeldachbruch) bestehen im Prinzip die gleichen Risiken wie beim Schädelbasisbruch. Knochensplitter können Blutgefäße im Schädelinneren eröffnen und die Hirnhäute verletzen. Höchste Gefahr besteht beim Austritt von Hirnmasse. Für den behandelnden Arzt sind die Verletzungen des Schädeldachs gut zu erkennen und meist durch neurochirurgische Eingriffe erfolgreich zu korrigieren. Die starken Blutungen bei Schädelverletzungen rühren von der Kopfhaut (Kopfschwarte) her, die gut mit Blutgefäßen versorgt ist.

Der knöcherne Brustkorb

Das Brustbein, zwölf Rippenpaare und die Brustwirbelsäule bilden den menschlichen Brustkorb (Thorax). Die *Rippen* haben eine annähernd halbkreisförmige Gestalt und sind paarweise (symmetrisch) angeordnet.

Die sieben oberen Rippenpaare reichen von den Brustwirbeln bis zum Brustbein. Sie setzen an diesem platten Knochen mit einem knorpeligen Schaltstück an. Die nachfolgenden drei Rippenpaare halten mit dem Brustbein über ein bogenförmiges Verbindungsstück Kontakt, während die elfte und die zwölfte Rippe frei in der Muskulatur der seitlichen Rumpfwand enden.

Der Brustkorb ist beweglich, dank der Rippenwirbelgelenke hinten und der knorpeligen Schaltstücke vorn am Brustbein. Weil die Rippen von hinten oben nach vorn unten laufen, kann sich der Durchmesser des Brustkorbs (gemessen von vorn nach hinten) während der Einatmung vergrößern. Motoren dieser Beweglichkeit sind die Atemmuskeln, die Zwischenrippenmuskeln und das Zwerchfell.

Abweichende Brustkorbformen

Von der normalen Form des Brustkorbs, vorn gewölbt und breit, gibt es Abweichungen, die nicht krankhaft sind. Dazu zählt der schmale, hängende und enge Thorax *(Engbrüstigkeit)*. Krankhaft sind die *Trichterbrust,* eine angeborene Mißbildung, bei der das Brustbein trichterförmig eingezogen ist, und die *Hühnerbrust,* bei der das Brustbein kielartig vorsteht. Bei stärkerer Ausbildung dieser beiden Mißbildungsformen ist ein chirurgischer Eingriff in Erwägung zu ziehen.

Rippenbruch

Durch Gewalteinwirkungen auf den Brustkorb können eine oder mehrere Rippen brechen. Besonders häufig betroffen sind die vierte bis siebente Rippe.

<u>Krankheitszeichen.</u> Der Verletzte spürt einen heftigen, stechenden Schmerz an der Bruchstelle, besonders beim Atmen und Husten. Erschütterungen werden ängstlich vermieden.

<u>Behandlung.</u> Der Arzt stellt den ganzen Brustkorb ruhig, im allgemeinen durch eine elastische Bandage oder einen Pflasterverband, und schafft dadurch wesentliche Schmerzlinderung.

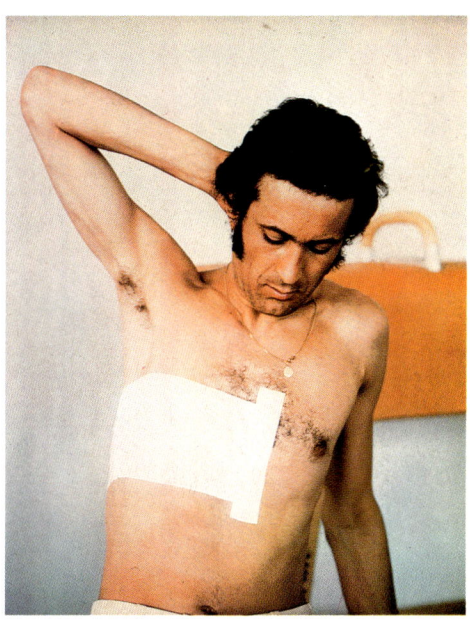

So wird der Brustkorb nach einem rechtsseitigen Rippenbruch durch einen Verband ruhiggestellt. Die Behandlung nähert die Bruchenden einander an und lindert zugleich die Schmerzen.

Der Schultergürtel

Die oberen Gliedmaßen des Menschen sind Greiforgane und deshalb von großer Beweglichkeit. Sie wird ermöglicht durch Schultergürtel und Schultergelenk (Abb → Seite 104). Die Gelenkpfanne des Schulterblatts und der Kopf des Oberarmknochens bilden das beweglichste Kugelgelenk unseres Körpers. Der Schultergürtel, bestehend aus Schlüsselbein und Schulterblatt, verbindet die obere Gliedmaße gelenkig mit dem Rumpf. Dabei ist das Schlüsselbein mit dem Brustbein gelenkig verbunden, während das Schulterblatt nur durch Muskeln gehalten wird.

Schultergelenksausrenkung

Der Aufbau des Schultergelenks und seine große Beweglichkeit bedingen, daß es relativ leicht zu einem »Auskugeln« des Gelenks, zu einer Ausrenkung (Luxation), kommt. Dabei hebelt sich der Kopf des Oberarmknochens, meist nach vorn, aus der Gelenkpfanne. Die Ausrenkung des Schultergelenks ist sehr schmerzhaft und schränkt naturgemäß die Beweglichkeit des Armes stark ein.

<u>Behandlung.</u> Die Einrenkung (Reposition) sollte möglichst bald durch einen Arzt erfolgen. Das Gelenk wird anschließend kurzfristig durch eine elastische Bandage ruhiggestellt. Wiederholt sich das Auskugeln

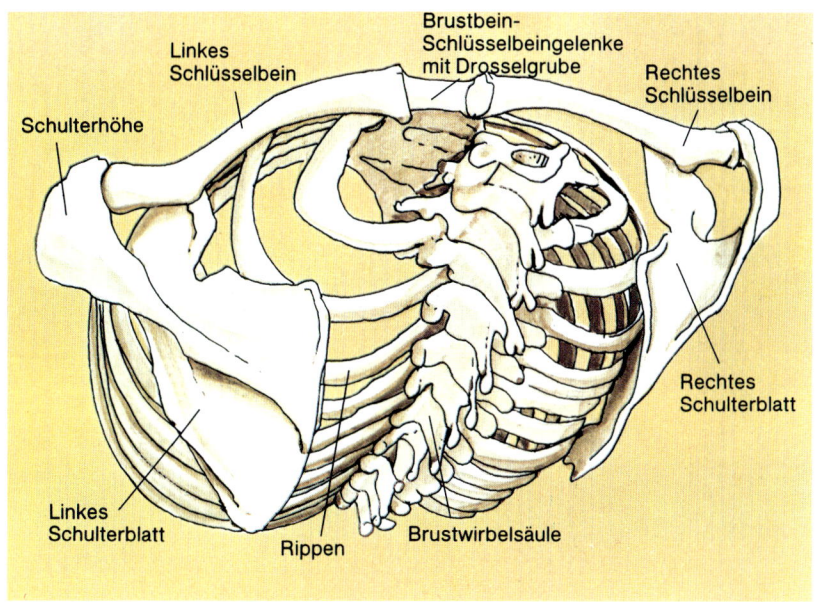

Der Schultergürtel, von links oben gesehen. Er besteht vorn aus den beiden Schlüsselbeinen und hinten aus den beiden Schulterblättern. Dieser Knochengürtel verbindet die Arme mit dem Rumpf. Er ist Ansatzpunkt zahlreicher Muskeln. Weil er hinten zwischen den Schlüsselblättern offen ist, erlaubt er den Armen weiträumige, ausgreifende Bewegungen. Seine Bauweise ermöglicht zugleich ein freies Atmen.

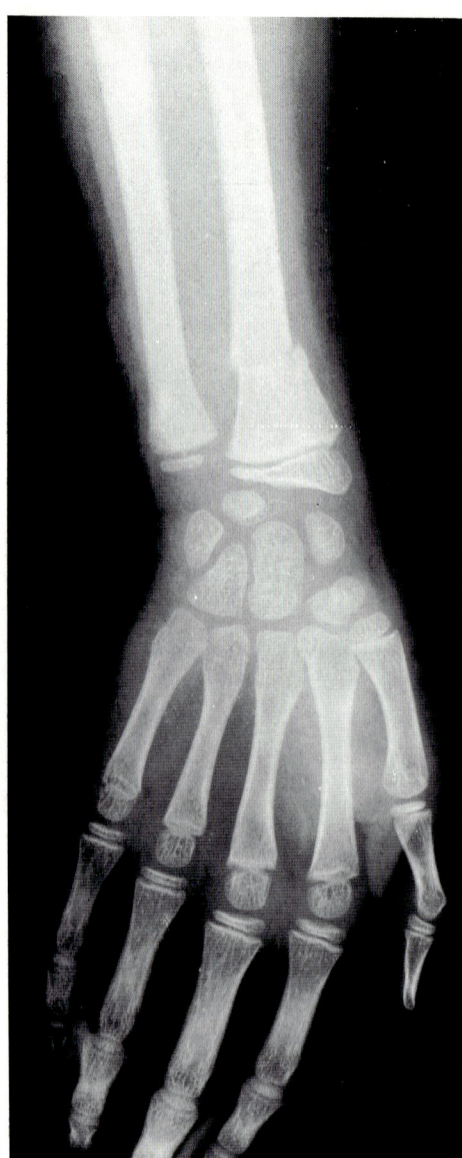

Ein Kind ist hingefallen und hat sich dabei den Arm gebrochen. Auf dem Röntgenbild erkennt der Arzt den quer verlaufenden Bruchspalt im unteren Teil der Speiche.

Chirurgie der Hand

Verletzungen der Hand, die der griechische Philosoph Aristoteles »das Werkzeug aller Werkzeuge« genannt hat, sind sehr häufig und oft schwerwiegend: Auf engem Raum liegen Knochen, Gelenke, Nerven, Blutgefäße und Sehnen beieinander, die vor allem durch Arbeitsunfälle gefährdet sind.

Die Wiederherstellung der Funktion ist das vordringliche Ziel der ärztlichen Aktivität. Durch Operationen unter dem Mikroskop (»Mikrochirurgie«) ist die Naht auch kleinster Adern und Nerven möglich geworden. Dank dieser Technik wachsen selbst abgetrennte Finger und Gliedmaßen wieder an (→ Seite 482).

öfter *(habituelle Schultergelenksluxation)*, ist ein operativer Eingriff (meist eine Kapselstraffung) zu empfehlen.

Schulter-Arm-Syndrom

Wiederholte Schultergelenksverrenkungen sind eine mögliche Ursache der verbreiteten Schultersteife, des Schulter-Arm-Syndroms (Periarthrosis humeroscapularis).

Krankheitszeichen. Das Krankheitsbild geht einher mit Abnutzungserscheinungen im Schultergelenk und in den umgebenden sehnigen Geweben, vorübergehenden akuten Entzündungen und Kalkeinlagerungen. Immer sind wechselnde, oft sehr starke Schmerzen, häufig Störungen der Hautsinne, gelegentlich Lähmungen einzelner Armmuskeln die Folge.

Ursachen. Die schmerzhafte Schultersteife ist keine eigenständige Krankheit, sondern kann Zeichen ganz unterschiedlicher Leiden sein. Hierzu zählen vor allem Fehlstellungen der Halswirbelsäule (HWS-Syndrom), rheumatische Entzündungen im Schultergelenk, degenerative Veränderungen der verschiedenen Stützgewebe (Arthrose), Über- und Fehlbelastung des Gelenks durch Unfall und Beruf.

Behandlung. Bei akuten Schmerzen ist die Ruhigstellung des Schultergelenks und seine entlastende Lagerung auf Kissen, dazu örtlich milde Wärmeanwendung, die beste Behandlung. Einspritzungen in das Gelenk oder chirurgische Eingriffe sind nur selten erforderlich.

Arm und Hand

Das Knochengerüst des Armes, der aus Oberarm, Unterarm und der Hand besteht, wird aus zahlreichen Knochen gebildet. Im Oberarm ist es nur ein einziger langer Röhrenknochen, der Oberarmknochen (Humerus). Der Unterarm setzt sich aus zwei Knochen, der Elle (Ulna) und der Speiche (Radius), zusammen. Das Ellenbogengelenk zwischen Ober- und Unterarm ist an den Berührungspunkten zwischen Elle und Oberarm ein Scharniergelenk, zwischen Oberarm und dem Köpfchen der Speiche ein eingeschränktes Kugelgelenk. So werden Beugung und Streckung sowie eine Umwendbewegung der Speiche mit der Hand um eine Längsachse ermöglicht.

Hand und Finger. Die Hand besteht aus einer Vielzahl unterschiedlich gestalteter kleiner Knochen. Acht Handwurzelknochen liegen in der Gegend des Handgelenks. Die Mittelhand, also die Gegend der Handfläche, wird von fünf Mittelhandknochen gebildet. Schließlich zählt jeder Finger drei Fingerglieder, mit Ausnahme des Daumens, der nur zwei Knochen hat.

Diese Vielzahl an Knochen und Gelenken macht die Hand zum wichtigsten Werkzeug des Menschen, zu einem Greif- und damit auch zu einem Sinnesorgan (»begreifen«). Die Mittel- und Endgelenke der Finger gestatten als Scharniergelenke nur Bewegungen in einer Richtung. Der Daumen nimmt eine Sonderstellung ein. Er kann den anderen Fingern gegenübergestellt werden und bildet auf diese Weise die eine Seite der Greifzange Hand.

Tennisellenbogen

Eine schmerzhafte Reizung am unteren Knochenrand des Oberarmes nennt man Tennisellenbogen (Epicondylitis humeri). Die Beschwerden werden hervorgerufen durch die chronische Überanstrengung der an diesem Knochenpunkt entspringenden Handmuskeln. Die Krankheit wird nicht nur bei Tennisspielern, sondern auch bei Frauen, die viel Maschine schreiben müssen, und bei langdauernder Überlastung in bestimmten Berufen beobachtet.

Fingerverkrümmung

Eine langsam entstehende narbige Schrumpfung der Sehnenplatte in der Hohlhand ist die Ursache der vor allem bei Männern jenseits des

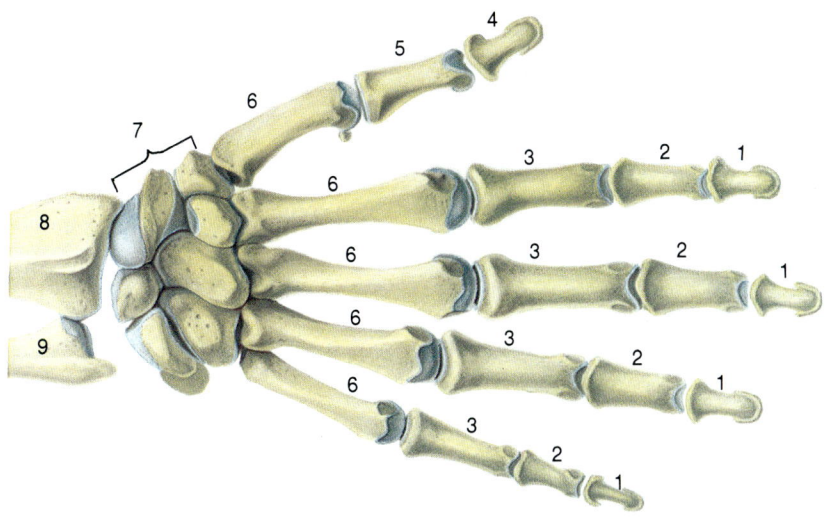

Die Knochen einer rechten Hand: Man unterscheidet die Finger, die fünf Knochen der Mittelhand und die acht Knochen der Handwurzel:

1 Fingerendglieder
2 Fingermittelglieder
3 Fingergrundglieder
4 Endglied des Daumens
5 Grundglied des Daumens
6 Mittelhandknochen
7 Handwurzelknochen
8 Speiche
9 Elle

fünfzigsten Lebensjahres beobachteten Fingerverkrümmung (Dupuytren-Kontraktur).

Verlauf. Es bilden sich ein- oder doppelseitig derbe Stränge und Knoten. Am häufigsten ist der Ringfinger betroffen. Weil die erkrankten Finger schließlich in Beugestellung versteifen, entsteht eine erhebliche Behinderung.

Behandlung. Die erfolgreichste Behandlung besteht in einer operativen Entfernung des narbigen Gewebes. Nur selten vermögen Wärmeanwendung und Massage das schicksalhafte Fortschreiten der in manchen Familien gehäuft auftretenden Krankheit zu verhindern.

Das knöcherne Becken

Ein ringförmiges Knochengebilde, das Becken, bildet den unteren Abschluß des Rumpfes. Es stellt gleichzeitig die Verbindung zu den Beinen her. Das Becken besteht aus den beiden Hüftbeinen und dem Kreuzbein, mit dem sie durch ein straffes Gelenk verbunden sind. Vorn stoßen beide Hüftbeine in der Schambeinfuge zusammen. Jedes Hüftbein besteht aus drei fest miteinander verwachsenen Einzelknochen: dem Schambein, dem Sitzbein und dem Darmbein. Der knöcherne Beckenring ist beim Mann kartenherzförmig, bei der gesunden Frau dagegen quer-oval und von größerem Querschnitt (Schwangerschaft!).

Den unteren Teil des knöchernen Gürtels nennt man kleines Becken, seinen oberen, nach vorne offenen, großes Becken. Im kleinen, allseits gut geschützten Teil liegen der Mastdarm, die inneren Geschlechtsorgane sowie die Harnblase. Eine straffe, muskulös-bindegewebige Platte, der Beckenboden, verschließt das Becken nach unten.

Verformungen des Beckens

Krankhafte Verformungen des Beckens können angeboren sein, etwa als Folge einer Hüftgelenksverrenkung oder einer Verbiegung des Oberschenkelhalses, sie können aber auch im Laufe des Lebens erworben werden, z. B. durch eine Entzündung des Hüftgelenks mit nachfolgender Beinverkürzung oder durch Erkrankungen der Wirbelsäule. In allen Fällen beeinträchtigt ein *Beckenschiefstand* die Funktion der Beine und kann die Entbindung erschweren.

Beckenbruch

Die akute Erkrankung ist häufig Verletzungsfolge nach Verkehrsunfällen. Der Patient kann weder stehen noch gehen. Meist zeigt er Symptome begleitender Verletzungen der Harnblase und Harnröhre, des Mastdarms und der Blutgefäße. Die klinische Behandlung eines Beckenbruchs dauert durchschnittlich acht Wochen.

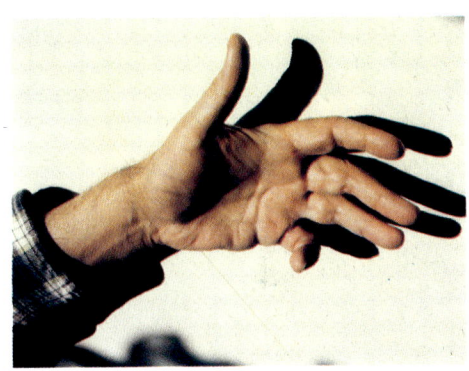

Eine Fingerverkrümmung bei Dupuytren-Kontraktur tritt aus unbekannter Ursache auf. Sie bessert sich nie von allein. Eine Versteifung ist oft die Folge.

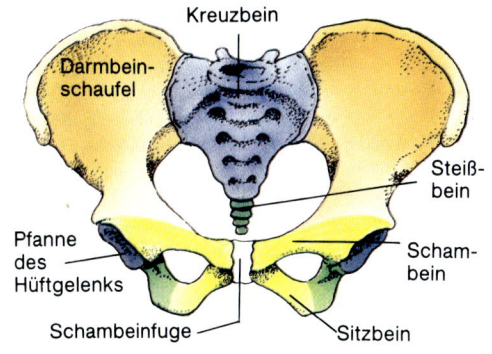

Der Beckengürtel (von vorn) ist ein fester knöcherner Ring. Er besteht aus den Darm-, Scham- und Sitzbeinen, die beim Erwachsenen fest zusammengewachsen sind. Über das Kreuzbein ist der Beckengürtel mit der Wirbelsäule verbunden. Er gibt den Bauchorganen Halt und Schutz und überträgt durch die Hüftgelenke die Last des Rumpfes auf die Beine.

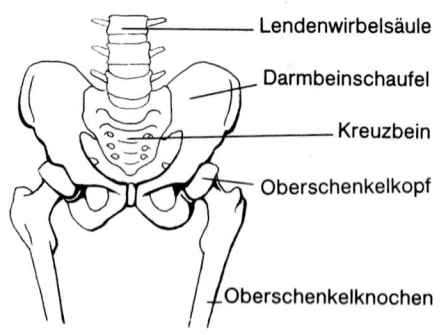

Lendenwirbelsäule

Darmbeinschaufel

Kreuzbein

Oberschenkelkopf

Oberschenkelknochen

Wo Scham-, Sitz- und Darmbein, die drei Knochen der Hüftbeine (oben von vorn, rechts schräg von der Seite gesehen) zusammenstoßen, befindet sich eine Vertiefung, die Hüftgelenkspfanne. Sie nimmt den Oberschenkelkopf (auf der Abbildung wie der gesamte Oberschenkel durchsichtig dargestellt) auf und bildet mit ihm zusammen das Hüftgelenk. Es wird durch eine straffe Gelenkkapsel und mehrere Bänder stabil gehalten.

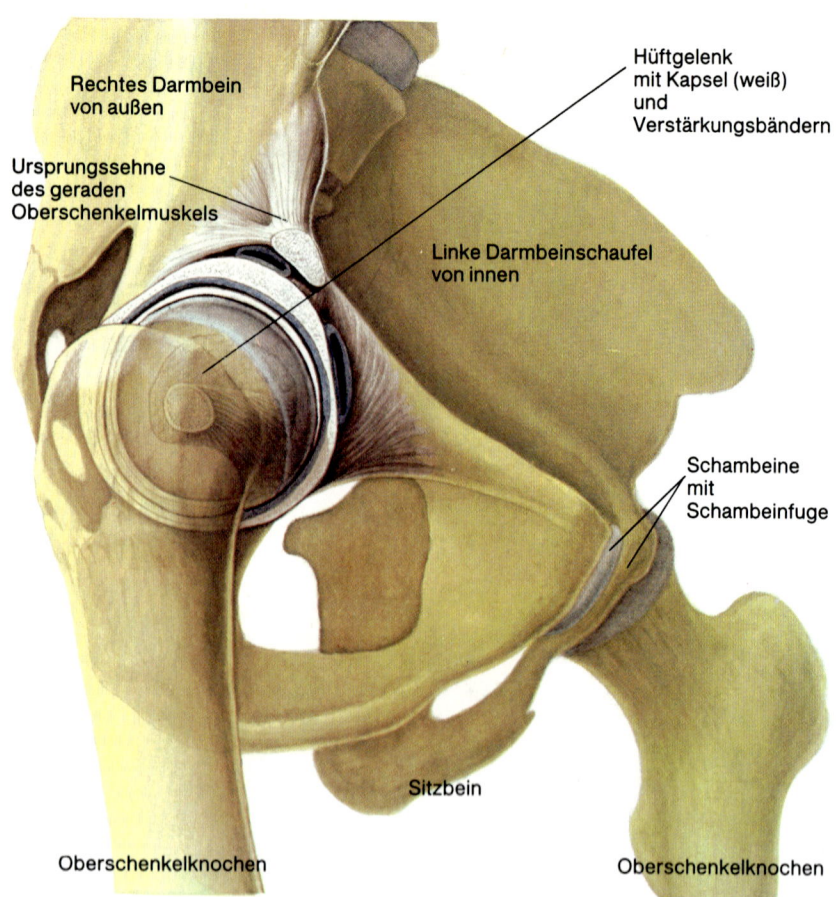

Rechtes Darmbein von außen

Ursprungssehne des geraden Oberschenkelmuskels

Hüftgelenk mit Kapsel (weiß) und Verstärkungsbändern

Linke Darmbeinschaufel von innen

Schambeine mit Schambeinfuge

Sitzbein

Oberschenkelknochen

Oberschenkelknochen

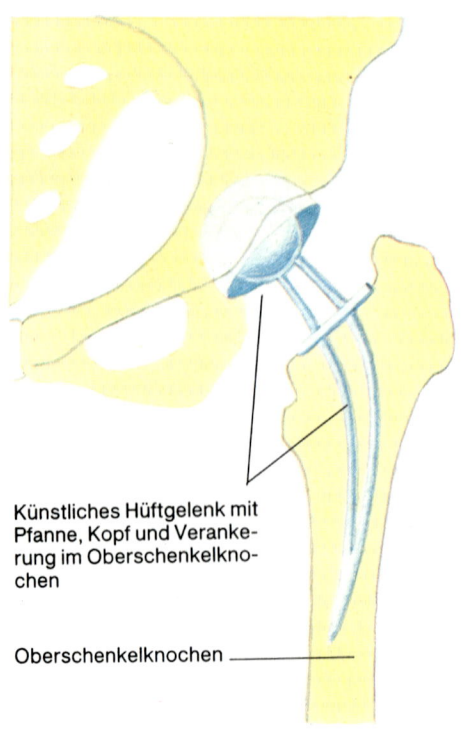

Künstliches Hüftgelenk mit Pfanne, Kopf und Verankerung im Oberschenkelknochen

Oberschenkelknochen

Ersatz eines kranken Hüftgelenks durch eine Hüftgelenks-Endoprothese. In einer Pfanne aus Kunststoff oder Keramik bewegt sich der Gelenkkopf aus Edelstahl.

Das Hüftgelenk

Der Gelenkkopf des Oberschenkelknochens (Femur) bildet zusammen mit der tiefen Gelenkpfanne des Hüftbeins das Hüftgelenk. Es ermöglicht dem Bein Bewegungen in allen drei Richtungen des Raumes, doch sind diese zum Teil von Natur aus stark eingeschränkt. Das Hüftgelenk ist beim Stehen, Gehen, Laufen und Steigen beträchtlichen mechanischen Belastungen ausgesetzt.

Angeborene Hüftgelenksverrenkung

Jedes zweihundertste Neugeborene leidet infolge einer erbbedingten Entwicklungsstörung an einer angeborenen Hüftgelenksverrenkung. Mädchen sind häufiger befallen als Jungen. Dabei ist zumeist die gesamte Hüftanlage, sowohl die Pfanne als auch der Kopf, unterentwickelt (Hypoplasie).

Krankheitszeichen. Die im Kindesalter empfohlenen Vorsorgeuntersuchungen (→ Seite 358) führen zu einer frühzeitigen Entdeckung der Krankheit. Spätere Krankheitszeichen sind das verspätete Gehenlernen, die schnelle Ermüdung, Hinken oder Watscheln, dazu Klagen über Schmerzen.

Behandlung. Eine rechtzeitige, ausdauernde und langfristige Behandlung durch den Facharzt für Orthopädie führt fast immer zu einer deutlichen Besserung, oft zu vollständiger Heilung.

Hüftgelenks-Endoprothese

Bei Erwachsenen sind Schäden am Hüftgelenk durch Fehlstellung, Überlastung, Entzündung (Coxitis) oder degenerative Veränderungen (Coxarthrose) bedingt. Bei starken Schmerzen und deutlicher Einschränkung der Funktion ist die Einpflanzung eines künstlichen Hüftgelenks, einer Hüftgelenks-Endoprothese, in Erwägung zu ziehen. Dabei werden auf operativem Wege Ersatzstücke aus körperfremdem Material anstelle des erkrankten und zerstörten Gewebes eingepflanzt.

Operation. Die Einpflanzung (Implantation) eines künstlichen Hüftgelenks ist die am häufigsten vorgenommene prothetische Operation. Sofern sie von einem erfahrenen Fachmann durchgeführt wird, sind ihre Risiken annehmbar.

Die Operation erfolgt in Vollnarkose und unter Beachtung höchstmöglicher Keimfreiheit (Sterilität). Nachdem der Chirurg das Operationsgebiet freigelegt hat, entfernt er den kranken und meist beträchtlich verformten Gelenkkopf. Dann wird der Pfannenteil des Hüftknochens so ausgefräst, daß in ihn eine künstliche Pfanne aus Polyäthylen oder Keramik verankert werden kann. Die Verbindung wird durch einen Knochenzement hergestellt, der auch den metallenen Prothesenschaft des künstlichen Gelenkkopfes im Oberschenkelknochen verankert.

Komplikationen. Die Hüftgelenks-Totalendoprothese gibt den Patienten die Beweglichkeit der Hüfte zurück. Das Problem der Operation besteht darin, daß sich die künstlichen Gelenkanteile lockern oder daß sie nach längerer Belastung brechen können. Diese Komplikationen sind jedoch dank größerer Erfahrung und neuerer Materialien zunehmend seltener geworden.

Bein und Fuß

Der Oberschenkelknochen (Femur) ist der größte Knochen des menschlichen Körpers. An seinem gerade verlaufenden Schaft setzt der Oberschenkelhals an, der den Gelenkkopf trägt.

Oberschenkelhalsbruch

Vor allem bei älteren Menschen kann der Knochenhals des Oberschenkels durch einen Sturz brechen. Nach dem Ereignis kann das Bein nicht mehr aktiv gehoben und nur unter großen Schmerzen abgespreizt werden. Während früher ein Schenkelhalsbruch vor allem bei alten Leuten wegen der längeren Bettlägerigkeit und der damit verbundenen Gefahr einer Lungenentzündung gefährlich wurde, wird der Bruch jetzt meist genagelt. Das erlaubt eine rasche Mobilisierung der Patienten.

Kniegelenk

Im größten Gelenk des menschlichen Körpers, dem Kniegelenk, treffen der Oberschenkelknochen und das Schienbein (Tibia) aufeinander. Weil die Gelenkflächen der beiden Knochen nicht genau wie Pfanne und Kopf zueinander passen, sondern unterschiedlich stark gewölbte Flächen darstellen, gleichen zwei halbmondförmige Knorpelscheiben (Menisken, Einzahl: Meniskus) und straffe Bänder die fehlende Knochenführung aus. Innerhalb des Gelenks sind dies die beiden Kreuzbänder, außen die beiden Seitenbänder. Letztere erschlaffen, wenn das Knie gebeugt wird, so daß in Beugestellung der Unterschenkel nach innen und außen gedreht werden kann (Rotation).

In dem vorderen Kniescheibenband befindet sich ein Sesamknochen, die *Kniescheibe,* die vor allem die Mechanik dieses Gelenks verbessert. Ein hinteres Kniekehlenband weist nur gelegentlich ein Sesambein auf. Die fünf bis sieben Millimeter dicken, einen Zentimeter breiten und dreieinhalbmal so langen Menisken werden bei jedem Schritt zusammengepreßt. Je häufiger und intensiver die Knorpel belastet werden, desto größer ist die Gefahr eines frühzeitigen Verschleißes. Sportler sind am häufigsten betroffen.

O- und X-Bein

Fehlstellungen begünstigen die krankhafte Abnutzung der Kniegelenke. Beim O-Bein (Genu varum) ist das Bein nach außen verbogen, beim X-Bein (Knickbein; Genu valgum) nach innen. Geringgradige Formen sind ohne krankhafte Bedeutung. Fast alle Menschen werden mit leichten O-Beinen geboren. Bei jedem zweiten wird daraus im Laufe der Kinderjahre ein leichtes X-Bein. Ausgeprägte O- oder X-Beine sollten nicht nur aus kosmetischen Gründen, sondern auch we-

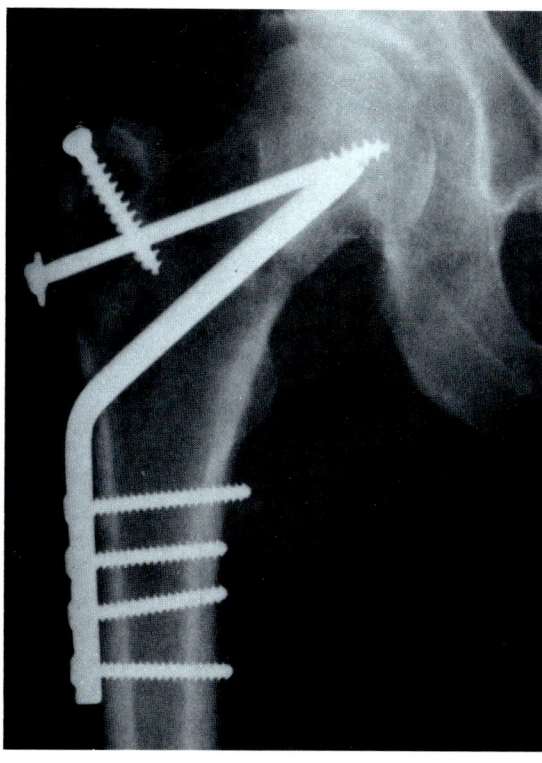

Das Röntgenbild eines Oberschenkelhalsbruches. Er ist in Vollnarkose operativ mit keimfreien Metallteilen wieder fest zusammengefügt worden.

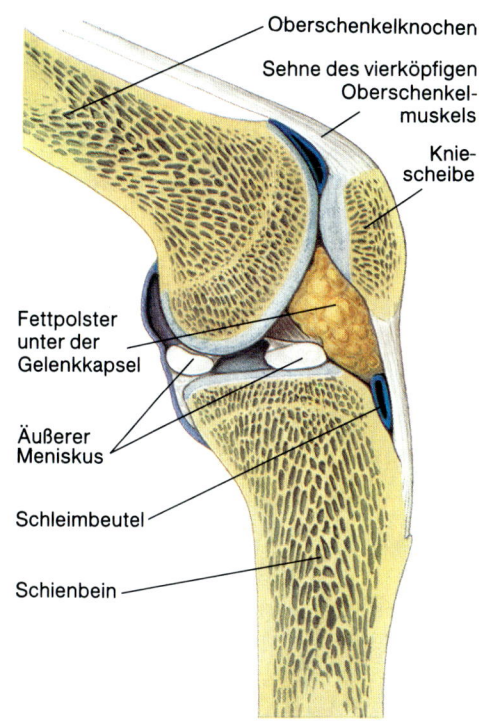

Oberschenkelknochen

Sehne des vierköpfigen Oberschenkelmuskels

Kniescheibe

Fettpolster unter der Gelenkkapsel

Äußerer Meniskus

Schleimbeutel

Schienbein

Das Kniegelenk im Längsschnitt von der Seite. Es ist das größte Gelenk des menschlichen Körpers und wird überwiegend als Scharniergelenk benutzt. Überlastungen schädigen vor allem die beiden halbmondförmigen Faserknorpelscheiben (Menisken). Auch die stabilisierenden Bänder können Schaden nehmen.

121

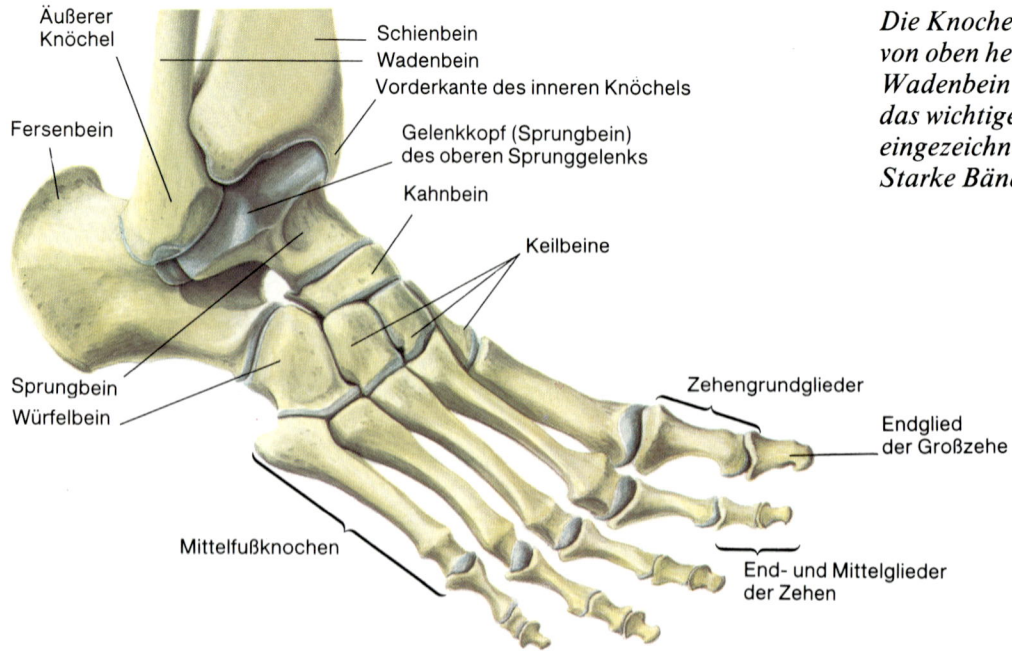

Äußerer Knöchel
Schienbein
Wadenbein
Vorderkante des inneren Knöchels
Fersenbein
Gelenkkopf (Sprungbein) des oberen Sprunggelenks
Kahnbein
Keilbeine
Sprungbein
Würfelbein
Zehengrundglieder
Endglied der Großzehe
Mittelfußknochen
End- und Mittelglieder der Zehen

Die Knochen des rechten Fußes seitlich von oben her gesehen. Schienbein und Wadenbein sind etwas abgehoben, um das wichtige obere Sprunggelenk (blau eingezeichnet) sichtbar zu machen. Starke Bänder sichern alle Fußgelenke.

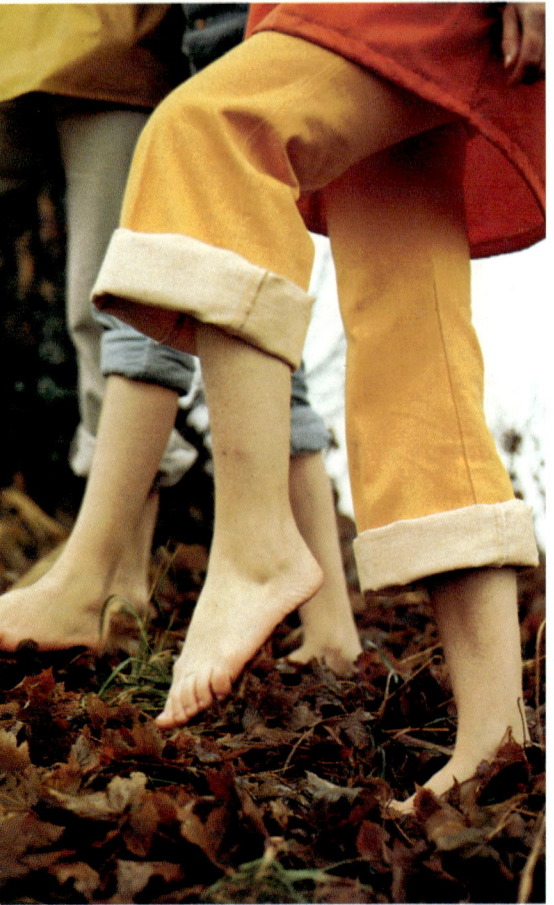

Zehen wollen Freiheit haben – jedenfalls hin und wieder, im Sommer und auf grünem Gras. Barfußlaufen ist sehr gesund, es kräftigt die Muskeln und beugt Fußschäden auf angenehme Weise vor.

gen der zu erwartenden späteren Gelenkschäden rechtzeitig behandelt werden.

Unterschenkel und Fuß

Der Unterschenkel wird von zwei Knochen, dem Schienbein (Tibia) und dem Wadenbein (Fibula), gebildet. Das vorn und innen liegende Schienbein ist bedeutend kräftiger ausgebildet. Das schwächere Wadenbein hat keine unmittelbare Gelenkverbindung mit dem Oberschenkel. Es setzt vielmehr unterhalb der Kniegelenkspfanne im Schienbein-Wadenbein-Gelenk an, zieht außen zum Fuß und bildet dort den äußeren Knöchel.

Schienbein und Wadenbein umgreifen im oberen Sprunggelenk gabelförmig das Sprungbein des Fußes und bilden so eine Gelenkpfanne, während das Sprungbein den Gelenkkopf liefert. Das obere Sprunggelenk ermöglicht Bewegungen um eine Querachse wie ein Scharnier, für das Heben und Senken des Fußes. Das zweite große Fußgelenk ist das untere Sprunggelenk, das eine eingeschränkte Einwärts- und Auswärtsdrehung des Fußes möglich macht, mit der sich sogenannte Mitbewegungen im oberen Sprunggelenk zwanghaft kombinieren.

Fußgerüst. Das Sprungbein ist ein Knochen der Fußwurzel, die aus weiteren sechs Knochen besteht, deren größter das Fersenbein ist. Entsprechend den Verhältnissen an der Hand hat der Mittelfuß fünf Mittelfußknochen und haben die Zehen, mit Ausnahme der großen, je drei Glieder. Die große Zehe weist – wie der Daumen – nur zwei Glieder auf. Die insgesamt 26 Knochen des Fußgerüstes werden durch Muskeln, Sehnen und Bänder zusammengehalten.

Fußschäden. Der Fuß ist der am meisten belastete Anteil des Bewegungsapparates. Das Körpergewicht wird auf drei Punkte, nämlich das hinten gelegene Fersenbein und die beiden vorn gelegenen Köpfchen des ersten und des fünften Mittelfußknochens, verteilt. Die von Natur aus hohen Anforderungen an den Fuß, seine Lage am unteren Körperende (Verletzungsgefahr!), falsches Schuhwerk und die Vernachlässigung der unumgänglichen Fußpflege können die Gesundheit des Fußes gefährden.

Deshalb sollte man rechtzeitig vorbeugen. Für die Stärkung und zugleich Lockerung der Fußmuskeln, ihrer Sehnen und Bänder bewähren sich fußgymnastische Übungen, die man in wenigen Minuten spielerisch und nebenbei absolvieren kann: Stellen Sie sich abwechselnd auf Zehen und Fersen; rollen Sie dann mehrfach über die innere und äußere Fußkante ab; versuchen Sie schließlich mit den Zehen ein Taschentuch vom Boden aufzuheben. So bleibt Ihr Fuß beweglich und gut durchblutet.

Neben den Verletzungen spielen vor allen Dingen die angeborenen und erworbenen Formveränderungen des knöchernen Fußskeletts eine wichtige Rolle. Dabei kommt es meist durch Erschlaffung von Muskeln und Bändern zu einem Verlust des federnden Fußgewölbes.

Plattfuß

Der angeborene Plattfuß ist entweder eine ererbte Mißbildung oder durch eine Schädigung während der neunmonatigen Reifungszeit im Mutterleib entstanden. Der erworbene Plattfuß kommt zustande, wenn ein Mißverhältnis zwischen der Tragfähigkeit des Fußgewölbes und seiner Beanspruchung besteht. Neben der Karies ist der erworbene Plattfuß das häufigste Leiden zivilisierter Menschen.

Erscheinungsformen. Wenn vor allem das Längsgewölbe des Fußes abgeflacht ist, spricht man vom *Senkfuß*, ist vor allem das Quergewölbe betroffen, vom *Spreizfuß*. Eine Form von Plattfuß ist auch der *Knickfuß*, bei dem der Fuß nach innen abgewinkelt wird.

Ursachen. Die Entstehung eines Plattfußes wird begünstigt durch erhebliches Übergewicht, berufliche Dauerbelastungen (Verkäuferin, Kellner), eine Erschlaffung der Muskeln und Bänder durch lange Bettruhe oder Gipsverbände, ferner durch eine anlagemäßige Schwäche der Stützgewebe.

Krankheitszeichen. Die Beschwerden richten sich vor allem nach der Schwere der knöchernen Veränderung. Schmerzen bei Belastung, eine verminderte Leistungsfähigkeit beim Gehen und Stehen, Umknicken und stärkeres Schwitzen der Füße sind die häufigsten Anzeichen. Sie lassen nach, wenn der Fuß nicht belastet wird. Die Schuhe werden schnell schief abgelaufen, in der Gegend der inneren Knöchel kann sich bei Stiefeln das Oberleder abwetzen.

Vorbeugung, Behandlung. Länger bestehende Plattfüße können die Knochen und Gelenke verformen und zu Arthrosen führen. Der Plattfußentwicklung bei Kindern beugt man am besten dadurch vor, daß man sie nicht zu frühzeitigem Stehen und Gehen zwingt. Kinder sollten viel barfuß laufen und ihre Muskeln durch Sport und Spiel kräftigen. Die ärztliche Behandlung besteht, je nach Ursache, Befund und Beweglichkeit des Fußes sowie Alter des Patienten, in Fußgymnastik und Einlagen, in schweren Fällen auch in operativen Eingriffen.

Klumpfuß

Der angeborene Klumpfuß (»Pferdefuß«, »Teufelsfuß«) ist eine häufige Mißbildung, von der doppelt so viele Jungen wie Mädchen betroffen werden. Die erblich bedingte Störung verformt das knöcherne Gerüst des Fußes. Dadurch wölbt sich die Fußsohle nach innen. Der ganze Fuß wird spitz.

Behandlung. Die Heilungschancen sind gut, wenn die Behandlung unmittelbar nach der Geburt beginnt. Denn während der ersten drei Lebensmonate besteht der größte Teil des Fußskelettes noch aus den knorpeligen Vorläufern der späteren Knochen, die durch Gipsverbände, Nachtschienen, Einlagen und orthopädische Apparate gut umgeformt werden können. Operationen sind meist nur bei größeren Kindern und bei Erwachsenen erforderlich.

Hohlfuß

Wenn der vordere Teil des Fußgewölbes zu steil gestellt ist, spricht man von Hohlfuß. Aus ihm kann sich, wenn der Ballen der großen Zehe deutlich hervorspringt, ein *Ballenhohlfuß* entwickeln. Diese Fehlstellung schmerzt bei Belastung, vor allem beim Gehen auf hartem Boden und beim Treppensteigen.

Behandlung. Ist die Veränderung nur leicht ausgeprägt, helfen orthopädisches Schuhwerk, Fußgymnastik und eine Nachtschiene. In schweren Fällen wird eine Operation empfohlen.

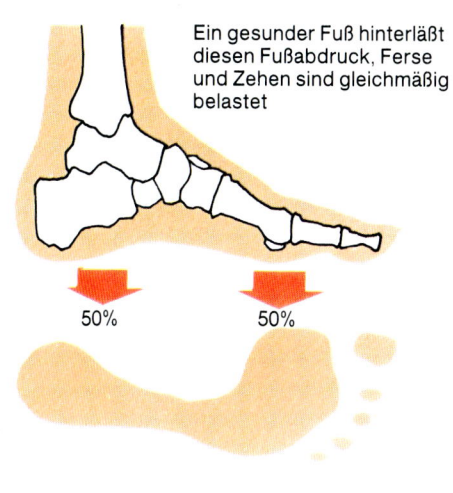

Ein gesunder Fuß hinterläßt diesen Fußabdruck, Ferse und Zehen sind gleichmäßig belastet

50%   50%

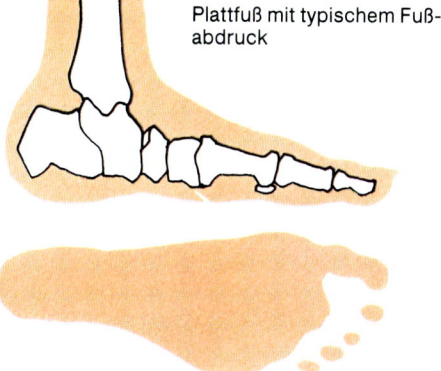

Plattfuß mit typischem Fußabdruck

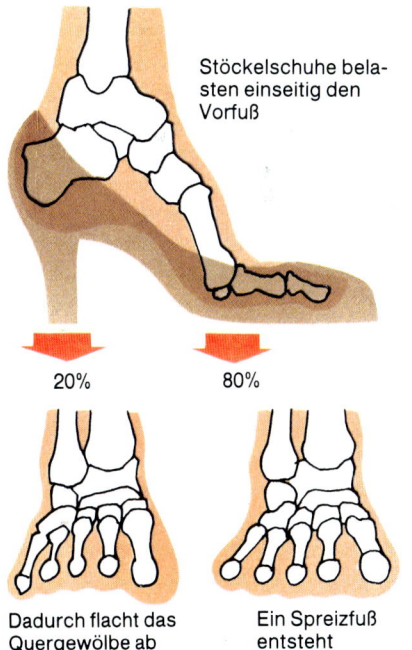

Stöckelschuhe belasten einseitig den Vorfuß

20%   80%

Dadurch flacht das Quergewölbe ab

Ein Spreizfuß entsteht

Verbildungen des Fußes sind schmerzhaft und unschön. Einseitige Belastungen fördern ihre Entstehung.

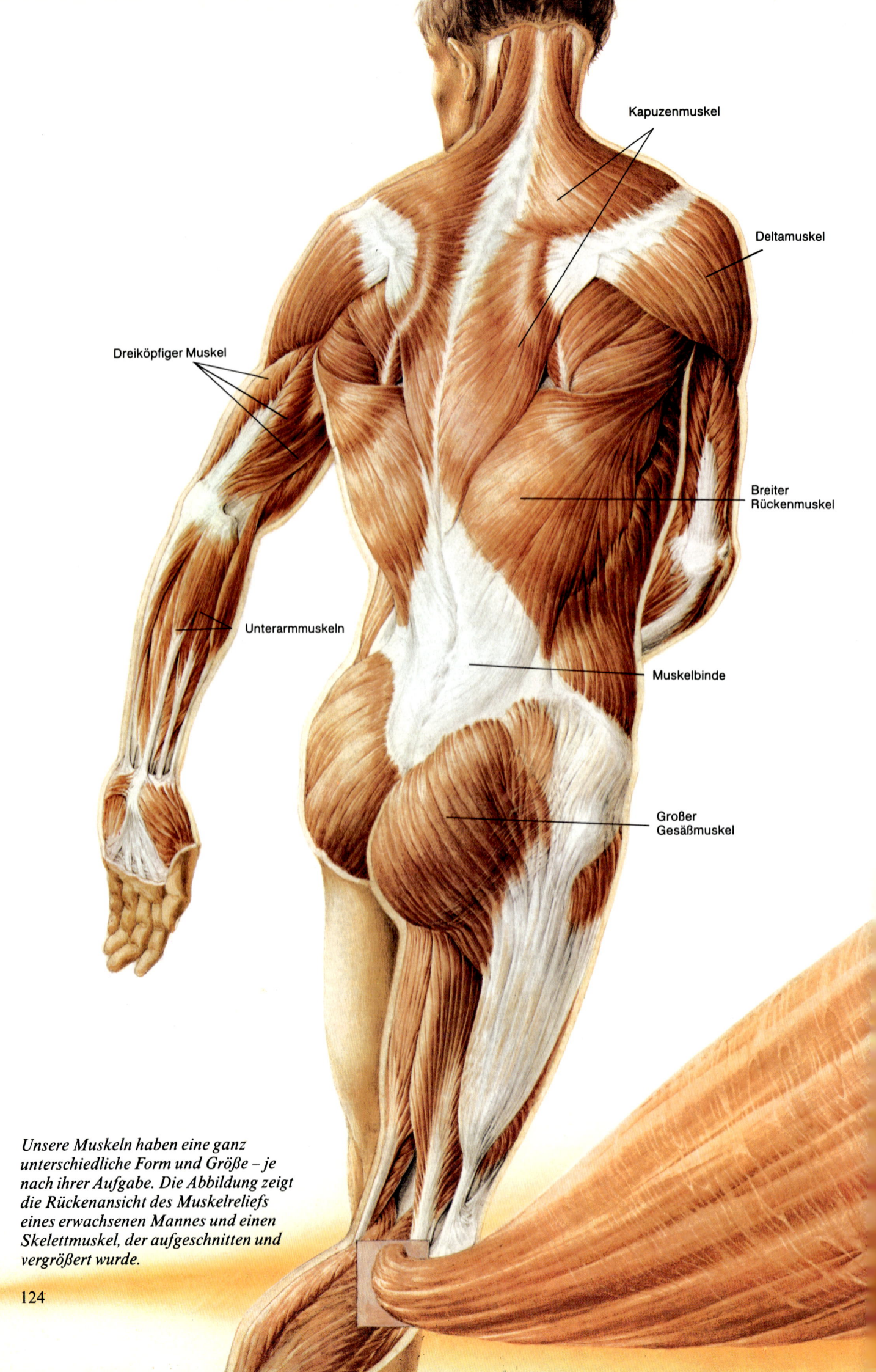

Kapuzenmuskel

Deltamuskel

Dreiköpfiger Muskel

Breiter
Rückenmuskel

Unterarmmuskeln

Muskelbinde

Großer
Gesäßmuskel

Unsere Muskeln haben eine ganz unterschiedliche Form und Größe – je nach ihrer Aufgabe. Die Abbildung zeigt die Rückenansicht des Muskelreliefs eines erwachsenen Mannes und einen Skelettmuskel, der aufgeschnitten und vergrößert wurde.

124

Kraft für die Körpermaschine

Die Muskeln

Die Fähigkeit der Muskeln, sich zusammenzuziehen, macht aus dem unbeweglichen Knochengerüst einen beweglichen, lebendigen Menschen. Mehr als 600 verschiedene Skelettmuskeln sorgen dafür, daß der Mensch gehen und stehen, den Kopf drehen, die Augen schließen und mit den Händen greifen kann. Diese quergestreiften Skelettmuskeln sind dem Willen unterworfen, sie geben uns die Kraft für bewußte Bewegungen. In den Eingeweiden und allen Blut- und Lymphgefäßen gibt es eine zweite Muskelart, die glatten Muskeln. Ebenso wie der Herzmuskel, der eine Sonderstellung einnimmt, sind sie dem Willen nicht unterworfen. Jeder Muskel enthält Blutgefäße, wird von Nerven versorgt und besteht aus zahlreichen Muskelfasern.

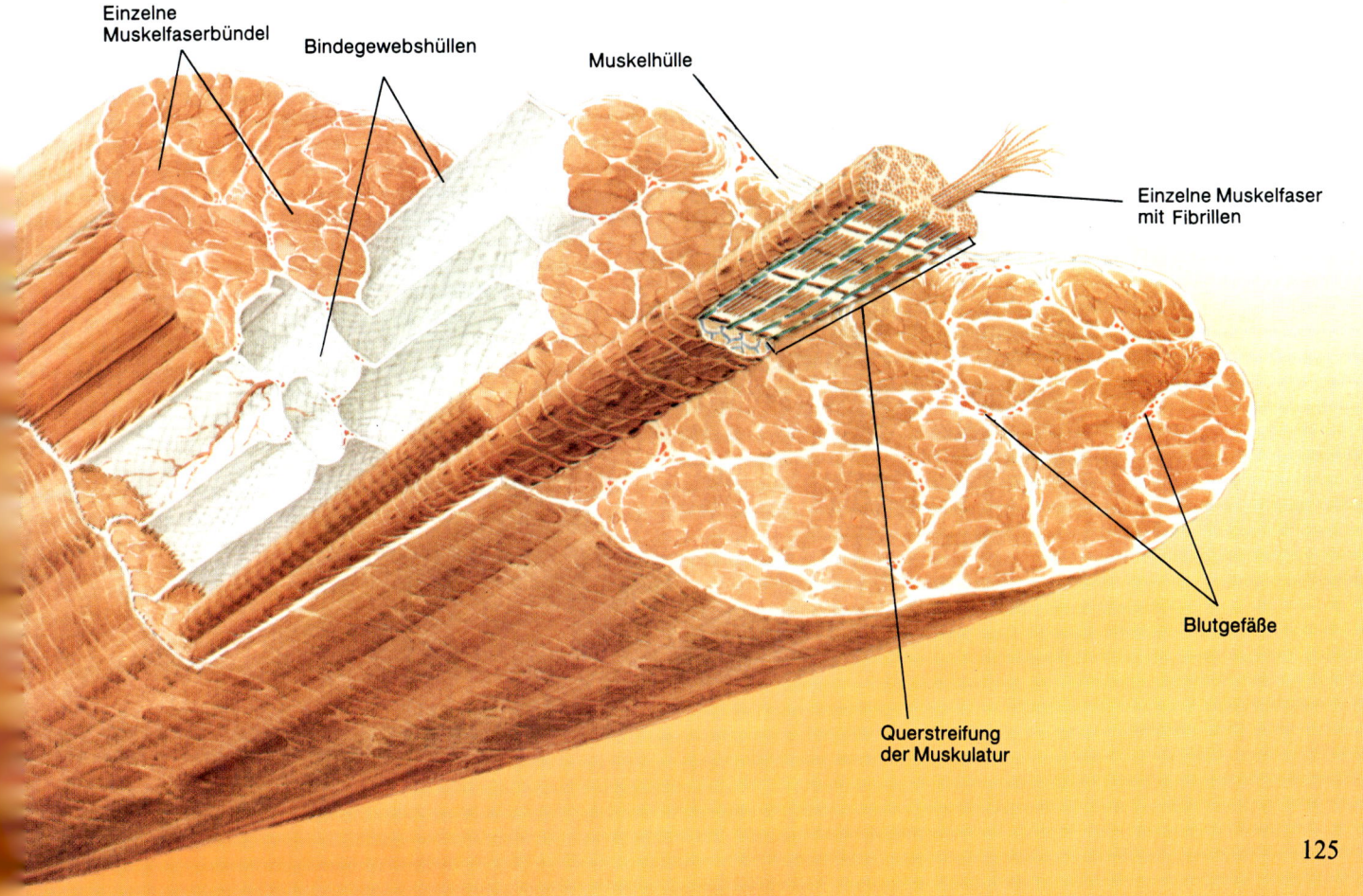

Einzelne Muskelfaserbündel

Bindegewebshüllen

Muskelhülle

Einzelne Muskelfaser mit Fibrillen

Blutgefäße

Querstreifung der Muskulatur

Bau und Funktion der Muskeln

Die mechanische Arbeit der Skelettmuskeln bewirkt nicht nur Bewegung und Haltung, sie produziert zugleich Wärme. Die Kontraktion der Muskulatur fördert überdies den Kreislauf des Blutes, weil dessen Rückstrom zum Herzen durch Kompression der Venen verbessert wird. Die äußere Form der Skelettmuskeln und ihre Größe sind sehr unterschiedlich. Die Anatomie hat gezeigt, daß es runde und flache, spindelförmige und gefiederte Skelettmuskeln gibt, die sogar aus zwei, drei oder gar vier Teilen (Muskelköpfen) bestehen können.

Die wesentlichen und äußerlich sichtbaren Skelettmuskeln sind jedermann bekannt; etwa der zweiköpfige Oberarmmuskel (Bizeps), der große Brustmuskel, der gerade Bauchmuskel, die beiden großen Gesäßmuskeln und die oberflächlichen Wadenmuskeln samt ihrer Sehne (Achillessehne).

Alle zusammen bilden sie das Oberflächenrelief des Körpers, der zu rund 40 Prozent aus Skelettmuskulatur besteht. Dabei ist der verkürzte (kontrahierte) Muskel derb und hart, der erschlaffte weich und verformbar. Beim Lebenden ist die Farbe der Muskeln wegen ihres hohen Gehalts an Muskelfarbstoff dunkelrot. Jeder Skelettmuskel ist in der Regel durch zwei Sehnen an zwei verschiedenen Knochen befestigt.

Quergestreifte und glatte Muskulatur

Als selbständiges Organ ist jeder Skelettmuskel aus verschiedenen Geweben, nämlich quergestreiften Muskelfasern, lockerem und straffem Bindegewebe, Blutgefäßen und Nerven aufgebaut. Die Muskelfasern sind dünne runde Fäden mit einem Durchmesser von rund einem zehntel Millimeter und einer Länge von zehn Zentimetern und mehr. Sie sind der eigentliche Motor des Bewegungsapparates und selbst in den kleinsten Muskeln in beträchtlicher Anzahl vorhanden. Der Bizeps hat zwischen einer und zwei Millionen Muskelfasern.

Betrachtet man diese kleinen Muskelschläuche unter dem Mikroskop, so werden ihre seitlich gelagerten Zellkerne und eine große Zahl feinster Fädchen (Fibrillen) sichtbar. Letztere verlaufen in Längsrichtung und weisen bei starker Vergrößerung eine deutliche Querstreifung auf, daher auch der Name »quergestreifte« Muskulatur. Mehrere Muskelfasern bilden zusammen ein Muskelfaserbündel, eine Fleischfaser, und jeder Skelettmuskel ist aus zahlreichen derartigen Bündeln zusammengesetzt.

Die Muskelzellen der glatten Muskeln sind mit einer Länge von nur einem zwanzigstel bis einem viertel Millimeter und einer Breite von ungefähr 1/200 Millimeter sehr viel kleiner als die Muskelfasern der quergestreiften Muskulatur. Weil sie selbst bei starker mikroskopischer Vergrößerung keine Querstreifen, sondern nur glatte, längs verlaufende Fädchen (Fibrillen) erkennen lassen, spricht man von glatten Muskelzellen. Sie haben eine spindelförmige Gestalt, und ihr Zellkern liegt in der Mitte.

Steuerung durch Nerven

Glatte und quergestreifte Muskeln werden vom Nervensystem gesteuert. Im Skelettmuskel befinden sich äußerst feine Verzweigungen motorischer Nerven, deren Enden, die motorischen Endplatten, der Muskelfaser eng anliegen. Eine Erregung durch den Nerv bewirkt die Zusammenziehung der Muskelfaser. Willkürliche Muskeln können sich nur dann kontrahieren, wenn die zuführenden (motorischen) Nerven Reize übermitteln. Ist dies nicht der Fall, so verharrt der Muskel in Ruhe.

Auch die glatte Muskulatur wird von eigenen Nerven versorgt. Sie sind Teil des unbewußten (vegetativen) Eingeweidenervensystems (→ Seite 221).

Der unterschiedliche Bau der beiden Muskelarten führt zu unterschiedlichen Funktionen. Willkürliche, quergestreifte Muskeln ziehen sich rasch und kräftig zusammen, ermüden aber rasch. Die Verkürzung

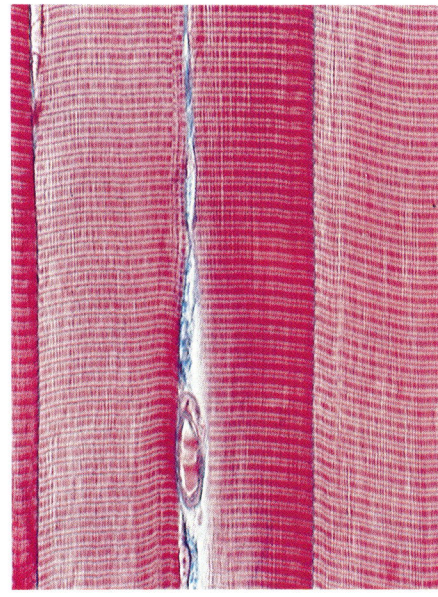
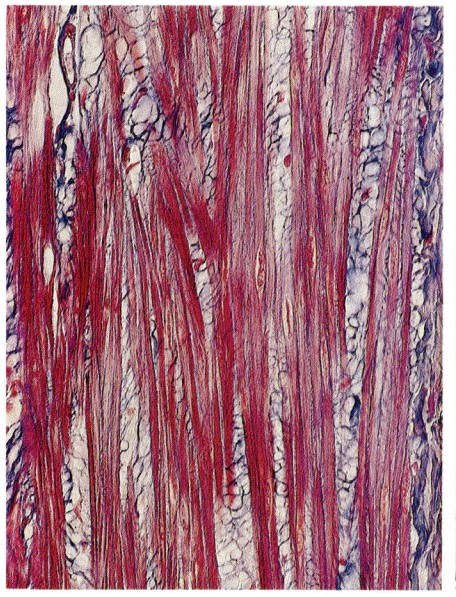
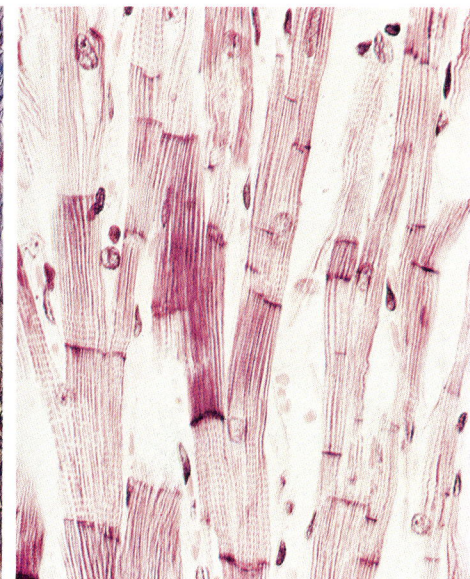

Quergestreifte Muskulatur. *Muskelgewebe des Herzens.* *Glatte Muskulatur.*

der glatten Muskulatur geht langsamer vonstatten, wobei jedoch der erreichte Spannungszustand lange Zeit bewahrt werden kann. Skelettmuskeln können sich meist auf die Hälfte ihrer Ruhelänge verkürzen. Dabei nimmt ihre Dicke zu, was länglichen Muskeln das Aussehen eines Mäuschens geben kann; daher auch der Name Muskel (lat. musculus = Mäuschen).

Muskeln haben nur die Fähigkeit, sich aktiv auf den Nervenreiz hin zu verkürzen, sie können sich jedoch nicht aktiv wieder ausdehnen, sondern nur passiv erschlaffen. Die mechanische Arbeit der Muskeln ist also vergleichbar einem Seil, an dem man zwar ziehen, mit dessen Hilfe man aber nicht stoßen kann.

Muskelspannung und Stoffwechsel

Die größte Entspannung eines Muskels wird beim Liegen erreicht. Doch auch in Ruhe weist die Muskulatur eine gewisse Grundspannung (Ruhetonus) auf. Man kann sie daran erkennen, daß ein im Ruhezustand durchtrennter Muskel etwas auseinandergeht und so eine mehr oder minder klaffende Muskelwunde entsteht.

Der Stoffwechsel des Muskels ist ein sehr komplizierter chemischer Vorgang. Er liefert den einzelnen Muskelfibrillen die notwendige Energie, damit sie sich zusammenziehen können. Im Prinzip wird dabei durch die Aufspaltung des energiereichen Traubenzuckers (Zuckerverbrennung) so viel Energie frei, daß sich die Fibrillen verkürzen können. Bei diesem Stoffwechsel entsteht als Zwischenprodukt Milchsäure, am Ende Wasser, Kohlendioxid und Energie.

Zu Beginn der Belastung kann sich der Muskel ohne Sauerstoffzufuhr zusammenziehen. Zum Abbau der Milchsäure, die Muskelermüdung bewirkt, benötigt er hingegen Sauerstoff. Wegen des sich daraus ergebenden Sauerstoffdefizits können die quergestreiften Muskeln nicht unbegrenzt arbeiten. In ihnen ziehen sich ohnehin nicht alle Muskelfasern gleichzeitig und auf einmal zusammen, sondern jeweils nur sekundenschnell wechselnd einzelne Fasern.

Die glatten Muskelzellen sind im Gegensatz dazu so aufgebaut, daß sie sich in jeder Phase ihrer Zusammenziehung gegen Erschlaffung sperren können. Es entsteht dadurch kein höherer Energieaufwand, weshalb es bei glatten Muskeln keine Ermüdung und erst recht keinen Muskelkater gibt.

Arbeitsweise der Muskeln

Bau und Funktion der Muskeln machen diese zu einer effektvollen Kraftmaschine mit einem Wirkungsgrad von rund 30 Prozent. Dabei

Schneidet man Muskelfasern auf und betrachtet sie unter dem Mikroskop, lassen sich die drei oben abgebildeten Arten voneinander unterscheiden.

Die glatten Muskeln reagieren auf Konflikte

Seelische und soziale Schwierigkeiten können die Bewegungsabläufe der glatten Muskulatur in Mitleidenschaft ziehen: Die Muskelfasern ziehen sich, gesteuert vom unbewußten (vegetativen) Nervensystem, zusammen. Atmungs- und Verdauungsbeschwerden, Kopfschmerzen und hoher Blutdruck können die Folge sein.

Dieser Zusammenhang zwischen inneren Spannungszuständen und körperlichen Fehlfunktionen täuscht häufig organische Schäden vor. Eine gründliche Untersuchung durch den Arzt klärt die Ursache und sorgt für Abhilfe.

arbeiten bei der Bewegung von Körperteilen stets mindestens zwei Muskeln zusammen. Diese Bewegung wird möglich, weil die Skelettmuskeln mit ihren sehnigen Ansätzen an zwei gelenkig miteinander verbundenen Knochen angewachsen sind. Bei der Zusammenziehung bewegen sie diese Knochen aufeinander zu oder voneinander weg – je nachdem, an welchen Punkten die Muskeln ansetzen. Die Bewegung muß auch deshalb an zwei Zügeln geführt werden, weil sie sonst allzu heftig ausfallen würde. Während der eine Muskel sich zusammenzieht, wird der andere stets gedehnt und bremst so die Bewegung ab.

Muskeltypen. Die Mechanik des Skeletts folgt den Hebelgesetzen. Die Vielzahl der Bewegungen wird möglich, weil sechs Muskeltypen mit- und gegeneinander wirken: Beuger (Flexoren) und Strecker (Extensoren), Muskeln für die Rollbewegungen der Gliedmaßen nach innen (Innenrotatoren) und nach außen (Außenrotatoren), schließlich solche Muskeln, die Arme oder Beine vom Körper wegbewegen (Abduktoren) oder an ihn heranziehen (Adduktoren). Wenn beispielsweise ein Arm im Schultergelenk kreist, sind alle sechs Muskeltypen daran aktiv beteiligt. Viele Muskeln wirken nicht nur auf ein Gelenk, sondern gleich auf mehrere ein (Rückenmuskulatur, Kopfnicker oder Wadenmuskeln).

Hilfsapparate der Muskeln

Selbst dann, wenn ein Muskel nur über ein Gelenk hinwegzieht, beeinflußt er durch seine Arbeit indirekt auch die benachbarten Gelenke. Damit dieses verwickelte Zusammenspiel der verschiedenen Skelettmuskeln möglichst komplikationslos klappt, verfügen die Muskeln über Hilfseinrichtungen, nämlich Sehnen und Sehnenscheiden, Muskelbinden (Faszien) und Schleimbeutel.

Die aus Bindegewebsfasern aufgebauten, weißglänzenden *Sehnen* sind dünner als der dazugehörende Muskel, jedoch sehr zugfest: An einer gesunden Sehne von einem Quadratmillimeter Querschnitt kann man 12 Kilogramm aufhängen. Das faserige Bindegewebe dehnt sich dabei nicht einmal aus. Die Sehnen der langen Finger- und Zehenmuskeln sind strangförmig und ziehen durch Tunnel aus straffem Bindegewebe, wodurch sie am Knochen gehalten werden. Damit die Sehnen in diesem Tunnel reibungslos gleiten können, sind sie von einer *Sehnenscheide* umgeben, die eine Flüssigkeit absondert, welche wie eine Gelenkschmiere wirkt.

Sehnenrisse

Die bekannteste Sehne ist die Achillessehne, die von außen sichtbare Verbindung des dreiköpfigen Wadenmuskels mit dem Fersenbein. Wie alle anderen Sehnen kann auch sie bei extremer Belastung oder langdauernder chronischer Überforderung reißen. Sehnenrisse müssen chirurgisch genäht werden, die Heilungschancen sind gut.

Sehnenscheidenentzündung

Eine Sehnenscheidenentzündung (Tendovaginitis) befällt vor allem die Sehnenscheiden am Unterarm.

Ursachen, Krankheitszeichen. Auslösende Ursachen sind chronische Überanstrengung durch monotone Arbeit (Maschineschreiben, Fließbandarbeit). Die entzündete Sehnenscheide schmerzt in Ruhe und bei Berührung, die betroffenen Finger können nur mühsam bewegt werden. Eine elastische Binde sorgt für Ruhigstellung und Schmerzlinderung. Sehnenscheidenentzündungen am Unterarm werden häufig mit der Muskelhärte (Myogelose; → Seite 134) der dort verlaufenden Hand- und Fingermuskulatur verwechselt.

Überbein

Ausgehend von einer Sehnenscheide oder einem Gelenk kann sich vor allem bei jungen Mädchen unter der Haut ein weiches, mit Flüssigkeit

---

Der kleinste Muskel

Im Mittelohr arbeitet der kleinste Muskel des Menschen. Er heißt »Stapedius«, ist nur 1,2 Millimeter lang und bewegt das kleinste Gehörknöchelchen, den 0,2 Gramm schweren Steigbügel. Erkrankt der winzige Muskel, was äußerst selten geschieht, so ist eine Gehörüberempfindlichkeit, eine Hyperakusis, die Folge.

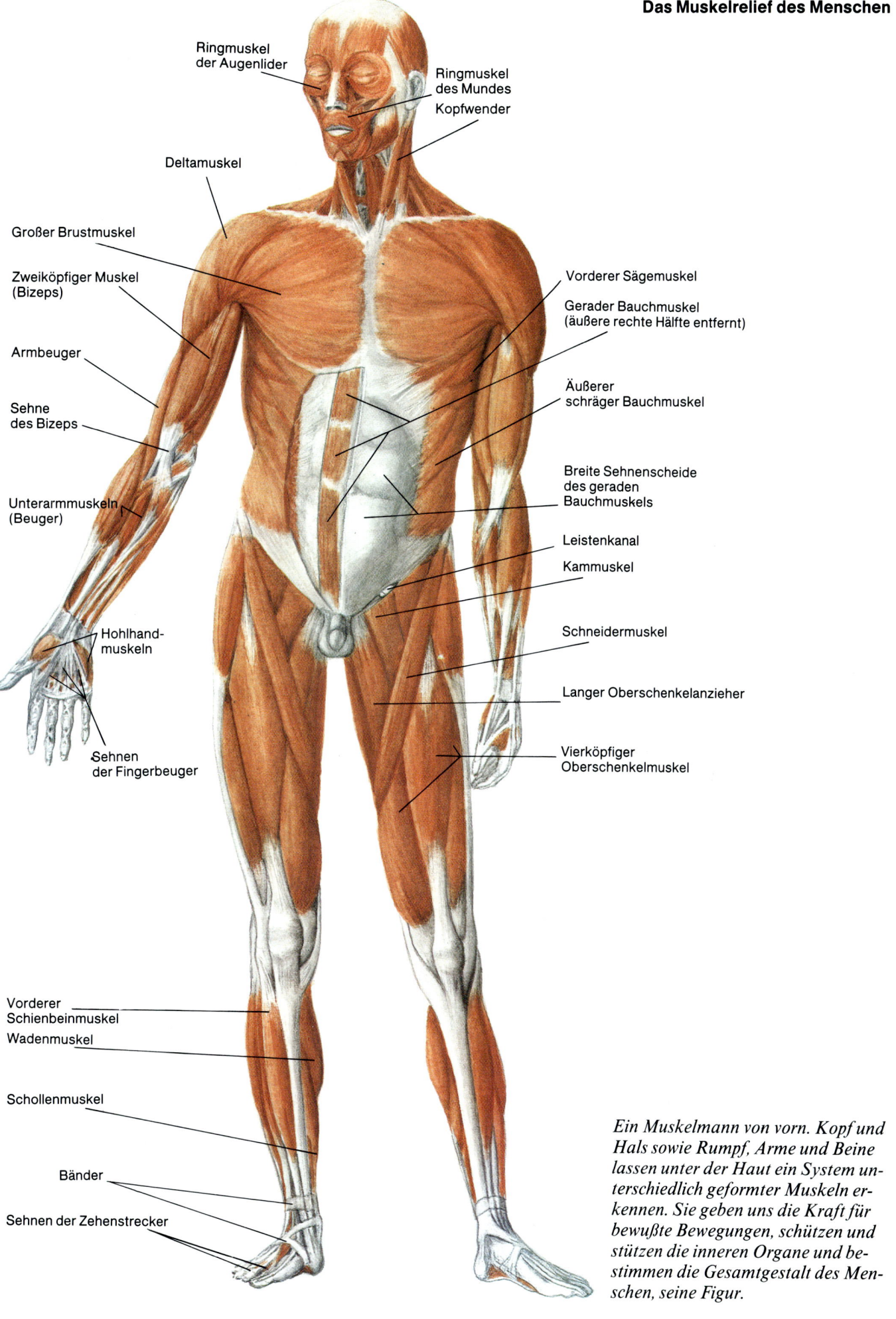

Das Muskelrelief des Menschen

Ringmuskel der Augenlider

Ringmuskel des Mundes

Kopfwender

Deltamuskel

Großer Brustmuskel

Zweiköpfiger Muskel (Bizeps)

Armbeuger

Sehne des Bizeps

Unterarmmuskeln (Beuger)

Hohlhandmuskeln

Sehnen der Fingerbeuger

Vorderer Sägemuskel

Gerader Bauchmuskel (äußere rechte Hälfte entfernt)

Äußerer schräger Bauchmuskel

Breite Sehnenscheide des geraden Bauchmuskels

Leistenkanal

Kammuskel

Schneidermuskel

Langer Oberschenkelanzieher

Vierköpfiger Oberschenkelmuskel

Vorderer Schienbeinmuskel

Wadenmuskel

Schollenmuskel

Bänder

Sehnen der Zehenstrecker

Ein Muskelmann von vorn. Kopf und Hals sowie Rumpf, Arme und Beine lassen unter der Haut ein System unterschiedlich geformter Muskeln erkennen. Sie geben uns die Kraft für bewußte Bewegungen, schützen und stützen die inneren Organe und bestimmen die Gesamtgestalt des Menschen, seine Figur.

129

gefülltes Gebilde, das Überbein (Ganglion) bilden. Es sitzt meist an der Streckseite des Handgelenks, am Fußrücken oder in der Kniekehle. Bei Druck und Bewegung schmerzt es. Die Behandlung der nicht bösartigen Neubildung erfolgt auf chirurgische Weise.

Schleimbeutelentzündung

In der Umgebung von Gelenken finden sich häufig Schleimbeutel. Ihre Aufgabe ist es, wie ein Wasserkissen den Druck von Sehnen oder Muskeln vom Knochen fernzuhalten. Bei einer Überbeanspruchung können sich die Schleimbeutel, die gelegentlich mit dem Gelenkarm in Verbindung stehen, entzünden (Schleimbeutelentzündung, Bursitis). Gegen die dann auftretende Schwellung, Bewegungseinschränkung und die starken Schmerzen helfen Wärme und Ruhigstellung.

Erkrankungen der Muskelbinde

Entzündungen und Einrisse sind die häufigsten Erkrankungen der Muskelbinde (Faszie). Wie ein Strumpf umhüllt die aus straffem Bindegewebe aufgebaute derbe Hülle jeden Muskel. Auf diese Weise bleibt auch der erschlaffte Muskel in seiner Form erhalten. Dank der Muskelbinden lassen sich die einzelnen Skelettmuskeln gut gegeneinander verschieben. Eiterungen und Entzündungen werden durch die Faszien begrenzt oder fortgeleitet. Wenn die Muskelbinde durch Verletzung an einer Stelle eröffnet wird, kann der Muskel hervorquellen. Das nennt man *Muskelbruch* (Muskelhernie). Ruhigstellung, ggf. chirurgische Naht, sind die bewährten Behandlungsmethoden.

Muskeln des Kopfes und des Halses

Die Bedeutung einzelner Muskeln für Gesundheit, Wohlergehen und Aussehen des Menschen ist ganz unterschiedlich. Das hängt nicht so sehr mit ihrer Größe als vielmehr mit der Funktion zusammen. Bei der Betrachtung der mimischen Muskeln des Kopfes fällt auf, daß etliche, so die drei Muskeln des äußeren Ohres, für den Menschen kaum noch von Bedeutung sind und sich deshalb weitgehend zurückgebildet haben. Dagegen ist beispielsweise der Ringmuskel des Auges völlig unentbehrlich, weil mit seiner Hilfe die Augenlider geschlossen werden.

Gesichts- und Kaumuskeln

Der Mensch hat insgesamt 44 Gesichtsmuskeln, von denen die meisten nicht zu Gelenken ziehen, sondern direkt in der Haut ansetzen. Sie verändern den Ausdruck des Gesichts, spiegeln Gleichgültigkeit, Freude oder Trauer wider und umfassen die Öffnungen von Mund und Augen. Die Gesichtsfalten, die mit zunehmendem Alter immer deutlicher sichtbar werden, sind durch die mimischen Muskeln bedingt. Beim Gesichtsausdruck wirken stets mehrere mimische Muskeln zusammen. Beidseitig hat der Mensch je vier Kaumuskeln, die den Kieferschluß und die Kaubewegungen bewirken. Zu diesen Kaumuskeln gehören als kräftigste der Masseter-Muskel und der fächerförmig die Schläfengrube ausfüllende Schläfenmuskel (→ Seite 258).

Halsmuskeln

Der Hals wird rückwärts durch die parallel zur knöchernen Halswirbelsäule ziehenden Nackenmuskeln und den Oberteil des weit nach außen und unten ausgreifenden Kapuzenmuskels gebildet. Von vorn sind deutlich die beiden Kopfnicker zu erkennen, die bei jeder Drehung des Kopfes hervortreten.

Der Halshautmuskel ist eine dünne, direkt unter der Haut liegende Muskelplatte. Er zieht die Mundwinkel nach unten und außen. Die tiefergelegenen Muskeln dienen ebenfalls der Bewegung des Kopfes und des Halses und schützen zugleich die Halseingeweide, den Schlund und den Kehlkopf sowie ihre Fortsetzungen, die Speiseröhre und die Luftröhre.

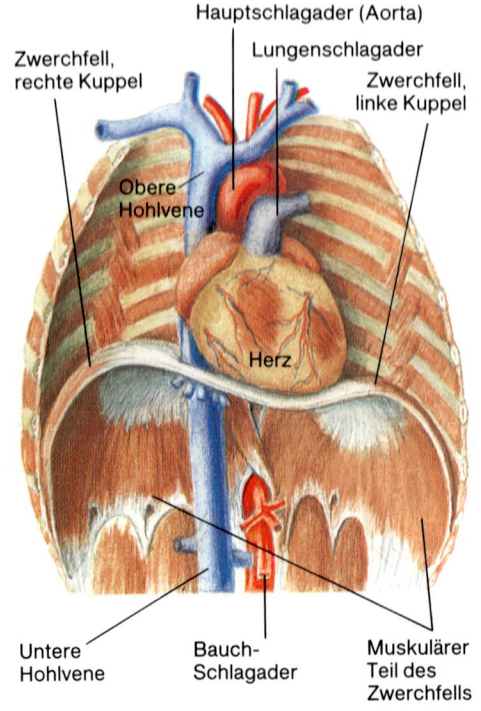

Zwerchfell, rechte Kuppel

Hauptschlagader (Aorta)

Lungenschlagader

Zwerchfell, linke Kuppel

Obere Hohlvene

Herz

Untere Hohlvene

Bauch-Schlagader

Muskulärer Teil des Zwerchfells

Das Zwerchfell, die bewegliche Grenze zwischen Brust- und Bauchhöhle. Auf diesem Längsschnitt durch Brust- und obere Bauchhöhle (die vordere Rumpfwand ist abgetrennt) sind Lungen und Organe des Bauchraums entfernt.

Muskeln des Rumpfes

Die Muskeln des Rumpfes, sowohl die Bauch- als auch die Rückenmuskeln, geben einerseits der Wirbelsäule, dem Achsenskelett des
Körpers, einen festen Halt, andererseits helfen sie, den Rumpf nach
vorn zu beugen, nach hinten zu strecken, nach den Seiten zu neigen
und in sich zu drehen.
Die Rückenmuskeln sind dabei die Aufrichter des Rumpfes, während
die Rumpfbeugung durch die Bauchmuskeln bewirkt wird. Im Bereich
der Rippen dienen die Zwischenrippenmuskeln der Atmung, weil sie
die Rippen heben und senken. Der große Brustmuskel zieht hingegen
zum Oberarm und diesen u. a. an den Körper heran.

Rückenmuskeln

Die Rückenmuskulatur dient nicht nur der Haltung und Bewegung der
Wirbelsäule. Ihre oberflächlichen Schichten bewegen und befestigen
das Schulterblatt gegen den Rumpf und tragen so zur Beweglichkeit
des Oberarms bei. Der Kapuzenmuskel zieht das Schulterblatt nach
hinten, der breite Rückenmuskel rollt den Arm einwärts und zieht ihn
nach hinten und unten. Die tiefen und die kurzen Rückenmuskeln, in
mehreren Schichten übereinander angeordnet, strecken die Wirbelsäule und sind an der Bewegung des Kopfes beteiligt.

Bauchmuskeln

Die Bauchmuskeln müssen den großen Zwischenraum im Knochengerüst zwischen den unteren Rippen und dem oberen Beckenrand überbrücken. Auf diese Weise wird die Bauchhöhle mit einer festen, jedoch
gleichzeitig beweglichen und dehnbaren seitlichen und vorderen
Wand umgeben. Neben ihren Bewegungsaufgaben entfalten diese in
mehreren Schichten angeordneten flachen Muskeln als *Bauchpresse*
wechselnde Wirkungen auf den Bauchinhalt. Mit Hilfe der Bauchpresse werden Harnblase und Darm entleert. Bei der Geburt bewirkt
die Bauchpresse die Austreibung des Kindes aus der Gebärmutter.
Gleichzeitig sind die Bauchmuskeln Gegenspieler des muskulären
Zwerchfells und damit an der Ausatmung beteiligt. Der gerade verlaufende Bauchmuskel zieht beiderseits vom knöchernen Brustkorb zum
Schambein. Bei schlanken, sportlichen Menschen erkennt man an ihm
deutlich abgesetzte Wülste. Schräge Bauchmuskeln bilden die Seiten-
wände des Rumpfes.

Zwerchfell

Das Zwerchfell ist von außen nicht sichtbar. Es ist eine dünne Muskel-
und Sehnenplatte, die von der Lendenwirbelsäule zur Innenseite der
unteren Rippen zieht. In den Brustkorb reicht das Zwerchfell mit zwei
kuppelartigen Vorwölbungen hinein. Auf einem kleineren Teil der linken Zwerchfellhälfte ruht der Herzbeutel, im übrigen werden beide
Kuppeln von der Lunge bedeckt. Bei einer Zusammenziehung des
Zwerchfells werden die Bauchorgane nach abwärts gedrückt und die
beiden Lungen gedehnt, wodurch Luft in die Lungen eingesogen wird.
So wirkt das Zwerchfell bei der Einatmung mit.
Als Grenze zwischen Brust- und Bauchhöhle ist das Zwerchfell von
drei Öffnungen für die Speiseröhre, die Bauchschlagader und die untere Hohlvene durchbrochen.

Bruch-Erkrankungen

Einen Bruch (Hernie) nennt man den Vorfall von Bauchhöhleninhalt,
etwa Darmschlingen, in eine abnorme Ausstülpung des Bauchfells,
den Bruchsack. Die Lücke, durch die der Bruch hervortritt, heißt
Bruchpforte. Sie kann von Natur aus angelegt sein oder neu entstehen.
Erscheinungsformen. Der häufigste Bruch ist der Leistenbruch. Brüche treten aber nicht nur entlang des Leistenkanals auf, sondern auch
als Schenkelhernie unter dem Leistenband, als Nabelhernie im Bereich des Bauchnabels, im Inneren des Bauchraumes und als Narben-

Der eingeklemmte Bruch
*macht sich mit typischen Krankheitszei-
chen bemerkbar:*
● *Heftige Schmerzen in der Bruchge-
gend;*
● *der Bruch läßt sich nicht mehr zu-
rückdrücken;*
● *Stuhlgang und Winde sind unterbrochen.*
*Organisieren Sie bei diesen Alarmzei-
chen sofort den Transport in die Klinik.
Ein eingeklemmter Bruch muß möglichst rasch operiert werden!*

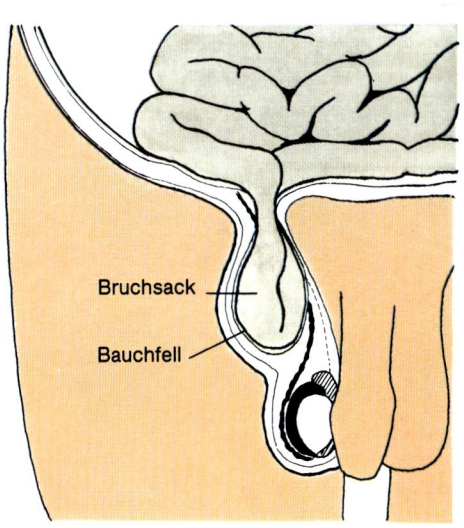

*Schematische Darstellung eines rechts-
seitigen Leistenbruchs (Leistenhernie)
bei einem erwachsenen Mann. Durch die
Bruchpforte ist eine Dünndarmschlinge
aus der Bauchhöhle ausgetreten und
stülpt das Bauchfell in den Hodensack
vor. Nur die rechtzeitige Operation, ein
chirurgischer Routine-Eingriff, bewahrt
den Patienten vor Komplikationen!*

131

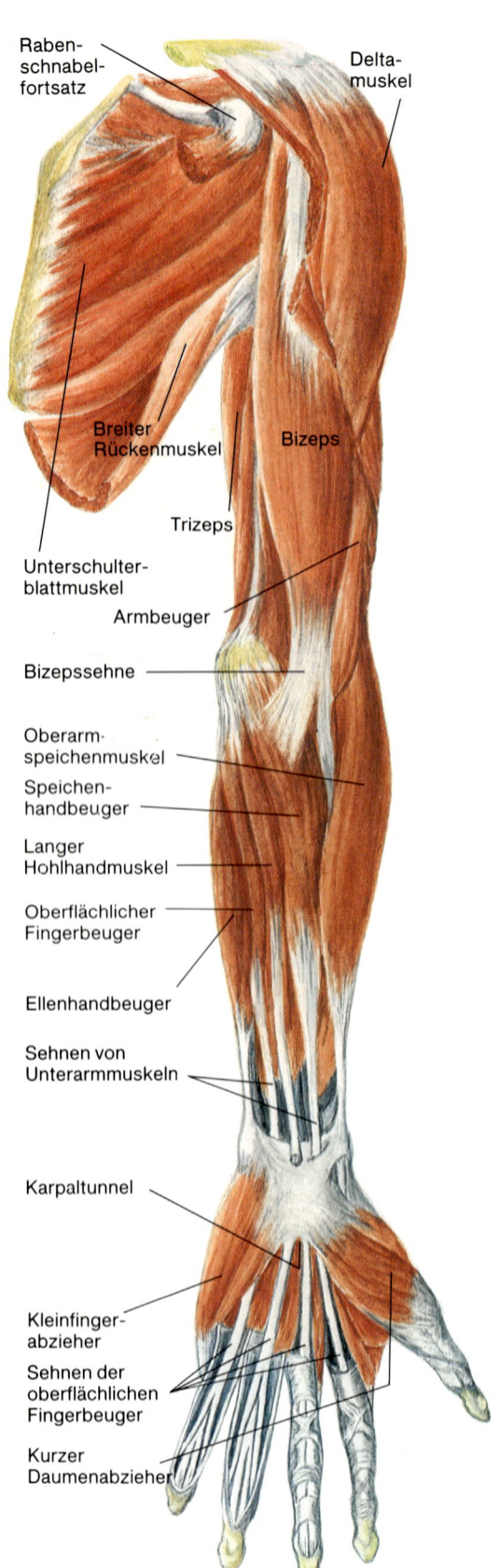

Raben-
schnabel-
fortsatz

Delta-
muskel

Breiter
Rückenmuskel

Bizeps

Trizeps

Unterschulter-
blattmuskel

Armbeuger

Bizepssehne

Oberarm-
speichenmuskel

Speichen-
handbeuger

Langer
Hohlhandmuskel

Oberflächlicher
Fingerbeuger

Ellenhandbeuger

Sehnen von
Unterarmmuskeln

Karpaltunnel

Kleinfinger-
abzieher

Sehnen der
oberflächlichen
Fingerbeuger

Kurzer
Daumenabzieher

*Die Muskeln und Sehnen des linken
Arms, von der Beugeseite her betrachtet.
Die Sehnenhaut der Hohlhand ist der
Übersichtlichkeit wegen entfernt.*

*Rechts: Wirkungsweise der Oberarm-
muskeln im Zusammenspiel von Bizeps
und Trizeps.*

hernie beim Auseinanderweichen einer Operationsnarbe. Dringen
durch die Öffnungen im Zwerchfell oder durch die Muskelplatte selbst
Baucheingeweide in die Brusthöhle vor, so handelt es sich um einen
Zwerchfellbruch.

Komplikationen. Die große Gefahr bei Eingeweidebrüchen besteht in
ihrer Einklemmung (Inkarzeration). Dabei wird der Bruchinhalt durch
die enge Bruchpforte von der Blutversorgung abgeschnürt. Es besteht
die akute Gefahr des Brandigwerdens, d.h. des Gewebetodes der eingeklemmten Organanteile. Über einem eingeklemmten Bruch, so heißt
deshalb die ärztliche Faustregel, darf die Sonne weder auf- noch unter-
gehen. Eine sofortige Operation ist erforderlich.

Wegen der vielfältigen Beschwerden, die Brüche je nach Sitz, Ausdehnung und vorgefallenen Eingeweideteilen auslösen, müssen diese
möglichst bald behandelt werden, auch wenn sie nicht eingeklemmt
sind.

Behandlung. Sie sollte in einer chirurgischen Korrektur bestehen, weil
nur diese das Leiden ursächlich heilt. Dabei werden die verlagerten
Eingeweideteile an ihren richtigen Platz zurückgebracht, gleichzeitig
wird die Bruchpforte verschlossen. Bruch-Operationen sind relativ
einfache Eingriffe, ihre Aussichten durchweg gut. Bei sehr alten oder
schwerkranken Patienten kann statt der Operation mit einem Bruch-
band behandelt werden, das den Bruch durch mechanischen Druck
zurückdrückt, also den Bruchsack entleert.

Leistenbruch. Beim Leistenbruch, der Leistenhernie, treten vom
Bauchfell umgebene Darmschlingen durch den Leistenkanal, einen
schlitzförmigen Spalt, der im Bereich der Leiste die Bauchmuskeln in
schiefer Richtung von innen nach außen durchzieht. Durch den Leistenkanal verläuft beim Mann der Samenstrang, bei der Frau das
runde Mutterband. Er ist innen durch eine Faszie und das Bauchfell
verschlossen. Angeboren oder erworben kann sich ein Bruchsack, eine
Ausstülpung des Bauchfells, in den Leistenkanal erstrecken. In diesen
tritt der Bruchinhalt ein.

Krankheitszeichen. Der Patient empfindet einen schmerzhaften Druck
in der Leistengegend. Beim Husten und Pressen tritt der Bruchsack mit
Inhalt stärker hervor. Bei vollständiger Ausprägung finden sich Darmschlingen im Hodensack.

Muskeln der Arme und Beine

Damit der Arm ein so vielseitiges Greifwerkzeug sein kann, sind zahlreiche Muskeln erforderlich. Einige, die Schultermuskeln, entspringen

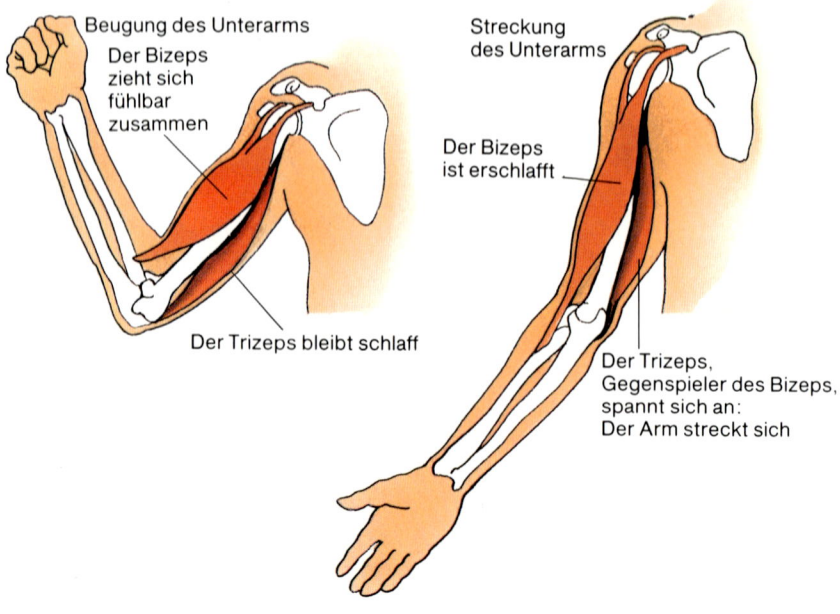

Beugung des Unterarms
Der Bizeps
zieht sich
fühlbar
zusammen

Der Trizeps bleibt schlaff

Streckung
des Unterarms

Der Bizeps
ist erschlafft

Der Trizeps,
Gegenspieler des Bizeps,
spannt sich an:
Der Arm streckt sich

am Schultergürtel und ziehen von dort zum Oberarm. So entspringt der Deltamuskel an Schlüsselbein und Schulterblatt und setzt am Oberarm an. Seine Zusammenziehung hebt unter anderem den Arm in die Horizontale. Der Obergrätenmuskel spreizt den Arm vom Rumpf ab und unterstützt wie die anderen Schultermuskeln die Beweglichkeit in allen drei Richtungen.

Ober- und Unterarm, Hand

Die Muskeln des Oberarms, die über das Ellenbogengelenk hinwegziehen, werden in Beuger und Strecker unterteilt. Der wichtigste Beuger ist der Bizeps, der wichtigste Strecker der Trizeps.
Die Zahl der Muskeln nimmt an Unterarm und Hand beträchtlich zu. Muskeln, die Hand und Finger beugen, befinden sich an der Handflächenseite des Unterarms. An der Rückseite haben die Strecker ihren Sitz. Diese Muskeln setzen über lange Sehnen, die in Sehnenscheiden verlaufen, an den Knochen der Hand und Finger an. Beugung und Streckung der Hand, ihre Umwend- und Kantenbewegungen werden also durch Muskeln bewirkt, die handfern am Unterarm sitzen. Die Zwischenknochenmuskeln der Hand selbst spreizen die Finger. Eigene Muskeln des Daumens und des kleinen Fingers bilden den jeweiligen Ballen und helfen beim Zugreifen.

Ober- und Unterschenkel, Fuß

Auch am Bein kombinieren sich lange und zahlreiche kurze Muskeln. Die beiden starken Gesäßmuskeln strecken die Oberschenkel im Hüftgelenk. So wird der aufrechte Gang möglich, ebenso das Stehen, notfalls sogar auf einem Bein. Der Oberschenkel selbst weist drei Gruppen von Muskeln auf: Der vierköpfige Oberschenkelmuskel (Quadrizeps) ist der größte Muskel des Körpers, er liegt vorn und streckt den Unterschenkel im Kniegelenk. In seiner Sehne, dem Kniescheibenband, liegt die Kniescheibe, ein Sesamknochen, der die Mechanik des Gelenks verbessert. Die rückwärtige Gruppe der Oberschenkelmuskeln beugt bei Kontraktionen den Unterschenkel im Kniegelenk. An der Innenseite des Oberschenkels liegen mehrere lange Muskeln, die die Beine aufeinander zu bewegen.
Die kräftigeren Muskeln des Unterschenkels liegen an der rückwärtigen Wade, sie senken die Fußspitzen und beugen den Fuß. Schwächer ausgebildet ist die vorn gelegene Muskelgruppe, die die Fußspitzen hebt und damit den Fuß streckt. Der innere und der äußere Fußrand können ebenfalls durch Muskeln angehoben werden, die am Unterschenkel sitzen. Die eigentlichen Fußmuskeln am Fußrücken und vor allem an der Sohle sind kurze Streck- und Beugemuskeln. Zwischen Fußwurzel- und Mittelfußknochen liegen mehrere Muskelgruppen, die unter anderem die Zehen spreizen und gleichzeitig die Architektur des Fußgewölbes aufrechterhalten helfen.

Funktionsstörungen der Muskeln

Werden die dem Willen unterworfenen, quergestreiften Muskeln überfordert, so reagieren sie mit Ermüdung. Dabei kommt es im Muskelgewebe zu einer Anhäufung von Stoffwechselprodukten, vor allem Kohlendioxid, Phosphor- und Milchsäure. Der ermüdete Muskel braucht vermehrt Sauerstoff und deshalb eine erhöhte Durchblutung, um diese Ermüdungsstoffe entweder abzutransportieren oder chemisch weiter abzubauen.

Muskelkater

Eine schmerzhafte Muskelermüdung ist der Muskelkater. Entgegen früheren Auffassungen wird er nicht allein durch die Anhäufung von Milchsäure hervorgerufen, sondern auch durch Überdehnung oder gar das Zerreißen schwacher Muskelfasern. Der Muskelkater tritt deshalb bei Untrainierten schneller und in schwererer Form auf.

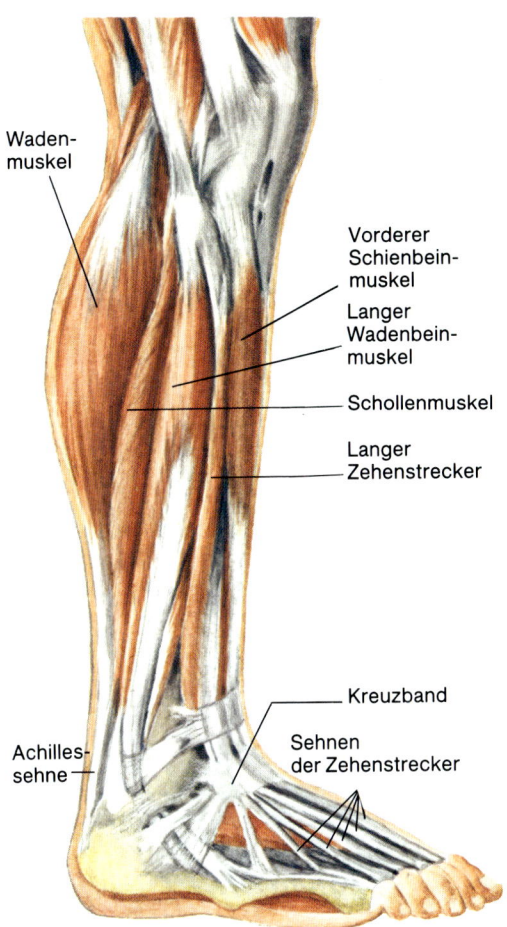

Wadenmuskel
Vorderer Schienbeinmuskel
Langer Wadenbeinmuskel
Schollenmuskel
Langer Zehenstrecker
Kreuzband
Sehnen der Zehenstrecker
Achillessehne

Der rechte Unterschenkel, seine Muskeln und Sehnen, von der Seite (oben) und von hinten (unten) betrachtet. Die Achillessehne verbindet den dreiköpfigen Wadenmuskel mit dem Fersenbein und senkt (beugt) den Fuß.

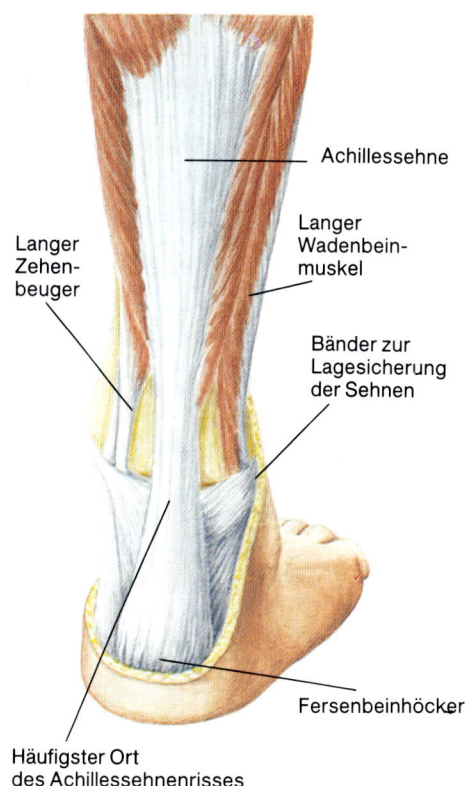

Achillessehne
Langer Wadenbeinmuskel
Bänder zur Lagesicherung der Sehnen
Fersenbeinhöcker
Langer Zehenbeuger
Häufigster Ort des Achillessehnenrisses

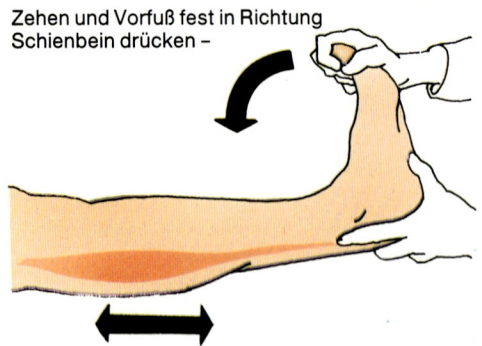

Zehen und Vorfuß fest in Richtung
Schienbein drücken –

das dehnt den krampfenden Wadenmuskel

*Wadenkrämpfe sind schmerzhaft, aber
meist harmlos. So vergeht der Muskelkrampf am schnellsten: Drücken Sie Zehen und Vorfuß fest in Richtung Schienbein. Wenn kein Helfer zur Stelle ist,
pressen Sie den Vorfuß kraftvoll gegen
einen Widerstand, beispielsweise das
Fußende des Bettgestells.*

*Massage ist die angenehmste, schnellste
und wirkungsvollste Methode, einen ver-
härteten oder ermüdeten Muskel wieder
leistungsfähig zu bekommen. Doch Vorsicht! Massage von ungeübter Hand,
noch dazu energisch praktiziert, kann
schmerzen und schaden.*

Muskelkrämpfe

Jede Überforderung von Muskeln kann Muskelkrämpfe auslösen. Sie
treten entweder als Dauerkrämpfe (tonische Muskelkrämpfe) oder als
Zuckungen (klonische Muskelkrämpfe) auf. Vielfach, vor allem bei
den Wadenmuskelkrämpfen, ist eine Ursache nicht erkennbar. Die
wirksamste Sofortbehandlung tonischer Muskelkrämpfe ist die vorsichtige Dehnung des schmerzhaft zusammengezogenen Muskels.
Weil Muskelkrämpfe auch Krankheitszeichen u. a. verschiedener Ge-
hirn- und Rückenmarkserkrankungen sein können, muß bei allen wiederholt auftretenden oder langanhaltenden Krämpfen eine ärztliche
Untersuchung erfolgen. Die Krampfkrankheit (Tetanie) und der
Wundstarrkrampf (Tetanus) werden auf den Seiten 299 bzw. 380 behandelt.

Muskelstarre

Werden Muskeln dauerhaft verkürzt, so spricht man von Muskelstarre. Eine bleibende *Muskelschrumpfung* (Muskelkontraktur) kann
eintreten, wenn die Blutversorgung des Muskels durch zwangsweise
Ruhigstellung und zu straffe Verbände über einen längeren Zeitraum
unzureichend ist.
Etwa drei Stunden nach dem Tod eines Menschen beginnt aus dem
gleichen Grund seine Muskulatur zu erstarren (Leichenstarre, Totenstarre). Meist zeigt sie sich zuerst an Kiefer und Nacken, breitet sich
innerhalb von sechs bis neun Stunden über den Rumpf auf die Gliedmaßen aus und löst sich nach zwei Tagen wieder auf.

Muskelhärte

Muskelhärten (Myogelosen), die Nacken- und Rückenmuskeln, den
Schultergürtel und die Wadenmuskeln bevorzugen, sind schmerzhafte,
meist längliche Verhärtungen von Muskelfasern. Ihre Größe schwankt
zwischen Erbsen- und Kleinfingergröße.
Ursachen. Die verbreitetsten Ursachen von Muskelhärten sind örtliche Stoffwechselstörungen, Überanstrengung oder naßkalter Luftzug,
aber auch Abweichungen des Knochengerüstes vom Normalzustand
(Wirbelsäulenverbiegungen, Plattfüße, X- oder O-Beine), Abnutzungs-
erkrankungen der Gelenke (Arthrose) und Gelenkfehlstellungen, ferner die einseitige Beanspruchung und Überforderung einzelner Muskelgruppen durch den Beruf (Klavierspieler, Phonotypistinnen, Mel-
ker). Je nach dem Sitz der Überforderung spürt der Patient Schmerzen
bei Bewegung und Druck, ferner ein Gefühl der Steifheit. Eine Dauerspannung der Muskulatur nennt man *Hartspann*.

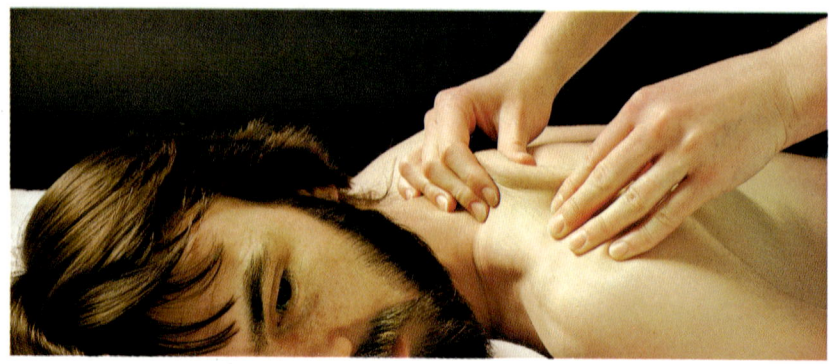

Behandlung. Dabei kommt es darauf an, die Grundkrankheit zu erkennen und zu behandeln. Lindernd wirken örtliche Wärmeanwendung,
Schonung, Einreibungen mit durchblutungsfördernden Salben und
Massagen. Diese Methoden helfen auch gut bei Muskelzerrung, der im
allgemeinen harmlosen Überdehnung eines Muskels.

Muskelriß

Beim Muskelriß (Muskelruptur) sind durch eine plötzliche heftige Anspannung Muskelfasern zerrissen. Mangelhafte Durchblutung und

Kälte sind begünstigende Faktoren. Die Verletzung schmerzt stark, zumal, wenn ein mehr oder minder großer Bluterguß hinzutritt.
Behandlung. Der Muskelriß muß sofort durch einen Gipsverband ruhiggestellt werden. Oft ist eine chirurgische Muskelnaht nicht zu vermeiden.

Muskelschwiele

Geht Muskelgewebe zugrunde, so entsteht eine bindegewebige Narbe, die Muskelschwiele. Sie stört naturgemäß die Zusammenziehung der Muskelfasern, weil sie deren Verlauf unterbricht. Die gefürchtetste, weil oft lebensgefährliche Muskelschwiele ist die nach einem Herzinfarkt (→ Seite 165) sich bildende Herzschwiele, eine bindegewebige Narbe im Hohlmuskel Herz.

Muskelentzündung

Eine Entzündung des Muskels (Myositis) kann die Folge einer Viruserkrankung oder des Weichteilrheumatismus (→ Seite 110) sein. Die betroffenen Muskelanteile schmerzen, die Beweglichkeit ist eingeschränkt.
Behandlung. Sie richtet sich nach der zugrunde liegenden Ursache, jedoch bewähren sich in der Regel Wärmeanwendungen, Massage und später gymnastische Übungen.

Muskelschwund

Der Muskelschwund (Muskelatrophie) führt zur Verschmälerung einzelner Muskelfasern, im schlimmsten Fall zum Zugrundegehen ganzer Muskelstränge.
Ursachen. Zu einem einfachen Muskelschwund kommt es bereits durch Inaktivität, Ruhigstellung und Schonung des Muskels, etwa bei verschiedenen örtlichen Muskelerkrankungen oder auch bei längerer Bettlägerigkeit.
Erscheinungsformen. Ein ererbtes Leiden ist die chronische *Muskeldystrophie,* bei der die quergestreifte Muskulatur infolge eines angeborenen Enzymdefekts nach und nach erkrankt und zugrunde geht. Bestimmte Nervenleiden führen zu ausgedehntem, oft fortschreitendem Muskelschwund. Die lähmungsartige Schwäche *(Parese)* geht mit einer deutlichen Minderung der Muskelfunktion einher. An ihrem Ende steht häufig die *Lähmung* (Paralyse), also die Unfähigkeit, den erkrankten Muskel überhaupt noch zu bewegen.

Muskeltraining

Die Muskeln sind Organe, deren Leistungsfähigkeit durch Training und Arbeitsbelastung beträchtlich gesteigert werden kann. Planmäßiges Üben vergrößert die Muskulatur, weil sich durch Teilung neue Muskelfasern bilden und die vorhandenen verdickt werden. Körperliches Training verringert den Energiebedarf des Muskels, weil der Bewegungsablauf durch das Üben eingeschliffen wird. Gleichzeitig erhöht sich im Muskel die Zahl der haarfeinen Blutgefäße (Kapillaren), die das sauerstoffhaltige Blut heranführen. Schließlich lernen die Muskeln durch regelmäßiges Training, größere Mengen von Stoffwechselprodukten, wie Milchsäure, ohne Schmerz zu ertragen oder schnell abzubauen.
Weil es für die Skelettmuskulatur zwei Arbeitsmöglichkeiten gibt, nämlich die dynamische Bewegung und die statische Haltearbeit, können diese Muskeln auch auf zweierlei Weise trainiert werden. Die Bewegungsarbeit nennt man isotonisches Training (isotonisch = gleichbleibende Spannung), weil sich der Muskel dabei unter Beibehaltung seiner Spannung verkürzt. Bei der statischen Haltearbeit, dem isometrischen Muskeltraining (isometrisch = gleichbleibende Strecke), wird der Muskel gegen einen Widerstand angespannt. Vorschläge für praktische Übungen → Seite 55.

Hilfe bei Muskelkater
Ein heißes Bad und Massage beleben die Blut- und Lymphzirkulation im schmerzenden Muskel. Die Ermüdungsstoffe, vor allem Milchsäure, werden dadurch schneller abtransportiert. Weil aber auch beim Muskelkater Vorbeugen besser als Heilen ist, empfiehlt sich regelmäßiges Training als bester Schutz vor Muskelübermüdung.

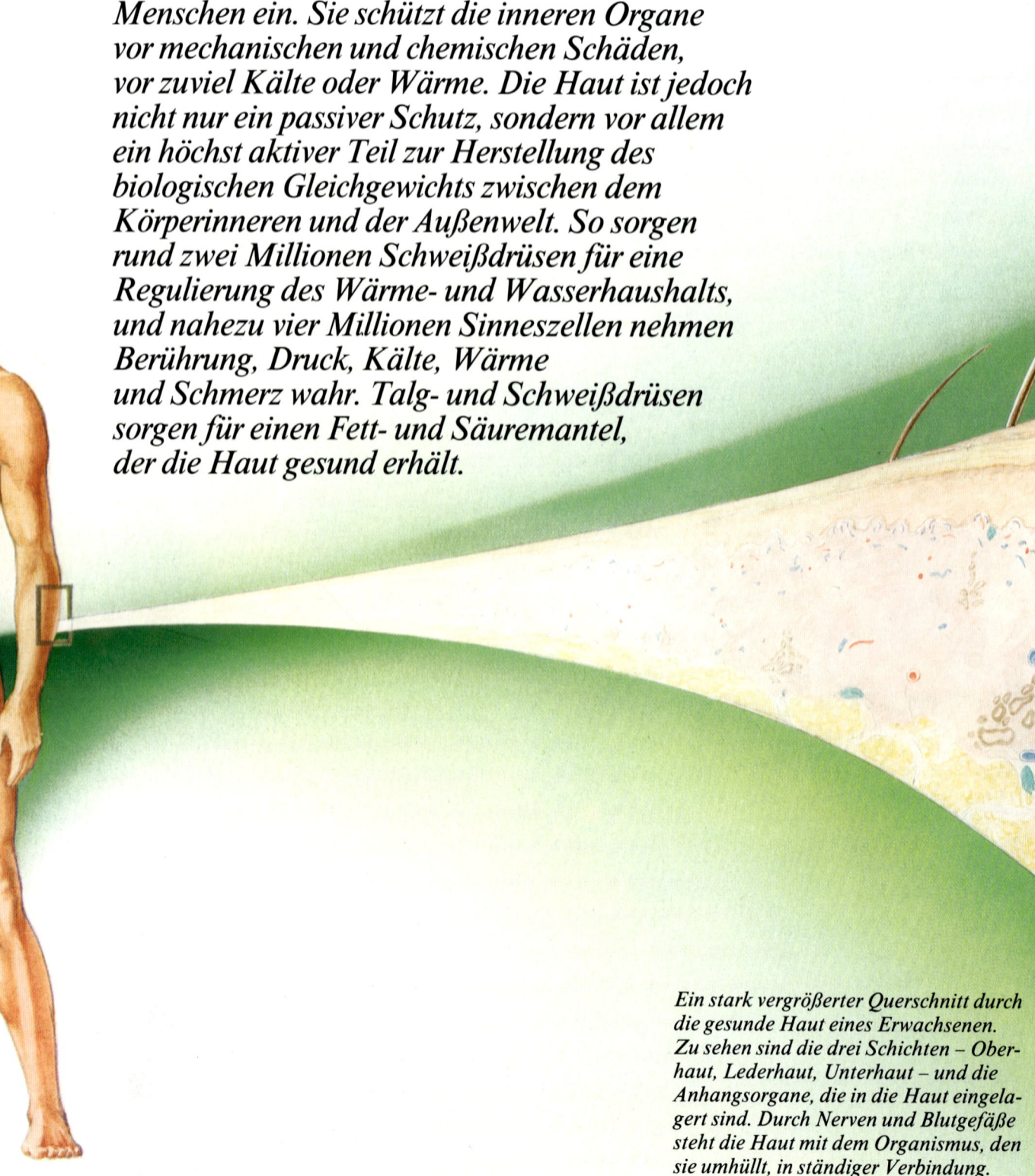

Körperdecke und Organsystem:

Die Haut

Die Haut hüllt als Körperdecke die Organe des Menschen ein. Sie schützt die inneren Organe vor mechanischen und chemischen Schäden, vor zuviel Kälte oder Wärme. Die Haut ist jedoch nicht nur ein passiver Schutz, sondern vor allem ein höchst aktiver Teil zur Herstellung des biologischen Gleichgewichts zwischen dem Körperinneren und der Außenwelt. So sorgen rund zwei Millionen Schweißdrüsen für eine Regulierung des Wärme- und Wasserhaushalts, und nahezu vier Millionen Sinneszellen nehmen Berührung, Druck, Kälte, Wärme und Schmerz wahr. Talg- und Schweißdrüsen sorgen für einen Fett- und Säuremantel, der die Haut gesund erhält.

Ein stark vergrößerter Querschnitt durch die gesunde Haut eines Erwachsenen. Zu sehen sind die drei Schichten – Oberhaut, Lederhaut, Unterhaut – und die Anhangsorgane, die in die Haut eingelagert sind. Durch Nerven und Blutgefäße steht die Haut mit dem Organismus, den sie umhüllt, in ständiger Verbindung.

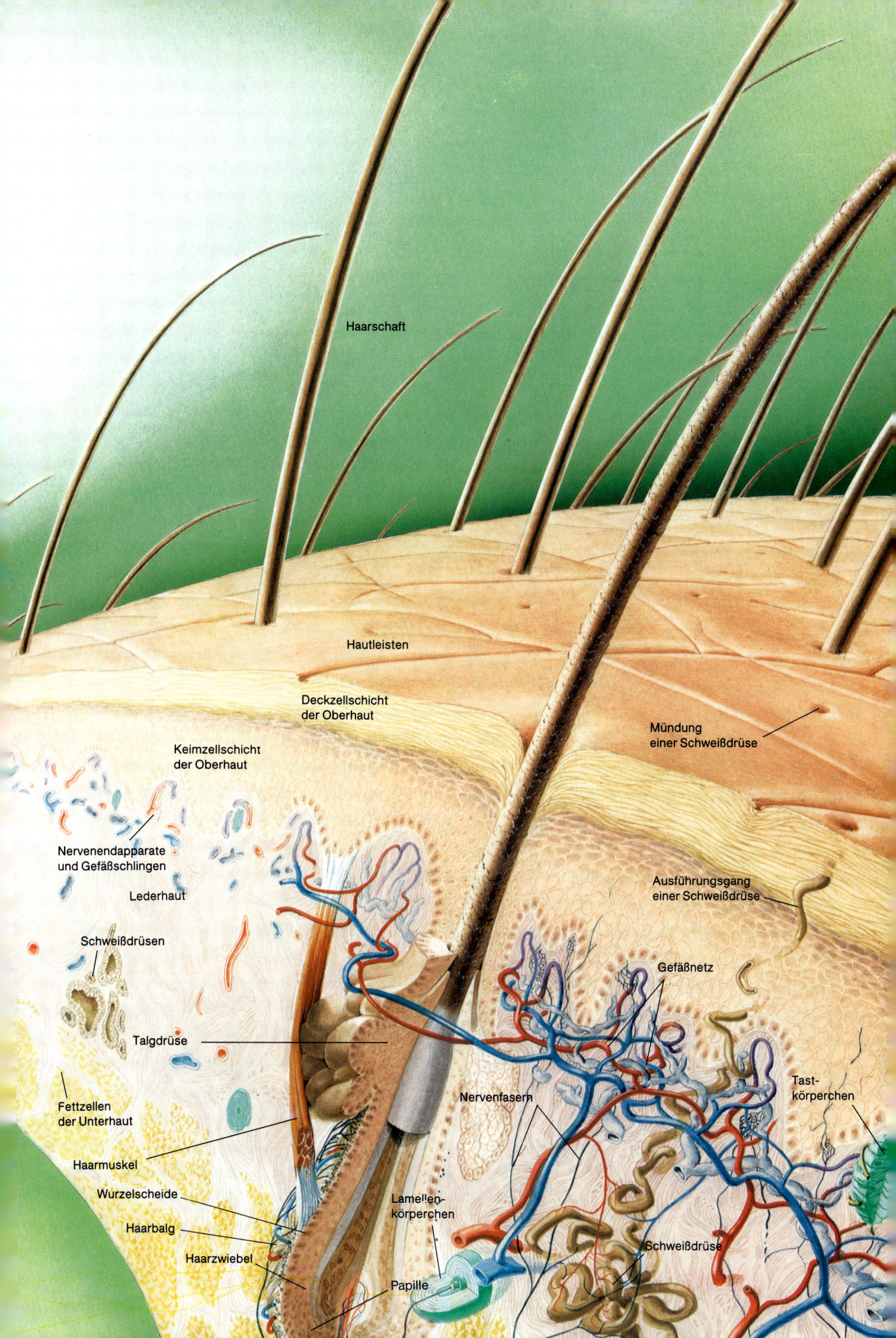

Haarschaft

Hautleisten

Deckzellschicht
der Oberhaut

Keimzellschicht
der Oberhaut

Mündung
einer Schweißdrüse

Nervenendapparate
und Gefäßschlingen

Lederhaut

Ausführungsgang
einer Schweißdrüse

Schweißdrüsen

Gefäßnetz

Talgdrüse

Nervenfasern

Tast-
körperchen

Fettzellen
der Unterhaut

Haarmuskel

Wurzelscheide

Haarbalg

Lamellen-
körperchen

Schweißdrüse

Haarzwiebel

Papille

Die Haut als Organsystem

Bei einem 1,70 Meter großen Erwachsenen bedeckt die Haut (Derma oder Cutis) eine Fläche von rund 1,8 Quadratmetern. Die vielseitigen Aufgaben werden durch ein kompliziertes Miteinander der verschiedenen Hautstrukturen bewältigt. Sie ermöglichen es, daß die Haut einen wichtigen Beitrag zur Wärmeregulation des Körpers leistet, Stoffwechselprodukte (Schlackenstoffe) nach außen abgibt und, wenn auch in unbedeutendem Maße, an der Atmung teilnimmt.

Oberhaut

Die Oberhaut (Epidermis) besteht aus einer für das bloße Auge nicht sichtbaren Keimschicht, die ununterbrochen Deckzellen produziert. Diese werden Schicht für Schicht zur Hautaußenfläche vorgeschoben. Die Deckzellen der Oberhaut haben keinen eigenen Stoffwechsel mehr, sie sind abgestorben und enthalten vornehmlich eine hornartige Substanz, das Keratin. Es bildet die erste Grenzschicht zur Außenwelt. Innerhalb von nur drei Wochen erneuert sich die Hornschicht der Oberhaut. Im Laufe des Lebens werden auf diese Weise rund zwanzig Kilogramm Oberhaut abgestoßen. Waschen und mechanischer Druck beschleunigen den Erneuerungsprozeß der Haut. Die stetigen Veränderungen sind nur unter dem Mikroskop sichtbar, denn die Oberhaut ist im allgemeinen sehr dünn, sie mißt weniger als einen Millimeter. Die Hornschicht der Haut ist dabei je nach ihrer Beanspruchung ganz unterschiedlich dick. An den Fußsohlen mißt sie mindestens zwei Millimeter, an den Lippen nicht einmal ein zwanzigstel Millimeter, deshalb scheinen dort die roten Blutgefäße sichtbar durch.

Lederhaut

Die nächst tiefer gelegene Hautschicht, die Lederhaut (Corium), enthält zahlreiche Blutgefäße und Nervenendigungen. Diese sind von einem festen bindegewebigen Netz umgeben. In der Lederhaut sind außerdem die Hautdrüsen, die Haarwurzeln und glatte Muskelfasern zu finden. Ihre Grenzfläche zur Oberhaut ist nicht glatt und flach, sondern dank zahlreicher zapfenförmiger Erhebungen (Papillen) gewellt. Daraus ergibt sich das äußerlich sichtbare Oberflächenrelief, die Spaltlinien der Haut und die Hautlinien an den Fingerkuppen.

Fingerabdrücke. Sie sind ein unverwechselbares, für jeden einzelnen Menschen typisches Erkennungszeichen. Es gibt auf der Welt nicht zwei Menschen, die gleiche Fingerabdrücke haben. Die charakteristischen Bögen, Schleifen und Wirbel ermöglichen eine zu hundert Prozent zuverlässige Unterscheidung und Erkennung der Menschen. Der biologische Sinn der Hautmuster liegt natürlich nicht in der polizeilichen Auswertung. Sie sollen vielmehr die Greiffähigkeit der Finger erhöhen.

Falten und Runzeln. Wenn im Laufe des Lebens oder durch Überdehnung die Gewebsspannung der elastischen und straffen Fasern in der Lederhaut nachläßt, bilden sich Falten und Runzeln. Auch bei starken Wasserverlusten, etwa durch Erbrechen und Durchfälle, läßt die natürliche Hautspannung (Turgor) nach. Die Haut wird dann spannungslos, runzlig und läßt sich in Falten abheben.

Unterhaut

Die Unterhaut (Subcutis) besteht aus lockerem Bindegewebe, in das reichlich Fettzellen eingelagert sind. Dieses Unterhautfettgewebe polstert die Haut ab und gibt dem Körper die mehr oder minder runden Formen. Die lockere Beschaffenheit der Unterhaut bewirkt, daß diese gegen die darunterliegenden Organe gut verschieblich ist.

Schweiß- und Talgdrüsen. Die Haut enthält darüber hinaus zweierlei Arten von Drüsen, die Schweißdrüsen und die Talgdrüsen. Schweißdrüsen liegen knäuelartig gewunden in der Unterhaut. Sie sondern den Schweiß durch korkenzieherförmige Ausführungsgänge auf die Körperoberfläche ab, wo er gleich verdunstet oder in Tropfen sichtbar

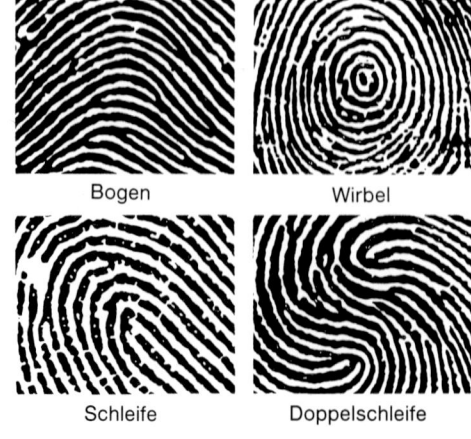

Bogen Wirbel

Schleife Doppelschleife

Das Hautmuster an der Innenseite der Fingerspitzen ist bei jedem Menschen anders geformt. Die Abbildungen zeigen die verbreitetsten Muster.

138

wird. Das Sekret der Talgdrüsen, die sich von den Haarbälgen ausstülpen, dient der Einfettung der Hautoberfläche. Normalerweise wird so ein leicht sauer reagierender Hauttalgmantel (*Säuremantel*) auf die Haut aufgebracht. Er wirkt als Schutzschicht gegen Bakterien-Ansiedlung.

Hautfarbe

Der Farbton, die Pigmentierung der Haut, ist vor allem abhängig von der Anzahl der in die Haut eingelagerten Farbstoffkörper (Melanin). Sie werden von spezialisierten Zellen, den Melanozyten, produziert, die in der obersten Schicht der Lederhaut und der unteren Oberhautschicht sitzen. Die Menge des Farbstoffs ist bei den einzelnen Menschenrassen erblich festgelegt. Insgesamt verfügt der Erwachsene jedoch nur über höchstens ein Gramm Melanin.

Bedeutung der Pigmente. Die Farbstoffbildung hat, zusammen mit einer Verdickung der Hornschicht, den Zweck, die Haut und den Körper vor den schädlichen Folgen einer zu starken Sonneneinstrahlung zu schützen. Die dunklen Melaninfarbstoffe filtern die ultravioletten Strahlen des Sonnenlichts ab und verhindern damit sowohl Verbrennungsschäden in den tieferen Hautschichten als auch die Überproduktion des Vitamins D (→ Seite 25).

Farbunterschiede. Die einzelnen Hautanteile sind unterschiedlich stark pigmentiert. Handteller und Fußsohlen enthalten wenig Farbstoff, die Gliedmaßen weniger als der Rumpf. Brustwarzen und Geschlechtsteile sind am dunkelsten gefärbt. Außer dem Melanin ist die Farbe des Menschen noch von der Durchblutung der Haut, ihrem Fettgehalt und ihrer Dicke sowie von der Einlagerung des z. B. in Mohrrüben enthaltenen Farbstoffes Carotin abhängig. Die Vielzahl der Farbton-Faktoren bewirkt, daß die Hautfarbe der einzelnen Menschen nicht nur erblich festgelegt ist, sondern auch im Laufe des Lebens, der Jahreszeiten, ja sogar des Tages beträchtlich schwanken kann.

Sonnenbräune. Die maßvolle Sonnenbräunung kann der Haut zu Glätte verhelfen, die Poren entfetten und die Haare aufhellen. Übertriebenes Sonnenbaden (Sonnenbrand → Seite 146) belastet jedoch die elastischen und straffen Fasern der Lederhaut, vertieft dadurch die Falten und erweitert die oberflächlich sichtbaren Äderchen. Davon kann sich jeder ein Bild machen, der in den Spiegel sieht: Hautpartien, die lebenslang der Sonne ausgesetzt sind, etwa Gesicht und Hände, altern rascher als verdeckte Hautbezirke an Brust oder Bein.

Künstliche Besonnung. Die Besonnung durch Bestrahlungsgeräte und Solarien wirkt im Prinzip nicht anders als ein Sonnenbad. Dabei ist zu beachten, daß die Zusammensetzung des von den Strahlern abgegebenen Ultraviolett-Lichtes je nach Fabrikat schwankt. Die erstrebte kos-

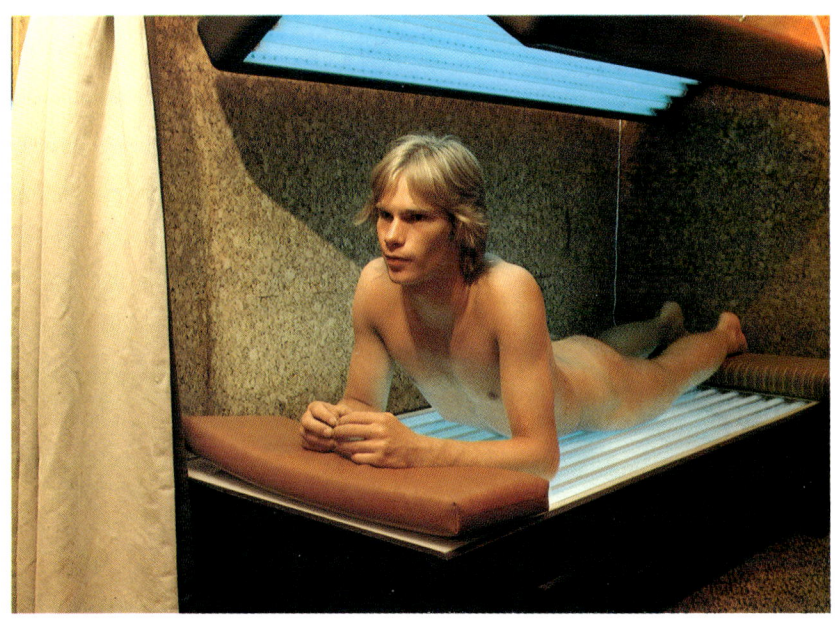

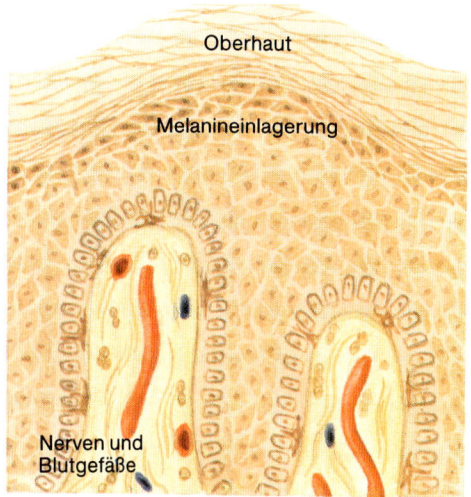

Oberhaut

Melanineinlagerung

Nerven und Blutgefäße

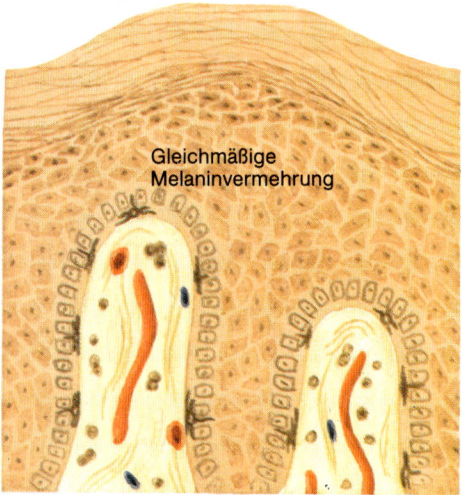

Gleichmäßige Melaninvermehrung

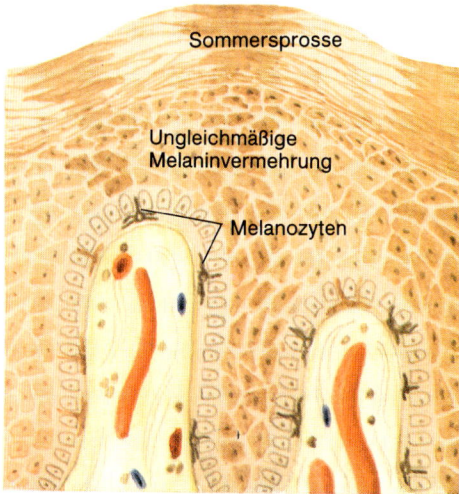

Sommersprosse

Ungleichmäßige Melaninvermehrung

Melanozyten

Die Abbildungen zeigen, von oben nach unten, Querschnitte durch die normale, die sonnengebräunte und die sommersprossige Haut. Unter der Einwirkung der ultravioletten Strahlen des Sonnenlichts bildet sich der Hautfarbstoff Melanin, der die Haut dunkel tönt. Kleine Farbstoffinseln (unten) werden dabei als Sommersprossen sichtbar.

Im Solarium, auf der Sonnenbank (linkes Foto), wird die Haut künstlich gebräunt. Vorsicht! Allzuviel ist ungesund.

metische Hautbräunung wird nicht ohne Risiko erzielt. Die Gefahren sind eine akute Überdosierung (deshalb immer genau die Gebrauchsanweisung beachten!) und chronische Hautveränderungen durch langdauernde Anwendung während Monaten und Jahren.
Wie bei jeder Ultraviolettbestrahlung besteht das Risiko einer vorzeitigen Hautalterung durch Schäden an den elastischen und straffen Fasern der Lederhaut, also der Förderung von Falten und Runzeln. Bei empfindlichen Personen kann künstliche Besonnung auch zu Verhornungsstörungen der Haut und sogar zu Hautkrebs und Hautgeschwülsten (Basaliom) führen.

Sinneszellen der Haut

Die über die gesamte Haut verstreuten Sinnesorgane ermöglichen die Empfindung der fünf verschiedenen Reize für Berührung, Druck, Kälte, Wärme und Schmerz. Die Aufnahmeorgane (Rezeptoren) für Berührung und Druck sind eigene kleine Sinnesorgane, von denen ein gesunder Erwachsener rund 500 000, über den ganzen Körper verteilt, hat. Sie stehen an den Fingerspitzen, Lippen und Geschlechtsorganen millimeterdicht, liegen dagegen am Rücken zwei bis sechs Zentimeter auseinander.

Kälte und Wärme. Kälteempfindungen werden dem Gehirn durch eigene Nervenendigungen signalisiert. Um eine stabile Körpertemperatur des Warmblüters Mensch von etwa 37 Grad Celsius garantieren zu können, registrieren die rund 250 000 Kälte-Rezeptoren jede Abkühlung der Umgebungstemperatur und leiten so Gegenmaßnahmen des Körpers, etwa vermehrte Durchblutung, ein. Die Zahl der Nervenenden, die Wärme und Hitze wahrnehmen, beträgt nur rund 30 000. Auch sie beteiligen sich an der Temperaturregulation.

Schmerz. Am zahlreichsten sind in der Haut mit über drei Millionen Rezeptoren die Schmerzpunkte vertreten. Weil sie, wie die anderen Sinneszellen der Haut, nicht gleichmäßig über den ganzen Körper verteilt sind, wird der Schmerz an unterschiedlichen Hautstellen unterschiedlich intensiv wahrgenommen. Am empfindlichsten sind Lippen und Hände, Geschlechts- und Sinnesorgane, das Gesicht und die Nagelbetten. Auf einem Quadratzentimeter Haut sind in diesen Bereichen bis zu 200 schmerzregistrierende Sinneszellen zu finden.

Headsche Zonen. Die Verbindung von Haut- und Nervensystem ist so eng, weil während der Keimentwicklung im Mutterleib beide Systeme aus dem gleichen Keimblatt hervorgehen. Die enge Verbindung spiegelt sich auch darin wider, daß bestimmte Hautbezirke aus den gleichen Segmenten des Rückenmarks versorgt werden wie bestimmte innere Organe. Diese Querverbindungen nennt man nach ihrem Entdecker, einem englischen Nervenarzt, Headsche Zonen. Sie haben zweierlei praktische Bedeutung: Erkrankungen innerer Organe können sich an den zugeordneten Hautpartien bemerkbar machen. Zweitens gelingt es mitunter durch Wärme- oder Kälteanwendungen im Bereich der jeweiligen Headschen Zone, die Krankheit des inneren Organs günstig zu beeinflussen.

Krankheitszeichen der Haut

Die Haut kann in sehr vielfältiger Weise erkranken. Als Ursachen kommen dabei die von außen einwirkenden Schädigungen ebenso in Frage wie krankhafte Veränderungen an inneren Organen, die sich auf der Haut widerspiegeln. Weil Hautkrankheiten der unmittelbaren Betrachtung zugänglich sind, werden sie meist rechtzeitig erkannt und können mit Erfolg behandelt werden.
Bei den verschiedenen Hauterkrankungen sind rund ein Dutzend Krankheitszeichen (Effloreszenzen) zu beachten. Hierzu zählen der *Fleck* (Macula), eine Verfärbung der Haut; das *Knötchen* und der *Knoten* (Papel), die so klein wie ein Stecknadelkopf oder so groß wie eine Walnuß werden können; die *Quaddel* (Urtica), eine örtliche, scharf begrenzte Schwellung von weißroter Farbe; die *Bläschen* (Vesicula) und *Blasen* (Bulla), die mit Sekret gefüllt sind; die *Pusteln,* zumeist durch

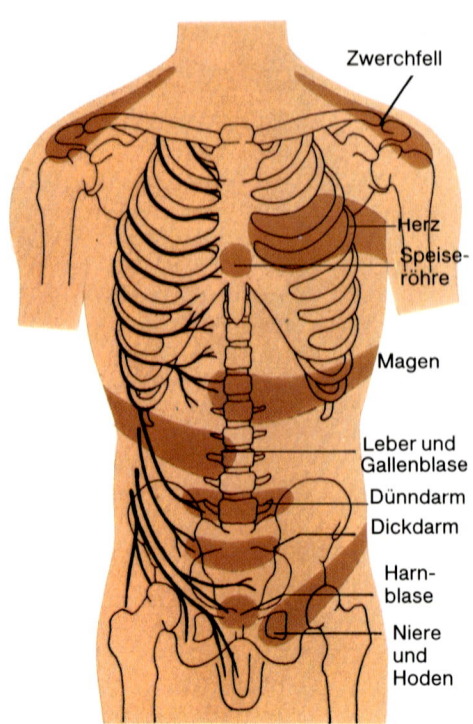

Empfindliche Zonen der Haut (Headsche Zonen) stehen über das Rückenmark mit bestimmten inneren Organen in Verbindung. In diesen Hautbezirken können sich Erkrankungen der inneren Organe durch Schmerzen oder Überempfindlichkeit bemerkbar machen.

Zwerchfell

Herz

Speiseröhre

Magen

Leber und Gallenblase

Dünndarm

Dickdarm

Harnblase

Niere und Hoden

140

Krankheitskeime verursacht und Eiter enthaltend; die *Schuppen,* die eine vermehrte Hornbildung der Oberhaut anzeigen; *Krusten* und *Borken,* die entstehen, wenn Blut, Gewebswasser und Eiter eintrocknen; schließlich die vielfältigen Formen von Substanzverlusten, nämlich *Abschürfungen* (Erosionen), *Einrisse* (Rhagaden), *Geschwüre* (Ulcus) und die daraus jeweils sich ergebenden bleibenden Hautveränderungen, die als Narben sichtbar sind.

Hauterkrankungen durch Erreger

Erkrankungen der Haut werden sehr häufig durch Krankheitskeime wie Bakterien und Viren hervorgerufen. Aber auch Pilze und Parasiten kommen als Erreger in Frage. Durch Krankheitskeime werden auch die Geschlechtskrankheiten (→ Seite 330) und einige Kinderkrankheiten, die sich an der Haut ausprägen (→ Seite 363), verursacht und übertragen.

Eitrige Hautentzündungen

Sie werden durch Bakterien hervorgerufen, die häufig durch Schmierinfektion übertragen werden.

Erscheinungsformen. Je nach dem Sitz und der Schwere der Entzündung unterscheidet man zwischen einzelnen Eiterbläschen *(Pusteln),* tiefgehenden eitrigen Entzündungen *(Furunkeln)* und dem Zusammenfließen mehrerer Furunkel zu einem *Karbunkel.* Von einer *Furunkulose* spricht man, wenn mehrere Furunkel nach- oder nebeneinander auftreten.

Behandlung. Im Frühstadium lassen sich eitrige Hautentzündungen erfolgreich mit Antibiotika-Salben bekämpfen. Seltener als noch vor zwanzig Jahren ist der Arzt dazu genötigt, tiefreichende Entzündungsherde unter örtlicher Betäubung mit dem Messer zu öffnen, um dem Eiter Abfluß zu gewähren.

Gürtelrose

Die Gürtelrose (Zoster) wird durch Herpes-Viren ausgelöst. Gegen Viruserkrankungen (→ Seite 381) gibt es bisher kein zuverlässig wirkendes, die Ursache angreifendes Heilmittel.

Krankheitszeichen, Verlauf. Die Gürtelrose nimmt einen typischen, auch zeitlich begrenzten Verlauf. Im Ausbreitungsgebiet eines Brustnervs tritt diese Bläschenkrankheit halbseitig, wie ein »Gürtel«, auf. Weil die Viren die Nerven angreifen, kann die Gürtelrose sehr schmerzen. Dem brennenden Hautschmerz folgt bald eine Rötung, im Krankheitsgebiet schießen helle Bläschen auf. Innerhalb weniger Tage wird ihr Inhalt eitrig, gelegentlich auch blutig, nach einer Woche trocknen sie ein, nach drei Wochen ist die Gürtelrose abgeheilt. Vor allem bei älteren Menschen bestehen danach häufig schwere Nervenschmerzen (Zosterschmerzen). Gefährlich kann es werden, wenn der Zoster Hirnnerven befällt, weil dann auch das Auge in Mitleidenschaft gezogen werden kann.

Behandlung. Sie sollte den Schmerz lindern und versuchen, die Narbenbildung so gering wie möglich zu halten. Das verbreitete »Besprechen« der Gürtelrose durch »weise Frauen« beeinflußt den durch die Viren vorgegebenen Verlauf des Leidens nicht, wirkt als Einrede (Suggestivtherapie) jedoch oft lindernd auf die Schmerzen. Manchmal wird vermutet, daß eine Rose, die sich gürtelförmig um das Herz schließt, gefährlich sei: Das ist nicht der Fall!

Hautwarzen

Bei Warzen, der zweiten verbreiteten Virusinfektion, gelingt es gelegentlich, die erhabenen Knötchen oder die sich in die Hornhaut der Fußsohle einbettenden Warzen durch das Besprechen zum Verschwinden zu bringen. Wie dies bewirkt wird, ist unklar. Einige Wissenschaftler vermuten, daß der feste Glaube an die Wirkung eines heilsamen

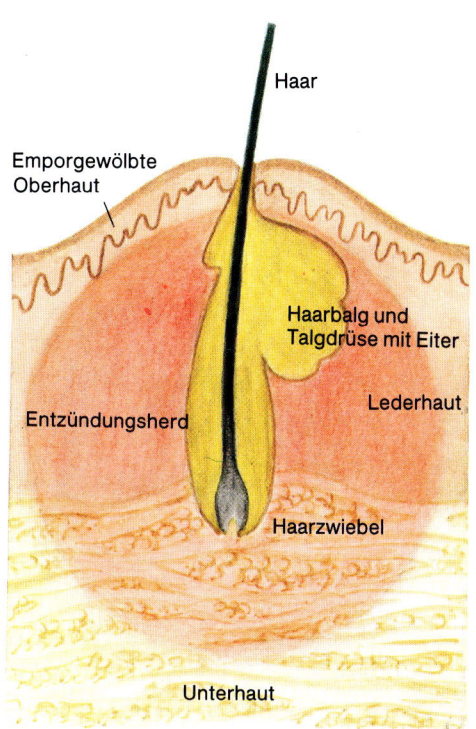

Ein Furunkel, beträchtlich vergrößert. Wer an chronischen Infektionskrankheiten, Hautentzündungen (Ekzem) und Zuckerkrankheit leidet, ist häufiger von dieser Krankheit betroffen.

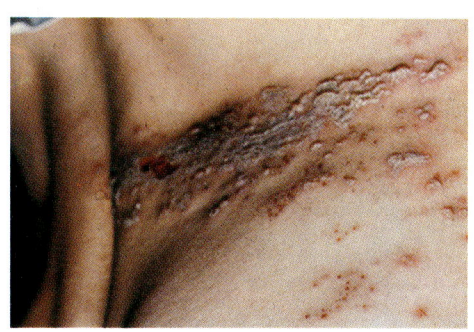

»Schmerz, Entzündung, Juckreiz geh ein, werde nicht hart wie Stein, nimm ab wie der Tote im Grab« – diesen Vierzeiler murmeln »weise Frauen«, wenn sie die Gürtelrose (Foto) »besprechen«. Auf den Krankheitsverlauf hat das freilich keinen Einfluß, denn der wird von Viren, winzigsten Erregern, bestimmt.

141

Spruches unter geheimnisvollen Umständen eine durch die unbewußten Nerven vermittelte Drosselung der Blutzufuhr zur Warze auslöst. Manche Warzen verschwinden auch von ganz allein.
Behandlung. Die ärztliche Behandlung besteht im Auftragen ätzender Salben, der chirurgischen Abtragung oder dem Vereisen mit flüssigem Stickstoff.

Bläschenausschlag

Kennzeichen des Bläschenausschlags (Herpes) sind gruppenartig angeordnete, mit klarer Flüssigkeit gefüllte Bläschen, die vor allem am Lippenrand, den Nasenlöchern, den Wangen und den äußeren Geschlechtsorganen auftreten und recht schmerzhaft sein können. Wie der Zoster und die Hautwarzen wird auch der Herpes von Viren verursacht. Er kann sehr hartnäckig sein. Bei verringerter Widerstandskraft des Körpers (z. B. Fieber, Sonnenbrand, seelische Erregungen) treten oft Rückfälle ein.
Behandlung. Der Hautarzt verschreibt Puder, er pinselt die Bläschen zur Verhütung der Eiterung oder rät zur Einfettung mit Arzneizubereitungen, die die Schmerzen lindern. Eine sichere Vorbeugung gibt es nicht.

Hautpilze

Die Pilzerkrankungen der Haut haben sich in den letzten Jahren zunehmend verbreitet. Sie werden verursacht durch Pilzfäden, die man mit dem Auge nicht wahrnehmen kann. Weil Hunderte verschiedener Pilzarten Haut und Schleimhäute des Menschen befallen können, kommt es zu unterschiedlich schweren Erkrankungen der Haut (Dermatomykosen; Tinea).
Übertragung. Hautpilze gedeihen besonders gut in warmem und feuchtem Milieu, also zwischen den Zehen, in der Analfalte, Leistenbeuge und Achselhöhle. Haare und Nägel, die aus Keratin bestehenden Anhangsgebilde der Haut, werden von zahlreichen Pilzarten befallen, die sich von dem Hornstoff ernähren.
Pilzerkrankungen werden von Mensch zu Mensch oder durch Gegenstände übertragen. Hauptinfektionsquellen für die verbreiteten Fuß-

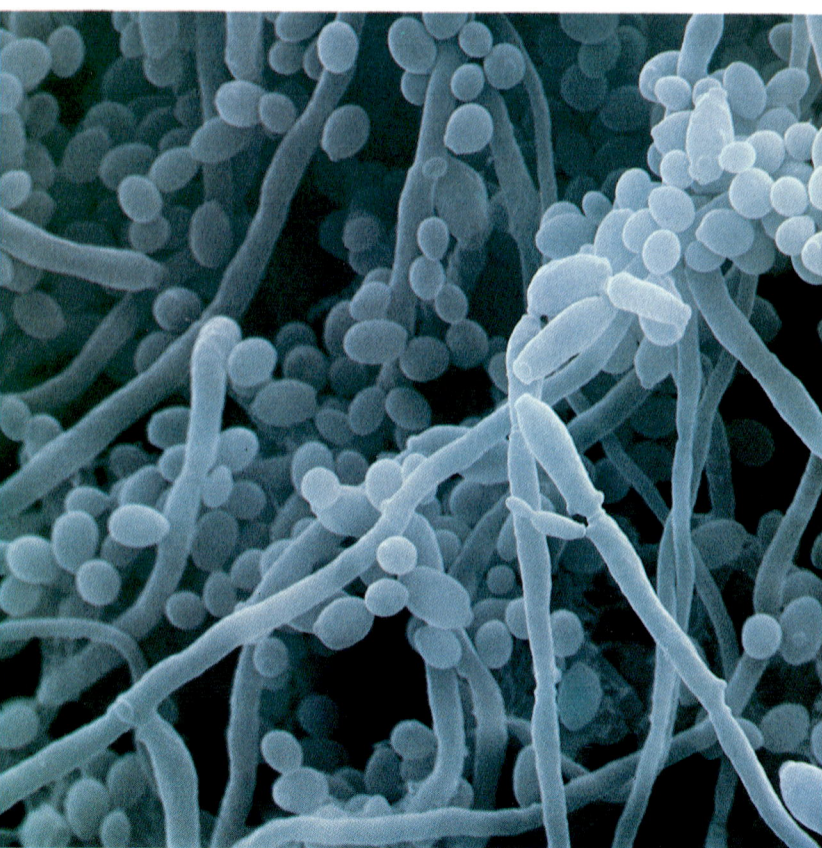

So sieht der verbreitete Soor-Pilz (wissenschaftlich: Candida albicans) im Raster-Elektronenmikroskop aus. Der Sproßpilz siedelt auf Haut und Schleimhäuten, wo er weißliche, oft flächenförmige Beläge bildet. Besonders gefährdet sind Säuglinge, Zuckerkranke, Unter- und Fehlernährte. Die Behandlungsaussichten dieser Pilzkrankheit sind gut.

pilze sind die Fußmatten und Lattenroste in Baderäumen und öffentlichen Sportstätten, die Fußböden der Wasch- und Duschräume, aber auch die Wiesen und überraschenderweise die eigenen Strümpfe. Mit Pilzen kann man sich nämlich immer wieder neu anstecken.

<u>Vorbeugung, Behandlung.</u> Das tägliche Fußbad, leicht-luftige Schuhe und täglicher Sockenwechsel beugen der Gefahr vor und verhindern die Wiederansteckung. Beim Abtrocknen der Füße mit einem häufig zu wechselnden, trockenen Handtuch sind vor allem die Zehenzwischenräume sorgsam von Feuchtigkeit zu befreien. Im übrigen gibt es in Form von Puder, Tinktur, Salbe und Tabletten wirksame Medikamente, deren Anwendung der Hautparasit nicht überleben kann. Die Behandlung erfordert freilich große Ausdauer, weil das sichtbare Verschwinden der Krankheitszeichen nicht bedeutet, daß der Pilz bereits völlig ausgemerzt ist.

Hautparasiten

Zu den Lebewesen, die als Parasiten auf Kosten der menschlichen Haut und des Blutes leben, gehören die mit bloßem Auge mehr oder minder gut sichtbaren Läuse, Wanzen, Flöhe, Milben und Zecken.

Ausbreitung. Ihre Verbreitung ist sehr wechselnd. Notlagen und mangelnde Hygiene fördern ihre Ausbreitung, jedoch können sie, oft nach Körperkontakt, auch Menschen attackieren, die in geordneten Verhältnissen leben und es an der üblichen Hygiene nicht fehlen lassen.

Läuse. Der Mensch kann von der Kopf-, Kleider- und Filzlaus befallen werden. Diese Insekten sind zwischen einem und vier Millimeter groß. Sie ernähren sich vom Blut des Menschen, das sie durch einen Stich gewinnen. Der Juckreiz entsteht vor allem durch eine Allergisierung gegen die Stoffwechselprodukte der Läuse. Zwischen dem Erstbefall und dem Auftreten des Juckreizes liegen daher immer einige Wochen. Die Krankheit wird durch die Läuse und/oder Läuseeier (Nissen) nachgewiesen. Die Behandlung mit entsprechenden Präparaten tötet innerhalb von 24 Stunden alle Parasiten samt ihren Eiern nebenwirkungsfrei ab, wobei der Juckreiz noch geraume Zeit anhalten kann.

Flöhe und Wanzen. Auch Flöhe und Wanzen sind blutsaugende Parasiten. Sie können als Krankheitsüberträger gefährlich sein und müssen deshalb energisch und rasch bekämpft werden.

Krätzmilbe. Sie gräbt Gänge in die Haut, vor allem an den Fingerfalten und im Handwurzelbereich. Die Krätze (Skabies) ist durch starken Juckreiz (in Wärme) gekennzeichnet. Krätze führt zu bakterieller Infektion und eitriger Entzündung.

Hautkrankheiten verschiedener Ursache

Zu dieser Kategorie zählen die Hautausschläge, die unterschiedliche Ursachen haben können, ferner die Schuppenflechte und andere Hautkrankheiten, deren Ursache unbekannt ist. Aber auch die verbreitete Akne, bei deren Entstehung mehrere Faktoren zusammenwirken, und die Geschwülste der Haut sind hier einzuordnen. Physikalische (z. B. Hitze, Kälte) und chemische (z. B. Verätzung, → Seite 494) Einwirkungen verursachen Hautschäden, zu denen auch der Sonnenbrand gehört.

Hautausschläge

Hautausschläge, die sich unter Juckreiz und oftmals Brennen entzündlich auf größere Bezirke ausweiten, nennt man Ekzem. Dabei bilden sich Knötchen und oft nässende Bläschen. Bevorzugt befallen sind Hände, Ellenbeugen, Kniekehlen und das Gesicht, manchmal auch die Umgebung von Unterschenkelgeschwüren und Hauteiterungen. Ekzeme verlaufen häufig in Schüben, Besserung und Verschlimmerung wechseln miteinander ab.

<u>Ursachen.</u> Ein Ekzem kann durch äußere Schädigungen, etwa Chemikalien *(toxisches Ekzem)*, durch eine Überempfindlichkeitsreaktion *(al-*

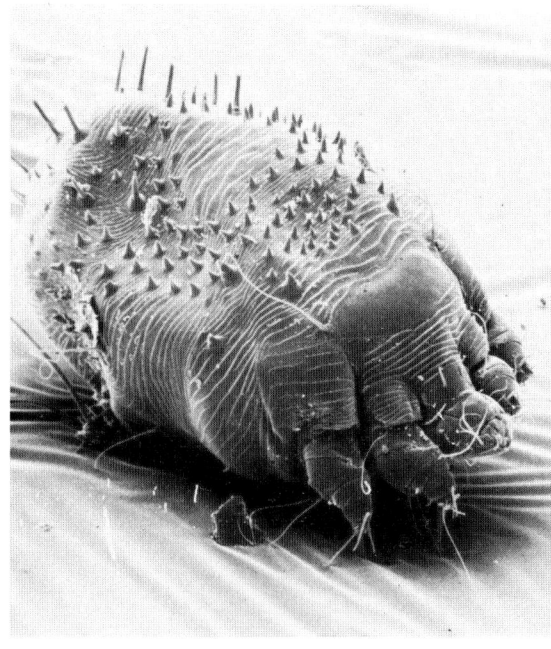

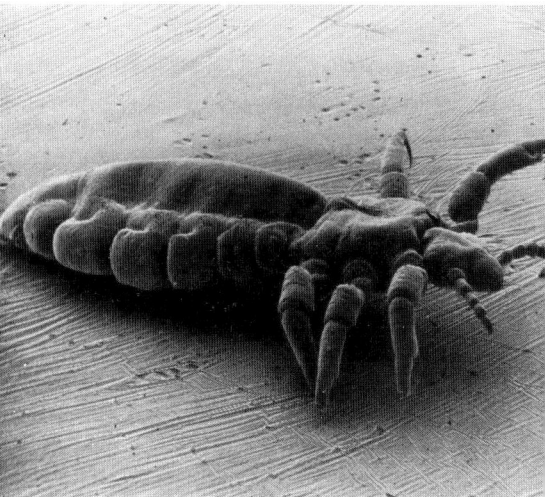

Wie urweltliche Schreckenstiere sehen unter dem Raster-Elektronenmikroskop die Krätzmilbe (oben) und die Kopflaus (unten) aus – in Wahrheit sind die beiden Parasiten kleine Plagegeister, denen durch moderne Behandlungsmethoden schnell der Garaus gemacht werden kann.

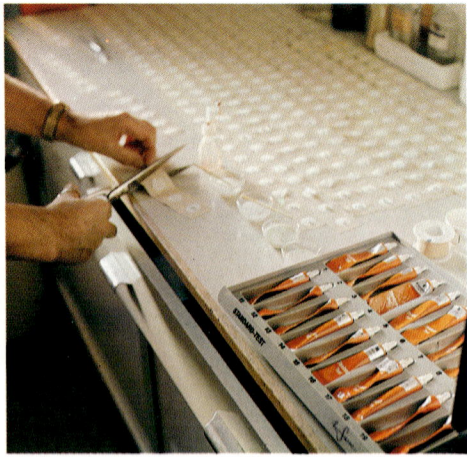

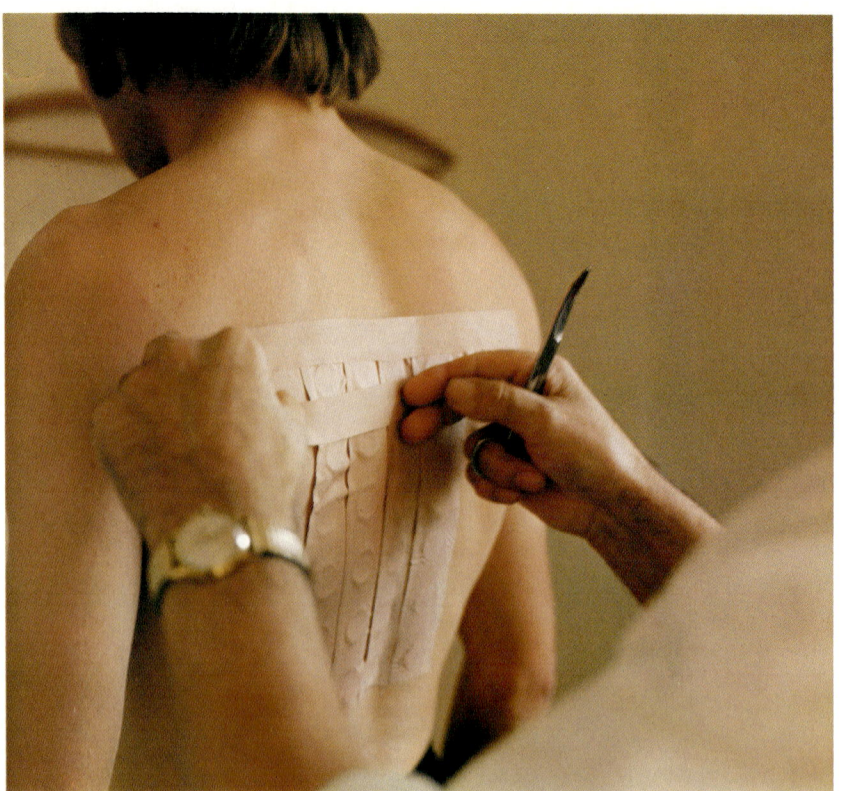

Teste klären die Ursache allergischer Hautkrankheiten. Dabei werden die verdächtigen Substanzen (oben) im Reihenversuch mittels Pflastern auf den Rücken geklebt (rechts). Entzündet sich die Haut, ist der Allergieverdacht bestätigt. Die untere Abbildung zeigt die Lieblingssitze der Hautallergien und nennt die auslösenden Stoffe.

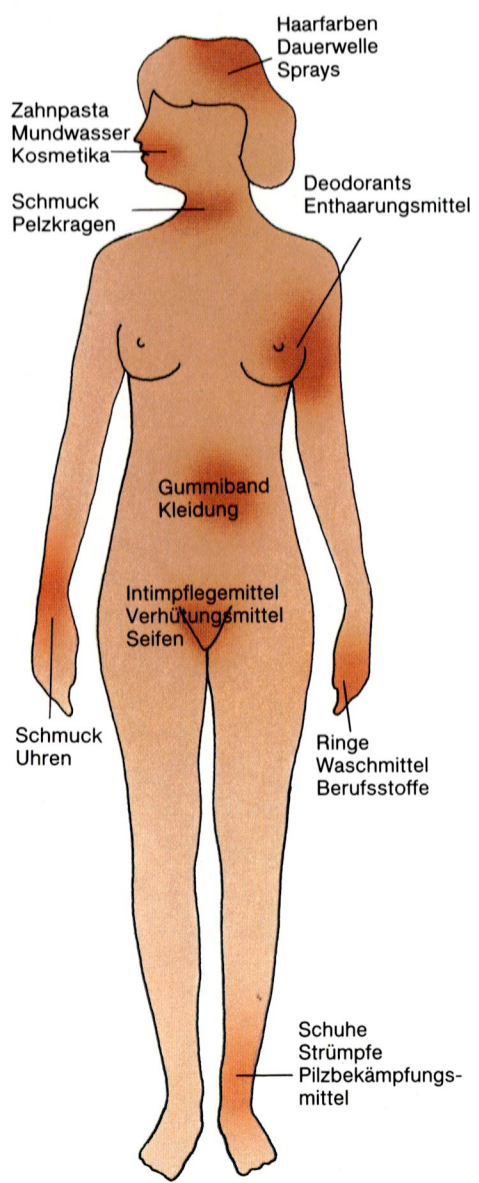

Haarfarben
Dauerwelle
Sprays

Zahnpasta
Mundwasser
Kosmetika

Schmuck
Pelzkragen

Deodorants
Enthaarungsmittel

Gummiband
Kleidung

Intimpflegemittel
Verhütungsmittel
Seifen

Schmuck
Uhren

Ringe
Waschmittel
Berufsstoffe

Schuhe
Strümpfe
Pilzbekämpfungsmittel

lergisches Kontakt-Ekzem) oder durch Mikroben *(mikrobielles Ekzem)* bewirkt sein. Eine Sonderform ist das von innen heraus (endogen) bewirkte Ekzem, die sogenannte *Neurodermitis.* Von ihr sind vor allem Kinder betroffen. Ein allergischer Mechanismus kann auch der *Nesselsucht* (Urticaria) zugrunde liegen. Dabei kommt es zu einem akuten Hautausschlag mit stark juckenden Quaddeln.

Behandlung. Entzündungshemmende Salben können die Beschwerden lindern. Die Allergie (→ auch Seite 189) läßt sich erfolgreich behandeln, wenn der auslösende Stoff erkannt ist. Der Patient muß jeden Kontakt mit diesem Stoff zu meiden suchen.

Schuppenflechte

Die Ursache der verbreiteten Schuppenflechte (Psoriasis), an der etwa drei Prozent der Bevölkerung leiden, ist unbekannt. Die Anlage zur Schuppenflechte ist erblich.

Krankheitszeichen, Verlauf. Es bilden sich rötliche Flecken, die mit matt-silbrig glänzenden Schuppen bedeckt sind. Lieblingssitze der Flechte sind der behaarte Kopf, Ellenbogen und Knie, die Steißbeinregion und der Rumpf. Die Erkrankung verläuft häufig in Schüben. Sie bessert sich während des Sommers durch die vermehrte Besonnung und verschlechtert sich oft während der Winterzeit. Die Psoriasis neigt zu einem chronischen Verlauf über Jahre und Jahrzehnte.

Behandlung. Wenn die Schuppenflechte unter dem Einfluß der Behandlung oder auch von allein abheilt, hinterläßt sie keine Narben. Sie verkürzt das Leben nicht und ist nicht ansteckend. Schwere oder kosmetisch sehr störende Formen der Flechte sind neuerdings durch eine Ultraviolett-Bestrahlungsbehandlung unter fachärztlicher Aufsicht gut zu bessern.

Bewährt haben sich auch Aufenthalte an der See, weil Salzwasser und Sonnenstrahlen gemeinsam die Schuppenbildung zurückdrängen. Naturgemäß sind die Erfolge in südlichen Ländern, etwa bei einem mehrwöchigen Aufenthalt am stark salzhaltigen Toten Meer, besonders eindrucksvoll und lang anhaltend.

Blasensucht und Knötchenflechte

Die Behandlungsmöglichkeiten bei den beiden ebenfalls aus unbekannter Ursache auftretenden Hautkrankheiten Blasensucht (Pemphigus) und Knötchenflechte (Lichen) sind im Gegensatz zur Schuppenflechte oft unbefriedigend. Auch bei diesen Leiden wechseln erscheinungsfreie Zeiträume mit Schüben rasch aufblühender Krankheitszeichen. Die fachärztliche Behandlung versucht, die Ausbreitung der Krankheitszeichen zu verhindern, teilweise mit Erfolg. Beide Krankheiten sind nicht ansteckend.

Haut-Fehlbildungen

Auf der Haut jedes Menschen sind unterschiedlich viele Linsen- und »Leberflecke«, oft auch einige »Muttermale« (Naevi) zu sehen. Es handelt sich dabei um örtlich begrenzte, nur zum Teil erhebliche Fehlbildungen der Haut. Die allermeisten von ihnen sind völlig harmlos. Nur extrem selten werden sie bösartig.

Leberflecke haben nichts mit der Leber zu tun. Ihr Name rührt von der braunroten Färbung her, die an die Farbe der Leber erinnert. In den Leberflecken sind Farbstoffe (Pigmente) gespeichert. Ihre Größe schwankt zwischen stecknadelkopf- und münzgroß. Im Laufe des Lebens nimmt ihre Zahl zu.

Akne

Narbigen Veränderungen der Haut liegt zumeist eine Akne – zu deutsch: Finnenausschlag – zugrunde. Sie ist eine Erkrankung des Haar-Talgdrüsen-Apparates, vor allem während und nach der Pubertät. Bisher ist ungeklärt, weshalb manche Jugendliche so stark und andere gar nicht von der Akne befallen werden; Vererbung spielt sicher eine Rolle. Ihre Lieblingsplätze sind das Gesicht, ferner die obere Rücken- und Brustpartie.

Krankheitszeichen, Verlauf. Am Ende der Kindheit kommt es, gleichzeitig mit der hormonellen Umstellung, vor allem in den genannten Hautbezirken zur Bildung von sogenannten Mitessern (Komedonen). Das sind besonders geschichtete Gebilde aus Horn (Keratin). Sie verstopfen den Ausführungsgang einer Talgdrüse. Jugendliche mit talgreicher, also fetter Haut sind deutlicher betroffen. Durch die Verstopfung der Talgdrüse kann es zu mehr oder minder ausgedehnten Entzündungen, Eiterbläschen und größeren Eiteransammlungen (Abszeß) kommen.

Behandlung. Das Ausquetschen bereits entzündlich veränderter Mitesser ist gefährlich, weil es die Entzündungen verschlimmern kann. Die Haut sollte unbesorgt Licht, Luft und Sonne ausgesetzt werden. Junge Frauen, die eine Antibabypille nehmen, verlieren häufig die massiveren Akneformen, weil bestimmte Hormonanteile aknefeindlich wirken können. Es ist nicht erwiesen, daß sich die Akne bei Männern durch Geschlechtsverkehr bessert. Mit Sicherheit läßt sie sich jedoch durch den Verzicht auf Schokolade und Schweinefleisch nicht beeinflussen. In schweren Fällen können Hautfachärzte durch die Gabe von Antibiotika und die sogenannte Akne-Toilette, bei der die entzündeten Mitesser mit kleinen Lanzetten geöffnet und die Mitesser ausgedrückt werden, die Krankheit unter Kontrolle halten.

Geschwülste der Haut

Die Umwandlung eines Leberflecks in einen bösartigen schwarzen Hautkrebs (malignes Melanom) ist ein extrem unwahrscheinliches Ereignis. Die Warnzeichen einer solchen Umwandlung können rasche Vergrößerung, Dunklerwerden und Blutung bei Berührung sein.

Erscheinungsformen. Neben dem schwarzen Hautkrebs gibt es weitere Geschwülste der Haut (Tumoren, → Seite 410), die jedoch meist gutartig sind. So siedeln die verbreiteten *Basaliome* keine Tochtergeschwülste ab, sondern wachsen nur sehr langsam verdrängend und manchmal zerstörend in ihre gesunde Umgebung. Die *Spinaliome* sind nicht ganz so gutartig, doch ist auch ihr Wachstum langsam und gut zu erkennen.

Behandlung. Sie besteht in einem möglichst frühzeitigen chirurgischen Entfernen der Geschwülste oder in Röntgenbestrahlung.

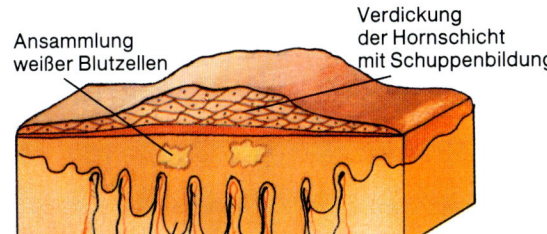

Ansammlung weißer Blutzellen — Verdickung der Hornschicht mit Schuppenbildung

Stachelzellschicht der Oberhaut vergrößert

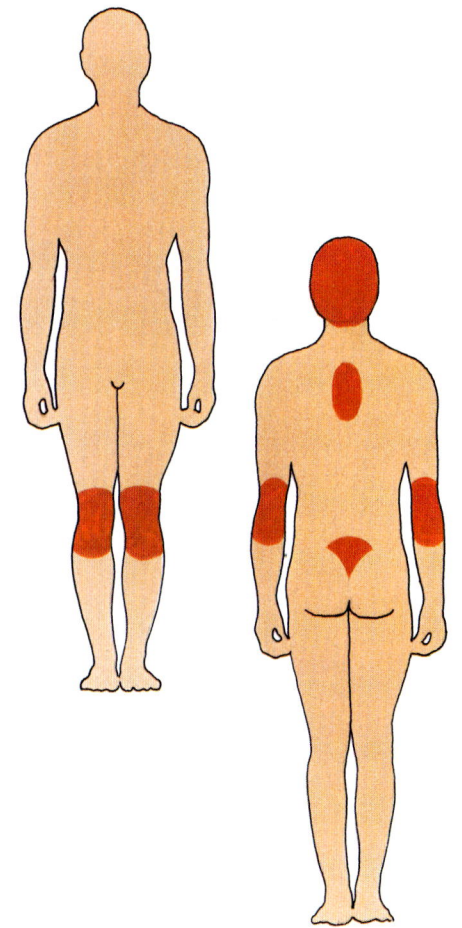

Körperstellen, die von der Schuppenflechte bevorzugt befallen werden. Oben: Vergrößerter Querschnitt durch die Haut eines Psoriasis-Herdes.

145

Intensives Sonnenbaden setzt einer Haut, die das nicht gewohnt ist, sehr zu. Eine Vorsorge mittels Sonnenschutzcreme empfiehlt sich stets, die Nachsorge durch entzündungshemmende Salben ist häufig erforderlich.

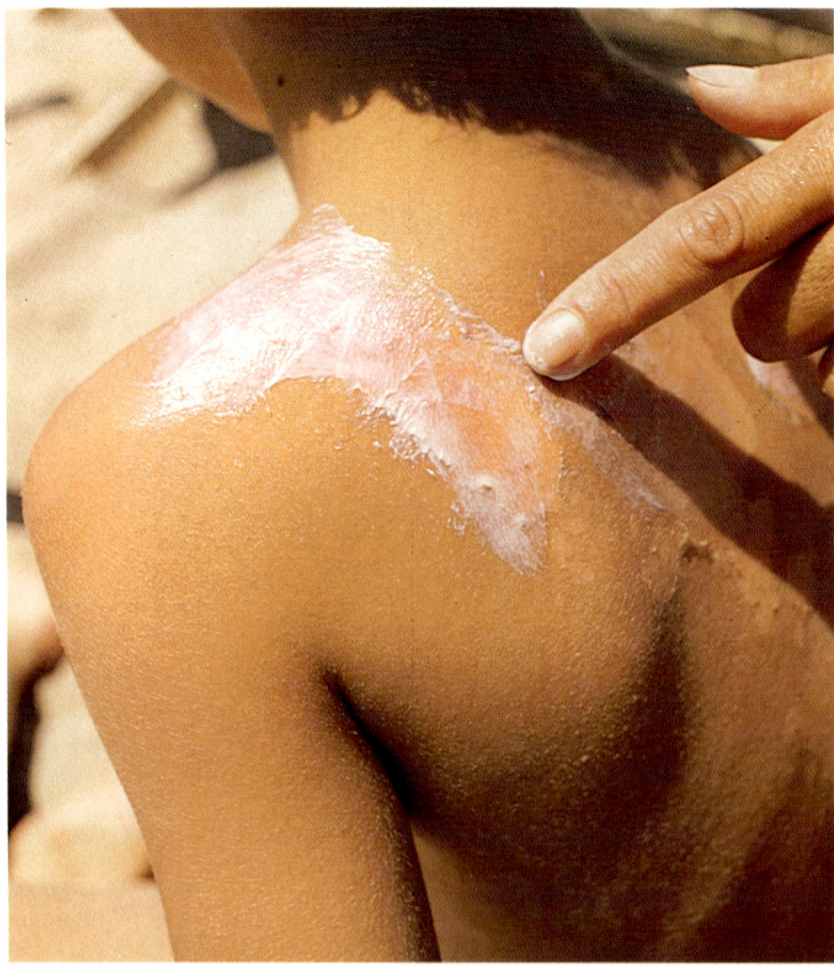

Sonnenbaden, nicht Sonnenbraten!

Allzuviel Sommersonne hat Schattenseiten. Besondere Vorsicht ist während der Urlaubswochen und in südlichen Ländern geboten. So kommen Sie heil durch die Saison:

● *Tragen Sie einen luftigen, breitkrempigen Hut, er bewahrt Ihnen den kühlen Kopf und schützt Gesicht und Nacken vor Sonnenbrand;*

● *steigern Sie die Sonnenbadezeit nur langsam: Von dreimal fünf Minuten am ersten Tag des Urlaubs auf fünfmal 15 Minuten am siebenten Ferientag;*

● *braten Sie nicht faul in der Sonne, sondern gehen Sie spazieren oder treiben Sie Sport;*

● *Sonnenschutzcreme sollte mehrmals täglich erneuert werden, auf alle Fälle nach dem Baden und Schwimmen;*

● *kein Parfüm, Kölnisch Wasser oder Deo-Spray verwenden, denn die Haut kann dadurch fleckig werden.*

Sonnenbrand

Sonnenbrand ist eine akute, besonders haut- und kreislaufbelastende Entzündung der Haut durch Ultraviolettstrahlen.

Erscheinungsformen. Bei einem Sonnenbrand ersten Grades kommt es nach etwa sechs Stunden zu einer leichten Hautrötung. Es ist ausreichend, die betroffenen Hautbezirke mit einer Lage eines feuchtkühlen Leinenlappens so abzudecken, daß eine Verdunstung möglich ist. Selbstverständlich sollte man sich kühl und schattig lagern. Entzündungshemmende Salben können mehrmals täglich dünn aufgetragen werden, um die Entzündung rascher abklingen zu lassen.

Beim Sonnenbrand zweiten Grades bilden sich Hautblasen, die später bei einer Überlagerung durch Bakterien narbig abheilen können. In diesem Fall muß unbedingt ein Arzt hinzugezogen werden.

Ein Sonnenbrand dritten Grades, die tiefe und ausgedehnte Verbrennung der Haut, kann lebensgefährlich werden und muß unbedingt in einer Klinik versorgt werden. Die Sonnenbrandgefahr ist bei einem Aufenthalt im Hochgebirge (Gletschertourismus) besonders groß.

Vorbeugung. Vernünftige Dosierung des Sonnenbadens und Schutz vor zu starker Bestrahlung durch Eincremen und entsprechende Kleidung sind die einzig möglichen Vorbeugungsmaßnahmen (→ auch Seite 139).

Verbrennung

Die Verbrennung ist der durch Hitze ausgelöste Hautschaden. Je nach ihrer Ausdehnung kann sie harmlos bis tödlich sein. Durch direkte Flammen, das Berühren heißer Gegenstände, elektrischen Strom und Strahlungshitze können die Zellen der Haut zerstört werden.

Erscheinungsformen. Man unterscheidet vier Verbrennungsgrade: Erstens die Hautrötung (Erythem) durch eine maximale Erweiterung der oberen Blutgefäße; zweitens die Blasenbildung, die durch einen Flüssigkeitsaustritt zwischen Ober- und Lederhaut bedingt ist; drittens den

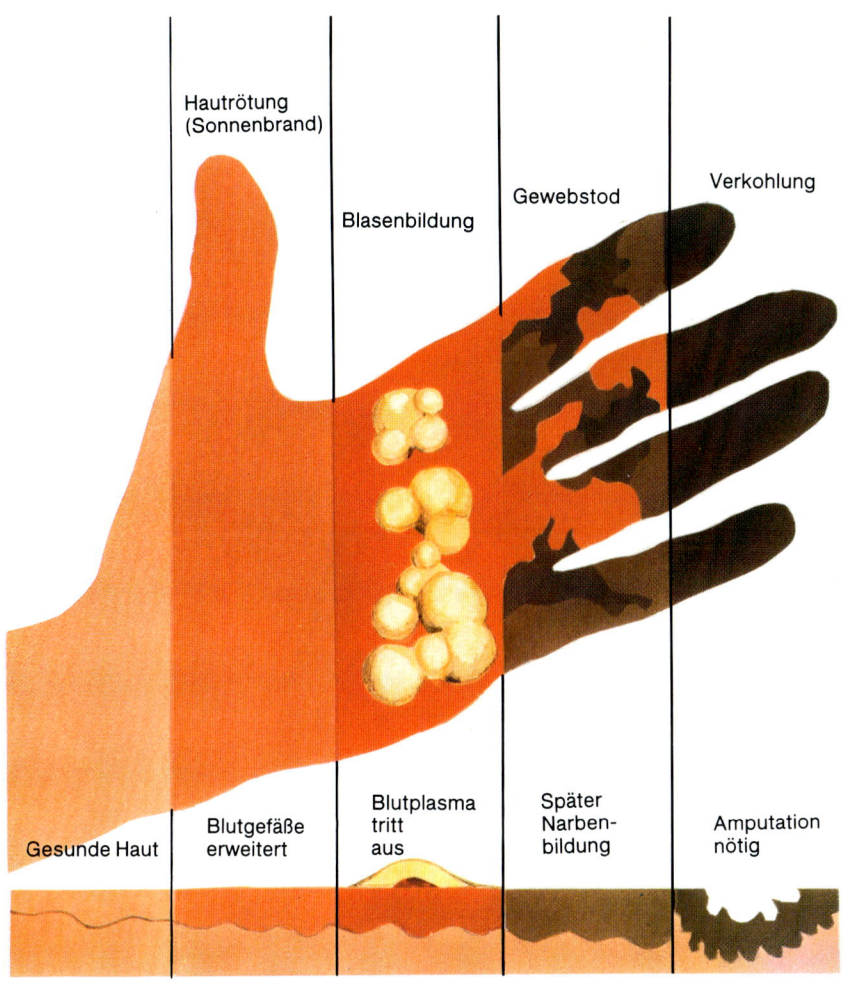

Hautrötung
(Sonnenbrand)

Blasenbildung

Gewebstod

Verkohlung

Gesunde Haut

Blutgefäße
erweitert

Blutplasma
tritt
aus

Später
Narben-
bildung

Amputation
nötig

Verbrennungen der Haut, wie sie die Abbildung links in ihren vier möglichen Stadien zeigt, gehören zu den besonders schwer zu behandelnden Leiden.

Gewebstod (Nekrose) mit einer tiefgehenden Gewebszerstörung und anschließender Narbenbildung; viertens die Verkohlung, von der sich das verbrannte Gewebe nicht erholen kann. Über die Erste Hilfe bei Verbrennungen → Seite 494.

Erfrierung

Die gleichen vier Krankheitsstadien wie bei der Verbrennung, nämlich Rötung, Blasenbildung, örtlicher Gewebsuntergang und vollständiges Absterben des Gewebes, sind auch bei der Erfrierung zu unterscheiden. Betroffen sind vor allem Körperteile, die herzfern und nur mangelhaft durchblutet der Kälte ausgesetzt sind, also Ohren, Nasenspitze, Zehen und Finger.

Örtliche Kälteschäden, die nach Erfrierungen zurückbleiben, nennt man *Frostbeulen*. Wird diese Haut wieder unterkühlt, so jucken die Frostbeulen und platzen manchmal sogar auf, weil ihre Gewebe vorgeschädigt sind.

Behandlung. Bei örtlichen Erfrierungen ist die langsame, aber langandauernde Wärmezufuhr die beste Behandlung. Erfrorene Körperteile sollte man nicht mit Schnee einreiben! Erste Hilfe → Seite 491.

Nägel und Haare

Nägel und Haare, die beiden Anhangsgebilde der Haut, bestehen aus Hornsubstanz. Sie enthalten keine lebenden Zellen mehr und haben deshalb keinen eigenen Stoffwechsel. Nägel werden von der Nagelkeimschicht (Matrix) gebildet. Sie liegen als dünne, gewölbte Hornplatten den Endgliedern von Fingern und Zehen an und schützen diese vor Verletzungen. Weil Fingernägel nur etwa drei Millimeter pro Monat wachsen, dauert es rund vier bis fünf Monate, bevor ein entfernter Nagel nachgewachsen ist.

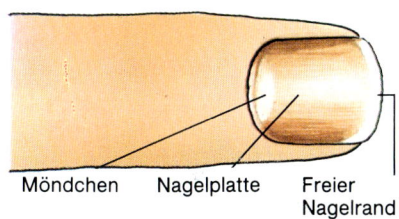

Möndchen   Nagelplatte   Freier Nagelrand

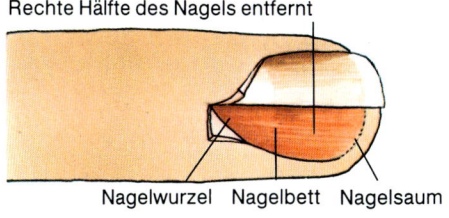

Rechte Hälfte des Nagels entfernt

Nagelwurzel   Nagelbett   Nagelsaum

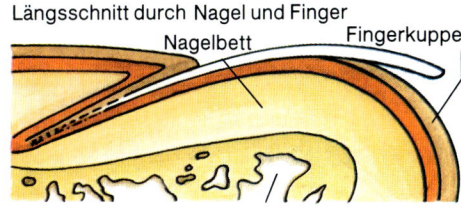

Längsschnitt durch Nagel und Finger
Nagelbett   Fingerkuppe

Knochen des Fingerendgliedes

Fingernägel sind gewölbte Hornplatten, die den Endgliedern anliegen und diese vor Verletzungen schützen. Vorsicht bei der Nagelpflege! Schnitte in das Nagelhäutchen sind immer infektionsgefährdet – Entzündungen sind die Folge.

147

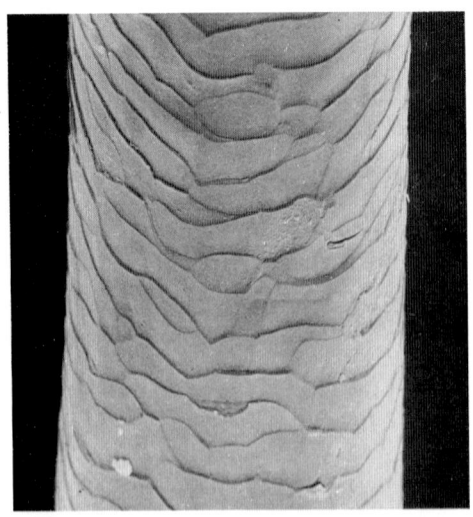

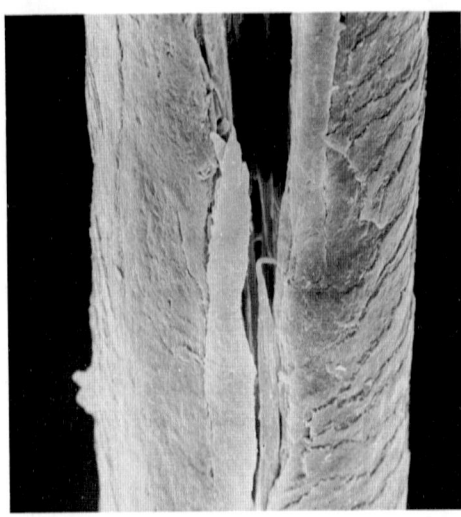

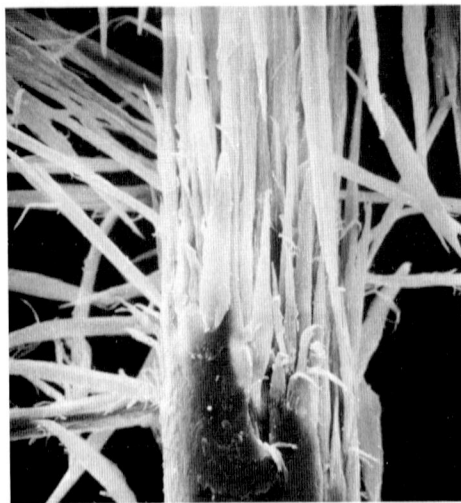

Drei elektronenmikroskopische Bilder des Hornfadens Haar. Die obere Abbildung zeigt die Schuppenschichten eines gesunden Haares, die wie ringförmige Manschetten angeordnet sind. Auch das gesunde Haar ist also, näher betrachtet, an seiner Oberfläche nicht glatt. Falsche Pflege hat das mittlere Haar aufgespalten, sein Mark liegt bloß. Das untere Bild zeigt das traurige Ende: Die Haarfasern sind zersplissen, das Haar ist nicht mehr zu retten – es ist zerstört.

Nagelpflege, Nagelerkrankungen

Um das schmerzhafte und von Entzündungen begleitete Einwachsen eines Zehennagels in den Nagelwall zu verhindern, sollten bei der Nagelpflege die Nägel nicht allzu rund und kurz geschnitten werden. Enge Schuhe und eine plumpe Zehenform begünstigen das Einwachsen.

Farbveränderungen an den Nägeln können auf örtliche Erkrankungen (Pilzinfektion) oder allgemeine Leiden (Stoffwechsel- und Durchblutungsstörungen, Lungenkrankheit, Vergiftung) hinweisen. »Uhrglasnägel« und »Trommelschlegelfinger« deuten auf Herzleiden, beweisen sie jedoch nicht.

Wenn ein Nagel brüchig ist, leicht splittert und einreißt, können eine Schilddrüsenunterfunktion, Eisen- oder Vitaminmangel, ferner eine Überlastung der Hornsubstanz durch aggressive Waschmittel, Öl, Benzin oder Lösungsstoffe, z. B. Nagellackentferner, die Ursachen sein. Wenn es gelingt, sie zu beseitigen, heilt die Brüchigkeit von der Nagelwurzel zur Nagelplatte fortschreitend aus.

Haarwuchs

Haare bedecken den ganzen Körper mit Ausnahme der Handteller und der Fußsohle. Das kurze, zarte Wollhaar, der Flaum (Lanugo), entspringt wie die langwachsenden Kopf- und Schamhaare den Haarwurzeln. In jungen Jahren hat ein gesunder Erwachsener rund 100000 Haare auf dem Kopf. Der Durchmesser eines Kopfhaares beträgt im Mittel ein zehntel Millimeter; kräftiges Kopfhaar kann jedoch fünfmal so dick sein wie zartes.

Innerhalb von 24 Stunden wächst das Kopfhaar etwa 0,3 Millimeter. Bei dieser Geschwindigkeit liegt der monatliche Längenzuwachs also bei rund einem Zentimeter. Bei einer mittleren Lebensdauer von sechs Jahren erreicht das Kopfhaar, wenn es nicht geschnitten wird, rund 72 Zentimeter Länge, ehe es am Ende seines Lebenszyklus ausfällt.

Der Rhythmus des Haarwuchses bewirkt, daß einem gesunden Menschen pro Tag zwischen 50 und 80 Haare – ohne Waschen – ausgehen. Erst wenn diese Zahl erhöht ist, besteht der Verdacht auf eine Erkrankung.

Haarausfall

Haare können nur nachwachsen, wenn die Haarwurzeln intakt sind. Doch nach mehreren Zyklen, die jeweils maximal sieben Jahre dauern, können die Wurzeln nach und nach ihre Arbeit einstellen; sie sterben ab. Wo aber keine Haarwurzeln mehr sind, können keine Haare wachsen. Deshalb ist der männliche Haarausfall, die *Glatzenbildung*, gegen alle Einreibungen, Massagen und Öle so unempfindlich. Denn diese äußerliche Behandlung kann nichts an den inneren Ursachen der männlichen Kahlheit ändern. Sie wird durch Vererbung und die männlichen Geschlechtshormone beeinflußt.

Die Entscheidung, ob es sich bei der Glatzenbildung um einen schicksalhaften Verlauf handelt, gegen den kein Kraut gewachsen ist, oder doch um eine seltene Haarbodenkrankheit, kann nur der Arzt fällen.

Kreisrunder Haarausfall. Die heilbare Form der vorübergehenden Glatzenbildung, der kreisrunde Haarausfall (Alopecia areata), ist zugleich die verbreitetste Form des weiblichen Haarausfalls und hat immer gute Heilungschancen.

Kopfschuppen. Kopfschuppenbildung und Haarausfall gehen meist parallel, doch ist das eine nicht die Ursache des anderen. Gegen Kopfschuppen hilft notfalls tägliche Haarwäsche mit einem geeigneten Mittel. Von innen her kann gegen das lästige Leiden nichts unternommen werden.

Haarschäden durch Haarpflege. Eine allzu intensive Haarpflege, vor allem Haarfärben und Haartönen, kann dem Kopfhaar schaden. Sie zerstört die Eiweißstrukturen des Hornfadens Haar von außen her und macht das Haar damit brüchig und spröde. Auch tägliches Haarfönen ist schädlich.

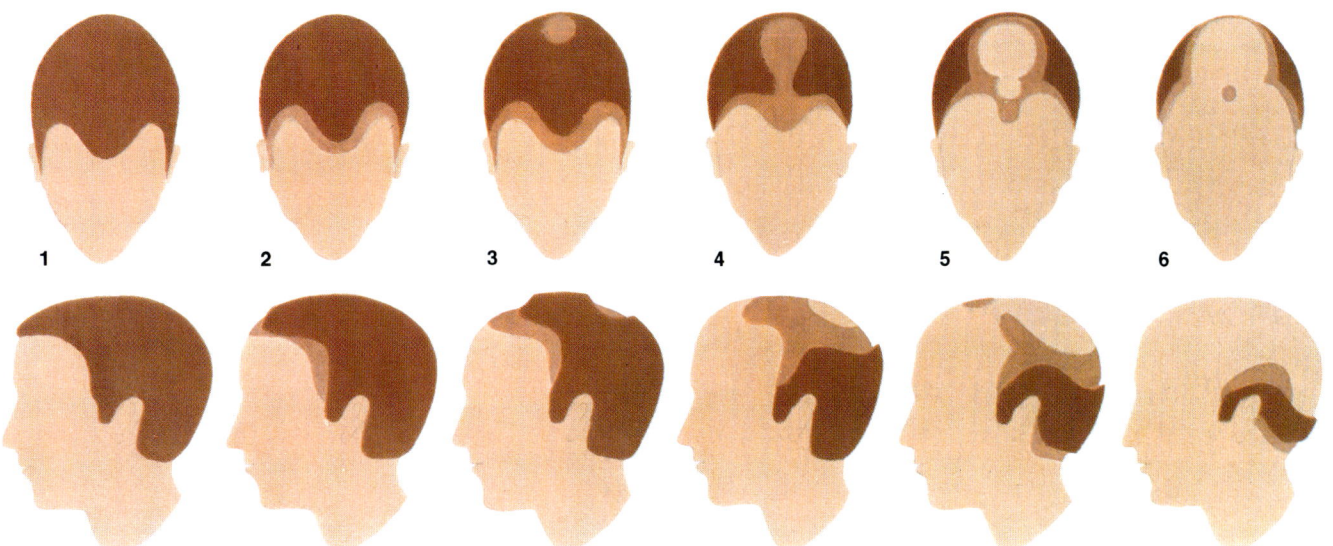

Meist zwischen 20. und 30. Lebensjahr beginnt sich das volle Haar (1) durch »Geheimratsecken« (2) und eine »Käppchenglatze« (3) zu lichten. Der Haarwuchs wird spärlicher (4, 5), oft bleibt nur ein Haarkranz im Nacken übrig (6).

Kosmetik – die Pflege der Haut

Die Schönheitspflege der Haut muß dem jeweiligen Hauttyp angepaßt sein. Eine richtige, kosmetisch erfolgreiche Hautpflege besteht darin, mit einem Minimum bewährter Präparate auszukommen.

Hauttypen. Man unterscheidet vier Grundtypen: Die *normale Haut* wirkt taufrisch. Sie ist feinporig, hat eine gesunde Farbe und keinen Fettglanz. Die *fette Haut* ist hingegen oft großporig und meist schwach durchblutet. Sie glänzt und ist durch Entzündungen gefährdet. *Trockene Haut* neigt zu frühzeitiger Faltenbildung, vor allem an den Augen, und zu Schuppen an der Stirn. *Mischhaut* nennt man die Kombination von trockener Haut, meist an den Wangen, und fetter Haut, vornehmlich an der Stirn.

Hautärzte und Kosmetikerinnen sind sich darüber einig, daß die wichtigste Regel jeder Kosmetik lautet: Trockene Haut braucht Fett, fette Haut braucht Seife. Es ist ein weitverbreiteter Fehler, eine sowieso schon glänzende, also fette Haut auch noch mit fetthaltigen Kosmetika zu behandeln. Mindestens ebenso übel nimmt die trockene, also fettarme Haut die ständige Entfettung durch Wasser und Seife. Auf dieser völlig entfetteten Haut entwickeln sich Krankheitskeime besonders gut. Juckreiz und Ekzem können die unerwünschten Folgen sein.

Hauttalg. Mit zunehmendem Lebensalter wird die Talg-(Fett-)produktion der Haut geringer. Deshalb braucht jenseits des 45. Lebensjahres auch die früher einmal fette Haut nach dem Waschen einen fettenden Schutzstoff, vor allem dann, wenn täglich gebadet oder geduscht wird. Das verbreitete Hautjucken im höheren Lebensalter, bevorzugt an den Unterschenkeln, läßt sich in der Regel durch eine rezeptfreie Fettcreme rasch heilen.

Orangenhaut. Unter Orangenhaut (sogenannte »Zellulitis«) versteht man die Folgen einer Fettansammlung. Sie wird bei Frauen deutlicher sichtbar, vor allem durch Kneifen oder Druck, weil anatomische Besonderheiten im Bereich der Lederhaut eine deutliche Größenzunahme der Fettzellen ermöglichen. Eine Krankheit im strengen Sinne ist die Zellulitis nicht. Betroffen sind meist die Oberschenkel und die Gesäßbacken. Vor allem Gewichtsabnahme bei gleichzeitigem Muskeltraining bessert das Erscheinungsbild.

Keine Hautverjüngung! Eine »Verjüngung« der Haut gibt es nicht. Der Verlust der jugendlichen Elastizität ist unabänderlich. Nur das Tempo läßt sich beeinflussen. Von außen kann man eine Haut nicht »ernähren« oder »regenerieren«, weil die Barrierefunktion der Oberhaut dies nicht zuläßt. Die Haut wird ausschließlich von innen ernährt.

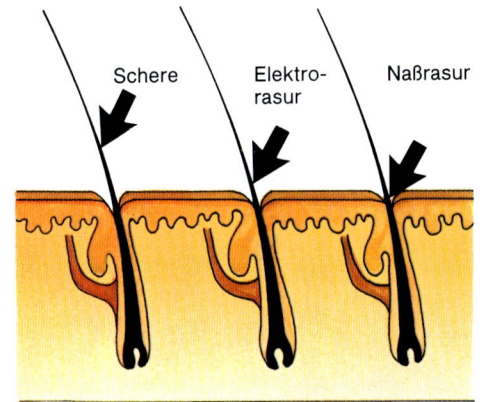

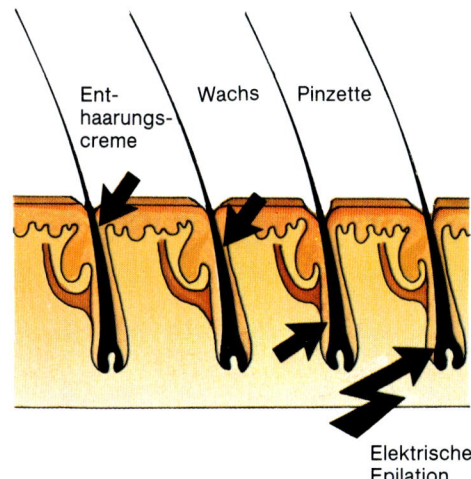

So wirksam sind die verschiedenen Enthaarungsmethoden. Je tiefer sie ansetzen, desto häufiger sind jedoch unerwünschte Hautreizungen. Bei den ersten sechs Verfahren wachsen die gestutzten Haare nach. Nur durch die elektrische Epilation wird das Haarwuchszentrum zerstört. An dieser Stelle kann also später kein Haar mehr nachwachsen.

Der wichtigste Muskel des Menschen

Das Herz

Das Herz wiegt etwa dreihundert Gramm.
Was dieser wichtigste Muskel des Menschen
im Laufe eines Lebens leistet, übertrifft
die Arbeit aller anderen Organe.
Unermüdlich, Sekunde für Sekunde, pumpt das Herz
sauerstoffreiches Blut zu allen Zellen unseres
Körpers. Wenn dieser Muskel aufhört,
sich zusammenzuziehen, erlischt das Leben.
Das Organ, beim Erwachsenen etwas größer als
eine locker geschlossene Faust, liegt gut geschützt
hinter den Rippen und dem knöchernen Brustbein.
Das Herz enthält vier voneinander getrennte
Höhlen, die rechte und die linke Herzkammer,
den rechten und den linken Herzvorhof.
Ein eigenes elektrisches Reizbildungs- und
Reizleitungssystem steuert die rhythmische
Zusammenziehung des Muskels.
Seinen Blutbedarf deckt das Herz aus den
Kranzgefäßen (Koronararterien oder Koronarien).
Diese Adern sind besonders gefährdet: Wenn sie
zu eng werden, droht der gefürchtete Herzinfarkt.

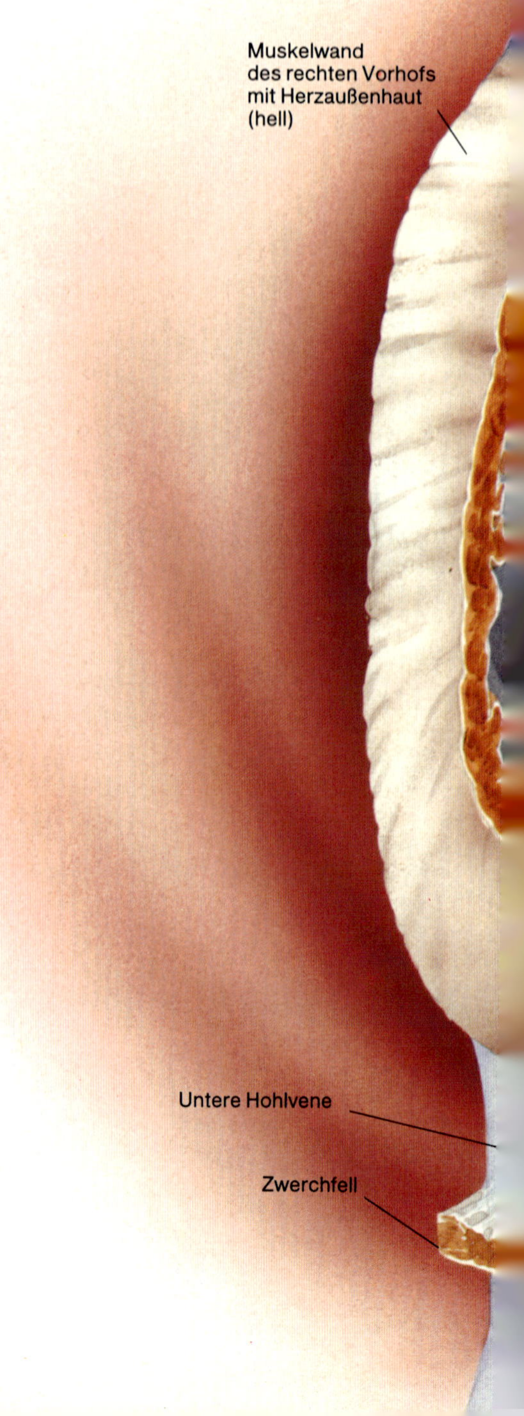

Muskelwand
des rechten Vorhofs
mit Herzaußenhaut
(hell)

Untere Hohlvene

Zwerchfell

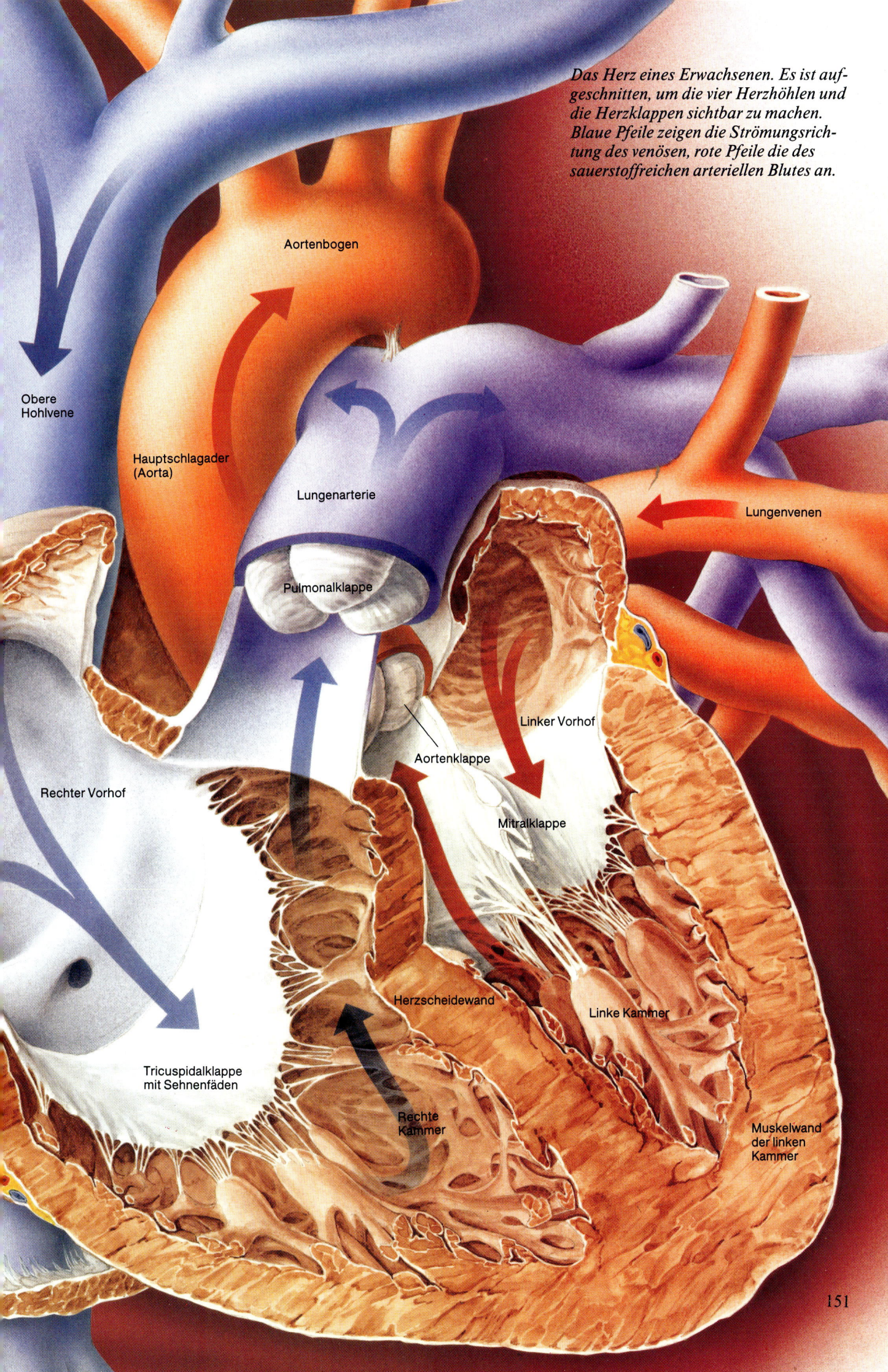

Das Herz eines Erwachsenen. Es ist aufgeschnitten, um die vier Herzhöhlen und
die Herzklappen sichtbar zu machen.
Blaue Pfeile zeigen die Strömungsrich-
tung des venösen, rote Pfeile die des
sauerstoffreichen arteriellen Blutes an.

Aortenbogen

Obere
Hohlvene

Hauptschlagader
(Aorta)

Lungenarterie

Lungenvenen

Pulmonalklappe

Aortenklappe

Linker Vorhof

Rechter Vorhof

Mitralklappe

Herzscheidewand

Linke Kammer

Tricuspidalklappe
mit Sehnenfäden

Rechte
Kammer

Muskelwand
der linken
Kammer

Das Herz – Motor des Lebens

Die unermüdliche Blutpumpe Herz schlägt im Laufe eines siebzigjährigen Lebens rund zweieinhalbmilliardenmal, hunderttausendmal in 24 Stunden. Jedesmal wird fast ein Viertelliter Blut auf die Reise geschickt – durch einen Kreislauf großer, kleiner und kleinster Blutgefäße, die zusammengenommen mehr als 100 000 Kilometer lang sind. Diese Herzarbeit summiert sich: Pro Tag vollbringt der kleine Muskel eine Arbeitsleistung, die ausreicht, einen Eisenblock von zweihundert Zentnern Gewicht einen Meter in die Höhe zu heben.

Diese enorme Leistung vollbringt das Herz selbständig und ohne sich dabei zu verausgaben. Ob der Mensch arbeitet oder müßiggeht, schläft oder wacht, sein Herz paßt sich automatisch den unterschiedlichen Belastungen an. In gesunden Tagen merkt man davon nichts. Erst wenn das Herz erkrankt, weil ihm zuviel zugemutet wurde, macht sich der Muskel bemerkbar – durch Mißempfindungen oder Schmerz, Rhythmusstörungen oder Schwäche.

Gefahr für das Herz

Im allgemeinen dauert es lange, bevor das Herz erkrankt. Kaum einem zweiten Organ wird andererseits so viel zugemutet. Viele Umstände unserer modernen Lebensführung sind »Gift« für das Herz: Nikotin, Hetze, einseitige Arbeitsbelastung, starkes Übergewicht, heruntergeschluckter Ärger, zuviel Ehrgeiz, Bewegungsmangel. Diese Dinge nimmt das Herz, vor allem seine Blutwege, die Herzkranzgefäße, übel. Sie erkranken, werden eng und starr – dann fehlt dem Muskel Blut und ein Herzinfarkt droht.

Das muß nicht sein. Jeder kann sich die Gesundheit seines Herzmuskels bewahren. Es kommt nur darauf an, rechtzeitig das Richtige zu tun. Dank neuester Forschungsergebnisse sind die meisten Geheimnisse des Herzens entschleiert. Der modernen Medizin stehen großartige Möglichkeiten zur Verfügung, kranken Herzen zu helfen. Wirkungsvolle Medikamente, dazu Operationen und Herzschrittmacher, haben die Situation auf fast dramatische Weise verändert – Herzkrankheiten sind kein dunkles Schicksal mehr.

Dem Muskel, der jahrtausendelang als Sitz der Seele, der Liebe, des Mutes und der Treue verehrt wurde, kann geholfen werden: Die Bedrohung des Herzmuskels durch negative Faktoren unserer Zivilisation läßt sich abwenden, bereits eingetretene Schäden sind vielfach heilbar geworden. Der Motor Herz muß nicht stehenbleiben.

Bau und Funktion des Herzens

Der Herzmuskel liegt im mittleren Teil, dem Mittelfell (Mediastinum), des Brustkorbs. Er ist von beiden Seiten her teilweise durch Lungengewebe bedeckt. Mit seinem unteren Teil ruht das Herz auf dem sehnigen Anteil des muskulösen Zwerchfells, das Brust- und Bauchraum voneinander trennt. Nach oben verbreitert sich der Muskel, weil dort zahlreiche Blutgefäße in ihn münden. So erhält das Herz insgesamt die Form eines stumpfen Kegels. Dieser Kegel hängt nicht senkrecht im Brustkorb. Seine Längsachse, die Herzachse, verläuft vielmehr von rechts oben nach links unten. Deshalb befindet sich der größere Teil des Herzens auf der linken Körperseite.

Lage, Form und Größe

Lage, Form und Größe des Herzmuskels sind abhängig vom Geschlecht, dem Lebensalter, der Konstitution, der Arbeitsbeanspruchung und eventuellen Erkrankungen. Bei sehr schlanken (leptosomen) Menschen liegt das Herz eher senkrecht im Brustkorb (leptosomes Tropfenherz), bei stämmigen Pyknikern ruht es auf der linken Seite des Zwerchfells. Wird diese gewölbeartige Muskel-Sehnen-Platte etwa durch eine Schwangerschaft, Darmblähung oder Bauchwasser-

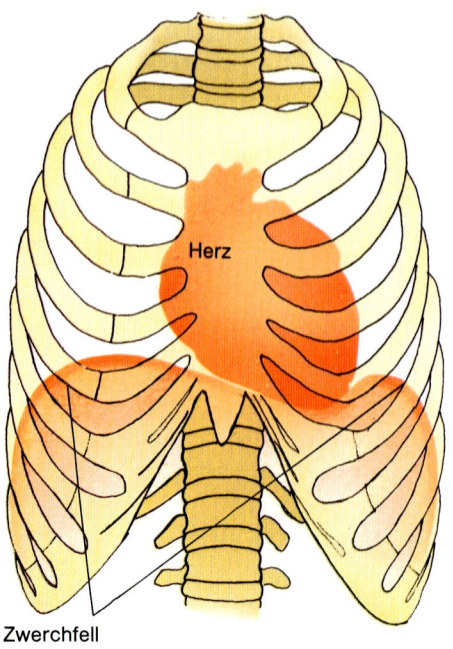

Herz

Zwerchfell

Die Lage des Herzens im knöchernen Brustkorb. Zwei Drittel des Hohlorgans liegen auf der linken, ein Drittel liegt auf der rechten Seite des Brustkorbs.

152

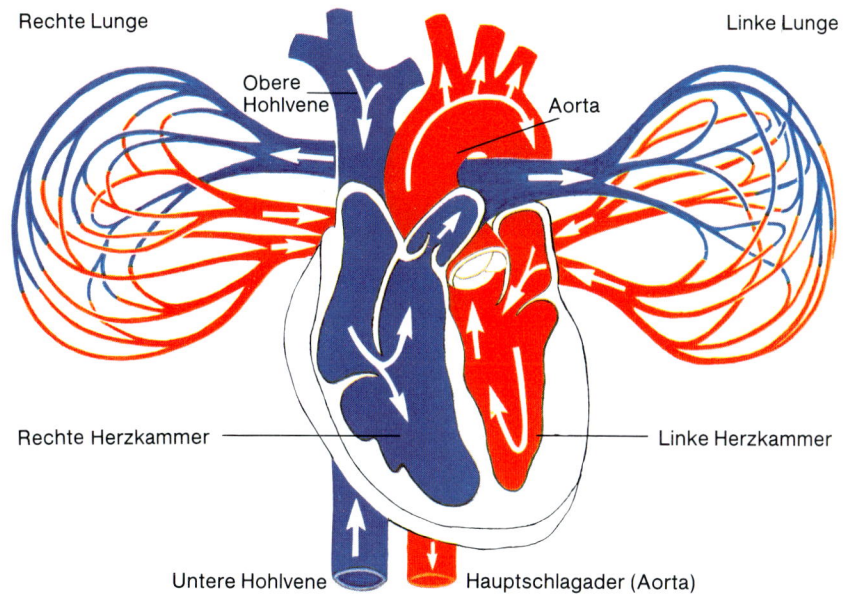

Rechte Lunge

Obere Hohlvene

Linke Lunge

Aorta

Rechte Herzkammer

Linke Herzkammer

Untere Hohlvene

Hauptschlagader (Aorta)

Das mit Kohlendioxid beladene, venöse Blut (blau) strömt, wie die schematische Zeichnung zeigt, zum rechten Vorhof zurück und wird dann durch die Zusammenziehung der rechten Kammer in die beiden Lungenflügel gepreßt. Dort gibt das Blut das Kohlendioxid ab und sättigt sich mit Sauerstoff. Über den linken Vorhof fließt das nun arterielle Blut (rot) zur linken Herzkammer, die es mit jeder Kontraktion in die Hauptschlagader des Körpers (Aorta) auswirft.

sucht nach oben gedrängt (Zwerchfellhochstand), verändern sich Form und Lage des Herzens. Durch Beklopfung (Perkussion) und Behorchung (Auskultation), vor allem aber durch eine Röntgenaufnahme des Brustkorbs sind Größe, Lage und Form des Herzens genau zu bestimmen.

Arbeitsweise

Die voneinander getrennten Herzhöhlen, die rechte und die linke Herzkammer, der rechte und der linke Herzvorhof, haben unterschiedliche Aufgaben. In den rechten Vorhof münden die untere und die obere Hohlvene, in den linken Vorhof die vier Lungenblutadern.

Der eigentliche Motor des Herzens sind jedoch die beiden *Herzkammern*. Die rechte Herzkammer pumpt das verbrauchte, mit Kohlendioxid beladene und daher dunklere Blut durch die Lungenschlagader in die Lungen. Die linke Herzkammer preßt das sauerstoffreiche, helle Blut, das aus der Lunge über den linken Herzvorhof zurückgeströmt ist, durch das Zusammenziehen seiner Muskeln (Systole) in den Körperkreislauf (→ Seite 181). Weil dieser Teil der Herzarbeit die meiste Kraft erfordert, ist die Muskulatur der linken Herzkammer am ausgeprägtesten. Die Erschlaffungsphase des Herzmuskels nennt man Diastole (→ Seite 182). Während beide Herzkammern sich zusammenziehen, erschlaffen beide Vorhöfe. Das Füllen der verschiedenen Herzhöhlen mit Blut und ihre Entleerung (Austreibung) folgen also in regelmäßigem Wechsel aufeinander und führen zu unterschiedlich starkem Druck in den vier Herzhöhlen.

Bei einem Erwachsenen schlägt das Herz in Ruhe sechzig- bis achtzigmal pro Minute, bei kleineren Kindern rund hundertmal, bei Säuglingen rund hundertzwanzigmal. Es arbeitet im Prinzip wie eine Saug- und Druckpumpe. Damit die Richtung des bewegten Blutstromes immer gleich ist, gibt es vier *Herzklappen*. Sie trennen die Vorhöfe von den Herzkammern und die Kammern von den abführenden Blutgefäßen. Die Herzklappen lassen wie ein Rückschlagventil das Blut nur in einer Richtung passieren. Alle Klappen sind auf der Ventilebene angeordnet, bestehen aus Bindegewebe und entspringen der Innenhaut des Herzens. Diese Haut, das *Endokard*, trennt den flüssigen Inhalt der Herzhöhlen, also das Blut, vom *Myokard*, der Muskelmasse des Organs.

Reizbildung und Reizleitung

Die Muskelfasern sind in drei Schichten angeordnet und rund ein zehntel Millimeter lang. Bei ihrer Zusammenziehung verkleinern sich die Herzhöhlen. Eingebettet in die kräftigen roten Muskelbündel des Herzens sind schmale helle Muskelfasern, die sich zart verästeln. Sie

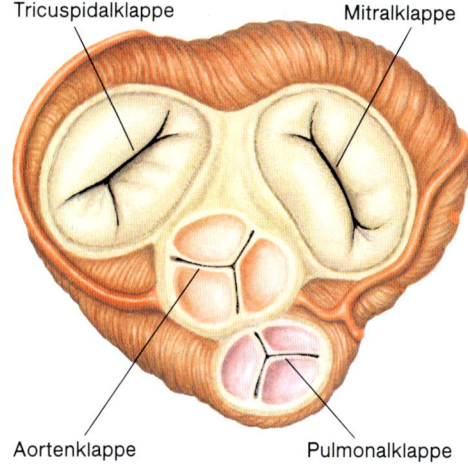

Tricuspidalklappe

Mitralklappe

Aortenklappe

Pulmonalklappe

Herzklappen von oben gesehen in geschlossenem Zustand. Die vier Klappen weisen als Rückschlagventile dem Blut, das von der Saug-Druck-Pumpe Herz bewegt wird, den Weg: Sie sind nur in einer Richtung durchgängig.

153

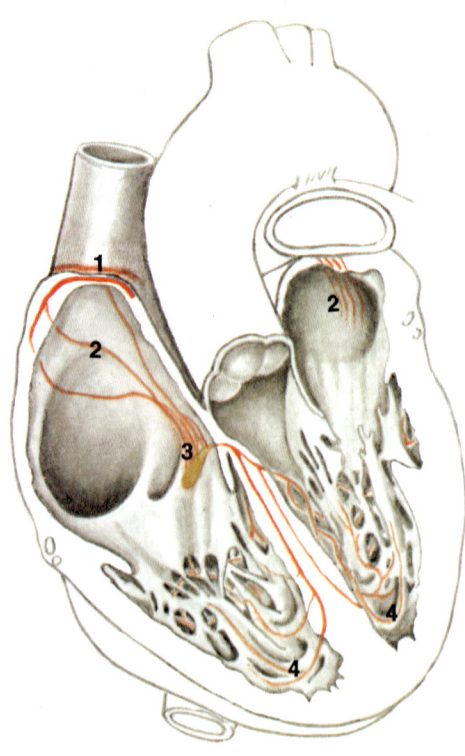

Die elektrische Reizbildung und -leitung im Herzen (oben, rot eingezeichnet): Der Sinusknoten (1) gibt den Takt an; Reizleitungsfasern (2), Vorhof-Kammer-Knoten (3) und zarte Fasern (4) leiten den Impuls an die Muskulatur weiter. Die untere Abbildung zeigt ein kunstvolles Präparat der Blutgefäße des Herzens (rot = Arterien, blau = Venen).

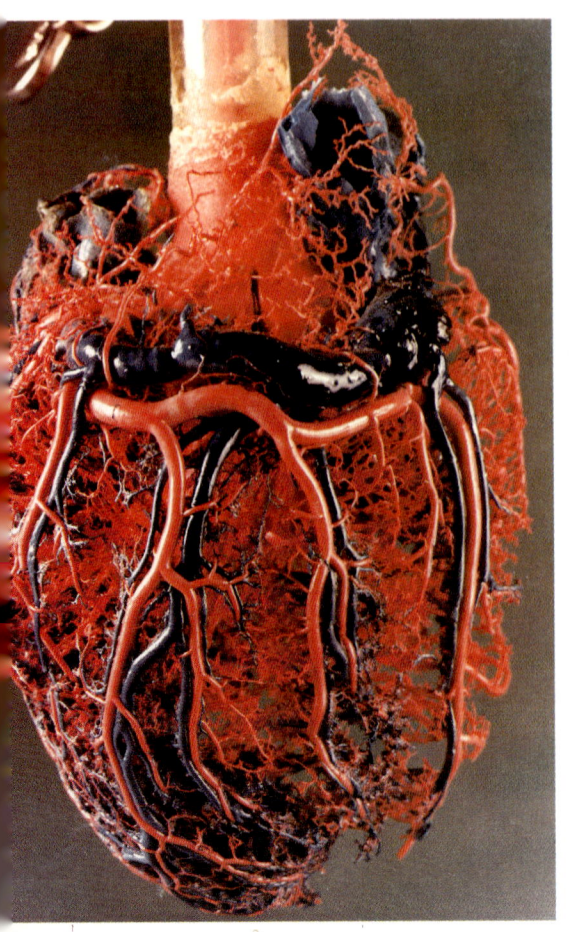

gehören zum Reizbildungs- und Reizleitungssystem des Herzens. Diese Besonderheit macht den Herzmuskel zu einem weitgehend unabhängigen, automatischen Organ. Ausgehend von einem Knoten (Sinusknoten) im rechten Herzvorhof, verzweigt sich das Reizleitungssystem über weitere, tiefer gelegene Knoten und eigene Fasern im gesamten Herzmuskel. In diesem besonderen Generator-System entstehen elektrische Reize, die die Häufigkeit des Herzschlages, den *Herztakt*, steuern.

Das Reizbildungssystem gewährleistet, daß der Herzmuskel nicht in eine Dauerzusammenziehung verfallen kann, wie das beim Skelettmuskel willentlich oder nach Überanstrengung beim Muskelkrampf vorkommt. Das Reizbildungssystem ist vielmehr so eingerichtet, daß sich im stetigen Rhythmus *Herzaktion* (Zusammenziehung des Herzmuskels, Systole) und *Herzpause* (Erschlaffung des Muskels, Diastole) abwechseln.

Außer durch seine eigene Steuerung wird der Herzmuskel auch noch durch Hormone und die unbewußten (vegetativen) Nerven gesteuert. Bei diesen unterscheidet man zwischen dem aktivierenden, die Pulszahl erhöhenden Sympathikus und dem dämpfenden, die Herztätigkeit verlangsamenden Nervenstrang des Vagus. Wenn der Vagus gereizt wird oder der Sympathikus gelähmt ist, verlangsamt sich die Herztätigkeit.

Herzkranzgefäße

Der Herzmuskel bezieht Sauerstoff und Nährsubstanz nicht direkt aus dem Blut, das in seinen Kammern pulsiert. Das Herz hat vielmehr ein eigenes Blutgefäßsystem, die Herzkranzgefäße (Koronararterien oder kurz Koronarien). Rechte und linke Kranzarterie entspringen unmittelbar hinter der Aortenklappe, welche die linke Herzkammer gegen die Hauptschlagader (Aorta) abschließt. Die beiden Blutgefäße verlaufen, ehe sie sich aufzweigen, in der Herzkranzfurche.

Die rechte Kranzarterie zieht an der Rückfläche des Herzens entlang und versorgt dort, indem sie sich immer weiter aufteilt, die Muskulatur. Die linke Kranzarterie zieht an der Vorderseite des Herzmuskels nach unten, sie versorgt mit ihren zahlreichen Ästen auch die Herzspitze und die Seitenwand. Verengungen der Herzkranzgefäße können zum Krankheitszeichen der Angina pectoris (→ rechte Seite) führen. Wird durch Verengungen der Kranzgefäße die Blutversorgung des Herzens stark eingeschränkt oder unterbrochen, kann es zum Herzinfarkt (→ Seite 165) kommen. Dabei stirbt der hinter der Blutsperre liegende Teil des Herzmuskels ab.

Herzbeutel

Um die Muskulatur des Herzens vor Überdehnung zu schützen, ist das Herz außen von einer straffen bindegewebigen Hülle umgeben. Diese Hülle, der Herzbeutel, ist ein doppelwandiger Sack. Seine eine Seite ist fest mit den Herzmuskelzellen verwachsen (Epikard), seine andere Seite (Perikard) befestigt den Herzmuskel beweglich an Wirbelsäule, Brustkorb und Speiseröhre. Zwischen den beiden Blättern des Herzbeutels befindet sich eine geringe Menge seröser Flüssigkeit. So entsteht eine feuchte Gleitbahn für den sich ständig bewegenden Herzmuskel.

Krankheitszeichen des Herzens

Die Arbeit des Herzmuskels, der gut geborgen hinter dem knöchernen Brustkorb sitzt, kann mit dem Auge nicht beobachtet werden. Trotzdem lassen sich aus zahlreichen Lebens- und Krankheitszeichen des Herzmuskels verläßliche Rückschlüsse auf seine Gesundheit ziehen. Dem Arzt stehen zur Beurteilung der Leistungsfähigkeit des Herzens und zur Abklärung von Herzkrankheiten eine Vielzahl von Untersuchungsmethoden zur Verfügung (→ Seite 158).

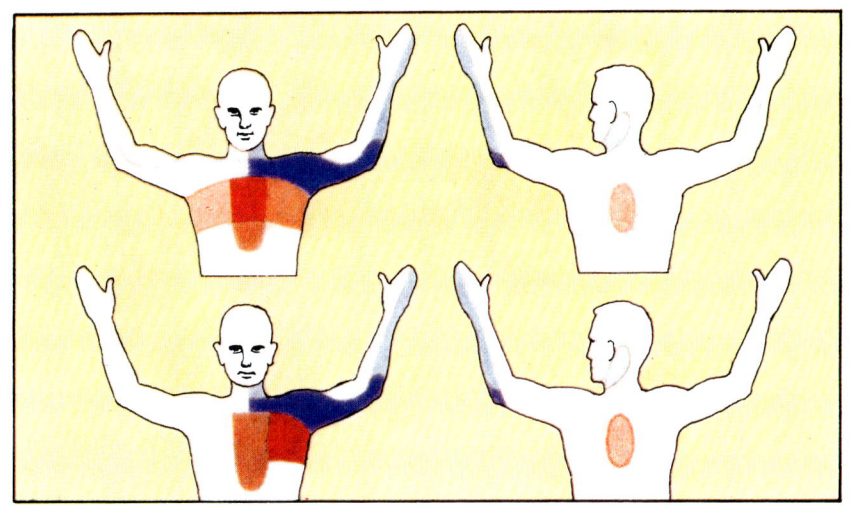

Der echte, von einer Mangeldurchblutung herrührende Herzschmerz heißt Angina pectoris, wörtlich: Enge der Brust. Das Schmerzgebiet (rot) und die Ausstrahlungszone (blau) zeigen die oberen Abbildungen. Eine Pseudo-Angina pectoris durch nervöse Fehlsteuerung (unten) hat andere Schmerzzonen.

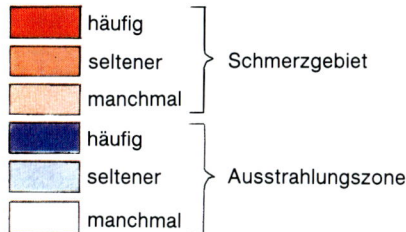

	häufig	
	seltener	Schmerzgebiet
	manchmal	
	häufig	
	seltener	Ausstrahlungszone
	manchmal	

Herzschmerz

Herzschmerzen sind ein häufiges Krankheitszeichen. Kaum ein Mensch bleibt lebenslang von ihnen verschont. Nur: Nicht jeder Schmerz in der Brust rührt vom Herzen her, und nicht jeder Herzschmerz ist bedrohlich.

Angina pectoris. Die echten Herzschmerzen heißen Angina pectoris, wörtlich übersetzt »Enge der Brust«. Sie werden durch eine Mangeldurchblutung der Herzkranzgefäße hervorgerufen. Häufig liegt ihnen als Ursache eine Verdickung der ursprünglich elastischen Wand der Kranzgefäße zugrunde, eine Form der Arteriosklerose (→ Seite 184). Die drückenden, beengenden, manchmal brennenden Schmerzen strahlen aus dem Herzbereich vor allem in die linke Schulter und den linken Oberarm aus. Sie dauern im allgemeinen nur wenige Minuten. Der Art kann die Angina-pectoris-Anfälle durch Nitropräparate beeinflussen.

Pseudo-Herzschmerzen. Im Gegensatz zu den echten Herzschmerzen werden die Pseudo-Herzschmerzen (Pseudo-Angina pectoris) durch eine Fehlsteuerung des unbewußten (vegetativen) Nervensystems ausgelöst. Sie sind also nicht Folge eines Blutmangels der Herzmuskelzellen, sondern funktionelle Herzschmerzen und deshalb relativ harmlos.

Andere Ursachen. Unbehagen und Schmerzen innerhalb des Brustkorbes und von diesem ausstrahlend können durch zahlreiche Erkrankungen bedingt sein. Die häufigsten Anlässe sind: akute Entzündung der Luftwege (Bronchitis); Lungenentzündung (Pneumonie); Magengeschwür (Ulcus ventriculi); Gallenblasenkolik und Zwölffingerdarmgeschwür (Ulcus duodeni). Bei Verdacht auf diese Erkrankungen, die stets mit weiteren, meist brustfernen Krankheitszeichen einhergehen, ist der Arzt zu Rate zu ziehen.

Herzklopfen

Für Herzklopfen, das heißt, für das spürbare Schlagen des Herzens, gibt es drei mögliche Gründe:

Verstärkte Herzarbeit. Wer körperlich stark arbeitet, braucht mehr Blut in den Organen. Der Herzmuskel wirft also bei jeder Zusammenziehung (Systole) mehr Blut aus, oft das Dreifache des Normalen. Diese verstärkte Herzaktion, die nicht mit Pulsbeschleunigung einhergeht, wird als Herzklopfen wahrgenommen. Sie ist ein Zeichen körperlicher Leistungsfähigkeit und Gesundheit.

Nervöse Fehlsteuerung. Wer seinen eigenen Herzschlag, den man normalerweise nicht wahrnimmt, ohne körperliche Belastung als unangenehmes Herzklopfen spürt, leidet zumeist an einer Fehlsteuerung des unbewußten (vegetativen) Nervensystems. Die Nerven spielen ihm einen Streich, sie geben blinden Alarm. Durch die Ausschüttung anregender Hormone aus den Nebennierenrinden (→ Seite 295) wird das Herz ohne Grund in den Zustand erhöhter Leistungsfähigkeit versetzt. Es klopft bis zum Hals.

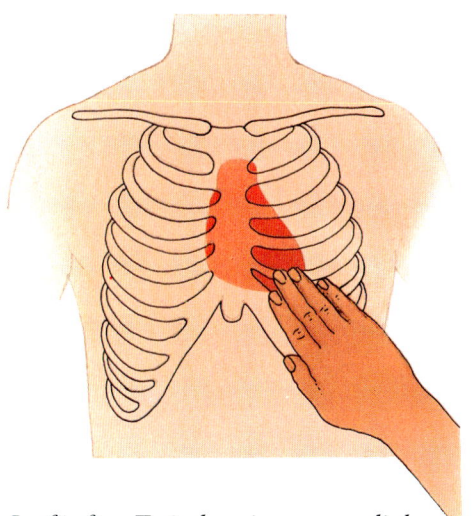

Im fünften Zwischenrippenraum links fühlen die aufgelegten Finger das »Anschlagen« der Herzspitze gegen die Brustwand, den sogenannten Herzspitzenstoß. Bei sehr starken Herzbewegungen (Aufregung, Sport) wird der Herzstoß sogar äußerlich sichtbar.

Solche Mißempfindungen sind ohne echten Krankheitswert. Sie lassen sich durch Sport, andere körperliche Aktivitäten und entspannende Psychotechniken wie das autogene Training (→ Seite 397) vollständig beseitigen. Beruhigende Medikamente sind bei diesem funktionellen oder vegetativen Herzklopfen nur selten und allenfalls vorübergehend angezeigt.

Rhythmusstörungen. Die dritte Form des Herzklopfens wird durch Rhythmusstörungen hervorgerufen. In Ruhe schlägt das Herz eines gesunden Erwachsenen pro Minute durchschnittlich siebzigmal. Unbedenkliche Abweichungen davon sind häufig. So schlagen sportlich trainierte Herzen langsamer, die gesunden Herzen älterer Menschen meist etwas schneller.

Abweichungen von der Norm kommen vor als Beschleunigung des Herzschlages (Tachykardie), Verlangsamung (Bradykardie) und Unregelmäßigkeit des Herzschlages (Arrhythmie).

Beschleunigung des Herzschlages

Körperliche Anstrengung, besonders sportliche Aktivität, kann die Herzfrequenz beim Gesunden erhöhen. Außerdem schlagen die Herzen von Säuglingen und Kleinkindern von Natur aus schneller. Wenn die Herzschlagfolge auf über 90 Schläge je Minute steigt, kann aber auch eine krankhafte Beschleunigung des Herzschlages vorliegen.

Ursachen. Als Krankheitszeichen tritt Tachykardie bei folgenden Leiden auf: Entzündungen des Herzmuskels (Myokarditis) und der Herzinnenhaut (Endokarditis); schwere Herzmuskelschwäche (Herzinsuffizienz); Blutarmut (Anämie); Schilddrüsenüberfunktion (Hyperthyreose oder Basedowsche Krankheit); bei Nikotinmißbrauch und bei starker Nervosität (vegetative Dystonie).

Anfallsweises Herzjagen. Das plötzliche Auftreten und ebenso plötzliche Verschwinden einer Herzschlagfolge zwischen 150 und 200 Schlägen je Minute nennt man anfallsweises Herzjagen (paroxysmale Tachykardie). Diese Form der Tachykardie ist bedingt durch eine Störung der elektrischen Reizerzeugung im Herzmuskel. Alle Formen der krankhaften Tachykardie bedürfen der ärztlichen Abklärung und Behandlung.

Verlangsamung des Herzschlages

Wenn die Herzschlagfolge unter 60 je Minute fällt, spricht man von Verlangsamung des Herzschlages (Bradykardie). Sie muß nicht krankhaft sein. Hochleistungssportler, vor allem Radfahrer, Langläufer und Bergsteiger, haben z. B. meist einen Ruhepuls von unter 55 Schlägen je Minute.

Ursachen. Bei nicht sportlich trainierten Menschen ist die verlangsamte Herztätigkeit häufig eine Störung der Nervenversorgung des Herzmuskels. Krankheiten, die eine Bradykardie auslösen können, sind Bauchtyphus, Hirntumor und Hirnblutung. Eine Sonderform der Herzverlangsamung ist der *Adams-Stokessche Anfall,* eine plötzliche Verlangsamung des Herzschlages, die zu Ohnmacht, Schwindel und Bewußtlosigkeit führt.

Unregelmäßigkeit des Herzschlages

Je nach dem Blutbedarf der Körperorgane schwankt die Zahl der Herzaktionen je Minute bei Gesunden in weiten Grenzen. Der Takt des Herzens wird dabei durch die winzigen, im Reizbildungssystem (→ Seite 153) erzeugten und fortgeleiteten Stromstöße bestimmt. Dieser Herztakt gerät aus seinem regelmäßigen Rhythmus, wenn die herzeigenen Reizleitungen erkranken (Herzarrhythmie).

Je nachdem, an welcher Stelle das Reizleitungssystem vorübergehend oder dauerhaft gestört oder unterbrochen ist, beobachtet man ganz unterschiedliche Krankheitszeichen. Durch das Elektrokardiogramm (→ Seite 160) kann man die Formen der Herzrhythmusstörungen voneinander unterscheiden.

Überleitungsstörungen. Wird die elektrische Erregung des Muskels, die

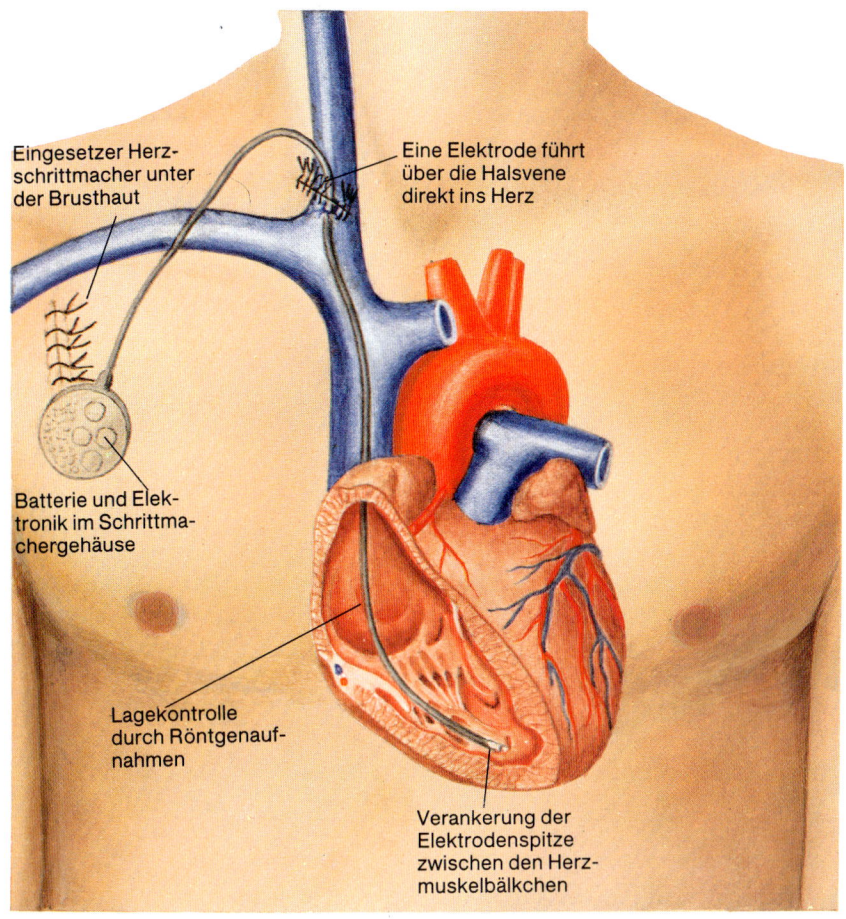

Eingesetzer Herz-
schrittmacher unter
der Brusthaut

Eine Elektrode führt
über die Halsvene
direkt ins Herz

Batterie und Elek-
tronik im Schrittma-
chergehäuse

Lagekontrolle
durch Röntgenauf-
nahmen

Verankerung der
Elektrodenspitze
zwischen den Herz-
muskelbälkchen

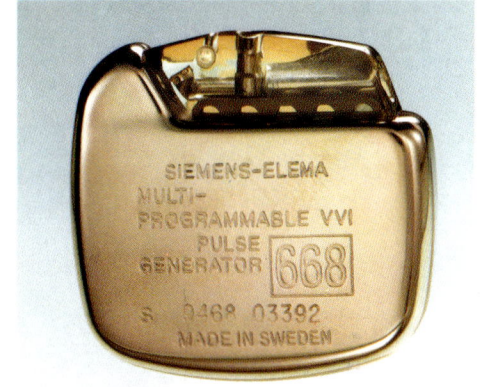

Der Herzschrittmacher, ein Produkt modernster elektronischer Technik, verhilft kranken Herzen wieder zu ruhigem, gleichmäßigem Schlag. Die linke Abbildung zeigt, wie der Schrittmacher eingepflanzt wird. Auf der unteren Abbildung ist ein weitverbreitetes Schrittmacher-Modell in natürlicher Größe zu sehen. Die Operation ist ein kleiner, harmloser Eingriff, der auch alten und schwerkranken Patienten zugemutet werden kann, wenn nötig, auch wiederholt.

vom Sinusknoten ausgeht, unterwegs aufgehalten, spricht man von einer Überleitungsstörung. Dann schlagen die Herzkammern in ihrem eigenen langsamen Rhythmus (*Herzblock*). Er ist eine Ursache der Adams-Stokesschen Anfälle. Gewöhnlich pendelt sich der Eigenrhythmus der Herzkammern bei rund 40 Schlägen je Minute ein – zuviel zum Sterben, zum Leben zu wenig. Die Organe des Patienten, vor allem das sauerstoffbedürftige Gehirn, leiden Not. Es entsteht ein gefährlicher Kreislauf des Blutmangels.

Extrasystolen. Um unregelmäßige Herzaktionen handelt es sich auch bei Extraschlägen (Extrasystolen). Dabei ziehen sich die Herzkammern außerhalb des normalen Rhythmus zusammen. Der Patient spürt dies als unregelmäßigen Doppelschlag des Herzens.

Extrasystolen haben vielfältige Ursachen. Oft treten sie bei jüngeren, ganz gesunden Personen auf und bedürfen dann meist keiner Behandlung. Extraschläge können aber auch hervorgerufen werden durch Genußmittelmißbrauch (Nikotin, Coffein), durch Eiterherde im Körper, eine Überdehnung der Vorhöfe bei Herzklappenfehlern, die Überfunktion der Schilddrüse und durch eine Verkalkung der Herzkranzgefäße (Koronarsklerose).

Herzflattern, Herzflimmern. Beim Vorhofflattern und Vorhofflimmern zieht sich die dünne Muskulatur der Vorhöfe viel zu häufig und viel zu schnell zusammen. Sofern dabei die Herzkammern kräftig weiterschlagen, bleibt das Versagen der Herzvorhöfe oft sogar unbemerkt und meist ohne Konsequenzen. Kammerflattern und Kammerflimmern sind dagegen lebensgefährlich, weil solch eine Rhythmusstörung des Herzmuskels den sofortigen Zusammenbruch des Kreislaufs bedingt (Erste Hilfe → Seite 479).

Herzschrittmacher

Rhythmusstörungen des Herzens lassen sich vielfach durch die Einpflanzung eines Herzschrittmachers beseitigen. Dabei handelt es sich um einen künstlichen Pulsgeber, der unter die Bauchhaut eingepflanzt wird und dessen Kabel durch die zuführenden Herzgefäße bis direkt

Polster am Gurt
Patienten, die einen Herzschrittmacher tragen, sollten am Sicherheitsgurt ihres Wagens über der Stelle, wo der Impulsgeber sitzt, ein eigens entwickeltes Polster befestigen. Es schützt den Schrittmacher vor Druck durch das Gurtband, verhindert Schmerzen und Hautreizungen und kann bei einem Unfall dafür sorgen, daß der Taktgeber nicht verrutscht.

157

in den Herzmuskel reicht. Wichtigste Teile des Herzschrittmachers sind eine langlebige Batterie, die elektronische Schaltung und zwei Elektroden.

Je nach der Art der Erkrankung können unterschiedliche Herzschrittmacher eingepflanzt werden. Neben starrfrequenten Geräten, die pro Minute 70 Elektroreize produzieren, gibt es Herzschrittmacher, deren Taktzahl an den wechselnden Bedürfnissen des Trägers orientiert ist. Dann steigt der Herzrhythmus an, wenn der Patient Treppen steigen oder andere körperliche Belastungen bewältigen muß. Die Lebensdauer der Batterien beträgt mehrere Jahre. Die Funktion der künstlichen Taktgeber kann von außen überwacht werden.

Allein in der Bundesrepublik Deutschland verdanken gegenwärtig rund 50 000 Menschen einem Herzschrittmacher das Leben.

Atemnot bei Herzkrankheiten

Die angestrengte, mühsame Atmung, verbunden mit einem oft ängstlichen Gefühlt des Lufthungers, wird nicht nur durch Erkrankungen der Atemwege und der Lunge (→ Seite 206), Allgemeinerkrankungen wie Zuckerkrankheit und Harnvergiftung, sondern auch durch Herzleiden ausgelöst. Bei einer Schwäche der Herzmuskulatur kann Atemnot (Dyspnoe) anfänglich nur bei Belastungen, später aber auch im Ruhezustand auftreten.

Wegen der Störung des Blutumflusses rufen auch verschiedene Herzklappenfehler (→ Seite 161) Atemnot hervor. Staut sich wegen einer Herzschwäche das Blut in den abhängigen Körperorganen, etwa den Beinen, so werden diese aufgeschwemmt (Ödem, → Seite 89). Die Einschwemmung von Gewebsflüssigkeit in die Lunge (Lungenödem) bewirkt nicht nur Atemnot, sondern auch einen schaumigen Auswurf, kalten Schweiß und oft Herzjagen.

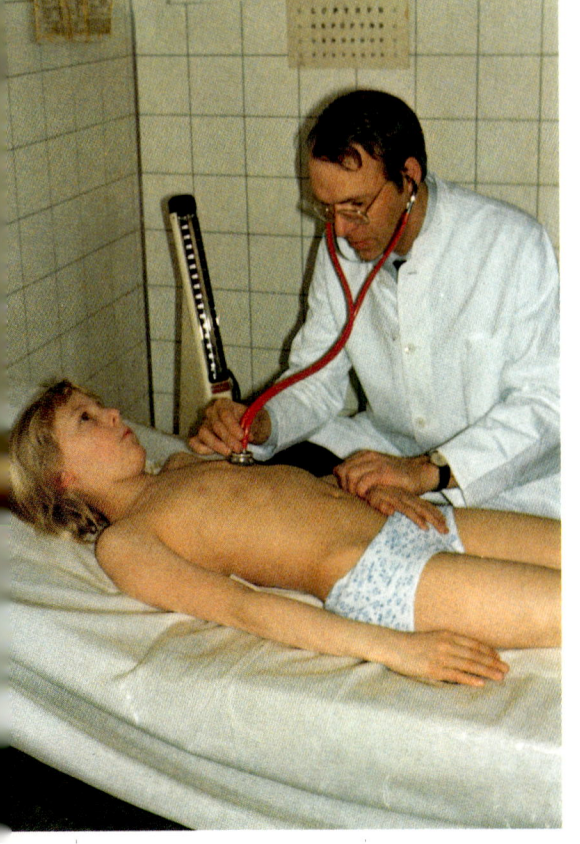

Ist das Herz gesund? Mit dem Hörrohr (Stethoskop) kontrolliert der Arzt die Herztöne der Patientin an vier verschiedenen Punkten des Brustkorbs.

Untersuchungsverfahren

Zur Klärung der Diagnose bei Erkrankungen des Herzens werden zahlreiche Untersuchungsverfahren angewendet.

Pulszählung

Das einfachste, jedermann zugängliche Verfahren ist die Pulszählung. Bei der Zusammenziehung des Herzmuskels entsteht eine Pulswelle, die in den Schlagadern fortgeleitet wird. Die Pulswelle läßt sich am zuverlässigsten an der inneren, speichennahen Seite des Unterarms kontrollieren, wo die Speichenarterie direkt neben der Sehne des Handbeugermuskels verläuft. Zur Pulszählung legt man Zeige-, Mittel- und Ringfinger (nicht den Daumen!) leicht auf die bezeichnete Stelle und zählt die Pulszahl während einer Minute. Der Arzt kann aus den unterschiedlichen Pulsqualitäten – nämlich groß, voll, hart, gespannt, klein oder schnell – erste Rückschlüsse auf die Herzgesundheit ziehen.

Beklopfen und Abhören

Dem Arzt stehen jedoch noch genauere Untersuchungsverfahren zur Verfügung. Bei der Beklopfung (Perkussion) des Herzens wird im vorderen linken Brustbereich aus dem unterschiedlichen, gedämpften oder hohlen Klopfschall auf die Größe des darunterliegenden Herzmuskels geschlossen.

Das Abhören (Auskultation) der Herztöne erfolgt in der Regel mit dem Hörrohr (Stethoskop). Die Zusammenziehung des Herzens verursacht zwei Herztöne, nämlich erstens einen Muskelton zu Beginn der Austreibung des Blutes und zweitens die Herztöne, welche entstehen, wenn die Herzklappen geschlossen werden (Klappentöne).

Die Herztöne werden beim Gesunden an vier verschiedenen Punkten des vorderen Brustkorbs abgehört. Bei Verdacht auf Erkrankungen können sie auch elektronisch verstärkt und aufgezeichnet werden *(Phonogramm),* was ihre Deutung erleichtert. Im Phonogramm werden auch die Herzgeräusche deutlicher hörbar. Darunter versteht man abnorme Schallerscheinungen, die wichtige Hinweise vor allem auf Herzklappenfehler (→ Seite 161) geben.

Röntgen, Ultraschall
Die Röntgenuntersuchungen des Herzens, wenn nötig aus verschiedenen Richtungen und unterschiedlichen Entfernungen (Herzfernaufnahme), geben dem Arzt Aufschluß über Größe und Funktion der einzelnen Herzhöhlen.
Mit Hilfe von Ultraschall- und Isotopenuntersuchungen des Herzens und seiner Grenzen können spezialisierte Ärzte auf unschädliche, schnelle und schmerzfreie Weise Erkenntnisse über etwaige Erkrankungen des Herzmuskels gewinnen.

Herzkatheterismus
Eingreifend sind Untersuchungen mit Hilfe des Herzkatheters und der sie ergänzenden Kontrastmitteldarstellung von Herzkranzgefäßen und Herzinnenraum (Angiokardiographie). Dabei wird ein dünnes, schlauchartiges Instrument von einer Arm- oder Oberschenkelader aus bis ins Innere des Herzens vorgeschoben. Mit Hilfe der Herzkatheter kann man die in den verschiedenen Herzhöhlen herrschenden Blutdrücke messen und bei Kontrastmittelverwendung z. B. angeborene Herzfehler oder Verengungen der Koronararterien auf dem Röntgenschirm erkennen.
Als erster erprobte 1929 der damals 25jährige deutsche Arzt Werner Forssmann den Herzkatheter, und zwar im Selbstversuch. Er erhielt dafür, allerdings erst 1956, den Nobelpreis für Medizin.

Fahrrad-Ergometer
Die muskuläre Kraft des Herzens läßt sich schließlich noch durch Funktionsprüfungen, meist auf dem sogenannten Fahrrad-Ergometer, feststellen. Dabei muß der Patient unter ärztlicher Überwachung eine in Watt meßbare Leistung erbringen, die vor allem nach dem Herzinfarkt Rückschlüsse auf den Zustand des Muskels und die Zunahme seiner Leistungsfähigkeit ermöglicht.

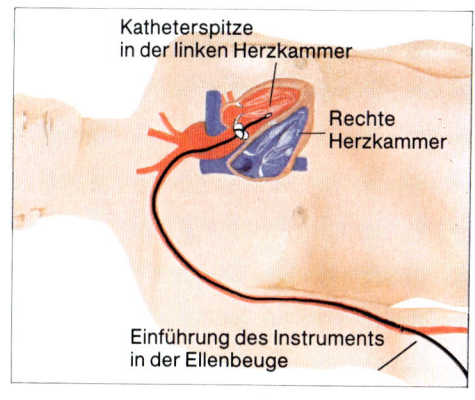

Dünne, röhrenförmige Instrumente (»Katheter«) werden durch die Adern bis ins Herz vorgeschoben (»Herzkatheter«). So kann man Blutdruck und Sauerstoffsättigung direkt im Herzen messen. Das ist wichtig zur Erkennung von Herzfehlern und vor deren Operation.

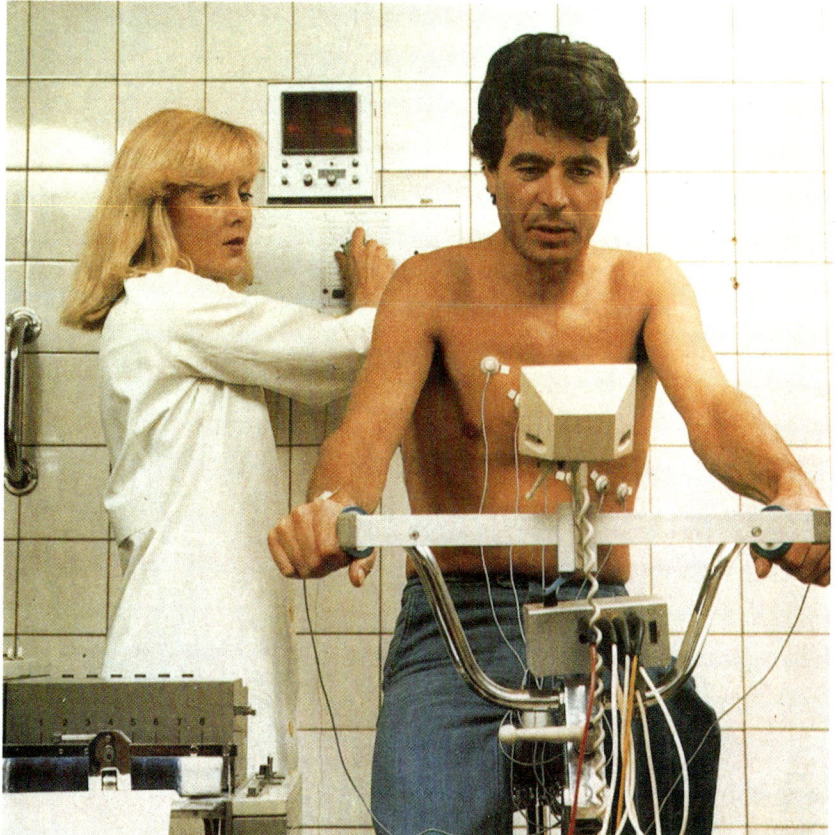

Der Patient tritt in die Pedale des Fahrrad-Ergometers und leistet dabei eine genau dosierbare Kraftanstrengung. Wie sein Herzmuskel reagiert, wird durch die fortlaufende EKG-Aufzeichnung registriert. Das Untersuchungsgerät dient jedoch nicht nur der Diagnose, es kräftigt als Trainingsreiz auch schwache Herzmuskeln, vor allem nach einem Infarkt: Strampeln für ein gesundes Herz.

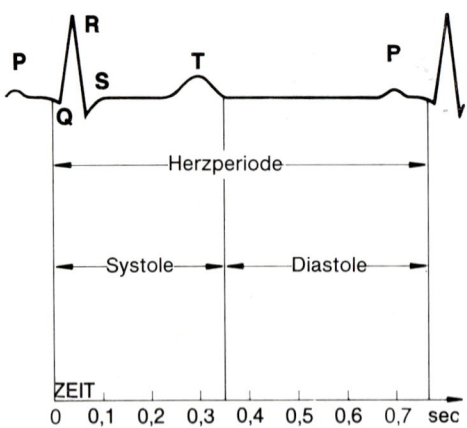

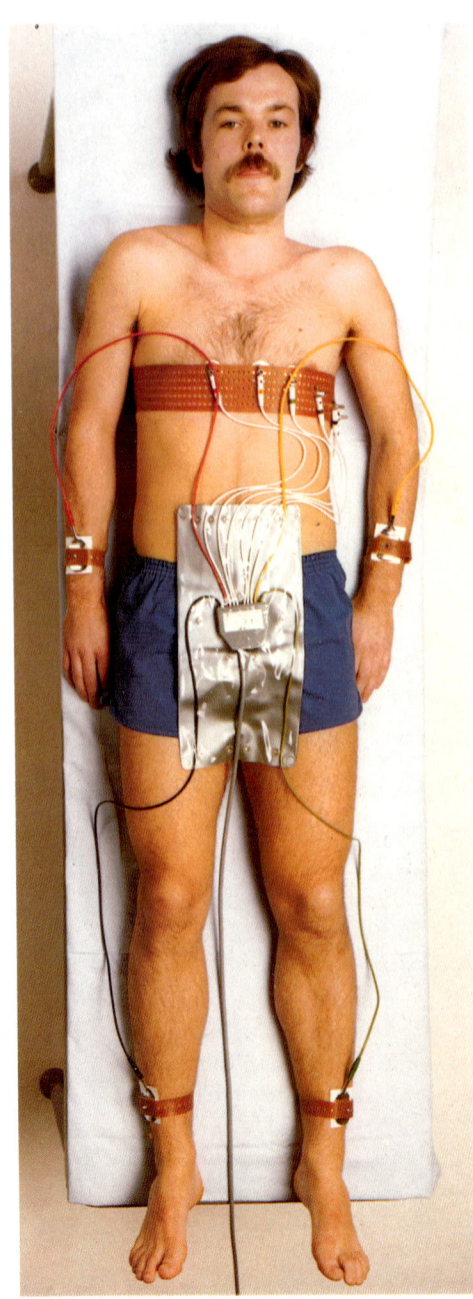

Schmerzlos und ungefährlich ist die Ableitung eines Elektrokardiogramms (unten). Aus den Zacken und Strecken (oben), die der EKG-Streifen festhält, zieht der Arzt Rückschlüsse auf etwaige Erkrankungen des Herzmuskels.

Elektrokardiogramm (EKG)

Die Herzmuskelfaser ist vergleichbar mit einer Autobatterie, die normalerweise 60- bis 80mal in der Minute (Herzrhythmus) entladen und durch den Herzstoffwechsel wieder geladen wird. Mit empfindlichen und rasch reagierenden Meßgeräten können diese elektrischen Spannungsschwankungen, die sich durch den ganzen Körper ausbreiten, an der Oberfläche festgestellt und aufgezeichnet werden. Das Untersuchungsverfahren heißt Elektrokardiographie (EKG) und erleichtert die Diagnose der Herzerkrankungen beträchtlich.

EKG-Zacken und -Strecken. Die Ableitung und Aufzeichnung der Herzströme ergibt für Gesunde und Kranke jeweils charakteristische Bilder. Das EKG besteht aus Zacken und Strecken, die mit Buchstaben gekennzeichnet sind und im Rhythmus des Herzschlages gesetzmäßig aufeinander folgen. Die erste kleine Erhebung, P genannt, kommt durch die Ausbreitung der elektrischen Erregung in der Muskulatur der beiden Herzvorhöfe zustande. QRS gehören zusammen und sind das elektrische Zeichen der Erregungsausbreitung in den Herzkammern. T ist das Zeichen dafür, daß sich die elektrische Erregung zurückbildet.

Alle Ausschläge des Elektrokardiogramms werden vom Arzt als Zacken bezeichnet, auch wenn es nur so kleine Hügel sind wie P und T. Jede der Zacken hat beim gesunden Herzen eine bestimmte Höhe und eine bestimmte Zeitdauer. Die P-Zacke – um ein Beispiel zu nennen – soll 0,1 Sekunden nicht überschreiten, und auch die QRS-Gruppe soll nicht länger dauern.

Deutung des EKGs. Auf dem EKG-Papier ist immer eine »Uhr« in Form feiner senkrechter Striche angebracht. Aus diesen Linien kann der Arzt bei der Auswertung die Dauer der Zacken auf Bruchteile von Zehntelsekunden genau berechnen. Aus den Veränderungen der Zacken hinsichtlich Zeitdauer, Höhe der Ausschläge und Form können Rückschlüsse auf die Erkrankung des Muskels und seines elektrischen Reizleitungssystems gezogen werden.

Beim Herzinfarkt verlieren einzelne Muskelpartien ihre Funktionstüchtigkeit. Die Folge ist eine Veränderung der elektrischen Impulse. Sie wird auf dem EKG-Streifen sichtbar. Wiederholte Kontrollen der schmerzfreien und vollkommen ungefährlichen EKG-Ableitungen geben ein zuverlässiges Bild des Krankheitsverlaufes aller Rhythmusstörungen und anderer Herzerkrankungen.

Krankheiten des Herzens

Das Herz ist ein leistungsfähiges Organ, das sich unterschiedlichen, auch anstrengenden Belastungen gut anpaßt. Seine Widerstandskraft gegen Schädigungen und Krankheiten ist erstaunlich. Ebenso beeindruckend ist die Fähigkeit des Muskels, nach vorübergehenden Erkrankungen seine alte Kraft zurückzuerlangen, wieder zu gesunden. Die einzelnen Anteile des Organs – Muskelfasern, Reizleitungssystem, Blutwege, Herzklappen – können heute dank der Möglichkeiten der modernen Medizin durch zahlreiche Verfahren erfolgreich behandelt werden.

Gesundheit oder Krankheit des Herzmuskels sind jedoch immer auch vom Verhalten des Patienten abhängig: Rücksicht lohnt das nimmermüde Organ mit einem langen Leben.

Nervöses Herz

Fast die Hälfte aller Patienten, die wegen Herzbeschwerden ärztlichen Rat suchen, sind organisch herzgesund: Am Herzen, seinen Muskelfasern, Blutgefäßen und seinem elektrischen Reizleitungssystem läßt sich kein krankhafter Befund erheben.

Die vielfältigen Beschwerden werden durch eine Fehlsteuerung des unbewußten Nervensystems ausgelöst, sie sind im weitesten Sinne seelisch bedingt (psychogen). Meist haben die Patienten im übertragenen

Sinne »etwas auf dem Herzen«, nicht »am Herzen«. Betroffen sind vor allem Menschen unter vierzig Jahren.

<u>Krankheitszeichen.</u> Die Beschwerden eines fehlgesteuerten nervösen Herzens (Cor nervosum; Dyskardie) reichen von einem leichten Mißempfinden in der linken Brustseite über Herzschmerzen (Pseudo-Angina pectoris, → Seite 155) und Herzklopfen bis zu der quälenden Angstvorstellung, das Herz werde jeden Moment stehenbleiben (*Herzneurose*; Herzphobie).

<u>Ursachen.</u> Zu nervösen Herzbeschwerden kann es aus mannigfaltigen seelischen und sozialen Gründen kommen. Der Verlust eines nahestehenden Menschen durch eine Herzkrankheit, beunruhigende und fehlgedeutete Befunde am eigenen Körper und die seelischen Konflikte einer Trennung, meist von der geliebten Mutter (Trennungskonflikt), wirken als Ursachen. Die Patienten sind dann oft niedergedrückter Stimmung, sie klagen über innere Unruhe, versuchen, sich zu schonen und sind grundlos ängstlich.

<u>Behandlung.</u> Sie besteht vor allem in der Ermittlung der Ursache der nervösen Herzbeschwerden. Mit Medikamenten ist wenig zu ändern. Stattdessen sollten die Lebensgewohnheiten und -umstände überprüft und ggf. umgestellt werden. Sportliche Betätigung und körperliche Belastung, auch Wasseranwendungen (Hydrotherapie, → Seite 456), sind zu empfehlen.

Herzfehler

Der komplizierte anatomische Aufbau der Saug-Druck-Pumpe Herz mit ihren vier Herzhöhlen und vier Klappen führt dazu, daß ein Herzfehler (Vitium cordis), also eine krankhafte Veränderung im Bau des Herzens, seiner Klappen oder der großen Gefäße, Rückwirkungen auf den gesamten Blutkreislauf haben kann. Damit ist nicht nur die Gesundheit des Herzens, sondern auch die ausreichende Blutversorgung der anderen Körperorgane gefährdet. Größere Herzfehlbildungen müssen deshalb, damit sie die Lebensfähigkeit und das Gedeihen des Kranken nicht beeinträchtigen, durch herzchirurgische Methoden behandelt werden.

<u>Erscheinungsformen.</u> Bei den Herzfehlern unterscheidet man zwischen angeborenen und erworbenen. Bei den erworbenen handelt es sich immer um *Herzklappenfehler*, also um anatomische Veränderungen und Funktionsstörungen der Klappen, meist als Folge einer Herzinnenhautentzündung. Entweder schließen die Klappen nicht mehr richtig (*Klappeninsuffizienz*), oder sie können sich nicht mehr vollständig öffnen (*Klappenstenose*).

Wenn eine Herzklappe nicht mehr richtig schließt, pendelt das Blut bei der Herzaktion zwischen den durch die Klappe nun unzureichend getrennten Herzhöhlen hin und her. Kann sich die Herzklappe nicht vollständig öffnen, weil sie durch die Entzündung verklebt ist, wird bei der Zusammenziehung zu wenig Blut ausgeworfen. Die Folge ist ein Druckanstieg und oft eine Überforderung der Muskulatur der betroffenen Herzhöhle.

<u>Komplikationen.</u> Die geschilderten Störungen des Blutflusses (Hämodynamik) können sich bei den angeborenen Herzfehlern durch weitere Miß- und Fehlbildungen zusätzlich komplizieren. Häufig besteht nämlich ein Kurzschluß (Shunt) zwischen jenen Herzhöhlen und Blutgefäßen, die sauerstoffarmes (venöses) Blut führen und solchen Strombahnen und Herzkammern, in denen normalerweise nur sauerstoffreiches (arterielles) Blut enthalten ist.

Die Sauerstoffsättigung des Blutes wird auf diese Weise herabgesetzt. Das kann schon äußerlich als Blausucht (Zyanose) sichtbar werden. Die betroffenen Kinder nennt man *blue babies*. Neben der bläulichen Verfärbung der Haut sind schlechtes Gedeihen und Luftnot bei Belastung Hinweise auf einen Herzfehler.

<u>Behandlung.</u> Die Diagnose und vor allem die herzchirurgische Behandlung erfolgt in spezialisierten Zentren an den Universitätskliniken. Dank der vielfältigen Möglichkeiten der Herzchirurgie (→ Seite

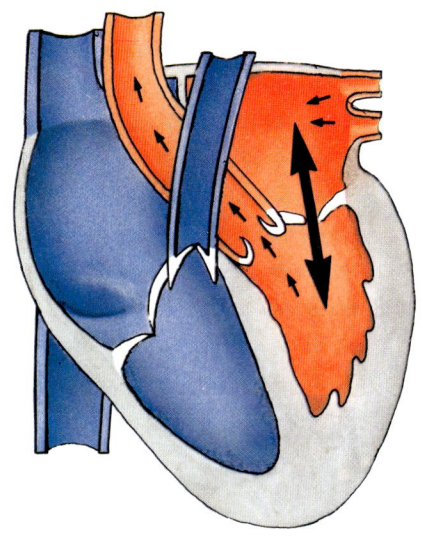

Herzfehler beruhen oft darauf, daß nach einer Entzündung der Herzklappen diese nicht mehr dicht schließen (Insuffizienz) oder daß sie verkleben und sich deshalb nicht mehr richtig öffnen können (Stenose). Auf dem oberen Bild ist die Mitralklappe undicht (Mitralklappeninsuffizienz), ein Teil des Blutes pendelt hin und her (Pfeil), dem Körperkreislauf fehlt sauerstoffreiches Blut.

Die untere Abbildung zeigt eine angeborene, krankhafte Querverbindung zwischen der Hauptschlagader und den Lungenarterien (offener Ductus Botalli). Sauerstoffreiches (rot) und sauerstoffarmes venöses Blut (blau) mischen sich, der Patient leidet Atemnot.

Beide Herzfehler sind durch eine Operation vollständig heilbar.

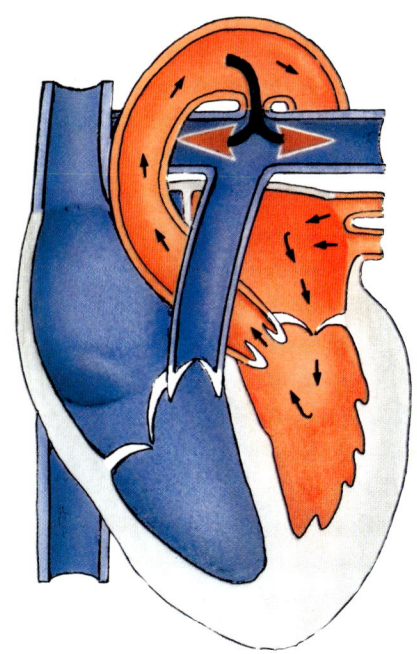

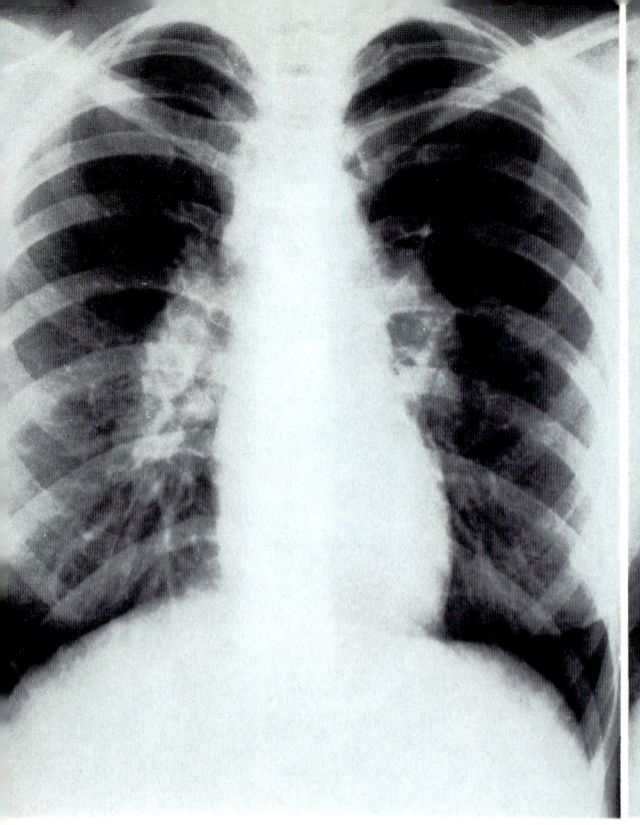
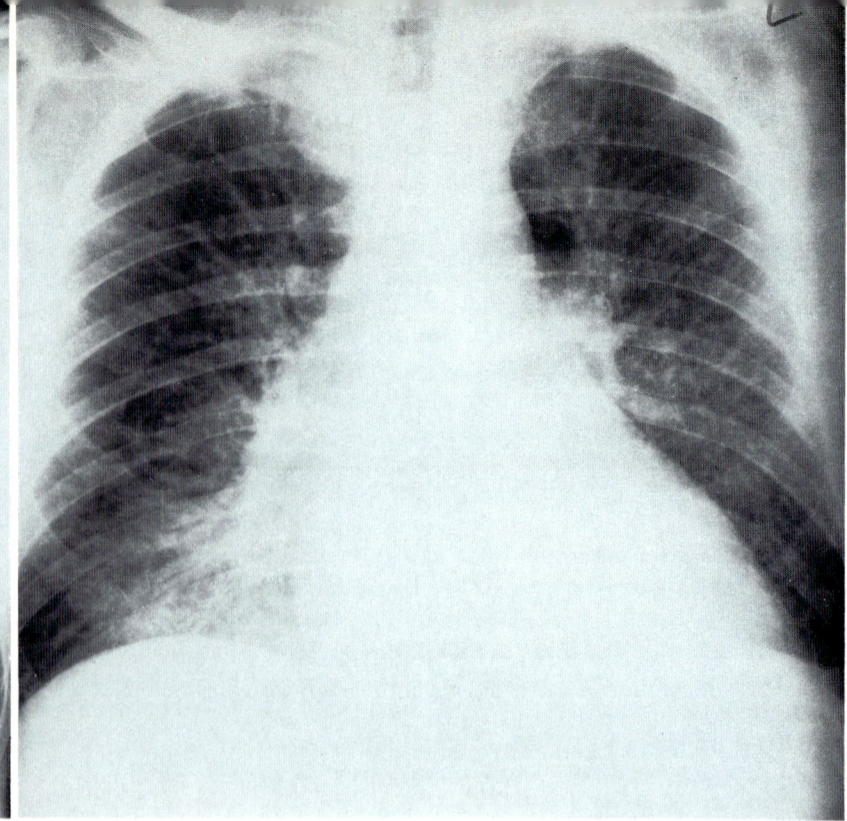

So sehen Herz und Lunge im Röntgenbild aus: Links ein normaler Herz-Lungen-Befund, rechts die Röntgenaufnahme einer deutlichen Herzvergrößerung mit den Zeichen der Blutüberfüllung des Lungengewebes (Lungenstauung).

169) gelingt es meistens, die Herzfehler vollständig und dauerhaft zu beseitigen.

Herzerweiterung

Die Überschreitung der normalen Herzgröße führt zur Herzerweiterung (Herzdilatation). Dabei nimmt das Volumen einzelner oder aller Herzhöhlen zu. Es kann sich auch die Muskelwand verdicken. Die Herzerweiterung ist dann krankhaft, wenn sie als Folge von Herzfehlern, einer muskulären Herzschwäche, der Herzbeutelentzündung oder anderer organischer Leiden auftritt.

Erscheinungsformen. Bei trainierten Sportlern ist die Herzerweiterung nicht krankhaft, solange davon weder die Klappen noch das elektrische Reizleitungssystem in Mitleidenschaft gezogen sind. Diese trainingsbedingte Muskel- und Volumenvermehrung der Herzhöhlen ist rückbildungsfähig.

Bei starken Trinkern kommt es nach langjährigem Alkoholmißbrauch durch die großen Flüssigkeitsmengen und durch eine Stoffwechselschädigung der Herzmuskelfasern zu oft beträchtlichen Herzerweiterungen (Ochsenherz), die je nach ihrer Auslösung auch (Tübinger) Weinherz oder (Münchner) Bierherz genannt werden.

Behandlung. In jedem Herzmuskel stecken beträchtliche Fähigkeiten zur Gesundung. Deshalb können sich auch große Herzerweiterungen und krankhafte Verdickungen der Herzwand (Herzmuskelhypertrophie) wieder zurückbilden. Voraussetzung ist die Erkennung und Behandlung des Grundleidens, das zur Herzerweiterung geführt hat.

Entzündungen des Herzens

Entzündungen des Herzens sind seltene Erkrankungen. Befallen werden vor allem Kinder und junge Menschen. Erkranken können alle Gewebe des Herzens, also die Muskelfasern (Myokard), die Herzinnenhaut (Endokard) und der Herzbeutel (Perikard). Die Krankheitskeime (Bakterien) oder ihre Gifte (Toxine) gelangen auf dem Blutweg zu den Herzgeweben.

Ursachen. Zu Entzündungen kommt es, sofern die Abwehrkräfte des Betroffenen schwach sind und die bakterielle Besiedlung seines Organismus besonders intensiv ist. Das Herz kann vor allem nach oder bei Scharlach, Diphtherie, Grippe, Fleckfieber, Lungenentzündung und während eines akuten Schubes von Gelenkrheumatismus in Mitleidenschaft gezogen werden.

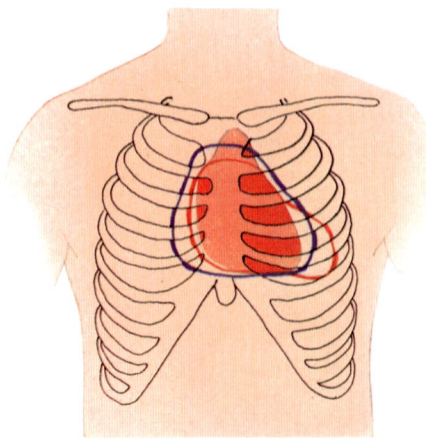

Eine Herzerweiterung (Herzdilatation) betrifft entweder gleichmäßig den ganzen Muskel (schwarzer Umriß in der Zeichnung) oder nur einzelne Teile. Häufig ist die linke Herzkammer betroffen (roter Umriß), der Patient fühlt sich schwach, weil seine Körperorgane zu wenig sauerstoffreiches Blut bekommen.

162

Krankheitszeichen. Die Erkrankung ist stets schwer und oft sogar lebensbedrohend. Der Patient fühlt sich matt und abgeschlagen, er sieht auffallend blaß aus und hat Fieber. Meist ist der Puls beschleunigt (Tachykardie), die Herzaktion oft unregelmäßig (Arrhythmie).

Erscheinungsformen. Bei einer *Entzündung der Herzinnenhaut* (Endokarditis) werden zuerst die Herzklappen befallen, deren Verformung zu vorübergehenden oder dauerhaften Störungen des Blutflusses innerhalb des Herzmuskels und des Kreislaufs führt. Endokarditis ist die häufigste Ursache erworbener Herzklappenfehler.

Bei einer akuten *Entzündung des Herzmuskels* (Myokarditis) treten zu den genannten Krankheitszeichen noch Symptome von Herzmuskelschwäche (Atemnot, Ödeme) hinzu.

Die Krankheitszeichen der *Herzbeutelentzündung* (Perikarditis) sind abhängig davon, ob diese Entzündung trocken (fibrinöse Perikarditis) oder unter Flüssigkeitsabsonderung als feuchte (exsudative) Perikarditis abläuft. Bei der trocknen Herzbeutelentzündung reiben die beiden Herzblätter aneinander, was als »Lokomotivgeräusch« hörbar wird. Eine feuchte Herzbeutelentzündung führt zur Flüssigkeitsansammlung zwischen den beiden Herzblättern, dem *Herzerguß*. Das beengt die Herzhöhlen, da sich der Herzbeutel nicht nach außen erweitern kann.

Behandlung. Alle Formen akuter Herzentzündung erfordern die sofortige Klinikeinweisung, strenge Bettruhe und intensive ärztliche Überwachung und Behandlung. Durch hochdosierte Antibiotika werden die Entzündungsursachen bekämpft, Herzmedikamente stützen zugleich das geschwächte Organ. So wird der Übergang in die früher sehr viel häufigeren chronischen Verlaufsformen verhindert.

Bös- und gutartige *Geschwülste des Herzens* sind extrem selten. Man vermutet, daß dies auf die pausenlose Aktivität des Muskels und seinen intensiven Stoffwechsel zurückzuführen ist.

Herzmuskelschwäche

Wenn das Herz wegen einer vorübergehenden oder dauerhaften Schwäche (Herzinsuffizienz) seinen Aufgaben nicht nachkommen kann, wird über kurz oder lang der Blutkreislauf in Mitleidenschaft gezogen. Das wiederum bewirkt eine unzureichende Sauerstoffversorgung der anderen Körperorgane. Eine Herzmuskelschwäche ist also niemals ein isoliertes Leiden.

Erscheinungsformen. Die verminderte Arbeitsleistung kann entweder den gesamten Herzmuskel betreffen oder nur den rechten Vorhof und die rechte Kammer (Rechtsinsuffizienz) oder den linken Vorhof und die linke Kammer (Linksinsuffizienz).

Je nach dem Grad der Muskelschwäche unterscheidet man mehrere Formen der ungenügenden Herzleistung. Wenn das Organ nur bei starken körperlichen Belastungen nicht genug Blut in den Kreislauf auswirft, kommt es zu vorübergehender Atemnot und Herzklopfen, der *Belastungsinsuffizienz*. Eine unbehandelte Herzmuskelschwäche macht sich nach einigen Jahren, meist schon in Ruhe, unangenehm bemerkbar *(Ruheinsuffizienz)*.

Wenn die linke Herzkammer nicht genug sauerstoffreiches Blut in die Hauptschlagader pumpt *(Linksinsuffizienz)*, staut sich im Lungenkreislauf das Blut. Die Folgen sind Luftmangel, eine Stauungsbronchitis durch Austritt von Flüssigkeit aus den überfüllten Blutgefäßen und schließlich eine gefährliche Wasseransammlung, das Lungenödem. Ist das rechte Herz von der Muskelschwäche betroffen *(Rechtsinsuffizienz)*, staut sich das verbrauchte venöse Blut im Körperkreislauf. Die Leber schwillt an, an den Knöcheln werden Ödeme sichtbar. Bei fortgeschrittener Rechtsherzschwäche sammelt sich im Bauchraum Wasser (Aszites), weil aus den überfüllten Gefäßen Flüssigkeit in das umgebende Gewebe übertritt.

Folgeerscheinungen. Blutstauungen in einzelnen Teilen des Kreislaufs versucht das Herz durch Mehrarbeit und die Erhöhung des Drucks zu beseitigen. Im Herzmuskel verdicken sich die Fasern. Weil aber die

Training für ein schwaches Herz
Körperliche Arbeit und wohldosierte Belastung trainieren den Herzmuskel, verbessern seine Leistungsfähigkeit und erhöhen die Lebenserwartung. Doch Vorsicht! Ein Herzpatient darf sich das Trainingsprogramm niemals selbst verordnen. Immer ist, um Schäden durch Überlastung zu vermeiden, vorher eine gründliche ärztliche Untersuchung und Beratung erforderlich.

163

Zahl und die Größe der Blutgefäße sich nur wenig ändern kann, leidet bald auch der Herzmuskel Sauerstoffnot. Die vergrößerte, bei jeder Herzaktion in den Herzhöhlen zurückbleibende Restblutmenge und die Verdickung der Herzmuskulatur führen zur Herzerweiterung (Herzdilatation, → Seite 162).

Behandlung. Während einer akuten Herzmuskelschwäche ist unbedingt Bettruhe einzuhalten. Köperliche und seelische Belastungen müssen vermieden werden. Das Essen sollte leicht verdaulich und salzarm sein.

Für die medikamentöse Behandlung stehen wirkungsvolle Präparate zur Verfügung. Es sind Pflanzenstoffe, die sich vom Fingerhut (Digitalis) herleiten. Sie stärken die Kontraktionskraft des geschwächten Herzmuskels. Die Muskelfasern ziehen sich kraftvoller zusammen, das Herz setzt wieder ausreichende Mengen Blut in Bewegung. Durch die *Digitalisbehandlung* bessert sich also die Blut- und damit die Sauerstoffversorgung. Das überflüssige Wasser wird ausgeschwemmt.

Digitalispräparate können als Dragees, Tabletten und in Form von Spritzen verabreicht werden. Ihre Anwendung ist insofern schwierig und verantwortungsvoll, weil diese Medikamente im Organismus nicht sofort wirken, sondern erst einen bestimmten Sättigungsspiegel erreichen müssen. Dieser Wirkstoffpegel wird dann durch die regelmäßige Gabe kleiner Digitalismengen aufrechterhalten.

Werden die Präparate zu niedrig dosiert, tritt der gewünschte Erfolg nicht ein. Andererseits sind Überdosierungen gefährlich, weil sie Appetitlosigkeit, Übelkeit, Erbrechen, Durchfälle und manchmal eine gefährliche Senkung der Herzschlagfolge bewirken können. Bei fachgerechter Dosierung wirken Digitalispräparate jedoch gleichsam als ein Jungbrunnen für schwache Herzen.

Komplikationen. Kommt es infolge einer Herzschwäche zur Blutüberfüllung der Lungen, so kann die Atmung anfallsweise sehr stark behindert sein. Man spricht dann von *Herzasthma* (Asthma cardiale). Seine Beschwerden sind besonders quälend, wenn gleichzeitig Herzschmerzen (Angina pectoris, → Seite 155) bestehen. Bei stark ausgeprägter Fettleibigkeit (Adipositas) kann sich zwischen die einzelnen Herzmuskelfasern Fett einlagern. Die Kraft des Organs ist dann naturgemäß vermindert, Herzschwäche die Folge.

Störungen durch andere Organe

Nicht alle Beschwerden und Krankheiten, die dem ersten Eindruck nach dem Herzen zugeordnet werden, rühren auch wirklich vom Herzen her. Der unermüdlich tätige Muskel ist ja nicht nur das Zielorgan vielfältiger seelischer und sozialer Konflikte, er kann auch durch seine Nachbarorgane auf unterschiedliche Weise gestört werden.

Zwerchfellhochstand

Vor allem bei älteren Männern treten häufig erhebliche Herzbeschwerden auf, deren Ursache eine mechanische Verdrängung des Herzens durch einen Zwerchfellhochstand ist. Dieses Beschwerdebild ist mit Herzschmerzen und -stichen, Rhythmusstörungen, oft auch beträchtlichen Angstzuständen verbunden und wird nach seinem ersten Beschreiber *Roemheld-Syndrom* (gastrokardialer Symptomenkomplex) genannt. Meist liegt ihm eine chronische Überblähung des Magens und der Därme zugrunde, die das Zwerchfell weit nach oben treibt. Die Behandlung muß diese Verdauungsstörungen beseitigen, dann vergehen auch die Herzbeschwerden.

Einwirkung über die Nerven

Die Herznerven, die neben dem herzeigenen elektrischen Reizleitungssystem die Tätigkeit des Muskels steuern und beeinflussen, entspringen wie alle Körpernerven dem Rückenmark. Sie treten im Bereich der Halswirbelsäule aus dem geschützten Rückenmarkskanal

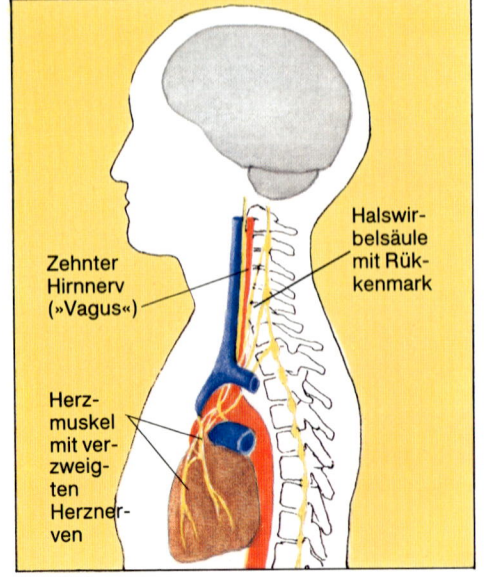

Zehnter Hirnnerv (»Vagus«)

Halswirbelsäule mit Rückenmark

Herzmuskel mit verzweigten Herznerven

Das Herz wird von Nerven gesteuert, die zum Teil im Bereich der Halswirbelsäule entspringen. Erkrankungen der Wirbelsäule können deshalb zu Herzschmerzen oder Rhythmusstörungen führen.

164

heraus. Bei den von ihnen ausgehenden Krankheitszeichen bedeutet die richtige Diagnose oft schon Befreiung für das Herz und nimmt den Patienten die unbegründete Furcht.

Krankheiten der Halswirbelsäule. Seitliche Verbiegungen, chronische Abnutzung und Stauchungen der Halswirbelsäule können die vegetativen Herznerven in Mitleidenschaft ziehen. Diese Beeinträchtigung kann sich dann als Herzschmerz, Herzklopfen, sogar als Rhythmusstörung bemerkbar machen. Die Behandlung besteht in einer Beseitigung der Ursache.

Interkostalneuralgie. Manchmal werden Herzbeschwerden durch die Nervenreizung der in jedem Zwischenrippenraum verlaufenden Nervenfaser vorgetäuscht (Interkostalneuralgie). Diese Neuralgie hat ihre Ursache zumeist in einem krankhaften Druck von seiten der Wirbelsäule und ihrer Bandscheiben (→ Seite 113).

Lungenfellreizung. Die innigen anatomischen Verbindungen des Lungengewebes mit dem Herzen und seinen Hüllen bringen es mit sich, daß Reizungen des Lungenfells als Herzbeschwerden mißdeutet werden können.

Gürtelrose. Gelegentlich täuscht auch eine gerade beginnende Gürtelrose (Zoster, → Seite 141) heftige Herzschmerzen vor.

Herzinfarkt

Noch zu Beginn dieses Jahrhunderts waren Herzkrankheiten seltene Todesursachen; der Herzinfarkt galt als medizinische Rarität. Die Situation hat sich jedoch zum Schlechteren gewandelt. Mittlerweile stirbt jeder achte Mann am Herzinfarkt, und immer stärker wird auch die Infarktgefährdung der Frauen.

Die neun Risiko-Indikatoren

Neun Belastungen sind es, die ein Herzkranzgefäß (→ Seite 154) möglicherweise übelnimmt und über kurz oder lang mit einer Verengung beantworten kann. Diese Hinweise (Indikatoren) auf ein Risiko gilt es zu beachten. Niemand kann sein Leben lang allen möglichen Risiken ausweichen. Je mehr Belastungen indes zusammentreffen, desto größer wird die Infarktgefahr.

Das Gewicht der einzelnen Risiken ist dabei unterschiedlich. Bei einigen steht ein streng wissenschaftlicher Beweis für ihre Gefährlichkeit noch aus. Die ärztliche Erfahrung lehrt jedoch, daß eine im weitesten Sinne gesunde Lebensführung und das »Zu-Herzen-Nehmen« der nachstehenden Hinweise dem Organ die besten Chancen gibt.

○ **Risiko-Indikator Nr. 1: Rauchen**
Nikotin ist eine »Peitsche für das Herz«. Das Genußgift, von dem 60 Milligramm bereits tödlich sind, beschleunigt den Herzschlag und verengt die Adern. Starke Zigarettenraucher bekommen den Herzinfarkt im Durchschnitt mit 53 Jahren (Nichtraucher: 67).

○ **Risiko-Indikator Nr. 2: Hoher Blutdruck**
Je höher der Druck in den Adern steigt, desto mehr werden die elastischen Gefäßwände strapaziert. Die Einlagerung von Fettzellen und Kalk (Arteriosklerose) vermindert den Durchmesser der Blutbahnen und bewirkt, daß die Adern starr werden. Bei Bedarf fehlt dem Muskel dann Sauerstoff.

○ **Risiko-Indikator Nr. 3: Fettstoffwechsel-Störungen**
Eine krankhafte Erhöhung der Blutfettwerte (Lipide), die bei Übergewichtigen häufiger ist, kann die Entwicklung der Gefäßverkalkung (Arteriosklerose) begünstigen. Auch die Herzadern können dadurch eng und starr werden (Koronarsklerose). Verdächtige Grenzwerte des Blutfettspiegels: 200 Milligramm-Prozent plus das Lebensalter in Jahren bei Cholesterin; 170 Milligramm-Prozent bei Triglyzerid.

○ **Risiko-Indikator Nr. 4: Chronische Entzündungen**
Wenn im Körper chronische Entzündungen existieren – vereiterte Zähne, Mandeln oder Nasennebenhöhlen; unbehandelte Gallenbla-

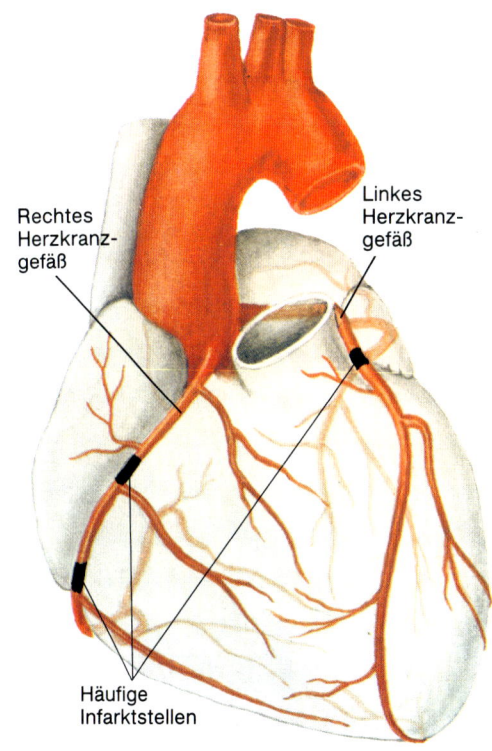

Rechtes Herzkranzgefäß

Linkes Herzkranzgefäß

Häufige Infarktstellen

Das rechte Herzkranzgefäß versorgt die Hinterwand des Muskels mit sauerstoffreichem Blut, das linke die Vorder- und Seitenwand. Die Abbildung zeigt schwarz die häufigsten Infarktstellen. Bypass-Operationen können die Gefäßverschlußstellen überbrücken.

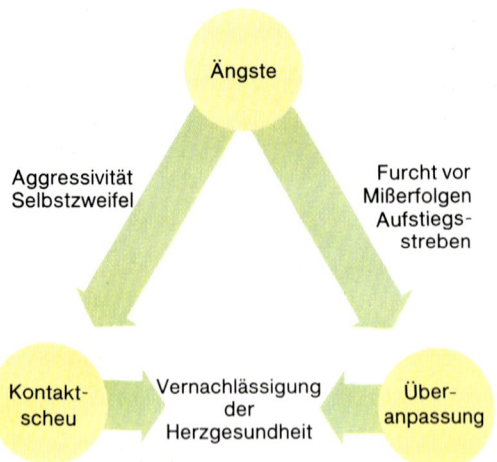

Ist Herzinfarkt auch Charaktersache? Neuere Untersuchungen weisen darauf hin: Die »Risikopersönlichkeit« ist oft kontaktscheu und verkrampft, leidet unbewußt unter vielen Ängsten und paßt sich, auch wenn es ihr sehr schwerfällt, immer wieder in Familie, Beruf und Gesellschaft an. Diese Überanpassung an die Umwelt kann die Durchblutung des Herzmuskels schädigen.

Längsschnitt und Querschnitte durch das Herzkranzgefäß eines Infarkt-Kandidaten: Viele schädliche Faktoren führen im Lauf der Zeit mit hoher Wahrscheinlichkeit zum Infarkt.

sen- oder Nierenbeckenentzündungen –, kann eventuell auch die Gesundheit des Herzens und seiner Blutgefäße gefährdet sein. Rechtzeitige Behandlung schafft Abhilfe.

○ **Risiko-Indikator Nr. 5: Zuckerkrankheit (Diabetes)**
Sofern diese verbreitete Stoffwechselkrankheit unbehandelt bleibt, steigt das Herzinfarkt-Risiko auf das Dreifache. Mit der Zuckerkrankheit läßt sich jedoch leben, bedingt gesund. Wichtigste Infarktvorbeugung: Wiedererlangung des Normalgewichts; regelmäßige Blutzuckerkontrolle.

○ **Risiko-Indikator Nr. 6: Gicht**
Bei jeder Gicht ist der Harnsäurespiegel im Blut erhöht. Sofern er den Grenzwert von acht Milligramm-Prozent überschreitet, sollte die Gicht des Herzens wegen behandelt werden, auch wenn sie keine Beschwerden macht. Weil Gichtkranke häufig zusätzlich an hohem Blutdruck leiden, ist die Elastizität der Herzkranzgefäße von zwei Seiten bedroht.

○ **Risiko-Indikator Nr. 7: Antibabypille**
Bei Frauen über dreißig, die rauchen oder auf andere Risiko-Indikatoren zu achten haben, kann die Antibabypille das Infarktrisiko vergrößern. Jüngere Nichtraucherinnen sind durch die Pille nicht gefährdet. Der beste Schutz: halbjährliche Kontrolle von Blutdruck, Blutfett- und Blutzuckerspiegel.

○ **Risiko-Indikator Nr. 8: Bewegungsmangel**
Sportliche Aktivität trainiert die Herzmuskulatur und kann den Durchmesser der Herzkranzgefäße erweitern. Besonders günstig wirken Schwimmen, Radfahren, Bergsteigen und Dauerlaufen. Körperliches Training senkt den Blutdruck und wirkt entspannend auf das unbewußte (vegetative) Nervensystem. So werden die Adern geschont.

○ **Risiko-Indikator Nr. 9: Streß**
Wer unter seelischem oder sozialem Druck steht, immer angespannt und konzentriert ist, ohne Uhr nicht leben kann, den Ärger stets »herunterschluckt«, im Beruf zuviel Ehrgeiz entwickelt – der steht unter Streß. Sein Herz schlägt schneller, der Blutdruck steigt, die Kranzgefäße können vorzeitig abgenutzt werden.

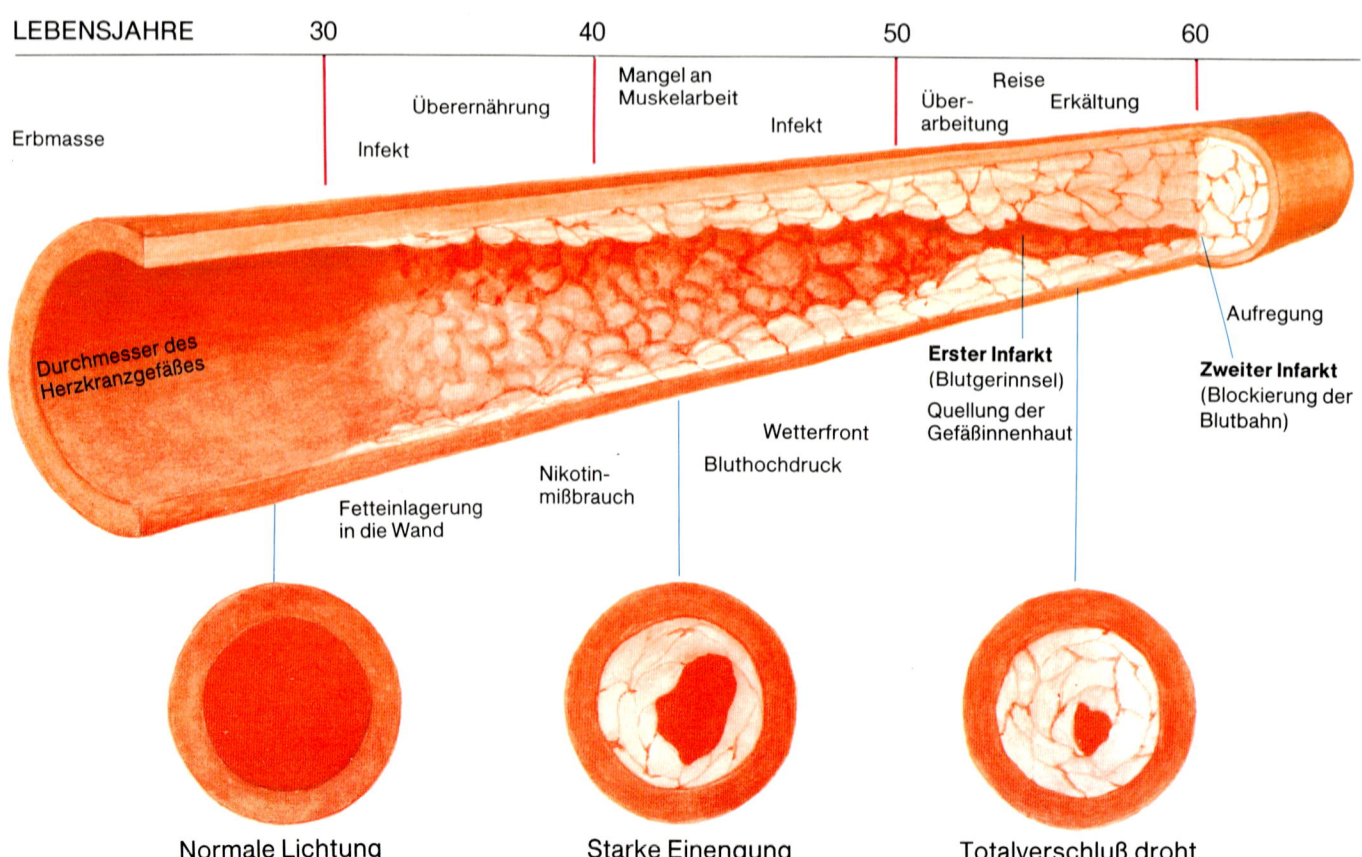

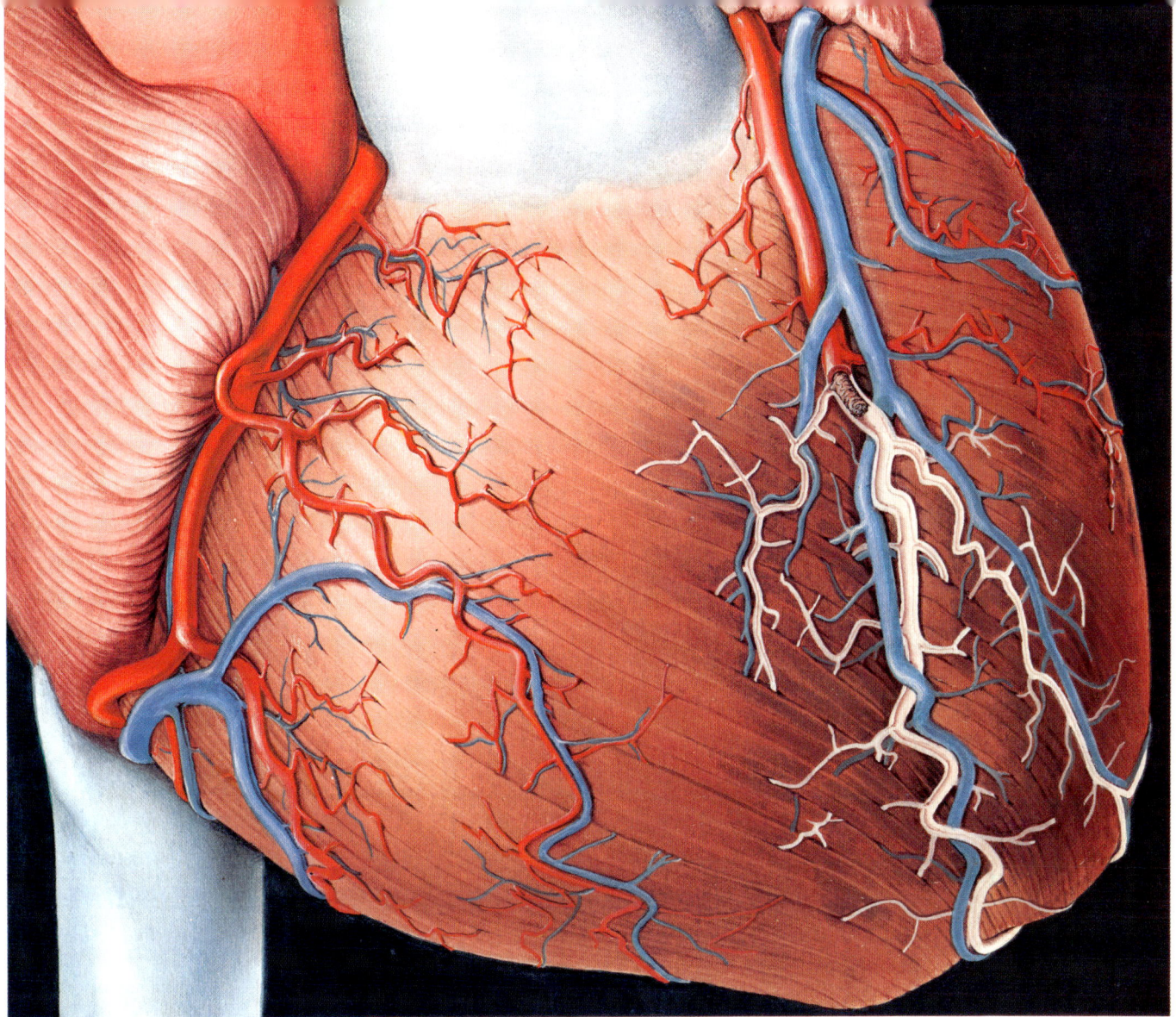

Mechanismus des Infarkts

Der Herzinfarkt kommt in der Regel nicht aus heiterem Himmel. Es dauert meist Jahrzehnte, bevor die Kranzgefäße so stark geschädigt sind, daß sie einen bestimmten Herzmuskelbezirk nicht mehr ausreichend mit Blut versorgen können und dieser zugrunde geht. Der Infarkt kann nach heutigem Wissensstand auf dreierlei Weise ablaufen:

○ Am häufigsten ist die langsame *Verengung* des Gefäßdurchmessers infolge der Einlagerung von Kalksubstanzen und Fett in die Innenwand des Blutgefäßes.

○ Der Infarkt kann jedoch auch ausgelöst werden durch einen vorübergehenden *Krampf* (Spasmus) der Ader. In der Wand der Blutgefäße befinden sich glatte Muskelfasern, die dem Willen nicht unterworfen sind. Durch Aufregung, Angst und Streß ziehen sie sich zusammen und verengen so den Durchmesser des Blutgefäßes auf gefährliche Weise.

○ Schließlich kann ein *Blutpfropf* (Thrombus) in den Herzgefäßen selbst entstehen oder in sie eingeschwemmt werden (Embolus). Dann ist, wie durch einen Korken, die Blutzufuhr abrupt unterbrochen. Gewebstod (Nekrose) der dahinterliegenden Muskelfasern ist die Folge.

Auslösende Faktoren. Weshalb der Infarkt zu einer ganz bestimmten Sekunde eintritt – und nicht Stunden vorher oder Jahre später –, läßt sich meist nicht erklären. Die Häufung der Infarkte zu bestimmten Tageszeiten (Montag morgen, Freitag nachmittag), beim Durchzug schwül-warmer Wetterfronten, vor und nach größeren Festen (jedoch nur selten während einer Feier), belegt den Zusammenhang zwischen meist unbewußten seelischen und sozialen Einflüssen und der akut eintretenden Mangeldurchblutung.

Ernstzunehmende Warnsignale eines drohenden Herzinfarktes (→

Beim Herzinfarkt sind eine oder mehrere Verzweigungen der Herzkranzgefäße verstopft (auf der Zeichnung weiß). Der hinter der Blutsperre liegende Teil des Muskels stirbt ab. Dieser Bezirk ist um so ausgedehnter, je größer das verschlossene Blutgefäß war. An der Infarktstelle bildet sich im Laufe von Wochen eine bindegewebige Narbe.

Erste Hilfe bei Infarkt

● *Dringender Telefonanruf: Arzt bzw. Krankenwagen alarmieren.*
● *Patienten halb sitzend lagern.*
● *Beengende Kleidung öffnen.*
● *Beruhigend auf ihn einsprechen.*
● *Bei Herz- und Atemstillstand: Herzmassage und Beatmung (→ Seite 479).*

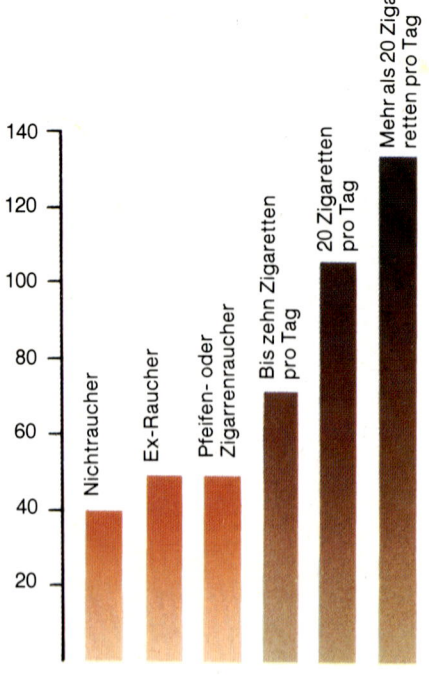

Nichtraucher
Ex-Raucher
Pfeifen- oder Zigarrenraucher
Bis zehn Zigaretten pro Tag
20 Zigaretten pro Tag
Mehr als 20 Zigaretten pro Tag

*Zahl der Herzinfarkte auf jeweils 1000
Männer im Alter von 30 bis 59 Jahren.*

Randspalte Seite 165) werden häufig nicht gebührend beachtet und erst nachträglich, wenn es zu spät ist, dem Arzt geschildert. Besondere Aufmerksamkeit ist geboten, wenn sich die Natur der meist schon länger bestehenden Herzbeschwerden verändert, wenn die Angina pectoris häufiger und intensiver wird und in Körperregionen, etwa Arm, Hals, Oberkiefer, Rücken oder Magengegend, ausstrahlt, die vorher schmerzfrei waren. In diesen Fällen ist unbedingt ein Arzt zu Rate zu ziehen.

Symptome des Infarkts

Der akute Herzinfarkt ist meist ein dramatisches Geschehen. Der Herzschmerz ist dabei das wichtigste Krankheitszeichen. Zunehmender Druck und Enge steigern sich dabei manchmal bis zum Vernichtungsgefühl. Die Schmerzen sind sehr stark, oft brennend und strahlen weit aus. Gleichzeitig bildet sich meist ein Schock aus. Die Patienten werden fahlweiß, kalter Schweiß tritt auf Gesicht und Stirn. Die Kranken sind unruhig und sehr ängstlich, manchmal müssen sie erbrechen. Der Puls ist schwach und schnell, oft auch unregelmäßig.

Stummer Herzinfarkt. Vor allem ältere Patienten und Zuckerkranke können Herzinfarkte erleiden, die »stumm« verlaufen. Der Patient spürt dann keine Schmerzen, sein Infarkt wird erst später, z. B. bei einer routinemäßigen EKG-Kontrolle, entdeckt. Stumme Infarkte ziehen meist nur kleine Herzgebiete in Mitleidenschaft.

Klinikbehandlung

Der Herzinfarkt sollte in einer Klinik behandelt werden. Vor allem während der ersten Stunden nach dem dramatischen Ereignis bestehen auf gut ausgestatteten Intensivstationen sehr viel bessere Möglichkeiten der Nothilfe als zu Hause.

Für die Angehörigen beschränken sich deshalb bei einem Infarkt die Sofortmaßnahmen darauf, umgehend den Arzt bzw. einen Krankenwagen zu alarmieren. Dabei darf keine Zeit versäumt werden. Die weiteren Maßnahmen der Ersten Hilfe, insbesondere wie man Herzmassage leistet und beatmet, werden ab Seite 479 erläutert.

Intensivstation. Nach einem Herzinfarkt kommt es darauf an, die Gefahr von späten Komplikationen (lebensgefährliche Herzrhythmusstörungen, akuter Herzstillstand, Herzschwäche mit Lungenbeteiligung) sofort zu erkennen und damit rechtzeitig behandeln zu können. Zu diesem Zweck verfügen alle größeren deutschen Kliniken über Intensivstationen. Dort ist der Patient an ein elektronisches Überwachungsgerät, den Monitor, angeschlossen. Der Apparat schlägt selbsttätig Alarm, sobald die Herzaktion unregelmäßig wird.

Diagnose, Behandlung. Die Sicherung der Diagnose »Herzinfarkt« erfolgt durch den laborchemischen Nachweis von Eiweißverbindungen (Enzymen), die von den geschädigten und teilweise zugrundegehenden Herzmuskelzellen in das Blut abgegeben werden. Auch das EKG ermöglicht Rückschlüsse auf Art und Ausdehnung des Infarkts, seinen Sitz und die Heilungsaussichten.

Um diese zu verbessern, bekommt der Infarktpatient starke Schmerzmittel und Medikamente, die Angst und Unruhe dämpfen (Psychopharmaka). Gleichzeitig werden Herz und Kreislauf durch Arzneimittel und die Zufuhr von Flüssigkeiten direkt in die Blutgefäße (Infusion) stabilisiert. Von der Intensivstation wird der Infarktpatient verlegt, sobald die Gefahr des akuten Herzversagens gebannt ist.

Leben nach dem Herzinfarkt

Eine völlige Ruhigstellung des Herzinfarktpatienten ist nur während der ersten Tage erforderlich. Im allgemeinen bewährt sich danach eine vom Arzt sorgsam dosierte körperliche Belastung, das Prinzip der *Frühmobilisation.* Die Abbildungen in der Randspalte von Seite 169 zeigen das bewegungstherapeutische Programm von den passiven Bewegungsübungen der ersten Tage bis zum sportlichen Training, etwa 14 Tage nach dem Herzinfarkt.

Umstellung der Lebensgewohnheiten. Während der Frühmobilisation und danach wird die Herzaktion des Patienten sorgsam überwacht. Es hat sich gezeigt, daß die Narbe, die der Infarkt hinterläßt, auch dann stabil zusammenwächst, wenn der Muskel während dieser Zeit mäßig belastet wird. Besonders gute Chancen, wieder gesund und leistungsfähig zu werden, haben Patienten, die nach dem Infarkt ihre schädlichen Gewohnheiten – Bewegungsmangel, Zigarettenrauchen, Hetze im Beruf, Fehlernährung – aufgeben, sich aber nicht wie ein Greis aus dem Leben zurückziehen.

Rehabilitation. In Rehabilitationskliniken, die von den Krankenkassen und Landesversicherungsanstalten unterhalten werden, lernen die Patienten, wie man sich nach dem Infarkt richtig verhält. Dort wird ein dosiertes Körpertraining mit psychischer Führung und Entspannungsübungen kombiniert. Diese aktive Behandlung mit Frühsport, Gymnastik, Wanderungen und Schwimmen trainiert das Herz und macht seine Arbeit zunehmend ökonomischer, senkt zugleich den Blutdruck auf normale Werte und korrigiert seelisches und soziales (psychosoziales) Fehlverhalten. Die Gefahr eines zweiten Herzinfarktes (Re-Infarkt) wird auch dadurch deutlich vermindert.

Moderne Herzchirurgie

Operationen am lebenden Herzen wagen die Chirurgen erst seit wenigen Jahrzehnten. Innerhalb dieser kurzen Zeitspanne sind die Operationsverfahren rasch vervollkommnet worden. Das Risiko der Eingriffe sank ständig weiter ab, und selbst die Überpflanzung eines Spenderherzens, die Herztransplantation, ist weltweit mehr als tausendmal gewagt worden – nicht immer mit dem erhofften Erfolg.

Operation am geschlossenen Herzen

Manche einfachen Herzoperationen, z. B. die Wiedereröffnung einer teilweise entzündlich verklebten Herzklappe, werden vorgenommen, ohne daß der Muskel seine Arbeit unterbricht. Bei diesen geschlossenen Operationsverfahren schiebt der Chirurg das Behandlungsinstrument durch die zum Herzen führenden Blutgefäße vor und operiert den Defekt, während eine Röntgendurchleuchtung ihn über die Situation unterrichtet.

Operation am offenen Herzen

Häufiger werden kranke Herzen vorübergehend stillgelegt und dann in Blutleere operiert. Der Verzicht auf die Muskelpumpe Herz wird möglich, seit es die *Herz-Lungen-Maschinen* gibt. Das sind kompliziert gebaute Apparate, welche die Herz- und Lungentätigkeit für einige Stunden ersetzen können. Statt vom muskulären Herzen wird dabei das Blut von einer Pumpe außerhalb des Körpers bewegt. In einem Teil des Gerätes (Oxygenator) lädt sich das Blut zugleich außerhalb der Lunge mit Sauerstoff auf und gibt dort auch das überschüssige Kohlendioxid ab. Das Schlauch- und Gefäßsystem der Herz-Lungen-Maschine wird mit Blutersatzmittel oder ungerinnbar gemachtem Spenderblut der gleichen Blutgruppe aufgefüllt, die der Patient hat. Am blutleeren Herzen lassen sich auch komplizierte Herzklappenfehler (→ Seite 161) ohne Zeitdruck korrigieren. Falls erforderlich, können Kunstklappen aus Teflon und Stahl an die Stelle der zerstörten Herzklappen gesetzt werden. Solche Kugelprothesen trennen die Herzhöhlen und Gefäße auf ebenso zuverlässige Weise voneinander wie Klappen, die man Schweineherzen entnimmt und herzkranken Patienten einpflanzt.

Bypass-Operation

Wenn die Durchblutung des Herzmuskels durch örtlich umschriebene Verengungen der Herzkranzgefäße gefährdet ist, kann dem Patienten durch eine Bypass-Operation geholfen werden. Dabei pflanzt der

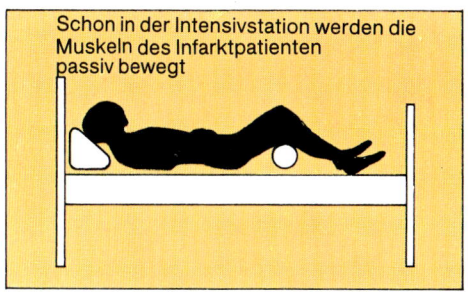

Schon in der Intensivstation werden die Muskeln des Infarktpatienten passiv bewegt

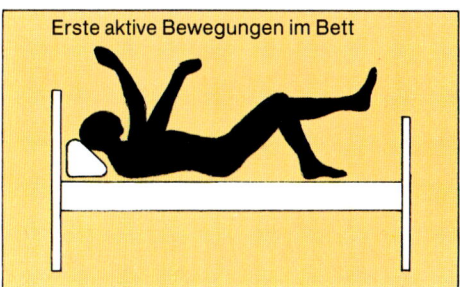

Erste aktive Bewegungen im Bett

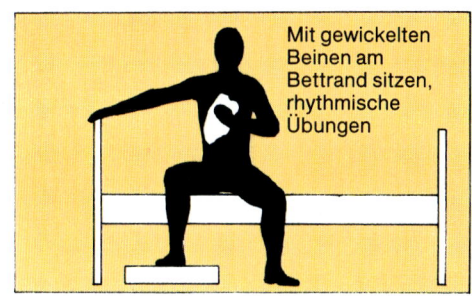

Mit gewickelten Beinen am Bettrand sitzen, rhythmische Übungen

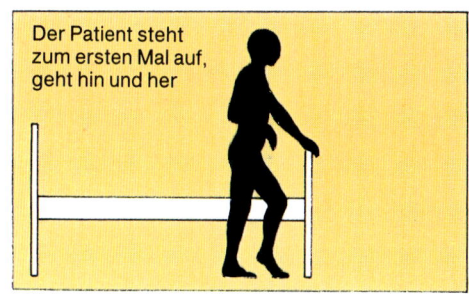

Der Patient steht zum ersten Mal auf, geht hin und her

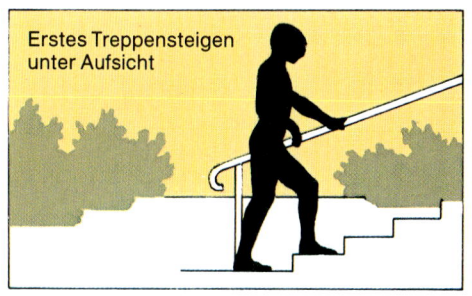

Erstes Treppensteigen unter Aufsicht

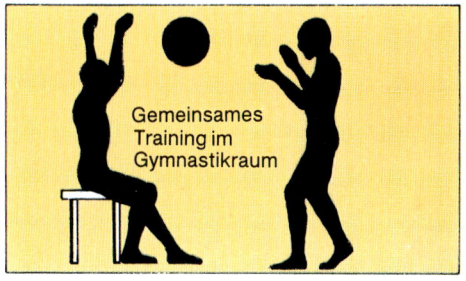

Gemeinsames Training im Gymnastikraum

Das sind die sechs wichtigen Stationen der kontrollierten Belastung und Mobilisation eines Infarktpatienten.

169

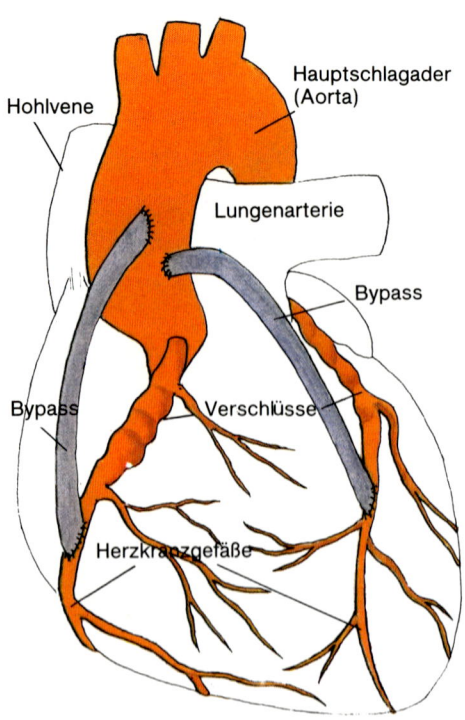

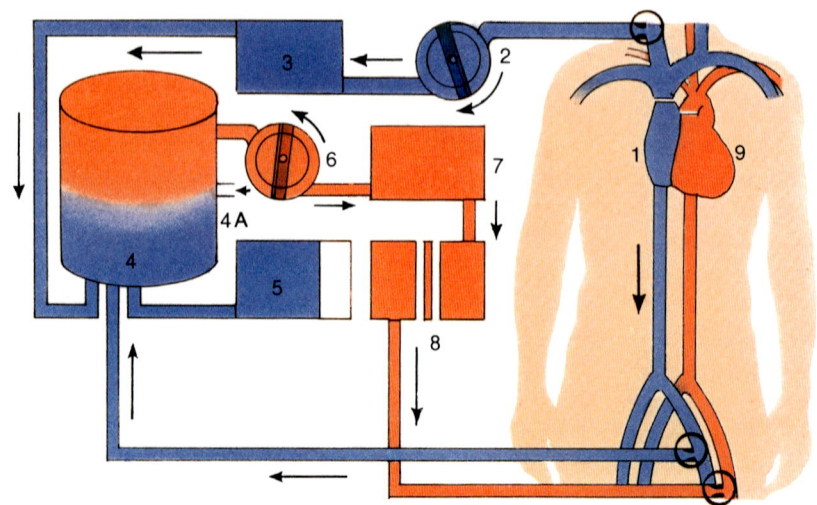

Chirurg zur Umgehung des verengten Gefäßabschnitts eine künstliche Ader oder ein Stück körpereigenes Blutgefäß ein. Auf diese Weise fließt wieder genug Blut in das mangelversorgte Muskelgebiet.

Ob diese Gefäßbrücke erforderlich ist, muß zuvor durch sorgsame Röntgenkontrastdarstellungen der Koronargefäße (Koronar-Angiographie) beurteilt werden. Erfolgreiche Bypass-Operationen vermindern die Häufigkeit von Herzschmerzen und können die Lebenserwartung des Patienten verlängern. Sie sind jedoch kein Ersatz für eine vernünftige Lebensweise, die den Erkrankungen der Herzkranzgefäße und damit dem gefürchteten Infarkt am verläßlichsten vorbeugt.

Herztransplantation

In seltenen Ausnahmefällen ist es Herzchirurgen gelungen, einem sterbenskranken Herzpatienten erfolgreich ein gesundes Spenderherz einzusetzen (Herztransplantation).

In den meisten Fällen entschieden sich die Herzchirurgen zu einer solchen Operation, wenn ein jüngerer, sonst gesunder Mensch wegen seines schwerkranken Herzens ohne den Eingriff nur noch wenige Wochen oder Tage zu leben gehabt hätte.

Die Probleme der Herzverpflanzung, so hat sich inzwischen erwiesen, liegen nicht im chirurgischen Eingriff, dessen Technik keine unüberwindlichen Schwierigkeiten mehr birgt, sondern vielmehr in den Problemen, die die Nachbehandlung mit sich bringt. Die nach der Operation auftretenden Komplikationen rühren vor allem von einer biologischen *Unverträglichkeit* zwischen dem Gewebe des Patienten und dem eingepflanzten gesunden Herzen her. Diese Abwehrreaktionen des Empfängers gegen sein neues Spenderherz müssen mit starken Medikamenten, darunter Zellteilungsgiften (Zytostatika) und Hormonen der Nebennierenrinde (Cortisone), unterdrückt werden.

Wegen der starken, oft nicht zu beherrschenden Abwehrreaktionen des Empfängers und der Nebenwirkungen der Arzneimittel haben die meisten Patienten die Einpflanzung eines fremden Herzens nur Wochen, Monate oder einige Jahre überlebt.

Die Operation dauert zwischen drei und fünf Stunden, sie setzt ein spezialisiertes, gut eingespieltes Team voraus – und ein gesundes Spenderherz, dessen Gewebemerkmale denen des Empfängers möglichst gleichen.

Die erste erfolgreiche Verpflanzung eines Spenderherzens gelang im Dezember 1967 dem Kapstädter Herzchirurgen Christiaan Barnard.

Das Kunstherz

Die Ersatzteilchirurgie (→ Seite 432) und die biomedizinische Technik bemühen sich seit langem, ein Kunstherz zu konstruieren. Es soll so ausdauernd und zuverlässig schlagen wie das gesunde Herz eines Erwachsenen. Dabei darf es nicht wesentlich größer sein als die Mus-

Gefäßbrücken, die Bypass genannt werden (blau), umgehen verschlossene Herzkranzgefäße und versorgen das Herz wieder mit frischem Blut (rot).

Schema einer Herz-Lungen-Maschine. Sie übernimmt die Arbeit von Herz und Lunge, wenn bei einer Operation das Herz für Stunden stillgelegt werden muß. Aus den Hohlvenen, die zum rechten Herzvorhof (1) führen, wird das venöse Blut (blau) durch eine Pumpe (2) erst in einen Speicher (3), dann in die künstliche Lunge (4) gedrückt. Dort wird die Kohlensäure entfernt und dem Blut Sauerstoff (4A) zugefügt. Druckkontrolle (5), Pumpe (6), Wärmeregulator (7) und Filter (8) sorgen dafür, daß das frische, arterielle Blut (rot) in den Körper zurückströmt. Nach dem Eingriff übernimmt das Herz (9) schließlich aus eigener Kraft wieder die Pumparbeit.

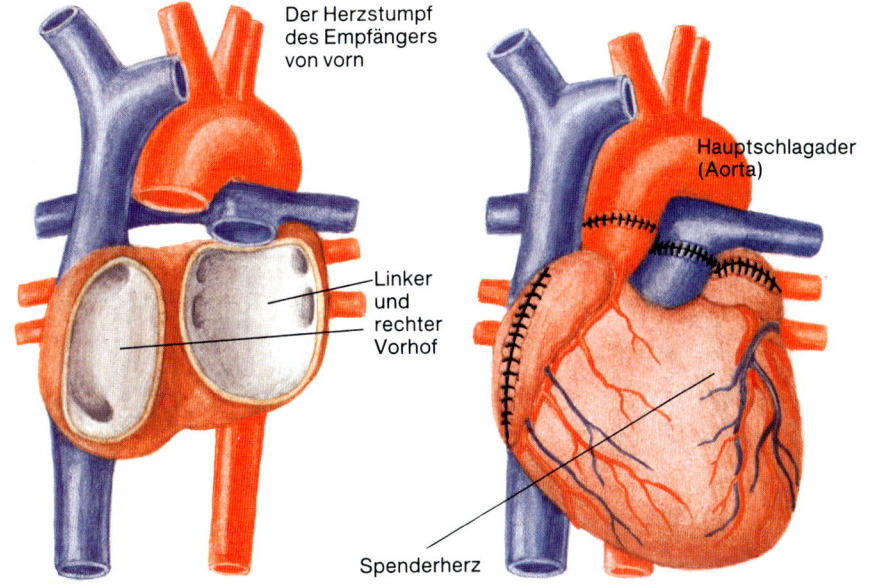

Der Herzstumpf des Empfängers von vorn

Hauptschlagader (Aorta)

Linker und rechter Vorhof

Spenderherz

kelpumpe, denn das Kunstherz muß am gleichen Platz sitzen. Idealerweise sollte die Prothese von sich aus auf unterschiedliche Belastungen in der angemessenen Weise reagieren. Und schließlich darf, um nur die wichtigsten Forderungen an solch ein Organ aus Kunststoff, Stahl und Elektronik zu nennen, das Kunstherz weder das Blut noch andere Organe schädigen.

Die Schwierigkeiten bei der Konstruktion sind also beträchtlich. Zwar hat man mit dem Herzschrittmacher, mit Adern aus Kunststoff und Herzklappen aus Teflon und Stahl bereits erfolgreich Wege beschritten, körperfremde Stoffe in den menschlichen Organismus einzubringen und einem geschwächten Herzen wirkungsvoll zu helfen. Die Konstruktion eines vollständigen Kunstherzens, das klein ist, ausdauernd arbeitet und keine nennenswerten Beschwerden macht, ist dagegen trotz großer Anstrengungen in vielen Herzzentren der Welt bisher nicht gelungen.

So bleibt man herzgesund

Die Gesundheit des Herzens ist von vielen Seiten her bedroht. Doch sind es, alles in allem, nicht die Krankheitskeime und nicht die Bakteriengifte, weder Verletzungen noch Unfälle, nicht die angeborenen Fehlbildungen oder die erworbenen Entzündungen, die dem Muskel seine Gesundheit rauben. Das alles sind seltene, teilweise extrem seltene Ereignisse.

Gefährlich wird dem Herzmuskel in aller Regel das seelische und soziale Fehlverhalten seines Trägers. Es ist wesentlich der Mensch selber, der bestimmt, ob und wie schnell das Herz Schaden nimmt.

Die Kombination von Risiko-Indikatoren, die den Herzinfarkt wahrscheinlich macht (→ Seite 165), läßt sich durch eigene Initiative außer Kraft setzen. Dabei gilt: Um die Gesundheit des Herzens zu bewahren, ist es niemals zu früh und selten zu spät. In dem Kapitel über Freizeit und Fitneß (→ Seite 51) wird erläutert, wie körperliche Betätigung und spielerisch betriebener Sport Leistungsfähigkeit und Gesundheit des Herzmuskels fördern.

Damit allein ist es freilich nicht getan, wenn der Herzmuskel durch Genußgifte, überlange Arbeitszeiten, Ehrgeiz oder allzu große Anpassung unter einen Dauerstreß gesetzt wird. Vor allem Infarktopfer weisen diese Verhaltensweisen auf. Viele von ihnen können ohne Uhr nicht leben, versuchen stets, mehrere Dinge gleichzeitig zu tun, fühlen sich unterdrückt oder glauben, andere Menschen unterdrücken zu müssen, und beißen gewohnheitsmäßig die Zähne zusammen. Das alles nimmt das Herz übel.

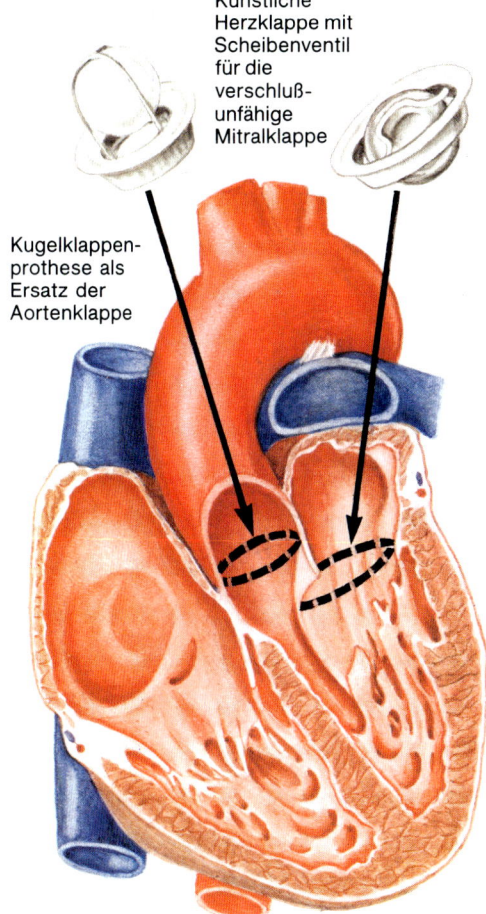

Künstliche Herzklappe mit Scheibenventil für die verschlußunfähige Mitralklappe

Kugelklappenprothese als Ersatz der Aortenklappe

Künstliche Herzklappen aus gewebefreundlichen Kunststoffen und poliertem rostfreien Stahl ersetzen immer häufiger kranke Klappen. Die Operationen erfolgen in herzchirurgischen Zentren unter Einsatz der Herz-Lungen-Maschine und dauern eine bis drei Stunden.

Lebensflüssigkeit und Transportmedium

Blut und Blutkreislauf

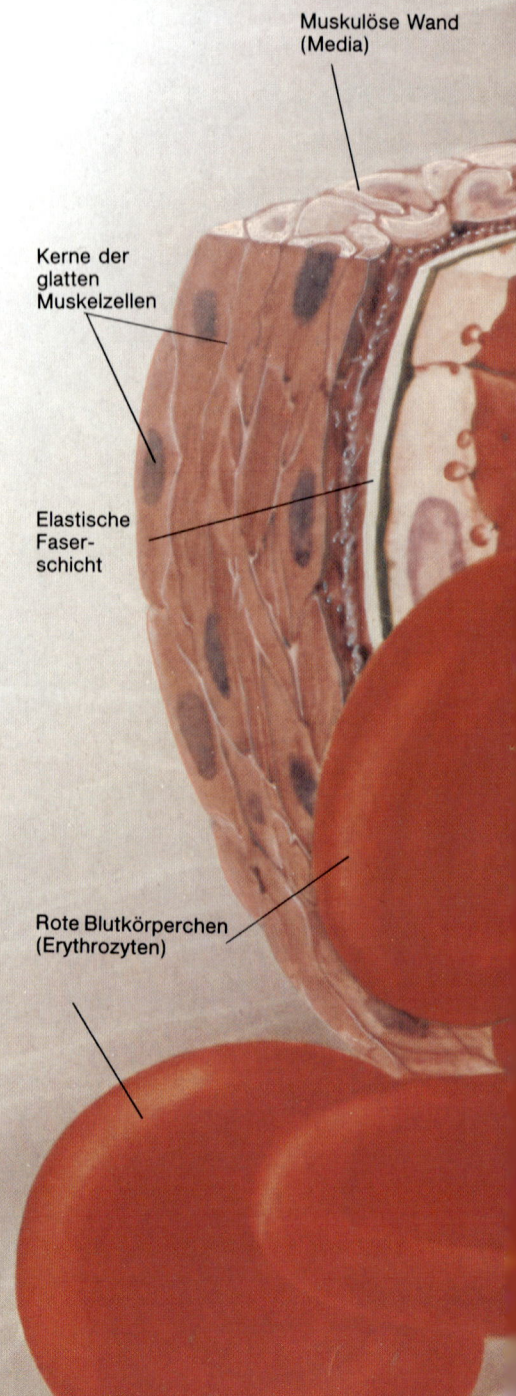

Muskulöse Wand (Media)

Kerne der glatten Muskelzellen

Elastische Faserschicht

Rote Blutkörperchen (Erythrozyten)

Blut ist ein ganz besonderer Saft. Die rote Flüssigkeit ist aus Billionen mikroskopisch kleiner Blutkörperchen und dem Blutplasma, dem flüssigen Anteil des Blutes, zusammengesetzt. Bei einem gesunden Menschen beträgt die normale Blutmenge etwa ein Zwölftel seines Körpergewichts, im Durchschnitt fünf bis sechs Liter. Blut verbindet alle Zellen unseres Körpers. Es transportiert den lebenswichtigen Sauerstoff, die Nährsubstanzen und die Endprodukte des Stoffwechsels. Mit seinen weißen Blutzellen und Schutzstoffen aus Eiweiß garantiert das Blut die Widerstandskraft des Organismus. Angetrieben vom Herzmuskel fließt es in einem stetigen Kreislauf durch ein weit verzweigtes System großer, kleiner und kleinster Adern. Dieser Blutkreislauf ist durch manche Belastungen des modernen Lebens gefährdet. Doch ebenso wie die Kreislaufstörungen sind auch die meisten anderen Krankheiten des Blutes und seiner Adern erfolgreich zu behandeln.

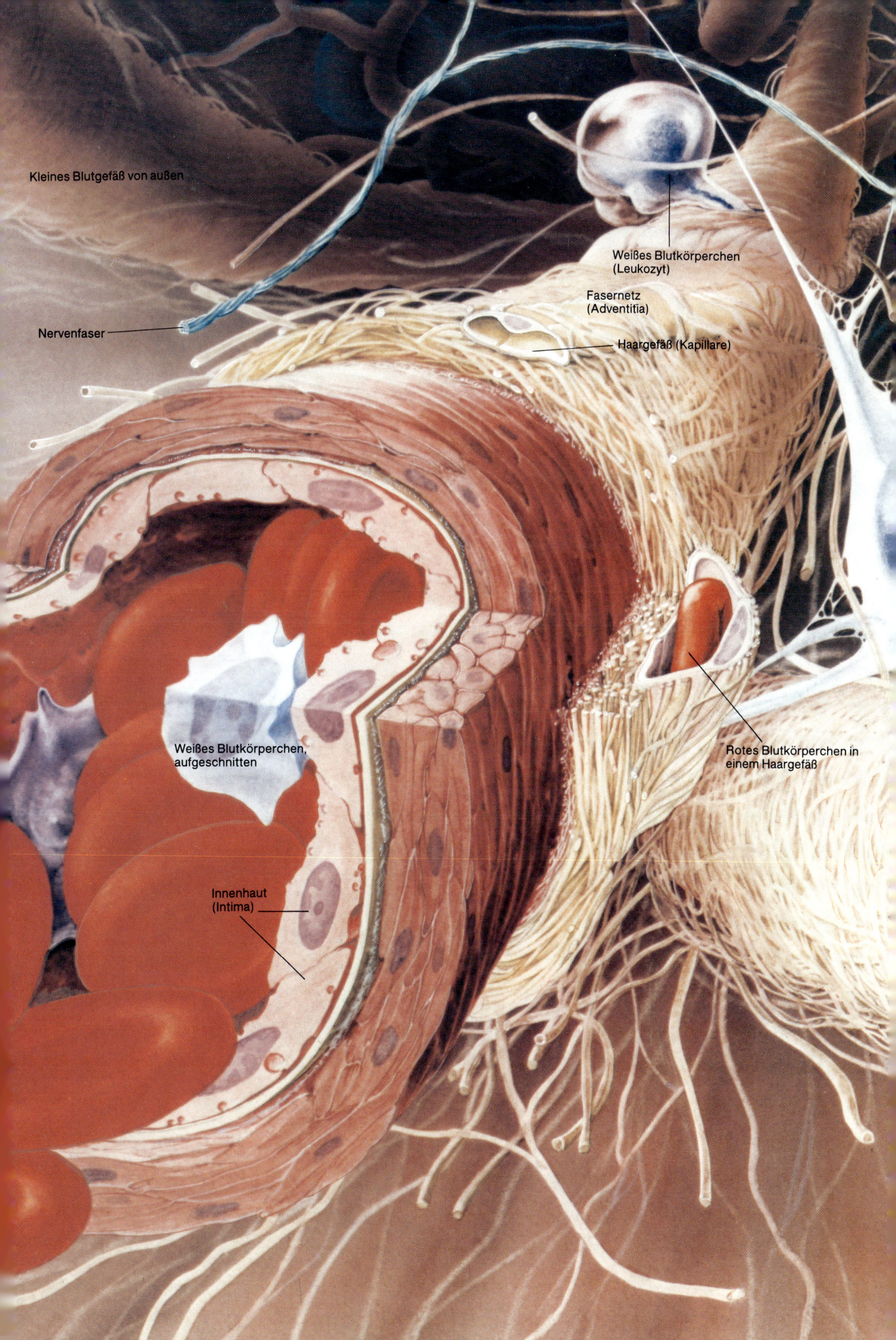

Kleines Blutgefäß von außen

Weißes Blutkörperchen
(Leukozyt)

Fasernetz
(Adventitia)

Haargefäß (Kapillare)

Nervenfaser

Weißes Blutkörperchen,
aufgeschnitten

Rotes Blutkörperchen in
einem Haargefäß

Innenhaut
(Intima)

Blutkörperchen unter dem Mikroskop: In der Mitte eine größere weiße Blutzelle (Leukozyt), ringsum rote Blutkörperchen (Erythrozyten), die Sauerstoff und Kohlendioxid transportieren.

Nach der Verletzung einer Ader (1) gerinnt das Blut. Aus roten und weißen Blutkörperchen, Blutplättchen (Gerinnselzellen) und Eiweißfäden bildet sich ein Blutgerinnsel (2), das Loch ist nach kurzer Zeit verschlossen.

Beschaffenheit des Blutes

Über die Zusammensetzung des Blutes und über seine vielfältigen Aufgaben im Organismus herrscht weitgehende Klarheit. Dank leistungsfähiger Mikroskope und hoch entwickelter laborchemischer Methoden sind die einzelnen Bestandteile des Blutes, ihre Bildungsstätten und unterschiedlichen Aufgaben zuverlässig erforscht.

Nur auf den ersten Blick wirkt Blut wie eine einheitliche rote Flüssigkeit. Die Blutsenkung zeigt schon dem bloßen Auge, daß deutlich flüssige (Blutplasma) und feste (Blutkörperchen) Bestandteile voneinander zu unterscheiden sind.

Blutplasma

Das Blutplasma nimmt 55 Prozent des Blutvolumens ein. Es besteht keineswegs nur aus Wasser, sondern enthält sieben bis acht Prozent Eiweißkörper, die wichtige Aufgaben bei der Abwehr von Krankheitskeimen und bei der Blutgerinnung wahrnehmen. Im Blutplasma sind ferner anorganische Salze von Natrium, Calcium, Kalium, Chlor, Magnesium, Eisen, Brom und Jod in unterschiedlicher Konzentration gelöst.

Im flüssigen Anteil des Blutes werden aber auch die vom Darm aufgenommenen Nahrungsstoffe, ferner die von den inneren Drüsen produzierten Hormone, die der Abwehr dienenden Eiweißkörper (Immunkörper) und Genußgifte wie Alkohol und Nikotin transportiert.

Blutkörperchen

Die festen (geformten) Bestandteile des Blutes, die Blutkörperchen, haben einen Anteil von 45 Prozent am Gesamtblut. Unter dem Mikroskop sind deutlich rote Blutkörperchen (Erythrozyten), verschiedenartig geformte, unterschiedlich große, weiße Blutzellen (Leukozyten) und Blutplättchen (Thrombozyten) zu erkennen. Ein einziger Kubikmillimeter Blut – das ist ein Blutstropfen, so groß wie ein Stecknadelkopf – enthält normalerweise fünf Millionen rote Blutkörperchen, 6000 bis 8000 weiße Blutzellen und dazu noch 200000 bis 300000 Blutplättchen.

Rote Blutkörperchen. Die roten Blutkörperchen (Erythrozyten) sind runde, in der Mitte etwas eingedellte Scheiben mit einem Durchmesser von weniger als einem hundertstel Millimeter und einer Höhe von nur einem fünfhundertstel Millimeter. Die meisten Erythrozyten werden im Knochenmark gebildet. Weil ihre Lebensdauer nur gut hundert Tage beträgt, ist das Knochenmark unermüdlich mit der Herstellung junger Erythrozyten beschäftigt. Diesen Vorgang nennt man *Blutmauserung*. Hauptfunktion der roten Blutkörperchen ist der Transport von Sauerstoff und Kohlendioxid (→ Seite 176).

Weiße Blutzellen. Die weißen Blutzellen (Leukozyten) sind sehr viel seltener als die roten. Sie sind nicht so einheitlich geformt wie die kernlosen roten Blutkörperchen, sondern treten in mehreren unterschiedlichen Zellarten auf, denen jeweils andere Aufgaben obliegen. Man unterscheidet die im Knochenmark gebildeten Granulozyten, die von Milz und Lymphknoten produzierten Lymphozyten und große weiße Blutzellen, deren Bildungsstätten im lockeren Netzwerk des Bindegewebes liegen und die Monozyten heißen. Allen weißen Blutzellen gemeinsam sind ihre vielseitigen Fähigkeiten bei der Abwehr von Krankheitskeimen, die Bildung von Schutzstoffen und das Einkreisen körperfremden Gewebes in Form des Eiters.

Blutplättchen. Die Blutplättchen oder Gerinnselzellen (Thrombozyten) sind sehr kleine, nur ein bis drei tausendstel Millimeter große ovale Blutzellen, die in der Leber und der Milz gebildet werden und nicht länger als sieben bis elf Tage leben. Ihre Aufgabe ist die Einleitung der *Blutgerinnung*. Die Fähigkeit des flüssigen Blutes, bei Austritt aus dem geschlossenen Kreislauf der Adern minutenschnell zu gerinnen, sichert das Überleben des Menschen. Nur so kann der Verlust des lebensnotwendigen Stoffes in Grenzen gehalten werden.

Blutstillung

An ihrem Mechanismus beteiligen sich die verletzten Adern, die sich mit Hilfe ihrer Muskelschicht sofort nach der Verletzung für einige Zeit zusammenziehen und zusätzlich durch Aufquellung der Innenhaut den Durchmesser des Gefäßes verengen. Im Blut selbst setzt die Öffnung eines Gefäßes einen komplizierten und nicht bis ins letzte erforschten Mechanismus der Gerinnung in Gang, an dem sich die Blutplättchen gemeinsam mit Eiweißkörpern (Fibrinogen) des Blutplasmas beteiligen. Dabei wandeln sich zahlreiche, normalerweise passive Gerinnungsfaktoren in aktive Blutstiller um.

Bluterkrankheit. Bei der Bluterkrankheit (Hämophilie), einer erblichen Blutgerinnungsstörung, die auch »Krankheit der Könige« heißt, weil an ihr zahlreiche männliche Mitglieder des europäischen Hochadels litten, ist die Blutgerinnung wegen eines angeborenen Mangels lebenslang gestört. Die Hämophilie wird von Frauen vererbt, an ihr erkranken jedoch nur Männer.

In Deutschland leben etwa 6000 Bluter. Bei ihnen kommt es schon nach kleinsten Verletzungen zu tagelangen Blutverlusten. Weil diese unstillbaren Blutungen auch in die inneren Organe und Gelenkhöhlen (Blutergelenke) erfolgen, ist die Komplikationsrate hoch. Eine sorgsame Überwachung der Bluter und die Behandlung mit Gerinnungsfaktoren hat die Lebenserwartung dieser Patienten auf derzeit 50 Jahre ansteigen lassen.

Zu Blutgerinnungsstörungen kommt es auch bei einigen inneren Leiden, vor allem bei Lebererkrankungen und Vitamin-K-Mangel.

Blutgruppen

Das Blut der Menschen ist untereinander nicht beliebig austauschbar. Obgleich man das dem »besonderen Saft« nicht ansieht, weist das Blut jedes einzelnen Menschen eine für ihn typische Eigenart (Individualität) auf. Es gibt Hunderte von unterschiedlichen Stoffen, die diese unveränderliche Eigenart des Blutes bedingen. Trotzdem lassen sich, wie Anfang dieses Jahrhunderts entdeckt wurde, vier große Blutgruppen (A, 0, B und AB) unterscheiden.

Die Verteilung der Blutgruppen weist beträchtliche regionale Unterschiede auf. Jede Blutgruppe kann zudem noch in weitere Untergrup-

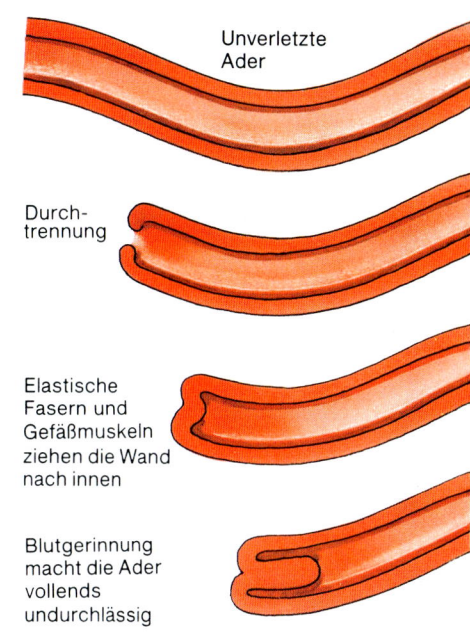

Unverletzte Ader

Durchtrennung

Elastische Fasern und Gefäßmuskeln ziehen die Wand nach innen

Blutgerinnung macht die Ader vollends undurchlässig

Kleinere Blutgefäße schließen sich nach einer Durchtrennung aus eigener Kraft. Dabei wirken Fasern und Gefäßmuskeln mit den Blutplättchen (Thrombozyten) zusammen. Die Blutung kommt innerhalb kurzer Zeit zum Stehen.

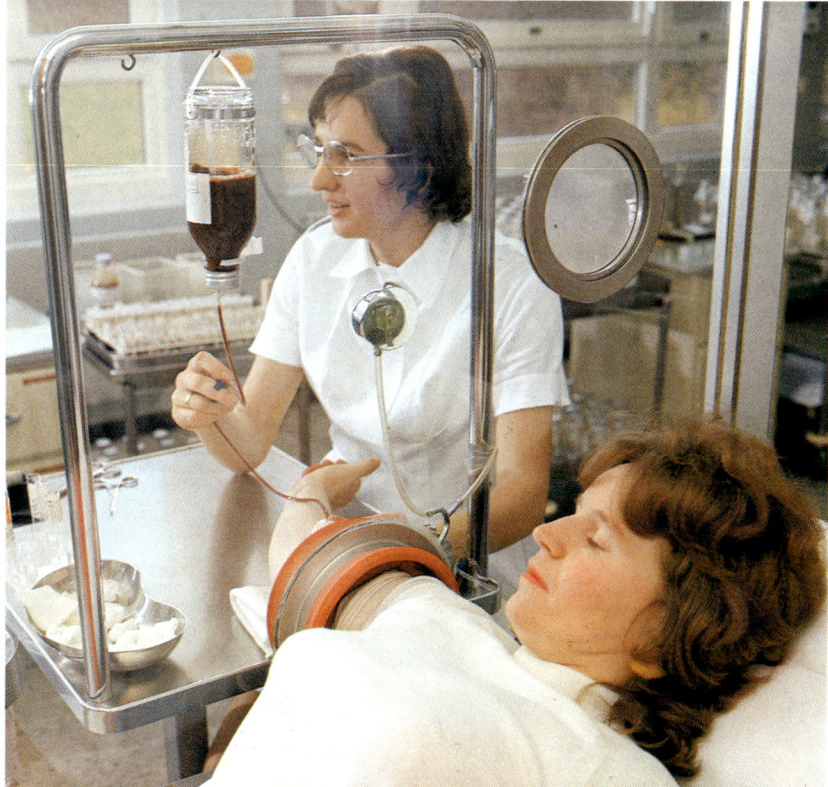

Blutspenden hilft Leben retten. Ein gesunder Erwachsener kann ohne Nachteile rund 500 Milliliter Blut spenden, das dann als Blutkonserve für den Notfall vorrätig gehalten wird. In der Blutspendezentrale (Foto) werden auf schmerzfreie und absolut hygienische Weise die Spender zur Ader gelassen. Zwischen wiederholtem Blutspenden sollten acht bis zehn Wochen vergehen.

25 Billionen rote Blutkörperchen

● *99 von 100 Blutzellen sind rote Blutkörperchen (Erythrozyten), der Rest entfällt auf weiße Blutzellen und Blutplättchen.*

● *Rund 25 Billionen Erythrozyten kreisen im Blut eines erwachsenen Mannes (in dem einer Frau etwa zwei Billionen weniger).*

● *In jeder Minute werden in unseren Knochen 170 Millionen neue Erythrozyten gebildet.*

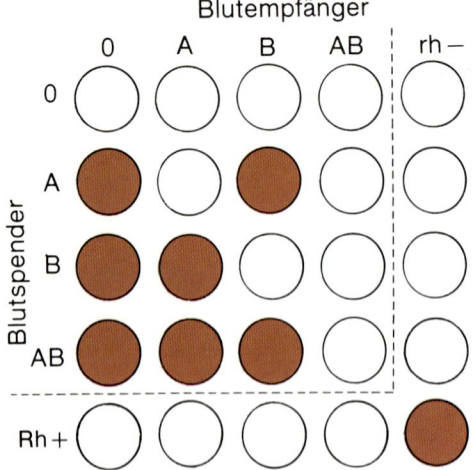

	Blutempfänger				
	0	A	B	AB	rh−
Blutspender 0	○	○	○	○	○
A	●	○	●	○	○
B	●	●	○	○	○
AB	●	●	●	○	○
Rh +	○	○	○	○	●

Wird das Blut von zwei Menschen verrührt, so klumpt es zusammen, wenn es sich nicht miteinander verträgt (rote Kreise). Das Schaubild zeigt, daß Spender mit der Blutgruppe 0 allen anderen Menschen Blut spenden können (»Universalspender«). Wer die Blutgruppe AB hat, der verträgt jedes andere Blut (»Universalempfänger«). Rhesuspositives (Rh +) und rhesusnegatives Blut (rh−) dürfen bei Blutübertragungen nicht zusammengebracht werden.

pen und Merkmale unterteilt werden. Von besonderer praktischer Bedeutung ist dabei der Rhesusfaktor (→ Seite 339). Er ist bei 85 Prozent der Menschen nachweisbar (Rhesus-positiv), während die restlichen 15 Prozent keinen solchen Faktor im Blut haben (Rhesus-negativ).

Blutübertragung. Die unterschiedlichen Blutgruppen spielen bei der Blutübertragung im Krankheits- und Verletzungsfall *(Bluttransfusion)* eine entscheidende Rolle. Die gegeneinander gerichteten unterschiedlichen Eiweißstoffe (Antikörper) der verschiedenen Blutgruppen bewirken bei der Übertragung einer falschen Blutgruppe beträchtliche Komplikationen. Im Notfall kann die Blutgruppe 0 als Universalspender verwendet werden, während Menschen mit der Blutgruppe AB notfalls jedes andere Blut empfangen dürfen.

Die Verträglichkeit der Bluttransfusion ist um so besser, je ähnlicher Spender- und Empfängerblut in allen Merkmalen sind. Die Blutkonserven, das sind von gesunden Blutspendern abgenommene und in Blutbanken aufbewahrte Plastikbeutel mit meist 0,4 Liter Blut, sind deshalb nach Blutgruppen und Merkmalen genau gekennzeichnet.

Blut als Transportmittel

Durch die Adern ist das Blut, ein flüssiges Organ, mit allen anderen Organen des Körpers in ständigem Kontakt. Dabei bewältigt es vielfältige Transportarbeiten. Die wichtigste ist der *Gastransport* durch die roten Blutkörperchen. Sie beladen sich einerseits in der Lunge mit dem lebensnotwendigen Sauerstoff, der vorübergehend an das Bluteisen, den roten Farbstoff Hämoglobin, gebunden und so in das Gewebe transportiert wird. Andererseits löst sich im Blut das beim Stoffwechsel entstehende Kohlendioxid. Es färbt das zum Herzen zurückströmende (venöse) Blut dunkel und wird in der Lunge abgeatmet. Ein Liter Blut kann jeweils ein fünftel Liter reinen Sauerstoff transportieren. Aus dem Blut entnehmen die Organe auch ihre Nahrungsstoffe, in das Blut scheiden sie die Stoffwechselendprodukte ab. Jede Verminderung der roten Blutkörperchen und des Blutfarbstoffes, genannt Blutarmut (Anämie), zieht deshalb alle Organe in Mitleidenschaft.

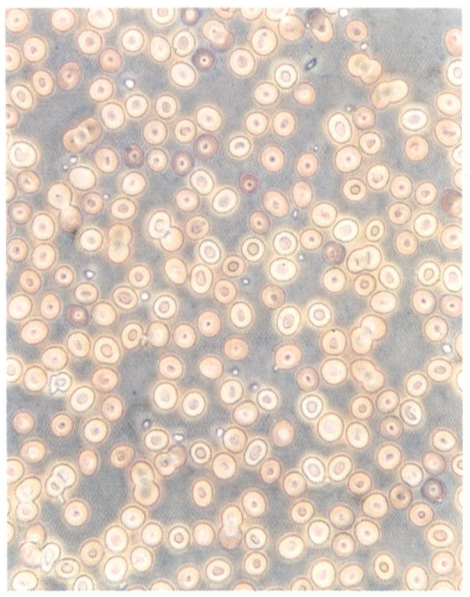

So sieht das mikroskopische Blutbild aus, wenn der Patient an Blutarmut (Anämie) leidet. Die Zahl der roten Blutkörperchen (Erythrozyten) ist vermindert, ihre Struktur teilweise verändert. Häufig gehen Müdigkeit, Unlust und Schwäche auf Blutarmut zurück.

Erkrankungen des Blutes

Entsprechend den vielfältigen Aufgaben des Blutes (Transport von Stoffen und Energie, Temperaturregelung, Abwehr von Mikroorganismen, Informationsvermittlung zwischen den Organen) haben auch die Krankheiten des Blutes und der blutbildenden Organe viele Gesichter: Sie können entweder alle diese Teilfunktionen beeinträchtigen oder nur einige davon betreffen. Damit ist auch die Vielfalt der Krankheitszeichen und Komplikationen bei Erkrankungen des Blutes erklärt. Außerdem können bestimmte Reaktionen des Blutes (so z.B. die Geschwindigkeit der Blutsenkung, → rechte Seite) auf Erkrankungen hindeuten, die keine spezifischen Blutkrankheiten sind.

Blutarmut

Zu einer Blutarmut (Anämie) kann es durch einen gesteigerten Zerfall der Blutbestandteile (Hämolyse), durch Störungen der Blutzellreifung in den Blutbildungsstätten, vor allem aber durch akute oder chronische Blutverluste kommen.

Ursachen. Jeder Erwachsene hat vier bis fünf Gramm Eisen im Blut. Durch den Stuhlgang verliert er pro Tag etwa ein tausendstel Gramm. Bei Blutverlusten steigt diese Menge rasch an. Dabei kann man auch aus ganz kleinen, aber schwer heilenden Wunden im Laufe der Zeit eine Menge Eisen verlieren, z. B. durch Zahnfleischbluten. Von der Anämie durch Blutverlust sind vor allem menstruierende und schwangere Frauen bedroht. Die Fähigkeiten des menschlichen Organismus, Eisen zu speichern, sind begrenzt.

Krankheitszeichen. Anfangs macht sich der Mangel an roten Blutkör-

perchen meist nur als Blässe, Müdigkeit, Unlust und Schwäche des Patienten bemerkbar. Diese Krankheitszeichen sind jedoch nicht charakteristisch. Sie kommen in dieser oder jener Kombination auch bei anderen Leiden vor und entziehen sich daher leicht der richtigen Diagnose. Erst eine Blutuntersuchung deckt den Mangel an Hämoglobin (abgekürzt: Hb), das Defizit an eisenhaltigem Blutfarbstoff, auf.
Blutarmut kann auch durch die mangelhafte Aufnahme des mit der Nahrung angebotenen Eisens bedingt sein. Die *perniziöse Anämie* (»verderbliche Blutarmut«) beruht auf einem Mangel an Vitamin B 12, das wegen des Fehlens eines Aufnahmefaktors in der Magenschleimhaut nicht in ausreichender Menge aufgenommen wird. Sie beginnt schleichend mit Abgeschlagenheit, Appetitlosigkeit, Magen- und Darmbeschwerden und kann bis zu Herzschmerzen und seelischen Störungen führen.
Behandlung. Jede Form der Anämie läßt sich mit Aussicht auf Erfolg behandeln. Der Therapie muß eine genaue Abklärung der Ursache und eine gründliche Laboruntersuchung des Blutes vorausgehen. Um den Eisenverlust auszugleichen, muß die tägliche Nahrung mindestens ein hundertstel Gramm Eisen enthalten.

Rotblütigkeit

Die krankhafte Vermehrung der roten Blutkörperchen wird als Rotblütigkeit (Polyglobulie) bezeichnet. Ihre Krankheitszeichen sind die hochrote Verfärbung des Gesichts, Kopfschmerzen, Ohrensausen, Erbrechen und seelische Veränderungen. Oft schwillt auch die Milz an. Eine Vermehrung der roten Blutkörperchen wird auch beobachtet, wenn der Organismus chronischen Sauerstoffmangel leidet. Das ist im Hochgebirge der Fall, aber auch dann, wenn durch Herzfehler oder Lungenerkrankungen die Sauerstoffsättigung der Erythrozyten ständig unzureichend bleibt.

Leukozytose

Eine Vermehrung der weißen Blutkörperchen über den Grenzwert von 9 000 in einem Kubikmillimeter nennt man Leukozytose. Sie ist ein wichtiger Hinweis auf akute entzündliche Erkrankungen. So steigt bei der Blinddarmentzündung (Appendizitis), bei Lungenentzündung (Pneumonie) und anderen Eiterprozessen die Zahl der Leukozyten im Blut deutlich an. Eine geringere Zunahme dieser Zellen läßt sich jedoch auch nach einer guten Mahlzeit und ebenso nach starken körperlichen Anstrengungen nachweisen.

Leukämie

Eine krankhafte, bösartige Wucherung der weißen Blutzellen in ihren Bildungsstätten und die sich daraus ergebende Überschwemmung des Blutes mit zum Teil unreifen Leukozyten nennt man Leukämie oder Leukose. Die Heilungsaussichten dieses Blutkrebses richten sich vor allem danach, welche Unterart der weißen Blutkörperchen sich krankhaft vermehrt. Ganz allgemein haben sich die Heilungsmöglichkeiten, vor allem bei Leukämien des Kindesalters, in der letzten Zeit erheblich verbessert (→ Seite 409).

Blutgerinnsel und Blutpfropf

Gerinnt das Blut innerhalb einer Ader, so bildet sich ein Blutgerinnsel (Thrombus), der sich von der Wand des Gefäßes lösen kann und dann als wandernder Blutpfropf (Embolus) vom Blutstrom verschleppt wird.
Ursachen. Thrombosen kommen zustande durch Erkrankungen der Gefäßinnenwand, an der das Blut sich staut und gerinnt. Die Blutpfropfbildung wird gefördert durch eine Verlangsamung der Blutströmung und durch eine krankhafte Zusammensetzung der Blutbestandteile, etwa eine Vermehrung der Blutplättchen (Thrombozyten) oder Bluteiweißkörper. Die Größe des Blutgerinnsels und die Bahn, die es bei seiner Verschleppung nimmt, bestimmen die Folgen.

Eisengehalt von Nahrungsmitteln
Der Eisengehalt unserer Nahrungsmittel ist sehr unterschiedlich. Wenn Sie ein hundertstel Gramm Eisen zu sich nehmen wollen, kommen Sie mit 50 Gramm Schweineleber aus. Sie müßten aber mindestens zehn Liter Milch trinken, um auf die gleiche Eisenmenge zu kommen.
● *Wenig Eisen enthalten z. B. die meisten Käsesorten, Butter, weißes Weizenmehl, Kartoffeln, Zucker und die meisten Gemüse- und Obstsorten;*
● *viel Eisen enthalten u. a. Rindfleisch, fast alle Innereien, Leberwurst, Goldbarsch, Krabben, Eigelb, Haferflocken, Roggenvollkornbrot, Knäckebrot, Spinat, Schnittlauch, Hülsenfrüchte, Trokkenobst, Haselnüsse und Mandeln.*

Die Abbildung zeigt eine Blutsenkung: links das mit Gradeinteilung versehene Röhrchen nach der Füllung mit Blut-Natriumzitrat-Mischung, in der Mitte nach einer Stunde (erster Wert), rechts nach Ablauf von zwei Stunden (zweiter Wert). Die beiden Werte geben verläßliche Hinweise: Jede Beschleunigung der Blutsenkung spricht für einen Entzündungsherd im Körper.

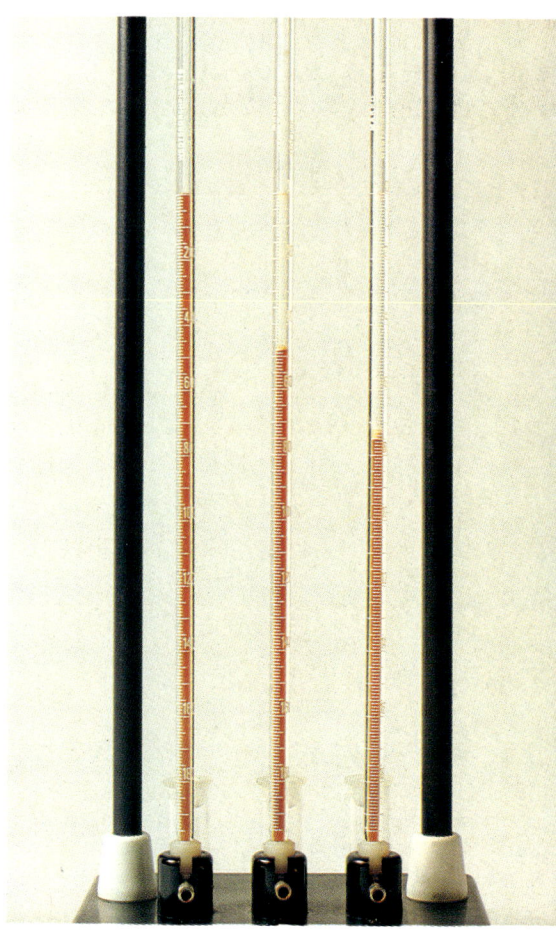

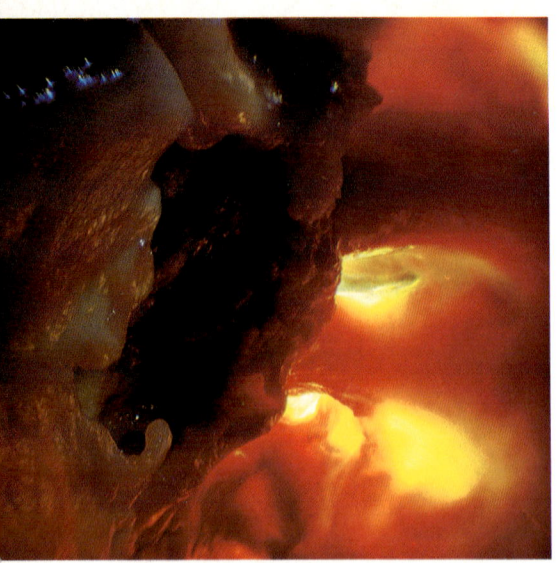

An einer Gefäßwand hat sich ein Blutgerinnsel (Thrombus) gebildet. Die Behandlung sucht ihn aufzulösen und seine Verschleppung zu verhindern.

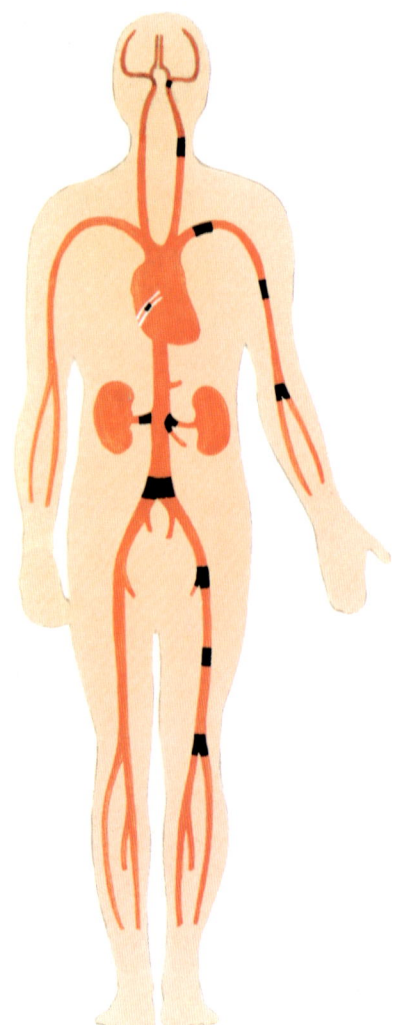

Ein wandernder Blutpfropf (Embolus) wird vom Blutstrom verschleppt und verstopft die Engstellen der Adern. Die Abbildung zeigt die Lieblingssitze der Embolie, wenn der Blutpfropf aus der linken Herzkammer stammt und die Schlagadern des Körpers bedroht.

Erscheinungsformen. Ein großer Embolus, der aus den Venen des Körpers stammt und über den rechten Vorhof und die rechte Herzkammer in die Lunge geschwemmt wird, löst dort eine *Lungenembolie* aus, die – falls eine große Ader schlagartig verstopft wird – tödlich sein kann (→ Seite 212). Mögliche Folgen der Blutgerinnselverschleppung sind auch der Herzinfarkt und der Schlaganfall. Besteht das mit dem Blutstrom verschleppte Material aus Fettzellen, etwa nach einer Quetschung oder einem Knochenbruch, so spricht man von *Fettembolie*. Werden durch die Eröffnung von Blutgefäßen Luftblasen mit dem Blutstrom verschleppt, kommt es zur *Luftembolie*.

Behandlung. Thrombosen und Embolien können höchst dramatische Krankheitsbilder auslösen. Sie bedürfen umgehender ärztlicher Behandlung. Ihrer Vorbeugung wird im Krankenhaus bei Operationen und Eingriffen großes Gewicht zugemessen.

Komplikationen. Wird ein Blutgerinnsel von Krankheitskeimen infiziert, so kann daraus eine Allgemeininfektion entstehen. Diese *Blutvergiftung* (Sepsis) geht mit hohem Fieber und Schüttelfrösten, einer Puls- und Atembeschleunigung und mit schwerstem Krankheitsgefühl einher. Unbehandelt führt sie meist zum Tode, doch ist ein tödlicher Verlauf der Blutvergiftung durch die Anwendung hochwirksamer Antibiotika und eine fortentwickelte Technik des sofortigen chirurgischen Eingriffs heute sehr selten geworden.

Blutkreislauf

Verletzt sich der Mensch, und sei es nur oberflächlich und leicht, so tritt aus der Wunde Blut aus. Daß dieses Blut in einem stetigen Kreislauf in seinen Adern fließt, wurde erst im Jahre 1628 von dem englischen Arzt William Harvey entdeckt.

Die Aufgabe des Kreislaufs ist die ständige Versorgung aller Gewebe mit Sauerstoff und Nährsubstanzen. Solange das Herz, der Motor des Blutkreislaufs, schlägt, hält es das Blut in einem ausgedehnten System großer, mittlerer und kleinster Adern in Bewegung. Würde man alle Blutgefäße, auch die mikroskopisch feinen Haargefäße (Kapillaren), hintereinander legen, so ergäbe sich eine Strecke von mehr als 100 000 Kilometern. Die großen, mit bloßem Auge sichtbaren Blutgefäße messen davon nur wenige Meter.

Blutgefäße

Man unterscheidet die Schlagadern (Arterien), Blutadern (Venen) und die zwischen sie eingelagerten Haargefäße (Kapillaren). Arterien sind Gefäße, die das Blut vom Herzen weg zu einem Organ hinleiten. Venen nennt man jene Adern, die das Blut von den Organen zum Herzen zurückführen. Zwischen ihnen gibt es ausgedehnte Kapillarnetze in jedem Kubikzentimeter Körpergewebe sowie eine Reihe von »Kurzschlüssen«, die arterio-venösen Verbindungen (Anastomosen).

Wandaufbau. Die unterschiedlichen Aufgaben von Arterien, Venen und Kapillaren spiegeln sich in ihrem anatomischen Aufbau wider. Prinzipiell bestehen die Wände von Arterien und Venen aus drei Schichten, doch ist deren Dicke ganz unterschiedlich ausgeprägt. Alle Adern sind innen mit einer glatten, für das Blut normalerweise undurchdringlichen Schicht, der Intima, ausgekleidet. Den stärksten Anteil der Wand nimmt die mittlere Schicht (Media) ein, eine aus glatten Muskelfasern und elastischen Fasern aufgebaute Gewebeschicht. Nach außen werden die Blutgefäße durch Fasernetze (Adventitia) abgeschlossen und mit der Umgebung verbunden.

Arterien und Venen werden nicht aus dem Blut ernährt, das in ihnen fließt. Sie bekommen Sauerstoff und Nährsubstanzen vielmehr aus Adern, die sich von außen her in der Wand der Gefäße verzweigen.

Arterien. Je nach dem Aufbau der Mittelschicht (Media) werden elastische und muskulöse Typen von Arterien unterschieden. Zur ersten Gruppe gehören die herznahen Arterien und ihre großen Abzweigun-

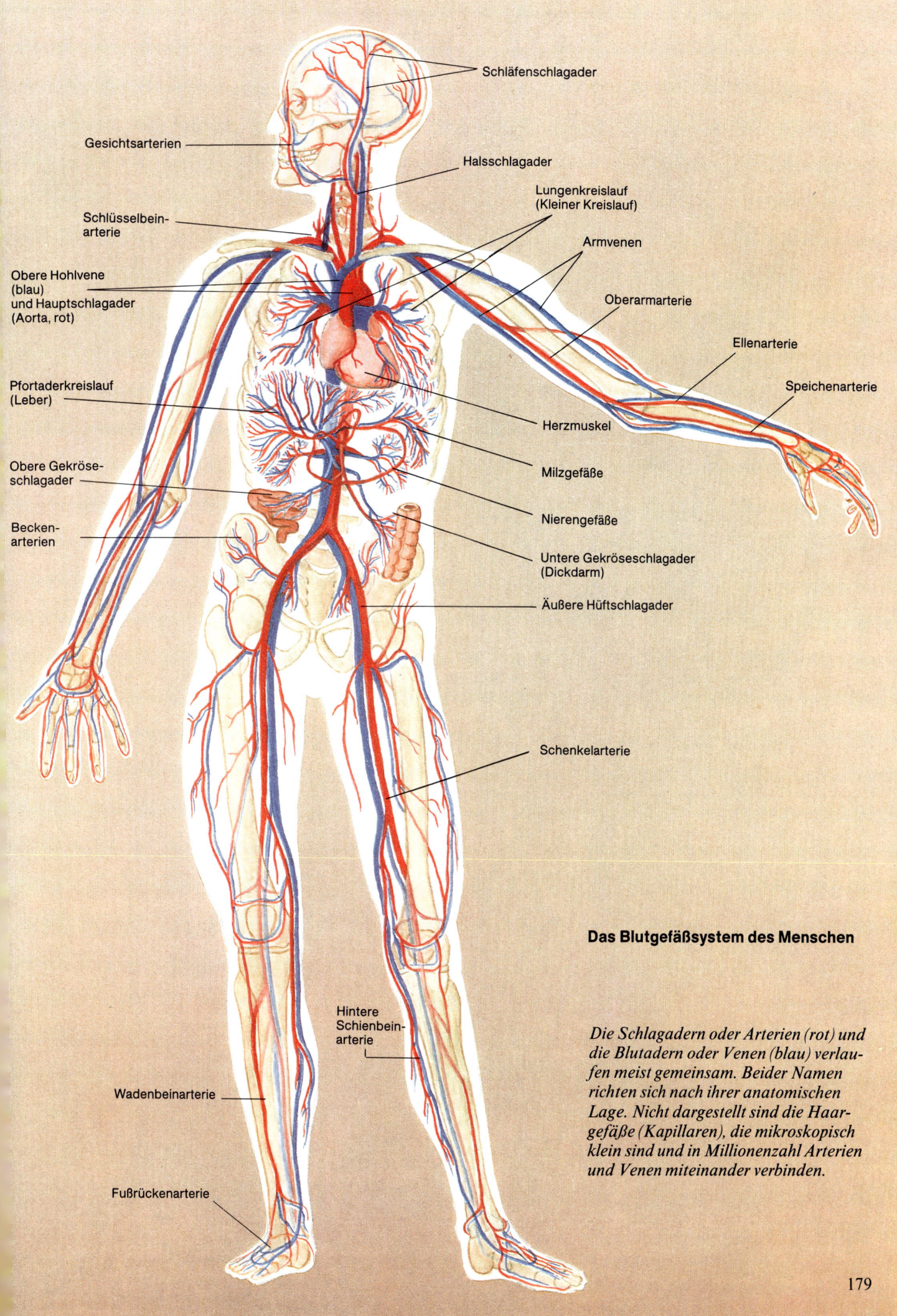

Schläfenschlagader

Gesichtsarterien

Halsschlagader

Lungenkreislauf
(Kleiner Kreislauf)

Schlüsselbein-
arterie

Armvenen

Obere Hohlvene
(blau)
und Hauptschlagader
(Aorta, rot)

Oberarmarterie

Ellenarterie

Speichenarterie

Pfortaderkreislauf
(Leber)

Herzmuskel

Obere Gekröse-
schlagader

Milzgefäße

Nierengefäße

Becken-
arterien

Untere Gekröseschlagader
(Dickdarm)

Äußere Hüftschlagader

Schenkelarterie

Das Blutgefäßsystem des Menschen

Hintere
Schienbein-
arterie

*Die Schlagadern oder Arterien (rot) und
die Blutadern oder Venen (blau) verlaufen meist gemeinsam. Beider Namen
richten sich nach ihrer anatomischen
Lage. Nicht dargestellt sind die Haargefäße (Kapillaren), die mikroskopisch
klein sind und in Millionenzahl Arterien
und Venen miteinander verbinden.*

Wadenbeinarterie

Fußrückenarterie

179

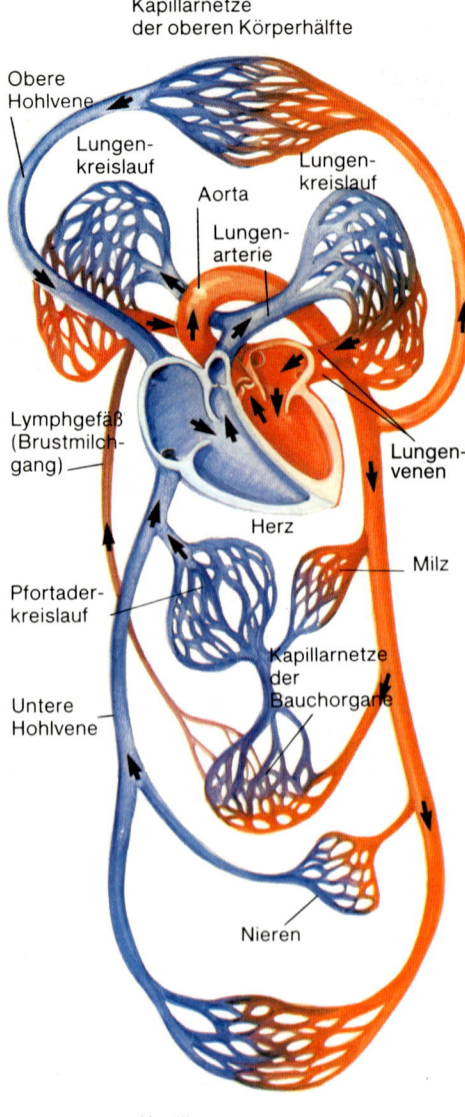

Kapillarnetze der oberen Körperhälfte

Obere Hohlvene

Lungen-kreislauf

Lungen-kreislauf

Aorta

Lungen-arterie

Lymphgefäß (Brustmilch-gang)

Lungen-venen

Herz

Milz

Pfortader-kreislauf

Kapillarnetze der Bauchorgane

Untere Hohlvene

Nieren

Kapillarnetze der unteren Körperhälfte

Eine schematische Darstellung des Blutkreislaufs: Die Schlagadern sind (bis auf die Lungenarterie, die venöses Blut enthält) rot, die Venen (bis auf die Lungenvenen, die arterielles Blut enthalten) blau und die Kapillarnetze in den Organen rotblau gezeichnet. Mit Sauerstoff gesättigt wird das Blut im Lungenkreislauf (kleiner Kreislauf), bevor das Herz es in den großen Kreislauf pumpt. Das Gebiet des Pfortaderkreislaufs umfaßt Leber, Magen, Milz und Darm.

Hoher Blutverlust – Lebensgefahr!
Ein akuter Blutverlust von etwa 30 Prozent der vorhandenen Blutmenge, das entspricht bei einem Erwachsenen eineinhalb bis zwei Liter, ist stets lebensgefährlich.
Sofortmaßnahmen bei starken Blutungen → Seite 480.

gen, die dadurch in die Lage versetzt werden, den vom Herzen kommenden Druckstoß auszugleichen. Arterien des muskulösen Typs finden sich herzfern. Ihre Muskelausstattung ermöglicht eine aktive Verengerung der Blutgefäße und damit eine Regulierung der Blutverteilung.

Venen. Bei den Venen ist die Dreischichtung der Gefäßwand nicht so deutlich ausgeprägt, vor allem ist die Muskelschicht viel dünner. Auch im Inneren des Gefäßes weisen die Venen eine Besonderheit auf: halbmondförmige, an der Wand befestigte Venenklappen. Sie sind in Armen und Beinen besonders zahlreich und verhindern vor allem im Stehen das Zurückströmen des Blutes. Im allgemeinen ist der Durchmesser der Venen größer als derjenige der Schlagadern.

Kapillaren. Mit bloßem Auge sind die Haargefäße oder Kapillaren nicht sichtbar. Ihr Durchmesser schwankt zwischen fünf und 25 tausendstel Millimeter. In einigen Körperorganen, vor allem in den Skelettmuskeln, können sich Kapillaren im Laufe des Lebens durch Sprossung neu bilden.

Während Arterien und Venen ein geschlossenes Röhrensystem bilden, dessen Wand für das Blut und seine Bestandteile normalerweise undurchdringlich ist, vollzieht sich durch die feinen, für Flüssigkeit, Blutzellen und chemische Substanzen durchlässigen Wände der Haargefäße ein ständiger Stoffaustausch.

Der dreigeteilte Blutkreislauf
Das Blut fließt in den Schlagadern nicht einfach vom Herzen weg und in den Venen zu ihm zurück. Es verzweigt sich vielmehr in drei Kreislaufabschnitten, dem großen oder Körperkreislauf, dem kleinen oder Lungenkreislauf und einem Nebenschluß, dem Pfortaderkreislauf.

Körperkreislauf. Er geht von der linken Herzkammer aus, die das sauerstoffhaltige und darum hellrote Blut durch eine Zusammenziehung (Kontraktion) in die Hauptschlagader (Aorta) auswirft. Von der Hauptschlagader, dem größten Blutgefäß des menschlichen Körpers, zweigen Arterien nach allen Richtungen und zu allen Organen ab. Dabei werden die Schlagadern um so kleiner, je weiter die Aufzweigung fortschreitet, bis sie schließlich in die Millionen Kapillargefäße übergehen. Dort findet der Gasstoffwechsel, also die Abgabe des Sauerstoffs und die Aufnahme des bei der Verbrennung von Kohlenhydraten, Fetten und Eiweiß im Stoffwechsel entstandenen giftigen Kohlendioxids statt.

Die Kapillaren sind aber auch der Ort der Nährstoffübergabe an das Gewebe. Überdies sichern sie die stabile Körpertemperatur des Warmblüters Mensch, indem sie sich je nach Bedarf erweitern oder verengen. Das verbrauchte dunkelrote Blut sammelt sich erst in kleinen, dann immer größeren Venen, um zum Herzen zurückzufließen.

Im allgemeinen haben die blutabführenden Venen die gleiche Anordnung und Aufteilung wie die blutzuführenden Arterien. Sie verlaufen jedoch meist oberflächlicher, weshalb sie am Handrücken, am Unterarm, in der Ellenbeuge und am Unterschenkel sicht- und fühlbar sind. Die Venen sind untereinander durch zahlreiche Gefäßbrücken verbunden und weisen von Mensch zu Mensch Besonderheiten des Verlaufs auf.

Der Körperkreislauf endet im rechten Herzvorhof, in den eine obere und eine untere Hohlvene und die Herzvenen münden.

Lungenkreislauf. Der kleine oder Lungenkreislauf beginnt in der rechten Herzkammer. Er führt das Blut in die Kapillaren der Lunge, wo es das Kohlendioxid abgibt und mit Sauerstoff gesättigt wird. Dann fließt das Blut zum linken Vorhof des Herzens zurück.

Pfortaderkreislauf. Ein besonderes Schaltstück des Körperkreislaufs ist die Pfortader, die die Leber mit den im Verdauungstrakt resorbierten Nahrungsstoffen versorgt. In der Leber verzweigt sich die Pfortader in ein Kapillarnetz. Erst nachdem das Eingeweideblut diesen Filter passiert hat, gelangt es in die Venen des großen Körperkreislaufs zurück.

Blutversorgung

Die Blutgefäße sind keine starren, sondern elastische Röhren. Sie können ihren Durchmesser beträchtlich erweitern oder verengen. Vor allem die Kapillaren sind in der Lage, sich vollständig zusammenzuziehen und damit für das Blut undurchdringlich zu werden. Erweiterung und Verengung der Adern werden über kleinste Gefäßnerven gesteuert, die als Teil des unbewußten (vegetativen) Nervensystems nicht der Kontrolle des Willens unterliegen.

Steuerungsmechanismen. Dank der Elastizität des Gefäßsystems kann das Blut innerhalb des menschlichen Organismus je nach Bedarf vermehrt dorthin gelenkt werden, wo es gerade am meisten gebraucht wird: beispielsweise nach dem Essen in die Därme, beim Radfahren in die Beine. Durch diese Anpassung des Kreislaufs an den wechselnden Bedarf der Organe werden diese einmal mehr, einmal weniger intensiv mit sauerstoffhaltigem Blut durchströmt. Die Niere hat ständig einen sehr hohen Blutbedarf, die anderen Organe können ihren Sauerstoffbedarf je nach Anforderung und Belastung jedoch in einem weiten Spielrahmen regulieren.

Die Steuerungsmechanismen veranlassen beim Übergang von Ruhe zu körperlicher Aktivität mehrere Maßnahmen, die der Mensch nicht wahrnimmt. Erstens steigt die Herzleistung an, indem sich die Zahl der Herzschläge pro Minute erhöht und bei trainierten Herzen auch die Menge des Blutes, das bei jeder Zusammenziehung in den Kreislauf ausgeworfen wird. Zweitens werden jene Körperorgane, in denen das verbrauchte Blut in Ruhe nur sehr langsam und träge fließt (venöse Speicher), entleert. Es sind dies vor allem Milz, Därme, Haut und Lunge. Schließlich drosselt der Kreislauf selbsttätig die Blutzufuhr zu solchen Körperorganen, die gerade nicht beansprucht werden. Im Notfall (→ Seite 182) erreicht die Einschränkung des Kreislaufs ein besonderes Ausmaß. Dann versucht der Organismus nur noch seine lebenswichtigen Organe, vor allem Hirn, Herz und Nieren, mit Blut zu versorgen.

Blutdruck

Wenn eine Ader eröffnet wird, fließt Blut. Das kann es nur, solange in dem Blutgefäß Druck herrscht – Blutdruck. Er ist die treibende Kraft in den Adern des Körpers. Für seine Entstehung und Aufrechterhaltung sorgt das Herz, das sich rund siebzigmal in der Minute zusammenzieht. Dabei wird mit mehr oder minder starkem Druck Blut in die Gefäße gepreßt.

Blutdruckmessung

Man kann diesen Druck messen, indem man ein Manometer in eine Schlagader einführt und dann abliest, wie hoch die Blutsäule durch den vom Herzen erzeugten Druck ansteigt. Doch das wäre eine blutige, dem Patienten nicht zumutbare Untersuchungsmethode. Seit 1895 kann der Blutdruck auf eine gänzlich harmlose und schmerzfreie Weise gemessen werden. In diesem Jahr erfand der italienische Kinderarzt Scipione Riva-Rocci (abgekürzt: RR) die Blutdruckmessung mit Hilfe einer aufblasbaren Gummimanschette, die um den Oberarm gelegt wird. Sie ist mit einem Meßgerät gekoppelt, das den ausgeübten Druck in Millimeter Quecksilbersäule (mm Hg) angibt.

Meßverfahren. Wenn der Untersucher die Manschette aufpumpt, preßt er dabei die Muskeln und mit ihnen auch alle Blutgefäße zusammen. Der Arm ist abgebunden, kein Blut kann hin oder zurück. Nun läßt man den Druck langsam weniger werden. Beim Blutdruckmessen liegt das Hörrohr (Stethoskop) in der Ellenbeuge.

Systolischer Wert. Wenn das Blut in der Armschlagader beim Nachlassen des Manschettendruckes plötzlich wieder fließt, hört der Arzt ein kräftiges Geräusch. Es signalisiert den oberen (systolischen) Wert des Blutdrucks, der beim Gesunden beispielsweise 125 bis 130 Millimeter

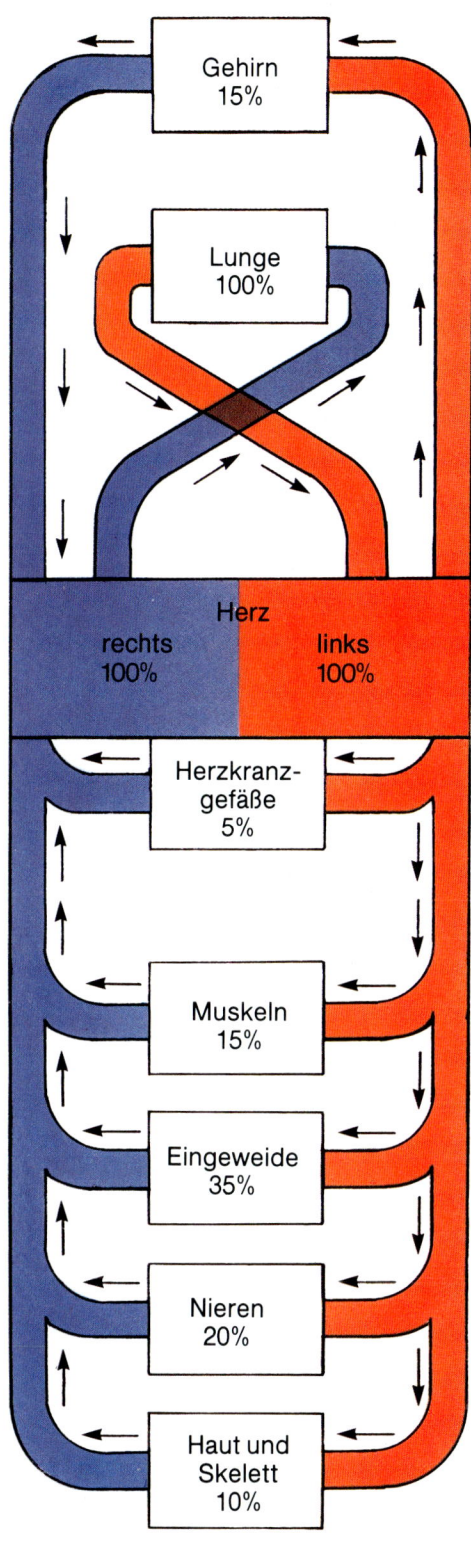

Dargestellt ist der prozentuale Anteil des Blutes, der in Ruhe mit jedem Herzschlag durch die einzelnen Organe fließt. Bei Belastung erhalten stark arbeitende Organbezirke mehr Blut, weniger stark beanspruchte werden gedrosselt.

181

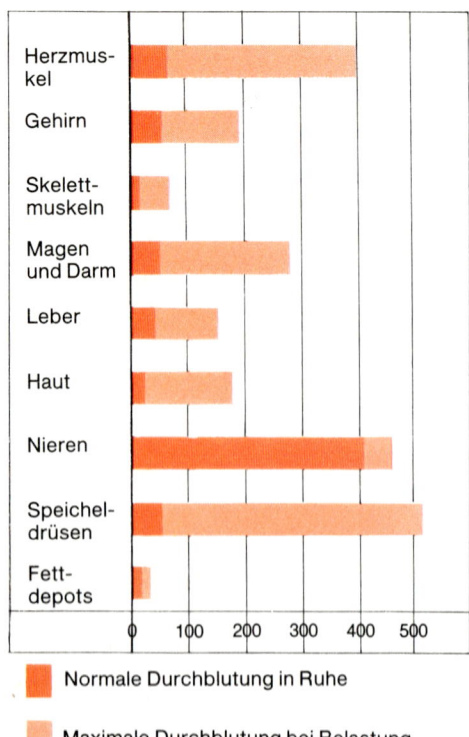

Normale Durchblutung in Ruhe

Maximale Durchblutung bei Belastung

Der Kreislauf paßt sich dem unterschiedlichen Blutbedarf der verschiedenen Organe (angegeben in Milliliter je Minute) schnell und erfolgreich an, indem sich die Durchmesser der blutzuführenden Arterien erweitern oder verengen.

Wie hoch darf der Blutdruck sein? Einen Durchschnitts- oder Normwert, der für alle Menschen gilt, gibt es nicht.

Quecksilbersäule beträgt. Dieser obere Wert wird in dem Augenblick abgelesen, wenn sich das Herz zusammenzieht und dadurch das Blut in den großen Körperkreislauf auswirft. Die Systole ist also der Moment der größten Kraftanspannung und deshalb auch des höchsten Drucks in den Gefäßen.

Diastolischer Wert. Wenn die Herzkammern sich während der Diastole wieder mit Blut füllen, müßte der Blutdruck eigentlich auf Null absinken. Das hätte üble Folgen für die Sauerstoffversorgung des Körpers. Doch dazu kommt es wegen der Elastizität der Blutgefäße nicht. Sie dehnen sich während des systolischen Blutauswurfes aus und ziehen sich in der diastolischen Herzpause zusammen. Deshalb sinkt der Blutdruck nicht auf Null. Er fällt nur rund 50 Millimeter unter den systolischen Normalwert, auf etwa 75 bis 80 Millimeter Quecksilbersäule. Diesen Wert ermittelt der Arzt, indem er weiter Luft aus der Manschette läßt. Wenn er das Geräusch in der Schlagader der Ellenbeuge nicht mehr hört, ist der zweite Wert ermittelt.

Normale Blutdruckwerte. Beide Werte sind gleich wichtig. Zu Unrecht wird meist nur dem hohen, systolischen Wert Bedeutung zugemessen. Ob ein hoher oder niedriger Blutdruck vorliegt, entscheidet aber auch das Verhältnis beider Werte.

Bei Erwachsenen gehören zum Normalbereich Werte bis zu 140/90 mm Quecksilbersäule. Die Weltgesundheitsorganisation (WHO) empfiehlt in einem Grenzbereich bis zu 160/95 mm Hg ärztliche Überwachung und, je nach den Umständen des einzelnen Falles, auch Behandlungsmaßnahmen. Höhere Blutdruckwerte, durch wiederholte Messungen bestätigt, sind krankhaft: Je höher der Druck in den Gefäßen steigt, desto schneller werden diese alt.

Kreislaufstörungen

Unter den Begriffen Kreislaufbeschwerden oder auch Kreislaufstörungen werden eine Vielzahl lästiger Symptome zusammengefaßt. Sie

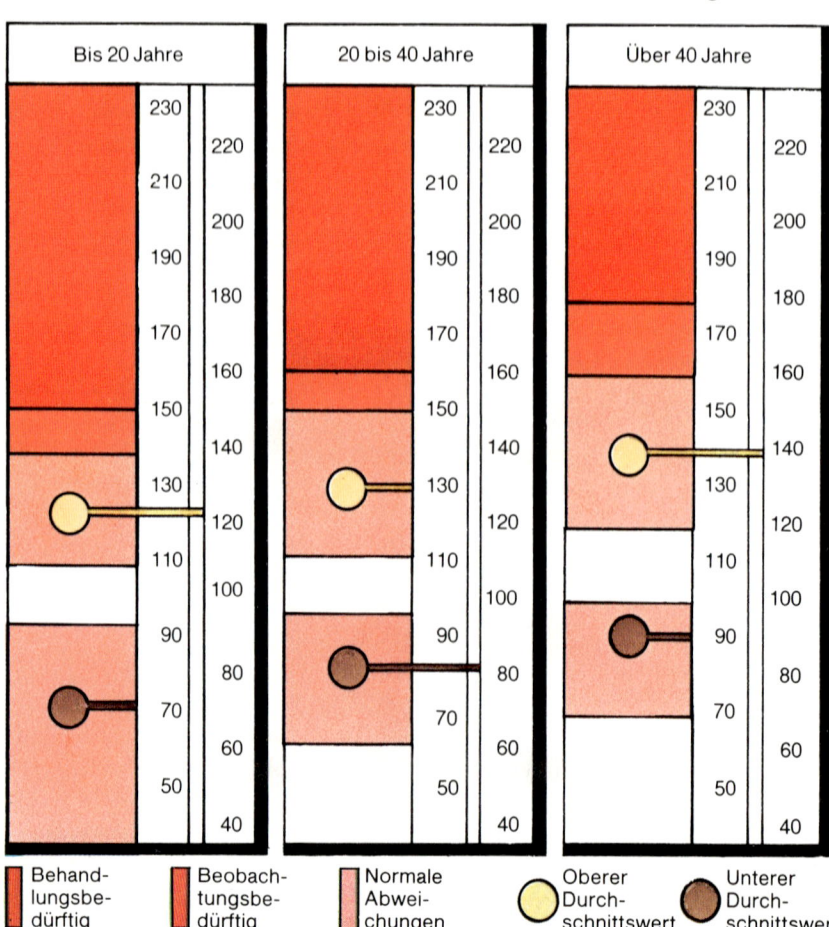

182

können sowohl von stark erniedrigtem als auch von erhöhtem Blutdruck verursacht werden. Oft erweist sich der Blutdruck bei der Kontrolle jedoch als völlig normal, dann rühren die Beschwerden vor allem von Fehlsteuerungen des unbewußten Nervensystems her. Kreislaufstörungen können sich durch Kribbeln (Ameisenlaufen) in beiden Armen oder Beinen bemerkbar machen, auch durch das Einschlafen ganzer Gliedmaßen. Schwindel bei raschem Aufstehen, meist morgens aus dem Bett, dazu eine Leeregefühl im Kopf und krankhafte Müdigkeit deuten auf niedrigen Blutdruck, beweisen ihn jedoch nicht. In höherem Alter werden die Kreislaufbeschwerden häufig von arteriellen Durchblutungsstörungen verursacht. Wenn eine Schlagader zu eng wird, leidet das von ihr versorgte Gewebe Sauerstoffnot. Das kann zu Mißempfindungen und Schmerzen führen.

Erniedrigter Blutdruck

Im Regelfall ist der erniedrigte Blutdruck (Hypotonus; Hypotonie) nicht als Krankheit aufzufassen.

Ursachen, Anzeichen. Vor allem bei jungen Mädchen und bei morgendlichem Auftreten von systolischen Blutdruckwerten um oder erheblich unter 100 Millimeter Quecksilbersäule handelt es sich in der Regel um eine durch den Körperbau bedingte (konstitutionelle) Eigentümlichkeit, der eine Störung der Regulationsmechanismen des unbewußten Nervensystems zugrunde liegt. Diese bestimmen bekanntlich durch die Steuerung von Spannung und Entspannung in den Muskelschichten der Adern die Höhe des Blutdrucks. Sind die Gefäße anlagemäßig weit gestellt, so sinkt der Blutdruck, und die Patienten leiden unter Müdigkeit, Antriebsschwäche und morgendlichem Schwindel.

Erscheinungsformen. Bei Menschen unter 40 Jahren ist niedriger Blutdruck die häufigste Ursache von Kreislaufbeschwerden. Die Störungen des Kreislaufs sind in diesem Fall gutartiger Natur, sie vergehen rasch, weil ihnen keine krankhaften anatomischen Veränderungen, sondern Fehlsteuerungen der Blutgefäße zugrunde liegen. Im übrigen ist niedriger Blutdruck eine gute Lebensversicherung, weil die Schlagadern weniger belastet werden und deshalb auch im hohen Alter noch gut funktionieren.

Bei bestimmten Krankheiten kann es zu einer behandlungsbedürftigen Erniedrigung des Blutdrucks (symptomatische Hypotonie) kommen. So geht Fieber meist mit Blutdruckabfall einher, ebenso die Unterfunktion von Schilddrüse und Nebennierenrinde.

Behandlung. Die lästigen Erscheinungen nicht krankhaft bedingter Hypotonie sollten nicht mit Medikamenten, sondern mit einer Kräftigung des Organismus durch Sport, Spiel, hydrotherapeutische Übungen und eine Tasse Tee (nicht Kaffee) behandelt werden.

Erhöhter Blutdruck

Der Bluthochdruck (Hypertonus; Hypertonie; Hypertension) ist ein weit verbreitetes Leiden. Mindestens jeder zehnte Erwachsene ist daran erkrankt, doch wissen es rund die Hälfte der Betroffenen gar nicht, weil der Bluthochdruck nicht wehtut und, zumindest anfänglich, meist keine Beschwerden verursacht. Von einer Hochdruckkrankheit wird gesprochen, wenn die Drucksteigerung bei Erwachsenen über 160/95 Millimeter Quecksilbersäule beträgt. Die Werte sind durch wiederholte Messungen, vor allem in Ruhe und ohne Streß, zu sichern. Ein einmal gemessener erhöhter Wert beweist keine Hochdruckkrankheit.

Ursachen. Die Ursachen der Hypertonie sind schwierig zu ermitteln. Bei vier von fünf Patienten gelingt dies nicht, deshalb spricht man von Bluthochdruck ohne erkennbare Ursache (essentielle Hypertonie). Erkrankungen der Nieren (14 Prozent), der inneren Drüsen (3 Prozent), des Herzens (2 Prozent) und der Nerven (1 Prozent) sind mögliche Hochdruckursachen. Hochdruckpatienten sehen oft besonders gut durchblutet und leistungsfähig aus. Vielfach gehören sie zu den dynamischen, vom Körperbau her pyknischen Menschen.

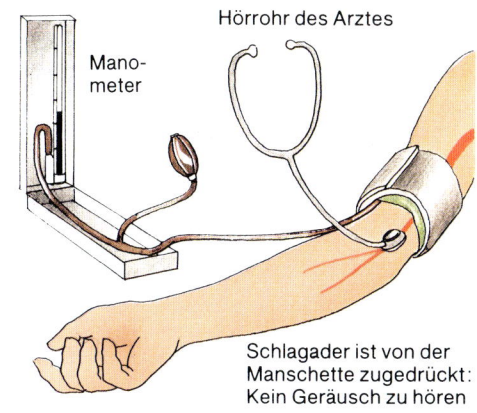

Schlagader ist von der Manschette zugedrückt: Kein Geräusch zu hören

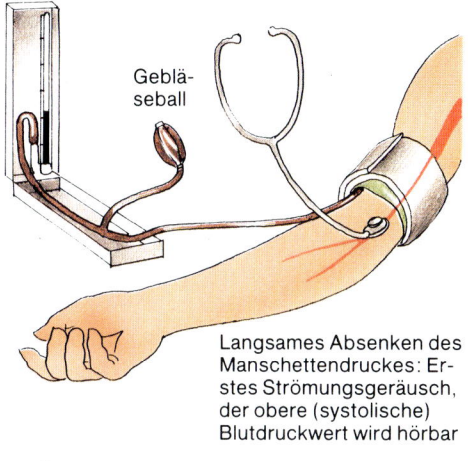

Langsames Absenken des Manschettendruckes: Erstes Strömungsgeräusch, der obere (systolische) Blutdruckwert wird hörbar

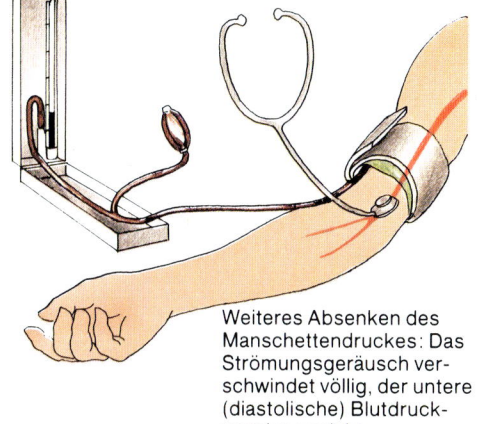

Weiteres Absenken des Manschettendruckes: Das Strömungsgeräusch verschwindet völlig, der untere (diastolische) Blutdruckwert ist erreicht

Die Blutdruckmessung ist eine schmerzlose, rasche und zuverlässige Untersuchungsmethode. Patienten mit einer Hochdruckkrankheit können ohne Schwierigkeiten lernen, sich selbst regelmäßig den Blutdruck zu messen.

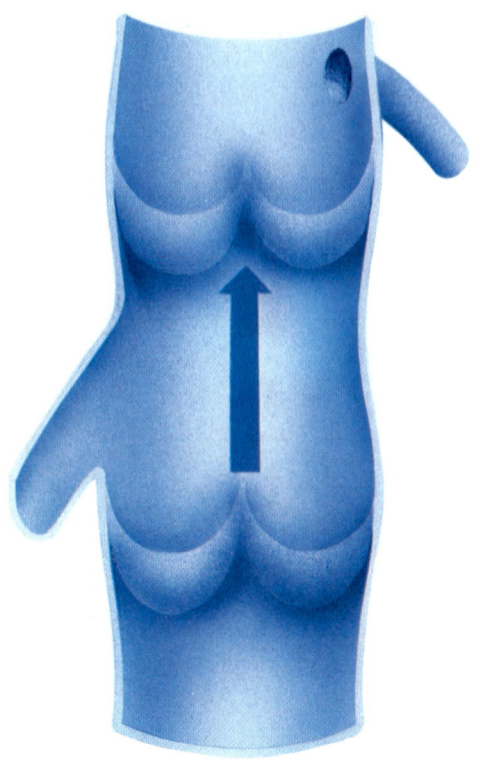

Eine Beinvene, vergrößert und längs aufgeschnitten. Damit das Blut entgegen der Schwerkraft zum Herzen zurückfließen kann (Pfeilrichtung), haben diese Adern im Abstand von wenigen Zentimetern säckchenförmige Klappen. Sie verhindern einen Rückstrom des Blutes. Schadhafte Venenklappen fördern die Bildung der Krampfadern.

<u>Krankheitszeichen.</u> Die anfänglichen Beschwerden des Hochdrucks können morgendlicher Kopfschmerz und Schwindel, dazu Atemnot und eine leichte Ermüdbarkeit sein. Die Krankheitszeichen sind jedoch nicht typisch und fehlen häufig völlig. Besteht ein Bluthochdruck Jahre oder gar Jahrzehnte, so altern die Arterien vorzeitig, werden starr und brüchig. Hochdruckpatienten werden deshalb häufiger als andere Menschen von Herzinfarkt, Schlaganfall und Durchblutungsstörungen betroffen.

<u>Behandlung.</u> Aus diesem Grunde muß auch ein beschwerdefreier Bluthochdruck kontrolliert und möglichst gesenkt werden. Außer durch Medikamente gelingt dies erfolgreich durch die Umstellung der Lebensgewohnheiten. Am wichtigsten ist der möglichst vollständige Verzicht auf Kochsalz. Ein Liter Blutplasma enthält rund acht Gramm davon. Jede höhere Konzentration beeinträchtigt die Arbeit der Nieren und belastet den Stoffwechsel.

Das zusätzliche Salzen der Speisen vermehrt den ohnehin überreichlichen Anteil des Kochsalzes in der Nahrung auf bedrohliche Werte. Wer an Hochdruck leidet, muß also alle scharf gesalzenen Nahrungsmittel, z. B. Schinken, Fleischkonserven, stark gesalzene Würste, alle Marinaden, gesalzenen Käse, Würzsoßen und -pasten vom Tisch verbannen.

Ein Hochdruckpatient tut gut daran, seine Lebensgewohnheiten so zu ändern, wie dies den Infarktgefährdeten empfohlen wird (→ Seite 169). Denn ähnlich wie beim Herzinfarkt, dessen eine Ursache ein jahrelang bestehender Bluthochdruck sein kann, lösen die verschiedenen Streßmomente des seelischen und sozialen Lebens die Krankheit aus, unterhalten sie und können sie bis zum dramatischen Ende steigern.

Arteriosklerose

Wenn arterielle Blutgefäße ihre Elastizität einbüßen, sich verhärten und durch Einengung der Lichtung an Durchmesser verlieren, spricht man von Arteriosklerose (auch Atherosklerose) oder volkstümlich von *Arterienverkalkung.* Sie ist die wichtigste und häufigste Krankheit der Arterien und oft Ursache zahlreicher krankhafter Folgezustände.

<u>Ursachen.</u> Die Arteriosklerose wird durch viele Umstände gefördert: Eine altersbedingte Abnutzung der Blutgefäße, die Blutdrucksteigerung, verschiedene Stoffwechselstörungen (vor allem Zuckerkrankheit, Schilddrüsenunterfunktion und erhöhter Blutfettspiegel), auch Nikotinmißbrauch und Mangel an Muße und Schlaf – also Streß im weitesten Sinne – begünstigen die Gefäßveränderung. Eine ererbte familiäre Belastung kann sie beschleunigen.

<u>Folgen.</u> Je nachdem, welche Arterien betroffen sind, entwickeln sich unterschiedliche Krankheiten, allesamt hervorgerufen durch die Mangeldurchblutung. Sie führt zu Sauerstoffmangel, der sich anfänglich nur bei Belastung des betroffenen Organs, später auch in Ruhe bemerkbar macht. Die bekanntesten Spätfolgen der Arteriosklerose können der Herzinfarkt, der Schlaganfall, auch Nierenversagen und die vielfältigen Formen der Durchblutungsstörungen sein. Über alle diese Krankheiten wird unter den betreffenden Stichworten berichtet.

Venenerkrankungen

Die Venen, die das verbrauchte Blut zum Herzen zurückleiten, sind vor allem von zwei Krankheiten bedroht: von der Entartung zu funktionsunfähigen Krampfadern (Varizen) und von der Entzündung (Phlebitis).

Weil in den Venen nur ein Blutdruck zwischen null und 15 Millimeter Quecksilbersäule herrscht, ist der aktive Transport des Blutes zurück zum Herzen aus eigener Kraft kaum möglich. Aus den tiefergelegenen Teilen des Körpers muß der Rückfluß zudem gegen die Schwerkraft erfolgen. Deshalb sind die Venen mit Klappen ausgerüstet, die einen Rückfluß verhindern.

Krampfadern

Die Bewegung des venösen Blutes wird durch die Zusammenziehung der benachbarten Skelettmuskulatur gefördert. In den Beinen, die vom Herzen am weitesten entfernt liegen, ist diese Muskelpumpe gleichsam ein zweites Herz. Dennoch entarten unter dem Druck der Schwerkraft und des aufrechten Ganges bei Menschen mit ererbter Bindegewebsschwäche die oberflächlichen Venen zu Krampfadern (Varizen). Das sind verdickte, funktionsunfähige Blutwege, in denen sich das sauerstoffarme Blut staut. Kranke Venen sind nicht in der Lage, das Blut rasch zum Herzen zurückzuleiten. Ihre Klappen sind defekt, immer wieder drängt deshalb das Blut nach unten. In den tiefer gelegenen Körperabschnitten, vor allem am Fuß und an den Knöcheln, tritt durch die Kapillaren Wasser in das Gewebe über.

Vorbeugung. Die Ausbildung der Krampfadern wird, wie gesagt, durch eine erbliche Bindegewebsschwäche begünstigt. Wie schnell und wie stark sich die Blutgefäße erweitern, hängt jedoch auch von den Lebensumständen ab. Arbeit in stehenden Berufen, etwa als Verkäuferin, fördert die Krampfaderbildung ebenso wie Übergewicht und hormonelle Störungen. Weil während einer Schwangerschaft der Rückfluß des Blutes aus den Beinvenen oft gestaut ist, müssen in diesen Monaten die Beine oft hochgelegt und ggf. auch gewickelt werden.

Krankheitszeichen. Dicke Beine sind die Folge der Wasseransammlungen. Der Patient empfindet sie als schwer und leicht ermüdbar. Auch die Haut an Fuß und Unterschenkel schwillt an und wird empfindlicher, die Gelenke schmerzen, oft stellt sich Juckreiz ein. Manchmal leiden die Patienten an Wadenkrämpfen nach längerem Stehen. Zum Spannungs- und Schweregefühl in den Beinen tritt das Gefühl des Ameisenlaufens (Parästhesie) hinzu, besonders ausgeprägt in den Tagen vor der monatlichen Regelblutung.

Komplikationen. Aus einer kleinen Beinverletzung kann sich leicht ein Unterschenkelgeschwür (Ulcus cruris) entwickeln. Es hat schlechte Heilungsaussichten, denn die Ursache der Defektbildung ist vor allem das gestörte Kreislaufsystem. Ihm gilt es deshalb in erster Linie zu helfen. Sorgsame Hautpflege darf darüber nicht vernachlässigt werden. Besonders wichtig ist es, auf eine ausreichende Fettung der Unterschenkel zu achten. Dort sind die Talgdrüsen dünn gesät, weshalb die Haut leicht zu Entzündungen (Ekzem) und zur Geschwürbildung schon nach kleinen Verletzungen neigt. Der nützliche Tip: Nach dem Waschen, Baden und Duschen die Haut immer gut einfetten, dann bleiben die Komplikationen aller Wahrscheinlichkeit nach aus.

Behandlung. Fußgymnastik, elastische Binden und Gewichtsverminderung bessern die Durchblutung des Beines. Durch warme und kalte Wechselbäder, Gymnastik und Kneippsche Anwendungen können die Kapillaren in den Beinen erfolgreich trainiert werden. Krampfadern lassen sich durch eine Spritzenbehandlung oder durch eine Operation beseitigen.

Venenentzündung

Entzündungen (Phlebitis) treten in Krampfadern häufiger auf als in gesunden Venen. In einem entzündeten Gefäß gerinnt das Blut, es bildet sich ein Blutpfropf (Thrombus), der eine Blutstauung verursachen kann. Die Krankheit heißt deshalb Thrombophlebitis.

Krankheitszeichen. Ein Schweregefühl in den Beinen, Druckschmerz im erkrankten Gebiet, eine Schwellung (Ödem), die Blaufärbung des Beines und ein Temperaturanstieg sind die Zeichen der Venenentzündung, wenn die Krankheit tiefe, von außen nicht sichtbare Venen befällt.

Behandlung. Die Thrombophlebitis und jede Thrombose der tieferen Beinvenen bedürfen ärztlicher Behandlung, weil der Blutpfropf sich lösen und in die Lunge verschleppt werden kann (Emboliegefahr).

Die Erkrankungen der Venen und Arterien im Bereich des Enddarms werden Hämorrhoiden (→ Seite 279) genannt.

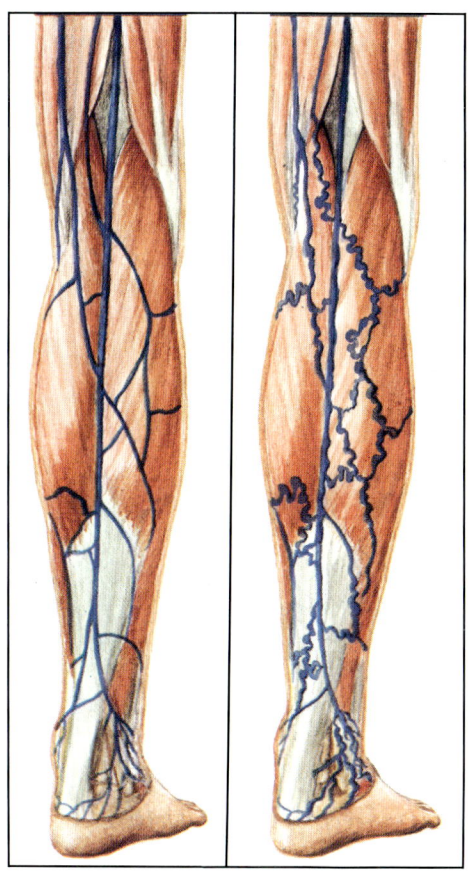

Rechte Unterschenkel zweier Erwachsener, von hinten her betrachtet. Zu sehen sind die Unterschenkelmuskeln und die oberflächlichen Beinvenen: links gesunde Blutgefäße, rechts starke Ausbildung von Krampfadern (Varizen).

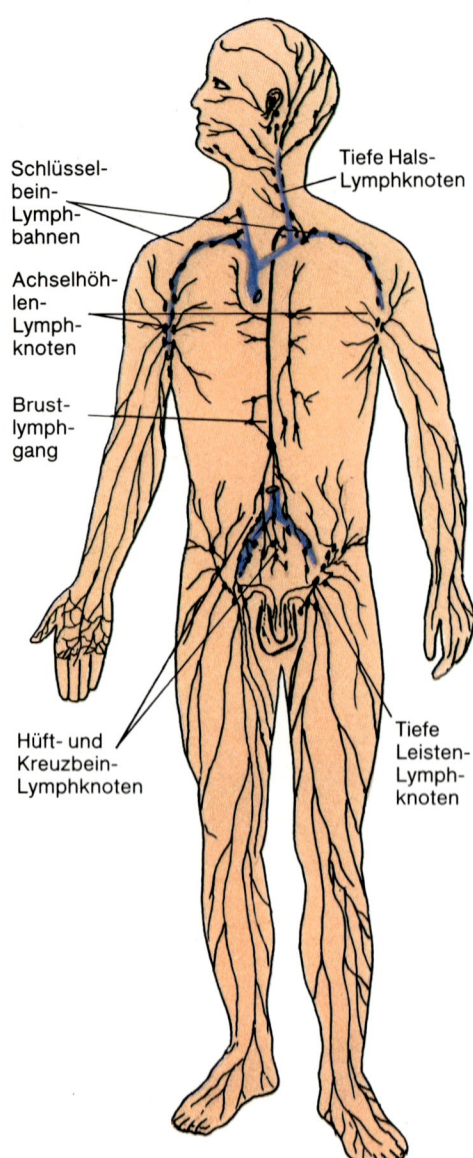

Schlüssel-
bein-
Lymph-
bahnen

Achselhöh-
len-
Lymph-
knoten

Brust-
lymph-
gang

Tiefe Hals-
Lymphknoten

Hüft- und
Kreuzbein-
Lymphknoten

Tiefe
Leisten-
Lymph-
knoten

*Die Lymphknoten und die großen
Lymphbahnen des Körpers.*

Wozu ist die Lymphe da?
*Die helle, wäßrige Lymphflüssigkeit ent-
steht durch den Austritt von Blutplasma
aus den kleinsten Blutgefäßen. Sie fließt
langsam zwischen den Körperzellen
und transportiert dabei Nährstoffe und
Stoffwechselprodukte, ist also das flüssige Verbindungsstück zwischen Blut
und Gewebe.*

Lymphsystem

Als »Anhang« des Blutgefäßsystems durchzieht den Körper das
Lymphsystem, dessen Gefäße vor allem die Aufgabe haben, die Zwi-
schenzellflüssigkeit zu sammeln und abzuleiten.

Lymphgefäße

Parallel zu den Kapillaren entspringen in allen Körperregionen feinste
Lymphgefäße, die sich bald zu größeren vereinigen. In ihnen fließt
eine farblose Gewebsflüssigkeit, die Lymphe, die aus den Spalträumen
(Interzellularräumen) der Gewebe, aus Brust- und Bauchhöhle sowie
aus dem Herzbeutel aufgenommen wird und sich schließlich im Brust-
lymphgang (Ductus thoracicus), einem stricknadeldicken Gefäß, sammelt, das in die herznahe obere Hohlvene mündet. Die Lymphe aus
dem Darmtrakt (Chylus) ist nach fettreichen Mahlzeiten mit winzigen
Fetttröpfchen beladen und sieht milchig-trübe aus. Auf die beschrie-
bene Weise wird die Gewebsflüssigkeit dem Blutkreislauf immer wieder zugeführt. Bei einem Erwachsenen von 70 Kilogramm Körpergewicht entstehen täglich rund 15 Liter Lymphe.
Die Menge der produzierten Lymphe ist abhängig von der Höhe des in
den Blutkapillaren herrschenden Drucks und von der Tätigkeit des jeweiligen Organs. Muskelarbeit läßt die Lymphmenge rasch und deutlich ansteigen. Da das System der Lymphgefäße, anders als der Blutkreislauf, über kein eigenes »Triebwerk« verfügt, fließt die Lymphe in
ihren Gefäßen, die ähnlich den Venen mit Klappen ausgestattet sind,
nur langsam.

Lymphknoten

Das Besondere des Lymphgefäßsystems sind die von einem bindegewebigen Netz umgebenen linsen- bis haselnußgroßen Lymphknoten
mit Ansammlungen von weißen Blutzellen (Lymphozyten), die der Abwehr dienen. Die Lymphknoten sind über Rumpf und Kopf verteilt,
meist zu mehreren vereint, um ihrer Aufgabe auch zuverlässig gerecht
werden zu können. Lymphknoten filtern nämlich die Lymphe und sorgen so dafür, daß Krankheitskeime nicht den ganzen Organismus besiedeln können. Sie sind die erste Station im Abwehrkampf des Organismus gegen seine unsichtbaren Feinde.
Die Lymphknoten, fälschlich auch als Lymph-»drüsen« bezeichnet,
haben meist mehrere Zuflüsse. *Lymphatische Organe* nennt man die
Milz, die Gaumen- und Rachenmandeln, den Wurmfortsatz (Appendix) und Ansammlungen von Lymphgewebe im Darm. Diese Organe
sind gleichsam Lymphknoten im großen, sie haben auch die gleichen
Aufgaben.

Erkrankungen des Lymphsystems

Entzündungen der Lymphgefäße nennt man Lymphangitis. Sie rühren
meist von eitrigen Wunden her und sind äußerlich als roter Streifen erkennbar. Die schmerzhafte Vergrößerung der Lymphknoten geht häufig auf solch eine Entzündung zurück. Das Anschwellen der
Lymphknoten wird jedoch nicht nur bei örtlichen Entzündungen, sondern auch bei Allgemeinerkrankungen beobachtet. Bei Krebs sind die
örtlich benachbarten Lymphknoten die erste Filterstation für Tochtergeschwülste (Metastasen, → Seite 401). Weil der Abfluß der Lymphe
und ihre Filterung in den Lymphknoten wegen des anatomischen Verlaufs der Lymphwege jeweils in gleicher Weise erfolgt, kann der Arzt
aus der Untersuchung des Zustandes der Lymphknoten häufig wertvolle diagnostische Rückschlüsse auf das erkrankte Organ ziehen. So
schwillt bei Magenkrebs ein sonst ganz unauffälliger Lymphknoten in
der linken Schlüsselbeingrube an. Dieser Lymphknoten heißt nach seinem Entdecker »Virchowsche Drüse«. Bei Brustkrebs sind die
Lymphknoten in der Achselhöhle die erste Station. Geschwollene
Lymphknoten, deren Ursache nicht auf den ersten Blick erkennbar ist,
müssen stets Anlaß sein, ärztlichen Rat einzuholen.

Die Milz

Die Milz, ein rund 150 Gramm schweres Organ von dunkelroter Farbe, sieht aus wie eine übergroße Kaffeebohne. Sie liegt unter dem linken Rippenbogen, links von Magen und Bauchspeicheldrüse. Ihre Aufgabe ist die Bildung von Lymphozyten, die im Abwehrsystem eine wichtige Rolle spielen. Zugleich baut das Organ überalterte rote Blutkörperchen ab und speichert in seinem gefäßreichen Gewebe Blut und Bluteisen.

Milzerkrankungen

Zur Vergrößerung der Milz, die von einer straffen Kapsel umgeben ist, kommt es bei verschiedenen Erkrankungen, vor allem bei jeder Stauung des Pfortaderkreislaufs und bei schweren Infektionskrankheiten wie Typhus und Malaria. Die Milzvergrößerung, auch Milzschwellung oder Milztumor genannt, tritt bei Leberzirrhose oft als eines der ersten Krankheitszeichen auf. Staut sich das Blut wegen eines Herzfehlers oder eines Strömungshindernisses im Pfortaderkreislauf, nimmt das blutreiche Organ ebenfalls an Umfang und Schwere zu. Der Arzt spricht dann von »Stauungsmilz«. Die Entfernung des Organs nach Verletzungen und bei bestimmten Blutleiden wird vom Organismus gut vertragen. Die Aufgaben der Milz werden dann vom Knochenmark übernommen.

Abwehrsystem des Körpers

Das Abwehrsystem (Immunsystem) des Menschen arbeitet eng verknüpft mit den Blutzellen und baut auf deren Fähigkeiten auf. Es gewährleistet, daß die ununterbrochenen Kontakte mit Krankheitskeimen, den Bakterien und Viren, aber auch mit den Schwebstoffen aus der Luft und sogar mit Giften, dem Körper nur im Ausnahmefall lebensgefährlich werden.

Funktionsweise

Das Immunsystem kann zwischen körpereigenen und körperfremden Zellen unterscheiden. Sobald es eine gefährliche körperfremde Substanz geortet hat, versucht es, diese einzukreisen und unschädlich zu machen.

Lymphozyten. Am wichtigsten ist dabei eine bestimmte Gruppe der weißen Blutzellen, die Lymphozyten. Der Körper eines Erwachsenen enthält davon rund zwölf Milliarden. Pro Minute werden jeweils zehn Millionen ausgewechselt. Produziert werden die Lymphozyten in den Lymphknoten und in der Milz. Solange sie dort festsitzen, gelten sie als Stammzellen.

Brustdrüse. Gehen Lymphozyten in den Körperkreislauf des Blutes über, so verändern sich die meisten von ihnen bei der Passage der inneren Brustdrüse (Thymus). Diese kegelförmige, rötlich-graue Drüse wiegt bei der Geburt etwa zwölf Gramm, in der Pubertät das Dreifache, beim Erwachsenen jedoch nur noch sechs Gramm. Ihre Aufgabe liegt vorwiegend in einer Anregung des Abwehrsystems. Ihre lymphatischen (Thymus-)Zellen steuern die Abwehr von Virus- und Pilzinfektionen, vernichten körperfremdes Gewebe und sogar körpereigene Krebszellen.

Freßzellen. Eine andere Zellform der weißen Blutkörperchen, die Freßzellen (Phagozyten, → Seite 188), ist in der Lage, körperfremde Stoffe regelrecht aufzufressen und zu verdauen.

Qualität des Immunsystems. Sie ist abhängig von der ererbten Qualität des Systems, den Lebensumständen und dem Lebensalter. In den Kinderjahren wird das System durch vielfältige Kontakte mit Krankheitskeimen gleichsam trainiert (→ Seite 386). Bei einem Erwachsenen ist es auf der Höhe seiner Fähigkeiten, im Greisenalter läßt seine Kampfkraft langsam nach.

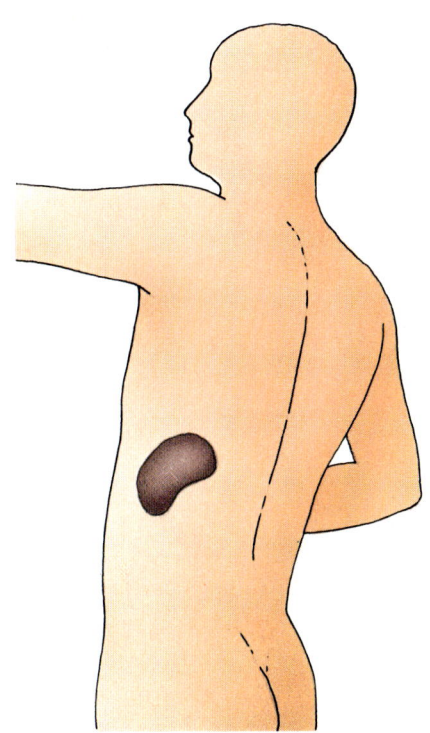

Die Lage der Milz im linken Oberbauch gefährdet das blutreiche Organ bei Unfällen. Die Milz muß chirurgisch entfernt werden, wenn sie verletzt ist (Milzriß), weil sonst Verblutungsgefahr besteht. Ohne Milz kann man jedoch auch leben.

Die Blutvergiftung oder Sepsis beginnt häufig an verletzten Fingern. Ein bläulich-roter Streifen, der dem Verlauf der Lymphwege folgt und herzwärts wandert, bedeutet höchste Alarmstufe: Sofort mit dem Patienten zum Arzt!

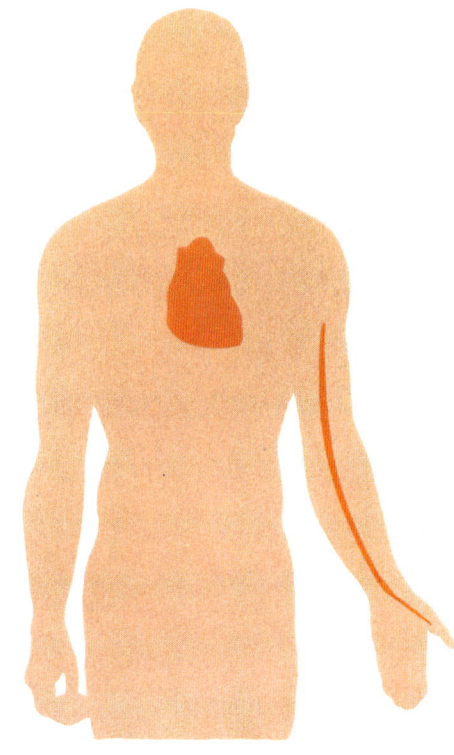

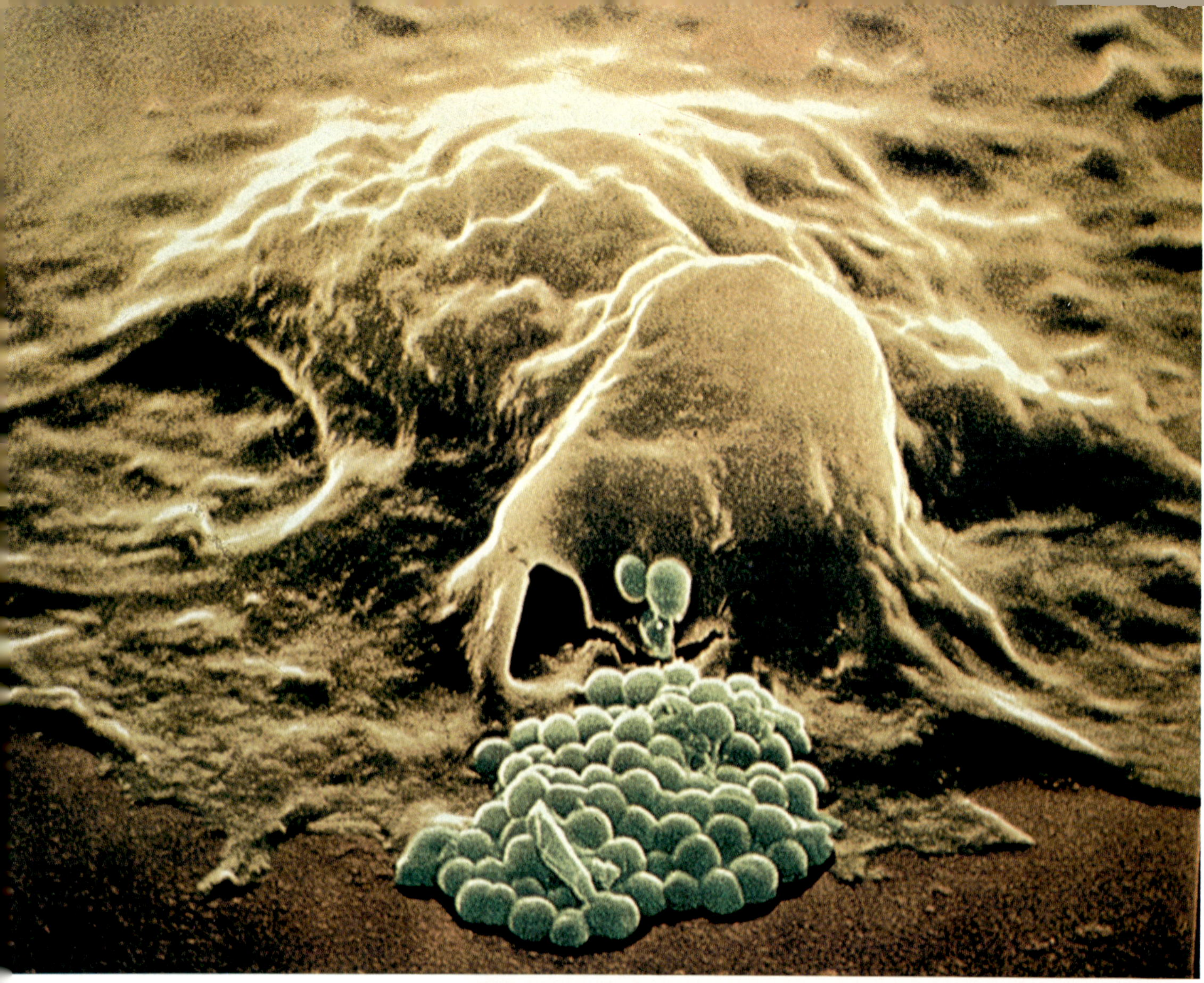

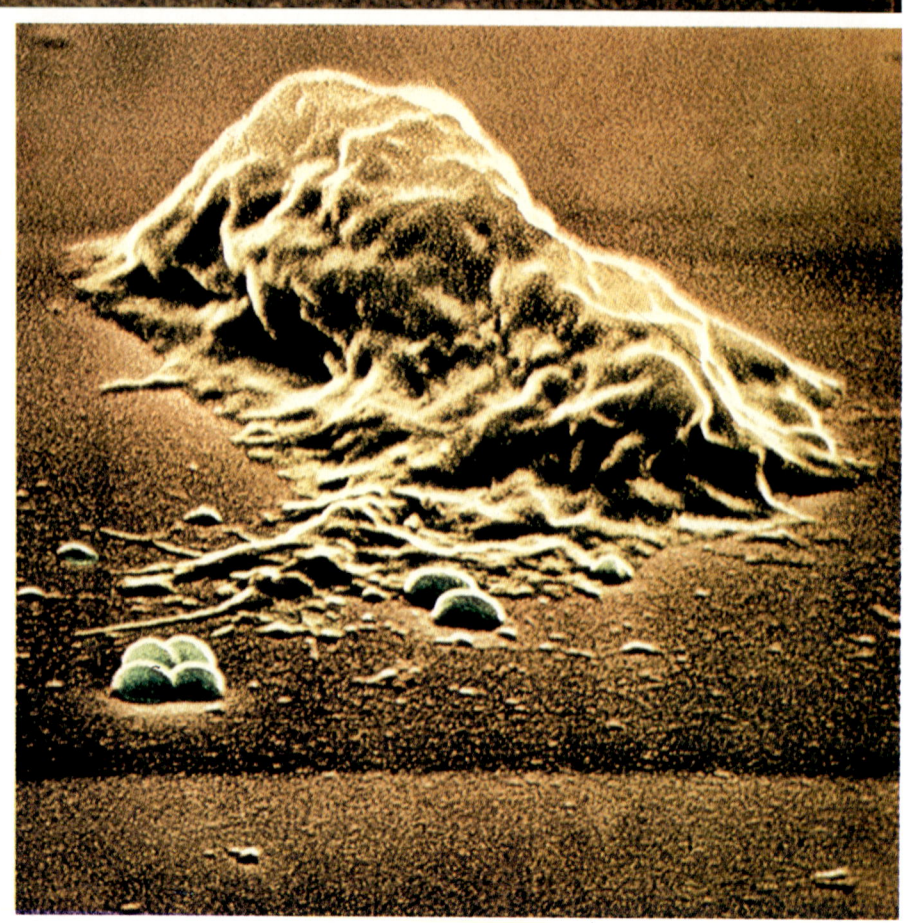

»Freßzellen« vernichten Bakterien

Jeder Infektionsherd bedeutet Alarm für die »Polizisten« des Körpers, die Phagozyten. Diese »Freßzellen« des Blutes haben die Aufgabe, Bakterien und andere Fremdkörper, aber auch abgestorbene Gewebsteile unschädlich zu machen. Die Phagozyten gehören zu den weißen Blutkörperchen.

Bild oben: Eine Phagozyte nähert sich einem Häufchen grünlich schimmernder Kugelbakterien (Staphylokokken).

Rechts: Der Körperfeind ist von der Phagozyte größtenteils aufgelöst und unschädlich gemacht. Die Freßzelle selbst geht bei einem solchen Kampf zugrunde. Sie bildet mit ihren Überresten den Hauptbestandteil des Eiters.

188

Allergie

Bei der Allergie (Überempfindlichkeit) wehrt sich der Körper gegen fremde Stoffe mit einer Abwehrreaktion, die weit über das Ziel hinausschießt und deshalb den Körper selbst bedroht. Jeder siebente Deutsche ist gegen irgendeinen Stoff allergisch.

Erscheinungsformen. Die häufigste Allergie ist der Heuschnupfen, auch Heufieber genannt, eine Überempfindlichkeitsreaktion der Schleimhäute gegen Blütenstaub (Pollen) von Pflanzen (→ Seite 193). An zweiter Stelle folgen die Hauterkrankungen (→ Seite 144), die vielfach durch berufsbedingte Chemikalien (Zement, Mehl, Lösungs- und Waschmittel) ausgelöst werden. An dritter Stelle liegt das Asthma, die anfallsweise Atemnot (→ Seite 210). Verbreitet sind aber auch Allergien, die durch Nahrungsmittel, Medikamente, Insekten oder Parasiten hervorgerufen werden.

Mechanismus. Allergien treten oft »wie aus heiterem Himmel« auf. Die entscheidenden Vorgänge spielen sich, nicht anders als beim oben geschilderten Immunsystem, im verborgenen ab. Wieder haben die weißen Blutzellen, die deshalb »Polizei des Blutes« genannt werden, eine wichtige Funktion. Sie bilden gegen jeden fremden Stoff, mit dem wir in Berührung kommen, Abwehrkörper, die aus Eiweiß bestehen und im Blut mitschwimmen. Diese sogenannten *Antikörper* kämpfen gegen jeden Eindringling, um ihn unschädlich zu machen. Bei einer allergischen Reaktion attackieren sie die fremden Substanzen mit solcher Macht, daß der Organismus schwer in Mitleidenschaft gezogen wird.

Krankheitszeichen. Eine Allergie kann Lunge und Darm, Haut und Muskeln, Blutgefäße und selbst die Hirnhäute befallen. Je nach dem Sitz der Überempfindlichkeitsreaktion kommt es zu ganz unterschiedlichen Krankheitszeichen. Die Allergie im Bereich der Haut führt zu Entzündungen und Blasenbildungen (*allergisches Ekzem*). Sind dagegen die Luftwege von der Allergie betroffen, wird von den Schleimhautzellen vermehrt Flüssigkeit abgesondert – Asthma ist die Folge. Wenn Magen und Darm befallen sind, reagiert der Körper oft mit Flüssigkeitsabsonderung und Entzündung. Der Kranke hat Durchfall und starke Schmerzen.

Bei allen allergischen Reaktionen werden jedoch auch Herz und Kreislauf in Mitleidenschaft gezogen, weil durch die heftige Antikörperreaktion die Hormone der Nebenniere in großen Mengen in das Blut ausgeschüttet werden. Der Körper gibt Notfallalarm. Er verhält sich so, als sei sein Leben bedroht. Diese überschießende Notfallreaktion treibt den Blutdruck nach oben, beschleunigt den Herzschlag und verengt die winzigen Haargefäße, die millionenfach Haut und innere Organe durchziehen. So entsteht der *allergische Schock*. Er erfordert stets sofort energische ärztliche Maßnahmen. Ein nicht rechtzeitig behandelter allergischer Schock, z. B. nach einem Bienenstich, einer Penicillinspritze, Kontrastmittel-Injektionen oder dem Kontakt mit Meerschweinchenhaaren, kann tödlich sein.

Behandlung. Wer den Verdacht hat, daß er bestimmte Stoffe nicht verträgt, sollte rechtzeitig einen Experten (Allergologen) um Rat fragen. Denn gegen die Überempfindlichkeitsreaktionen ist die Medizin nicht hilflos. Die erste Regel heißt selbstverständlich: Wer allergisch ist, muß den Kontakt mit der allergieauslösenden Substanz, wenn irgend möglich, meiden. Darüber hinaus gibt es moderne Arzneimittel, die überschießende Reaktionen des Gewebes dämpfen. Dazu gehören die Nebennierenrindenhormone (Cortisone). Außerdem werden Präparate aus der Gruppe der Antihistaminika verwendet. Diese Arzneistoffe unterdrücken die gefährliche Absonderung von Gewebsflüssigkeit und blutdrucksteigernden Substanzen.

Eine ursächliche Behandlung besteht darin, den Körper im Verlauf einer mehrmonatigen Spritzenbehandlung mit langsam ansteigenden Mengen an die Allergiesubstanz zu gewöhnen. Er wird auf diese Weise unempfindlich gemacht (desensibilisiert). Das ist ein mühsames Vorgehen, aber oft erfolgreich.

Stoffe, die Allergien auslösen können

Es gibt Tausende von Substanzen, auf die der Mensch mit einer Allergie reagieren kann. Sie werden auch Allergene (Allergie-Erzeuger) genannt. Eine Auswahl:

● *Einatmung: Pollenstaub, Schimmelpilzarten, Staub von Tierhaaren, Aktenstaub, Hautschuppen, Mehl;*

● *Verzehr bzw. Einnahme: Milch und Milchprodukte, Eiweiß, Fisch-, Krebs- und Muschelfleisch, Erdbeeren, Honig, viele Medikamente;*

● *Hautberührung: Pelze, Seide, Wolle, synthetische Textilien, Primeln, Blumenzwiebeln, Orangenschalen, Haarfärbemittel und andere Kosmetika, Quecksilber, Desinfektionsmittel, Farben, Kunststoffe aller Art, Klebstoffe.*

Riechorgan und Schleuse für die Luft

Nase und Rachen

Die Nase, deren äußere Form jedem menschlichen Gesicht eine charakteristische Silhouette gibt, ist ein sehr vielseitiges Organ. Als Teil der oberen Luftwege, zu denen auch der Rachen zählt, wärmt die Nase die Atemluft, reinigt sie von Staubteilchen und sättigt sie mit Wasserdampf. Zugleich prüft die Nase durch ihren Geruchssinn die Qualität der Luft, wittert Genuß und Gefahr. Überdies gibt sie mit ihren Nebenhöhlen der Stimme einen Resonanzboden.

Die Nasennebenhöhlen sind ein weit verästeltes System lufthaltiger Knochenräume, die durch zarte Öffnungen mit der Nase in Verbindung stehen. Die Nasenscheidewand teilt das Organ in zwei gleiche Hälften. Rückwärts gehen die beiden mit Schleimhaut ausgekleideten Nasenhöhlen in den Rachenraum über, in dem sich Luft- und Nahrungsweg kreuzen.

Der Rachen wird durch die Gaumenbögen von der Mundhöhle abgegrenzt. Besonders wichtig sind die Anhäufungen von Lymphgewebe in diesen Räumen. Sie bilden eine Rachen- und zwei sichtbare Gaumenmandeln, die die Abwehrkraft des Körpers verstärken. Nasen- und Rachenraum können durch den beweglichen weichen Gaumen voneinander abgeschlossen werden.

Weiße Pfeile markieren den Weg des Luftstroms durch die Nasen- und Mundhöhle, den Rachen und den Kehlkopf.

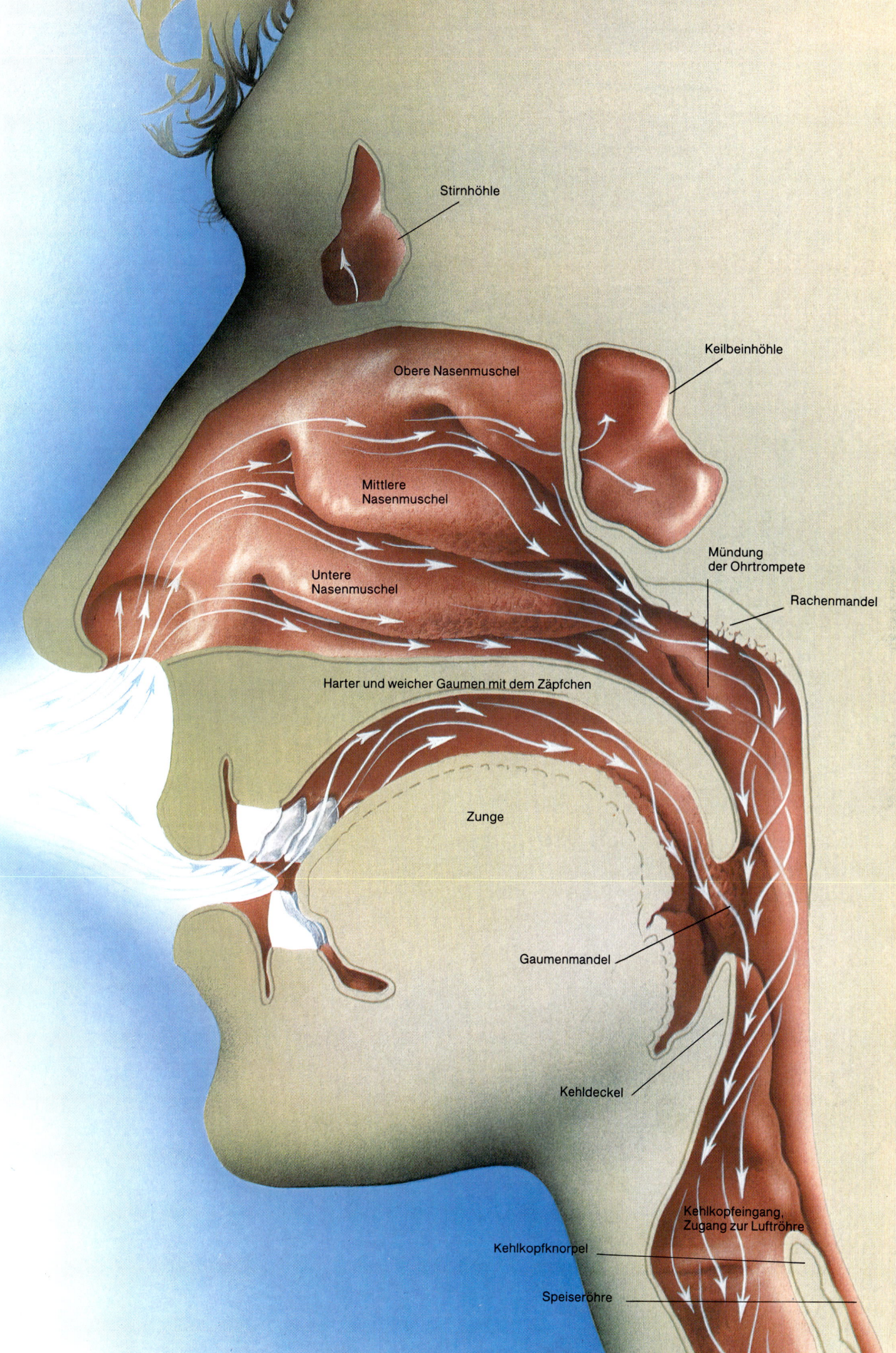

Stirnhöhle

Keilbeinhöhle

Obere Nasenmuschel

Mittlere
Nasenmuschel

Untere
Nasenmuschel

Mündung
der Ohrtrompete

Rachenmandel

Harter und weicher Gaumen mit dem Zäpfchen

Zunge

Gaumenmandel

Kehldeckel

Kehlkopfeingang,
Zugang zur Luftröhre

Kehlkopfknorpel

Speiseröhre

Bau und Funktion der Nase

Verformbare Knorpel bilden das vordere Gerüst der Nase, also Nasenspitze und -flügel. In ihrem hinteren Teil besteht die Nase aus Knochen. Im Innern des Organs befinden sich an den beiden Seitenwänden je drei Nasenmuscheln. Das sind zarte Knochenleisten, auf denen eine dicke, mit Blutgefäßen reichlich versorgte Schleimhaut sitzt. Weil die Nasenmuscheln gegen das Naseninnere vorspringen, entstehen rechts und links jeweils ein unterer, mittlerer und oberer Nasengang.

Aufgaben und Arbeitsweise

Die Nasengänge verschmälern sich nach oben zu. Ihre Auskleidung mit einer Schleimhaut, die zahlreiche Drüsen zur Absonderung von Feuchtigkeit und winzige Flimmerhaare hat, sorgt für die Reinigung und Befeuchtung der eingeatmeten Luft. Achtzig Prozent der Staubteilchen und Krankheitskeime bleiben hier hängen und werden nach und nach wieder aus der Nase herausbefördert, denn der Flimmerstrom der mikroskopisch kleinen Härchen ist nach außen gerichtet.
Die Erwärmung der Atemluft, zur Schonung des zarten Lungengewebes unerläßlich, geschieht mit der Präzision eines Thermostaten: Im Rachenraum hat die an den Nasenmuscheln vorbeigeleitete Luft konstant eine Temperatur von 33 Grad Celsius. Dabei paßt sich die Schleimhaut der Nase unterschiedlichen Anforderungen sekundenschnell an. Ist es draußen kalt, wird die Durchblutung der Schleimhäute verstärkt, sie schwellen an und geben viel Wärme an die Atemluft ab. Weil dabei gleichzeitig die Schleimproduktion zunimmt, tropft in der Kälte die Nase.

Geruchssinn

Riechen kann der Mensch, bei dem diese Fähigkeit im Vergleich mit einem Hund oder Schmetterling sehr mäßig ausgebildet ist, nur mit einem kleinen Schleimhautbezirk, dem *Riechepithel* im obersten Teil der Nasenhöhle, in dem die Geruchssinneszellen auf einer Fläche von etwa fünf Quadratzentimetern lokalisiert sind. Ihre Wahrnehmungen werden über Nervenbahnen direkt zum Riechhirn und von dort zum Großhirn geleitet.
Weil bei ruhiger Atmung die Luft hauptsächlich durch die unteren Nasengänge angesaugt wird, kann man besonders gut riechen, wenn man durch kleine schnelle Atemzüge die Luft an das Riechepithel im obe-

Wenn die Luft an den Zellen der Riechschleimhaut in der oberen Nasenmuschel vorbeistreicht (blaue Pfeile), entstehen Nervenreize, die sofort zum Riechhirn weitergeleitet werden (schwarzer Pfeil). So kann der Mensch in Bruchteilen einer Sekunde auf Gerüche reagieren.

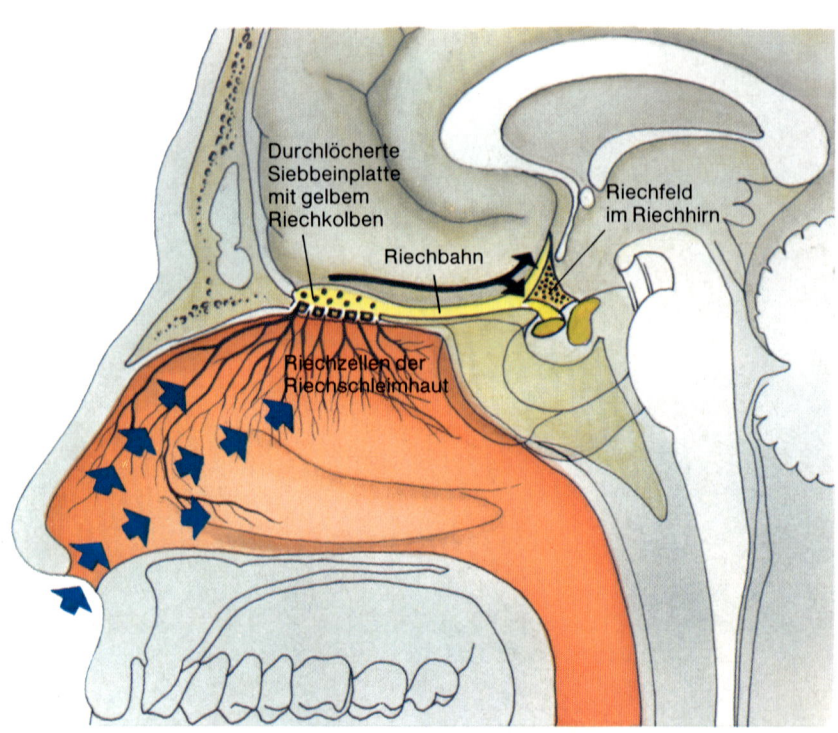

Durchlöcherte Siebbeinplatte mit gelbem Riechkolben

Riechfeld im Riechhirn

Riechbahn

Riechzellen der Riechschleimhaut

ren Teil der Nasenhöhle heranführt. Solches »Schnüffeln« hilft allerdings nicht, wenn der Weg zu den Sinneszellen durch wäßrige (katarrhalische) oder eitrige Entzündungen blockiert ist. Schon bei einem ganz gewöhnlichen Schnupfen kann man deshalb nur schlecht oder gar nicht mehr riechen.

Geruchsstörung. An einem völligen Versagen der Riechfunktion (Anosmie) leidet etwa ein Prozent aller Mitteleuropäer. Die Geruchsstörung ist meist erblich bedingt, stellt jedoch keine ernsthafte Beeinträchtigung der Gesundheit dar. Der Verlust des Geruchsvermögens kann jedoch auch ein Krankheitszeichen von Hirntumoren oder auf das Nervenleiden multiple Sklerose zurückzuführen sein.

Schnupfen

Entzündungen der Nasenschleimhaut nennt man Schnupfen (Rhinitis). Er wird durch Viren hervorgerufen, ist ein lästiges, aber meist harmloses Leiden und dauert, wie der Volksmund zu Recht bemerkt, »ohne Doktor sieben Tage, mit Doktor eine Woche«. Gegen den gewöhnlichen Schnupfen gibt es bisher kein ursächlich wirkendes Heilmittel.

Krankheitszeichen. Die Entzündung der Schleimhäute führt zu ihrem Anschwellen und zur vermehrten Absonderung eines wäßrigen Sekrets. Der Patient kann schlechter riechen, meist fühlt er sich ein wenig abgeschlagen und müde. Die Körpertemperatur kann geringfügig ansteigen. Wenn der Schnupfen das erste Zeichen einer Virusgrippe (→ Seite 381) ist, sind die genannten Beschwerden stärker ausgeprägt.

Komplikationen. Ob die Entzündung der Schleimhäute auf die Nasenhöhle beschränkt bleibt oder sich von dort auf den Rachen (Kratzen im Hals) und die unteren Luftwege (Husten, Bronchitis) ausbreitet, hängt vor allem von der Widerstandsfähigkeit des befallenen Organismus ab. Eine Unempfänglichkeit gegen Ansteckung (Immunität) gibt es beim Schnupfen leider nicht.

Die durch Schnupfenviren entzündeten Schleimhäute sind für eine weitere Besiedlung durch andere Krankheitskeime (Superinfektion) sehr empfänglich. Wenn die kranke Nase von Eitererregern attackiert wird, wandelt sich das anfängliche Brennen und die wäßrige Sekretion in einen gelben, eitrigen Ausfluß um.

Behandlung. Bei den ersten Anzeichen eines Schnupfens gelingt es manchmal, die drohende Schleimhautentzündung durch Bettruhe, Schwitzen und Medikamente wie Aspirin am Ausbruch zu hindern. Die lästigen Symptome eines voll ausgebildeten Schnupfens lindert man am erfolgreichsten durch Hausmittel. Ein Kamillendampfbad und Rotlicht lassen die Schleimhäute abschwellen.

Allergischer Schnupfen

An den Nasenschleimhäuten können sich auch Überempfindlichkeitsreaktionen abspielen. Die typischen Beschwerden dieser allergischen (vasomotorischen) Rhinitis sind Niesanfälle unterschiedlichen Schweregrades. Bei einem Kranken, der mehr als dreimal hintereinander niesen muß, besteht immer der Verdacht auf eine Überempfindlichkeit gegen bestimmte Substanzen.

Die häufigste Allergie ist der *Heuschnupfen*, der durch in der Luft schwebenden Blütenstaub (Pollen) von Gräsern und Bäumen ausgelöst wird. Er kommt von März bis September mit Schwergewicht im Frühsommer vor. Allergische Nasenschleimhautreaktionen bedürfen der ärztlichen Untersuchung und gegebenenfalls Behandlung.

Nasenbluten

Oft dramatisch anzusehen, doch meist harmlos ist das Nasenbluten (Epistaxis).

Ursachen. Nasenbluten wird vor allem durch den Zeigefinger, den häufigsten »Fremdkörper« in der Nase, ausgelöst. Eine Verletzung der sehr oberflächlich gelegenen Blutgefäße im vorderen Anteil der Nasenhöhle ist natürlich auch durch andere mechanische Ursachen (Un-

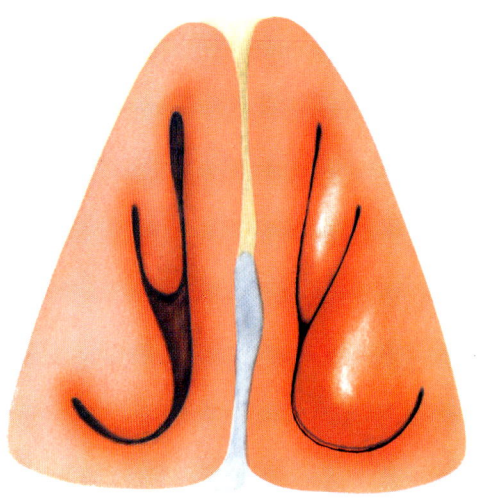

Querschnitt durch die Nase: Die gesunde Nasenschleimhaut (linke Bildhälfte) schwillt bei jedem Schnupfen stark an (rechte Bildhälfte). Dadurch werden Luftstrom zur Lunge und Geruchssinn blockiert.

Vorsicht vor Schnupfenmitteln
Die innerlich anzuwendenden, in Apotheken frei verkäuflichen Mittel gegen den Schnupfen gehören meist zur Medikamentengruppe der Antihistaminika. Man sollte sie, wenn überhaupt, nur wenige Tage nehmen. Die meisten haben unerwünschte Nebenwirkungen. Die gefährlichste ist Müdigkeit. Sie kann die Reaktionsfähigkeit am Steuer stark herabsetzen – wer solche Mittel nimmt, sollte das Fahrzeug zu Hause lassen. Nasentropfen oder -sprays sorgen bei kurzzeitiger Anwendung für ein Abschwellen der Schleimhäute. Ihr Langzeitgebrauch hat indes den gegenteiligen Effekt – die Schleimhäute schwellen wieder an.

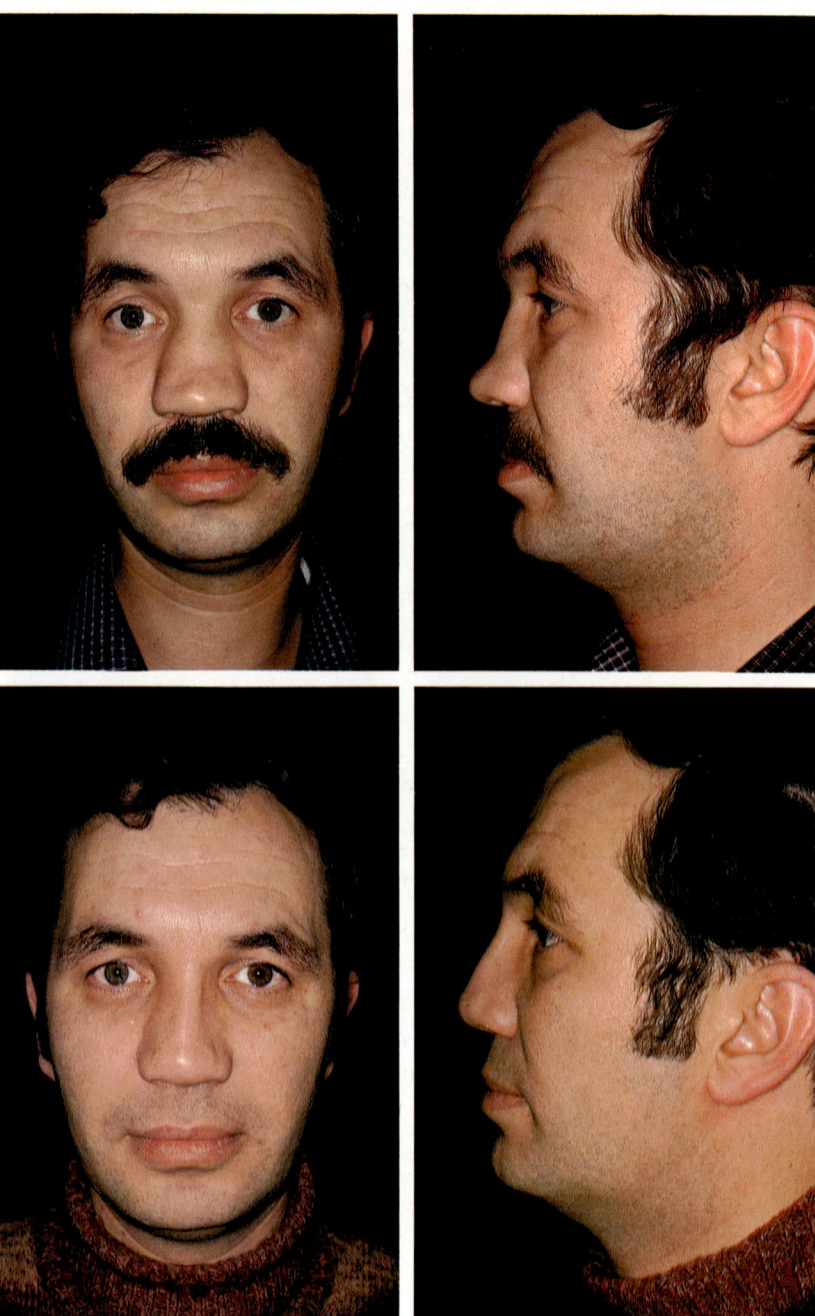

Nach einem schweren Unfall war die Nase dieses Patienten stark deformiert (obere Bilder). Das behinderte nicht nur die Atmung, sondern beeinträchtigte auch die Lebensführung und das Selbstwertgefühl des Mannes. Die operative Nasenplastik, ausgeführt von einem Spezialisten, korrigierte nicht nur das äußere Erscheinungsbild durch den chirurgischen Aufbau einer geraden, wohlgeformten Nase (untere Bilder). Die Operation verhalf dem Patienten auch wieder zu einer freien, ungehinderten Nasenatmung – wichtig für die Gesundheit von Luftwegen und Lunge.

fall, Faustschlag, Nasenbeinbruch) möglich. Zu Schleimhautblutungen kann es ferner nach einer Grippe kommen, bei Blutzellerkrankungen und bei Bluthochdruck.

<u>Behandlung.</u> Hartnäckiges oder schweres Nasenbluten, das durch Erste-Hilfe-Maßnahmen (→ Seite 490) nicht innerhalb einiger Minuten zum Stehen gebracht wird, muß vom Arzt behandelt werden. Meist legt dieser mit Gazestreifen eine gleichmäßig drückende Tamponade der Nasenhöhle an. Die Blutungsquelle kann auch chirurgisch unterbunden werden.

Nasenfurunkel

Akut gefährlich werden kann der Nasenfurunkel. Er entsteht aus einer Haarbalgentzündung und ist von heftigen Schmerzen sowie einer manchmal grotesken Schwellung der Nasenflügel und der Nasenspitze sowie der Oberlippe begleitet.

<u>Behandlung, Komplikationen.</u> Der Nasenfurunkel muß stets ärztlich behandelt werden, denn es besteht die Gefahr einer lebensgefährlichen Hirnbeteiligung: Die Venen des Erkrankungsgebiets verlaufen zur Schädelbasis. Wenn sie sich entzünden (Thrombophlebitis, → Seite

185), ist auch der Blutabfluß aus dem Gehirn gefährdet. Deshalb: Niemals an einem Nasenfurunkel herumdrücken!

Nasenoperationen
Form- und Funktionsfehler der inneren und äußeren Nase lassen sich häufig durch eine Operation erfolgreich beheben.

Mißbildungen. Eine Operation ist angezeigt bei angeborenen Mißbildungen (Gesichtsspalten), zu denen die Lippenspalte *(Hasenscharte)* und die Lippen-Kiefer-Gaumenspalte, der *Wolfsrachen*, zählen. Neugeborene mit leichten oder ausgedehnten Mißbildungen müssen nach der Geburt umgehend in einer Hals-Nasen-Ohren-Klinik vorgestellt werden, damit der Operationstermin rechtzeitig bestimmt werden kann.

Nasenplastik. Korrigierende Operationen an der Nase sind vor allem anzuraten, wenn sich auf diese Weise eine gestörte Funktion dauerhaft korrigieren läßt. Bei den Operationen an der Nase werden äußere Schnitte vermieden. Der Eingriff erfolgt von den Nasenhöhlen her; äußerlich sichtbare Narben gibt es dabei also nicht. Nach Unfällen und bei angeborenen Deformitäten der Nase leisten Nasenplastiken unbestritten Gutes.

Nasennebenhöhlen
Zu den Nasennebenhöhlen gehören die beiden Stirnhöhlen, die vorderen und hinteren Siebbeinzellen, die beiden Oberkieferhöhlen und die Keilbeinhöhle. Ihre feinen Ausführungsgänge liegen ziemlich versteckt im mittleren Nasenkanal, mit Ausnahme der Keilbeinhöhle und der hinteren Siebbeinzellen, die in den oberen Nasengang münden. Größe und Ausprägung der Nasennebenhöhlen wechseln von Mensch zu Mensch. Zum größten Teil entstehen sie zwischen der Geburt und der Pubertät. Der Schädelknochen bildet sich dabei zurück und wird von zarter Schleimhaut ausgekleidet. Der biologische Sinn dieser Höhlen liegt in einer deutlichen Verminderung des Knochengewichts und in der Heranbildung eines Resonanzbodens für die Stimme. Außerdem sind sie die »Knautschzone« des Gesichts. An den Atmungs-, Riech- und Reinigungsfunktionen der Nase haben die Nebenhöhlen keinen Anteil.

Entzündungen der Nebenhöhlen
Wenn eine Entzündung auf die Nasennebenhöhlen übergreift (Sinusitis), muß man stets einen Arzt zu Rate ziehen.

Erscheinungsformen. Bei der *Stirnhöhlenentzündung* sind die Schmerzen über der Stirn lokalisiert, oft strahlen sie in den inneren oberen Augenwinkel aus. Die *Kieferhöhlenentzündung* wird nicht nur in dem Gebiet über dem Knochen gespürt, sondern gelegentlich auch als einseitiger Stirn- und Kopfschmerz an der betroffenen Seite. *Siebbeinentzündungen* sind bei Kindern und Säuglingen häufig, die kleinen Patienten klagen über Schmerzen hinter den Augen. Die seltene *Keilbeinhöhlenentzündung* macht sich durch ausstrahlende Schmerzen in den Hinterkopf bemerkbar.

Krankheitszeichen. Je nachdem, welche Nasennebenhöhlen von einer Entzündung befallen werden und wie akut diese abläuft, spürt der Patient Schmerzen oder ein dumpfes Druckgefühl.

Bei allen Nasennebenhöhlen-Entzündungen steigen die Temperaturen zumindest leicht, bei schweren Fällen rasch an. Aus den erkrankten Knochenhöhlen entleert sich meist reichliches, oft eitriges Sekret. Die Absonderung erfolgt im allgemeinen nur auf einer Seite und oft im Schwall.

Diagnose, Behandlung. Zur genaueren Diagnostik stehen dem Hals-Nasen-Ohren-Arzt zahlreiche Untersuchungsverfahren zur Verfügung. Dabei zeigen Röntgenaufnahmen aus verschiedenen Richtungen die Sekretspiegel und »Verschattungen« der erkrankten Nasenne-

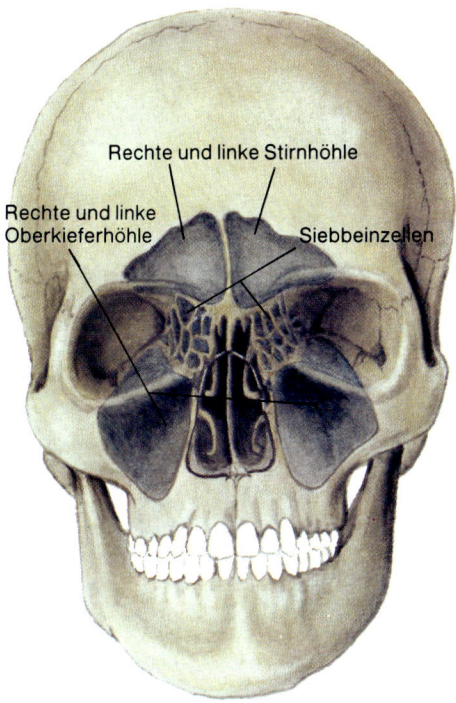

Rechte und linke Stirnhöhle

Rechte und linke Oberkieferhöhle

Siebbeinzellen

Vorderansicht der Nasennebenhöhlen

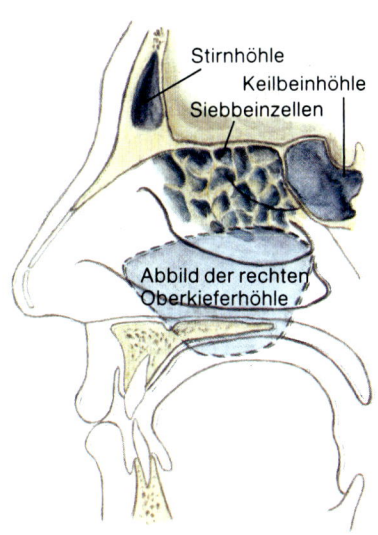

Stirnhöhle
Keilbeinhöhle
Siebbeinzellen

Abbild der rechten Oberkieferhöhle

Seitenansicht der Nasennebenhöhlen

Lage und Form der Nasennebenhöhlen im knöchernen Schädel. Bei den meisten Menschen machen sich die luftgefüllten Hohlräume niemals unangenehm bemerkbar. Entzünden sich die Schleimhäute der Nasennebenhöhlen, ist wegen der Gefahr von Komplikationen eine ärztliche Behandlung erforderlich.

195

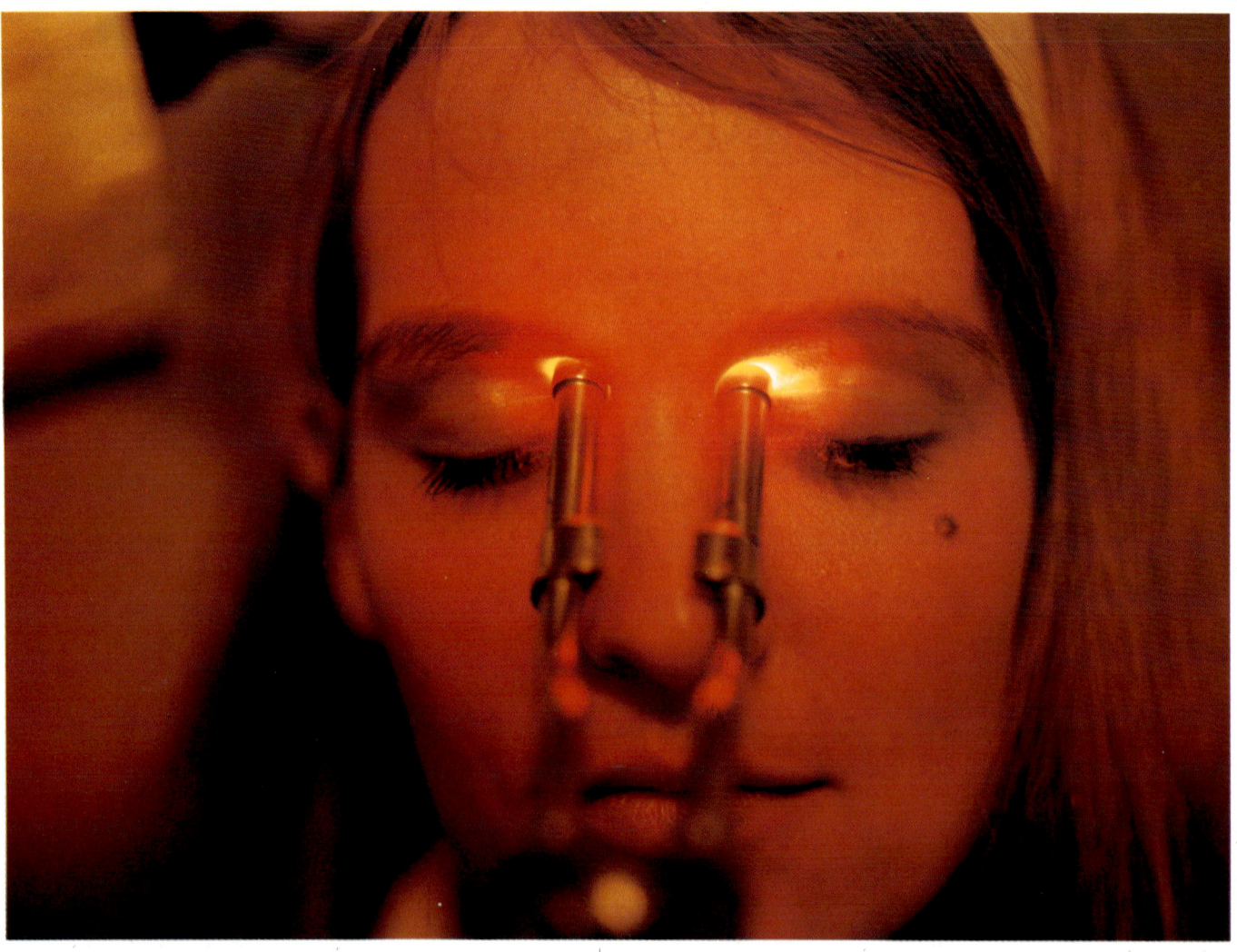

Der Arzt durchleuchtet die Stirnhöhlen, um zu prüfen, ob sie frei von Eiter sind. Das ist bei dieser Patientin der Fall. Nach einem starken Schnupfen können sich die Stirnhöhlen eitrig entzünden – eine zwar seltene, aber unangenehme, manchmal gefährliche Komplikation.

benhöhlen. Die Behandlung richtet sich nach der Ausdehnung des Prozesses und seinem Verlauf.

Komplikationen. Dazu gehören vor allem Durchbrüche durch die knöchernen Höhlenwände sowie das Fortschreiten der Eiterung und ihr Chronischwerden. In beiden Fällen können chirurgische Eingriffe (Punktion, Ausräumung) unvermeidlich werden.

Nasenpolypen

Aus der Schleimhaut der Nebenhöhlen bilden sich manchmal gestielte Geschwülste, die Nasenpolypen. Sie behindern Atmung und Geruchsvermögen mechanisch und müssen operativ entfernt werden. Dazu ist zumeist die Ausräumung der Nebenhöhlen notwendig, um die Entzündung der Schleimhaut auszuheilen, deren Ursprung die Polypen sind. Andernfalls ist durch die behinderte Nasenatmung die Gesundheit der tiefen Luftwege und der Lunge gefährdet.

Der Rachen und seine Erkrankungen

Der hinter der Nasen- und Mundhöhle gelegene gemeinsame Raum für die Luft- und Speisewege, der Rachen (Pharynx), dient dem Organismus vor allem als Schutzpforte vor eindringenden Krankheitserregern. Rings um den Rachenraum bilden Gaumen-, Zungen- und Rachenmandeln (Tonsillen) den lymphatischen Rachenring. Sein wichtigster Teil sind die paarigen Gaumenmandeln. Sie sind eingebettet zwischen vorderen und hinteren Gaumenbögen, dem Gaumensegel und dem Zungengrund und dienen der Abwehr von Keimen. Diese Aufgabe bewältigen die Mandeln mit Hilfe ihres komplizierten Aufbaus aus weißen Blutzellen (Lymphozyten) und Bindegewebe.

Mandelentzündung

Im Kampf gegen die Eitererreger können die Gaumenmandeln zu einem Eiterherd werden – immer dann, wenn sie durch chronische Entzündungen überfordert sind. Wegen der Lage der Mandeln und ihrer speziellen Aufgabe ist ihre Entzündung eine häufige Infektionskrankheit. Die akute Mandelentzündung (Tonsillitis, Angina) führt zur Schwellung und Rötung des Organs sowie der benachbarten Gaumenbögen.

Krankheitszeichen. Vermehrter Speichelabfluß, Schluckschmerzen, oft auch Kopfschmerzen, Fieber, Stiche im Ohr, druckschmerzhafte Halslymphknoten und eine krankhafte Mattigkeit sind die Zeichen der Mandelentzündung, die im Kindesalter besonders häufig auftritt.

Behandlung. Bei einer Behandlung mit kühlen Halswickeln, Gurgeln mit Kamillentee und Bettruhe ist eine leichte Mandelentzündung nach wenigen Tagen überstanden. Bei der schwereren Verlaufsform mit weißlichgelben Stippen auf den Gaumenmandeln, hohem Fieber, Schüttelfrost und erheblichen Schluckbeschwerden ist ärztliche Behandlung erforderlich.

Komplikationen. Aus einer nicht vollständig ausgeheilten akuten Mandelentzündung kann sich eine chronische Mandelentzündung entwickeln, die als Krankheitsherd den ganzen Körper in Mitleidenschaft ziehen kann.

Operation der Gaumenmandeln

Falls mehrmals im Jahr eine Mandelentzündung auftritt, für die in der Nase und deren Nebenhöhlen keine Ursache zu finden ist, sollten die Mandeln entfernt werden. Der Eingriff, die sogenannte Tonsillektomie, wird vorgenommen von Fachärzten für Hals-Nasen-Ohren-Krankheiten. Die Operation geschieht heute meist in Vollnarkose und entfernt die kranken Organe vollständig.

Gründe dafür. Eine Operation ist erforderlich, wenn von den entzündeten Mandeln Fernwirkungen auf den Organismus ausgehen, etwa bei so verursachten Nierenentzündungen, bei Herzbeteiligung, rheumatischer Gelenkentzündung, der seltenen Lymphknotentuberkulose oder bei Diphtheriebazillenträgern. Große Gaumenmandeln, wie sie häufig bei kleinen Kindern beobachtet werden, sollten nur dann operativ entfernt werden, wenn sie die Atmung oder die Nahrungsaufnahme beeinträchtigen.

Gründe dagegen. Es gibt aber auch Gründe, sich mit der Mandelentfernung zurückzuhalten. So benötigen Kinder unter drei Jahren die Mandeln noch stärker als Erwachsene. Zwar hat man das vermutete Wachstumshormon in den Mandeln nie nachweisen können, doch ist sicher, daß die Ausschaltung der Abwehrstelle Gaumenmandel zu verstärkten Wucherungen der anderen Lymphknotenansammlungen führt. Vom dritten Lebensjahr an verlieren die Gaumenmandeln von Natur aus an Bedeutung. Sie schrumpfen und sind seltener entzündet oder gar vereitert.

Vergrößerung der Rachenmandel

Am Dach und an der Hinterwand des oberen Rachenraumes ist Lymphgewebe zur (unterschiedlich großen) Rachenmandel angehäuft. Da an den Seiten dieses oberen Rachenraumes beiderseits die Ohrtrompete (Eustachische Röhre) mündet, kann eine sehr große Rachenmandel vor allem bei Kindern ungünstige Auswirkungen auf die Mittelohren mit Entzündung und Schwerhörigkeit haben. Aber auch chronischer Schnupfen, Fehlstellungen des Gebisses, herabgesetzte Abwehrkraft durch Schlafen und Atmen mit offenem Mund können ihre Ursache in einer übergroßen Rachenmandel haben.

Behandlung. Ihre operative Entfernung beseitigt das Atemhindernis und dessen negative Auswirkungen auf die Gesundheit. Die Entfernung erfolgt in örtlicher oder allgemeiner Betäubung. Der Wundschmerz vergeht nach einigen Tagen. Gegen die Entfernung der Rachenmandel gibt es keine Bedenken.

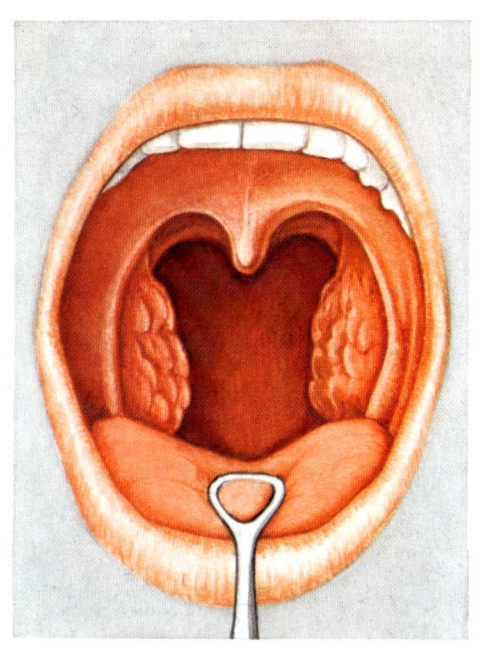

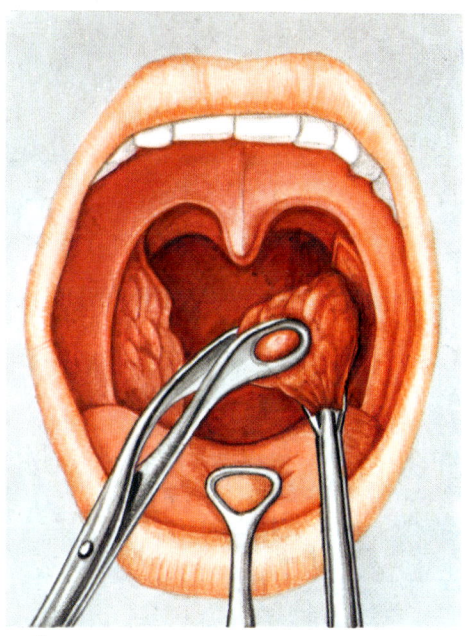

Zwischen den vorderen und den hinteren Gaumenbögen liegen, wie das obere Bild zeigt, die beiden Gaumenmandeln (Tonsillen). Bei ihrer vollständigen Entfernung (Tonsillektomie) wird die Mandel mit einem Instrument gefaßt, vorgezogen (unten) und stumpf ausgeschält.

Mandeloperation – wann?
Für eine unvermeidliche Operation der Gaumenmandeln ist die Jahreszeit ohne Bedeutung. Wenn man sich den Termin jedoch aussuchen kann, werden Kinder am besten im Frühsommer operiert. Die folgenden Ferien sollten sie, wenn möglich, zur Erholung und Kräftigung an der See verbringen.

Sauerstoff für den Organismus

Luftwege, Lunge, Atmung

Ein gesunder Mensch kann wochenlang ohne feste Nahrung, tagelang ohne Flüssigkeit, aber nur wenige Minuten ohne Luft überleben. Der Organismus braucht ständig neuen Sauerstoff, der ihm durch die Atmung zugeführt wird. In der Lunge wird gleichzeitig Kohlendioxid, ein gasförmiges Endprodukt des Stoffwechsels, nach außen abgegeben. Die beiden Lungenflügel liegen gut geschützt im knöchernen Brustkorb. Die Auf- und Abbewegung der Rippen und des Zwerchfells dehnt und verkleinert das lufthaltige Organ. Es besteht aus rund 300 Millionen Lungenbläschen, die ausgebreitet eine Atmungsfläche von 100 bis 130 Quadratmeter ergeben würden.
Die Luft wird der Lunge am stimmbildenden Organ, dem Kehlkopf, vorbei durch die knorpelige Luftröhre zugeführt, die sich in immer kleinere Luftwege, die Bronchien, verzweigt. Alle Luftwege und die Lunge selbst sind von einer zarten Schleimhaut ausgekleidet. Winzige Staubteilchen und Krankheitskeime, reizende Gase und große Temperaturunterschiede belasten das lebenswichtige Organ Lunge und können es krank machen.

Der Weg der Atemluft in die beiden Lungenflügel, die den Brustraum ausfüllen. Der Kopf ist von der Seite her gesehen und aufgeschnitten, das Herz entfernt.

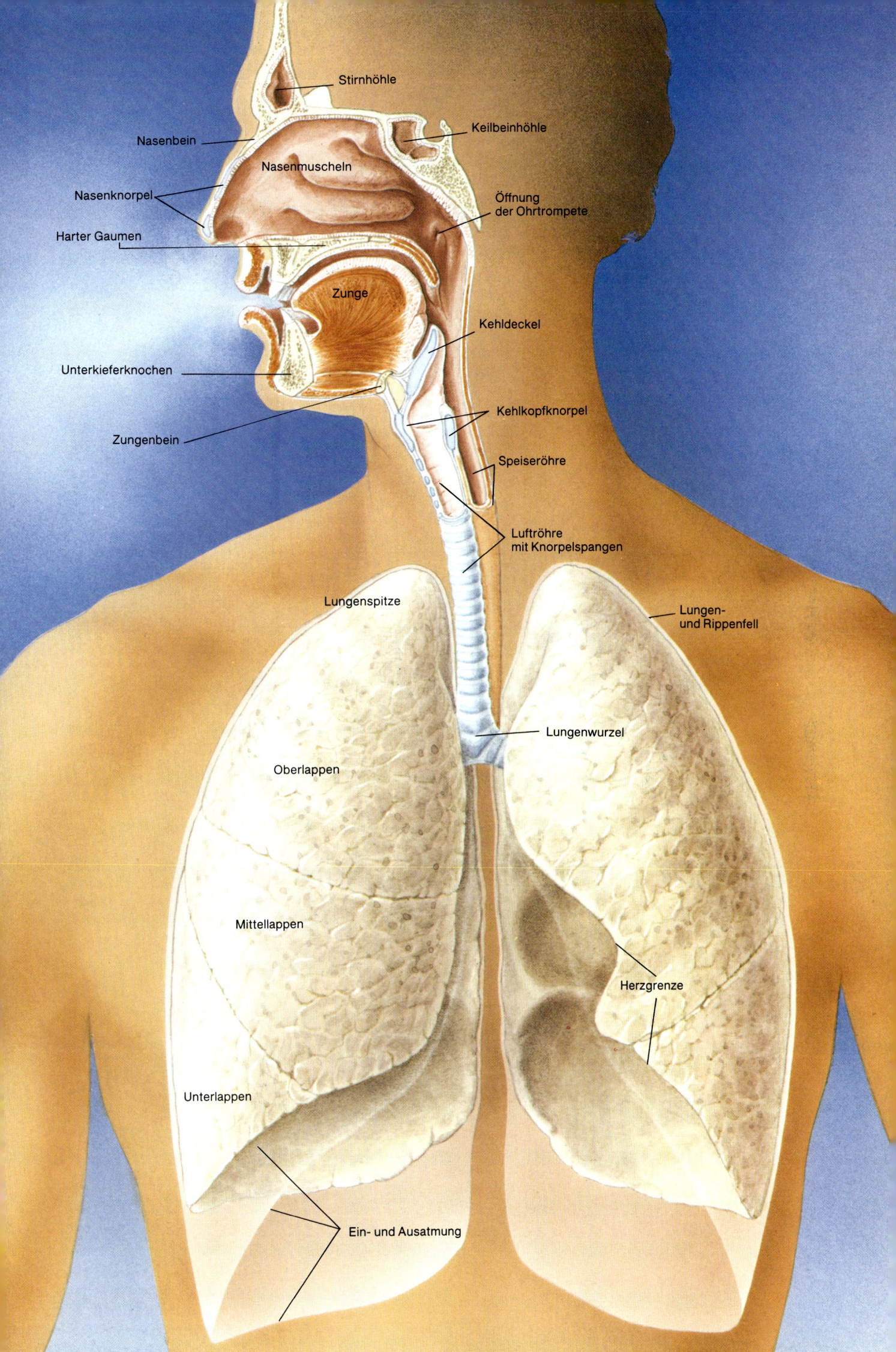

Arbeitsweise des Atmungsorgans

Die oberen Luftwege, Nase und Rachen, sind ab Seite 190 erläutert worden. Kehlkopf und Luftröhre zählen zu den unteren Luftwegen. Allen gemeinsam ist die Aufgabe, dem Atmungsorgan Lunge die notwendige Luft zuzuführen und dabei gleichzeitig dafür zu sorgen, daß diese gereinigt, erwärmt und befeuchtet wird.

Durch Niesen, Schneuzen, Husten und die Arbeit der unsichtbaren Flimmerhaare der feuchten Schleimhäute werden Fremdkörper, auch die sehr kleinen, aus den Luftwegen herausbefördert. Zugleich sorgen Ansammlungen von Lymphgewebe dafür, daß eingedrungene Bakterien bekämpft werden. Diese vielfältigen und miteinander kombinierten Abwehrmaßnahmen sind erforderlich, um die Gesundheit des zarten Lungengewebes zu bewahren.

Im Atmungsorgan treffen, nur durch dünne Gewebe getrennt, der Blutkreislauf und die sauerstoffhaltige Luft zusammen. Dabei beladen sich die roten Blutkörperchen (Erythrozyten) mit reinem Sauerstoff und transportieren ihn zu den Zellen des menschlichen Organismus. In Ruhe verbraucht ein gesunder Erwachsener pro Minute rund 300 Milliliter Sauerstoff. Im inneren Stoffwechsel der Körperzellen, wo die Nährstoffe mit Hilfe des Sauerstoffs in Energie verwandelt (»verbrannt«) werden, entsteht dabei das Gas Kohlendioxid. Es wird durch die Erythrozyten in die Lunge transportiert und dort abgeatmet.

Luftröhre und Bronchien

Die Leistungen der Lunge, die bei Belastung kurzfristig bis zum Zehnfachen gesteigert werden können, werden durch einen sinnreichen Aufbau des Organs ermöglicht. Daran haben die Luftröhre (Trachea) und die von ihr sich verzweigenden Bronchien einen hervorragenden Anteil. Sie ermöglichen, daß im Bedarfsfall sauerstoffhaltige Luft zu jedem der rund dreihundert Millionen Lungenbläschen (Alveolen) gelangen kann.

Die Luftröhre, am unteren Ende des Kehlkopfes (→ Seite 202) beginnend und vor der Speiseröhre verlaufend, ist zehn bis fünfzehn Zentimeter lang und hat einen Durchmesser von rund zwei Zentimetern. Sie wird durch ein Gerüst von 16 bis 20 hufeisenförmigen Knorpelspangen gebildet und offengehalten, beginnt in Höhe des siebenten Halswirbels und reicht bis zum vierten Brustwirbel. Dort teilt sie sich in zwei Äste, den rechten und den linken Hauptbronchus.

Wie die Äste eines Baumes teilen sich die Bronchien immer weiter auf. Während die Hauptbronchien wie die Luftröhre noch Knorpelringe enthalten und deshalb nicht zusammenfallen können, verfügen die kleinen Bronchien (Bronchioli) nicht mehr über solche Knorpelstützen. Ihre Wand enthält statt dessen reichlich Muskulatur, deren Zusammenziehung oder Erschlaffung den Durchmesser der Luftwege steuert.

Form und Feinbau der Lunge

Die beiden Lungenflügel haben nahezu die Form eines Kegels, dessen Basis dem muskulären Zwerchfell aufliegt. Den obersten Anteil nennt man Lungenspitze. Lungenwurzel heißt der Bezirk, wo Bronchien und Gefäße in das Lungengewebe eintreten.

Zwischen den beiden Lungenflügeln, die vollständig voneinander getrennt sind, liegt das *Mittelfell* (Mediastinum). Hier verlaufen zahlreiche Blutgefäße, Nerven, ferner die Luft- und Speiseröhre sowie die Lymphwege der Lunge. Das *Lungenfell*, eine spiegelglatte feuchte Haut, überzieht das Lungengewebe und trennt es von den anderen Organen des Brustkorbs ab. Im Bereich der Lungenwurzel schlägt das Lungenfell auf das Mittelfell über. So entsteht eine Innenauskleidung des Brustkorbs, das *Brust- oder Rippenfell*. Die beiden Häute (Pleura), von innen her stets ein wenig angefeuchtet, ermöglichen ein leichtes, fast widerstandsfreies Gleiten des Lungengewebes im Brustkorb – so werden Ein- und Ausatmung möglich.

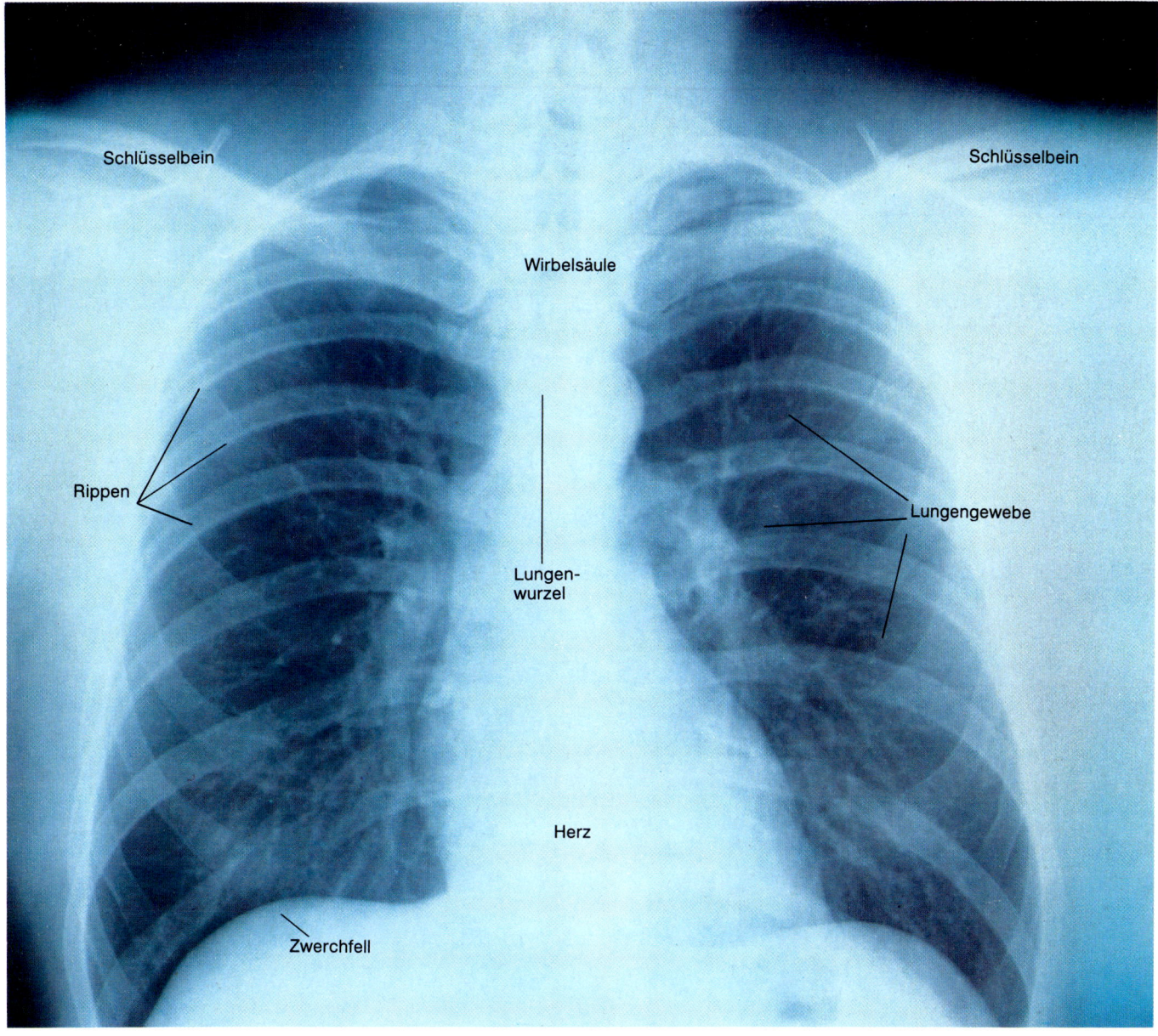

Schlüsselbein — Schlüsselbein — Wirbelsäule — Rippen — Lungengewebe — Lungenwurzel — Herz — Zwerchfell

Die Atmung

Bei der Einatmung senkt sich das Zwerchfell *(Bauchatmung)*, wodurch die Lunge nach unten ausgedehnt wird. Gleichzeitig heben die Zwischenrippenmuskeln die Rippen an und vergrößern dadurch den Tiefendurchmesser des Brustkorbs *(Brustatmung)*. Beide Vorgänge bewirken eine Vergrößerung des knöchernen Brustraums. Die Lunge dehnt sich aus, durch Unterdruck entsteht eine Saugwirkung, man atmet ein. Dabei befindet sich die Lunge in einem Zustand der Überdehnung. Wegen ihrer zahlreichen elastischen Fasern zieht sich die Lunge beim Nachlassen der Muskelspannung zusammen; ebenso wenn die Brusthöhle von außen eröffnet wird *(Lungenkollaps)*.

Die *Lungenbläschen* sind halbkugelige Hohlräume mit einem Durchmesser von nur 0,2 Millimeter. Ihre Wand besteht aus einer einfachen Zell-Lage. Dahinter verzweigen sich die feinen Haargefäße des Lungenkreislaufs. Der *Gasaustausch* erfolgt durch die dünnen Zellwände hindurch. Bei einem ruhigen Atemzug nimmt der Mensch ungefähr einen halben Liter Luft auf. Er tut dies in Ruhe 16- bis 20mal pro Minute. Bei mäßiger Anstrengung atmet er doppelt so häufig, im Extremfall bis zu 60mal pro Minute.

Die Zahl der Atemzüge ist abhängig von verschiedenen Umständen. Sie richtet sich nach dem Sauerstoffbedürfnis, das wiederum von der geleisteten Arbeit bestimmt wird. Kinder atmen schneller als Erwachsene, Neugeborene machen bis zu sechzig Atemzüge pro Minute.

So sieht das Röntgenbild einer gesunden Lunge aus. Deutlich sind die beiden dunkel erscheinenden Lungenflügel zu erkennen. In der Mitte ist der helle Schatten des Herzens zu sehen. Rippen und Schlüsselbeine werden in der Röntgenaufnahme als helle Streifen sichtbar.

Was die Lunge leistet

● *Die Einatmungsluft enthält im wesentlichen 21 Prozent Sauerstoff, 78 Prozent Stickstoff und 0,03 Prozent Kohlendioxid.*

● *Die Ausatmungsluft setzt sich zusammen aus 16 Prozent Sauerstoff, 78 Prozent Stickstoff und vier bis fünf Prozent Kohlendioxid.*

● *Vitalkapazität nennt man das Fassungsvermögen der Lunge, also jene Luftmenge, die nach maximaler Einatmung ausgeatmet werden kann. Wert der Vitalkapazität bei Gesunden, je nach Konstitution und Lebensalter: drei bis fünf Liter, bei Ausdauersportlern (Ruderern, Radfahrern) bis acht Liter. Chronische Lungenkrankheiten können die Vitalkapazität vermindern.*

Hohe Außentemperaturen und seelische Einflüsse, vor allem Aufregung, vermehren und vertiefen die Zahl der Atemzüge.
Je größer das Fassungsvermögen einer Lunge ist, desto geringer ist bei gleichen Bedingungen die Zahl der Atemzüge. Das Volumen der Lunge ist abhängig von Geschlecht, Lebensalter und Körperbeschaffenheit (Konstitution), wird jedoch auch durch Spiel und Sport in den Wachstumsjahren stark beeinflußt. Die verschiedenen Lungenfunktionsprüfungen (→ Seite 204) unterrichten Arzt und Patient von der Fassungskraft der Lunge und weiteren wichtigen Einzelheiten.
Die Atmung wird durch ein *Atemzentrum* im obersten Teil des Rückenmarks gesteuert. Dieses Zentrum reagiert vor allem auf den Anteil des Kohlendioxids im Blut. Steigt er an, so wird die Atmung intensiviert.

Kehlkopf und Sprachbildung

Der Kehlkopf (Larynx) ist ein aus mehreren Knorpeln, zahlreichen kleinen Muskeln und Bändern aufgebautes röhrenförmiges Organ am Anfang der Luftröhre. Besonders gut zu sehen und zu tasten ist der beim Mann größere und stärker gewinkelte Schildknorpel, der sogenannte *Adamsapfel*. Die einzelnen Teile des Kehlkopfes sind untereinander beweglich, so daß sich die Weite der Stimmritze, die Länge ihrer Stimmlippen und deren Spannung verändern und unterschiedliche Töne erzeugen können.
Die Schwingungen der *Stimmbänder* werden von der bei der Ausatmung durchstreichenden Luft bewirkt. Die Sprachbildung erfolgt je-

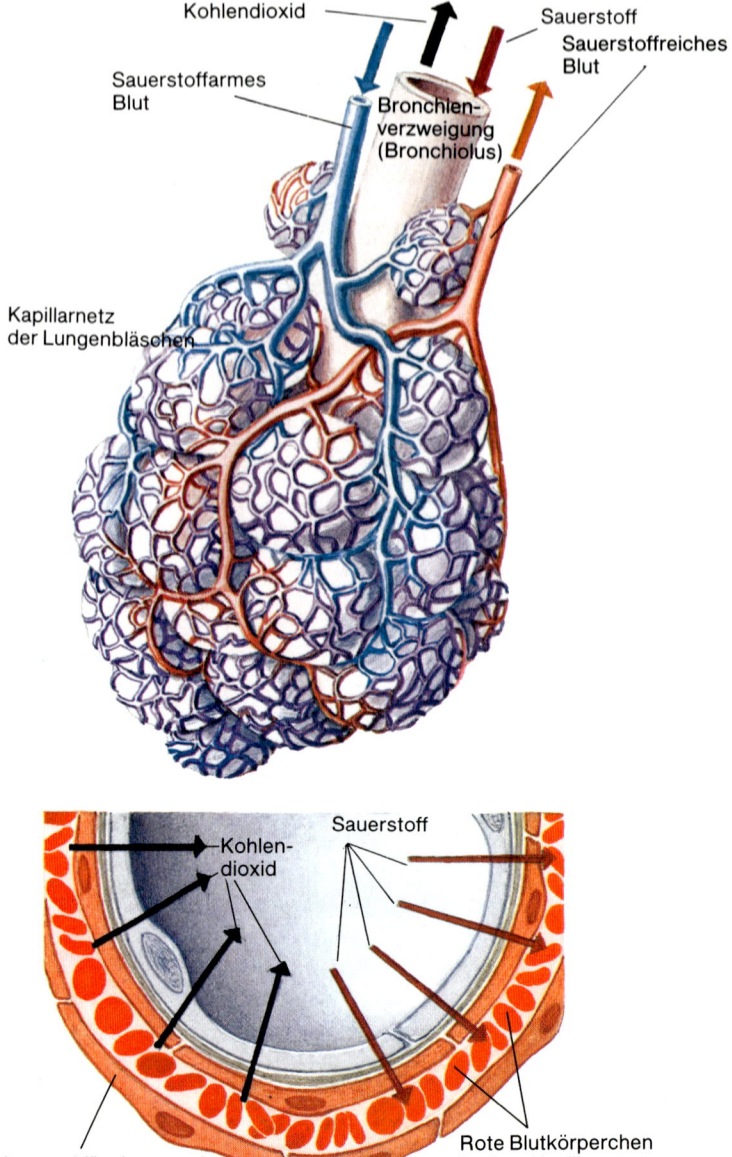

Kohlendioxid

Sauerstoffarmes Blut

Bronchienverzweigung (Bronchiolus)

Sauerstoff
Sauerstoffreiches Blut

Kapillarnetz der Lungenbläschen

Sauerstoff

Kohlendioxid

Lungenbläschenwand

Rote Blutkörperchen in einer Kapillare

Der lebenswichtige Gasaustausch findet in den rund 300 Millionen Lungenbläschen (Alveolen) statt, die in Wirklichkeit nur rund 0,2 Millimeter groß sind. Der obere Teil der Abbildung zeigt eine Gruppe solcher Lungenbläschen mit ihrer Blutversorgung. Darunter ist der Vorgang des Gasaustausches durch die Wand eines Lungenbläschens dargestellt: Das Blut gibt Kohlendioxid in die Lungenbläschen ab und nimmt aus ihnen den Sauerstoff der Atemluft auf. Anschließend wird die kohlendioxidhaltige Luft aus der Lunge ausgeatmet.

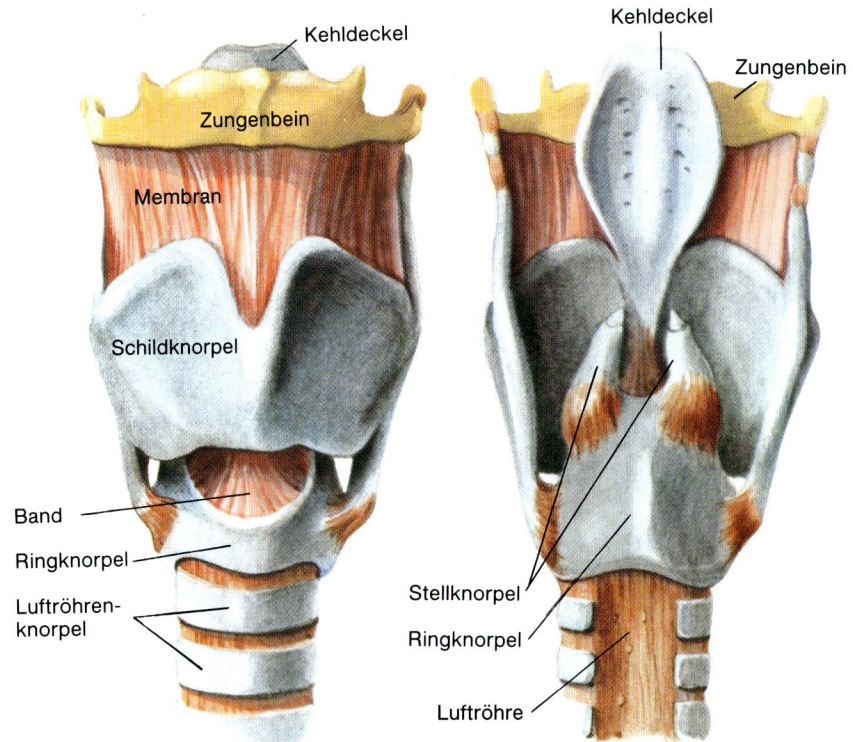

Kehldeckel
Zungenbein
Membran
Schildknorpel
Band
Ringknorpel
Luftröhren-knorpel

Kehldeckel
Zungenbein
Stellknorpel
Ringknorpel
Luftröhre

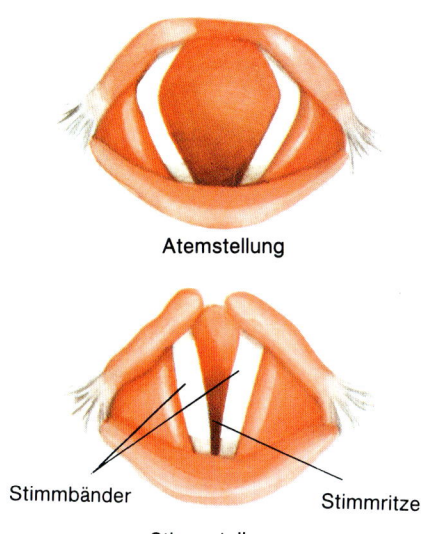

Der Kehlkopf, ein aus Knorpeln, kleinen Muskeln und Bändern kompliziert aufgebautes Organ, von vorn (ganz links) und von hinten (links) betrachtet. Die Lautbildung erfolgt durch Schwingungen der beiden Stimmbänder (unten), deren Länge und Spannung die Tonhöhe festlegt. Bei einem tiefen Baß schwingen die Stimmbänder 80mal, bei einer Sopranistin bis zu 1400mal pro Sekunde.

Atemstellung

Stimmbänder
Stimmritze
Stimmstellung

doch nicht allein im Kehlkopf. An ihr wirken auch Lippen, Zunge und das Gaumensegel durch jeweils rasche Veränderungen ihrer Form mit. Die Stimmlage von Männern ist etwa eine Oktave tiefer als die von Frauen. Dieser Unterschied bildet sich während der Pubertät durch den *Stimmbruch* heraus. Die männlichen Hormone lassen den Kehlkopf rascher wachsen, dadurch verlängern sich die Stimmbänder, und der Schildknorpel wird auch äußerlich als Adamsapfel sichtbar.

Eine wichtige Funktion hat der Kehlkopf beim *Schluckvorgang:* Er wird hochgezogen, so daß sich der elastische Kehldeckel über den Kehlkopfeingang legen kann. So werden die tiefen Atemwege vorübergehend luftdicht abgeschlossen, Nahrungsbestandteile oder andere feste Substanzen können nicht in die Bronchien gelangen.

»Verschlucken« nennt man das versehentliche Eindringen von Fremdkörpern in den Kehlkopf oder in die Luftröhre. Durch einen explosiven Hustenstoß, bei dem Windgeschwindigkeiten von 120 Meter pro Sekunde erzeugt werden, befördert der Atmungsapparat die verschluckten Substanzen wieder heraus.

Untersuchung des Atmungsorgans

Aus Krankheitszeichen wie Husten oder Atemnot kann auch der erfahrene Arzt nicht ohne weiteres die richtige Diagnose stellen. Ihm stehen aber eine ganze Reihe von Untersuchungsmethoden zur Verfügung, mit deren Hilfe sich Erkrankungen und Störungen des Atmungsorgans diagnostizieren lassen.

Abklopfen und Abhorchen

Bereits aus der äußeren Betrachtung (Inspektion) des Brustkorbs sind Rückschlüsse möglich. So wirkt der knöcherne Thorax bei Lungenblähung (Emphysem) überdehnt und faßförmig (Faß-Thorax). Ist der Brustkorb durch Erkrankungen der Knochen oder der Wirbelsäule asymmetrisch verformt, ist die Atmung meist mehr oder minder stark behindert.

Durch die Beklopfung (Perkussion) der Brustkorbwand lassen sich Lage, Beweglichkeit und etwaige Erkrankungen des Lungengewebes feststellen, weil der Klopfschall über gesunden, luftgefüllten Räumen tief und laut (»sonor«) ist, während er über festem Gewebe oder Flüssigkeit nur gedämpft hörbar wird.

Erstickungsgefahr bei Stimmritzenkrampf und Kehlkopfschwellung

● *Pfeifende Atmung, Atemnot, starke Schluckbeschwerden und eine kloßige Sprache können Zeichen für eine gefährliche Verengung der Luftwege im Bereich des Kehlkopfs sein.*

● *Sofort ärztliche Hilfe rufen, weil Erstickungsgefahr besteht!*

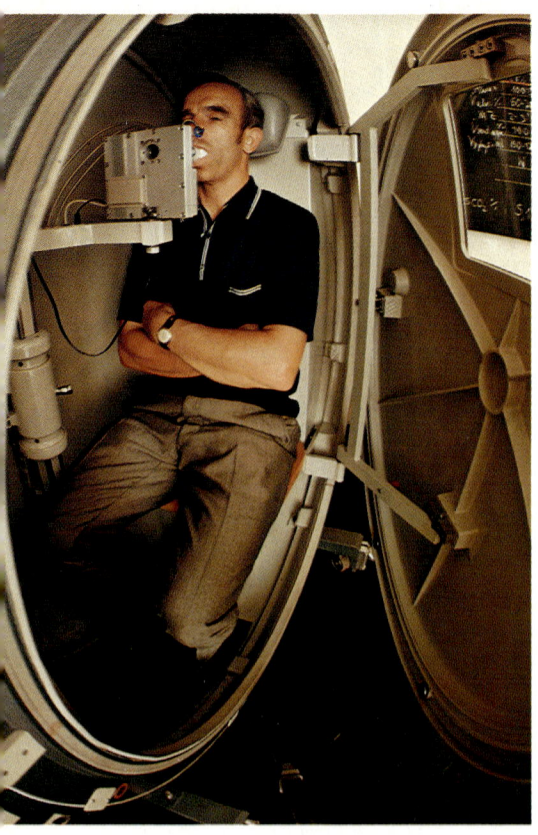

Störungen in den Atemwegen, vor allem eine Erhöhung des Strömungswiderstandes der Luft, werden bei der Lungenfunktionsprüfung erkannt – oft bevor der Patient etwas merkt oder sich über Beschwerden beklagt.

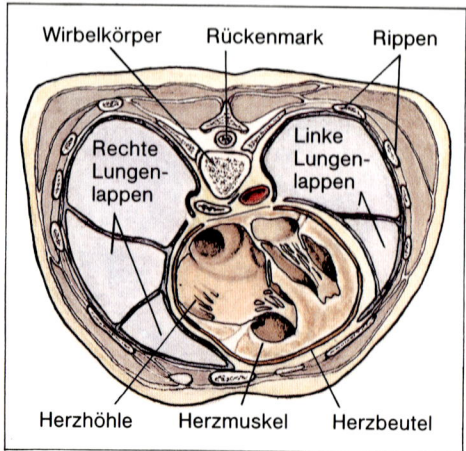

Die Untersuchungstechnik der Computer-Tomographie zerlegt den Patienten auf schmerzlose und ungefährliche Weise gleichsam »in Scheiben«. Auf jeder Körperebene (hier: Nachzeichnung eines Schnittes durch den Brustkorb) kann die Lage und der Zustand der einzelnen Organe sichtbar gemacht werden.

Eine zweite einfache Untersuchungsmethode ist die Abhorchung (Auskultation) der Lunge mit Hilfe eines Hörrohrs (Stethoskop). Bei der normalen Atmung eines gesunden Menschen entstehen durch die vieltausendfachen Schwingungen der Wände der Lungenbläschen typische Atemgeräusche (das sog. Bläschenatmen), das dem Rauschen eines Nadelwaldes ähnelt. Über den Bronchien ist ein scharfes, hohes Atemgeräusch zu hören.

Jede Entzündung einzelner Teile der Atmungsorgane bewirkt Veränderungen dieser typischen Geräusche, es entstehen brummende oder pfeifende Rasselgeräusche, leise und laute, rauh oder scharf klingende Töne. Aus dem Charakter und der Ausbreitung dieser Nebengeräusche kann der Arzt Art und Schwere der Erkrankung erkennen.

Röntgen und Bronchoskopie

Das Abklopfen und Abhorchen der Lungen von vorn und von hinten wird bei Bedarf durch Röntgenuntersuchungen ergänzt. Röntgenaufnahmen (→ Abb. Seite 201, 213) zeigen in abgestuften Grautönen nicht nur die helle Lunge, sondern auch Bronchien, Herz und das Knochengerüst. Weil es bei einer einfachen Aufnahme von vorn zu Überlagerungen der verschiedenen Gewebsschatten kommt, werden die Lungen oft auch von der Seite (Schrägaufnahmen) geröntgt.

Durchleuchtung nennt man eine Röntgen-Untersuchungsmethode, bei der die Lunge für den Arzt auf einem Leuchtschirm sichtbar gemacht wird. Müssen bestimmte Teile des Gewebes besonders genau dargestellt werden, fertigt der Facharzt für Röntgenologie und Strahlenheilkunde Schichtaufnahmen des betreffenden Gewebes an (Tomographie). Bronchographie nennt man eine röntgenologische Untersuchung, bei der mit Hilfe eines Katheters wasserlösliche Kontrastmittel in die Bronchien eingebracht werden. Die Luftwege sind im Röntgenbild dann besonders klar und deutlich zu erkennen.

Durch die Entwicklung immer besserer Sehrohre (Endoskope, → Seite 441) ist die unmittelbare Betrachtung der Luftwege, die Bronchoskopie, in den letzten Jahren zu einer besonders wichtigen Untersuchungsmethode geworden. Bewegliche Sehrohre, die an ihrer Spitze eine lichtstarke Lampe tragen, können bis in die Verzweigungen der Hauptbronchien vorgeschoben werden.

Lungenfunktionsprüfung

Für die Untersuchung der Lungenfunktion sind eine ganze Reihe von Methoden entwickelt worden. Mit ihrer Hilfe kann man feststellen, ob Sauerstoffaufnahme oder Kohlendioxidabgabe gestört sind, wieviel Luft die Lunge faßt, welche Widerstände in den Atmungsorganen vorhanden sind, ob der Lungenkreislauf gesund ist und wie sich die gemessenen Werte bei Belastung, etwa durch das dosierte Strampeln auf einem Fahrrad, verändern.

Akute Erkrankungen des Atmungssystems

Störungen der Sprachbildung, die bei fast drei Prozent aller Schulkinder auftreten, sind nur selten isolierte Erkrankungen des Kehlkopfs. Beim *Stottern* (→ Seite 368), der hartnäckigsten Sprachhemmung, besteht zwar eine vermehrte Spannung der Kehlkopfmuskulatur, doch läßt sich das Leiden nicht durch Eingriffe am stimmbildenden Organ, sondern nur durch eine seelische Behandlung heilen.

Kehlkopfentzündung

Die Kehlkopfentzündung (Laryngitis) macht sich vor allem durch Heiserkeit, später durch Brennen, Husten und Schmerzen bemerkbar. Ihre Ursache ist zumeist eine Überforderung der Stimmlippen, die in trockenen rauchigen Räumen leichter eintritt.

Die Entzündung bessert sich rasch durch strikte Schonung der Stimmbänder, durch Rauchverbot sowie entzündungshemmende und notfalls keimtötende Medikamente, die der Arzt verordnet. Er gewinnt durch *Kehlkopfspiegelung* ein zuverlässiges Bild der Situation. Diese einfache und schmerzlose Untersuchungmethode entdeckt auch frühzeitig gut- und bösartige Wucherungen an den Bändern und Schleimhäuten des Organs.

Höchste Aufmerksamkeit ist geboten, wenn die Schleimhaut des Kehlkopfs anschwillt *(Kehlkopfödem)* oder die Stimmritze sich krampfartig verengt *(Stimmritzenkrampf)*.

Krankheitszeichen Husten

Wenn die Lunge oder ihre Luftwege erkrankt sind, macht sich dies fast immer durch Husten bemerkbar. Das Krankheitszeichen Husten ist oft lästig, vielfach schmerzhaft und dennoch nützlich. Durch Husten reinigt sich der Atemapparat, werden Sekrete, Keime und Fremdkörper aus ihm entfernt.

<u>Mechanismus.</u> Jedem Hustenstoß geht eine tiefe Einatmung voraus. Dann wird die Stimmritze des Kehlkopfes unwillkürlich geschlossen, die im Brustraum angesammelte Luft durch die Bauchmuskulatur unter Druck gesetzt und die Stimmritze schlagartig wieder geöffnet. Das stoßartige Hervorbrechen der Luft mitsamt den Sekreten wird als Husten hörbar.

Mit dem Husten nimmt der Organismus auch Nachteile in Kauf. Akute Hustenanfälle sind schmerzhaft, weil sie empfindliche Nervenenden durch Erschütterung und Überdehnung reizen. Chronischer Husten belastet die elastischen Fasern des Lungengewebes, kann ihr Zugrundegehen (Degeneration) verursachen und so zur Lungenblähung (Emphysem, → Seite 213) beitragen. Die Natur des Hustens, der trocken oder feucht sein kann und der akut, anfallsweise oder chronisch auftritt, ermöglicht Rückschlüsse auf die Art der zugrunde liegenden Erkrankung.

<u>Erscheinungsformen.</u> Bei einem Keuchhusten (→ Seite 366) atmet das Kind keuchend ein und wird dann von einem bellenden, trockenen Hustenreiz gequält. Wird durch die Hustenstöße besonders viel Sekret abgehustet (ergiebiger oder produktiver Husten), liegt der Verdacht auf krankhafte Erweiterungen der Luftröhrenzweige (Bronchiektasen, → Seite 214) nahe.

Ein rasselnder, röchelnder Husten wird beobachtet, wenn sich infolge von Herz- oder Kreislaufschwächen in den Lungenbläschen Gewebswasser ansammelt (Lungenödem, → Seite 212). Eine akute Entzündung der Schleimhäute durch Viren, etwa bei einer beginnenden Grippe, führt zuerst zu einem trockenen, oft sehr schmerzhaften Reizhusten, der im Laufe von Tagen in einen feuchten, nicht mehr so schmerzenden Husten übergeht, der dann auch mit Auswurf verbunden ist.

<u>Behandlung.</u> Husten sollte, seiner wichtigen Aufgaben wegen, nicht in jedem Fall unterdrückt werden. Der trockene Reizhusten, der kein Sekret hervorbringt, weil keines vorhanden ist, wird durch Codein-Präparate erfolgreich gedämpft. Diese wirksamen Anti-Husten-Mittel sind rezeptpflichtig. Sie wirken nicht unmittelbar auf die Schleimhäute, sondern auf das Hustenzentrum im verlängerten Rückenmark. Dort wird der Hustenreflex durch das Codein (und durch chemische Verwandte des Morphiums) blockiert. Vorsicht! Codein-Mißbrauch kann Empfindliche süchtig machen.

Die örtlich wirksamen Hustenmittel (Hustensaft, -bonbons) enthalten pflanzliche Wirkstoffe wie Thymian, Anis, Fenchel und Menthol, die lösend, lindernd, auch »filmbildend« auf die entzündeten Zellen wirken. Sie helfen jedoch auch deshalb, weil ein Mensch nicht husten kann, während er schluckt. Der Hustenreflex wird nämlich durch den Schluckreflex unterdrückt – nicht im Hals, sondern im Gehirn. Lästiger Hustenreiz kann also erfolgreich gelindert werden, indem man immer wieder kleine Mengen Flüssigkeit schluckt. Reichliches Trinken hilft im übrigen, zähen Schleim in den Bronchien zu verflüssigen, der Husten wird dann lockerer.

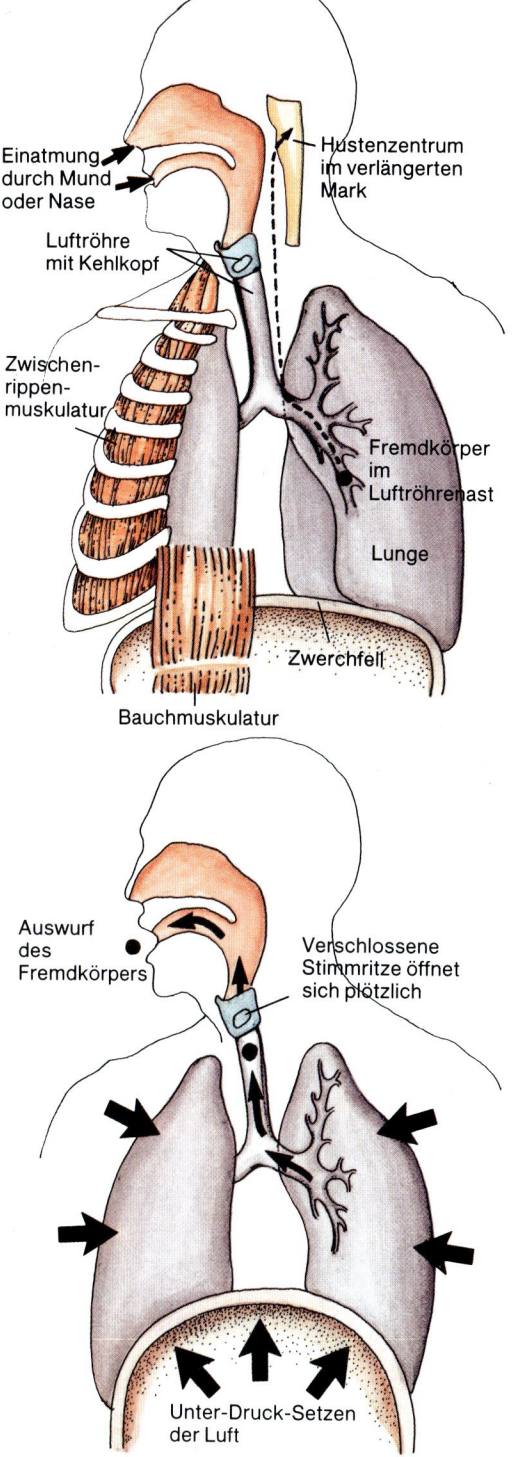

Husten befreit Luftwege und Lunge von Fremdkörpern und Schleim. Den Befehl zum Hustenstoß erteilt das Hustenzentrum im verlängerten Rückenmark.

Wenn der Husten nicht aufhört
Ein Husten, der nach drei Wochen nicht abklingt, kann – nicht muß! – Zeichen schwerer Krankheit (Tuberkulose, Lungenkrebs, Herzschwäche) sein. Deshalb ist unbedingt eine ärztliche Untersuchung erforderlich.

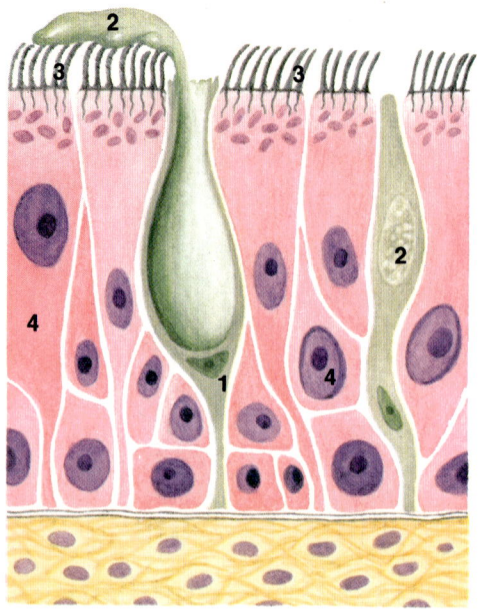

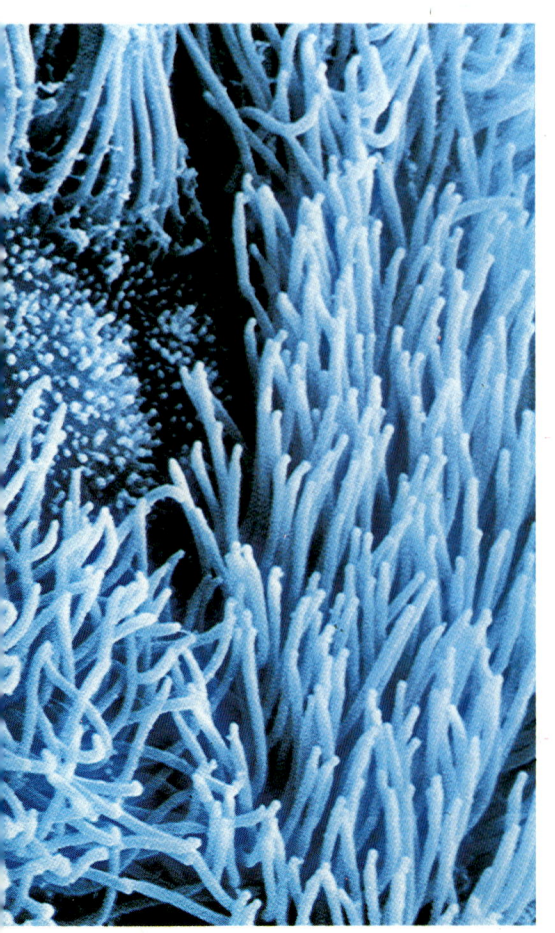

Den Aufbau einer gesunden Schleimhaut der Luftwege (Bronchien) zeigt die Schnittzeichnung (oben): Man erkennt eine schleimproduzierende Becherzelle (1), deren Sekret (2) von den beweglichen Flimmerhärchen (3) einer mehrstufigen Zellschicht (4) verteilt und fortbewegt wird. Im elektronenmikroskopischen Bild (unten) sind die Flimmerhärchen hundertfach vergrößert. Wellenförmig bewegen sie sich hin und her, etwa tausendmal pro Minute.

Auswurf

Bei einem Gesunden bilden die Schleimhäute der Atemwege jeden Tag rund 100 Milliliter Sekret. Es wird nicht ausgehustet. Das Flimmerepithel der Schleimhäute sorgt vielmehr dafür, daß diese stets mit einem gleichmäßigen feuchten Film überzogen sind. Die ununterbrochene Bewegung der Flimmerhaare transportiert kleinere Fremdkörper, auch solche, die für das bloße Auge unsichtbar sind, nach außen. Vermehrtes Sekret jedoch, das abgehustet und dann als Auswurf (Sputum) sichtbar wird, ist ein Krankheitszeichen. Aus der Menge des Auswurfs, aus Farbe, Geruch und der Zusammensetzung gewinnt der Arzt wichtige Hinweise auf die vorliegende Erkrankung. Dabei wird der Auswurf auch mikroskopisch und bakteriologisch untersucht.

Blutbeimengungen im Auswurf bewirken dessen Rot- oder Braunfärbung. Dieses Krankheitszeichen, der *Bluthusten* (Hämoptoe), ist stets sehr ernst zu nehmen, ebenso wie das Auftreten größerer Blutmengen *(Blutsturz).* Beider Ursachen können chronische oder akute Entzündungen, Tuberkulose, Tumoren, Verletzungen des Brustkorbs und ernste Erkrankungen der Kreislauforgane sein.

Entzündungen der Luftwege

In mitteleuropäischen Breiten ist die Entzündung der unteren Luftwege, die Bronchitis, eine der häufigsten Erkrankungen überhaupt. Sie kommt in akuter und chronischer Form vor und kann eine selbständige Krankheit sein, aber auch als Begleiterscheinung von Infektionskrankheiten (→ Seite 374) auftreten.

Akute Bronchitis

Erkrankungen des Atmungsorgans beginnen nicht erst in den Lungen. Fast jeder Mensch macht einmal die Erfahrung, daß auch die Luftröhre und deren Äste, die Bronchien, erkranken können.

Krankheitszeichen. Bei der Bronchitis entzünden sich die Schleimhäute der Luftröhrenverzweigungen. Sie werden rot und rauh, schwellen an, sondern vermehrt Sekrete ab und beginnen zu schmerzen. Ein trockener Reizhusten und ein wundes, »brennendes« Gefühl hinter dem Brustbein sind meist die ersten Krankheitszeichen. Der Auswurf ist anfänglich spärlich und von heller, »glasiger« Farbe.

Ursachen. Der akuten Bronchitis können viele Ursachen zugrunde liegen. Am häufigsten ist die Besiedlung mit Krankheitskeimen, vor allem Viren. Diese Infektion wird durch Nässe und Unterkühlung begünstigt. Die »Erkältung« verändert die Durchblutung im Nasen-Rachen-Raum und in den tiefer gelegenen Bronchien. Viren haben dann bessere Chancen, in das zarte Schleimhautgewebe einzudringen. Eine akute Bronchitis kann jedoch auch durch Staubbeimengungen in der Atemluft, durch Einatmung reizender Gase, vor allem Ammoniak, Schwefeldioxid und Nitrosegase, aber auch durch Inhalation von Zigarettenrauch (»Lungenzüge«) ausgelöst werden. In den kälteren Jahreszeiten ist meist eine Infektion Ursache der akuten Bronchitis.

Verlauf. Einen bis drei Tage nach der Keimbesiedlung beginnt die Erkrankung mit den allgemeinen Zeichen einer Erkältung, Kopf- und Gliederschmerzen, einem starken Krankheitsgefühl, oft begleitet von einer Augenbindehautentzündung (Konjunktivitis), Schnupfen und Halsschmerzen. Das Fieber steigt selten über 39 Grad. Zwei bis drei Tage nach Krankheitsbeginn vermehrt sich der Auswurf, der nun häufig gelblich aussieht (zurückzuführen auf die Beimischung von Eiter). Fieber und Krankheitsgefühl klingen bei einer akuten Bronchitis meist innerhalb einer Woche ab, der Husten kann weitere zwei Wochen anhalten.

Behandlung. Ein Patient mit akuter Bronchitis sollte Bettruhe einhalten, und zwar auch noch zwei Tage nach Abklingen des Fiebers. Die entzündeten Bronchien werden am schnellsten wieder gesund, wenn ein striktes Rauchverbot eingehalten wird und im Krankenzimmer

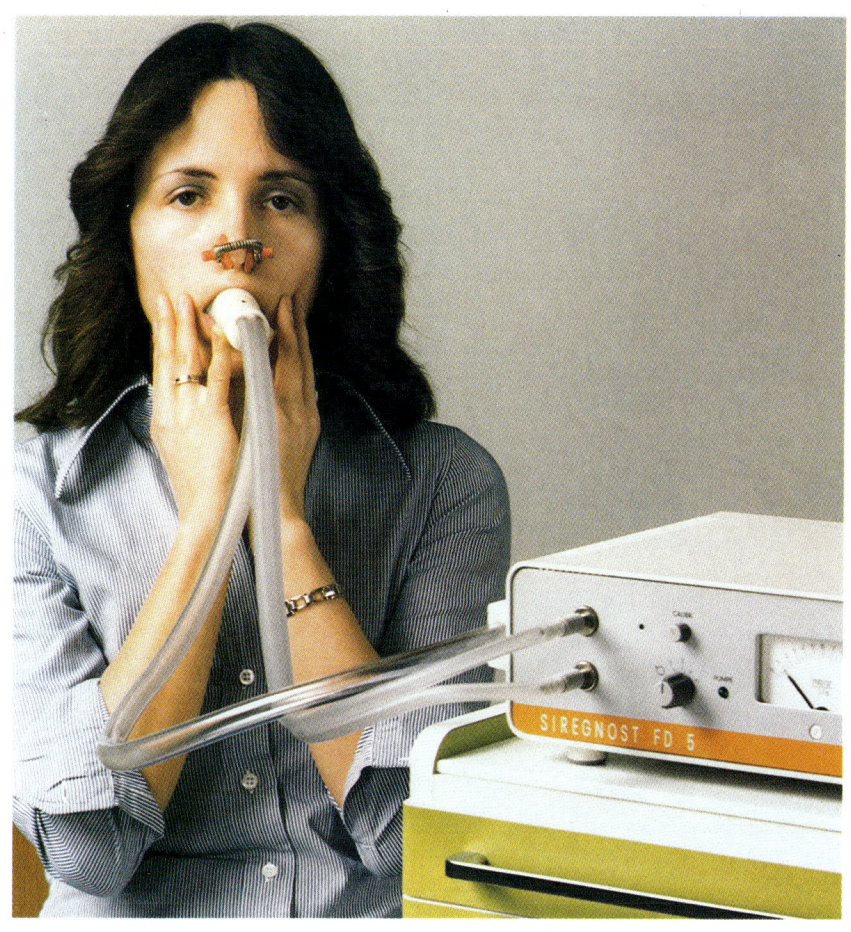

Inhalationen lockern einen festsitzenden Husten, lindern die Schmerzen und lassen die Entzündung der Luftwege schneller abklingen. Auf Anordnung des Arztes können dem Dampf verschiedene Medikamente zugesetzt werden.

durchschnittliche Temperatur (um 18 Grad Celsius) und Luftfeuchtigkeit (50 Prozent) herrschen. Die Krankenkost sollte fettarm und kohlenhydratreich sein. Herzgesunde Patienten läßt man drei bis vier Liter pro Tag trinken, am besten Tee, Obstsäfte und Mineralwasser. Die Flüssigkeitszufuhr löst und lockert den anfänglich besonders zähen Bronchialschleim.

Außer den Medikamenten, die der Arzt verordnet (vor allem fiebersenkende Präparate und Hustenmittel, die Codein enthalten), bewähren sich bei akuter Bronchitis alte Hausmittel. Hierzu zählen heiße Milch mit Honig und die Inhalation von Kamillendampf. Beides lindert den Hustenreiz und löst den Schleim.

Chronische Bronchitis

Wenn die akute Entzündung der Luftröhren nicht oder nicht vollständig ausheilt, kann sich aus der akuten eine chronische Bronchitis entwickeln. An ihr leiden in Deutschland fast zehn Prozent der Erwachsenen. Vielfach bleibt diese Krankheit jahre- oder gar jahrzehntelang unbeachtet, bevor versucht wird, die eintretenden Spätschäden zu lindern.

Ursachen. Die möglichen Ursachen einer chronischen Bronchitis sind zahlreich; oft ergänzen sie einander, so daß es nicht immer gelingt, alle Erkrankungsgründe rechtzeitig zu erkennen und auszuschalten. Neben dem Zigarettenrauchen, der Inhalation von Schadstoffen wie Stäuben, Gasen und Dämpfen, dem langfristigen Aufenthalt in zu trockenen Räumen oder naßkalter, nebliger Umgebung spielt bei der chronischen Bronchitis eine offenbar ererbte, anlagebedingte Schwäche der Atmungsorgane eine ursächliche Rolle. Die Übergänge von einer akuten zu einer chronischen Bronchitis sind dabei fließend. Von einer chronischen Bronchitis spricht man, wenn ein Patient mindestens drei Monate im Jahr an Husten mit Auswurf erkrankt.

Verlauf. Weil die Anzeichen der chronischen Bronchitis, zumindest anfänglich, wenig belastend sind, werden sie meist nicht ernst genommen. Dabei verbergen sich hinter den Krankheitszeichen fortschrei-

Kamillendampfbad lindert Bronchitis
Brühen Sie in einer Waschschüssel eine Handvoll frische oder getrocknete Kamillen auf. Setzen Sie sich davor, halten Sie den Kopf über die Schüssel.
Die Unterarme bleiben dabei auf den Tisch gestützt. Kopf und Schüssel müssen von einem Badehandtuch bedeckt sein, so daß wenig Außenluft eindringen kann. Tief atmen, solange es dampft. Das Dampfbad lindert die Bronchitis und löst zähen Schleim in den tiefen Luftwegen.

tende Veränderungen der Luftwege, eine Verdickung ihrer Schleimhäute mit verstärkter Sekretion und andere Zeichen der Entzündung, die die Luftwege langsam aber sicher dauerhaft schädigen.

Durch die chronische Entzündung geht das Flimmerepithel, das die Luftwege reinigt, zugrunde. Schleim und Fremdstoffe bleiben in den Verzweigungen der Bronchien liegen, verstopfen diese und behindern so den Gasaustausch. Schließlich wird die Lunge überbläht (Emphysem, → Seite 213).

Behandlung, Vorbeugung. Ob und vor allem wie schnell sich die Spätschäden wiederholter oder chronischer Luftwegsentzündungen einstellen, kann der Patient zu guten Teilen selbst beeinflussen. Einsichtiges Verhalten der Erkrankten kann viel Schaden vermeiden, denn ein Allheilmittel gegen die Bronchitis gibt es nicht. Wer daran leidet oder dazu neigt, sollte die folgenden Ratschläge beherzigen:

○ Frische Luft ist gesund für die Bronchien, nur müssen größere Temperaturschwankungen, Staubbelastung und Zugluft vermieden werden.

○ Rauchen ist der ärgste Feind der Luftwege – wer also Kummer mit seinen Bronchien hat, sollte jedwedem Tabak ein für allemal abschwören.

○ Muffige, feuchte Wohn- und Schlafräume sind für Empfindliche ebenso schädlich wie etwa intensive Küchendünste und der Geruch von Bohnerwachs.

○ Wer durch den offenen Mund atmet, reizt die Schleimhäute der Bronchien. Nasenatmung filtert hingegen die Luft, wärmt sie vor und feuchtet sie an, die tieferen Luftwege bleiben unbelastet.

○ Wer schnarcht, der atmet dabei mit offenem Mund. Seiten- oder Bauchlage, evtl. sogar das Hochbinden des Kinns, können Abhilfe schaffen.

○ Erkältungen jeder Art bahnen der chronischen Entzündung den Weg. Vermeiden Sie deshalb z. B. nasses Schuhwerk, und verzichten Sie bei übermäßiger Erhitzung auf eisgekühlte Getränke.

○ Atemgymnastik kann viel zur Verbesserung der Lungenbelüftung beitragen. Von Vorteil ist auch jede Form von Abhärtung durch Wechselduschen, Trockenfrottierung und Bürstungen mit Franzbranntwein.

Lungenentzündung

Bei der Lungenentzündung (Pneumonie) entzünden und verdichten sich mehr oder minder ausgedehnte Bezirke des Atmungsorgans.

Krankheitszeichen. Die gefährliche Krankheit beginnt oft ohne Warnzeichen mit einem schnellen Anstieg der Körpertemperatur bis auf 40 Grad, einer Pulsbeschleunigung und Schüttelfrost. Die Patienten haben dabei häufig starke Kopfschmerzen, atmen nur oberflächlich, und ihre Stimme ist schwach. Der Hustenreiz ist unterschiedlich ausgeprägt, er kann sogar fehlen.

Ursachen. Lungenentzündungen werden durch die verschiedenen Arten von Bakterien, Viren und Pilzen ausgelöst. Bestimmte Infektionskrankheiten, so Masern, Keuchhusten, Diphtherie und Virusgrippe, können die Ausbildung einer meist nur herdförmigen, auf einen oder zwei Lungenlappen beschränkten Entzündung bewirken.

Behandlung, Verlauf. Bei jedem Verdacht auf Lungenentzündung ist umgehend ein Arzt zu Rate zu ziehen. Ihm gelingt es mittels Abhorchung und Abklopfung der Lunge (→ Seite 203), die typischen Krankheitszeichen festzustellen.

Die Gabe von Antibiotika durch den Arzt, die bei Pneumonien unbedingt angezeigt ist, kürzt die Erkrankung deutlich ab und verändert den früher beobachteten Verlauf, der mehrere aufeinander folgende Krankheitsstadien umfaßte. Pneumonien haben deshalb viel von ihrer ursprünglichen Gefährlichkeit eingebüßt und führen, anders als in vergangenen Jahrhunderten, nur bei Patienten, die durch weitere Leiden schon sehr geschwächt sind, zum Tode.

Komplikationen. Zu den Komplikationen, die einer Lungenentzündung folgen können, zählen die Ausbreitung der Entzündung auf den Herzmuskel (→ Seite 162), das Chronischwerden umschriebener Lungenentzündungen und die Herausbildung eines Lungenabszesses. Darunter versteht man eine Eiteransammlung in der Lunge, die von einer eigenen Wand umgeben ist. Die Entzündung der Lunge kann auf das Brust- und Rippenfell übergreifen. Neben der hochdosierten Gabe von Antibiotika werden bei Komplikationen gelegentlich chirurgische Eingriffe (Punktion, Drainage, Operation) erforderlich.

Erkrankungen des Brustfells

Die beiden Blätter des Brustfells (Pleura), das Lungen- und das Rippenfell, bilden einen geschlossenen spaltförmigen Raum, der die Verschieblichkeit der Lunge im knöchernen Brustkorb ermöglicht.

Brustfellentzündung
Meist als Folge von Entzündungen der Lunge oder des Herzens kann sich auch das Brustfell entzünden (Pleuritis).
Krankheitszeichen. Die Erkrankung ist sehr schmerzhaft, weil sich die entzündlich veränderten, aufgerauhten Blätter bei jedem Atemzug aneinander reiben. Der Pleuritis-Patient möchte deshalb die erkrankte Seite schonen und wagt kaum, durchzuatmen. Schmerz und Atemschwierigkeiten der trockenen Brustfellentzündung (Pleuritis sicca) verschwinden, falls sich durch die Entzündung ein Erguß *(Pleuraerguß;* Pleuritis exsudativa) entwickelt. Je nach Sitz und Ausdehnung des Ergusses spürt der Kranke dann ein mehr oder minder starkes Druck- oder Beklemmungsgefühl, oft auch Atemnot.
Behandlung. Wegen des begleitenden Fiebers und des schweren Krankheitsgefühls halten die Patienten meist von allein Bettruhe ein. Jede Brustfellentzündung bedarf der Behandlung durch den Arzt, der zuerst die Ursache der Entzündung klärt. Dabei wird vor allem nach Anzeichen der Tuberkulose gefahndet, weil diese Infektion häufig Ursache der feuchten Brustfellentzündung ist.
Die Flüssigkeitsansammlungen in der Brustfellhöhle lassen sich von außen her durch eine *Punktion* entleeren (Pleurapunktion). Bleibt die Brustfellentzündung längere Zeit bestehen, können sich durch Verwachsung bindegewebige Pleuraschwarten bilden, die die Beweglichkeit der Lunge hemmen.

Pneumothorax
Die krankhafte Ansammlung von Luft in einem Brustfellraum nennt man Pneumothorax. Diese Luft kann entweder durch äußere Verletzungen eindringen (offener Pneumothorax) oder dadurch, daß krankhafte Veränderungen innerhalb des Lungengewebes den Spaltraum des Brustfells erreichen und mit der Außenluft verbinden.
Wegen der inneren Elastizität des Lungengewebes zieht sich dieses bei einem Pneumothorax zurück, die Atmung ist akut schwer behindert. Der Patient spürt stechende Schmerzen in der Brust und einen starken Hustenreiz. In schweren Fällen treten Herzjagen und ein Kreislaufschock ein. Sofortige Klinikbehandlung ist erforderlich.

Tuberkulose

Die Tuberkulose, auch Knötchenkrankheit, Schwindsucht oder Auszehrung genannt, ist eine Infektionskrankheit, die in vergangenen Zeiten Millionen Menschen das Leben gekostet hat. In Mitteleuropa ist die Tuberkulose in allen ihren Formen dank besserer Ernährung und Hygiene, Früherkennungsmaßnahmen (Röntgen-Reihenuntersuchungen), Impfprogramme und wirksamerer Behandlungsverfahren (Operationen, Medikamente) jetzt relativ selten geworden. Eine be-

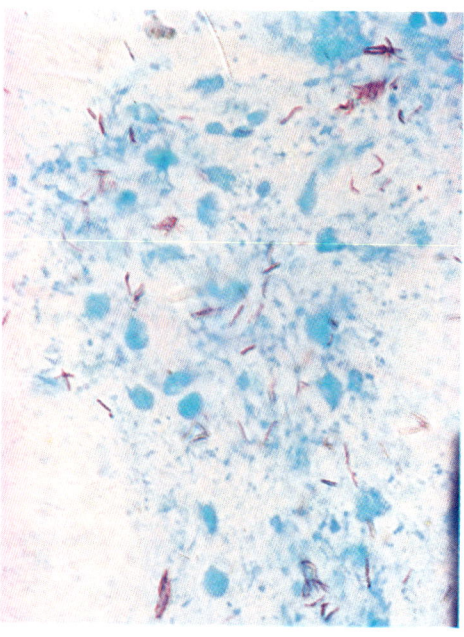

Auf diesem Mikrofoto sieht man die Erreger der Tuberkulose. Es sind dünne, »fidelbogenartig« gekrümmte, unbewegliche Baktieren, gut $\frac{1}{1000}$ mm lang. Die Tuberkulose-(Tb-)Bakterien haben eine Wachshülle, sind deshalb säurefest und sehr widerstandsfähig.

209

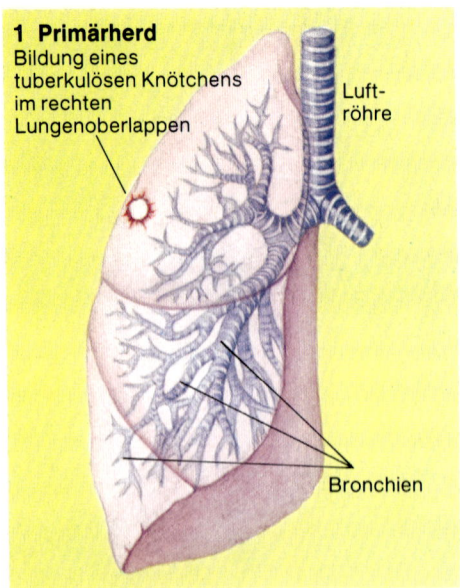

1 Primärherd
Bildung eines tuberkulösen Knötchens im rechten Lungenoberlappen

Luft-röhre

Bronchien

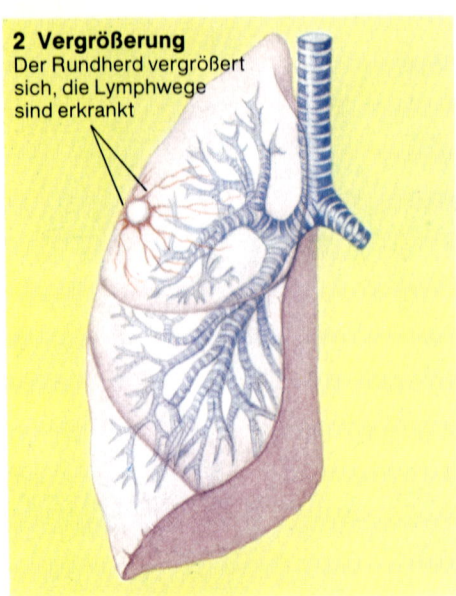

2 Vergrößerung
Der Rundherd vergrößert sich, die Lymphwege sind erkrankt

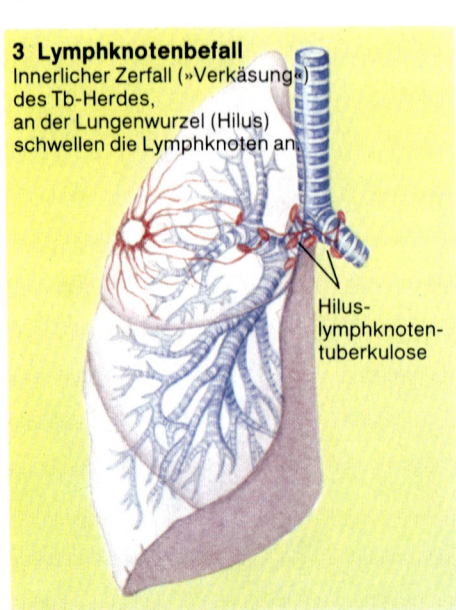

3 Lymphknotenbefall
Innerlicher Zerfall (»Verkäsung«) des Tb-Herdes, an der Lungenwurzel (Hilus) schwellen die Lymphknoten an.

Hilus-lymphknoten-tuberkulose

Verlauf einer unbehandelten Lungentuberkulose im rechten Lungenoberlappen. Medikamente heilen das Leiden in jedem Krankheitsstadium aus.

handelte Tuberkulose heilt heutzutage meist innerhalb weniger Monate aus. Lebensgefahr besteht kaum noch.

Ursachen. Erreger der Tuberkulose sind die 1882 von dem deutschen Medizinalrat Robert Koch entdeckten Tuberkelbakterien. Sie können durch die Atemluft, mit infizierten Nahrungsmitteln oder durch Haut- und Schleimhautwunden in den Organismus gelangen und verbreiten sich auf Lymph- und Blutwegen. Nicht jeder Kontakt mit Tuberkelbakterien führt indes zu einer Tuberkulose. Meist siegt das körpereigene Abwehrsystem. Nur wenn der Organismus durch schlechte Ernährung, mangelhafte Wohnverhältnisse, Entbehrungen und Zweiterkrankungen, vor allem Zuckerkrankheit und Staublunge, geschwächt ist, haben die Erreger eine Chance, sich zu vermehren und die gesunden Körpergewebe zu zerstören.

Verlauf. Von der Tuberkulose werden hauptsächlich die Lungen befallen (85 Prozent), doch können sich Krankheitsherde auch in allen anderen Organen entwickeln, vor allem in Lymphknoten, der Darmschleimhaut, dem Kehlkopf, in Niere, Leber, Knochen, der Haut und dem Zentralnervensystem.

Unentdeckt oder unbehandelt verläuft bei abwehrschwachen Kranken die Tuberkulose-Infektion meist in drei Stadien. Zuerst bildet sich ein begrenzter Krankheitsherd (Primäraffekt), von dem im zweiten Erkrankungsstadium Tuberkelbazillen auf dem Blutweg in den ganzen Körper gelangen (Aussaat). Schließlich entwickeln sich in einem empfindlichen Organ, meist der Lunge, die typischen Tuberkuloseherde von Stecknadelkopf- bis Faustgröße. Unbehandelt geht das tuberkulöse Gewebe unter Hinterlassung von Hohlräumen zugrunde (»Verkäsung«). Auf diese Weise wird das befallene Organ zerstört.

Behandlung. Bei Verdacht auf Tuberkulose wird die Diagnose durch Röntgenuntersuchungen, den mikroskopischen Nachweis der Erreger im Auswurf und der Veränderungen des Blutbildes gestellt. Die Behandlung der anzeigepflichtigen Krankheit richtet sich nach Schwere und Art des Leidens, sie erfolgt zumeist in spezialisierten Kliniken (Lungensanatorien).

Atemnot

Ein mehrdeutiges Krankheitszeichen, dem harmlose und ernste Ursachen zugrunde liegen können, ist die Atemnot (Dyspnoe). Der Patient atmet angestrengt und mühsam, er hat ein Gefühl des Lufthungers. Atemnot kann vorübergehend auftreten (anfallsweise Atemnot) oder dauernd vorhanden sein. Hinter dem Luftmangel können sich zahlreiche ganz unterschiedliche Krankheiten verbergen. Eine Überempfindlichkeitsreaktion gegen eingeatmete Substanzen (allergisches Asthma) ist nur *eine* mögliche Ursache der Atemnot. Luftnot wird auch beobachtet bei Erkrankungen des Herzens, vor allem dessen Muskelschwäche (Asthma cardiale), bei organischen Erkrankungen der Lunge (Lungenblähung, Lungenentzündung, Tuberkulose, Krebs), ferner bei Blutarmut und als seelisch bedingte Atemstörung (Atemneurose) bei starker Angst und großem Schreck.

Allergisches Asthma

Die Behinderung der Atmung durch das Asthma ist eine bedrohliche Krankheit, vor allem dann, wenn die Atemnot hochgradig ist und sich anfallsweise steigert. Der echten allergischen Atemnot liegen, anders als bei den oben genannten Herz- und Lungenkrankheiten, zunächst keine anatomischen Veränderungen zugrunde. Hier handelt es sich vielmehr um eine Störung der Funktion der Luftwege.

Mechanismus. Während in der Luftröhre und den großen Bronchien eingebaute Knorpelspangen dafür sorgen, daß der Transportweg für den lebensnotwendigen Sauerstoff immer offen bleibt, sind die kleinen Luftwege in ihrem Durchmesser schwankend. Ihre Wand besteht aus einer ringförmigen Lage von glatter Muskulatur, die dem Willen

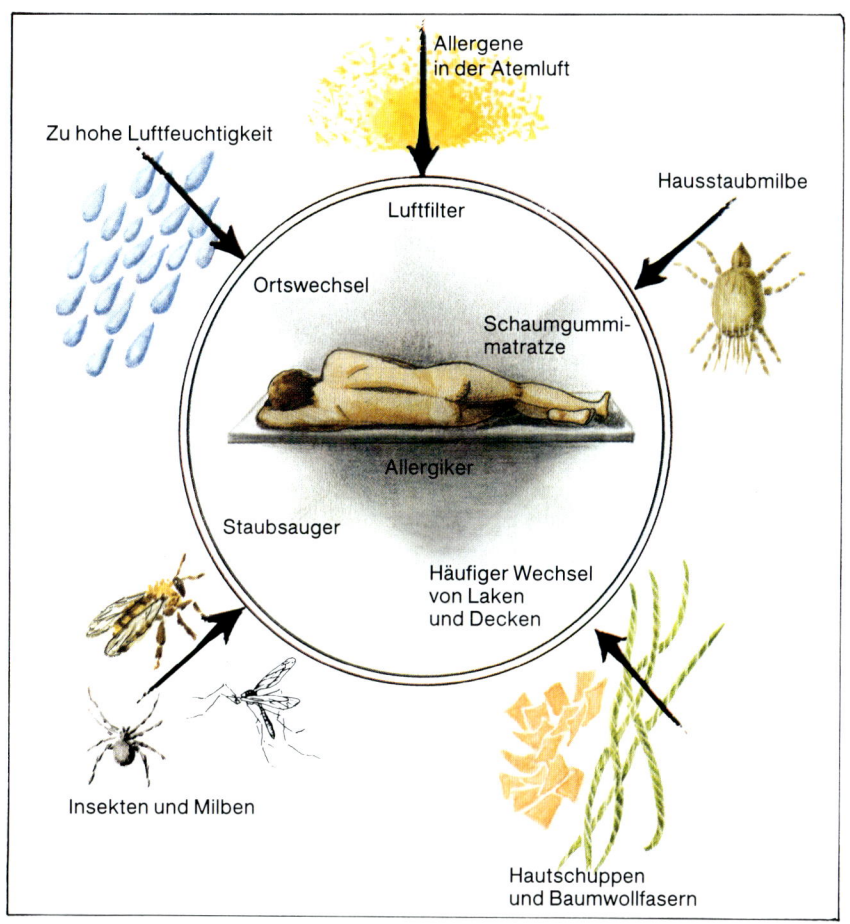

Allergene in der Atemluft

Zu hohe Luftfeuchtigkeit

Hausstaubmilbe

Luftfilter

Ortswechsel

Schaumgummi-matratze

Allergiker

Staubsauger

Häufiger Wechsel von Laken und Decken

Insekten und Milben

Hautschuppen und Baumwollfasern

Atemnot durch Überempfindlichkeit (allergisches Asthma bronchiale) wird durch viele Umstände ausgelöst. Die Behandlung hat das Ziel, die Anzahl der Risikofaktoren zu vermindern oder ihre Wirkung wenigstens abzuschwächen. Die Begriffe im Kreis nennen mögliche Maßnahmen zur Abschirmung von Allergenen.

Unten: Der Mechanismus der anfallsweisen Atemnot, des Asthma bronchiale. Zunächst ein Querschnitt durch einen Atmungszweig (Bronchiolus) eines Gesunden, darunter die vier Faktoren, die bei einem Asthmatiker den kleinen Luftweg immer weiter einengen.

nicht unterworfen ist. Innen ist der Luftweg ausgekleidet mit einer Zell-Lage, die Schleim produziert.

Asthmatische Atemnot rührt nun nicht daher, daß der Kranke nicht genug Luft einatmen kann. Im Gegenteil: Er kann nicht genug Luft ausatmen. Die erkrankten kleinen Luftwege sind beim Asthma bronchiale durch sehr zähes, perlartiges Sekret verengt. Wird der Brustkorb bei der Ausatmung zusammengepreßt, verengen sich die kleinen Luftwege dadurch noch stärker, im schlimmsten Fall bis zur völligen Undurchdringlichkeit.

Krankheitszeichen. Der behinderte Luftstrom, der sich durch verengte, verschleimte kleine Bronchien bis in die Lungenbläschen seinen Weg bahnen muß, ist beim Asthmatiker oft schon von weitem als »Giemen« und »Pfeifen« zu hören. Durch das Abhören der Lungen mit Hilfe des Stethoskops kann sich der Arzt einen Überblick verschaffen, welche Partien des Lungengewebes von der Störung des Luftaustauschs betroffen sind.

Beim allergischen Asthma wechseln die Krankheitszeichen in weiten Grenzen. Da ihm, jedenfalls anfänglich, keine anatomischen Veränderungen zugrunde liegen, ist beim allergischen Asthma bronchiale völlige Heilung möglich. Der erste Schritt hierzu ist, durch gründliche Testung zu ermitteln, welche Stoffe die Überempfindlichkeitsreaktion verursachen.

Ursachen. Die Zahl der Substanzen, die allergisches Asthma verursachen können, ist sehr groß. Vor allem Blütenpollen, feinste Tierhaare, Pilzsporen, Haus-, Milben- und berufsmäßig bedingter Staub zählen dazu. Selten wird das allergische Asthma nur durch eine Substanz verursacht; erfahrungsgemäß wirken meist mehrere Umstände zusammen. Beim empfindlichen Asthmatiker können schon Temperaturschwankungen, Kaltlufteinbrüche, Reizgase, Küchendünste, Auspuffgase und Tabakrauch die anfallsweise Atemnot auslösen. Neben den allergischen Schadstoffen müssen auch Infektionen durch Bakterien und Viren, also sowohl die Erkältungskrankheiten als auch die Grippe, zu den auslösenden Risikofaktoren gerechnet werden.

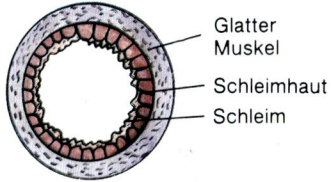

Gesunder Erwachsener

Glatter Muskel

Schleimhaut

Schleim

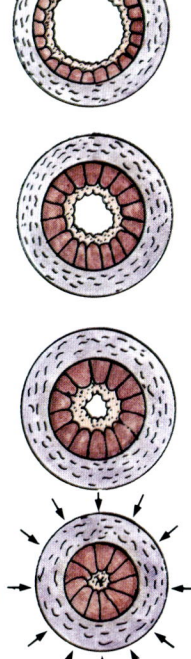

Asthmatiker

1. Krampf der glatten Muskulatur

plus

2. Schwellung der Schleimhaut

plus

3. Bildung von zähem Schleim

plus

4. Druck bei der Ausatmung

211

Hilfe bei Asthmaanfällen
Ein Gesunder hilft Asthmakranken am besten durch ruhiges und besonnenes Verhalten. Das nimmt dem Kranken oft die Angst und gibt ihm die Luft zurück. Dauert der Anfall länger als einige Minuten, ist der Arzt zu verständigen. In der Zwischenzeit sollte man die Fenster öffnen und beengende Kleidung lockern.

So beugen Sie Lungenleiden vor
Atemübungen bewähren sich zur Vorbeugung und Behandlung chronischer Lungenleiden. Hier ist eine Übung in vier Phasen, die gute Wirkungen zeigt:
● *In den Kniestand gehen. Hände hinter dem Kopf verschränken, so tief wie möglich einatmen, dabei Ellenbogen zurücknehmen.*
● *Jetzt Oberkörper nach vorn beugen, dabei langsam auf den Laut »Sch« ausatmen.*
● *Oberkörper völlig nach vorn zusammenfallen lassen, bis der Kopf nahezu den Boden berührt. Ellenbogen nach vorne nehmen. Völlig ausatmen.*
● *Wieder aufrichten zum Kniestand, entspannen und die Übung von neuem beginnen.*

212

Asthma kann aber auch durch seelische Faktoren beeinflußt werden. Vor allem bei jüngeren Patienten muß deshalb geprüft werden, ob die anfallsweise Atemnot nicht durch seelische oder soziale Konflikte verschlimmert wird. Häufig liegen Spannungen mit dem Partner vor, manchmal auch eine allzu intensive Bindung an die übervorsichtige Mutter, von den Psychologen »Asthmaband« genannt. Wenn Konflikte drohen, bleibt diesen Patienten einfach die Luft weg, weil die unbewußten (vegetativen) Nerven die Muskulatur der kleinen Bronchien zusammenkrampfen.

Behandlung. Für die Asthma-Behandlung stehen zahlreiche Medikamente zu Verfügung. Ihre Anwendung muß ärztlich verordnet und überwacht werden, weil der Dauergebrauch unerwünschte Nebenwirkungen nach sich ziehen kann.

Gemeinsam mit dem behandelnden Arzt muß der Patient versuchen, die Zahl und Menge jener Stoffe, auf die seine Atemwege mit einer Überempfindlichkeit reagieren, möglichst gering zu halten. Das ideale Ziel dieser Behandlungsart ist die völlige »Allergen-Karenz«, die Abschirmung von bestimmten Schadstoffen. Das gelingt naturgemäß nur selten, weil viele Allergene so weit verbreitet sind, daß man ihnen nicht immer aus dem Weg gehen kann. Trotzdem muß Allergenminderung ständig angestrebt werden.

Bei jedem allergischen Asthmatiker sucht der Arzt außerdem nach Wegen, die erworbene Überempfindlichkeit wieder abzubauen. Zu diesem Zweck wird der Organismus, nachdem die Substanzen durch Teste festgestellt sind, mit steigenden Mengen des Stoffes in Kontakt gebracht. Das Verfahren nennt man *Desensibilisierung*. Eine Klimatherapie kann ebenfalls ein wirkungsvolles Mittel gegen asthmatische Erkrankungen der Atemwege sein. Deshalb ist eine Kur (→ Seite 454) sehr zu empfehlen. Auch Entspannungsübungen, vor allem das autogene Training, ferner Atemgymnastik und die Regelung der Lebensführung sind von großem Nutzen.

Herzasthma

Herzkranke können unter einer besonderen Form der anfallsweisen Atemnot, dem Herzasthma (Asthma cardiale), leiden. Es rührt zumeist von einer Muskelschwäche der linken Kammer (→ Seite 163) her. Diese Schwäche bewirkt, daß sich im Lungenkreislauf das Blut staut, Atemnot ist die Folge. Die ärztliche Behandlung sucht die Herzmuskelschwäche zu beheben.

Lungenödem und Lungenembolie

Störungen der Herztätigkeit und des Kreislaufs liegen zwei weiteren Lungenleiden zugrunde: dem Lungenödem und der Lungenembolie.

Lungenödem

Ein akutes Versagen der Muskulatur der linken Herzkammer bewirkt eine gefährliche Flüssigkeitsansammlung in den Lungenbläschen, das Lungenödem. Aus den gestauten Blutgefäßen des Atmungsorgans treten Sekrete und Blut aus.

Krankheitszeichen. Der Kranke leidet an schwerster Atemnot, er ringt unter Todesangst nach Luft. Das Rasseln seiner Atmung, ein »Kochen auf der Brust«, ist deutlich hörbar. Das Gesicht ist blaßblau und schweißbedeckt, der Patient hustet reichlich hellroten, schaumigen Auswurf.

Behandlung. Jedes akute Lungenödem muß umgehend ärztlich behandelt werden, am besten in einem Krankenhaus. Durch Medikamente und durch einen Aderlaß, der den mit Blut überfüllten Lungenkreislauf entlastet, wird versucht, die ernste Bedrohung abzuwenden.

Lungenembolie

Wird aus einer Vene des Körpers ein Blutpfropf (Embolus) in die Lunge geschwemmt, so verschließt dieser dort schlagartig ein kleineres oder größeres Lungengefäß. Sofern eine große Lungenschlagader betroffen ist, bewirkt diese Lungenembolie ein lebensgefährliches Herzkammerflimmern.

Krankheitszeichen. Der Patient wird plötzlich ganz blaß, hat heftigste Atemnot und Todesangst. Meist stirbt er, bevor ärztliche Hilfe erreichbar und möglich ist, innerhalb weniger Sekunden, längstens Minuten.

Lungeninfarkt

Der Verschluß eines kleineren Lungengefäßes führt zum Untergang des dahinter liegenden Gewebes, zu einem Lungeninfarkt. Die Größe des Infarkts ist sehr unterschiedlich, manchmal bleibt er völlig unbemerkt.

Krankheitszeichen. In der Regel spürt der Patient plötzlich Stiche in der Brust, hustet blutroten Auswurf und bekommt Fieber. Das vom Infarkt betroffene Lungengewebe nimmt an der Atmung nicht mehr teil. Sofortige ärztliche Behandlung ist erforderlich.

Chronische Veränderungen

Bei allen Lungenleiden besteht die Gefahr, daß sie in dem lebenswichtigen Organ krankhafte Veränderungen hervorrufen, die nicht mehr ausheilen können. Akute Erkrankungen, etwa eine Lungenentzündung oder die früher häufig tödliche Tuberkulose, sind heutzutage sehr viel seltener und meist harmloser als die chronischen Lungenleiden. Ihnen muß erhöhte Aufmerksamkeit gelten, weil sie sonst in späteren Jahren zu Siechtum und vorzeitigem Tod führen können.

Lungenblähung

Zu den chronischen Leiden gehört vor allem die Lungenblähung, das Emphysem. Dabei wandelt sich die Struktur des Atmungsorgans um, immer mehr Lungenbläschen gehen zugrunde. Es entstehen in der Lunge Hohlräume, die an der Atmung nicht teilnehmen können.

Ursachen. Hauptursache der Lungenblähung ist die chronische Bronchitis. Das Emphysem tritt jedoch auch bei langdauerndem Asthma und durch berufsbedingte Überforderung (Blasmusiker, Glasbläser)

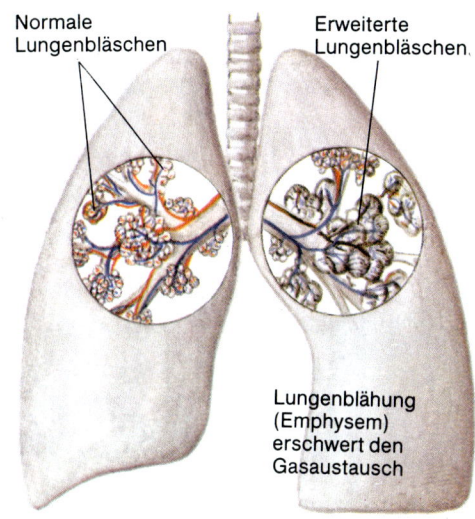

Die stark schematisierte Zeichnung der Lunge zeigt, welche Veränderungen bei der Lungenblähung, dem Emphysem, mit den Lungenbläschen vor sich gehen.

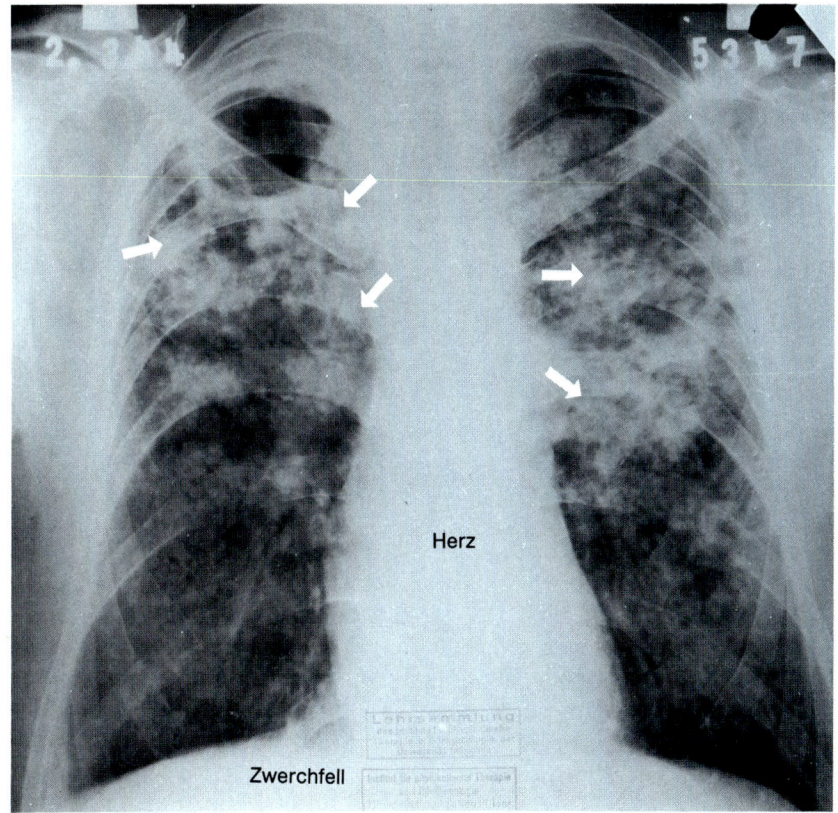

Das Röntgenbild eines Patienten, der an Silikose, einer berufsbedingten Staublungenkrankheit, leidet. Die Pfeile zeigen auf die krankhaften Veränderungen im Lungengewebe (dichte Ablagerungen, Schrumpfungen mit Schwielenbildung).

auf. Durch die natürliche Alterung des Lungengewebes bildet sich in hohem Alter häufig ein Altersemphysem aus.

Krankheitszeichen. Patienten, die an einer Lungenblähung leiden, sind weniger leistungsfähig, sie spüren häufiger Atemnot, und in fortgeschrittenen Erkrankungsstadien leiden wichtige Organe unter Sauerstoffmangel.

Die gleichen Krankheitszeichen sind für die beruflich bedingten *Staublungen-Erkrankungen* (Pneumokoniosen) beispielsweise von Müllern, Bergleuten oder Steinmetzen typisch.

Behandlung. Weil zugrunde gegangenes Lungengewebe nicht wieder nachwachsen kann, kommt alles darauf an, durch die Bekämpfung der chronischen Bronchitis, des Asthmas, des Dauerhustens und der Staublunge die Herausbildung einer Lungenblähung zu verhindern oder wenigstens beträchtlich zu verlangsamen.

Bronchiektasen

Gefährlich sind auch die nicht mehr rückgängig zu machenden Erweiterungen der Bronchialäste, die Bronchiektasen. Nur bei jedem vierten Patienten sind sie angeboren, die anderen Kranken erwerben Bronchiektasen als Folge meist infektiöser Lungenerkrankungen, vor allem nach Keuchhusten, Tuberkulose und auf der Basis einer chronischen Bronchitis.

Krankheitszeichen, Behandlung. Die Erweiterungen der Luftröhrenzweige sind entzündet und häufig voller Eiter. Deshalb muß für eine ausdauernde und intensive Behandlung (Antibiotika, Schleimlösung, Atemgymnastik) gesorgt werden. Aber auch die operative Behandlung der Bronchiektasen ist möglich.

Operative Maßnahmen

Ganz allgemein haben sich die Möglichkeiten der Lungenchirurgie deutlich verbessert. Falls es erforderlich wird, können Teile des Atmungsorgans, sogar ganze Lungenflügel, entfernt werden. Durch Überdruckbeatmung wird die Lunge während des Eingriffs vor dem Zusammenfallen bewahrt. Bei den bösartigen Erkrankungen der Lunge und ihrer Luftwege (→ Seite 407) kommen chirurgische Maßnahmen oft zu spät, weil der Krebs bei seiner Entdeckung häufig bereits sehr weit fortgeschritten ist. Dagegen ist die Lungenchirurgie in der Lage, krankhafte Veränderungen, die sich im Mittelfellraum, dem zwischen den beiden Lungenflügeln gelegenen mittleren Teil der Brusthöhle, abspielen, durch operative Maßnahmen erfolgreich zu behandeln.

Gefahr für Lunge und Atemwege

Die Entwicklung der technischen Zivilisation hat es mit sich gebracht, daß die Atmungsorgane durch zahlreiche Umwelteinflüsse beträchtlich gefährdet sind. Um die Herausbildung eines meist chronischen Atemweg- oder Lungenleidens zu verhindern, ist es nötig, schon in gesunden Tagen Rücksicht auf die Lunge zu nehmen.

Vor allem die Angehörigen bestimmter Berufe, in denen die Atemwege strapaziert werden (z. B. Bergleute, Industriearbeiter mit Reizstoffkontakt, Berufskraftfahrer), müssen darauf bedacht sein, etwaige akute Entzündungen stets rechtzeitig behandeln und vollständig ausheilen zu lassen.

Die Gefahr, daß sich aus einer akuten Erkrankung eine chronische entwickelt, ist besonders groß, wenn mehrere Unzuträglichkeiten zusammenkommen. Besonders häufig werden dabei Menschen geschädigt, bei denen von Natur aus Lunge und Atemwege nicht besonders widerstandsfähig sind. Diese Veranlagung ist in gewisser Weise erblich. Wer also unter Blutsverwandten mehrere Angehörige mit chronischen Lungenleiden hat, muß besonders vorsichtig sein. Ihm ist zu raten, rechtzeitig aus gefährdeten Berufen auszuscheiden und in seiner

So kommen Sie los von der Zigarette
Erster Schritt: *Wechseln Sie nach jeder Packung die Zigarettenmarke.*
Zweiter Schritt: *Rauchen Sie nicht im Bett, auf der Straße oder beim Autofahren.*
Dritter Schritt: *Inhalieren Sie nur noch bei jedem zweiten Zug.*
Vierter Schritt: *Rauchen Sie nicht in Gegenwart von Nichtrauchern.*
Fünfter Schritt: *Verzichten Sie auf die Zigarette während der Arbeitszeit.*
Sechster Schritt: *Rauchen Sie schließlich auch nicht mehr zu Hause, beim Fernsehen, zur Entspannung oder beim Glas Bier.*

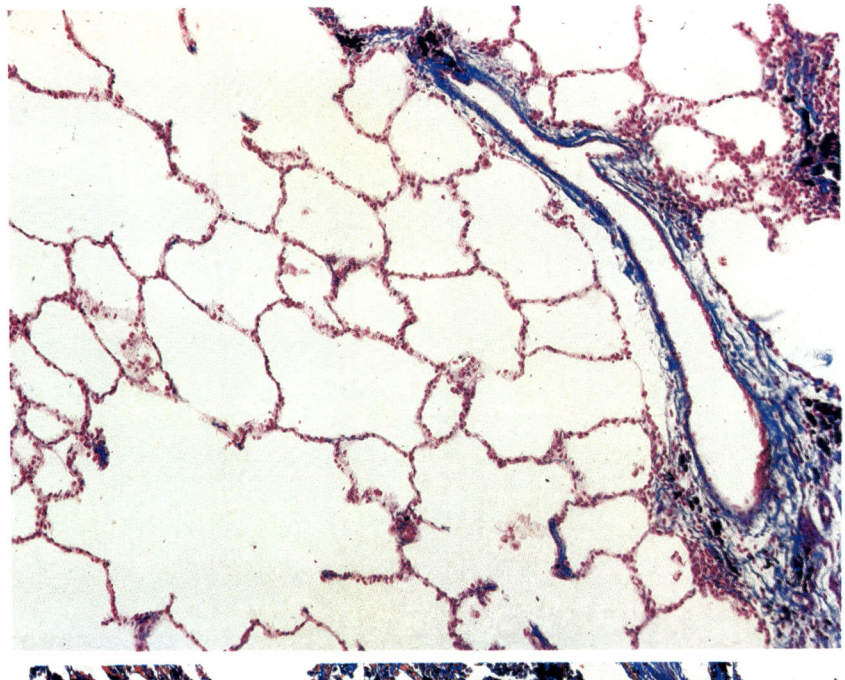

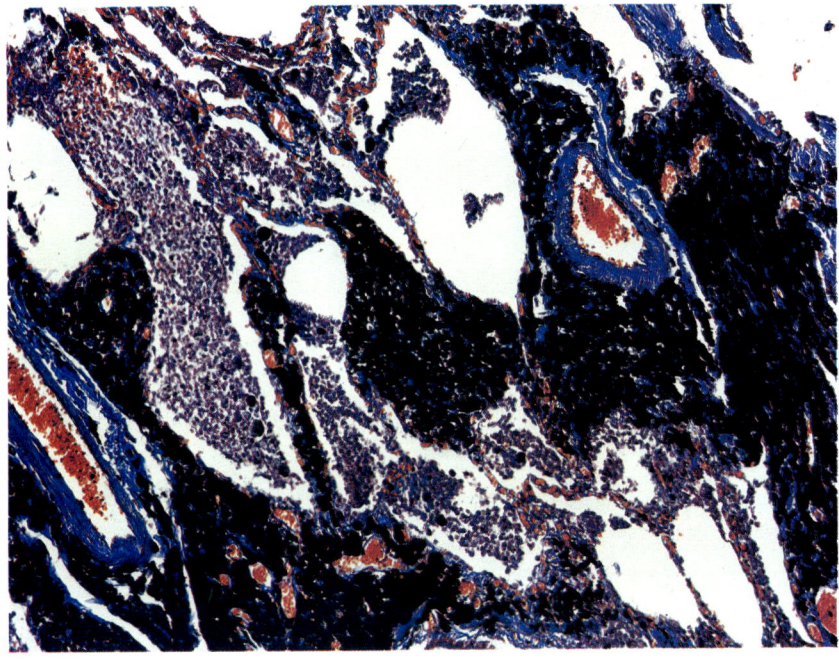

Diese Bilder sprechen für sich. Oben ein Querschnitt durch eine gesunde, leistungsfähige Lunge; unten eine Raucherlunge: Teerprodukte und Ruß haben die Lungenbläschen zur Seite gedrängt und zu einem großen Teil zerstört.

Freizeit sowie während des Urlaubs vorbeugend etwas für die Gesundheit seiner Atmungsorgane zu tun.

Rauchen schadet der Gesundheit

Die lange auch unter Ärzten umstrittene Frage, ob Rauchen der Gesundheit schaden kann, ist inzwischen eindeutig mit einem Ja beantwortet. Die Atemwege werden dabei offenbar weniger durch das Genußgift Nikotin als vielmehr durch die in den Verbrennungsgasen enthaltenen Stoffe wie Teer und Kohlenoxid geschädigt. Der ständige Reiz begünstigt Entzündungen und unterhält bei langjährigen Rauchern meist eine chronische Bronchitis, deren negative Spätfolgen, wie vor allem die Lungenblähung, gefährlich sind.

Der gute Vorsatz, sich das Rauchen abzugewöhnen, sollte deshalb nicht auf die lange Bank geschoben werden. Wer sich entschließt, mit dem Rauchen für immer aufzuhören, faßt einen der wichtigsten Entschlüsse seines Lebens. Oft ist es schwierig, vom Nikotin loszukommen, obgleich es sich dabei nicht um eine Sucht handelt. Wer es nicht schafft, das Rauchen von einer zur anderen Minute einzustellen, dem seien die Tips auf der linken Seite zum schrittweisen Abgewöhnen empfohlen.

Das Nervensystem

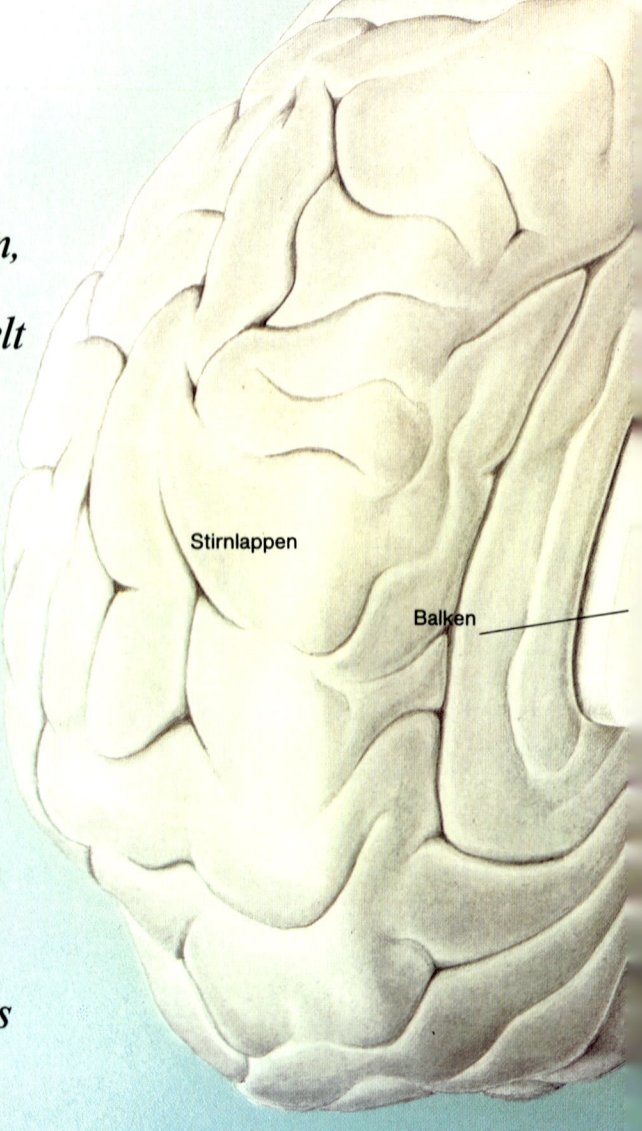

Das Nervensystem des Menschen, bestehend aus Gehirn, Rückenmark und Nervensträngen, ist allen anderen Organen übergeordnet. Es nimmt aus dem Körper und aus der Umwelt Informationen auf und verarbeitet sie, es verbindet die einzelnen Teile des Körpers miteinander, ordnet und steuert die Lebensvorgänge.

13 Milliarden kleine graue Nervenzellen im Gehirn sind die biologische Grundlage für unser bewußtes Leben, für Denken und Fühlen, für Intelligenz, Gedächtnis und Charakter. Gehirn und Rückenmark dirigieren aber auch, ohne daß wir es bemerken, die Arbeit der inneren Organe, regulieren Atmung, Kreislauf, Verdauung und Muskelaktivität.

Gut geschützt durch die knöchernen Hüllen des Schädels und des Wirbelkanals, bildet das Nervensystem die Zentrale des ganzen Organismus. Weil die Reizleitung in den Nerven mit großer Geschwindigkeit erfolgt und die Nervenzellen miteinander auf vielfältige Weise verbunden sind, kann sich der Mensch wechselnden Situationen rasch anpassen und auf seine Umwelt reagieren. Störungen und Erkrankungen können alle Körperregionen und alle Organfunktionen in Mitleidenschaft ziehen.

Stirnlappen

Balken

Oben: Das Gehirn eines gesunden Menschen, aus dem knöchernen Schädel herausgenommen und ohne die drei Hirnhäute. Die linke Hirnhälfte ist aufgeschnitten. So wird der innere Aufbau des menschlichen Gehirns deutlich sichtbar. Rechts: Ein Längsschnitt durch Gehirn und Rückenmark.

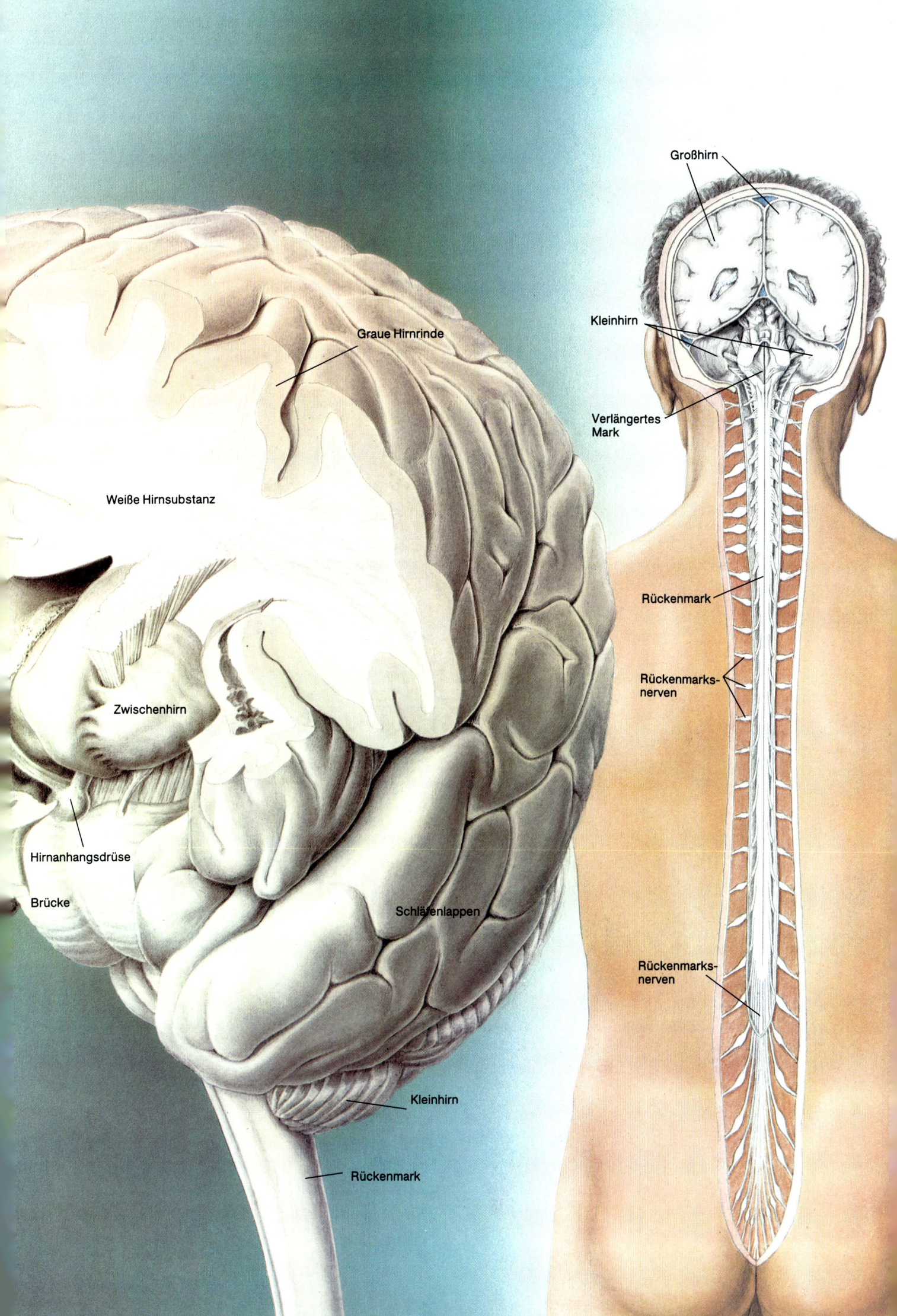

Graue Hirnrinde

Weiße Hirnsubstanz

Zwischenhirn

Hirnanhangsdrüse

Brücke

Schläfenlappen

Kleinhirn

Rückenmark

Großhirn

Kleinhirn

Verlängertes Mark

Rückenmark

Rückenmarks-nerven

Rückenmarks-nerven

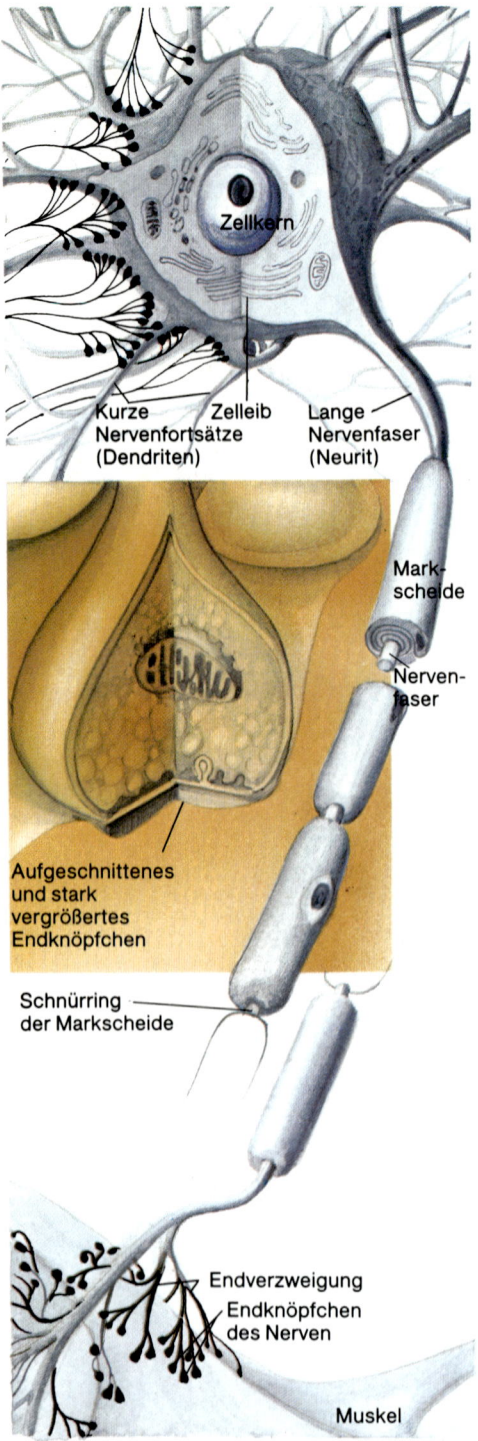

Eine isolierte motorische Nervenzelle mit ihren Fortsätzen, aufgeschnitten und mikroskopisch vergrößert. In Wirklichkeit ist eine Nervenzelle höchstens ein fünftel Millimeter groß. Ihre kurzen, bäumchenartigen Verästelungen, die Dendriten, verbinden sie mit den benachbarten Nervenzellen. Die bis zu einem Meter lange Nervenfaser besorgt die Fernleitung. Sie ist von einer isolierenden Markscheide umgeben und verzweigt sich mit Endplatten im Erfolgsorgan, einem Muskel: So kommandiert der Kopf den Körper.

Bau und Funktion des Gehirns

Das Gehirn eines erwachsenen Menschen füllt die Schädelhöhle aus, wiegt rund 1 400 Gramm, ist von heller Farbe und weich-elastisch. Von außen betrachtet erkennt man zahlreiche Falten und Windungen sowie eine tiefe Spalte, die das Gehirn in zwei Hälften teilt. Diese sind in der Tiefe durch den sogenannten Balken miteinander verbunden. Deutlich abgesetzt von den beiden Großhirnhälften sind das Kleinhirn, das in der hinteren Schädelgrube liegt und mit zarteren Windungen versehen ist, sowie der Hirnstamm an der Basis des Gehirns, der die Verbindung zum Rückenmark herstellt.

Außer von den Schädelknochen wird das Gehirn von drei Hirnhäuten umgeben. Die *harte Hirnhaut* (Dura mater) ist zugleich die innere Knochenhaut des Schädels. Zwei weiche Hirnhäute, die *zarte Hirnhaut* und die *Spinnwebenhaut*, liegen dem Nervengewebe direkt auf. Zwischen der Dura mater und den weichen Hirnhäuten befindet sich eine klare Flüssigkeit, das *Hirnwasser*. In ihm ist die Zentrale unseres Nervensystems gleichsam schwebend und damit gut geschützt vor Stoß und Schlag aufgehängt.

Nervenzellen

Die Grundbausteine allen Nervengewebes sind die Nervenzellen (Ganglienzellen). Sie haben einen sternförmigen Zellkörper mit zahlreichen kleinen Fortsätzen und großem Zellkern sowie einen langen Ausläufer, die *Nervenfaser*.

Die Nervenfasern können bis zu einem Meter lang werden. Ihre Aufgabe ist es, die von der Zelle ausgehenden Reize anderen Organen, etwa der Muskulatur oder der Haut, weiterzugeben und von dort Informationen dem Gehirn zuzuleiten. Die Nervenfasern sehen äußerlich hell aus, die Nervenzellen grau.

Großhirn

An der Oberfläche der beiden Großhirnhälften ballen sich rund zehn Milliarden Nervenzellen zu einer drei bis vier Millimeter dicken grauen Substanz, der *Hirnrinde*, zusammen. Auch in der Tiefe des Gehirns sind solche Lager grauer Nervenzellen zu erkennen. Der Zwischenraum wird von der weißen Substanz, den Nervenfasern, ausgefüllt. Im Inneren des Gehirns gibt es mit Hirn-Rückenmarksflüssigkeit ausgefüllte Kammern, die *Ventrikel*.

Großhirnzentren. Äußerlich läßt sich an jeder Großhirnhälfte ein Stirn-, Schläfen-, Hinterhaupts- und Scheitellappen erkennen. Bestimmte Fähigkeiten sind im Gehirn an ganz bestimmten Stellen lokalisiert. Wie die Tasten eines Klaviers liegen in der vorderen Zentralwindung jene Nervenzentren beieinander, die alle Bewegungen (Motorik) des Körpers steuern. In anderen Gehirnzentren werden die Empfindungseindrücke registriert. Das Riechzentrum liegt im Vorderlappen, das Hörzentrum im Schläfenlappen und das Sehzentrum im Hinterhauptslappen des Großhirns.

Beide Hirnhälften sind durch mehr als zweihundert Millionen Nervenfasern miteinander verbunden, was einen ungeheuren Reichtum an Schaltmöglichkeiten ergibt.

Gehirnvolumen, Lokalisation. Die Zahl der Zellen allein entscheidet nicht über Gesundheit und Wohlbefinden. Auch die Gehirngröße hat keinen bestimmenden Einfluß auf seine Fähigkeiten. Es gibt hochbegabte Menschen, deren Gehirnvolumen weit unter dem Durchschnittsgewicht (Frauen rund 1 300 Gramm, Männer 1 450 Gramm) liegt, und andere, die diese Werte weit übertreffen.

Die von der Hirnrinde kommenden und zur Hirnrinde ziehenden Nervenbahnen kreuzen auf die Gegenseite. Deshalb ist die linke Hirnhälfte für die rechte Körperseite zuständig und umgekehrt die rechte Hirnhälfte für die linke Körperseite. Die beiden Hirnhälften sind nicht absolut symmetrisch. Zum Beispiel ist die linke Hirnhälfte beim Rechtshänder etwas größer.

Die Bildbeschriftungen lauten:
Zellkern
Kurze Nervenfortsätze (Dendriten)
Zelleib
Lange Nervenfaser (Neurit)
Markscheide
Nervenfaser
Aufgeschnittenes und stark vergrößertes Endknöpfchen
Schnürring der Markscheide
Endverzweigung
Endknöpfchen des Nerven
Muskel

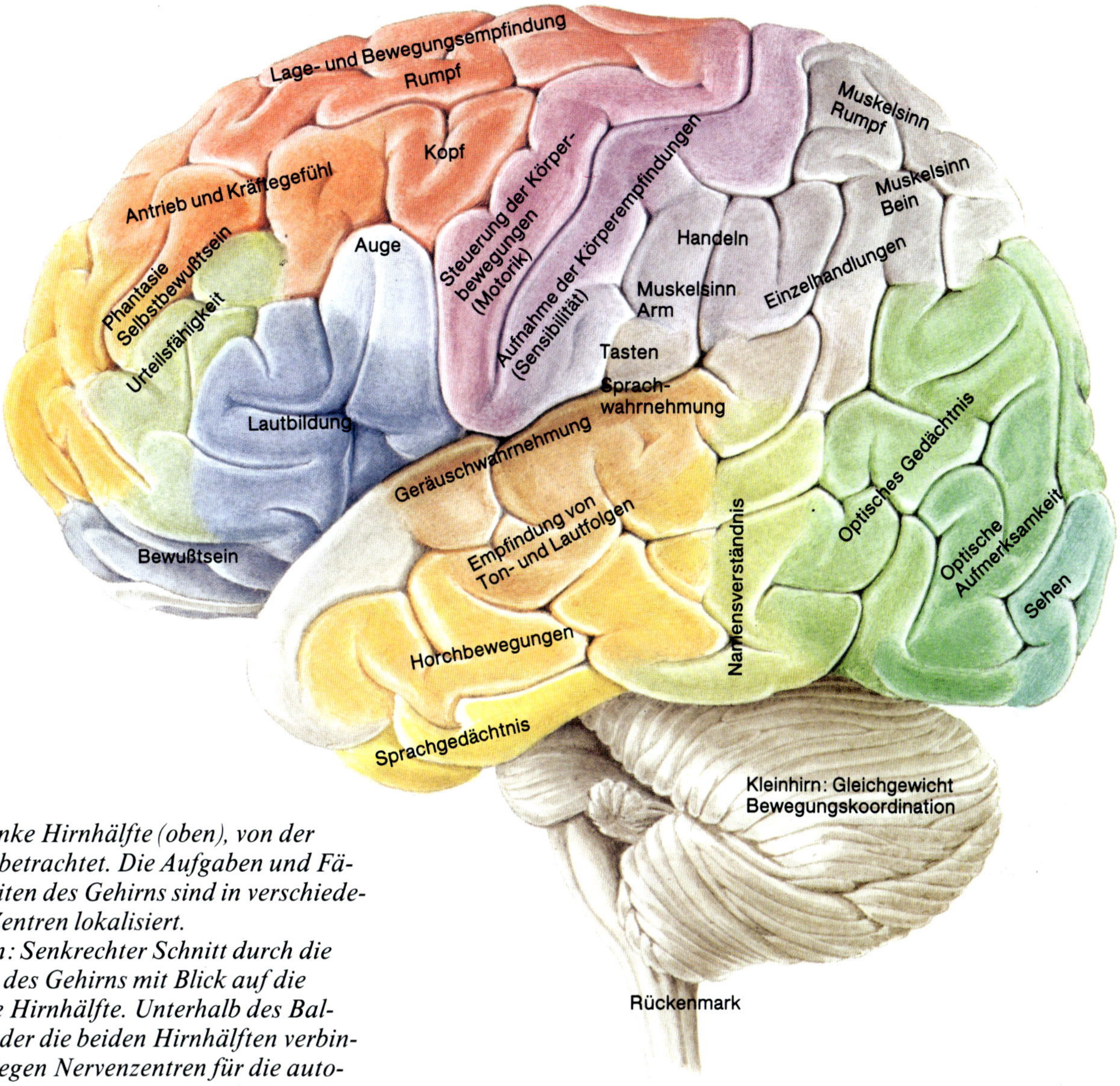

Lage- und Bewegungsempfindung
Rumpf

Muskelsinn
Rumpf

Kopf

Antrieb und Kräftegefühl

Steuerung der Körper-bewegungen (Motorik)

Muskelsinn
Bein

Phantasie
Selbstbewußtsein

Auge

Handeln

Einzelhandlungen

Urteilsfähigkeit

Aufnahme der Körperempfindungen (Sensibilität)

Muskelsinn
Arm

Lautbildung

Tasten

Sprach-wahrnehmung

Optisches Gedächtnis

Geräuschwahrnehmung

Namensverständnis

Optische Aufmerksamkeit

Bewußtsein

Empfindung von Ton- und Lautfolgen

Sehen

Horchbewegungen

Sprachgedächtnis

Kleinhirn: Gleichgewicht
Bewegungskoordination

Rückenmark

Die linke Hirnhälfte (oben), von der Seite betrachtet. Die Aufgaben und Fähigkeiten des Gehirns sind in verschiedenen Zentren lokalisiert.
Unten: Senkrechter Schnitt durch die Mitte des Gehirns mit Blick auf die rechte Hirnhälfte. Unterhalb des Balkens, der die beiden Hirnhälften verbindet, liegen Nervenzentren für die automatisch gesteuerten Körperfunktionen.

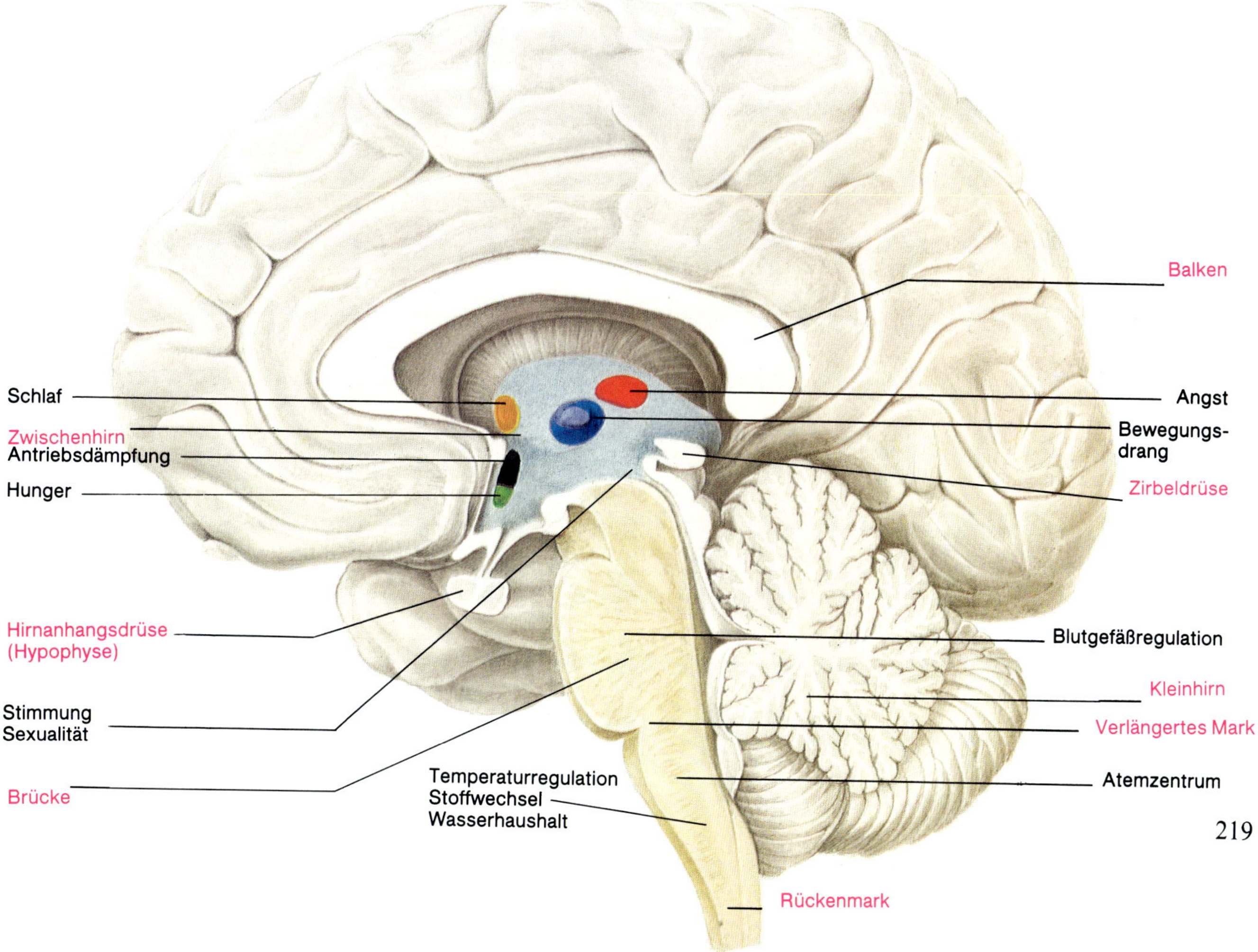

Balken

Schlaf

Angst

Zwischenhirn
Antriebsdämpfung

Bewegungs-drang

Hunger

Zirbeldrüse

Hirnanhangsdrüse
(Hypophyse)

Blutgefäßregulation

Stimmung
Sexualität

Kleinhirn

Verlängertes Mark

Brücke

Temperaturregulation
Stoffwechsel
Wasserhaushalt

Atemzentrum

219

Rückenmark

Das Nervenkostüm des Menschen

1 Großhirn
2 Gesichtsnerv (Nervus facialis)
3 Halsgeflecht
4 Armgeflecht
5 Achselnerv (N. axillaris)
6 Zwischenrippennerven (Nn. intercostales)
7 Speichennerv (N. radialis)
8 Mittelarmnerv (N. medianus)
9 Ellenbogennerv (N. ulnaris)
10 Lendenkreuzbeingeflecht
11 Schenkelnerv (N. femoralis)
12 Ischiasnerv (N. ischiadicus)
13 Wadenbeinnerv (N. peronaeus)
14 Schienbeinnerv (N. tibialis)

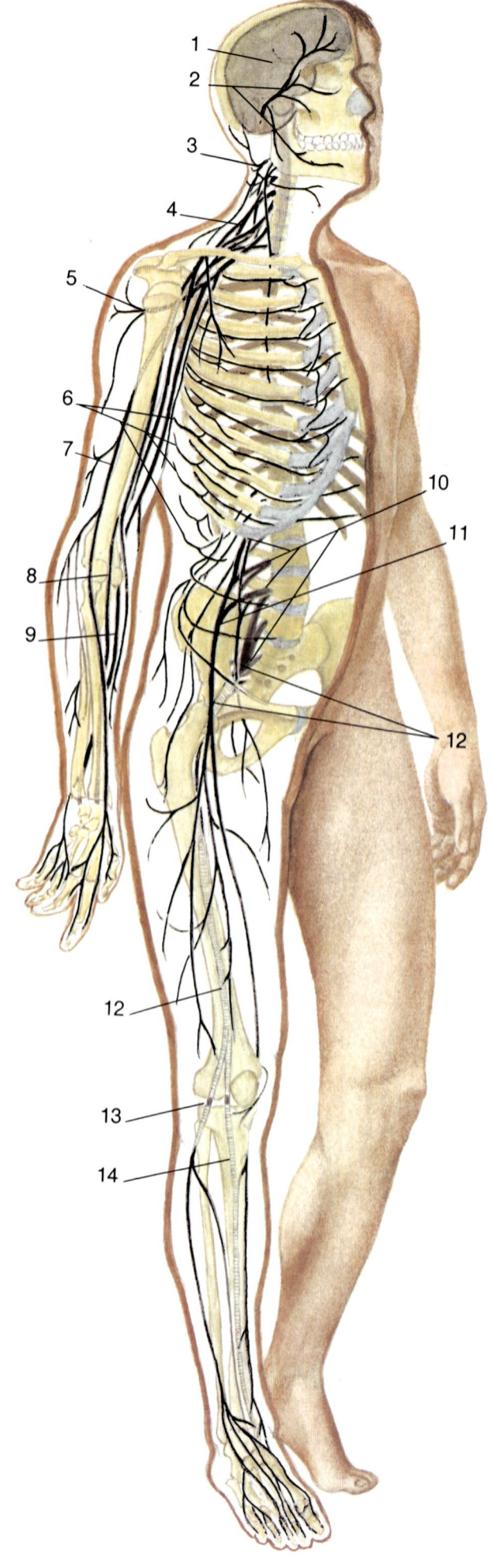

Die Nerven, schwarz eingezeichnet, gehen vom Gehirn (Hirnnerven) und dem Rückenmark aus. Sie sind Leitungskabel, die nervöse Erregungen weitergeben: teils Befehle für die Muskulatur (Bewegungs- oder motorische Nerven), teils Empfindungsreize aus dem Körper oder der Außenwelt (Gefühls- oder sensible Nerven). Die Nerven ziehen oft zusammen mit Blutgefäßen (Gefäß-Nervenstrang) und häufig an der Beugeseite der Gelenke vorbei. Die netzartigen Verbindungen von Nerven untereinander nennt man Nervengeflecht (Plexus).

Werden die Hirnzentren durch Verletzung oder Krankheit zerstört, kann der Mensch – selbst wenn Nase, Ohr oder Auge völlig unverletzt sind –, wegen des Ausfalls der Zentren nicht mehr riechen, hören oder sehen. Das gilt auch für die Beschädigung anderer Zentren im Gehirn.

Kleinhirn und verlängertes Mark

Für die unbewußte Koordination der Muskelbewegungen und die Aufrechterhaltung des Körpergleichgewichts ist das Kleinhirn verantwortlich. Es besteht aus einer schwach gefurchten Rinde und einer dünnen weißen Substanz. In den tiefer gelegenen Teilen des Gehirns, dem Hirnstamm, und der Verbindung zwischen Gehirn und Rückenmark, dem verlängerten Mark, gibt es zahlreiche Anhäufungen von Nervenzellen. Von hier aus werden, ohne daß der Mensch willentlich einzugreifen braucht oder dies auch nur könnte, Stoffwechsel, Wasserhaushalt und Temperatur reguliert, ebenso der Schlaf und die Darmtätigkeit, um nur einige wichtige Funktionen zu nennen. Im verlängerten Mark liegen die lebenswichtigen Zentren für Herztätigkeit, Blutverteilung und Atmung.

Rückenmark und Nervensystem

Vom Hinterhauptsloch des Schädels bis in die Höhe des zweiten Lendenwirbels reicht der Nervenstrang des Rückenmarks, ein weiches, stabförmiges Gebilde, das nach unten zu immer dünner wird, weil in regelmäßigen Abständen Nervenstränge abzweigen. Wie das Gehirn ist auch das Rückenmark von schützenden Häuten und Hirn-Rückenmarksflüssigkeit umgeben.

Im Gegensatz zum Gehirn liegen im Rückenmark die grauen Nervenzellen innen, umgeben von der aus Leitungsbahnen bestehenden weißen Substanz. Die graue Substanz hat im Querschnitt die Form eines Schmetterlings. Die Flügel des Schmetterlings bezeichnet man als Hörner oder Säulen. In den vorderen Säulen liegen die Umschaltstellen für die vom Hirn kommenden Befehle an die Bewegungsnerven. Nervenzellen, die der Empfindungsvermittlung (Sensibilität) dienen, sammeln sich in den Hintersäulen.

Die Wahrnehmung von Empfindungen erfolgt im Gehirn durch unterschiedliche Nervenzentren. Außer den Sinnesqualitäten, die Auge, Ohr, Nase und Zunge dem Gehirn vermitteln, werden ihm durch die empfindungsleitenden (sensiblen) Nerven Informationen über die von der Haut ausgehenden Druck-, Berührungs-, Schmerz- und Temperaturempfindungen mitgeteilt (Oberflächen-Sensibilität). Sinnesempfindungen, die über die Lage menschlicher Gliedmaßen (Lagesinn) oder über Bewegung, Druck und Vibrationen unterrichten, gehören zur sogenannten Tiefen-Sensibilität.

Das Rückenmark verbindet nicht nur die Nervenzellen des Gehirns mit den Organen des Körpers. Es steuert selbst, in eigenen Nervenzentren, zahlreiche dem Willen entzogene Vorgänge und dient durch die Reflexe der schnellen Gefahrenabwehr des Organismus (→ Seite 224).

Einteilung der Nerven

Aus dem Rückenmark tritt unterhalb jedes Wirbels für jede Körperhälfte ein Nerv aus, der sowohl Fasern enthält, die die Bewegungen steuern *(motorischer Nerv)*, als auch solche, die Empfindungen weiterleiten *(sensibler Nerv)*.

Als dritte große Gruppe treten vom Gehirn oder Rückenmark noch Nervenfasern aus, die sich zu einem Eingeweidenervensystem vereinigen. Dieses System wird auch unwillkürliches oder vegetatives Nervensystem genannt, weil es, ohne daß wir es bemerken, einen ständigen unwillkürlichen Einfluß auf die Drüsen und die glatte Muskulatur (z. B. des Darmes, der Gefäße, des Harn- und Geschlechtsapparates) ausübt.

Vegetatives Nervensystem. Weil die Organe in ihrer Aktivität je nach

Funktionsweise des vegetativen Nervensystems

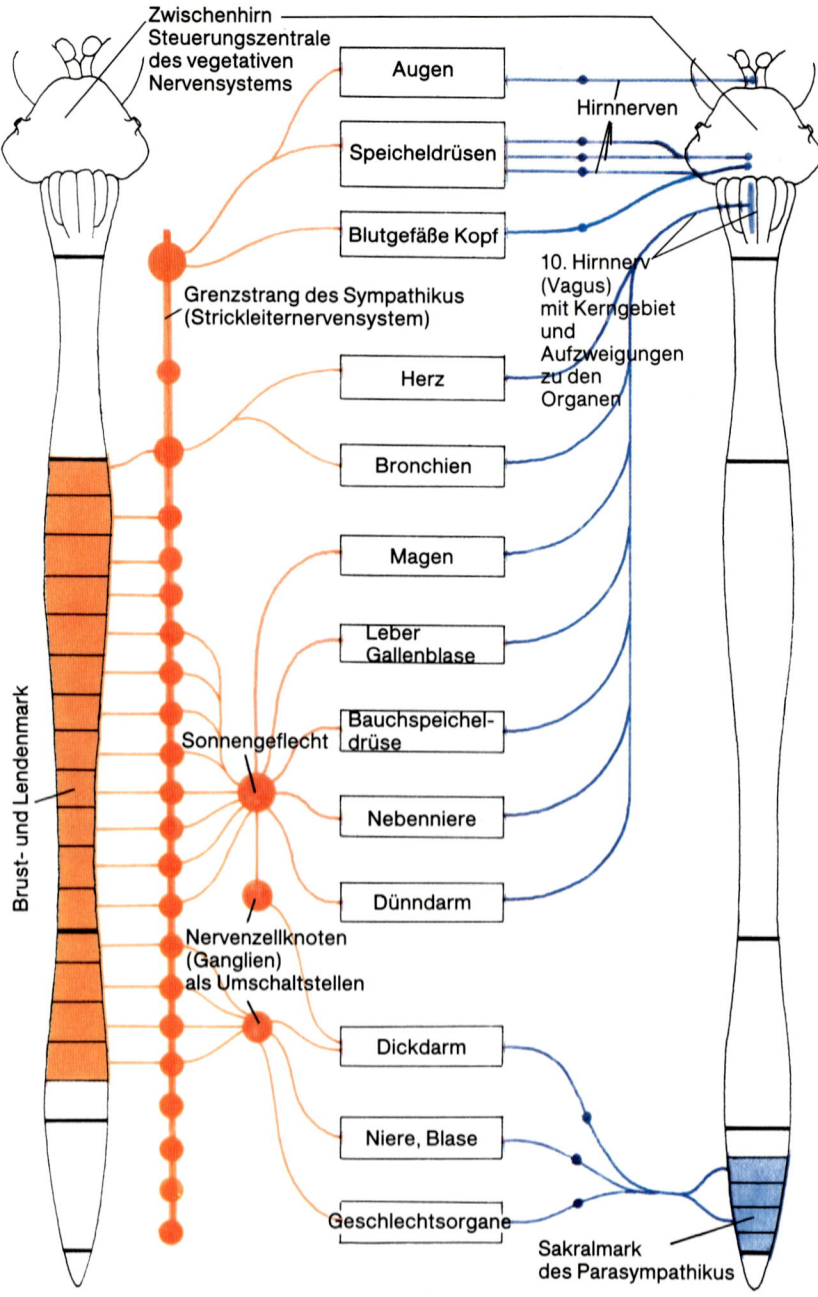

Zwischenhirn
Steuerungszentrale
des vegetativen
Nervensystems

Augen

Speicheldrüsen

Hirnnerven

Blutgefäße Kopf

Grenzstrang des Sympathikus
(Strickleiternervensystem)

10. Hirnnerv
(Vagus)
mit Kerngebiet
und
Aufzweigungen
zu den
Organen

Herz

Bronchien

Magen

Leber
Gallenblase

Bauchspeichel-
drüse

Sonnengeflecht

Nebenniere

Brust- und Lendenmark

Dünndarm

Nervenzellknoten
(Ganglien)
als Umschaltstellen

Dickdarm

Niere, Blase

Geschlechtsorgane

Sakralmark
des Parasympathikus

Schematische Darstellung des vegetativen Nervensystems, auch Eingeweidenervensystem genannt. Es unterliegt nicht dem Willen, man kann ihm keine Befehle erteilen. Die selbständig arbeitenden vegetativen Nerven und ihre Zentren werden unterteilt in den meist aktivierenden Sympathikus (rot, linke Bildhälfte) und den dämpfenden Parasympathikus (blau, rechte Bildhälfte). Zur Veranschaulichung sind Gehirn und Rückenmark doppelt gezeichnet. Sympathikus und Parasympathikus führen die inneren Organe »an zwei Zügeln«.

Bedarf einmal gefördert und einmal gedämpft werden müssen, führt das Eingeweidenervensystem die nicht von unserem Willen gesteuerten Organe gleichsam an zwei Zügeln: Der eine, *Sympathikus* genannt, aktiviert die Funktionen, richtet sie auf Leistung und Energieverbrauch aus. Der andere Zweig, der *Parasympathikus*, dämpft die Aktivitäten der Organe, versucht Energie einzusparen und sorgt für Entspannung und Erholung.

An der Vorderseite der Wirbelsäule vereinigen sich 25 Nervenknoten durch Nervenfaserstränge zum strickleiterartigen »Grenzstrang« des Sympathikus. Hauptnerv des parasympathischen Eingeweidenervensystems ist der 10. Hirnnerv, der *Vagus,* wörtlich übersetzt »der Umherschweifende«. Er beeinflußt die Funktion von Kopf-, Hals-, Brust- und Bauchorganen.

Der Hauptunterschied zwischen den Körpernerven, die Bewegungen steuern oder Empfindungen weiterleiten, und dem Eingeweidenervensystem besteht darin, daß die Körpernerven auf Reize rasch, aber nur kurz, die Eingeweidenerven dagegen sehr langsam, dafür aber anhaltend reagieren.

Nervengeflechte. Um das Großhirn vor einer Überflutung durch Reize zu bewahren, gibt es parallel zur Wirbelsäule und im Bereich der Eingeweide Geflechte von Nervenzellen, die kurzgeschlossene Reaktionen und eine abgestimmte Steuerung bestimmter Lebensvorgänge ermöglichen. So vereinigen sich die Rückenmarksnerven zum Hals-, Arm-, Lenden- und Kreuzbeingeflecht, aus dem dann die größeren Nerven entspringen. Die unwillkürlichen (vegetativen) Nerven bilden ähnliche Zellknoten entlang der Wirbelsäule und zwischen den Eingeweiden, so im Bauchraum das Sonnengeflecht (Plexus solaris).

Hirnnerven. Eine Besonderheit stellen zwölf Hirnnervenpaare dar, die ohne den Umweg über das Rückenmark direkt aus dem Gehirn entspringen. Sie dienen teils der Weiterleitung von Sinnesreizen (Riech-, Seh-, Hör- und Zungen-Rachen-Nerv), teils der Steuerung von Muskeln (drei Augenmuskelnerven), als Drillingsnerv (Trigeminus) auch der Wahrnehmung von Gefühlen und der Steuerung von Drüsenaktivitäten. Auch der Vagus gehört zu den Hirnnerven.

Krankheitszeichen des Nervensystems

Erkrankungen und Verletzungen des Gehirns können ganz unterschiedliche Folgen für die Gesundheit und das Funktionieren der Körperorgane haben – je nachdem, welche Nervenzentren betroffen sind und wie schwer der zugefügte Schaden ist.

Seelische Erkrankungen

Sind die seelischen (psychischen) Funktionen des Gehirns betroffen, so ist mit oft sehr schwerwiegenden und die Persönlichkeit verändernden Folgen zu rechnen. Störungen des Denkvermögens, der Intelligenz, des Gedächtnisses und der Wahrnehmung, der Fähigkeit, sich zu orientieren und die Stimmungen (Affekte) zu kontrollieren, führen zu einigen der ab Seite 390 ausführlich beschriebenen Gemüts- und Geisteskrankheiten.

Ursachen, Schwere und Verlauf dieser Leiden sind häufig, freilich nicht immer, abhängig von organischen Veränderungen im Bereich der Nervenzellen des Gehirns. Das gleiche gilt für die Bewußtseinsstörungen und die Schmerzwahrnehmung, die ab Seite 77 erörtert werden.

Funktionsausfälle

Einer gestörten Beziehung zur Umwelt kann beispielsweise die Erkrankung ziemlich kleiner, genau bekannter Nervenzellansammlungen zugrunde liegen.

Aphasie. Ein Patient, der am Verlust der Ausdrucksfähigkeit durch Sprache oder Schrift (Aphasie) leidet, kann seine Meinung nicht äußern, keine Worte formen und ist oft sogar unfähig, seine Absicht durch Gesten deutlich zu machen. Dabei können der Kehlkopf oder die Muskeln der Finger durchaus intakt sein. Nur: ohne die zentrale Steuerung durch das Gehirn funktionieren die Organe nicht.

Agnosie und Apraxie. Schwerkrank und auf die Hilfe anderer Menschen dringend angewiesen sind auch jene Patienten, deren Gehirn unfähig geworden ist, die Bedeutung der ihm durch die Nervenleitungen gemeldeten Sinnesreize zu erfassen (Agnosie). Schließlich kann eine Verletzung bestimmter Windungen des Großhirns zur Unfähigkeit führen, geschickte und sinnvolle Bewegungen auszuführen (Apraxie).

Paralyse, Parese, Plegie. Weil die Nervenzellen des Groß- und Kleinhirns die Willkürbewegungen unserer Muskeln steuern, können Hirnverletzungen zu völliger Bewegungsunfähigkeit, zu einer motorischen Lähmung (Paralyse) führen. Eine Muskelschwäche infolge unvollständiger Lähmung heißt im medizinischen Sprachgebrauch Parese, wörtlich »Erschlaffung«. Wenn Teile der Arme oder Beine gelähmt sind, sprechen die Ärzte von Plegie. Solche Lähmungen können entweder schlaff oder krampfartig (spastisch) sein.

Heilungsaussichten. Die große Zahl von Gehirnzellen und ihre Billionen Verknüpfungen machen es möglich, daß die Funktionen bestimm-

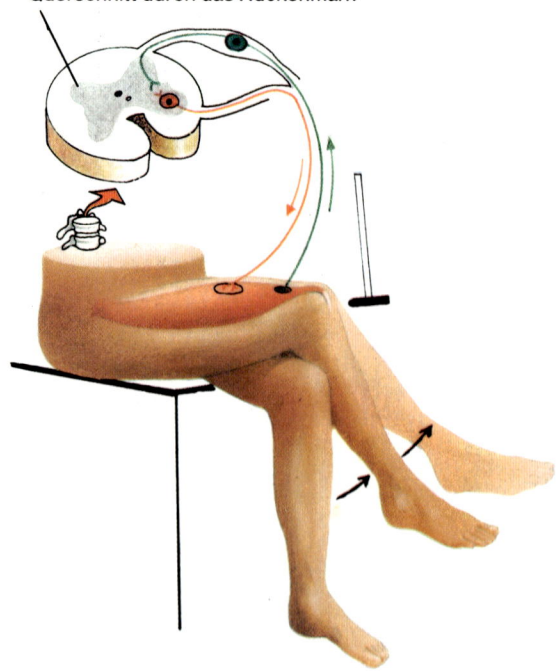

Querschnitt durch das Rückenmark

Beim Kniesehnenreflex klopft der Arzt auf die Sehne des Oberschenkelmuskels. Dieser Dehnungsreiz wird über Empfindungsnerven (grün) dem Rückenmark gemeldet, das umgehend und automatisch eine Gegenreaktion einleitet. Bewegungsnerven (rot) veranlassen eine plötzliche Kontraktion des Muskels – der Unterschenkel schnellt nach vorn.

ter erkrankter Teile des zentralen Nervensystems nach einer Übergangszeit, die bis zu fünf Jahren dauern kann, von anderen Teilen des Gehirns neu »erlernt« werden. Die Nervenzellen sind also fähig, Defekte zu reparieren. Der menschliche Organismus ist jedoch nicht in der Lage, Nervenzellen neu zu bilden.

Auslösende Krankheiten

Als Organ, das allen anderen Körperorganen übergeordnet ist, diese steuert und in Gleichklang bringt, kann das Nervensystem und insbesondere seine Zentrale, das Gehirn, umgekehrt durch alle möglichen Leiden einzelner Organsysteme in Mitleidenschaft gezogen werden. So bewirken Herz- und Kreislauferkrankungen, auch die Blutleiden, häufig einen Sauerstoffmangel der Gehirnzellen mit allen sich daraus ergebenden Folgen. Störungen der inneren Drüsen, der Lungenfunktion und der Ausscheidungsfähigkeit der Nieren können auf das Gehirn zurückwirken und Bewußtsein, Schlaf-Wach-Rhythmus, Intelligenz und Wahrnehmung negativ beeinflussen. Die erfolgreiche Behandlung der auslösenden Krankheiten bringt in der Regel auch die Hirnsymptome zum Verschwinden.

Untersuchung des Nervensystems

Krankhafte Störungen des Nervensystems machen sich durch Ausfallserscheinungen, etwa Lähmungen oder herabgesetzte Empfindlichkeit, sowie durch Reizerscheinungen, vor allem epileptische Krämpfe, bemerkbar.

Prüfung der Reflexe

Für die richtige Diagnose beobachtet der Arzt nicht nur die Störungen der Beweglichkeit (Motorik) und der Empfindungsfähigkeit (Sensibilität), er überprüft mit verschiedenen Untersuchungsmethoden auch die Nervenleitung und die einzelnen Hirnfunktionen. U. a. verwendet er ein einfaches Hilfsmittel, den Reflexhammer, zur Überprüfung des Kniesehnenreflexes. Unwillkürliche Reflexe sind stets in gleicher Weise ablaufende Nervenreaktionen auf äußere Reize. Sie dienen dem raschen, nahezu automatischen Schutz des Organismus vor Gefahren. So schließt der Lidreflex die Augen, schützt der Hustenreflex die Atmungsorgane und der Würgereflex Magen und Darm.

Reflexe laufen meist ohne Zutun des Großhirns ab, sie werden »kurzgeschlossen« über das Rückenmark vermittelt. Deshalb unterrichtet ihre Prüfung den Arzt nicht nur über Störungen der reizleitenden Nerven, sondern auch über Erkrankungen des Rückenmarks und der übergeordneten Nervenzellkerne im Gehirn.

Röntgendiagnostik

Weil das Gehirn innerhalb des knöchernen Schädels liegt, gibt es für den Arzt keine Möglichkeit, das Organ unmittelbar in Augenschein zu nehmen. Er ist deshalb auf eine Reihe von Untersuchungsmethoden angewiesen, bei denen mit Hilfe von Strahlen Krankheitsherde aufgespürt werden können.

Neben Röntgenaufnahmen des Kopfes aus verschiedenen Richtungen gibt es die Möglichkeit, das arterielle System durch Einspritzung eines Kontrastmittels sichtbar zu machen (Arteriographie). Die Einbringung von 20 bis 40 Milliliter Luft in die gewöhnlich mit Hirnwasser gefüllten Hirnkammern zeigt deren Ausdehnung an (Luftenzephalographie). Sehr bewährt hat sich auch die Einspritzung radioaktiver Stoffe in die Blutbahn (Hirnszintigraphie). Das Verfahren dient dem Nachweis von Erkrankungen der Gehirngefäße.

Computer-Tomographie

Das modernste Untersuchungsverfahren ist die Computer-Tomographie des Gehirns. Dabei tastet ein Röntgenstrahl innerhalb von 30 Sekunden schmerzfrei das Gehirn ab. So entstehen Schnittbilder, auf denen Geschwülste und andere Hirnerkrankungen deutlich zu erkennen sind.

Elektroenzephalogramm (EEG)

Eine schmerzfreie und ungefährliche Untersuchungsmethode ist die Ableitung der elektrischen Aktionsströme des Gehirns, das Elektroenzephalogramm (EEG). Dabei ergeben sich wellenförmige Kurven, die nach Frequenz und Amplitude unterschieden werden.
Die bio-elektrische Aktivität der Nervenzellen verändert sich durch Gemütserregungen, die Tätigkeit der Sinnesorgane und bei Krankheiten. Deshalb können aus den Kurven des EEG wertvolle Rückschlüsse auf Art und Ausmaß, vor allem auch auf den Sitz etwaiger Hirnerkrankungen gewonnen werden.

Liquor-Untersuchung

Die Untersuchung der Hirn-Rückenmarkflüssigkeit (Liquor), die auch das Rückenmark umspült, kann ebenfalls wichtige diagnostische Hinweise geben. Die Entnahme des Liquors erfolgt entweder unter dem zweiten Lendenwirbel (Lumbalpunktion) oder direkt unterhalb der Hinterhauptsschuppe des Schädels (Suboccipitalpunktion).

Verletzungen des Gehirns

Durch äußere Gewalteinwirkung entstandene (traumatische) Schädigungen des Kopfes ziehen meist auch das Gehirn in Mitleidenschaft. Man unterscheidet offene und geschlossene Schädelverletzungen. Jede Verletzung des Gehirns, auch die nur vermutete, ist ernst zu nehmen. Stets muß für ärztliche Behandlung gesorgt werden. Den beiden wichtigsten Schädigungen, der Gehirnerschütterung (Commotio) und der Hirnquetschung (Contusio), sind drei Krankheitszeichen gemeinsam, nämlich Bewußtlosigkeit, Übelkeit und Erbrechen sowie eine Gedächtnislücke für das Unfallereignis und die Zeit unmittelbar davor (retrograde Amnesie).

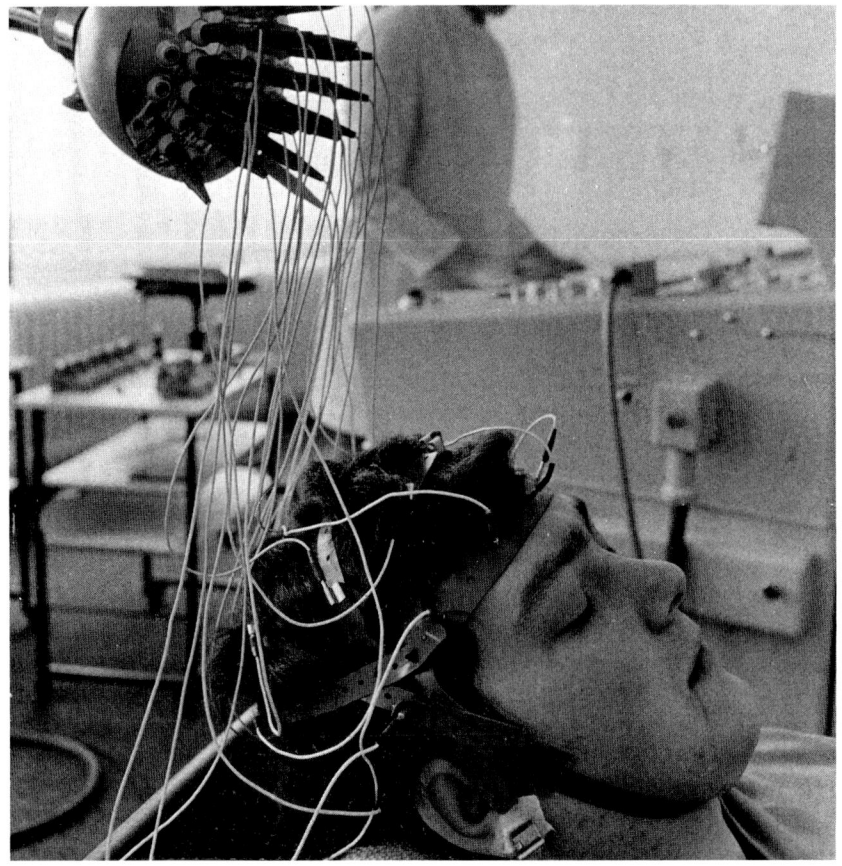

Entspannt ruht der Patient auf der Untersuchungsliege. Die Ableitung des EEG ist schmerzlos und ungefährlich. Zahlreiche Elektroden registrieren an der Kopfhaut die Ströme, ein Gerät zeichnet sie in Kurvenform auf.

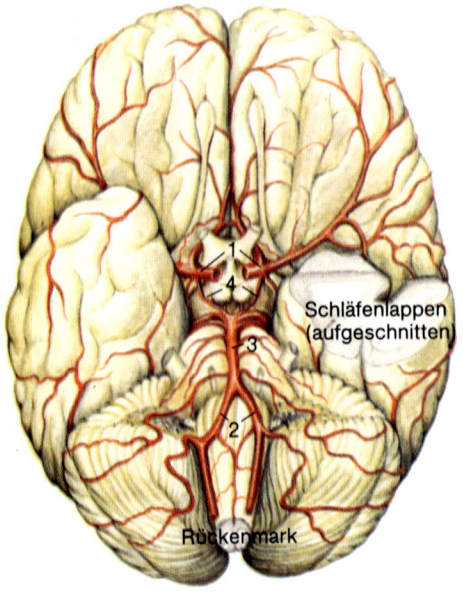

Das Gehirn – hier von unten gesehen – stellt besonders große Anforderungen an die Sauerstoffversorgung. Sie erfolgt durch die beiden Halsschlagadern (1) und die beiden Wirbelschlagadern (2), die sich an der Basis des Gehirns zu einer Basisarterie (3) vereinigen. Von den drei Adern zweigt ein arterieller Gefäßring (4) ab. Dadurch wird einem gefährlichen Blutmangel (Bedarf pro Minute: ein Liter) vorgebeugt, falls einzelne Adern einmal ausfallen sollten.

Gehirnerschütterung

Bei der Gehirnerschütterung (Commotio) sind die drei oben erwähnten Grundsymptome nicht immer voll ausgeprägt; das gilt vor allem für die Bewußtlosigkeit. Es treten keine Ausfälle der Nervenleitung ein, auch lassen sich am Gehirn keine krankhaften Veränderungen der Nevenzellen nachweisen.

Behandlung. Die Heilungsaussichten sind günstig, sofern der Patient lange genug, mindestens acht Tage, strenge Bettruhe einhält. Eine weitere spezielle Behandlung der Gehirnerschütterung gibt es nicht. Für vorzeitiges Aufstehen, auch für Rauchen und Alkoholtrinken, revanchiert sich das Gehirn mit Kopfschmerzen, die monate-, manchmal jahrelang anhalten können.

Gehirnquetschung

Dauert die echte Bewußtlosigkeit nach einer Gewalteinwirkung länger als dreißig Minuten, ist eine Gehirnquetschung (Contusio) anzunehmen.

Krankheitszeichen. Die drei Grundsymptome, nämlich Bewußtlosigkeit, Übelkeit und Erbrechen sowie die Gedächtnislücke, sind stärker ausgeprägt, obwohl auch bei der Gehirnquetschung äußerliche Verletzungen am geschlossenen Schädel nicht nachweisbar sein müssen.

Komplikationen. Bei der Hirnquetschung werden die Nervenzellen durch die Gewalteinwirkung krankhaft geschädigt. In den besonders betroffenen Gehirnbezirken kann es zu feinsten Blutungen und zum späteren Zugrundegehen der Nervenzellen kommen. Das Hirngewebe schwillt an *(Hirnödem)*, dabei steigt der Hirndruck, Atmung und Kreislauf können in Mitleidenschaft gezogen sein. Je nach Schwere, Ausdehnung und Sitz des Schadens sind vielfältige Komplikationen möglich, etwa Herzjagen (Tachykardie), hohes Fieber und die Zeichen des Schocks (→ Seite 483).

Behandlung. Die Heilungsaussichten der leichten und mittelschweren Hirnquetschung sind meist gut. Entscheidend für eine günstige Prognose sind sofortige Klinikeinweisung und langdauernde ärztliche Behandlung bis zum vollständigen Abklingen aller Krankheitszeichen. Das dauert meist Monate.

Hirnblutungen

Ein starker Schlag oder Stoß auf den Kopf, auch der Aufprall des Schädels, kann zu Hirnblutungen führen.

Erscheinungsformen. Selten, dann aber oft besonders schwer, ist ein Bluterguß im Schädelinneren *(intrazerebrales Hämatom)*. Wie jeder Bluterguß, verdrängt auch dieser das umliegende Nervengewebe, treibt dadurch den Hirndruck in gefährliche Höhen und muß stets als sehr schwere Verletzung angesehen werden.

Besser sind die Heilungsaussichten eines Blutergusses, der sich zwischen dem knöchernen Schädel und der harten Hirnhaut entwickelt *(epidurales Hämatom)*. Das gilt freilich nur dann, wenn rechtzeitig operiert und dem Bluterguß dadurch ein Weg nach außen gebahnt wird.

Verlauf. Das epidurale Hämatom zeigt einen typischen Ablauf, der seine Erkennung erleichtert. Zuerst ist der Patient als Folge der Gehirnerschütterung bewußtlos, dann wird er wieder wach und fühlt sich relativ beschwerdefrei. Weil die Blutung eine Weile braucht, ehe sie die harte Hirnhaut vom Schädelknochen ablöst und dadurch das Gehirn zunehmend unter Druck setzt, vergehen oft einige Stunden, bis der Patient erneut das Bewußtsein verliert.

Daß die Situation sehr ernst ist und sofortiges Handeln erfordert, wird an der weiten Pupille kenntlich, die auf Lichtreize nicht mehr reagiert. Oft treten auch Lähmungen auf. Die Operation wendet das sonst meist tödliche Schicksal ab.

Behandlung. Beim Verdacht auf Bluterguß im Gehirn muß stets und umgehend ein Krankenhaus aufgesucht werden. Die schnelle und richtige Behandlung verbessert die Chancen auch schwer Hirnverletzter deutlich. Vor allem werden die möglichen Spätschäden, die von

Kopfschmerzen über dauerhafte Minderung bestimmter Hirnleistungen bis zu Wesensveränderungen und Krampfanfällen (Epilepsie) reichen, erheblich vermindert.

Schädelbasisbruch

Bei einem Schädelbasisbruch ist das Gehirn erschüttert oder gequetscht. Die Knochenverletzung kann Hirnhäute und Blutgefäße zerreißen.

Krankheitszeichen. Der bewußtlose Patient blutet meist aus Nase oder Ohr, in den Augenlidern bildet sich ein Bluterguß *(Brillenhämatom)*. Tritt helle Hirnflüssigkeit oder gar Hirnbrei aus, ist die Prognose ernst. In jedem Fall muß der Verletzte sofort in ein Krankenhaus gebracht werden.

Komplikationen. Führt die den Schädel treffende Gewalt zum Abriß einer kleinen Vene an der Außenseite des Gehirns, so bildet sich ein Bluterguß zwischen der harten Hirnhaut und der Spinnwebenhaut, ein *subdurales Hämatom.* Seine Krankheitszeichen, nämlich eine zunehmende Bewußtseinstrübung, dazu Schwindel, Erbrechen und sich steigernde Kopfschmerzen, treten oft erst nach Tagen, manchmal gar Wochen auf.

Gehirnerkrankungen

Wenn die Blutgefäße des Gehirns krank werden, leiden die Nervenzellen Sauerstoffnot. Ihr Bedarf ist erheblich und sinkt auch während des Schlafes nicht ab. Die gefürchtetste Folge des Sauerstoffmangels ist der Schlaganfall, den man volkstümlich auch Schlagfluß oder Gehirnschlag nennt.

Schlaganfall

Die Ärzte sprechen von Apoplexie, apoplektischem Insult oder Hirninfarkt. Gemeint ist stets dasselbe, nämlich die plötzliche Kreislaufstörung in einem Teilgebiet des Gehirns, die den betroffenen Menschen »wie von einem Schlag gefällt« hinstreckt.

Ursachen. Dem Schlaganfall liegt in der Mehrzahl der Fälle eine Blutleere (Ischämie) zugrunde, weil die Arterien des Gehirns durch krankhafte Veränderungen ihrer Wand erst starr und brüchig, später für das sauerstoffhaltige Blut völlig unpassierbar werden. Wegen der Einlagerung kalkhaltiger Substanzen spricht man populär von »Arterienverkalkung« (richtig: Arteriosklerose, → Seite 184). Erkrankungen der Blutgefäße, vor allem die Arteriosklerose, entwickeln sich meist langsam. Oft sind auch nur einzelne Gefäßabschnitte brüchig oder zu eng.

Das Gehirn kann auch deshalb Sauerstoffnot leiden, weil die Schlagadern im Halsbereich (Carotisarterien) streckenweise verengt sind. Patienten, die an Bluthochdruck oder Zuckerkrankheit leiden, sind stärker gefährdet.

Die Hirndurchblutung kann jedoch auch durch einen Blutpfropf (Embolus) unterbrochen werden *(Hirnembolie).* Auch in diesem Fall sind die im Versorgungsbereich der unterbrochenen Adern liegenden Nervenzellen in ihrer Funktion schwer gestört und sterben ab, wenn der Blutmangel anhält. Reißt eine arteriosklerotisch veränderte Gehirnarterie ein, so tritt Blut in das umgebende Nervengewebe aus *(Massenblutung)* und zerstört dieses.

Krankheitszeichen. Sie sind vor allem davon abhängig, welcher Teil des Gehirns von der Durchblutungsnot betroffen wird. Oft gehen dem Schlaganfall kleine, wenig beachtete Hirninfarkte oder flüchtige Funktionsstörungen voraus. Hierzu zählen Sehstörungen, eine Neigung zu Erbrechen ohne erkennbaren Anlaß, Schwindelgefühl, Ohrenklingen, leichte Sprachstörungen, Über- oder Unterempfindlichkeit der Haut, eine unerklärliche »Schwäche« eines Armes oder eines Beines, schließlich auch streng halbseitige Zeichen, wie das vorübergehende »Erschlaffen« der Gesichtsmuskulatur. Ein wichtiges Vorzeichen des

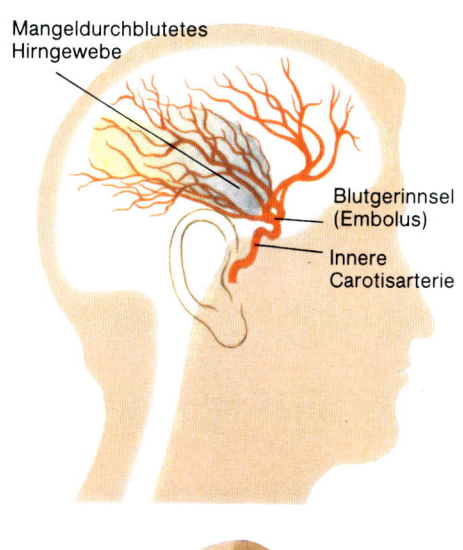

Mangeldurchblutetes Hirngewebe

Blutgerinnsel (Embolus)

Innere Carotisarterie

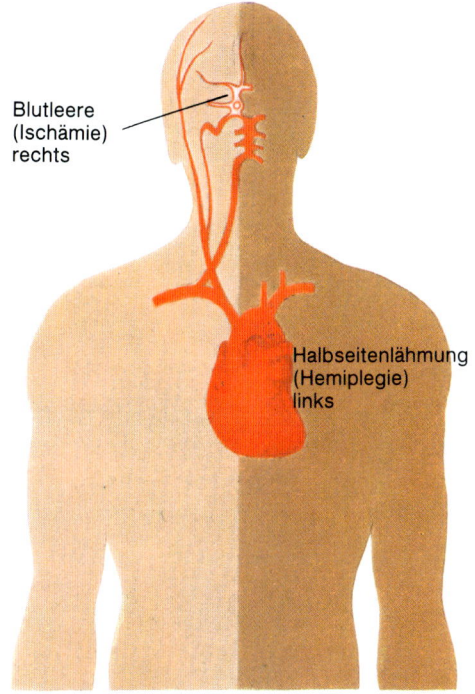

Blutleere (Ischämie) rechts

Halbseitenlähmung (Hemiplegie) links

Eine häufige Ursache des Schlaganfalls (Apoplexie) ist die Verschleppung eines Blutgerinnsels, oft aus dem Herzen, durch die Carotisarterie bis ins Gehirn (oben): Dann bricht die Blutversorgung in einem umgrenzten Nervenbezirk akut zusammen. Häufigste Folge der Apoplexie ist die Halbseitenlähmung (unten).

Zeichen des Schlaganfalls
- *Bewußtseinstrübung, Bewußtseinsverlust;*
- *schlaffe Halbseitenlähmung;*
- *Herabhängen eines Mundwinkels;*
- *Abweichen der Augen und des Kopfes nach der gelähmten Seite;*
- *unwillkürlicher Abgang von Stuhl und Harn.*

Schlaganfalls können auch hartnäckige, unter Umständen wochenlang anhaltende Kopfschmerzen sein.

Der akut eintretende Schlaganfall geht nicht nur mit Bewußtseinsverlust, sondern meist auch mit der erst schlaffen, später spastischen *Lähmung* einer Körperseite einher. Der Patient verliert unwillkürlich Harn und Kot (Inkontinenz). Auf der gelähmten Seite sind die meisten Reflexe abgeschwächt oder aufgehoben. Rechtsseitig gelähmte Menschen verlieren, sofern sie Rechtshänder sind, nach einem Schlaganfall häufig vorübergehend auch die Sprache (Aphasie).

Behandlung. Jede akute Durchblutungsstörung des Gehirns sollte in einem Krankenhaus behandelt werden. Dort stehen Mittel und Methoden zur Verfügung, welche die Durchblutung des Kopfes fördern, gleichzeitig die verletzungsbedingte Anschwellung der Nervenzellen (Hirnödem) bessern und Komplikationen von seiten anderer Organe (Lungenentzündung, Verdauungsstörungen) verhindern.

Mit Medikamenten kann gegen den vorzeitigen Verschleiß der Adern meist wenig ausgerichtet werden. Es sollte jedoch durch einen spezialisierten Gefäßchirurgen geprüft werden, ob die verengten Abschnitte der Schlagadern nicht durch einen gefäßchirurgischen Eingriff geheilt werden können. Das ist, rechtzeitige Untersuchung vorausgesetzt, häufig möglich. Die Operation vermindert das Risiko des Schlaganfalls beträchtlich.

Epilepsie

Mit Krämpfen der Muskulatur, begleitet von Bewußtseinsstörungen, geht die Epilepsie einher, die man früher Fallsucht nannte. Die erhöhte Anfallsbereitschaft ist eine Folge von Hirnschädigungen, die angeboren oder erworben sein können.

Krankheitszeichen. Wenn die gesamte Körpermuskulatur krampft, der Patient dabei bewußtlos hinschlägt und Schaum vor dem Mund hat, handelt es sich um einen großen epileptischen Krampfanfall (*Grand mal*). Das Erscheinungsbild des kleinen epileptischen Krampfanfalls (*Petit mal*) ist uneinheitlich. Es krampfen nur die Muskeln einzelner Körperteile, wobei sich das Bewußtsein oft nur trübt und nicht völlig schwindet. Folgt ein Krampfanfall auf den anderen, so spricht man von epileptischem Status, ein lebensgefährlicher Zustand. Schwere, unbehandelte Epilepsie kann zu einer typischen epileptischen Wesensänderung führen, deren Hauptkennzeichen die Verlangsamung ist.

Behandlung. Jede Epilepsie ist behandlungsbedürftig und behandlungsfähig. Durch Medikamente und eine rücksichtsvolle Ordnung der Lebens- und Arbeitsbedingungen gelingt es häufig, die epileptischen Patienten anfallsfrei zu bekommen. Im Zweifelsfall und vor allem bei Kindern sollte man die Spezialisten von Epilepsie-Zentren (beim Hausarzt nach Anschrift erkundigen) um Rat fragen.

Entzündungen des Gehirns und der Nerven

Die Häute des Gehirns und die Nervenzellen selber können sich auf vielfältige Weise entzünden. Zwar sind dies keine häufigen Ereignisse mehr, doch müssen sie stets sehr ernst genommen werden, da sie schwere Spätfolgen haben können.

Nervenentzündung

Die Nervenentzündung (Neuritis) führt im Gegensatz zur Neuralgie, dem Nervenschmerz, zu nachweisbaren Veränderungen der betroffenen Nerven. Sind mehrere Nerven befallen und verläuft die Krankheit weitgehend gesetzmäßig, so spricht man von *Polyneuritis*.

Ursachen. Eine Neuritis kann hervorgerufen werden durch Druck oder Zug, Kälte und Infektionen, auch durch Überanstrengung und durch Vergiftungen. Alkohol spielt als auslösender Faktor eine große Rolle, jedoch kommen z. B. auch Blei, Phosphor, Quecksilber und Kohlenoxid in Frage.

Bei Epilepsie zu beachten:

● *Epileptiker sollten nicht selbst Auto fahren, es sei denn, sie sind seit Jahren anfallsfrei und der behandelnde Arzt hat keine Bedenken.*

● *Die Anfallsneigung eines Epileptikers wird durch Alkohol, seelische und körperliche Belastungen, vor allem aber durch Schlafentzug gesteigert.*

Erste Hilfe bei Epilepsie → Seite 491.

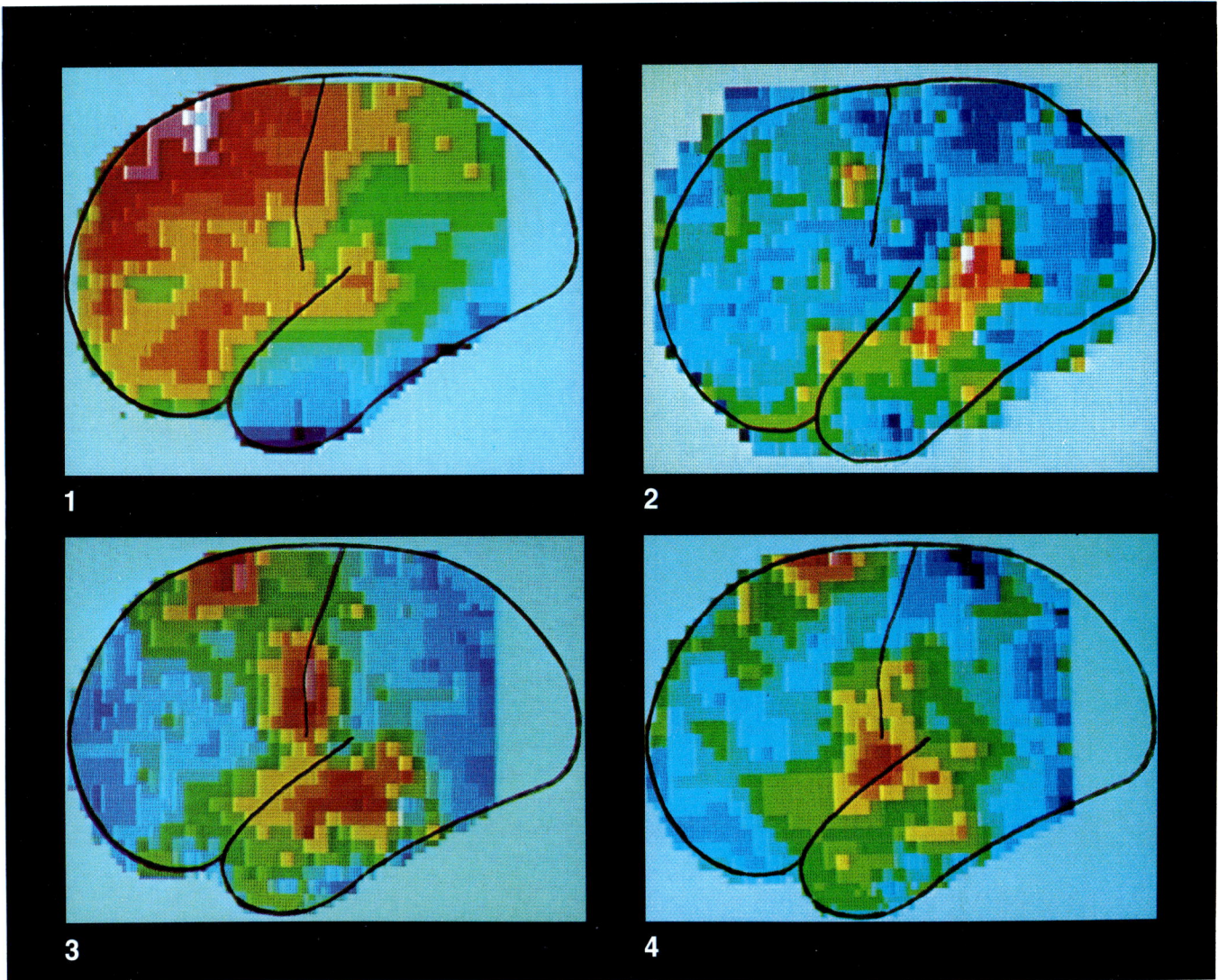

Krankheitszeichen. Die Beschwerden sind abhängig vom Grad der Entzündung und davon, welche Anteile der Nerven – ob motorisch, sensibel oder vegetativ – vor allem betroffen sind. Es kommt zu teils starken Schmerzen, zu Über- oder Unterempfindlichkeit, auch zu schlaffen Lähmungen, Reflexstörungen und Veränderungen der elektrischen Erregbarkeit.

Verlauf, Behandlung. Die Neuritis kann akut oder chronisch verlaufen, sie neigt häufig zu wochenlangem Bestand und neuen Krankheitsschüben (Rezidiven). Das gilt vor allem dann, wenn es nicht gelingt, die zugrundeliegende Ursache (Alkohol!) auszuschalten. Die Behandlung besteht in der Ruhigstellung des entzündeten Nerven sowie in der Anwendung von Wärme, Bestrahlungen und Medikamenten, die entzündungshemmend wirken.

Hirnhautentzündung

Die Hirnhautentzündung (Meningitis) kann durch Eitererreger (Bakterien) oder durch Viren hervorgerufen werden. Häufig ist sie auch die Folge der infektiösen Erkrankung eines anderen Körperorgans (Begleitmeningitis). Die gefürchtetste Form ist die anzeigepflichtige epidemische Hirnhautentzündung (Meningitis epidemica), die durch Meningokokken hervorgerufen wird.

Krankheitszeichen. Der Patient leidet unter starken Kopfschmerzen, er fühlt sich schlapp und zerschlagen, spürt Brechreiz und Übelkeit und sucht freiwillig das Bett auf. Die Entzündung der Hirnhäute, fast immer von Fieber begleitet, führt dazu, daß der Patient einen steifen Nacken und oft auch Rückenschmerzen bekommt. Er kann dann den Kopf nicht mehr nach vorn auf das Brustbein beugen.

Was geht in unserem Gehirn vor, wenn wir denken, hören, sprechen? Eine neue, raffinierte Meßtechnik, die mit radioaktivem Xenon-Gas arbeitet, zeigt den fortlaufenden Wechsel der Hirndurchblutung und gibt damit Hinweise auf krankhafte Veränderungen. Gelbe und grüne Punkte bedeuten mittlere Durchblutung, weiße und rote verstärkte und blaue stark verminderte Durchblutung. (Zur Lokalisation der Hirnfunktionen → obere Abbildung auf Seite 219.)
1 Bewegung: Starke Durchblutung in den motorischen Zentren (oben links).
2 Hören: Die Hörfelder in der Großhirnrinde und die Sprachverständnis-Region sind stärker durchblutet.
3 Sprechen: Starke Durchblutung in den für Mund, Zunge und Kehlkopf zuständigen Bereichen, außerdem im Hörzentrum und motorischen Zentrum. Beide Hirnhälften sind dargestellt.
4 Sprechen: Das Bild zeigt nur die rechte Hirnhälfte. Schwächere Durchblutung als auf Bild 3, weil die meisten Sprachbereiche links liegen.

Behandlung. Die Hirnhautentzündung wird, je nach Art der zugrunde liegenden Infektion, durch keimtötende und schmerzlindernde Medikamente bekämpft. In schweren Fällen, vor allem bei der eitrigen Form, ist Krankenhausaufenthalt unumgänglich. Eine leichte entzündliche Reizung der Hirnhäute, etwa im Verlauf einer Grippe, heilt meist folgenlos aus. Schwere Verlaufsformen können Herz und Kreislauf in Mitleidenschaft ziehen und Spätschäden zurücklassen.

Gehirnentzündung

Werden die Nervenzellen des Gehirns von der Entzündung befallen, spricht man von Gehirnentzündung (Enzephalitis). Ihre Anzeichen sind die gleichen wie bei der Hirnhautentzündung, doch sind die Symptome meist stärker ausgeprägt. Bestimmte, mittlerweile jedoch selten gewordene Infektionskrankheiten (Fleckfieber; europäische Schlafkrankheit, fälschlich Kopfgrippe genannt) rufen schwere Gehirnentzündungen hervor, aber auch von Zecken übertragene Viren (Zecken-Enzephalitis, → Seite 383).

Krankheitszeichen, Diagnose. Verwirrtheitszustände, Krampfanfälle manchmal auch Bewußtlosigkeit zeigen an, daß die Gehirnentzündung eine gefährliche Infektion ist. Verlauf und Schwere der Erkrankung werden durch die Untersuchung der Rückenmarkflüssigkeit (Liquor-Untersuchung, → Seite 225) kontrolliert.

Multiple Sklerose

Bei der multiplen Sklerose (MS) handelt es sich um ein verbreitetes Nervenleiden unbekannter Ursache. Es kommt dabei zur schubweisen Entzündung und dem Untergang von Nervenzellen. Die in größerer Anzahl (multipel) auftretenden harten (sklerotischen) Entzündungsherde sind unregelmäßig über Gehirn und Rückenmark verteilt.

Krankheitszeichen, Behandlung. Die häufigsten Folgen sind Augenzittern und Sprachstörungen, Zittern bei Muskelbewegungen, später auch Lähmungen und Störungen der Sinneswahrnehmungen. Das Leiden nimmt meist einen chronischen Verlauf. Die Behandlung besteht in Krankengymnastik und im Vermeiden körperlicher und seelischer Anstrengungen.

Schüttellähmung

Die Schüttellähmung (Parkinsonsche Krankheit) beruht auf einer krankhaften Störung jener Nervenzellen, die das Bewegungssystem steuern.

Krankheitszeichen, Behandlung. Ein rhythmisches Zittern *(Tremor)*, gesteigerte Muskelanspannung bei gleichzeitiger Einschränkung und Verlangsamung der Beweglichkeit sind die typischen Krankheitszeichen. Die Kranken gehen leicht nach vorn geneigt, ihr Gesicht ist maskenhaft starr *(Maskengesicht)*. Das Leiden ist zwar nicht heilbar, durch die Gabe von Medikamenten aber gut unter Kontrolle zu halten. Auch ein gehirnchirurgischer Eingriff (→ Seite 234) kann Hilfe bringen.

Kopfschmerzen und Nervosität

Die Nervenzellen des Gehirns sind, so merkwürdig das klingt, selbst völlig schmerzunempfindlich. Nur die das Gehirn umgebenden Hirnhäute und die in den Wandungen der Hirngefäße liegenden Sinneszellen können den Schmerz registrieren.

Kopfschmerzen

Der Kopfschmerz selbst ist keine Krankheit, sondern ein Krankheitszeichen (→ Seite 77), das durch Hunderte unterschiedlicher Leiden verursacht sein kann.

Erscheinungsformen. Die meisten Kopfschmerzen sind harmloser Natur. Ihnen liegt oft eine Fehlsteuerung der kleinen Hirngefäße zugrunde (vaskulärer Kopfschmerz). Wenn vor allem Hinterkopf und

Nacken schmerzen, muß an degenerative Veränderungen der Halswirbelsäule (Osteochondrose) gedacht werden, welche die Nervenwurzeln unter Druck setzt. Ein ringförmiger Kopfschmerz deutet auf vegetative Dystonie (→ unten), beweist sie jedoch nicht.

Den anfallsweisen, meist einseitig auftretenden Kopfschmerz, der mit Brechreiz, Lichtscheu und Flimmern vor den Augen einhergeht, nennt man *Migräne*. Die Ursachen der Migräne sind Krämpfe der Blutgefäße im Gehirn, doch können auch Stoffwechsel- und Hormonstörungen das mit schwerem Krankheitsgefühl einhergehende Leiden bewirken.

Behandlung. Wiederholt auftretende, sehr starke oder langandauernde Kopfschmerzen sollten Anlaß sein, einen Arzt aufzusuchen, damit die Ursache gefunden wird. Es bestehen keine Bedenken dagegen, gelegentliche Kopfschmerzen durch Einnahme einer Tablette zu bekämpfen. Gefährlich ist jedoch der regelmäßige Gebrauch von Kopfschmerzmitteln, weil dies zum Gegenteil des erwünschten Effekts führen kann: Der Kopfschmerz wird dann durch die Kopfschmerztablette unterhalten.

Gut wirksam und dabei unschädlich ist es, den Kopfschmerz auf folgende Weisen zu bekämpfen: Legen Sie sich zehn Minuten ruhig und entspannt hin, atmen Sie dabei tief und regelmäßig durch. Eine kalte Kompresse im Nacken und eine auf den Schläfen beseitigt Kopfschmerz manchmal in Minutenschnelle. Schließlich ist Coffein, der Inhaltsstoff des Kaffees, meist ein erfolgreiches Anti-Kopfschmerzmittel, weshalb Coffein auch in vielen Tabletten enthalten ist.

Nervosität

Viele Menschen klagen über ihre »Nervosität«. Sie leiden unter einer starken Erregbarkeit, die unangenehmerweise mit einer ebenso starken Erschöpfbarkeit kombiniert ist. Manche Ärzte sprechen von Neurasthenie oder neurasthenischem Syndrom.

Krankheitszeichen. Das Befinden der Patienten ist meist wechselhaft. Sie sind reizbar und bei vielen Kleinigkeiten gleich übererregt, leiden an feuchten Händen, Herzjagen, Mißempfindungen, oft einem ringförmigen Kopfschmerz sowie Schlaf- und Konzentrationsstörungen. Die Stimmungsschwankungen sind dabei oft beträchtlich: Morgens ist die Welt ganz grau, wenn der Abend kommt, weichen schlechte Laune und schwermütige Ideen.

Vegetative Dystonie

Nur selten sind die »nervösen« Beschwerden Zeichen ernster Erkrankung, etwa einer chronischen Vergiftung oder eines Gemütsleidens (→ Seite 392). Meist liegt den weitverbreiteten und sehr lästigen Symptomen »nur« eine Fehlspannung im unwillkürlichen (vegetativen) Nervensystem zugrunde, eine »vegetative Dystonie«. Der Zustand wäre erträglich, wenn die Erkrankung wie ein Schnupfen nach sieben Tagen vorbei und vergessen wäre. Doch neigt das lästige Leiden zum Chronischwerden.

Ursachen, Krankheitszeichen. Die dem Willen und dem Bewußtsein nicht unterworfenen Nerven des vegetativen Systems regeln automatisch die wichtigsten Lebensfunktionen. Doch manchmal, so bei der vegetativen Dystonie, geraten Sympathikus und Parasympathikus (→ Seite 222) in ihrem Wechselspiel aus der Balance. Dann reagiert der Körper so, als sei er einer unmittelbaren Gefahrensituation ausgesetzt, als müsse er augenblicklich auf die Flucht gehen. Daher das Herzklopfen, die feuchten Hände und der Kopfschmerz.

Behandlung. Die beste Behandlung ist nicht der bequeme, aber meist falsche Griff zum beruhigenden Arzneimittel, sondern die Aufklärung und Ausräumung der Ursache. Dazu zählen vor allem: Überforderung im Beruf und in der Familie, das Arbeiten unter Zeitdruck, Genußmittelmißbrauch, Konflikte mit den Partnern und sehr häufig zu wenig Schlaf. Wer an vegetativer Dystonie und anderen Formen der Nervosität leidet, sollte also seine Lebensumstände ordnen.

So beugen Sie der Nervosität vor

● *Achten Sie auf einen regelmäßigen Wechsel von Arbeit und Erholung, Belastung und Entspannung.*

● *Teilen Sie die 24 Stunden des Tages in acht Stunden Arbeit, acht Stunden Freizeit und acht Stunden Schlaf.*

● *Schützen Sie Ihre Sinnesorgane vor der Reizüberflutung. Begrenzen Sie deshalb die Fernsehzeit, und versuchen Sie nicht, mehrere Dinge gleichzeitig zu erledigen.*

Schlafen und Träumen

Wie alle Körperfunktionen wird auch der Schlaf vom Gehirn gesteuert. Ein Nervenzentrum, das im Zwischenhirngebiet gelegene Schlafzentrum, setzt den regelmäßigen Wechsel zwischen Wachen und Schlafen in Gang und sorgt dafür, daß dabei das vegetative Nervensystem von Arbeit und Anspannung auf Ruhe und Erholung umschaltet.

Schlafstörungen

Der Schlaf, ein Ruhezustand des Körpers, dient dessen Erholung und der Erneuerung der Leistungsfähigkeit. Eine Überforderung der seelischen Belastbarkeit macht sich häufig zuerst durch Schlafstörungen bemerkbar. Der Mensch kann dann schlecht einschlafen *(Einschlafstörungen),* oder seine Nachtruhe ist immer wieder unterbrochen *(Durchschlafstörungen).* Wenn der Rhythmus des Schlafes dadurch nachhaltig gestört wird und der individuelle Schlafbedarf nicht befriedigt werden kann, verliert der Schlaf seine erholsamen Wirkungen. Schlafgestörte Menschen fühlen sich häufig wenig leistungs- und belastungsfähig, sie sind oft reizbar, und ihre Widerstandsfähigkeit gegen Krankheiten ist herabgesetzt.

Voraussetzungen für gesunden Schlaf

Weshalb der Mensch in regelmäßigen Abständen schlafen muß, warum er, alles in allem, ein Drittel seines Lebens »verschläft«, das ist trotz aller Fortschritte der Schlafforschung noch nicht geklärt. Erwiesen ist jedoch, daß Schlafentzug zu schweren Gesundheitsschäden führt und daß die Träume gleichsam das Herzstück des Schlafes sind.

Träume. Jeder Mensch träumt in jeder Nacht mehrfach. Seine Träume dauern dabei von wenigen Minuten bis zu einer halben Stunde. Wird ein Mensch, wie dies versuchsweise in Schlaflabors mit Testschläfern praktiziert worden ist, nur am Träumen, nicht jedoch am Schlafen gehindert, so fühlt er sich am nächsten Morgen mürrisch und zerschlagen. Offenbar braucht unser Gehirn die Träume als unbewußte Verarbeitungsgänge, um mit den Eindrücken und Problemen des Tages fertig zu werden. Regelmäßige und ausreichende Nachtruhe ist die Hauptvoraussetzung der lebenswichtigen Träume.

Schlafmittel. Die zweite Bedingung für gesunden Schlaf ist Zurückhaltung beim Gebrauch von Schlafmitteln. Tabletten behindern das Träumen. Deshalb dürfen Schlaftabletten nur vorübergehend genommen werden, um den Normalzustand des regelmäßigen Schlafes wieder herzustellen – ersetzen können sie ihn nicht. Beim Dauergebrauch verlieren die Schlaftabletten nicht nur an Wirkung, sie können auch süchtig machen (→ Seite 394).

Jeder Mensch träumt, wenn er schläft. Die Träume stellen gleichnishaft Trieb- und Affektzustände, Wünsche und Ängste, Situation und Zukunftsentwürfe der träumenden Person dar. Die Traumphasen dauern bis zu einer halben Stunde und wiederholen sich vier- bis fünfmal pro Nacht. Die Tiefe des Schlafs (helle Wellenlinie) nimmt beim Träumen ab, unter den geschlossenen Lidern bewegen sich dabei die Augen.

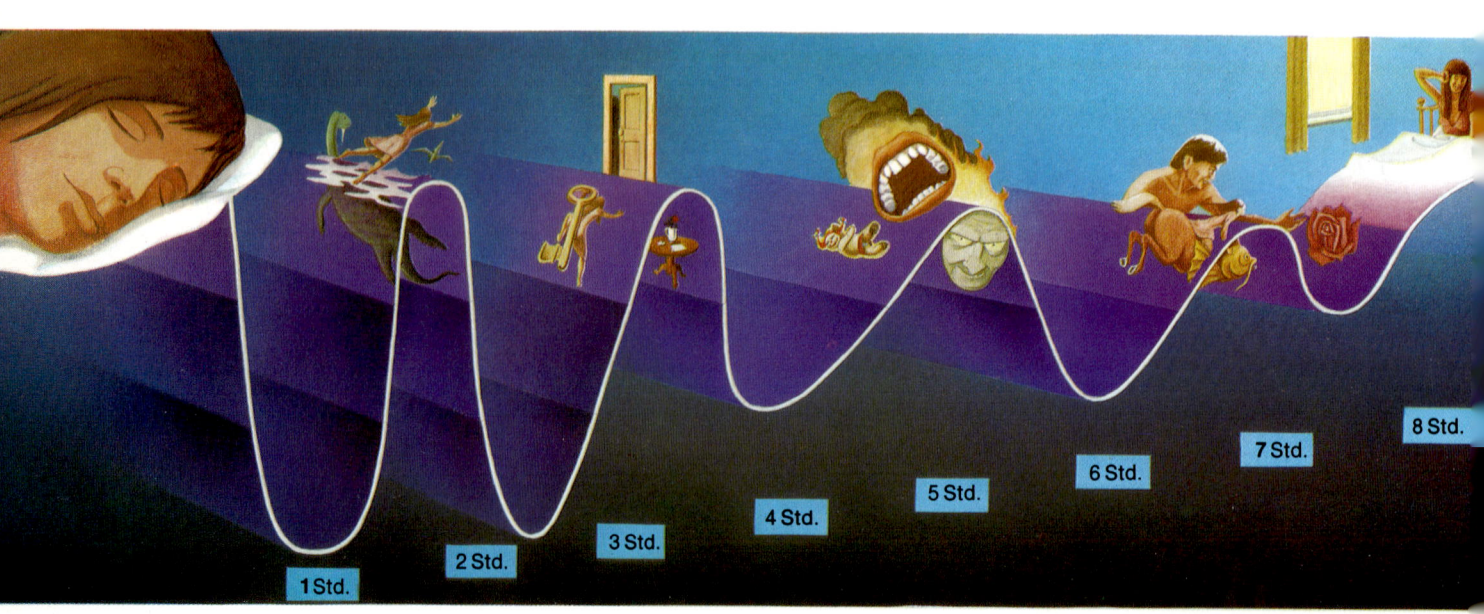

Krankheiten der Nerven

Rechnet man die großen, kleinen und kleinsten Nervenstränge zusammen, so ergibt sich, daß der Organismus von vielen tausend Kilometern Nerven durchzogen wird, die einerseits Befehle des Gehirns zu den Organen leiten, andererseits das Nervenzentrum im Kopf mit Informationen aller Art versorgen.

Jede vorübergehende oder dauerhafte Schädigung der Nerven kann prinzipiell alle jene Funktionsstörungen hervorrufen, die auch bei Ausfällen des Gehirns beobachtet werden (→ Seite 223): teilweise (Parese) oder vollständige Lähmung (Paralyse) einzelner Muskeln, Muskelgruppen oder ganzer Körperteile; Gefühllosigkeit (Anästhesie) oder Aufhebung des Schmerzempfindens (Analgesie); abnorme Gefühlswahrnehmungen (Parästhesie) und vor allem Schmerz.

Nervenschmerzen

Große und kleine Nerven können auf die gleiche Weise geschädigt werden: durch mechanische Verletzungen, Entzündungen (Neuritis, → Seite 228), Stoffwechselstörungen und Vergiftungen, Geschwülste und krankhafte Prozesse in der Umgebung. Jedesmal können Nervenschmerzen (Neuralgie) die Folge sein.

Krankheitszeichen. Nervenschmerzen werden wahrgenommen in jenem Gebiet, das der entsprechende Nerv versorgt. Neuralgische Schmerzen sind meist reißend oder bohrend und sprechen schlecht auf schmerzlindernde Medikamente an.

Behandlung. Nervenschmerzen haben gute Heilungsaussichten, sofern es gelingt, die Ursachen aufzuspüren und zu beseitigen. Schmerzbekämpfung allein ist als Behandlung nicht ausreichend. Sie unterdrückt mit Hilfe von Medikamenten nur das Krankheitszeichen, ändert jedoch nichts an der Ursache.

Trigeminus-Neuralgie

Besonders heftige Anfälle unerträglicher, plötzlich einsetzender Schmerzen bringt die Trigeminus-Neuralgie mit sich. Dabei erkrankt der Drillingsnerv (Trigeminus), dessen empfindungsleitender Anteil das Gesicht, den Mund und die Nasenlöcher versorgt.

Krankheitszeichen, Ursachen. Von einem bestimmten Punkt (Trigger-Punkt) aus schießen die messerscharfen Schmerzen plötzlich in das Ausbreitungsgebiet des Nervs ein. Meist läßt sich für die Trigeminus-Neuralgie keine Ursache ermitteln. Gelegentlich liegt ihr eine Hirnhautentzündung oder der Bruch der Schädelbasis zugrunde. Auch Zahnerkrankungen, Entzündungen der Nasennebenhöhlen und Geschwülste im Bereich des Trigeminusnervs kommen als Ursachen dieser Neuralgie in Frage.

Behandlung. Neben der Behandlung mit Medikamenten ist in schweren Fällen zu erwägen, ob ein operativer Eingriff angezeigt ist. Durch diesen wird entweder der Nervenzellknoten (Ganglion) des Drillingsnervs zerstört, oder es werden die von ihm ausgehenden Nervenfasern zerschnitten.

Sensibilitätsstörungen

Wenn die Zentren im Gehirn, die Nervenbahnen im Rückenmark oder die sensiblen Nervenstränge im Körper gestört oder gar unterbrochen sind (Sensibilitätsstörungen), kann sich dies in vielfältiger Weise bemerkbar machen: durch Aufhebung oder Abschwächung der Wahrnehmung, durch Fehl- oder Mißempfindungen.

Krankheitszeichen. Zu den Fehl- oder Mißempfindungen zählen das Prickeln und Ameisenlaufen, das »Einschlafen« ganzer Gliedmaßen, wenn der empfindungsleitende Nerv mechanisch gedrückt wird.

Erkrankungen des Rückenmarks

Wie das Gehirn, so kann auch dessen Verlängerung im knöchernen Wirbelkanal, das Rückenmark (→ Seite 221), auf vielfältige Weise ge-

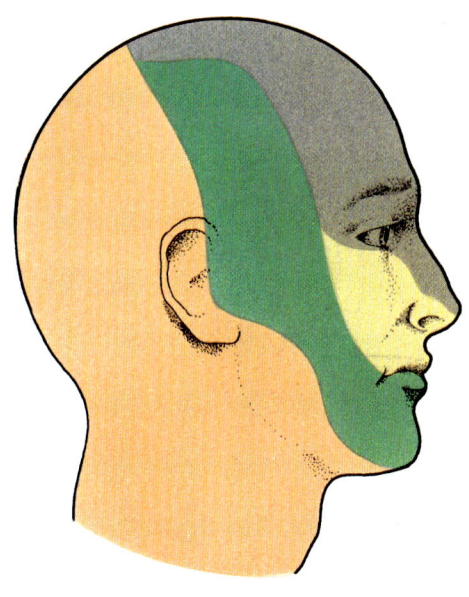

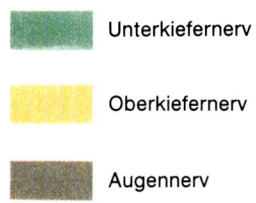

Unterkiefernerv

Oberkiefernerv

Augennerv

Die Farbflächen verdeutlichen das Ausbreitungsgebiet der drei Äste des Trigeminus-Nervs. Schädigungen dieser Nervenäste können zu der sehr schmerzhaften Trigeminus-Neuralgie führen.

233

schädigt werden. Entzündungen, Störungen der Blutversorgung und die seltenen Schädigungen durch bestimmte Gifte können Beweglichkeit (Motorik) und Empfindungsfähigkeit (Sensibilität) im Bereich der vom jeweiligen Rückenmarksnerv versorgten Organe beeinträchtigen oder gar aufheben.

Querschnittslähmung

Am gefürchtetsten sind die geschlossenen oder offenen Verletzungen des Rückenmarks. Sie können im schlimmsten Fall zur Querschnittslähmung führen.

<u>Ursachen, Maßnahmen.</u> Meist ist die Unterbrechung der Reizleitung im Rückenmark Folge eines Unfalls. Ein sachgerechter, schneller Transport der Verletzten verhindert die Wahrscheinlichkeit der gefürchteten Querschnittslähmung. Welche Folgen die Verletzung hat und wie die Aussichten des Patienten sind, hängt wesentlich davon ab, in welcher Höhe das Rückenmark unterbrochen ist.

<u>Erscheinungsformen.</u> Eine sehr ungünstige Prognose hat die Rückenmarksdurchtrennung im Bereich der Halswirbelsäule oberhalb des vierten Wirbelkörpers. Dann sind nicht nur beide Beine und beide Arme gelähmt (Tetraplegie), auch die Atemmuskulatur (mit Ausnahme des Zwerchfells) funktioniert bei hohen Rückenmarksdurchtrennungen nicht mehr.

Becken- und Beinmuskulatur fallen aus, sofern die Rückenmarksschädigung im Bereich des Brustkorbs eintritt. Eine Durchtrennung oberhalb des dritten Lendenwirbels führt zur Lähmung der Beine; der Patient kann nicht mehr stehen und gehen. Tiefer liegende Schädigungen des Rückenmarks verursachen Störungen von Blase, Darm und Geschlechtsorganen.

<u>Rehabilitation.</u> Die Überlebenschancen Querschnittsgelähmter haben sich in den letzten Jahren dank besser organisierter Rettungsdienste, raschen ärztlichen Eingreifens in spezialisierten Zentren und einer umfassenden Nachbehandlung (Rehabilitation) ganz erstaunlich gebessert. Unvollständige Querschnittslähmungen haben eine gute Tendenz zur vollständigen Rückbildung, eine vollständige Querschnittslähmung bleibt hingegen bestehen.

Hirn- und Nervenchirurgie

Wie das Herz, so galt lange Zeit auch das Gehirn als ein Organ, dem sich Chirurgen nur im äußersten Notfall näherten. Inzwischen hat sich die Nervenchirurgie (Neurochirurgie) zu einem eigenen Fachgebiet entwickelt, dessen Erfolge beträchtlich sind.

Neben den auch an anderen Organen üblichen Eingriffen, etwa der großräumigen Entfernung von Geschwülsten (→ Seite 410), praktiziert die Neurochirurgie Verfahren, bei denen ohne weitflächige Eröffnung der Schädelhöhle trotzdem tief im Inneren des Gehirns operiert werden kann.

Stereotaktische Operationen

Für diese stereotaktischen Operationen benutzt der Neurochirurg neu entwickelte Geräte, die während des Eingriffs fest am knöchernen Schädel aufgeschraubt werden. Ein nur zwei Millimeter starkes Operationsinstrument wird dann möglichst exakt in jenen Teil des Gehirns vorgeschoben, in dem die Ursache der behandlungsbedürftigen Störung liegt. Bekanntlich sind bei den meisten Nervenleiden nur bestimmte, oft genau bekannte Nervenzellgebiete erkrankt.

Stereotaktische Operationsverfahren setzen die spezialisierten Neurochirurgen in den Stand, diese Zentren auf den Millimeter genau anzuzielen und unter Schonung der umliegenden Hirnstrukturen zu zerstören. Die Ausschaltung kranker Nervenzellen bringt die von dort ausgehenden krankhaften Störungen oft völlig zum Verschwinden. Die Belastung des Patienten während der Operation ist gering.

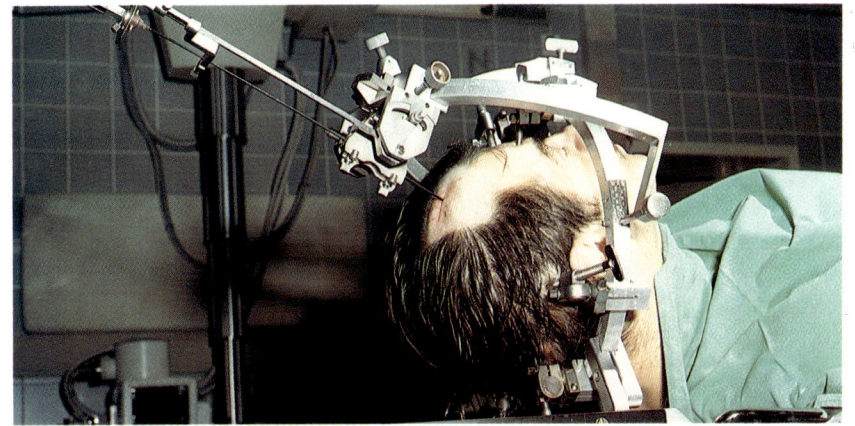

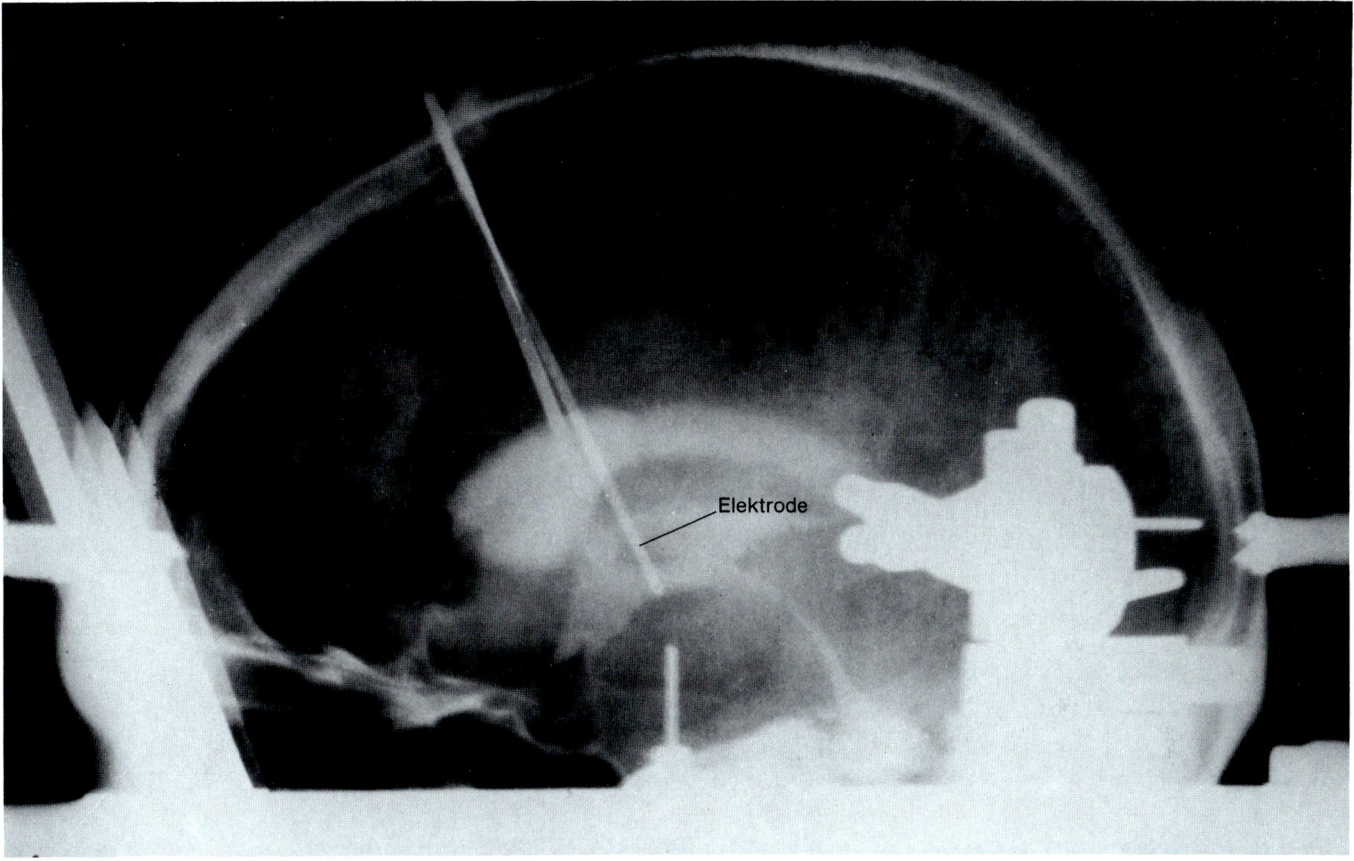

Eine stereotaktische Gehirnoperation. Der Patient leidet an einer schweren Schüttellähmung (Parkinson-Syndrom). Das untere Bild zeigt eine seitliche Röntgenaufnahme seines Schädels. Die Gehirnkammern (hell) sind mit einem Kontrastmittel gefüllt worden, deutlich ist die Elektrode mit der ausgefahrenen Saite (Durchmesser 0,4 Millimeter) zu erkennen. Ein kleiner elektrochirurgischer Eingriff, tief im Inneren des Gehirns, legt das erkrankte Areal still und heilt damit die Krankheit.

Elektrode

Bewährt hat sich das Verfahren bei Schüttellähmung (Parkinson-Syndrom), ferner bei bestimmten Formen von Krampfanfällen (Epilepsie) und des rhythmischen Muskelzitterns (Tremor). Durch stereotaktische Operationen lassen sich auch seelische Funktionen beeinflussen (Psychochirurgie), doch sind Erfolg oder Mißerfolg schwer vorherzusehen und die unerwünschten Begleitschäden meist beträchtlich.

Nerventransplantationen

Weil sich Nervenzellen nach einer Verletzung nicht wieder neu bilden können, der natürlichen Selbstheilungskraft des menschlichen Organismus also enge Grenzen gezogen sind, waren ernste Nervenschäden früher nur selten erfolgreich zu behandeln. Mit mikrochirurgischen Operationsverfahren, bei denen körpereigene Nervenstücke als Transplantate zur Überbrückung des Defekts benutzt werden, gelingt es neuerdings in spezialisierten Zentren, meist Universitäts-Nervenkliniken, die Nervenfunktionen wiederherzustellen. Diese neurochirurgischen Behandlungsverfahren bewähren sich auch bei Lähmungen des Gesichtsnervs (Fazialisparese), Erkrankungen des fünften Hirnnerven (Trigeminus) und nach Zerreißungen des Nervenarmgeflechts und der Verbindung zwischen den Nervenwurzeln im Rückenmark und den dort austretenden Körpernerven.

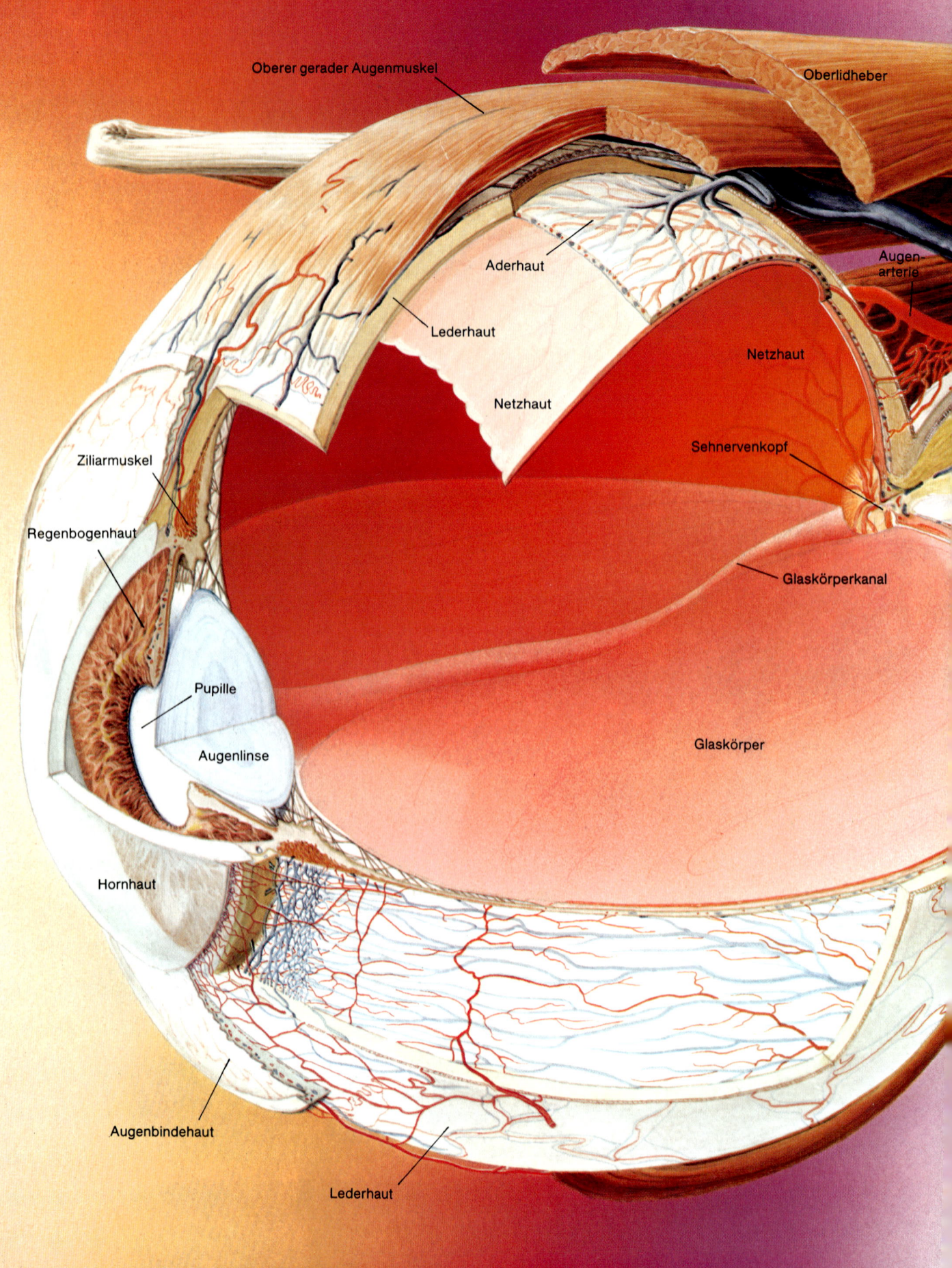

Oberer gerader Augenmuskel

Oberlidheber

Augen-
arterie

Aderhaut

Netzhaut

Lederhaut

Netzhaut

Sehnervenkopf

Ziliarmuskel

Glaskörperkanal

Regenbogenhaut

Pupille

Glaskörper

Augenlinse

Hornhaut

Augenbindehaut

Lederhaut

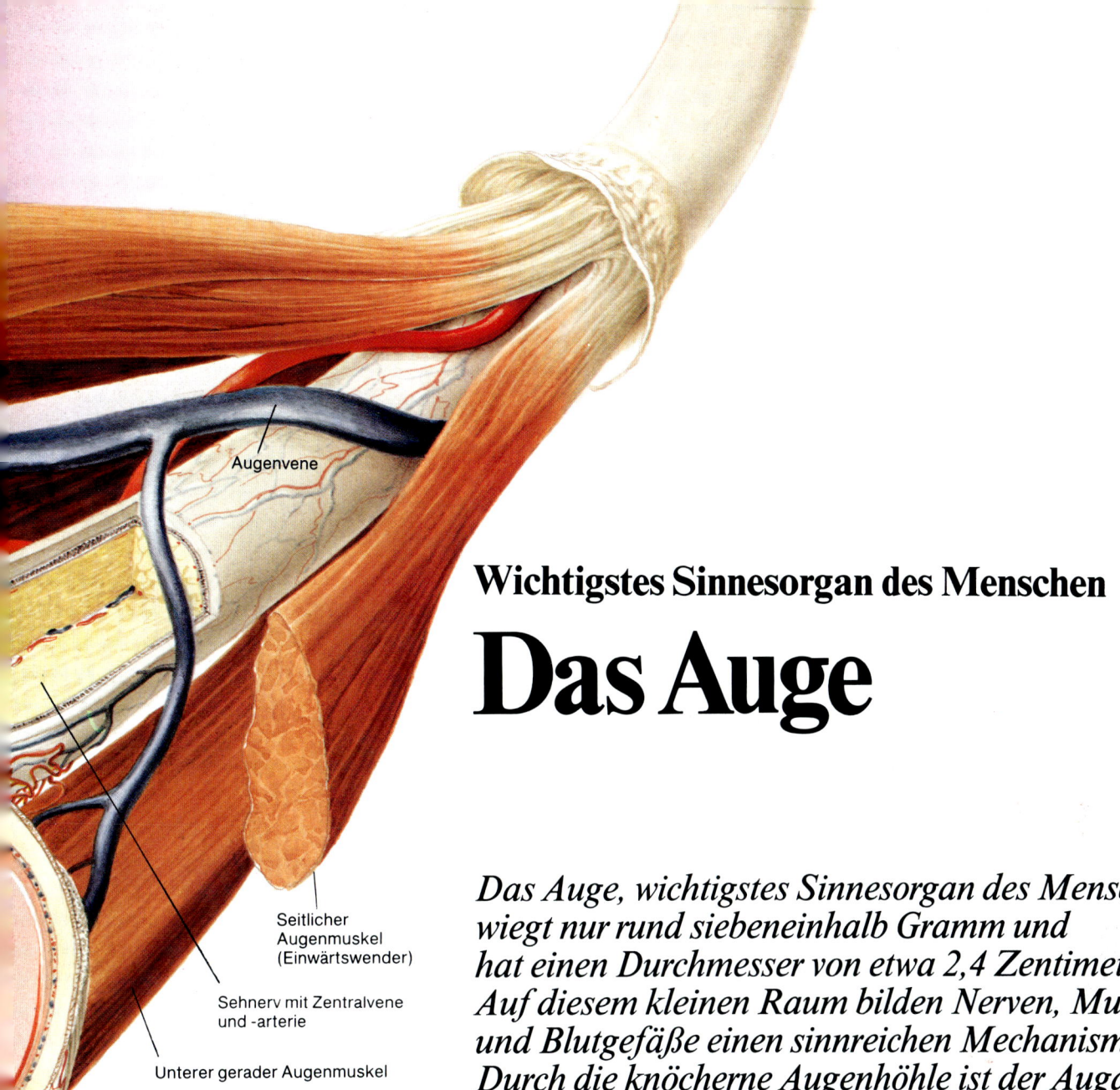

Augenvene

Seitlicher
Augenmuskel
(Einwärtswender)

Sehnerv mit Zentralvene
und -arterie

Unterer gerader Augenmuskel

*Das Auge, ein vorgeschobener Gehirn-
teil, aus der schützenden Knochenhöhle
herausgenommen und ohne seine äußerlich sichtbaren Anhanggebilde dargestellt.*

Wichtigstes Sinnesorgan des Menschen

Das Auge

*Das Auge, wichtigstes Sinnesorgan des Menschen,
wiegt nur rund siebeneinhalb Gramm und
hat einen Durchmesser von etwa 2,4 Zentimeter.
Auf diesem kleinen Raum bilden Nerven, Muskeln
und Blutgefäße einen sinnreichen Mechanismus.
Durch die knöcherne Augenhöhle ist der Augapfel
von drei Seiten gut geschützt.
Der Augapfel besteht aus Hornhaut, Lederhaut,
Regenbogenhaut, Linse, Glaskörper, Netzhaut,
Aderhaut und Sehnerv. Die eintretenden
Lichtstrahlen passieren die vorderen Organteile.
Die Sinneszellen der Netzhaut, auf der sich
die Lichtstrahlen treffen, wandeln die optischen
Informationen in Nervenreize um, die von zwei
Sehzentren im Gehirn wahrgenommen werden.
So entsteht ein Abbild der Außenwelt.
Anhanggebilde des Auges sind die Augenmuskeln,
die Lider, die Bindehaut und der Tränenapparat.
Dank der Fortschritte der Augenheilkunde
sind die meisten Erkrankungen des Sehorgans
jetzt erfolgreich zu behandeln. Blindheit, früher
das schreckliche Schicksal vieler Augenkranker,
läßt sich fast immer verhindern.*

Bau und Funktion des Auges

Der Augapfel wird von vier geraden und zwei schrägen Muskeln bewegt. Die Lichtstrahlen fallen durch eine klare, uhrglasförmig gewölbte Scheibe, die *Hornhaut* (Cornea), in das Auge ein. Danach passieren die Lichtstrahlen die vordere Augenkammer, die *Linse* und die hintere Augenkammer. Beide *Augenkammern* sind mit klarem Kammerwasser gefüllt, das vom Ziliarkörper gebildet wird und zwischen Iris und Linse aus der hinteren in die vordere Augenkammer fließt. Sie stehen miteinander durch die Pupille in Verbindung. Dieses »Sehloch« wird von der ringförmigen *Regenbogenhaut* (Iris) gebildet.

Aus der Farbe und den anatomischen Besonderheiten der Iris behaupten die Augendiagnostiker, Krankheiten des Menschen erkennen zu können. Das ist, wie ausgedehnte Untersuchungen beweisen, jedoch nicht möglich. Die Regenbogenhaut bestimmt lediglich die Farbe der Augen, sie ist nicht der Spiegel innerer Leiden.

Augapfel

Die Farbe der Augen schwankt je nach dem Pigmentgehalt zwischen hellem Blau und Dunkelbraun. Aufgabe der Regenbogenhaut ist es, durch Erweiterung oder Verengung der Pupille als Blende zu wirken. Das Kammerwasser hält die Spannung des Augapfels aufrecht. Innerhalb von zehn Stunden wird dieser Inhalt der Augenkammern erneuert – vorausgesetzt, das Wasser kann abfließen (→ grüner Star, Seite 243). Spannt der Strahlenkörper seine Muskulatur an, so entspannen sich die Aufhängefasern der Linse, und sie kann ihrer Elastizität folgen: Sie wölbt sich stärker, ihre Brechkraft nimmt zu. Der Glaskörper besteht aus einer gallertartigen Masse, die der Netzhaut anliegt.

Netzhaut. Diese Haut besteht aus zehn Schichten feinen Nervengewebes. Die eigentlichen Sinneszellen sind die *Stäbchen* und *Zapfen*. Sie werden durch Lichtreize erregt. Die Zapfen dienen dem Sehen bei Tage und dem Farbensehen, die Stäbchen dem Sehen in Dämmerung und Dunkelheit. Die in der Netzhaut entspringenden Nervenfasern bilden gemeinsam den Sehnerv. Dort, wo er das Auge verläßt, gibt es keine Sinneszellen. Hier kann man nichts sehen, ist ein *blinder Fleck* im Gesichtsfeld. Die Stelle des schärfsten Sehens ist der *gelbe Fleck*: An diesem Punkt sind die meisten Nervenzellen konzentriert. Ernährt wird die Netzhaut durch Blutgefäße aus der Aderhaut. Sie liegt ihr locker an. Die Lederhaut schließlich hält das ganze System zusammen.

Funktionsweise. Der Aufbau des Augapfels und seine Funktion lassen sich mit einer Fotokamera vergleichen: Das optische System besteht aus Hornhaut und Linse, die Blende ist die Pupille und als lichtempfindliche Platte wirkt, am Hintergrund des Apparates, die Netzhaut. Anders als eine fotografische Platte, deren Lichtempfindlichkeit gleich bleibt, paßt sich die Netzhaut jedoch automatisch den unterschiedlichen Lichtverhältnissen an. Ihre Sinneszellen registrieren die relativen Helligkeitsunterschiede.

Ein Auge, das an helles Tageslicht angepaßt ist, vermag feinste Unterschiede wahrzunehmen, das an die Dunkelheit angepaßte Sehorgan hingegen nur sehr grobe. In Dämmerung und Dunkelheit sinkt die Unterscheidungsfähigkeit des Auges auf ein Zehntel (und noch weniger) der normalen Tagessehschärfe ab: Dieser Umstand, der vielen Menschen nicht richtig bewußt ist, spielt vor allem beim Autofahren zur Nachtzeit (→ rechte Seite) eine große Rolle.

Augenlider und Tränen. Die Augenlider schließen sich bei Gefahr, von einem Reflex gesteuert, blitzschnell und verhindern so oft das Eindringen von Fremdkörpern. Ein Schutzmechanismus gegen Staub, Ruß und die davon ausgehenden mechanischen Reizungen sind neben den Wimpern die Tränen. Sie befeuchten Hornhaut und Bindehaut und ermöglichen das leichte Gleiten der Lider auf dem Augapfel. Zugleich spülen die Tränen die winzigen Fremdkörper in den inneren Augenwinkel, von wo aus die Tränenflüssigkeit durch die Tränenröhrchen in die untere Muschel der Nasenhöhle abfließt.

Ein Blick auf ein gesundes Auge (oben): In der Mitte die dunkel erscheinende Pupille, das Sehloch. Es ist eine kreisförmige Öffnung der Regenbogenhaut (Iris), die die Augenfarbe bestimmt. Durch die Pupille fallen die Lichtstrahlen in das Augeninnere ein.

Die Abbildung unten zeigt die Netzhaut. Zu erkennen sind die hell erscheinende Austrittsstelle des Sehnervs (»blinder Fleck«), Blutgefäße und der »gelbe Fleck« (Pfeil), die Stelle des schärfsten Sehens mit den meisten Nervenzellen.

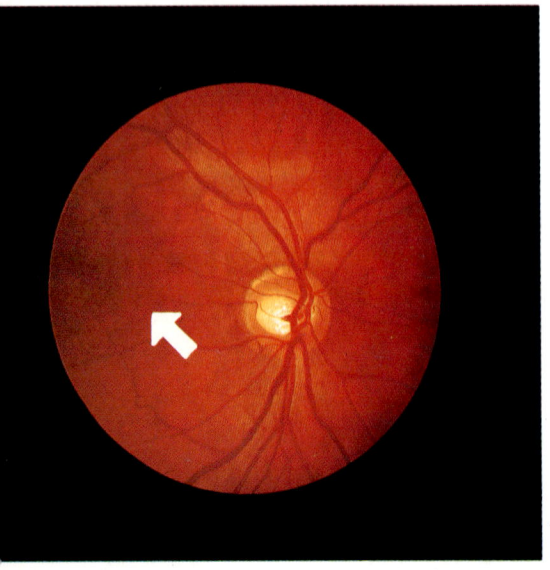

Entzündungen des Auges

Alle Entzündungen im Bereich des Auges müssen ernst genommen werden. Sie machen sich durch Rötung und Schmerzen bemerkbar. Ihre Ausbreitung auf jeweils tiefer gelegene Gewebsschichten kann sehr gefährlich werden.

Gerstenkorn

Entzündet sich ein Haarbalg des Lides, spricht man von Gerstenkorn (Hordeolum). Es heilt oft von selbst aus. Niemals den Eiter eines Gerstenkorns ausdrücken wollen! Ein größeres Gerstenkorn erfordert stets ärztliche Behandlung.

Bindehautentzündung

Scheuernde Wimpern, kleinste Fremdkörper, Reizung durch Gas oder starken Wind können eine Bindehautentzündung (Konjunktivitis) auslösen. Weil sich die Bindehaut auch aus anderen, weniger harmlosen Gründen entzünden kann (z. B. durch Bakterien, Tuberkulose, Geschlechtskrankheiten, tropische Infektionen), ist ärztlicher Rat einzuholen. Das gilt auch für eine *Entzündung der Hornhaut* (Keratitis).
Krankheitszeichen. Brennen, Stechen, Fremdkörpergefühl und Lichtscheu sind die Krankheitszeichen der Bindehautentzündung. Morgens sind die Augenlider verklebt.
Behandlung. Neben warmen Umschlägen, die Jucken und Brennen lindern, verordnet der Arzt Augensalben oder auch -tropfen.

Sehvermögen im Straßenverkehr

Unser Sinnesorgan Auge vermittelt die weitaus meisten Informationen, die unfallfreies Autofahren überhaupt erst möglich machen. Gutes Sehvermögen ist fundamental wichtig. Vor dem Erwerb einer Fahrerlaubnis muß sich deshalb jeder Führerschein-Kandidat einem Sehtest unterziehen. Dabei werden u. a. die unkorrigierten Brechungsfehler des Auges (→ Seite 241) erkannt.

Sehstörungen als Risiko

Viele Menschen sind höchst überrascht, wenn bei einer Routine-Untersuchung der Augen herauskommt, daß das Sehvermögen auf einem oder gar beiden Augen herabgesetzt ist – sie selbst haben davon nichts bemerkt: Die Leistungsfähigkeit seiner eigenen Augen kann der Betroffene nämlich oft nur unzureichend beurteilen. Wenn sich das Sehvermögen im Verlauf von Monaten oder Jahren langsam verschlechtert oder gar von Kindheit an herabgesetzt ist, wird die Sehstörung in der Regel dem Betroffenen nicht bewußt. Wie gefährlich sich das im Straßenverkehr auswirken kann, ist leicht zu verstehen.
Sehschärfe. Die Fähigkeit des Auges, Einzelheiten getrennt wahrzunehmen, nennt man Sehschärfe. Je besser sie ist, desto größer ist die Entfernung, in der ein Kraftfahrer wichtige Einzelheiten – ein Verkehrsschild, ein Hindernis auf der Straße – erkennen kann. Es bleibt mehr Zeit, um richtig zu reagieren. Gute Sehschärfe ist also die wichtigste Voraussetzung für vorausschauendes und damit sicheres Fahren.
Herabgesetzte Sehschärfe. Die Sehschärfe kann aus mehreren Gründen herabgesetzt sein. Wer an einem Brechungsfehler des Auges leidet und deshalb fehlsichtig ist, dem kann in der Regel durch eine Brille oder durch Kontaktlinsen zu normaler Sehschärfe und damit Fahrtüchtigkeit verholfen werden. Wenn das optische System des Auges dagegen durch Trübungen, etwa eine Hornhautnarbe, belastet ist, hilft oft nur ein operativer Eingriff.

Sehen im Dunkeln

In Dämmerung und Dunkelheit nimmt das Sehvermögen auch völlig gesunder Augen rasch und in sehr beträchtlichem Ausmaß ab. Von

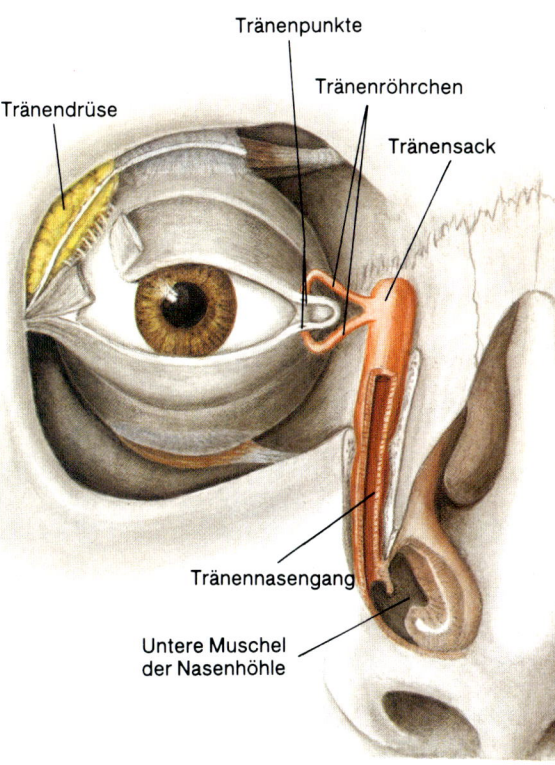

Tränenpunkte
Tränenröhrchen
Tränensack
Tränendrüse
Tränennasengang
Untere Muschel der Nasenhöhle

Der Tränenapparat des rechten Auges. Die Tränen überziehen, weil sie ständig, wenn auch unmerklich, abgesondert werden, die empfindlichen oberflächlichen Teile des Auges mit einem schützenden Gleitfilm und spülen Staubteilchen fort.

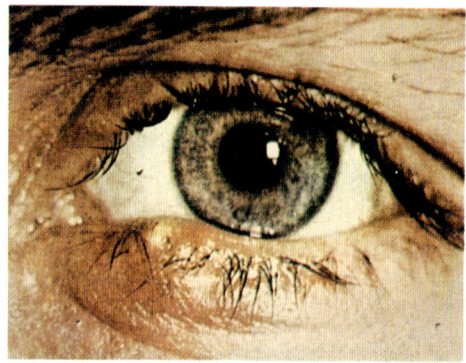

Ein großes Gerstenkorn am Unterlid. Die akute eitrige Entzündung muß fachärztlich behandelt werden.

Regelmäßige Sehteste
Ein langsames Nachlassen der Sehkraft wird von Autofahrern kaum wahrgenommen. Betroffen sind vor allem ältere Menschen. Ihnen rät der ADAC, sich vom 50. Lebensjahr ab jährlich einem Sehtest zu unterziehen.

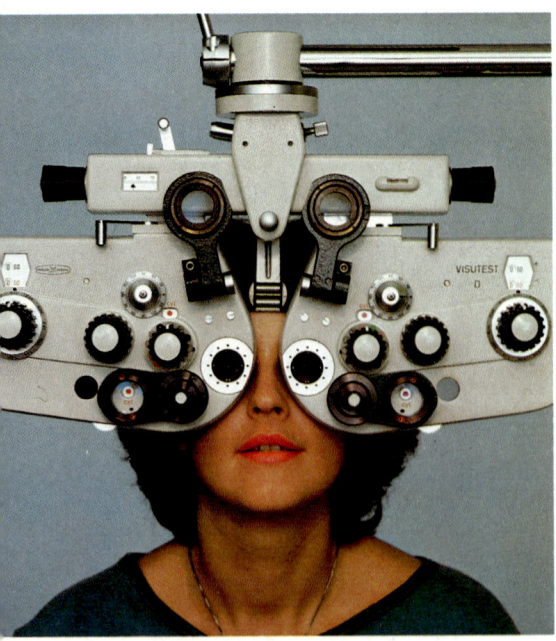

Dieses moderne Sehprüfgerät wird wie eine riesige Brille vor die Augen des Patienten geklappt. Durch Drehen an den verschiedenen Knöpfen kann der Arzt jedes gewünschte Brillenglas vorsetzen und dessen Wirkung überprüfen.

Ein Normalsichtiger kann aus einem Meter Entfernung erkennen, an welcher Stelle die abgebildeten Ringe unterbrochen sind. Sie auch? Bei dieser behelfsmäßigen Sehschärfeprüfung untersucht man jedes Auge einzeln, indem jeweils ein Auge mit der Hand abgedeckt wird.

Methoden der Augenuntersuchung
So überprüft der Augenarzt die Gesundheit des Sehorgans:
- ● *Messung des Augendrucks;*
- ● *Spiegelung des Augenhintergrundes;*
- ● *Überprüfung der Brechungsverhältnisse;*
- ● *Überprüfung der Tages- und Dämmerungssehschärfe;*
- ● *Test der Farbwahrnehmungen.*

Natur aus ist der Mensch ein »Tagtier«. Um in der Nacht überhaupt etwas sehen zu können, werden in der Netzhaut des Auges viele Sinneszellen zu einem gröberen »Raster« zusammengeschaltet mit der Folge, daß die Unterscheidungsfähigkeit abnimmt. Diese verminderte Sehleistung bleibt, weil sie meist gar nicht bewußt wahrgenommen wird, beim Autofahren oft unberücksichtigt. Sie ist offenbar eine wesentliche Ursache für die (gemessen an der Verkehrsdichte) doppelt so große Unfallgefahr nach Einbruch der Dunkelheit.

Getönte Windschutzscheiben. Getönte Scheiben, die vor allem wegen ihrer kühlenden Wirkung bei voller Sonneneinstrahlung eingebaut werden, können eine Temperatursenkung im Wageninneren von etwa drei Grad Celsius bewirken. Aber sie haben einen erheblichen Nachteil: Sie schlucken Licht und vermindern deshalb die Sicht bei Nacht weiter. Ältere Menschen sollten bei Nacht auf keinen Fall im Auto mit getönten Windschutzscheiben fahren.

Auch getönte Brillengläser beeinträchtigen die Sicht bei Nacht erheblich. Tragen Sie deshalb bei Nachtfahrten keine getönten Gläser und setzen Sie die Sonnenbrille tagsüber rechtzeitig ab, bevor Sie in einen Tunnel einfahren!

Nachtblindheit. Die echte Nachtblindheit ist durch einen krankhaften Funktionsausfall der Stäbchen der Netzhaut bedingt. Sie ist meist angeboren, kann jedoch auch durch einen Mangel an Vitamin A hervorgerufen werden, was heute jedoch nur noch sehr selten der Fall ist. Von dieser Krankheit zu unterscheiden ist die *Nachtmyopie*, worunter man das Kurzsichtigwerden des Auges bei abnehmender Helligkeit versteht. Nachtmyop ist etwa jeder vierte Erwachsene. Wer daran leidet, muß eine Nachtfahrbrille mit entspiegelten Gläsern tragen.

Sehen im Alter

Es ist traurig, aber wahr: Mit zunehmendem Lebensalter muß jeder Mensch eine mehr oder minder starke Verschlechterung des Sehens hinnehmen. Die Hauptursache dieser altersbedingten Sehstörungen ist eine Eigentümlichkeit der Augenlinse: Bei ständiger Neubildung von zwiebelartigen Schichten wird das Linsengewebe im Lauf des Lebens immer trockener und erhält damit eine immer größere Dichte. Dadurch kann immer weniger Licht in das Auge eindringen, wird das Netzhautbild unschärfer, verändert sich oft auch die Brechkraft.

Beeinträchtigt wird nicht nur die Tagessehschärfe, sondern vor allem die Dämmerungssehschärfe. Besonders stark herabgesetzt ist die Dämmerungssehschärfe, wenn das Auge gleichzeitig geblendet wird, etwa durch die Scheinwerfer eines entgegenkommenden Wagens. Eine erhöhte Blendungsempfindlichkeit bemerkt der Mensch meist eher als eine herabgesetzte Sehschärfe. Sie sollte unbedingt Anlaß sein, den Augenarzt aufzusuchen.

Augenkrankheiten und Kraftverkehr

Brechungsfehler der Augen (→ unten) können durch Brillen oder Kontaktlinsen meist so gut ausgeglichen werden, daß der Patient wie ein Gesunder am Straßenverkehr teilnehmen kann. Bei Gewöhnung und besonderer Vorsicht sind selbst Einäugige in der Lage, ein Kraftfahrzeug zu lenken, ohne daß dadurch das Unfallrisiko ansteigt.

Wer beim Fahren eine Brille tragen muß, sollte darauf achten, daß die Gläser groß sind und die Fassung leicht und schmal ist – das Gesichtsfeld darf nicht durch einen Scheuklappeneffekt eingeengt werden. Es ist vorteilhaft, entspiegelte Brillengläser zu tragen, weil sie, vor allem nachts, weniger durch Blendreflexe stören.

Bei verschiedenen Augenkrankheiten ist durch das Leiden selbst oder während einer notwendigen Behandlung das Sehvermögen so herabgesetzt, daß der Patient sein Auto nicht selbst fahren darf. Wenn Hornhaut, Linse oder Glaskörper getrübt sind, kommt es zur Verschlechterung der Abbildung auf der Netzhaut und zu vermehrter Blendung, die auch bei hochgradiger Pupillenverengung auftritt. Bitte fragen Sie im Zweifelsfall Ihren behandelnden Arzt.

Alters-, Über-, Kurz- und Stabsichtigkeit

Damit die Sehzentren im Gehirn die Sinnesreize möglichst gut verarbeiten können, müssen zahlreiche Voraussetzungen erfüllt sein. Die wichtigste: Der Strahlengang des Lichtes muß im Auge so gebrochen werden, daß die Strahlen sich genau auf der Netzhaut treffen. Beim Normalsichtigen ist dies der Fall, seine Sehschärfe ist deshalb ohne Tadel. Bei rund 30 Prozent der Bevölkerung liegen jedoch Brechungsfehler des Auges vor, die bedingt sind durch ein Mißverhältnis zwischen der Achsenlänge und der Brechkraft des Auges: Die Außenwelt wird auf der Netzhaut nicht scharf abgebildet.

Alterssichtigkeit. Genau genommen beruht die Alterssichtigkeit nicht auf einem Brechungsfehler, sondern auf dem natürlichen Verlust der Fähigkeit des Auges zur Naheinstellung (Akkommodation). Ursache ist, daß im Laufe des Lebens die Elastizität der Augenlinse abnimmt und schließlich ganz verlorengeht. Infolgedessen sieht der ältere Normalsichtige nur in der Nähe zunehmend schlechter; »seine Arme sind zu kurz«, um Bücher oder Zeitungen so weit entfernt zu halten, daß die Schrift lesbar ist. Eine Lesebrille mit Sammellinsen ersetzt die verlorene Akkomodationsfähigkeit.

Brechungsfehler

Es gibt mehrere Formen der Fehlsichtigkeit. Bei der Übersichtigkeit (Hypermetropie) würden sich parallel einfallende Lichtstrahlen erst *hinter* der Netzhaut vereinigen. Kurzsichtigkeit (Myopie) besteht dann, wenn die Strahlen sich *vor* der Netzhaut vereinigen. Infolge einer abnormen Wölbung der Hornhaut kommt es überhaupt nicht zu einer punktförmigen Abbildung und damit zu einer Stabsichtigkeit (Astigmatismus).

Übersichtigkeit. Wenn der Augapfel zu kurz ist oder die Brechkraft zu gering, kann der Betroffene dennoch meist gut sehen. Denn durch eine Brechkraftvermehrung der Linse (Akkommodation) gelingt es ihm in jungen Jahren, den Brennpunkt der Strahlen doch auf die Netzhaut zu verlegen. Das strengt das Auge sehr an, es tränt und schmerzt.

Mit zunehmendem Alter gelingt die Korrektur der Übersichtigkeit (Hypermetropie) aus eigener Kraft immer weniger. Der Übersichtige sieht dann zumeist nur noch in der Weite scharf, in der Nähe aber alles unscharf; später in Ferne *und* Nähe unscharf. In diesen Fällen hilft eine Brille mit Sammellinsen entsprechender Stärke, welche durch die Erhöhung der Brechkraft die Lichtstreuungen genau auf der Netzhaut vereinigen. Übersichtigkeit muß besonders für das Autofahren bei Nacht sorgfältig ausgeglichen sein.

Kurzsichtigkeit. Wer an Kurzsichtigkeit (Myopie) leidet, bei dem treffen sich die Lichtstrahlen vor der Netzhaut. Das Leiden ist zum großen Teil erblich bedingt und kann offenbar durch Umwelteinflüsse – etwa zu vieles Lesen während der Kinderjahre, Näharbeit und schlechtes Licht – verschlimmert werden. Die Korrektur erfolgt durch eine Brille mit Zerstreuungslinsen.

Netzhautablösung. Stärker Kurzsichtige haben eine vermehrte Anfälligkeit für Netzhautablösung, die allerdings auch Folge einer Verletzung sein kann. Die ersten Beschwerden sind Flimmern vor dem Auge und eine zunehmende Verdunkelung des Sehfeldes, so als ob ein Vorhang sich senkt. Die Wiederanheftung abgelöster Netzhautteile gelingt meist durch Operationen mit Wärme- oder Kälteanwendung, auch mit Laserstrahlen. Die Heilungsaussichten sind um so besser, je früher der Patient eine Augenklinik aufsucht.

Stabsichtigkeit. Ist die Hornhaut abnorm gewölbt, spricht man von Stabsichtigkeit (Astigmatismus). Es entsteht dann ein verzerrtes Bild auf der Netzhaut. Ein Kranker mit Astigmatismus kann in keiner Entfernung deutlich sehen. Dieser Brechungsfehler läßt sich mit entsprechend geformten Brillengläsern (Zylindergläser) oder mit Kontaktlinsen erfolgreich korrigieren, weil diese die fehlerhafte Hornhautwölbung ausgleichen.

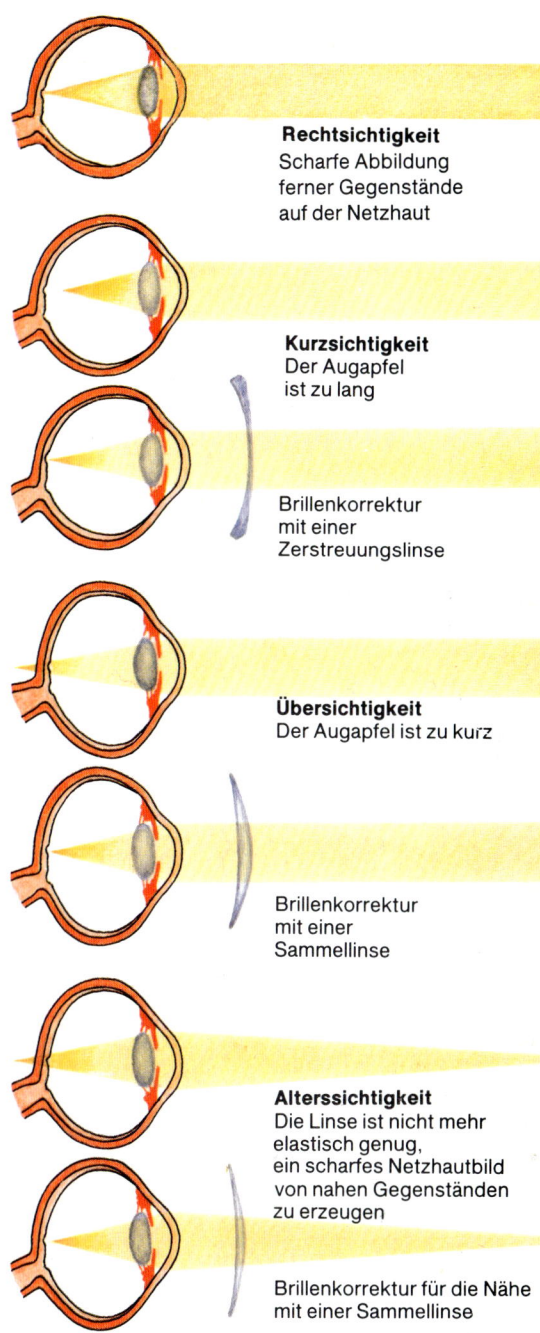

Die Brechungsfehler des Auges in stark schematisierter Darstellung.

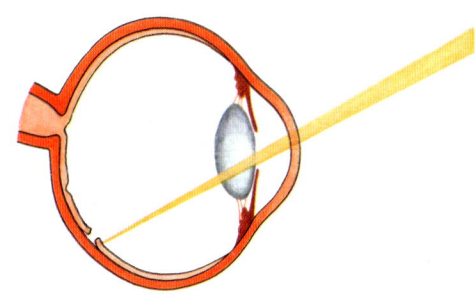

Eine Netzhautablösung läßt sich mit Laserstrahlen behandeln: Sie »verschweißen« die abgelöste Netzhaut fest mit der darunterliegenden Aderhaut, ohne daß das Auge eröffnet werden muß, und bannen die Gefahr der Erblindung.

241

Wann muß man unbedingt zum Augenarzt?

- *Bei Sehverschlechterungen;*
- *bei Entzündungszeichen (Rötung, Schmerz);*
- *bei erhöhter Lichtempfindlichkeit;*
- *bei Sehstörungen jeder Art (etwa Doppeltsehen).*

Auch Kopfschmerzen können durch Augenkrankheiten hervorgerufen werden. Im Verdachtsfall klärt der Augenarzt die Diagnose.

Test des Farbensehens

Diese Farbtafel zeigt acht Reihen mit jeweils sieben Kästchen. In sechs der acht Reihen haben die Kästchen ganz verschiedene Farben. Nur zwei Reihen zeigen ausschließlich Kästchen mit Tönen jeweils einer Farbe. Um welche Reihen handelt es sich?

Störungen des Farbensehens

Farbenblindheit (Farbenfehlsichtigkeit) und Farbenschwäche sind weit verbreitet. Insgesamt leiden rund acht Prozent der Männer, aber nur 0,4 Prozent der Frauen daran. Die Leiden sind meist erblich bedingt. Eine angeborene, totale Farbenblindheit ist selten. Häufig ist sie mit Sehschwäche und Augenzittern (Nystagmus) verbunden.

Erscheinungsformen. Bei der teilweisen Farbenblindheit, die eigentlich eine Farbenfehlsichtigkeit ist, können die Betroffenen meist zwischen den Grundfarben Rot und Grün nicht sicher unterscheiden. Wer an Grün-Blindheit (Deuteranopie) oder an Rot-Blindheit (Protanopie) leidet, verwechselt die beiden Farben miteinander. Der *Rot-Blinde* hält Dunkelrot für Schwarz und sieht das Bremslicht nicht aufleuchten. Der *Grün-Blinde* hält Violett für Blau.

Berufsbeschränkungen. Art und Schwere der Farbenfehlsichtigkeit lassen sich durch augenärztliche Untersuchungen zuverlässig, rasch und schmerzfrei feststellen.

Je nach dem Grad der Schädigung bleiben manche Berufe, in denen es auf das sichere Erkennen von Farben ankommt, etwa Berufskraftfahrer, Lokomotivführer, Kapitän und Pilot, den Farbfehlsichtigen von Amts wegen verschlossen.

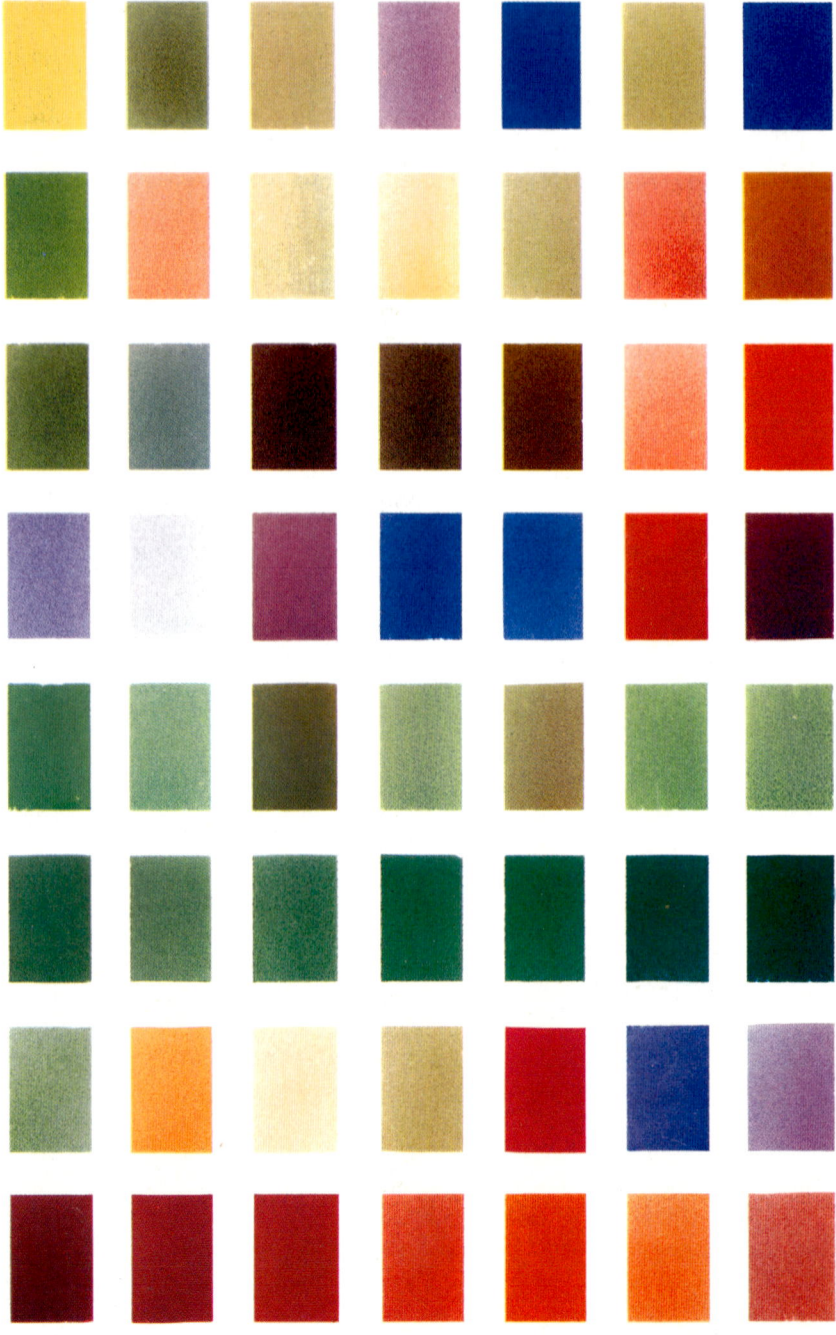

Die sechste Reihe von oben zeigt ausschließlich Kästchen mit grünen Farbtönen, die achte Reihe ausschließlich Kästchen mit roten Farbtönen. Wer das richtig erkannt hat, ist nicht farbenfehlsichtig.

Grüner und grauer Star

Grüner Star (Glaukom) und grauer Star (Katarakt) sind zwei weitverbreitete Augenleiden, die man streng auseinanderhalten muß. Unter einem grünen Star versteht man die krankhafte Steigerung des Augeninnendrucks. Dem grauen Star liegt hingegen eine Trübung der Augenlinse zugrunde.

Grüner Star

Die krankhafte Steigerung des Augeninnendrucks gefährdet den Sehnerv und die Netzhaut, ihre schlimmste Folge kann die Erblindung sein. Dem grünen Star (Glaukom) können verschiedene Ursachen zugrundeliegen.

Erscheinungsformen. Man unterscheidet die Erkrankungszeichen der akuten, anfallsweisen Drucksteigerung (akutes Glaukom) von jenen Symptomen, die Folge einer über längere Zeit bestehenden mäßigen Innendrucksteigerung sind (chronisches Glaukom).

Wenn einerseits Kammerwasser produziert wird, andererseits dessen Abfluß aus irgendeinem Grund plötzlich gestört ist, kommt es zum *akuten Glaukom-Anfall.* Dabei steigen die Druckwerte im Auge – normal sind 15 Millimeter Quecksilbersäule – auf das Drei- bis Fünffache der Norm. Rasende Kopfschmerzen, Übelkeit und Erbrechen quälen den Kranken. Die weiteren Krankheitszeichen sind Lichtscheu, Tränen und ein Schwinden des Sehvermögens. Das erkrankte Auge zeigt typische Veränderungen. Seine Bindehaut ist gerötet, die Pupille ist durch den Druckanstieg erweitert und nicht mehr rund, sondern oval. Sie reagiert nicht auf Licht. Der Augapfel fühlt sich steinhart an. Sofortige fachärztliche Behandlung ist erforderlich!

Alarmierende Krankheitszeichen fehlen beim *chronischen Glaukom.* Diese Form des grünen Stars ist deshalb sogar gefährlicher. Die Drucksteigerung ist nur mäßig, zwischen 25 und 35 Millimeter Quecksilbersäule, weshalb sie oft lange unerkannt bleibt. Gelegentlich klagt der Patient über Kopfschmerzen. Beim Blick in ein Licht sieht er manchmal Regenbogenfarben. »Wie durch Rauch« werden vorübergehend die Gegenstände der Umgebung wahrgenommen. Oft ist dem Kranken, als ob »Nebel vor den Augen läge«. Diese frühen Krankheitszeichen werden allzu oft übersehen. Sie müssen aber Anlaß sein, sofort einen Augenarzt aufzusuchen. Dort wird der Augendruck schmerzfrei gemessen und so die Diagnose gestellt – denn von außen kann man dem Auge die chronische Form des grünen Star nicht ansehen.

Behandlung. Das Leiden muß stets behandelt werden, es heilt niemals von allein aus. Dafür stehen den Augenärzten wirksame Medikamente und mehrere Operationsverfahren zur Verfügung. Mit beiden Mitteln wird das gleiche Ziel verfolgt, nämlich den regelrechten Abfluß des Kammerwassers zu ermöglichen und so den erhöhten Druck im Auge wieder auf normale Werte zu senken.

Grauer Star

Beim grauen Star, in der Medizin die Katarakt genannt, gibt es mehr als ein Dutzend verschiedene Formen. Ihnen allen gemeinsam ist das Trübwerden der Augenlinse, wodurch die Sehkraft leidet. Die nur 0,3 Gramm schwere Linse kann von der Trübung gleichmäßig oder nur in Teilen befallen werden. Deshalb spricht man von Kernstar, Schichtstar oder Polstar. Auch von außen ist der graue Star manchmal deutlich zu erkennen: Hinter der Pupille sieht man die getrübte Linse.

Entstehung. Die Trübung kann aus verschiedenen äußeren Anlässen einsetzen. Bestimmte Krankheiten können im Laufe des Lebens die Linsenveränderung bewirken. Hierzu zählen die Zuckerkrankheit *(Zucker-Star),* bestimmte Hautleiden und die Tetanie *(Tetanie-Star).* Auch Verletzungen, Blitzschlag oder Starkstrom, Röntgenstrahlen und die jahrzehntelange Tätigkeit an heißen Öfen *(Feuer-Star)* sind mögliche Ursachen der Linsentrübung. Erkrankt die Mutter während der er-

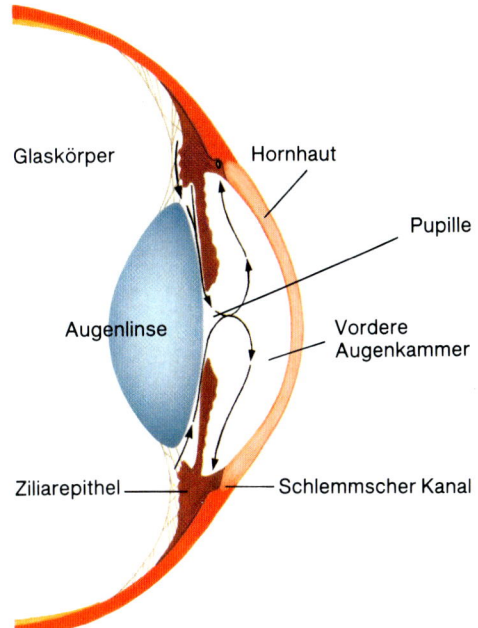

Glaskörper — Hornhaut — Pupille — Augenlinse — Vordere Augenkammer — Ziliarepithel — Schlemmscher Kanal

Zwischen Augenlinse und Hornhaut liegt die vordere Augenkammer, die Kammerwasser enthält. Diese Flüssigkeit wird ständig im Ziliarepithel gebildet und fließt durch die Pupille in die vordere Augenkammer. Ist der Abfluß des Kammerwassers in den Schlemmschen Kanal behindert oder gar blockiert, steigt der Augeninnendruck an: Das ist der grüne Star (Glaukom).

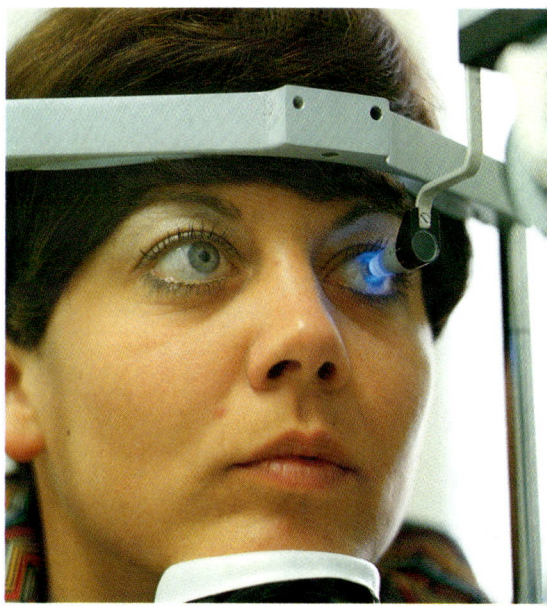

Bei einer Patientin wird der Augeninnendruck gemessen. Sie muß die Augen weit öffnen, damit das Oberlid nicht das Untersuchungsgerät berührt. Die Hornhaut ist durch Tropfen örtlich betäubt worden, die Messung bereitet also keine Schmerzen und ist nach einigen Sekunden beendet. Danach absolutes Autofahrverbot!

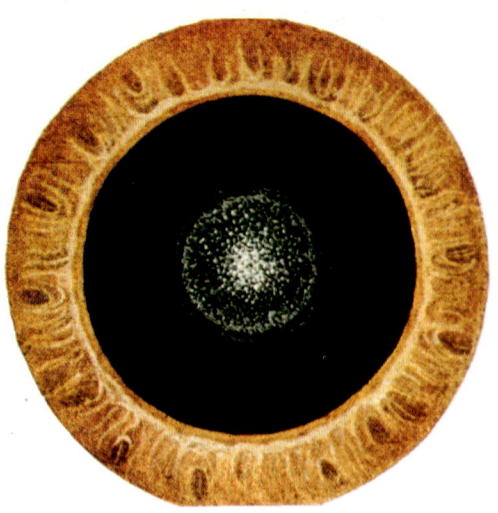

Kleine helle Pünktchen in der Mitte der Augenlinse zeigen bei diesem Patienten die Erkrankung der Augenlinse, den grauen Star (Katarakt), an. Unbehandelt schreitet die Trübung fort, deshalb sollte der Augenarzt schon bei den ersten Beschwerden aufgesucht werden.

Ein Kind, das (vorübergehend) eine Schielbrille tragen muß. Das rechte Brillenglas ist undurchsichtig. Auf diese Weise wird das schwächere, schielende linke Auge zum Sehen gezwungen.

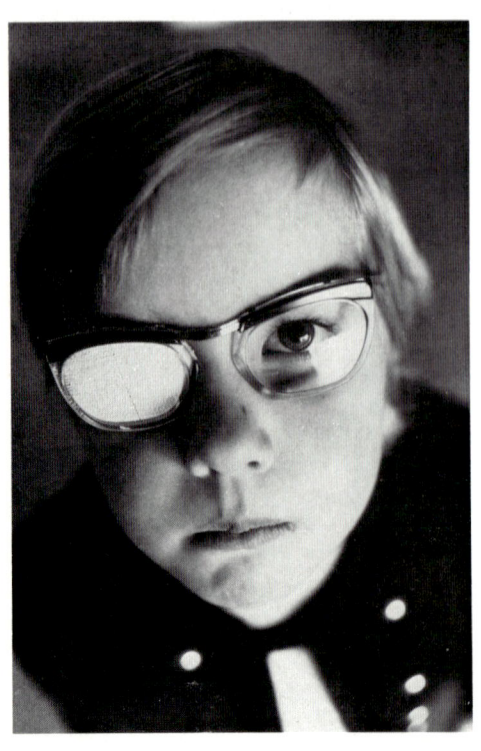

sten Schwangerschaftswochen an Röteln, Masern, Mumps oder Windpocken, so kann das empfindliche Linsengewebe des ungeborenen Kindes erheblich geschädigt werden. Diese Kinder kommen dann mit einem *angeborenen Star* zur Welt. Auch deshalb ist ein rechtzeitiger und ausreichender Impfschutz (→ Seite 386) so wichtig.

<u>Behandlung.</u> Eine wirksame Behandlung des grauen Stars mit Medikamenten gibt es bisher nicht. Hilfe bringt allein die operative Entfernung der grauen Linse. Ohne Linse kann der Mensch gut sehen, sofern eine Starbrille die fehlende Brechkraft ersetzt, so daß mit geeigneten optischen Hilfsmitteln auch das Autofahren möglich und erlaubt ist. Die Operation selbst ist für Augenärzte ein Routineeingriff, der auch sehr alten und geschwächten Patienten zugemutet werden kann.

Verletzungen des Auges

Rund sieben Prozent aller Verletzungen treffen das Auge. Die häufigsten Ursachen sind Unfälle während der Arbeit, Verletzungen durch Sport und Spiel und Verkehrsunfälle. Dabei muß zwischen den stumpfen Verletzungen, den durchdringenden Verletzungen (z. B. Fremdkörper) und den Verätzungen unterschieden werden.

Fremdkörper und stumpfe Gewalt

Ist die Hornhaut durch einen Fremdkörper oberflächlich verletzt, also geritzt worden, bleibt für längere Zeit ein Fremdkörpergefühl zurück. Reiben des Auges verschlimmert die Beschwerden. Fremdkörperverletzungen gehen meist gut aus, sofern der Fremdkörper das Auge nicht durchbohrt (perforiert) hat. Perforationen sind dagegen sehr gefährlich, selbst dann, wenn der Fremdkörper klein war.

Stumpfe Verletzungen (Kontusionen) des Augapfels sind oft außergewöhnlich schmerzhaft. Der Verletzte muß so schnell wie möglich zu einem Augenfacharzt gebracht werden. Nur er kann entscheiden, ob im Auge Verletzungen entstanden sind. Bitte denken Sie daran: Das regelmäßige Angurten beim Autofahren schützt auch die Augen!

<u>Behandlung.</u> Um einen vermuteten Fremdkörper im Bindehautsack zu entfernen, wischt man mehrfach vorsichtig bei sanft geschlossenem Auge zur Nasenseite. Wenn es nicht gelingt, auf diese Weise den Fremdkörperreiz zu beseitigen, sollte ein Arzt aufgesucht werden. Während des Transports ist das Auge sauber abzudecken.

Augenverätzungen

Von größter Bedeutung für den Ausgang von Augenverätzungen durch Laugen- oder Säurespritzer ist die Erste Hilfe. Sofort nach dem Unfall treten stärkste Schmerzen, starkes Tränen, Lichtscheu, ein Lidkrampf, Abwehrhaltung und Angst vor Erblindung auf. Wichtig ist die sofortige gründliche *Augenspülung* (→ Seite 490). Wenn der Schmerz nachläßt, wird das Auge sauber abgedeckt und der Verletzte so rasch wie möglich in fachärztliche Behandlung gebracht.

Schielen

Wenn die Augen in die Ferne schauen, sind ihre Achsen normalerweise parallel. Beim Schielen (Strabismus) ist das nicht der Fall: Das Augenmuskel-Gleichgewicht ist gestört. Schielen ist eine weit verbreitete Augenkrankheit, rund vier Prozent aller Menschen leiden daran. Meist beginnt die Erkrankung in den ersten Lebensjahren.

Schielen ist mehr als ein kosmetischer Fehler, weil schielende Augen oft schwachsichtig sind. Der Patient kann nicht räumlich sehen, was im Berufsleben erhebliche Nachteile mit sich bringt. Man unterscheidet das Ein- und Auswärtsschielen, das ein- oder doppelseitig auftreten kann. Die Schielstellung kann sich in der Pubertät »verwachsen«, die Schielschwachsichtigkeit geht aber nicht von allein zurück.

Behandlung. Schon im Alter von sechs Monaten läßt sich das Schielen zuverlässig erkennen. Die Behandlung zur Verhütung einer Sehstörung muß sofort beginnen. Sie dauert oft jahrelang und erfordert deshalb von allen Beteiligten Geduld, weil es mit einer Operation allein nicht getan ist. Um ein normales beidäugiges Sehen zu ermöglichen, ist stets auch eine aktive Übungsbehandlung unter fachärztlicher Anleitung erforderlich.

Sehschule

Den meisten großen Augenkliniken sind »Sehschulen« angeschlossen. In diesen Abteilungen unterweisen ausgebildete Spezialisten (sie heißen Orthopisten) schielende und schwachsichtige Kinder. Mit Hilfe ausgeklügelter Geräte wird die Zusammenarbeit zwischen beiden Augen geübt. Auch nach einer Operation ist das wichtig. Die Augen lernen, räumlich zu sehen. So wird die Ausbildung von krankhaften Reflexen, die im späteren Leben dann meist nicht mehr zu korrigieren sind, von vornherein verhindert.

Die Übungsbehandlung beginnt meist im Alter von vier Jahren, weil das Kind zur spielerischen Mitarbeit fähig sein muß. Die Behandlung erfordert von allen Beteiligten große Geduld. Sie endet im allgemeinen mit dem siebten Lebensjahr.

Sonnenbrillen und Kontaktlinsen

Bei starkem Sonnenlicht verengen sich die Lider zu schmalen Schlitzen, und die Pupille wird ganz eng. So wird die empfindliche Netzhaut vor einem Überangebot an Strahlen geschützt. Das Zusammenkneifen der Lider und das Verengen der Pupillen strengen das Auge aber an.

Sonnenbrillen

Bei Blendungsgefühl im hellen Licht ist eine Sonnenbrille also durchaus empfehlenswert. Durch sie wird das Auge geschont, vorausgesetzt, die optische Verarbeitung der Gläser ist einwandfrei. Sonnengläser dürfen das Bild nicht verzerren, denn dann können Augenschmerzen die Folge sein. Man prüft die Qualität des Sonnenglases, indem man über einer Druckseite die Brille hin und her bewegt und dabei auf eventuelle Verzerrungen achtet. Ein wirkungsvolles Sonnenschutzglas fängt fünfzig bis neunzig Prozent des Lichts ab. Bei Dunkelheit leidet jedoch unter einer Sonnenbrille das rasche und richtige Erkennen von Gegenständen. Welche negative Rückwirkungen dies auf die Verkehrssicherheit haben kann, ist auf Seite 240 beschrieben worden.

Kontaktlinsen

Für den Einsatz von Kontaktlinsen, die unmittelbar auf die Hornhaut des Auges aufgelegt werden und so das Tragen einer Brille entbehrlich machen können, sind bestimmte Regeln zu beachten, um Schädigungen des Auges zu vermeiden.

Grundsätzlich haben Kontaktlinsen oder Haftschalen folgende Vorteile: Sie lassen die Augen weder größer noch kleiner erscheinen, das Auge behält also seine Natürlichkeit. Kontaktlinsen beschlagen auch nicht. Vor allem aber ist das Gesichtsfeld wieder normal groß, während es bei Brillenträgern naturgemäß von allen Seiten eingeengt wird. Das ist ein Vorzug, den besonders Autofahrer zu schätzen wissen.

Bei starker Kurz- oder starker Stabsichtigkeit helfen Kontaktlinsen besser als die herkömmlichen Brillen. Sie bedürfen zumeist einer längeren Eingewöhnungszeit und können zu Entzündungen und Hornhautschäden führen. Um die Anfänge solcher Veränderungen zu erkennen, sind regelmäßige augenärztliche Kontrollen in ein- bis zweijährigen Abständen einzuhalten.

Bei der Abwägung der Vor- und Nachteile von Kontaktlinsen sollte man sich keinesfalls nur von ästhetischen Gesichtspunkten leiten lassen. An erster Stelle muß immer die Gesundheit stehen.

Achten Sie auf die Augen Ihrer Kinder

Eine Augenerkrankung kann vorliegen, wenn Kinder

● *ständig blinzeln und die Lider zusammenkneifen (Verdacht auf Kurzsichtigkeit);*

● *Bilder und Buchstaben weit entfernt halten (Verdacht auf Übersichtigkeit);*

● *über Brennen und Tränenfluß klagen (Verdacht auf Bindehautentzündung);*

● *mit den Fingern die Augäpfel massieren (Verdacht auf Anlagefehler der Augen).*

Gehen Sie dann mit Ihrem Kind sofort zum Facharzt.

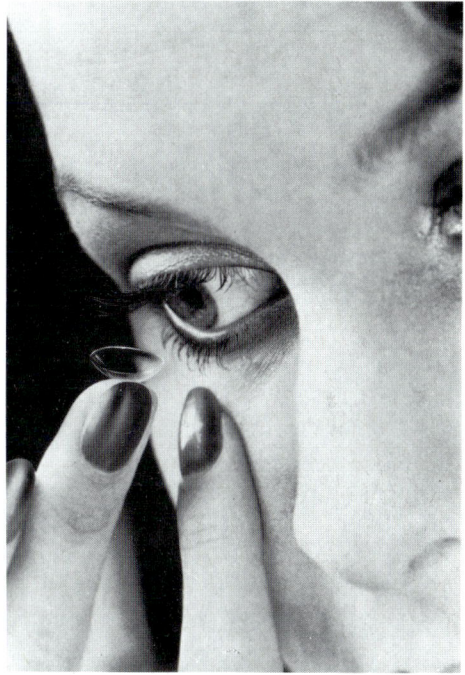

Das Einsetzen einer Kontaktlinse erfordert viel Übung, bis es reibungslos klappt. Vor allem weiche Linsen müssen mit beträchtlichem Aufwand täglich gepflegt werden, um Reizungen des Augengewebes zu vermeiden.

Das Ohr

Gut geschützt von harten Schädelknochen,
liegen auf kleinstem Raum zwei wichtige Sinnesorgane, das Hör- und das Gleichgewichtsorgan.
Am Ohr sind drei Teile zu unterscheiden:
äußeres Ohr, Mittelohr und Innenohr.
Die Ohrmuscheln fangen die Schallwellen auf
und leiten sie durch den rund drei Zentimeter
langen Gehörgang zum Trommelfell, der
Grenze zwischen äußerem und Mittelohr,
das aus einem nur erbsgroßen Hohlraum,
der Paukenhöhle, besteht. In ihrem Inneren
übertragen und verstärken drei winzig kleine
Gehörknöchelchen – Hammer, Amboß und
Steigbügel – die Schallschwingungen.
In Nervenreize umgewandelt werden diese
im Innenohr, das die Form einer Schnecke hat.
Drei mit Flüssigkeit gefüllte, halbkreisförmige
Kanälchen, die Bogengänge, bilden das
Gleichgewichtsorgan.
Die Gesundheit des Ohres ist unter anderem
durch Lärm gefährdet. Schwerhörigkeit
kann die Folge sein. Der Gang zum Ohrenarzt
bringt dann keine Hilfe mehr.

Ohrläppchen

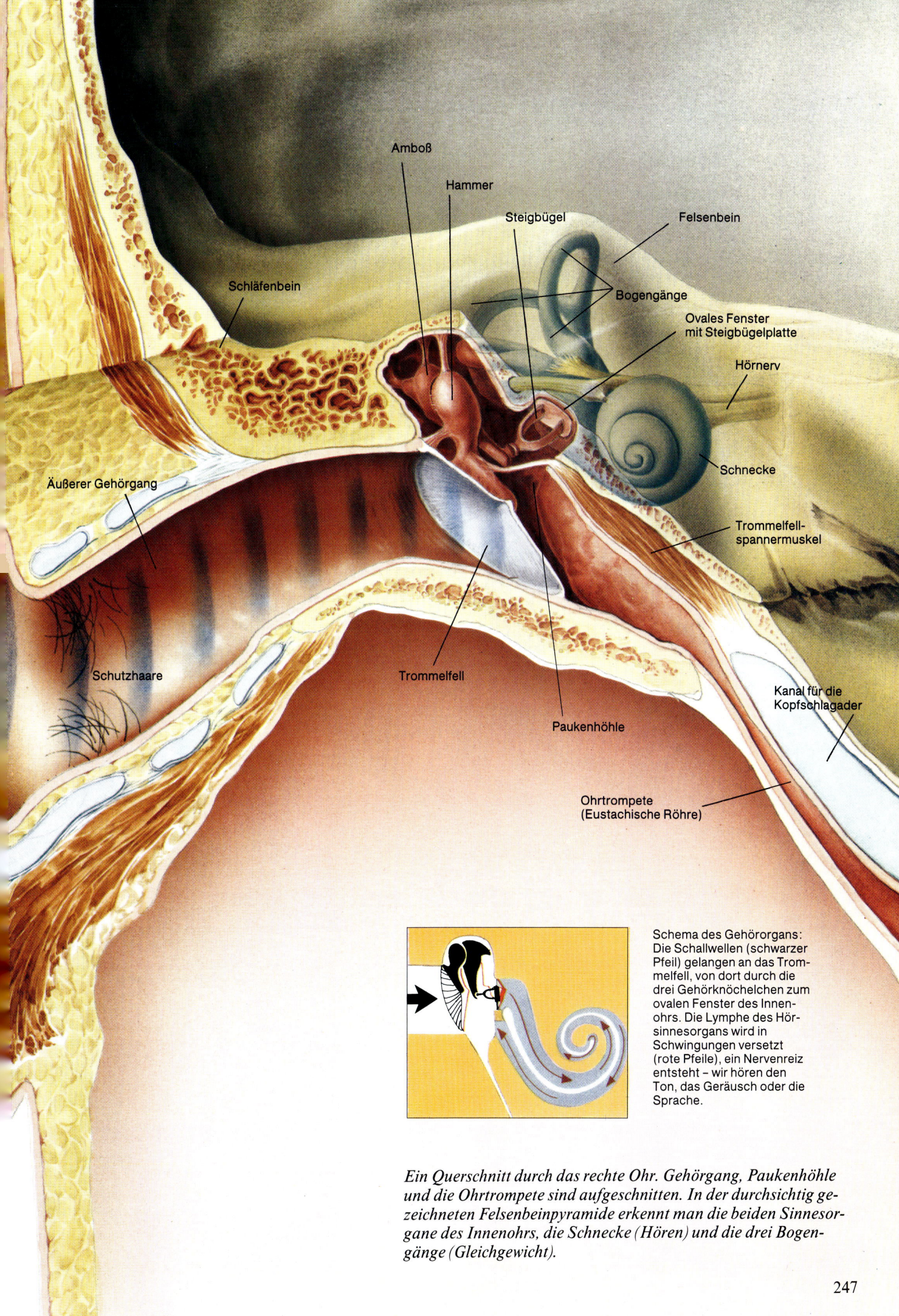

Amboß

Hammer

Steigbügel

Felsenbein

Schläfenbein

Bogengänge

Ovales Fenster
mit Steigbügelplatte

Hörnerv

Äußerer Gehörgang

Schnecke

Trommelfell-
spannermuskel

Schutzhaare

Trommelfell

Paukenhöhle

Kanal für die
Kopfschlagader

Ohrtrompete
(Eustachische Röhre)

Schema des Gehörorgans:
Die Schallwellen (schwarzer
Pfeil) gelangen an das Trommelfell, von dort durch die
drei Gehörknöchelchen zum
ovalen Fenster des Innen-
ohrs. Die Lymphe des Hör-
sinnesorgans wird in
Schwingungen versetzt
(rote Pfeile), ein Nervenreiz
entsteht – wir hören den
Ton, das Geräusch oder die
Sprache.

*Ein Querschnitt durch das rechte Ohr. Gehörgang, Paukenhöhle
und die Ohrtrompete sind aufgeschnitten. In der durchsichtig gezeichneten Felsenbeinpyramide erkennt man die beiden Sinnesorgane des Innenohrs, die Schnecke (Hören) und die drei Bogengänge (Gleichgewicht).*

247

Ein Blick in die erbsgroße Paukenhöhle des Mittelohres. Hier übertragen die kleinsten Knochen des menschlichen Körpers – Hammer (links), Amboß (Mitte) und Steigbügel (rechts) – die Schwingungen des Trommelfells.

Bau und Funktion des Ohres

Im Mittelalter hielt man das Ohr für den Sitz des Gedächtnisses – deshalb faßte man seinen Gesprächspartner beim Ohrläppchen, wenn er sich eine Sache gut merken sollte. Heute wissen wir, daß Hören nur eine der Grundlagen der Erinnerungsfähigkeit ist. Tag und Nacht, ohne jeden Schutz (wie sie etwa die Lider den Augen gewähren), nimmt das Ohr die Töne, Klänge und Geräusche der Umgebung wahr. So orientiert uns der Gehörsinn, oft ohne daß wir es bemerken, auch nachts im Schlaf über Ort, Zeit und Situation.

Leistung des Ohres

Die Fähigkeiten gesunder Ohren sind dabei ganz beträchtlich. In jungen Jahren hört der Mensch weitaus am besten. Normalerweise nimmt die Hörfähigkeit mit dem Lebensalter ab – allerdings nur in geringem Umfang und nur für die hohen Töne.
Damit wir gut hören können, müssen beide Ohren zusammenwirken. Das beidseitige Hören erlaubt uns, die räumliche Herkunft des Schalls bis auf drei Winkelgrad genau zu orten. Diese Fähigkeit beruht auf dem Unterscheidungsvermögen des Hörzentrums im Gehirn. Es nimmt die Zeitunterschiede beim Auftreffen der Schallwellen auf das rechte und linke Trommelfell wahr, auch wenn dieser Zeitunterschied nur eine dreißigtausendstel Sekunde beträgt.

Mittel- und Innenohr

Die durch den Gehörgang fortgeleiteten Schallwellen setzen das *Trommelfell* in Schwingungen. Es ist ein 0,1 Millimeter dünnes, straff gespanntes Häutchen von einem Zentimeter Durchmesser, an dessen Innenseite eines der drei Gehörknöchelchen, der Hammer, fest angewachsen ist. In der lufthaltigen Paukenhöhle, die durch die Ohrtrompete (Eustachische Röhre) mit dem Nasen-Rachen-Raum in Verbindung steht, bewegen sich *Hammer, Amboß* und *Steigbügel* wie Hebel und verstärken jede Schwingung des Trommelfells auf das 22fache. So

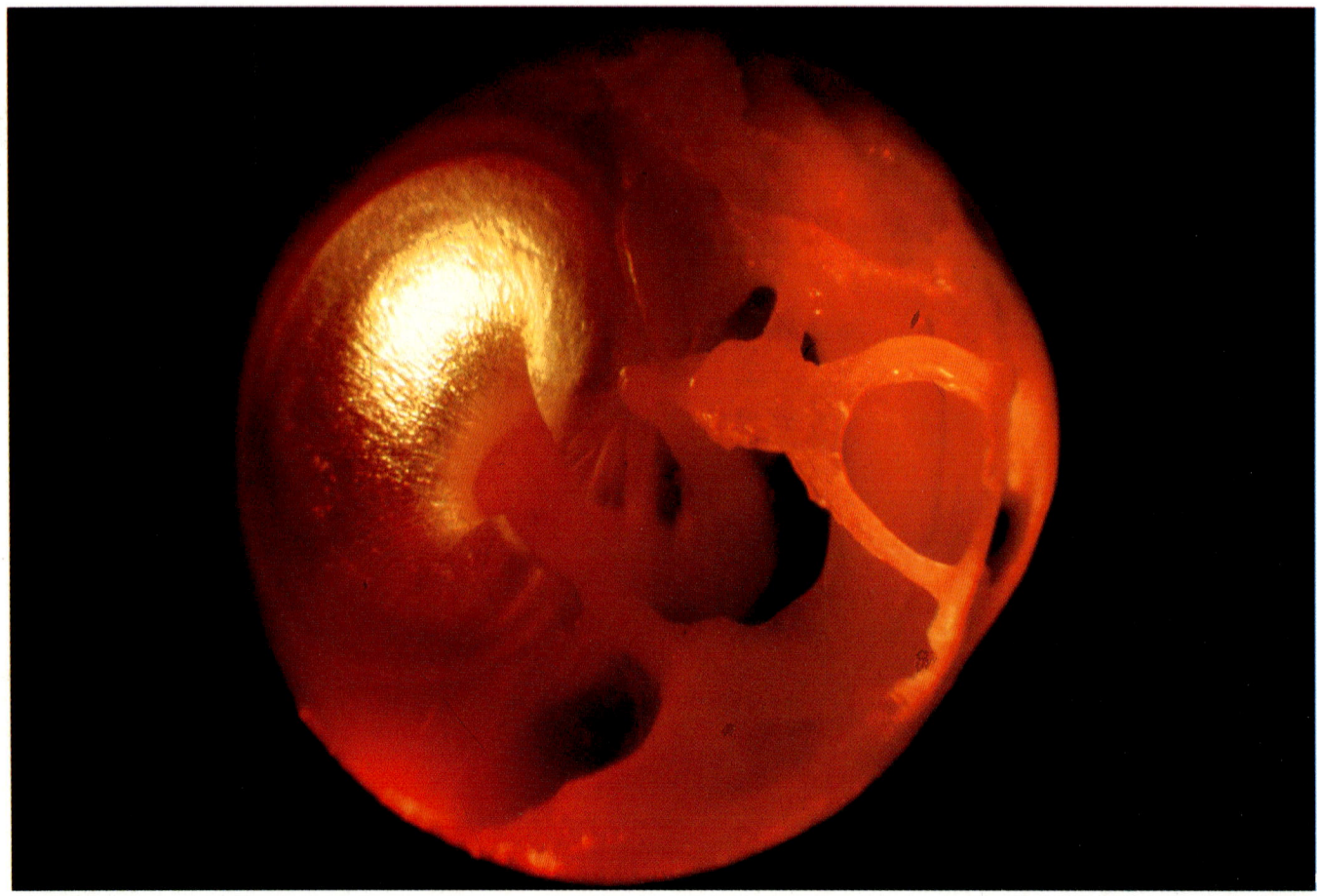

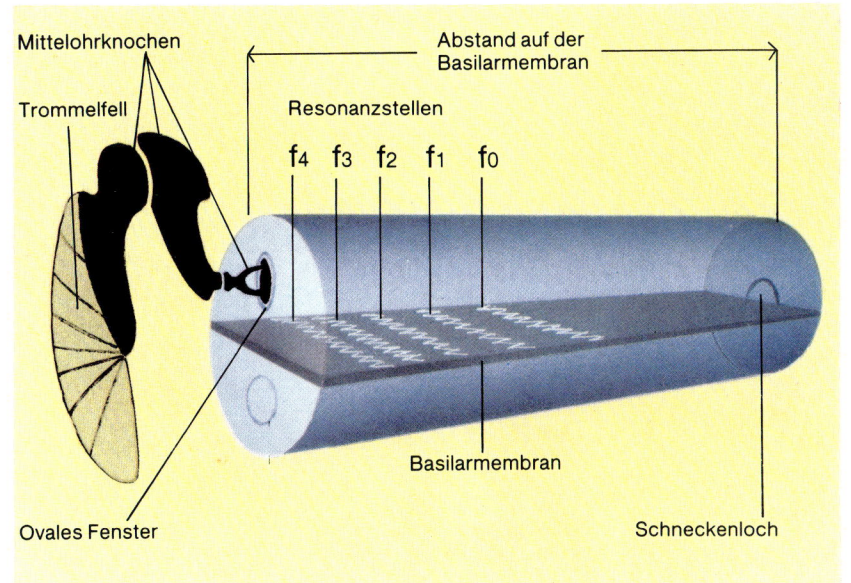

Mittelohrknochen

Trommelfell

Resonanzstellen

Abstand auf der
Basilarmembran

f4 f3 f2 f1 f0

Ovales Fenster

Basilarmembran

Schneckenloch

Wie die Saiten eines Klaviers sind in der Schnecke des Innenohres, die hier ausgerollt gedacht ist, die Querfasern der Basilarmembran aufgespannt. Setzt ein Ton, fortgeleitet vom Trommelfell, den Mittelohrknochen und der Lymphe, die Basilarmembran in Bewegung, so laufen Wellen ab. Die tiefen Töne – z. B. f_0 – laufen am weitesten, die Harmonietöne f_1, f_2, f_3 und f_4 reizen die Haarsinneszellen des Innenohres schon vorher. Der Hörnerv leitet die elektrischen Nervenreize in das Hörzentrum des Großhirns weiter – wir hören die f-Tonreihe.

gelingt es, die wäßrige Flüssigkeit (Lymphe), die hinter dem »ovalen Fenster« beginnt und das spiralförmige Innere der *Schnecke* (Cochlea) ausfüllt, auch bei ganz leisen Tönen in schwingende Bewegung zu setzen. Tausende mikroskopisch kleine Nervenzellen *(Haarzellen)* registrieren diese Vibration – und zwar wird jeder Ton (etwa das hohe C) nur von ganz bestimmten Haarzellen wahrgenommen. Es entstehen dadurch feinste elektrische Nervenreize, die in den vielen Fasern des Hörnervs – er ist so dünn wie eine Bleistiftmine – zum Gehirn weitergeleitet werden.

Untersuchung des Ohres

Wenn ein Ohr krank wird, kann sich dies durch Schmerzen, Schwerhörigkeit, Schwindel, Ohrfluß, Druck im Ohr oder Mißempfindungen

Die Haarzellen des Innenohres, tausendfach vergrößert. Sie sitzen der Basilarmembran auf und registrieren die Vibrationen als feinste elektrische Nervenreize. In jedem Ohr hat der Mensch rund 35 000 Haarzellen, die im Alter nach und nach ihre Funktion einstellen.

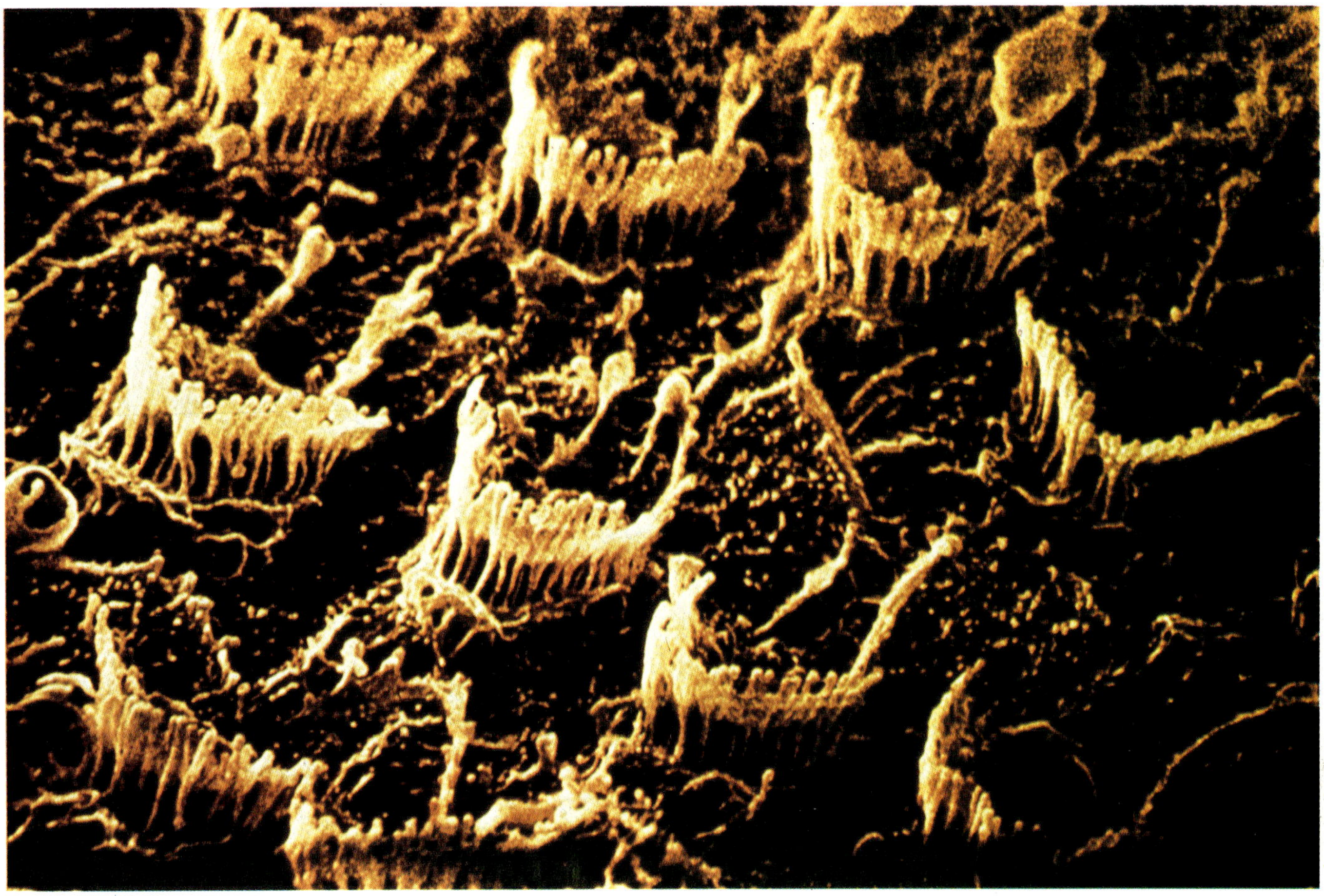

Der Arzt blickt in den engen Gehörgang, das Trommelfell wird sichtbar. Mit Hilfe dieser Untersuchung, der Otoskopie, können von außen her viele Ohrenleiden rasch und schmerzfrei erkannt werden.

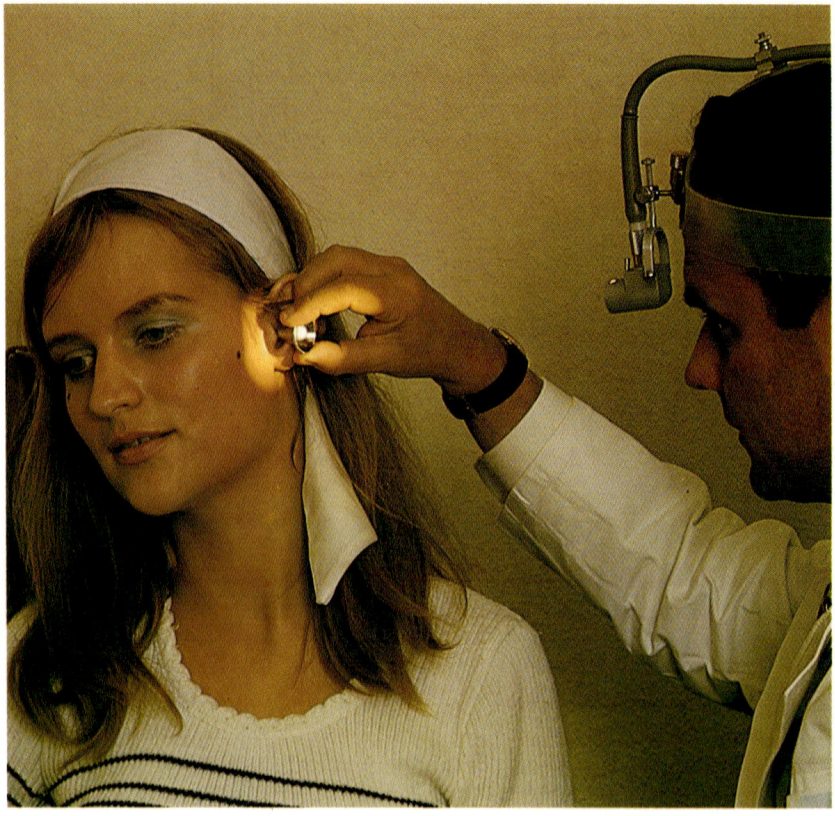

Hörstörungen bei Kindern
Bei Neugeborenen können Hörstörungen häufiger als normal auftreten, wenn
- *in der Familie eine erbliche Schwerhörigkeit vorkommt;*
- *die Mutter während der Schwangerschaft ernsthaft erkrankt war;*
- *das Kind während der Geburt unter Sauerstoffmangel (Asphyxie) litt;*
- *das Kind in den ersten Lebensmonaten an einer Virusinfektion erkrankte.*
Hörstörungen lassen sich durch fachärztliche Untersuchungen schon ab dem sechsten Lebensmonat zuverlässig feststellen. Je früher die Behandlung einsetzt, desto besser!

wie Ohrensausen bemerkbar machen. Weil alle diese Krankheitszeichen ihren Ursprung auch außerhalb der Ohren haben, also etwa durch Erkrankungen des Gehirns oder durch Entzündungen in der Umgebung des Ohres bewirkt werden können, ist bei Ohrenleiden eine fachärztliche Untersuchung erforderlich.

Dabei werden nicht nur der enge, ein wenig gebogene Gehörgang und das Trommelfell ausgeleuchtet und inspiziert *(Otoskopie)*, der Arzt überprüft auch das Funktionieren der Ohrtrompete und nimmt eine Hörprüfung vor. Dabei wird zuerst festgestellt, ob der Patient geflüsterte oder Umgangssprache richtig versteht. Das Aufsetzen einer schwingenden Stimmgabel auf verschiedene Punkte des knöchernen Schädels dient der Unterscheidung von Luft- und Knochenleitung des Schalls.

Elektroakustische Geräte ermöglichen die präzise Feststellung des Hörvermögens und seine Aufzeichnung *(Sprach- und Tonaudiogramm)*. So kann man erkennen, an welcher Stelle des Ohres ein Hindernis für die Schalleitung oder eine Störung der Schallempfindung besteht und damit die verschiedenen Formen der Schwerhörigkeit unterscheiden. Das Innenohr, vom harten Knochen des Felsenbeins umgeben, kann in seinem Aufbau durch *Röntgenaufnahmen* dargestellt werden.

Erkrankungen des Ohres

Das äußere Ohr, bestehend aus Ohrmuschel und Gehörgang, ist vor allem durch Verletzungen und Entzündungen gefährdet. *Verletzungen der Ohrmuschel* erfordern eine sofortige chirurgische Naht. Selbst vollständig abgetrennte Ohrmuscheln können, wenn sie richtig aufbewahrt und transportiert werden (→ Seite 482), wieder angenäht werden.

Entzündungen des Gehörgangs
Entzündungen des Gehörgangs *(Ohrfurunkel)*, die von den dort reichlich vorhandenen Ohrenschmalz- und Schweißdrüsen sowie von den Haarwurzeln ausgehen können, sind meist besonders schmerzhaft.

Akute und chronische Gehörgangsentzündungen (Ekzeme) werden oft ausgelöst und unterhalten durch eine zu energische Reinigung des Gehörgangs.

Behandlung. Feuchte Wärme, dazu das Einlegen von Gazestreifen mit keimtötendenden Flüssigkeiten, sind die ärztlichen Behandlungsmethoden.

Gehörgangspfropf

Im Gehörgang kann sich *Ohrenschmalz* (Zerumen) ansammeln und zu Pfröpfen zusammenballen (Gehörgangspfropf), die das Trommelfell und damit die Schalleitung blockieren.

Behandlung, Vorbeugung. Die Pfröpfe werden durch vorsichtiges Spülen mit körperwarmem Wasser entfernt. Vorsicht, niemals mit spitzen oder harten Gegenständen den Gehörgang reinigen – auch nicht mit Wattestäbchen! Ohrenschmalz ist nicht ein Zeichen mangelnder Körperpflege, sondern Ausdruck selbsttätiger Gehörgangsreinigung.

Entzündung des Mittelohrs

Durch die Ohrtrompete können vom Rachenraum her, der viele Bakterien enthält, Keime in das Mittelohr vordringen. Seltener geschieht dies auch von außen her durch ein verletztes Trommelfell.

Krankheitszeichen. Kommt es durch Bakterieneinwirkung zur akuten Mittelohrentzündung (Otitis media), so spürt der Kranke stechende Schmerzen im Ohr, er hört schwer, hat meist hohes Fieber, starke Kopfschmerzen und ein schweres Krankheitsgefühl.

Verlauf. Mittelohrentzündungen entstehen dank Antibiotika heute viel seltener als früher. Ihr Verlauf ist abgekürzt, die Komplikationen sind minder schwer. Insbesondere kommt es nur noch selten zu einer Ausbreitung der Eiterung auf die benachbarten Warzenfortsatzzellen (Mastoiditis), das Innenohr oder die Blutgefäße.

Behandlung. Die ärztliche Behandlung sollte möglichst frühzeitig einsetzen, um Spätfolgen mit einer Hörbehinderung durch die Zerstörung der Gehörknöchelchen sicher vermeiden zu können.

Zwei häufige Krankheiten des Ohres: Bei der Mittelohrentzündung gelangen die auslösenden Bakterien entweder durch die Ohrtrompete oder durch ein verletztes Trommelfell in die Paukenhöhle. Ohne solchen äußeren Anlaß entwickelt sich hingegen die Otosklerose. Unbehandelt können beide Leiden zu Schwerhörigkeit führen.

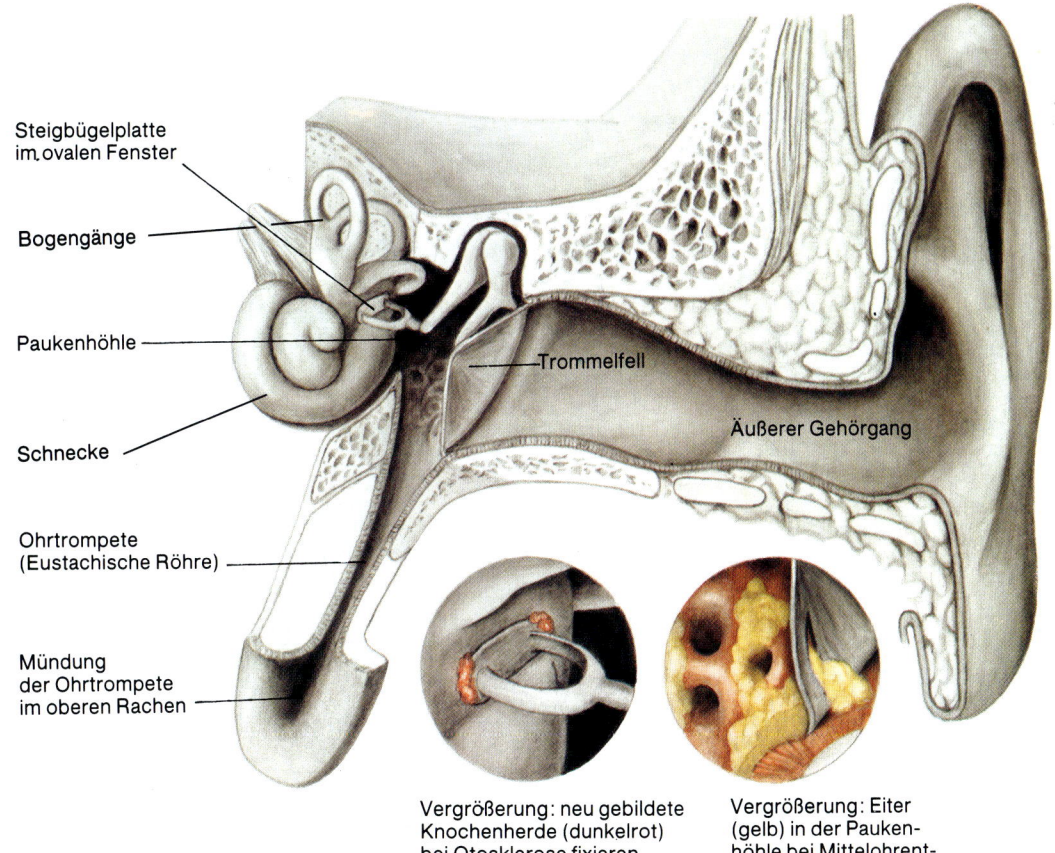

Steigbügelplatte im ovalen Fenster

Bogengänge

Paukenhöhle

Schnecke

Ohrtrompete (Eustachische Röhre)

Mündung der Ohrtrompete im oberen Rachen

Trommelfell

Äußerer Gehörgang

Vergrößerung: neu gebildete Knochenherde (dunkelrot) bei Otosklerose fixieren den Steigbügel

Vergrößerung: Eiter (gelb) in der Paukenhöhle bei Mittelohrentzündung

251

Mikrofotos des eigentlichen Hörorgans (Corti-Organ) im Innenohr. Auf dem oberen Foto ist die Struktur der zarten Haarzellen eines normal Hörenden deutlich zu erkennen. Geschädigte Haarzellen eines Schwerhörigen zeigt die untere Abbildung.

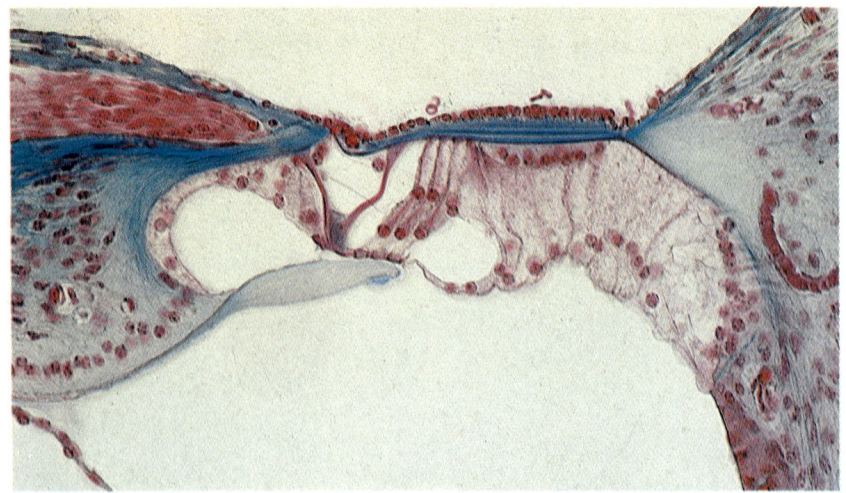

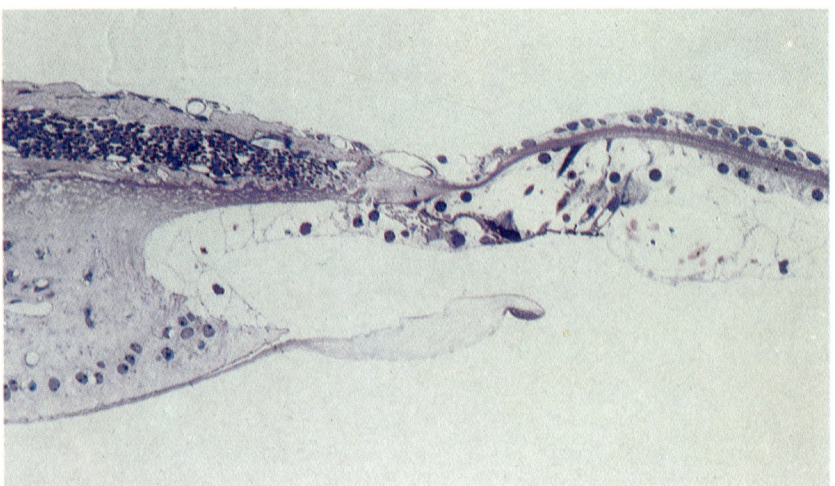

Schwerhörigkeit

Jeder zwanzigste Erwachsene leidet an einem herabgesetzten Hörvermögen. Schwerhörigkeit kann viele Ursachen haben, nur selten ist sie angeboren. Das totale Fehlen des Hörvermögens nennt man *Taubheit*. Bei angeborener Taubheit bildet sich die Sprache nicht aus *(Taubstummheit)*.

Die häufigsten Ursachen der Schwerhörigkeit sind, neben der Lärmbelastung, chronische Entzündungen des Mittelohres, Schwund der Innenohrfunktion, Tumoren, Hirnschäden, Arzneimittel-Nebenwirkungen und Erkrankungen der Blutgefäße (Arteriosklerose).

Grundsätzlich wird zwischen Schwerhörigkeit, die auf Störungen der *Schalleitung* zurückgeht, und Schwerhörigkeit, die auf Störungen der *Schallempfindung* beruht, unterschieden. Die Schalleitung kann im äußeren Ohr durch Fremdkörper oder Ohrenschmalzpfropfen (→ Seite 251), im Mittelohr vor allem durch Entzündungen (→ Seite 251) behindert sein.

Otosklerose

Im Mittelohr kann sich eine manchmal erblich bedingte Erkrankung der knöchernen Labyrinthkapsel, die Otosklerose, entwickeln. Unbehandelt führt sie, meist im dritten Lebensjahrzehnt beginnend, zu einer immer stärker werdenden Schwerhörigkeit.

Entstehung. Das dritte Gehörknöchelchen, der Steigbügel, wird im ovalen Fenster des Innenohres durch Verkalkung gleichsam fest eingemauert. Die Fixation des Steigbügels behindert naturgemäß die Schalleitung zum Innenohr und bewirkt gelegentlich auch Ohrensausen. Die Ursache des Leidens ist unbekannt; es verläuft schmerzfrei.

Behandlung. Sie besteht in einer Operation der Steigbügelverkalkung, gegebenenfalls dem Ersatz des Knöchelchens durch eine Kunststoff-Draht-Plastik (Stapesplastik). Das mikrochirurgische Verfahren hat neunzig Prozent Erfolgsaussichten.

Innenohr-Schwerhörigkeit
Die Schallempfindungsschwerhörigkeit geht meist auf Erkrankungen des Innenohres zurück. Dieser empfindlichste Teil des Ohres kann auf verschiedene Art Schaden nehmen. Bestimmte Medikamente, vor allem Chinin und einige keimtötende Arzneimittel (z. B. Streptomycin, Neomycin), können auf die Nervenzellen des Innenohres als Gift wirken. Auch als Folge einiger Infektionskrankheiten des Kindesalters (Mumps, Masern, Röteln, Diphtherie, Scharlach) kann das Innenohr (Labyrinth) sich entzünden und so Schwerhörigkeit hervorrufen.

Altersschwerhörigkeit
Nur selten beruht Schwerhörigkeit auf einer angeborenen Schwäche des Innenohres oder auf Mißbildungen. Bei alten Menschen findet sich eine Schwerhörigkeit häufiger als bei jungen. Die Wahrnehmung vor allem der höheren Töne läßt dann nach, die Hörschwelle sinkt ganz allgemein ab. Zurückzuführen ist dies auf die Summe jener Schädlichkeiten, die das Ohr im Laufe eines langen Lebens treffen, vor allem Lärm, Entzündungen und Durchblutungsstörungen.

Hörsturz
Ein eher seltenes Leiden ist der Hörsturz. Innerhalb weniger Sekunden oder Minuten läßt das Hörvermögen plötzlich nach. Meist ist nur ein Ohr betroffen. Dem Patienten ist, als ob sich Watte auf das Ohr legte. Nur ausnahmsweise geht der Hörverlust bis zur völligen Taubheit.
Ursachen. Dem dramatischen Ereignis liegt eine Durchblutungsstörung im Innenohr zugrunde, das sauerstoffreiches Blut nur durch ein millimeterdünnes Gefäß, die Labyrinth-Arterie, erhält. Diese Ader ist durch mechanischen Druck auf ihr Stammgefäß, das in der Halswirbelsäule verläuft, sowie durch Streß, Angst, Unsicherheit und Nikotinmißbrauch gefährdet. Vom Hörsturz werden deshalb vor allem Manager mittleren Alters heimgesucht.
Behandlung. Sie erfolgt in einer Klinik; ihre Aussichten sind nur gut, wenn sie möglichst sofort erfolgt.

Lärmschwerhörigkeit
Plötzlicher starker Lärm, etwa eine Explosion in nächster Nähe, kann die zarten Nervenzellen des Innenohrs so nachhaltig schädigen, daß vorübergehend oder gar für immer Taubheit eintritt. Meist bleibt ein Restschaden zurück. Abhängig von seiner Intensität und Einwirkungszeit schädigt jedoch auch schon mittelstarker Dauerlärm das Ohr, weil unter seiner Einwirkung die Haarzellen im Innenohr zugrunde gehen. Die meisten Schwerhörigen sind Opfer des industriellen Lärms. Häufig entwickelt sich dieser Gehörschaden erst im Laufe von Jahren.
Krankheitszeichen. Für die Betroffenen bleibt die Lärmschädigung anfangs oft unbemerkt, weil zuerst meist die hohen Töne ausfallen, die Sprachverständlichkeit darunter aber nicht merkbar leidet. Erst später zieht dieser Hörverlust auch die Fähigkeit, normale Umgangssprache richtig zu verstehen, in Mitleidenschaft.
Vorbeugung. Entwicklungszeit und Schwere eines solchen Gehörschadens lassen sich nicht voraussehen. Reichen die technischen Möglichkeiten zu Lärmminderung und -bekämpfung nicht aus, müssen in lärmgefährdeten Berufen die verschiedenen Arten von Gehörschützern getragen werden. Hat das Gehör durch den Beruf gelitten, so steht dem Patienten eine Entschädigung zu.

Hörgeräte
Hörgeräte helfen Schwerhörigen, die noch über ein gewisses Maß an Hörvermögen (Restgehör) verfügen. Die elektronischen Apparaturen, in den letzten Jahren verfeinert und weiter verkleinert, bestehen aus ei-

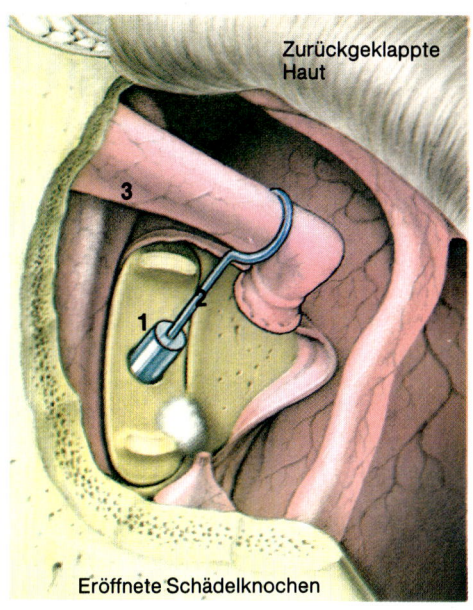

Zurückgeklappte Haut

Eröffnete Schädelknochen

So wird die Otosklerose erfolgreich operiert: Ein künstlicher Steigbügel, die »Stapesprothese« (1), wird mit einem dünnen Drahtbügel (2) am zweiten Mittelohrknöchelchen, dem Amboß (3) befestigt. Der otosklerotische Herd wird ebenso entfernt wie der unbeweglich gewordene Steigbügelknochen. Die Prothese sitzt nun an seiner Stelle und gut beweglich im ovalen Fenster. Die »Stapesplastik« hat schon vielen Patienten das Hörvermögen zurückgegeben.

Krach macht krank
Das Ohr gewöhnt sich niemals an Überlautstärke. Starker Schall zerstört die Haarzellen des Innenohres und ist die Hauptursache der Schwerhörigkeit. Die Schallstärke wird in Dezibel (dB) gemessen. Sie sollte nachts 35 dB und tagsüber 70 dB nicht überschreiten. Hier einige Beispiele:

- *Blätterrauschen* — *10 dB*
- *Flüstern* — *30 dB*
- *leise Radiomusik* — *40 dB*
- *normales Gespräch* — *60 dB*
- *starker Straßenverkehr* — *80 dB*
- *vorbeifahrender Güterzug* — *88 dB*
- *laute Discomusik* — *110 dB*
- *startendes Düsenflugzeug (aus 50 Meter Entfernung)* — *145 dB*

Dabei bedeutet ein Anstieg um je 10 Dezibel jeweils eine Verdoppelung des Lärms.

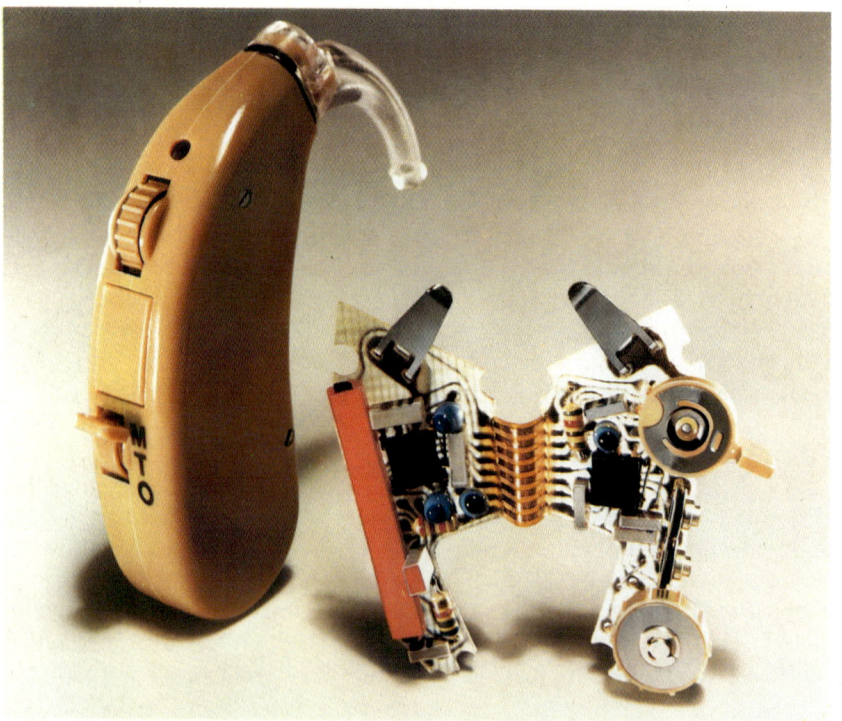

Ein modernes Hörgerät ist ganz unauffällig zu tragen. Im allgemeinen läßt sich eine Mittelohrschwerhörigkeit besser korrigieren als manche Innenohrschwerhörigkeiten. Eine genaue Anpassung durch den Facharzt ist in jedem Fall erforderlich. Das Foto zeigt links ein komplettes Hörgerät, rechts dessen kompliziertes elektronisches »Innenleben«.

nem Mikrofon und Reglerkreisen, die über einen im Gehörgang oder hinter dem Ohr angebrachten Hörer den Schall verstärken. Ein Hörgerät sollte erst nach fachärztlicher Untersuchung angepaßt werden, damit Klarheit über die zugrundeliegende Erkrankung herrscht.

Gleichgewichtssinn

Die drei Bogengänge und zwei kleine Aussackungen oberhalb der Schnecke des Ohres enthalten Sinneszellen und eine klare Flüssigkeit, deren Bewegung Kopf und Körper in die Lage versetzt, das Gleichgewicht zu halten und uns im Raum und im Schwerefeld der Erde zurechtzufinden.

Zu diesem Zweck sind die drei Bogengänge in den drei verschiedenen Raumebenen angeordnet. Von dort, von den Augen sowie von den Lagerezeptoren in Muskeln und Gelenken erhält das Gehirn die nötigen Informationen, um alle Störungen des Gleichgewichts rechtzeitig und automatisch korrigieren zu können.

Störungen des Gleichgewichtssinns

Überreizungen des Gleichgewichtssinnes führen zum *Schwindel* (Vertigo). Dabei schwankt der Boden (Schwankschwindel) oder die Umgebung scheint sich zu drehen (Drehschwindel).

Reisekrankheit. Länger andauernde, vor allem aber unregelmäßige Beschleunigungsreize können die Bewegungs- oder Reisekrankheit (Kinetose) auslösen. Sie tritt als See-, Luft- Karussell- oder Autokrankheit auf. Weil durch die Überreizung des Gleichgewichtssinnes immer auch die dem Willen nicht unterworfenen (vegetativen) Steuerungszentren des Nervensystems in Mitleidenschaft gezogen werden, erlebt der Betroffene die Krankheit als ein sehr lästiges Gemisch von Brechreiz, Schwindel, Schwitzen, Blässe und Kreislaufschwäche. Wie man der Reisekrankheit vorbeugt oder sich bei ihrem Auftreten verhalten sollte, ist ab Seite 42 erläutert.

Menière-Krankheit. Eine ernste Erkrankung des Innenohres und des Gleichgewichtsorgans ist die Menière-Krankheit. Ihre Zeichen sind Schwerhörigkeit (meist einseitig), anfallsartiger Drehschwindel, Erbrechen, Ohrensausen und Augenzittern (Nystagmus). Dem Leiden liegen meist Durchblutungsstörungen zugrunde. Die Behandlung sucht die Ursache zu beheben, oft mit Erfolg.

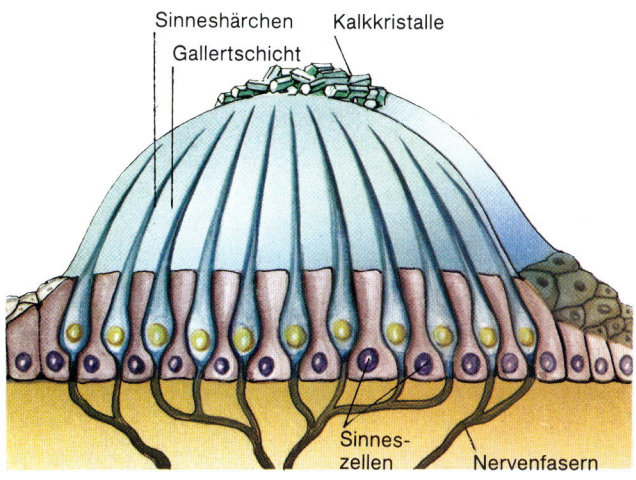

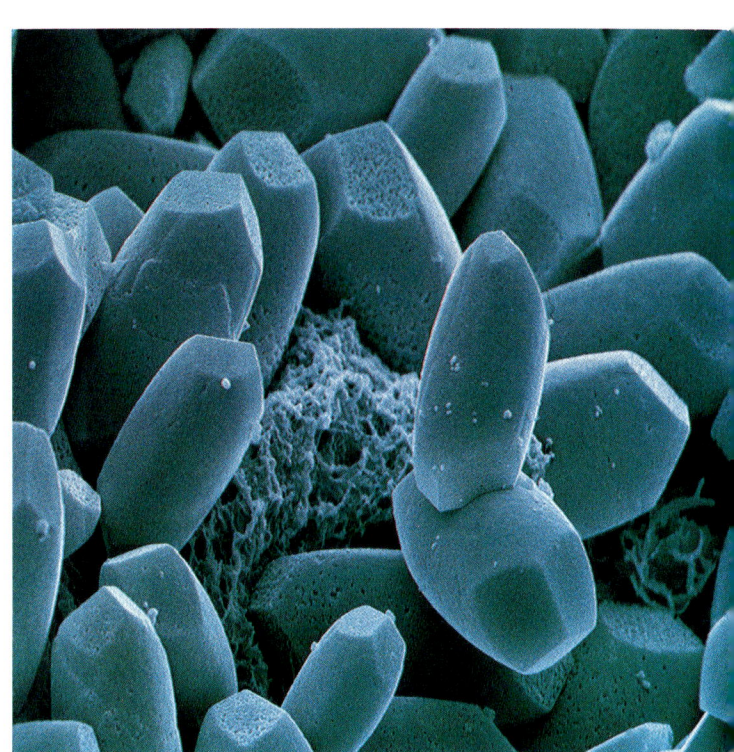

So funktioniert unser Gleichgewichtsorgan: Die Sinneshaare (oben eine Schemazeichnung, unten ein Foto) im Vorhof-säckchen des Organs sind von einer Gallertschicht bedeckt. An ihrer Oberfläche liegen winzige Kalkkristalle (Foto rechts). Diese verschieben sich bei jeder Bewegung. Auf ihre Informationen reagieren Gehirn, Augen und Muskulatur – der Mensch bleibt automatisch im Gleichgewicht.

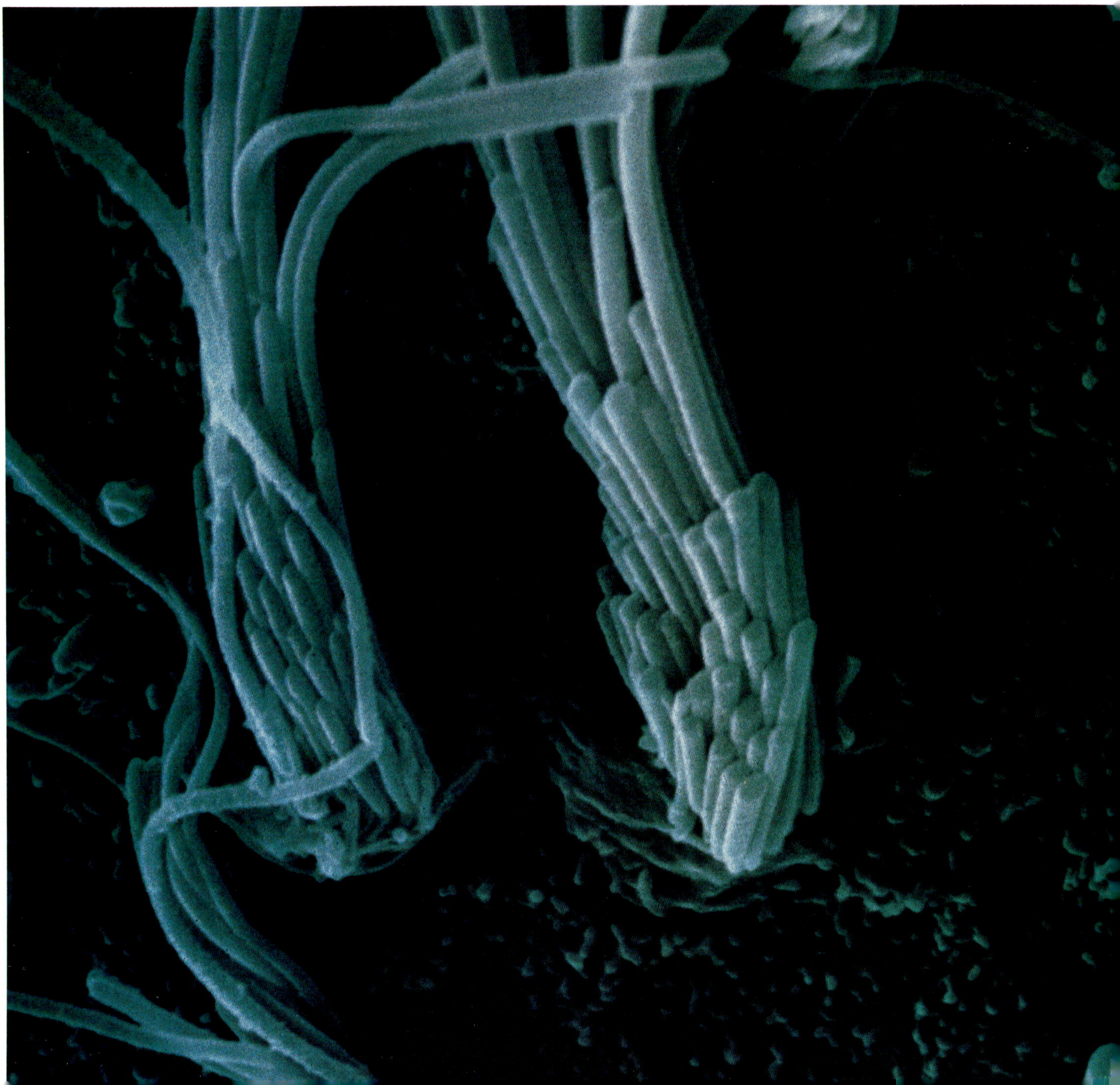

Eingangspforte des Nahrungstraktes

Mundhöhle und Zähne

Lippen, Zähne, Zunge und Speicheldrüsen liegen am Beginn des langen Verdauungskanals, der sich durch den Körper zieht. In der Mundhöhle wird die Nahrung vom Geschmacksorgan Zunge zerkleinert, überprüft und mit dem Sekret der Speicheldrüsen vermengt. Wie der gesamte Verdauungsapparat (Speiseröhre, Magen, Darm) ist auch die Mundhöhle mit einer Schleimhaut ausgekleidet. Unsere Lebensweise bringt es mit sich, daß vor allem die Gesundheit der Zähne gefährdet ist – und das, obwohl der Zahnschmelz die härteste Substanz des ganzen Körpers ist und auch das Zahnbein (Dentin), der Hauptbestandteil der Zähne, aus knochenhartem Material besteht. Trotzdem ist die Zahnfäule (Karies) die verbreitetste Krankheit der zivilisierten Menschheit. Weil jeder Zahn in seiner Zahnhöhle neben Blutgefäßen ein Geflecht von schmerzempfindlichen Nerven enthält, ist Zahnschmerz für die meisten Menschen eine ebenso vertraute wie gefürchtete Empfindung. Der rechtzeitige, am besten vorsorgliche Gang zum Zahnarzt schafft Abhilfe.

Die Abbildung zeigt drei gesunde Backenzähne im rechten Unterkiefer eines Erwachsenen. Die Zähne sind zum Teil aufgeschnitten, um Ausdehnung und Struktur der Hartsubstanzen, der Zahnhöhle und des Zahnfleisches sichtbar zu machen.

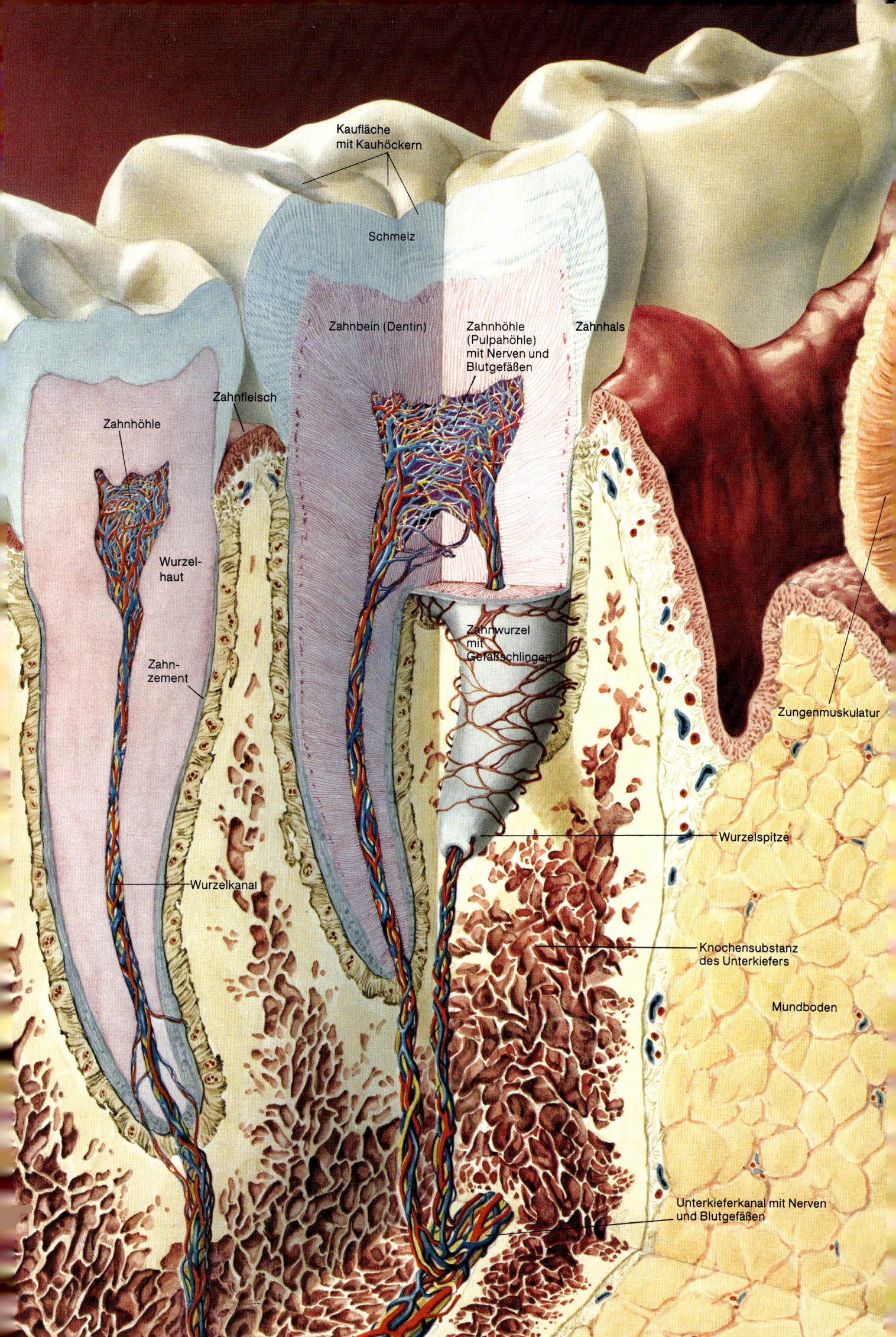

Kaufläche
mit Kauhöckern

Schmelz

Zahnbein (Dentin)

Zahnhöhle
(Pulpahöhle)
mit Nerven und
Blutgefäßen

Zahnhals

Zahnhöhle

Zahnfleisch

Wurzel-
haut

Zahn-
zement

Zahnwurzel
mit
Gefäßschlingen

Zungenmuskulatur

Wurzelspitze

Wurzelkanal

Knochensubstanz
des Unterkiefers

Mundboden

Unterkieferkanal mit Nerven
und Blutgefäßen

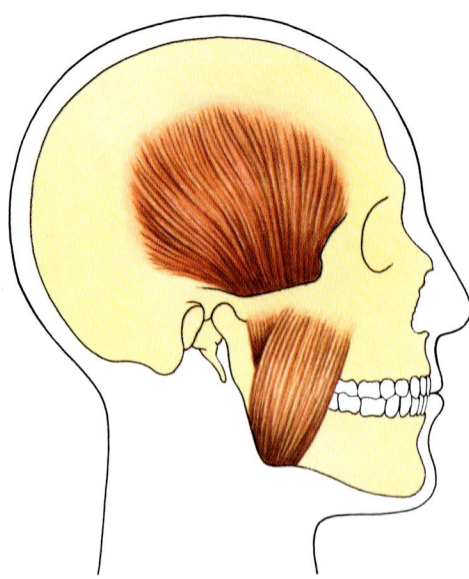

Zwei Kaumuskeln, oben der fächerförmige Schläfenmuskel und darunter der eigentliche Kaumuskel (»Masseter«), bewegen den Unterkiefer. Sie entwickeln, wenn es sein muß, eine gewaltige Kraft.

Zungenzeichen geben Alarm
Bestimmte Veränderungen der oberflächlichen Zungenschleimhaut können auf Erkrankungen hinweisen:
● *belegte, weißlich-feuchte Zunge = fieberhafte Infektionskrankheit;*
● *trockene, borkige Zunge bei Fieber = Verschlimmerung der fieberauslösenden Krankheit;*
● *trockene, lederartige Zunge = Verdacht auf Harnvergiftung;*
● *rauhe, gerötete »Himbeerzunge« = Scharlach;*
● *glatte, lackiert wirkende Zunge = Verdacht auf Blutleiden (Anämie).*

Die vier Qualitäten des Geschmacks – sauer, bitter, süß und salzig – werden von den Geschmacksknospen in der Zungenschleimhaut wahrgenommen. Sie verteilen sich, wie in der Abbildung durch die vier Farben dargestellt ist, nahezu ringförmig auf die Zungenoberfläche. Mitte und Unterseite der Zunge vermitteln keine Geschmacksempfindungen.

Mundhöhle, Zunge und Speicheldrüsen

Bei geschlossenem Mund ist die Mundhöhle keine Höhle. Dann liegen ihre Wände, nämlich Wangen, Lippen, der vordere harte und der hintere weiche Gaumen, die Zungen- und Mundbodenmuskulatur, ohne luftige Zwischenräume aneinander.

Der Betrachtung und damit der Krankheitserkennung und -behandlung sind die Organe der Mundhöhle leicht zugänglich. Wegen der reichlichen Versorgung mit Nerven machen sich Störungen in der Regel frühzeitig bemerkbar. Dank der guten Durchblutung heilen Erkrankungen im Bereich der Mundhöhle, auch wenn sie manchmal sehr schmerzhaft sind, meist problemlos ab.

Lippen und Schleimhäute

Die Lippen sind als äußere Grenze des Verdauungsrohrs Wind und Wetter ausgesetzt und bedürfen vor allem im Winter der Pflege durch einen Fettstift. Treten bleibende Verhärtungen, Verfärbungen oder Schwellungen auf, so muß der Grund für diese Veränderung vom Hautarzt geklärt werden. Betroffen sind vor allem ältere Männer (Pfeifen- und Zigarrenraucher). Langjähriges Rauchen kann auch die Schleimhäute der Mundhöhle in Mitleidenschaft ziehen. Sie verlieren dann streckenweise ihre normale rote Farbe. In der Mundhöhle und dem anschließenden Rachenraum befinden sich immer reichlich Keime. Ist das Abwehrsystem überfordert, haben diese Krankheitserreger eine Chance.

Zunge und Geschmack

Der Zunge sieht man die Überforderung auf den ersten Blick an. Sie verliert ihre normale Farbe, es bildet sich Belag.

Die Zunge ist aus sechs Muskeln aufgebaut, die dem Willen unterliegen. Sie entspringen am Unterkiefer und Zungenbein. Die Zunge hilft beim Kauen und Schlucken, Saugen und Sprechen; sie reinigt ferner die Mundhöhle durch Tastkontrolle. Die Unterfläche der Zungenspitze ist mit dem Mundboden durch das Zungenbändchen verbunden. Beiderseits davon münden die Ausführungsgänge der Unterzungen- und Unterkieferdrüsen. Ein eigener Hirnnerv, der Zungennerv, steuert die Zungenmuskeln. Die Schleimhaut der Zunge enthält feine Ausstülpungen (Papillen) mit Geschmacksknospen sowie Nervenfasern. Drüsen zur Absonderung von Verdauungssäften finden sich in der Mundschleimhaut.

Die *Geschmacksknospen* sind kleine, tonnenförmige, von einem Nervenfasernetz umsponnene Gebilde. Sie können nur schmecken, was die Drüsensäfte zuvor aufgelöst haben, und beschränken sich dabei auf die vier Geschmacks-Grundempfindungen süß, sauer, salzig und bitter sowie deren Mischreize. Erst zusammen mit dem Geruchssinn kommt es zum Erkennen der zahlreichen Geschmacksunterschiede.

Krankheitszeichen. Normalerweise ist die Oberfläche der Zunge gleichmäßig, feingekörnt und samtartig. Ohne Krankheitsbedeutung sind folgende Abweichungen von diesem Bau: tiefere Furchenbildung (Faltenzunge), beschleunigter Schälungsprozeß (Landkartenzunge) und eine dunkle Verfärbung am Zungengrund (schwarze Haarzunge).

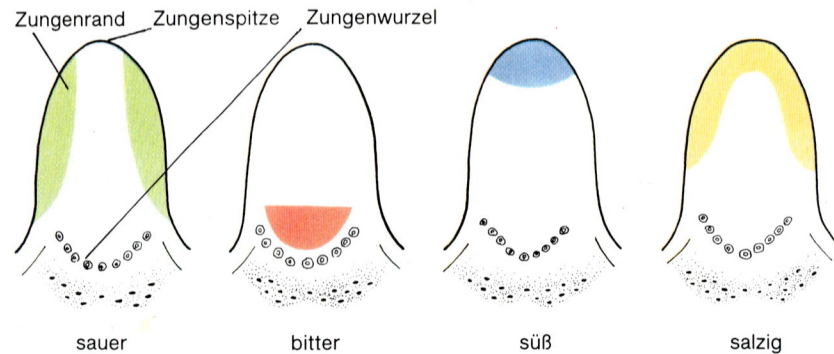

sauer   bitter   süß   salzig

Dagegen sind zahlreiche andere Veränderungen der Zungenoberfläche ein möglicher Hinweis auf bestimmte Erkrankungen. Weicht die Zunge beim Herausstrecken zwanghaft nach einer Seite ab, liegt stets eine Erkrankung vor, die ärztlich diagnostiziert werden muß.

Speicheldrüsen

In den Wandungen der Mundhöhle befinden sich viele kleine Speicheldrüsen, die vor allem den dünnflüssigen Spülspeichel absondern. Außerdem münden die Ausführungsgänge von drei großen, paarig angelegten Speicheldrüsen im Mundraum. Es sind die Unterzungendrüse, die Unterkieferdrüse und die Ohrspeicheldrüse. Speichel enthält einen Wirkstoff, das Ferment Ptyalin, das die Kohlenhydrate andaut. Auf Ptyalinwirkung ist es zurückzuführen, daß ein längere Zeit gekauter Brotbissen süß schmeckt.

Erkrankungen. Entzündungen der Speicheldrüsen durch Bakterieneinwanderung, andere spezifische Infektionskrankheiten wie die durch Viren hervorgerufene Entzündung der Ohrspeicheldrüse (Mumps, → Seite 366) sowie Verhärtungen in den Ausführungsgängen der Drüsen (Speichelsteine) sind sehr schmerzhaft. Sie werden entsprechend der zugrunde liegenden Ursache behandelt.

Die drei paarweise angeordneten Speicheldrüsen, deren dünnflüssiges Sekret, der Speichel, die chemische Verdauung einleitet.

Zähne und Zahnkrankheiten

Die Zähne, im Prinzip alle gleich aufgebaut, sind je nach ihrer Aufgabe unterschiedlich geformt. Der sichtbare, aus dem Zahnfleisch herausragende Teil bildet die Schneide- bzw. Kaufläche (Zahnkrone), der Zahnhals wird vom Zahnfleisch eingefaßt, die Zahnwurzel verankert den Zahn im Kieferknochen. Verbindungselemente zwischen Knochen und Zahn ist die aus straffem Bindegewebe bestehende Wurzelhaut. Das Innere des Zahnes (Pulpahöhle) enthält Nerven – daher rührt der Zahnschmerz – und Blutgefäße, die das Zahnbein und den Zahnschmelz ernähren.

Milchgebiß. Zweimal im Leben bekommt der Mensch Zähne. Die ersten zwanzig sind Milchzähne, sie erscheinen ungefähr im sechsten Lebensmonat und sollten am Ende des zweiten Lebensjahres vollständig vorhanden sein. Das Milchgebiß, je zehn Zähne im Ober- und Unterkiefer, wird ab dem sechsten Lebensjahr von den bleibenden Zähnen abgelöst.

Moderne Röntgengeräte machen von Mund, Zähnen und Kiefer solche Panoramaaufnahmen. Sie helfen z. B. bei der Diagnose des fehlerhaften Bisses und bei der Erkennung von Kieferbrüchen.

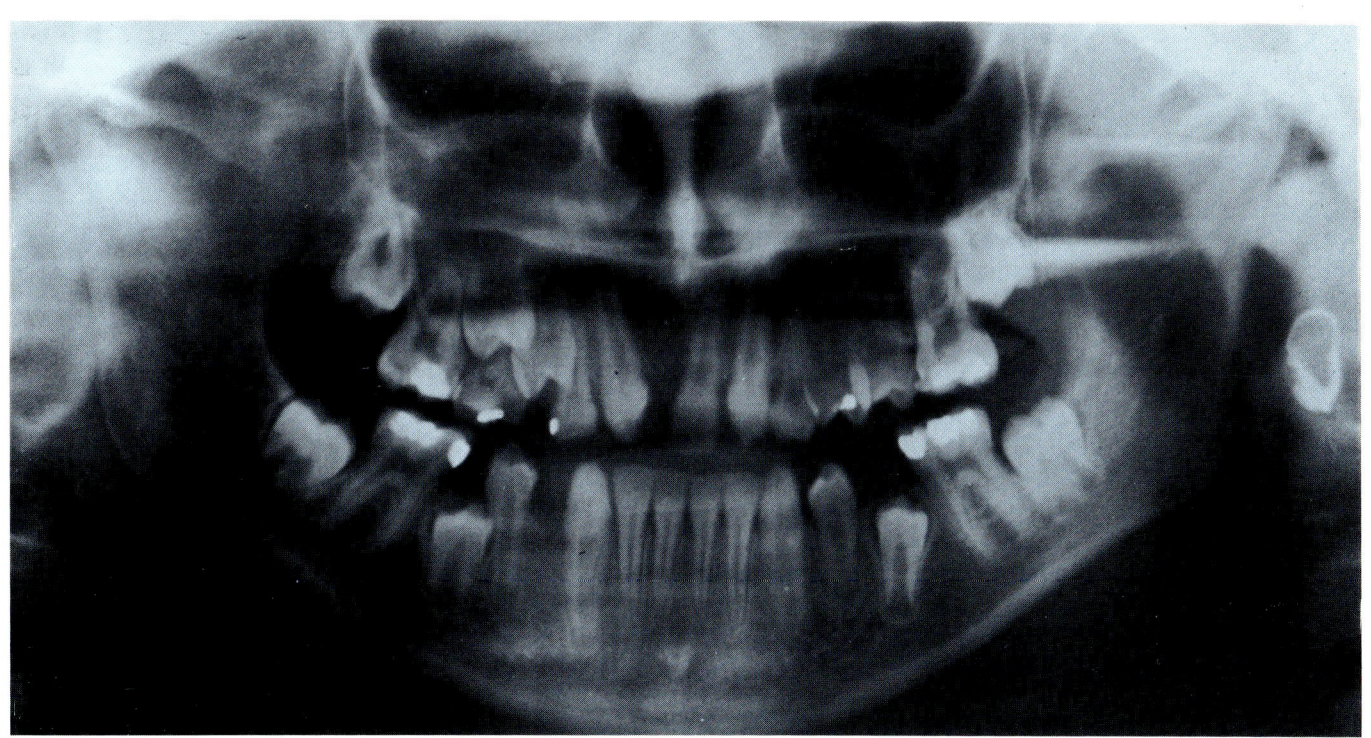

259

Dauergebiß. Es hat insgesamt 32 Zähne, je Kieferhälfte zwei Schneidezähne, einen Eckzahn, zwei vordere kleine Mahl- oder Backenzähne (Prämolaren) und drei hintere große Mahl- oder Backenzähne (Molaren). Schneide- und Eckzähne haben nur eine Wurzel, die vorderen Backenzähne eine oder zwei und die hinteren zwei (im Unterkiefer) bzw. drei (im Oberkiefer).

Die hintersten Backenzähne heißen auch Weisheitszähne, weil sie häufig erst beim Erwachsenen (manchmal unter Schmerzen und oft auch gar nicht) durchbrechen. Weisheitszähne können bis zu fünf Wurzeln aufweisen.

Karies

Die Karies oder Zahnfäule greift, von außen nach innen fortschreitend, die Hartsubstanzen der Zähne an.

Entstehung, Verlauf. Zuerst wird durch Bakterien, die sich auf den Zähnen festsetzen (Plaques) und aus Zucker saure Stoffwechselprodukte (Gärungssäuren) herstellen, der Schmelz zerstört, weil die Säuren die Mineralien anlösen. Die erst oberflächlichen, später tiefgreifenden Defekte erreichen über kurz oder lang die Zahnhöhle. Spätestens dann hat der Patient starke Zahnschmerzen, bedingt durch die einsetzende Entzündung (Pulpitis).

Schon vorher kann sich die Karies durch vorübergehende Schmerzen nach dem Genuß von Süßigkeiten und heißen oder kalten Speisen bemerkbar machen.

Ursachen. Die Karies, an der bereits 95 Prozent aller Zwanzigjährigen leiden, wird weniger durch Veranlagung, sondern überwiegend durch mangelnde Zahnpflege, ungenügende Kautätigkeit und weit verbreitete falsche Ernährungsgewohnheiten hervorgerufen. Vor allem Feinmehl- und Zuckerprodukte gehen zwischen den Zähnen leicht in Gärung über. Am gefährlichsten für einen gesunden Zahn sind klebrige Süßigkeiten.

Vorbeugung. Da Karies nicht nur schmerzhaft und kosmetisch störend ist, sondern auch weitere Krankheiten (Eiterungen im Kieferknochen, Fernwirkung als Eiterherd) verursachen kann, sind vorbeugende Maßnahmen unbedingt empfehlenswert: möglichst vollständiger Verzicht auf klebrige Süßigkeiten, intensive Zahnpflege, regelmäßiger Gang zum Zahnarzt und die Schmelzhärtung der Zähne durch Fluorpräparate während der Aufbauphase der Zähne. Der Zahnarzt sollte schon im Kindesalter vorsorglich und routinemäßig alle sechs Monate aufgesucht werden, auch wenn keine Beschwerden bestehen.

Was die Zähne oft zu beißen bekommen sollten, damit sie gesund bleiben, sind kräftige, feste und durchaus auch einmal rohe Nahrungsmittel: Äpfel, rohe Mohrrüben, Vollkornbrot, dazu Quark und Käse. Ganz allgemein helfen frisches Gemüse, viel Milch und Obst dank der in ihnen enthaltenen Vitamine und Mineralstoffe, die Zahngesundheit zu erhalten.

Das Dauergebiß eines erwachsenen Menschen (ganz rechts) unterscheidet sich vom Milchgebiß eines Kindes (rechts) nicht nur durch die unterschiedliche Lebensdauer seiner einzelnen Zähne. Der Erwachsene hat auch 12 Backenzähne mehr, je Kieferhälfte drei. Es sind dies die zwei vorderen kleinen Backenzähne (Nr. 3 in der rechten Zeichnung) und der Weisheitszahn, letzter Zahn (Nr. 4) im hinteren Teil des Kieferknochens.

Milchgebiß

1 Schneidezähne
2 Eckzahn
3 Backenzähne

Erwachsenengebiß

1 Schneidezähne
2 Eckzahn
3 Kleine Backenzähne (Prämolaren)
4 Backenzähne (Molaren)

So sehen unsere Zähne im Mikrofoto aus

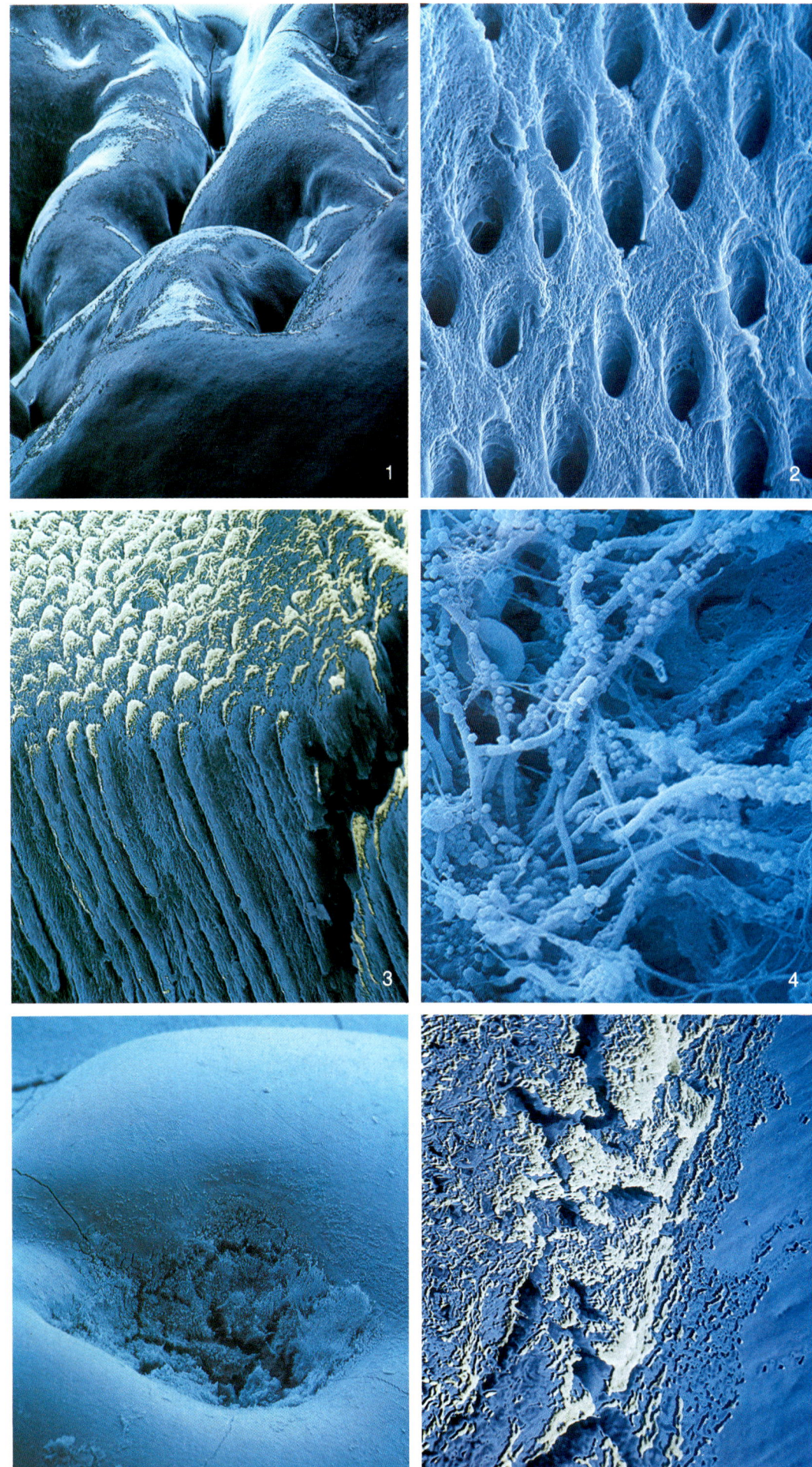

Unter dem Raster-Elektronenmikroskop, bis zu fünftausendmal vergrößert, bieten gesunde oder kranke Zähne gleichermaßen einen erstaunlichen Anblick: Die Oberfläche eines gesunden Backenzahnes (1) ähnelt einem Gebirge mit tiefen Schluchten. Das gesunde Zahnbein durchziehen Dentin-Kanälchen wie Löcher den Schweizer Käse (2). Der Zahnschmelz, rund einen Millimeter dick, besteht aus vielen kleinen, sechskantigen Prismen (3). Haften Bakterien auf der Zahnoberfläche, dann entsteht dieses Bild (4). Wird der Zahn durch die Karies angegriffen, entsteht eine tiefe Grube (5). Zahnstein schließlich bildet einen weißgelben Belag (6).

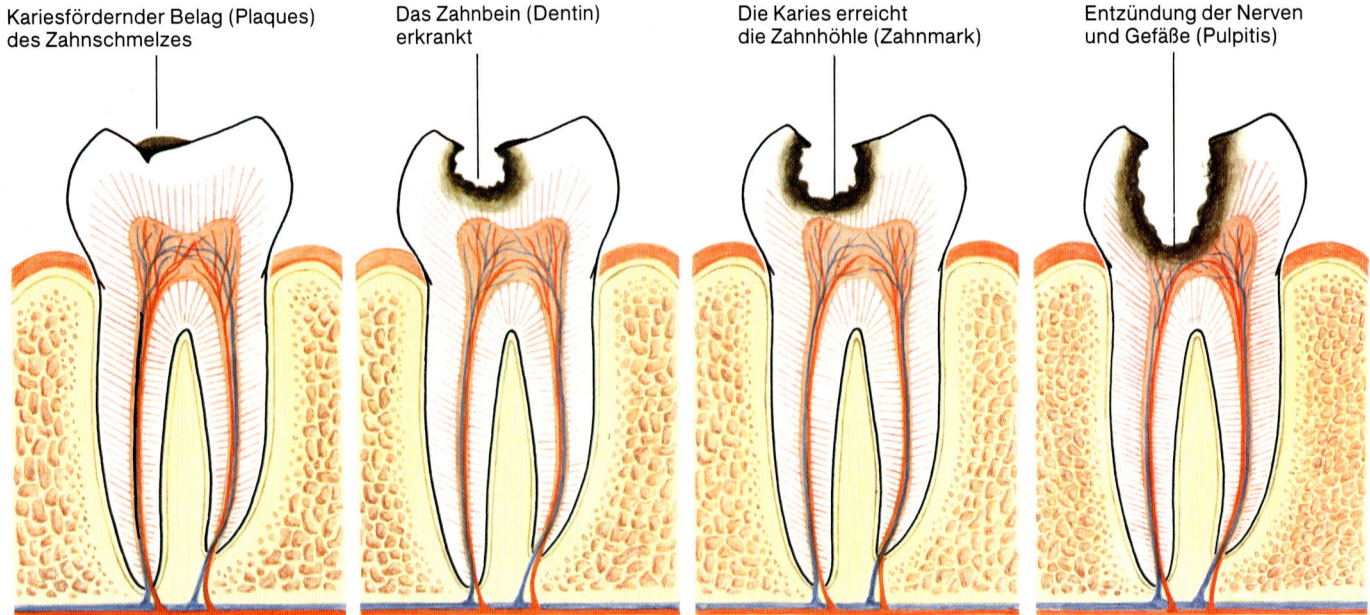

Kariesfördernder Belag (Plaques) des Zahnschmelzes

Das Zahnbein (Dentin) erkrankt

Die Karies erreicht die Zahnhöhle (Zahnmark)

Entzündung der Nerven und Gefäße (Pulpitis)

Die Zahnfäule (Karies) befällt, wenn sie nicht rechtzeitig behandelt wird, von außen nach innen immer größere und tiefer gelegene Anteile des Zahnes.

Behandlung. Jeder Zahnschmerz ist ein Grund, den Zahnarzt unverzüglich zu besuchen, denn Zahnfäule heilt niemals von allein. Die Behandlung besteht darin, den kranken Teil des Zahnes zu entfernen – das geht nun mal nicht ohne Bohren – und den Defekt mit einem Ersatzstoff zu schließen.

Dabei kann der Patient viel dazu beitragen, daß daraus kein besonders schmerzhaftes Erlebnis wird. Es empfiehlt sich, am Abend vorher keinen Alkohol zu trinken, gut ausgeschlafen und frei von Zeitdruck und aktuellen Konflikten zu sein – denn all das belastet das vegetative Nervensystem und erhöht dadurch die Schmerzempfindlichkeit sowie die Wahrscheinlichkeit unangenehmer Fehlregulationen des Kreislaufs.

Erkrankungen des Zahnhalteapparates

Ebenso verbreitet wie die Karies sind die Parodontopathien, die Erkrankungen des Zahnhalteapparates, die entweder mit Entzündungen *(Parodontitis)* oder ohne Entzündungszeichen *(Parodontose)* verlaufen. In höherem Lebensalter fallen diesen Krankheiten sogar mehr (und oft völlig gesunde) Zähne zum Opfer als der Karies.

Verlauf. Meist beginnt es scheinbar harmlos mit einer Rötung und Schwellung des Zahnfleisches. Dann löst sich das Zahnfleisch vom Zahn ab, Zahnfleischtaschen entstehen, es blutet, vor allem beim Zähneputzen. Wenn die Entzündung auf den Kieferknochen übergreift,

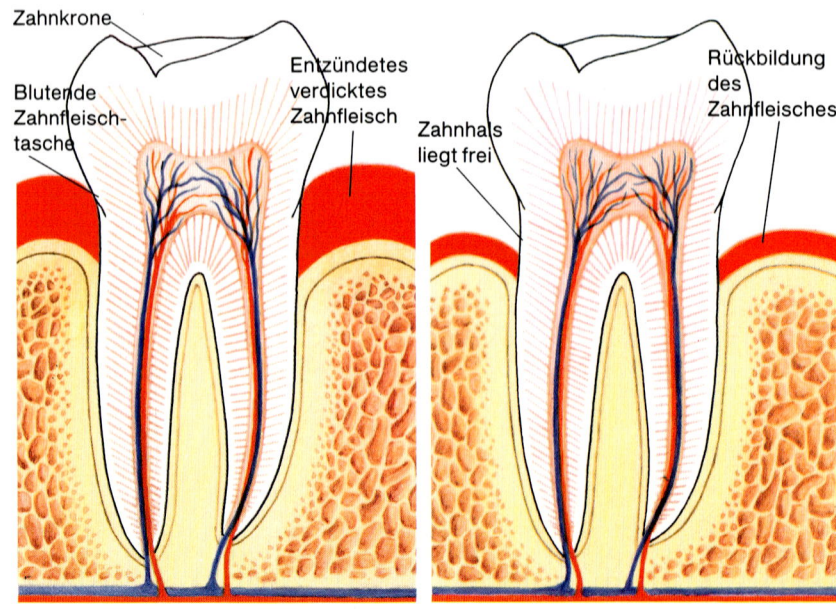

Zahnkrone

Blutende Zahnfleisch-tasche

Entzündetes verdicktes Zahnfleisch

Zahnhals liegt frei

Rückbildung des Zahnfleisches

Die Erkrankung des Zahnhalteapparates (Parodontopathie): Das rechte Bild zeigt das Stadium der akuten Entzündung, die einhergeht mit einer Verdikkung des Zahnfleischrandes und Taschenbildung. Nach Abheilung der akuten Entzündung (Bild ganz rechts) erscheint der Zahn des geschwundenen Zahnfleischs wegen verlängert.

lockern sich die Zähne und fallen aus. Manchmal schwindet das Zahnfleisch auch ohne Entzündung. Der Patient hat dann das Gefühl, seine Zähne würden immer länger. In Wirklichkeit wird nur der Zahnhals sichtbar.

Ursachen. Parodontitis und Parodontose können viele Ursachen haben, und oft erfordert es Geduld, sie unter Kontrolle zu bringen. Aus Zahnbelägen entwickelt sich Zahnstein, der die Entzündung auslöst. Ihre Entwicklung wird begünstigt durch überstehende Zahnfüllungen und Kronen, Knirschen und Pressen mit den Zähnen (auch im Schlaf) und durch fehlbelastete Zähne bei einem lückenhaften Gebiß.

Behandlung. Die zahnärztliche Behandlung beseitigt Anlässe und Krankheitszeichen der Parodontitis – doch die beste Therapie ist eine ausdauernde, richtige Mund- und Zahnpflege durch den Patienten.

Kieferchirurgie und Kieferorthopädie

Genaugenommen ist selbst die Entfernung eines wackligen alten Zahnes eine Operation, denn dabei entsteht eine Wunde im Kieferknochen und im Zahnfleisch. Nur heilen diese Verletzungen erfahrungsgemäß meist gut und schnell, weil die Mundhöhle von vielen Blutgefäßen versorgt wird.

Zahnärztliche Behandlungsverfahren

Die Möglichkeiten der zahnärztlichen Chirurgie (Kieferchirurgie) haben sich in letzter Zeit durch die Vervollkommnung der örtlichen Betäubung (Lokalanästhesie) und durch neue Operationsverfahren, -materialien und -geräte beträchtlich erweitert. Diesen Fortschritten ist es zu danken, daß selbst größere Eingriffe an Zahnwurzeln und am Kieferknochen, auch plastisch-chirurgische Eingriffe zur Korrektur des Gesichts oder nach Unfällen, risikoarm geworden sind.

Einige neue, vor allem kieferchirurgische Behandlungsverfahren wie die Einpflanzung künstlicher Zahnwurzeln als Haltepfeiler der »dritten«, also künstlichen Zähne sind in der Erprobung. Auf Zahnprothesen sollte niemand verzichten, weil sie nicht nur besser aussehen als ein zahnloser Mund, sondern auch für die Nahrungszerkleinerung und damit die Verdauung wichtig sind.

Verhalten nach Eingriffen

Nach Zahnentfernungen und Operationen muß der Patient sich so verhalten, daß keine vermeidbaren Komplikationen eintreten: Essen darf man deshalb erst, wenn die örtliche Betäubung vollkommen abgeklungen ist. Während der 48 Stunden nach dem Eingriff sollte man auf Kaffee, Tee, Alkohol und Zigaretten wegen ihrer blutdrucksteigernden und damit eine Nachblutung fördernden Eigenschaften völlig verzichten. Kommt es trotzdem zu einer Nachblutung, beißt man auf ein zusammengefaltetes sauberes Taschentuch und legt von außen Eiskompressen auf. Dabei hinsetzen, nicht hinlegen!

Nach einer schwierigen Zahnentfernung sind Wundschmerzen, Schwellungen und leicht erhöhte Temperaturen normal. Steigt die Körpertemperatur jedoch über 38,5° Celsius, hält die Blutung länger an oder nimmt die Schwellung zu, muß man sich sofort wieder in zahnärztliche Behandlung begeben.

Zahnregulierung

In aller Regel völlig schmerzfrei ist die Behandlung von schiefen Zähnen durch einen Kieferorthopäden. Solche Zahnregulierung ist bei vielen Kindern erforderlich. Schiefe Zähne belasten den Kiefer einseitig, dadurch kann das Gesicht seine Symmetrie verlieren. Fehlgestellte Zähne sind darüber hinaus häufiger von Karies und Zahnfleischentzündungen betroffen, und schließlich belastet die gestörte Kaufunktion auch den Magen und die Verdauung.

Rechtzeitige Zahnregulierung, die von den Krankenkassen zum größ-

Ein Zahn wird überkront

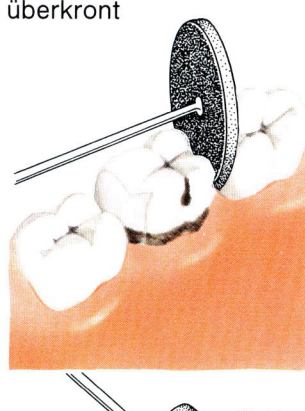

In örtlicher Betäubung wird der Zahn abgeschliffen. Zunächst wird der Zahnschmelz entfernt

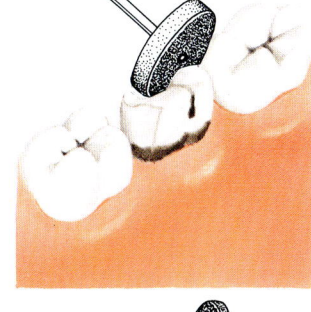

Die Behandlung beseitigt alle kariösen Stellen des Zahnbeins

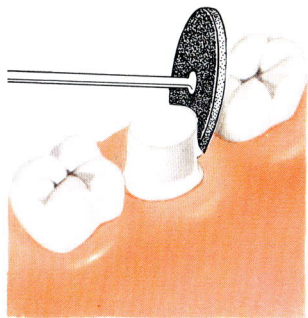

Danach wird der Zahnstumpf endgültig für die Aufnahme der Krone präpariert

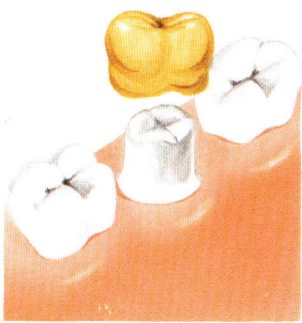

Die Goldkrone, im Labor hergestellt, wird auf den Stumpf gesetzt

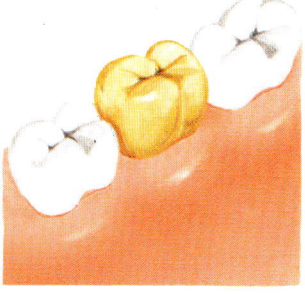

Mit Befestigungszement verankert, gibt das Edelmetall dem kranken Zahn seine Funktion zurück

Wieder richtig beißen zu können – das wird durch die Überkronung eines durch Karies geschädigten Zahnes möglich. Die Zeichnungen zeigen die einzelnen Arbeitsgänge; dabei ist zur Verdeutlichung des Vorgangs das Instrumentarium des Zahnarztes vergrößert dargestellt.

263

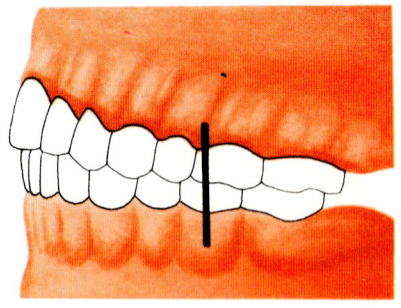

Normaler Biß

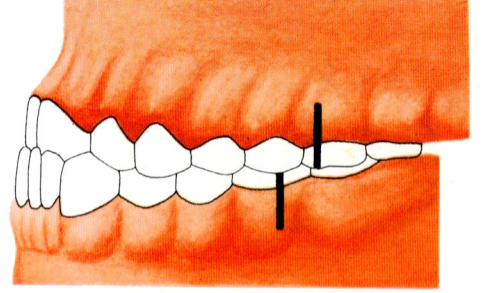

Rücklage des Oberkiefers

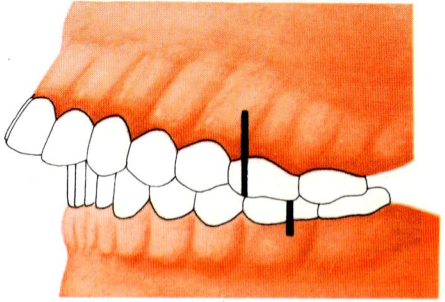

Rücklage des Unterkiefers

Fehlstellungen der Zähne und Fehlbildungen der Kiefer lassen sich durch kieferorthopädische und -chirurgische Maßnahmen erfolgreich korrigieren.

ten Teil bezahlt wird, verhilft zu gesunden und geraden Zähnen, auch in schlimmen Fällen. Die wachsenden Zähne werden durch Draht und Spangen umfaßt, ein leichter, gleichbleibender Druck rückt die Zähne im Verlauf von Monaten oder auch Jahren in die richtige Lage. »Von allein verwachsen« sich schiefe Zähne nie. Die Behandlung sollte frühzeitig, meist mit dem achten bis zehnten Lebensjahr, beginnen: Die Zahnspange macht später das Lächeln schön, sie tut nicht weh.

So bleiben Sie zahngesund

Nur zwei von tausend Deutschen haben vollkommen gesunde Zähne – eine erschreckende Zahl. Sie belegt zugleich, daß Zahnpflege und Zähneputzen keinen hundertprozentig wirksamen Schutz, keine Garantie gegen jegliche Zahnkrankheit bewirken können – denn unter den 998 sind viele, die sich durchaus Mühe geben und keine groben Fehler machen. Richtige Zahnpflege entscheidet vor allem über Ausmaß und Schnelligkeit des Eintretens von Zahnschäden – und auf dieser Ebene gibt es viel zu tun.

Zahnerkrankungen sind kein dunkles Schicksal. Sie haben viele und durchaus wohlbekannte Ursachen. So wird die Zahnfäule (Karies) durch Ernährungsfehler, mangelnde Pflege, Fehlstellungen des Kiefers und einen Mangel an Spurenelementen (Fluor) begünstigt. Daraus folgt, daß es kein Allheilmittel geben kann. Die Vorbeugung muß von mehreren Seiten her einsetzen. Und das meiste muß jeder ganz für sich allein tun: Ideal wäre das Zähneputzen nach jeder Mahlzeit. Doch zweimal täglich ist Pflicht!

Dabei kommt es vor allem auf die richtige Technik an. Sie wird auf der rechten Seite in einem Schaubild erläutert. Bisher ist nicht bewiesen, daß es bei Zahnbürsten eine Bündelanordnung gibt, die besonders blitzblank putzt. Natürlich sollte die Zahnbürste erneuert werden, wenn sie die ersten Alterserscheinungen zeigt. Und ebenso selbstverständlich muß sein, daß jeder seine eigene Zahnbürste hat und benutzt. Gemeinsamkeit bei Zahnbürsten ist ja nicht nur unappetitlich, sondern wegen der möglichen Übertragung von Krankheitskeimen auch gefährlich.

Entgegen vielen Werbeversprechen ist es belanglos, welche Zahnpasta man verwendet. Sie sollte nur zwei Bedingungen erfüllen: Erstens Fluorid enthalten und zweitens schmecken. Der Zusatz des Spurenstoffes Fluor härtet bei längerer Anwendung die Zahnsubstanzen. Bei Kindern unter acht Jahren ist jedoch Vorsicht geboten: Wird zuviel Fluor aufgenommen, können sich an den Zähnen weiße oder gelbe Linien bilden. Sprechen Sie bitte deshalb mit Ihrem Zahnarzt, was er im Einzelfall rät.

Der rechtzeitige Gang zum Zahnarzt – die Betonung liegt auf »rechtzeitig« – ist ohnehin eine der wirkungsvollsten Vorsorgemaßnahmen. Wer regelmäßig die Zähne putzt, auf klebrige Süßigkeiten weitgehend verzichtet, weil diese kariesfördernd wirken, und seinem Zahnarzt jedes halbe Jahr vorsorglich die Zähne zeigt, der tut sich selber einen Gefallen – er kommt so rechtzeitig, daß die Behandlung nicht schmerzt.

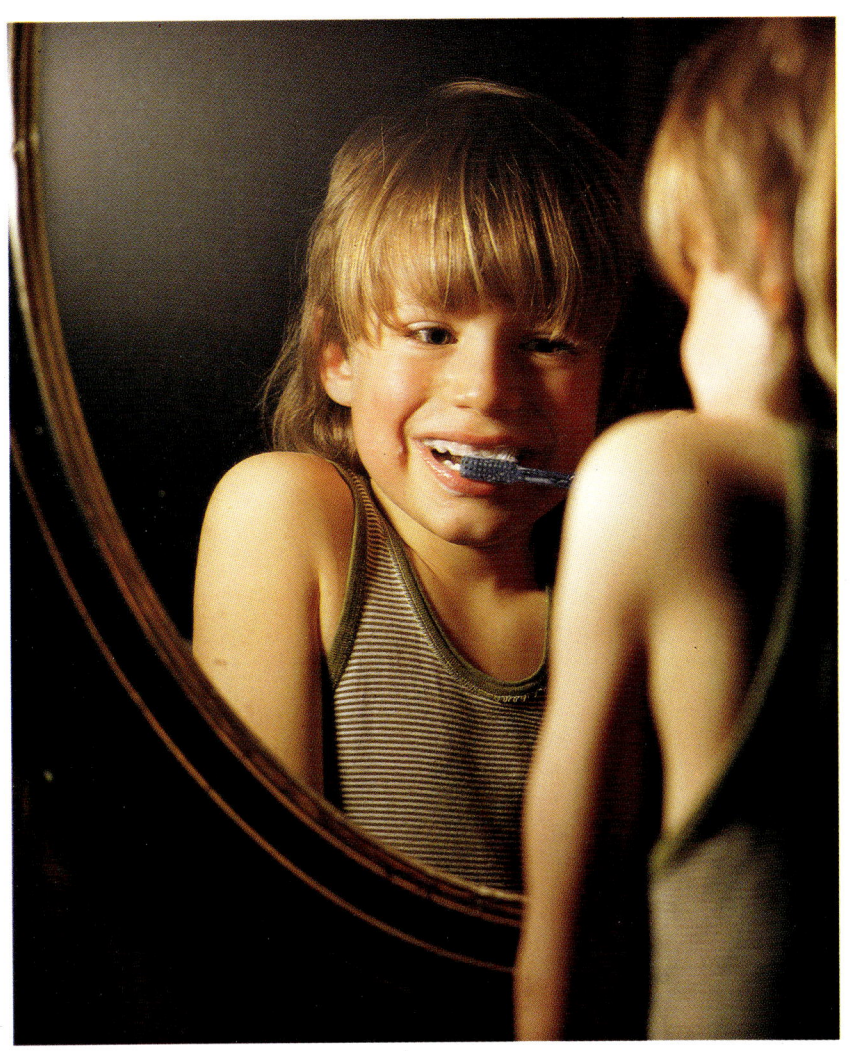

Zähneputzen kann durchaus Spaß machen (links) – aber mit dem Zähneputzen allein ist es nicht getan. Zur richtigen Pflege gehört auch die Beachtung eines bewährten Zahnputzschemas (Schemabild links unten).

Mit Ultraschallgeräten entfernt der Zahnarzt den Zahnstein (unten). Das tut nicht weh und beugt Zahnkrankheiten vor: Zahnstein kann Entzündungen des Zahnhalteapparates auslösen.

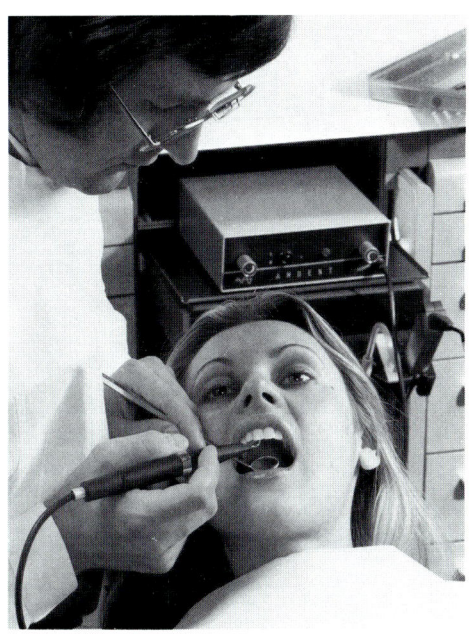

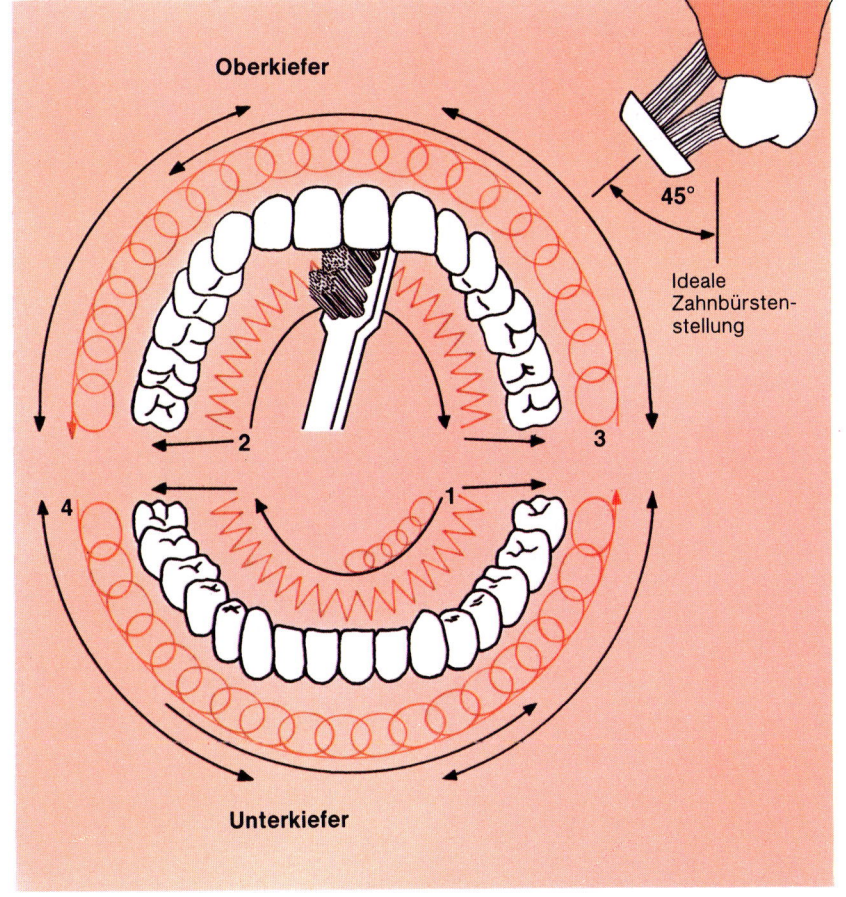

Ein bewährtes Zahnputzschema, das vor Karies und Parodontopathien schützt: Beginnen Sie unten links an den Zahninnenflächen (1) mit zickzackförmigen Bewegungen und putzen Sie dann auf gleiche Weise die Innenseite der Zähne im Oberkiefer (2). Mit kreisenden Bewegungen (3) werden anschließend die Vorderseiten der Zähne im Oberkiefer, danach die der Zähne im Unterkiefer (4) geputzt. Nicht zu fest aufdrücken! Die Borsten sollten jeweils zur Hälfte das Zahnfleisch und den Zahn erreichen und sich nur leicht durchdrücken.

265

Verarbeitung der Nahrung

Magen und Darm

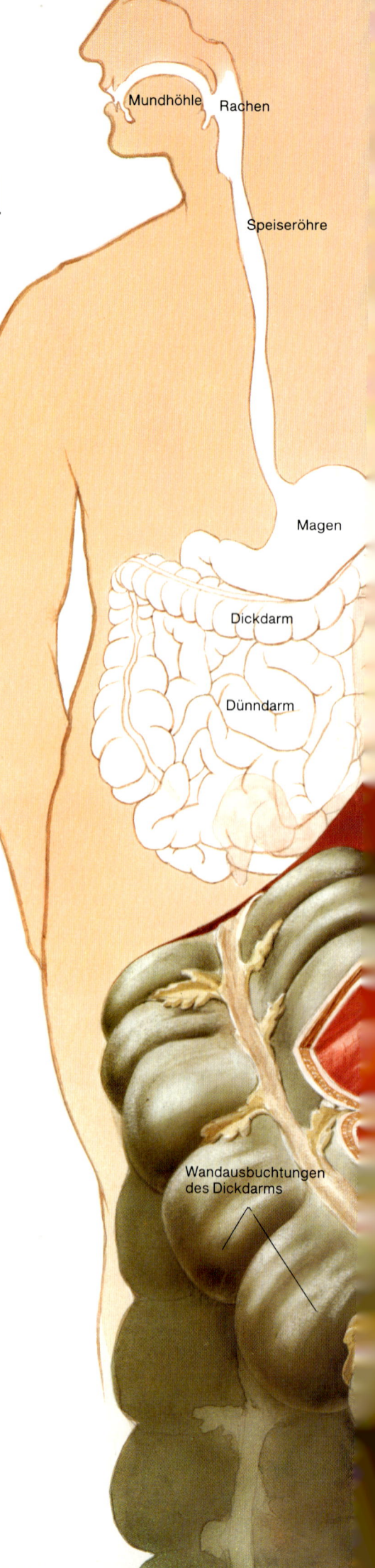

Mundhöhle Rachen

Speiseröhre

Magen

Dickdarm

Dünndarm

Wandausbuchtungen
des Dickdarms

Das Verdauungssystem besteht aus einem
muskulösen Kanal, der vom Mund bis zum
After reicht. Seine Aufgabe ist die Verarbeitung
der angebotenen Nahrung. Dazu müssen die
Nahrungsmittel mechanisch zerkleinert,
durchmischt, chemisch aufgespalten und dann
aufgesaugt (resorbiert) werden. Verdauung und
Stoffwechsel ermöglichen das Wachstum des
Organismus, den Ersatz verbrauchter Stoffe
und stellen das Brennmaterial zur Erzeugung
von Körperwärme und Muskelbewegung
zur Verfügung.
Zum Verdauungssystem gehören Mundhöhle,
Rachen, Speiseröhre, Magen, Dünndarm,
Dickdarm und Mastdarm. Jedes dieser Organe
hat ganz bestimmte Aufgaben. Im Mund wird
die Nahrung zerkleinert, im Magen durchmischt
und angedaut, im Dünndarm resorbiert, der
unverdauliche Rest vom Dickdarm eingedickt
und ausgeschieden. Nur das Zusammenwirken
aller dieser Organe und der Verdauungsdrüsen
sichert das Funktionieren der Verdauung.
Durch vernünftiges Verhalten kann jeder viel
dazu beitragen.

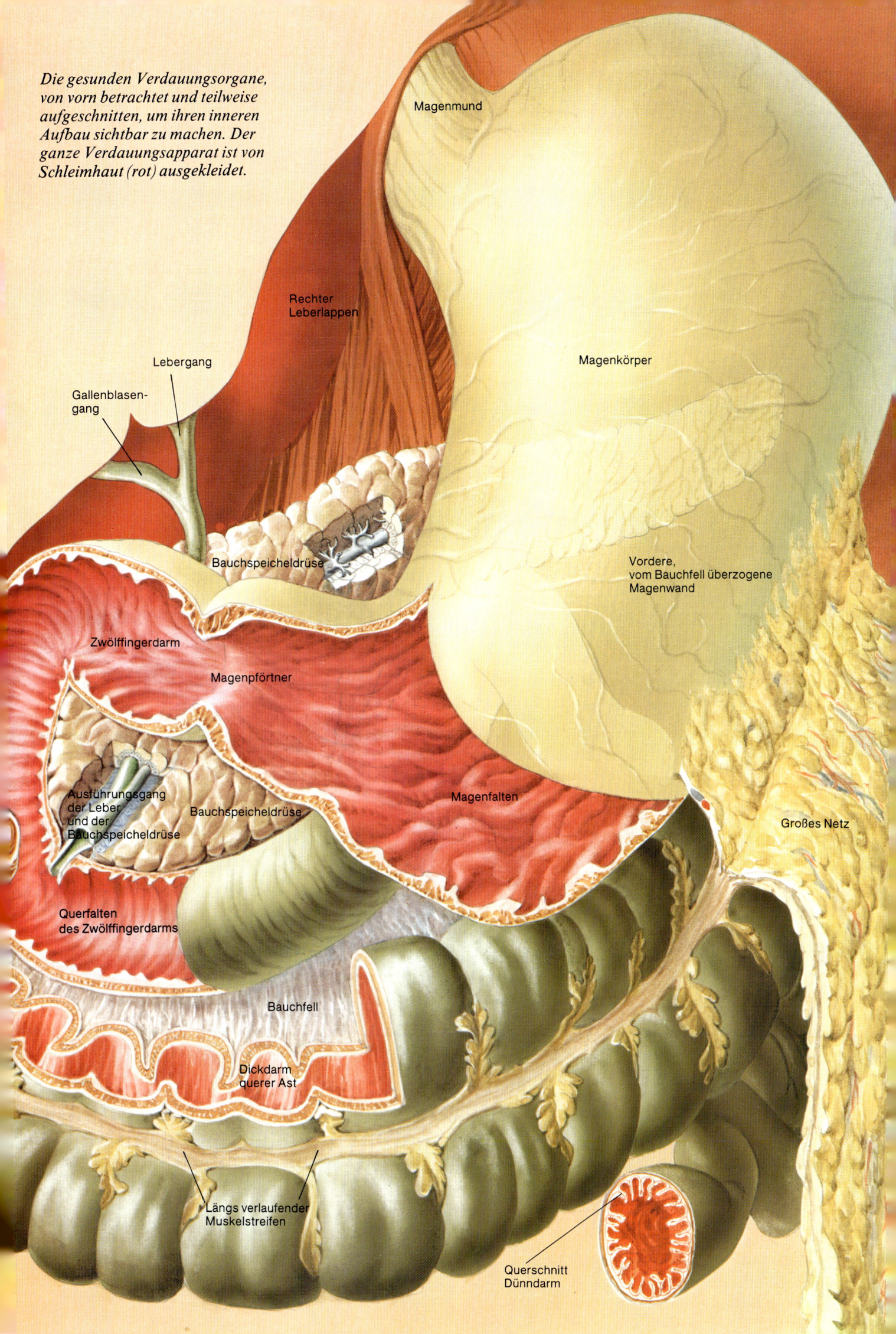

Die gesunden Verdauungsorgane, von vorn betrachtet und teilweise aufgeschnitten, um ihren inneren Aufbau sichtbar zu machen. Der ganze Verdauungsapparat ist von Schleimhaut (rot) ausgekleidet.

Magenmund

Rechter Leberlappen

Lebergang

Gallenblasengang

Magenkörper

Bauchspeicheldrüse

Vordere, vom Bauchfell überzogene Magenwand

Zwölffingerdarm

Magenpförtner

Ausführungsgang der Leber und der Bauchspeicheldrüse

Bauchspeicheldrüse

Magenfalten

Großes Netz

Querfalten des Zwölffingerdarms

Bauchfell

Dickdarm querer Ast

Längs verlaufender Muskelstreifen

Querschnitt Dünndarm

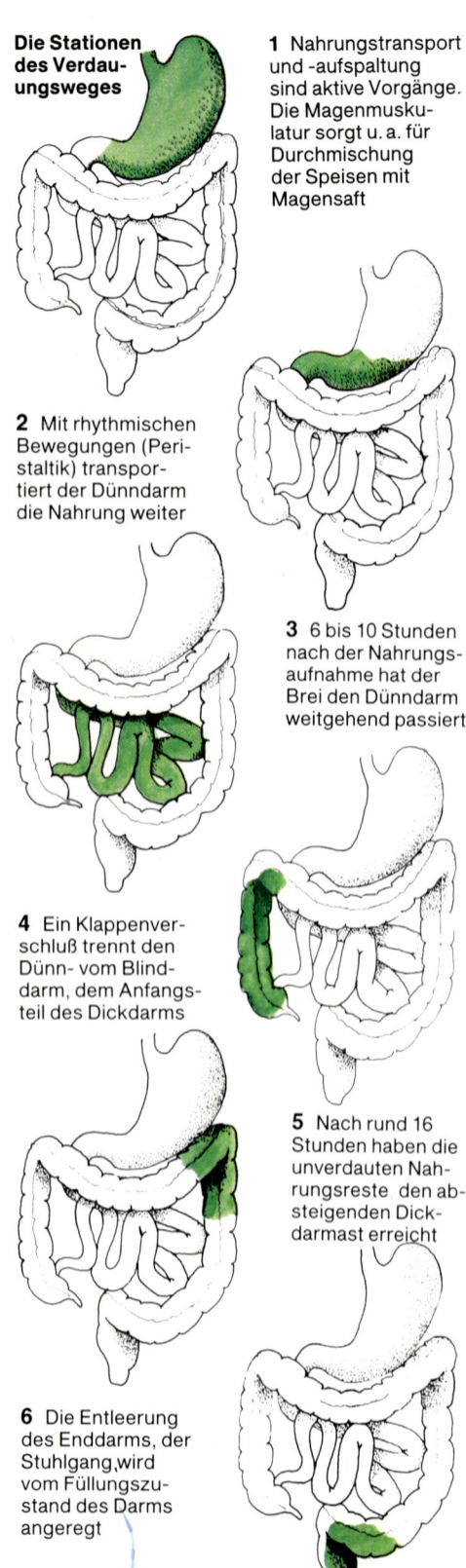

Die Stationen des Verdauungsweges

1 Nahrungstransport und -aufspaltung sind aktive Vorgänge. Die Magenmuskulatur sorgt u. a. für Durchmischung der Speisen mit Magensaft

2 Mit rhythmischen Bewegungen (Peristaltik) transportiert der Dünndarm die Nahrung weiter

3 6 bis 10 Stunden nach der Nahrungsaufnahme hat der Brei den Dünndarm weitgehend passiert

4 Ein Klappenverschluß trennt den Dünn- vom Blinddarm, dem Anfangsteil des Dickdarms

5 Nach rund 16 Stunden haben die unverdauten Nahrungsreste den absteigenden Dickdarmast erreicht

6 Die Entleerung des Enddarms, der Stuhlgang, wird vom Füllungszustand des Darms angeregt

So viel Verdauungssäfte werden pro Tag durchschnittlich abgesondert:
- *Mundspeichel 1 bis 2 Liter,*
- *Magensaft 1½ bis 2 Liter,*
- *Bauchspeichel 1½ Liter,*
- *Galle ¾ Liter,*
- *Darmsaft 3 Liter.*

Verdauung und Stoffwechsel

Aus den Nahrungsmitteln gewinnt der menschliche Körper die Materialien zum Aufbau seiner Gewebe und die Energie zur Erzeugung von Körperwärme und Muskelbewegung. Voraussetzung dafür ist, daß die Nahrungsstoffe im Magen-Darm-Kanal in ihre einfachsten Bausteine zerlegt und damit löslich gemacht werden. Diesen Vorgang nennen wir Verdauung. Er wird gesteuert durch kompliziert aufgebaute Eiweißverbindungen, die *Fermente* oder *Enzyme* heißen. Diese Wirkstoffe spalten die Kohlenhydrate, Eiweiße und Fette (→ Seite 23). Fermente werden von zahlreichen körpereigenen Drüsenzellen produziert und in großer Menge in den Verdauungskanal abgesondert.

Weg der Nahrung

An der Verdauung sind alle Abschnitte des Eingeweidesystems, vom Mund bis zum Enddarm, mit unterschiedlichen Aufgaben beteiligt. Die Abbildung auf der rechten Seite zeigt, welche verschiedenen Fermente die Nahrung aufspalten und in welchem Teil des Verdauungskanals die Spaltprodukte aufgesaugt werden.

Vom Mund zum Magen. Im Mund wird die Nahrung durch die Zähne zerkleinert und mit dem Speichel vermischt. Der so gleitfähig gemachte Nahrungsbrei erreicht durch die aktive Transportleistung der Speiseröhre nach rund fünf bis sechs Sekunden den Magen. Die kräftigen Muskelwände des Magens halten die Speisen ständig in Bewegung und durchmischen den Speisebrei intensiv mit allen Bestandteilen des Magensaftes. Seine Absonderung erfolgt durch die Drüsenzellen der Magenschleimhaut.

Dünndarm. Die Verweildauer der Speisen im Magen ist abhängig von ihrer Art und Menge. Je voller der Magen ist, desto rascher werden die Speisen in den Dünndarm weiterbefördert. Dessen erster Teil, der *Zwölffingerdarm,* ist für die Verdauung besonders wichtig. Hier mündet der gemeinsame Ausführungsgang der Bauchspeicheldrüse (Pankreas, →Seite 299) und der Gallenblase. Die Darmzotten saugen die Nährstoffe auf (Resorption). Dabei gelangen die Fettsäuren in die Lymphgefäße, Kohlenhydrate und Eiweiß hingegen über kleinste Blutgefäße in das Pfortadersystem und von dort zur Leber. Im Leerdarm werden dem Nahrungsbrei Mineralstoffe und Wasser entzogen.

Rolle des Wassers. Wasser ist kein Nahrungsmittel, es wird nicht in seine Bestandteile zerlegt und liefert keine Energie. Für die Verdauung ist Wasser jedoch unbedingt nötig, weil es dem Darminhalt zu seiner breiig-dünnflüssigen Form verhilft, die Voraussetzung der chemischen Aufspaltung der Nahrungsmittel ist. Der ständige Wasserverlust durch sichtbaren und unsichtbaren Schweiß, die Atmung, den Urin und den Kot macht die tägliche Zufuhr von mindestens 1,5 Liter Flüssigkeit erforderlich. Gegen einen vollständigen Flüssigkeitsentzug ist der Körper sehr viel empfindlicher als gegenüber Nahrungsmangel. Ein durstender Mensch stirbt innerhalb von vier bis 15 Tagen, der Hungernde überlebt 40 bis 60 Tage.

Dickdarm. Im Dickdarm werden dem Nahrungsbrei keine aufspaltenden Fermente mehr zugesetzt. In diesem Darmabschnitt wird die Verdauungsarbeit vor allem von *Darmbakterien* bewältigt. Kohlenhydrate werden vergoren, Zellulose wird zum Teil aufgespalten. Weil die Bakterien auch Fäulnisprozesse, vor allem der verbleibenden Eiweißstoffe, bewirken, entsteht Gas. Sein Übermaß führt zu *Blähungen* (Meteorismus). Die unverdauten Reste der Nahrung sammeln sich im *Mastdarm* und werden als Kot ausgeschieden.

Krankheitszeichen des Verdauungssystems

Die Verdauung ist ein aktiver Vorgang. Dabei werden Stunde für Stunde, auch im Schlaf und ohne daß wir es bemerken, von Magen, Darm und den Verdauungsdrüsen beträchtliche Leistungen vollbracht. Aus Erfahrung weiß jeder Mensch, daß diese Arbeit seiner Bauchorgane auf vielfältige Weise gestört werden kann. Dann macht

So funktioniert die Verdauung des Menschen

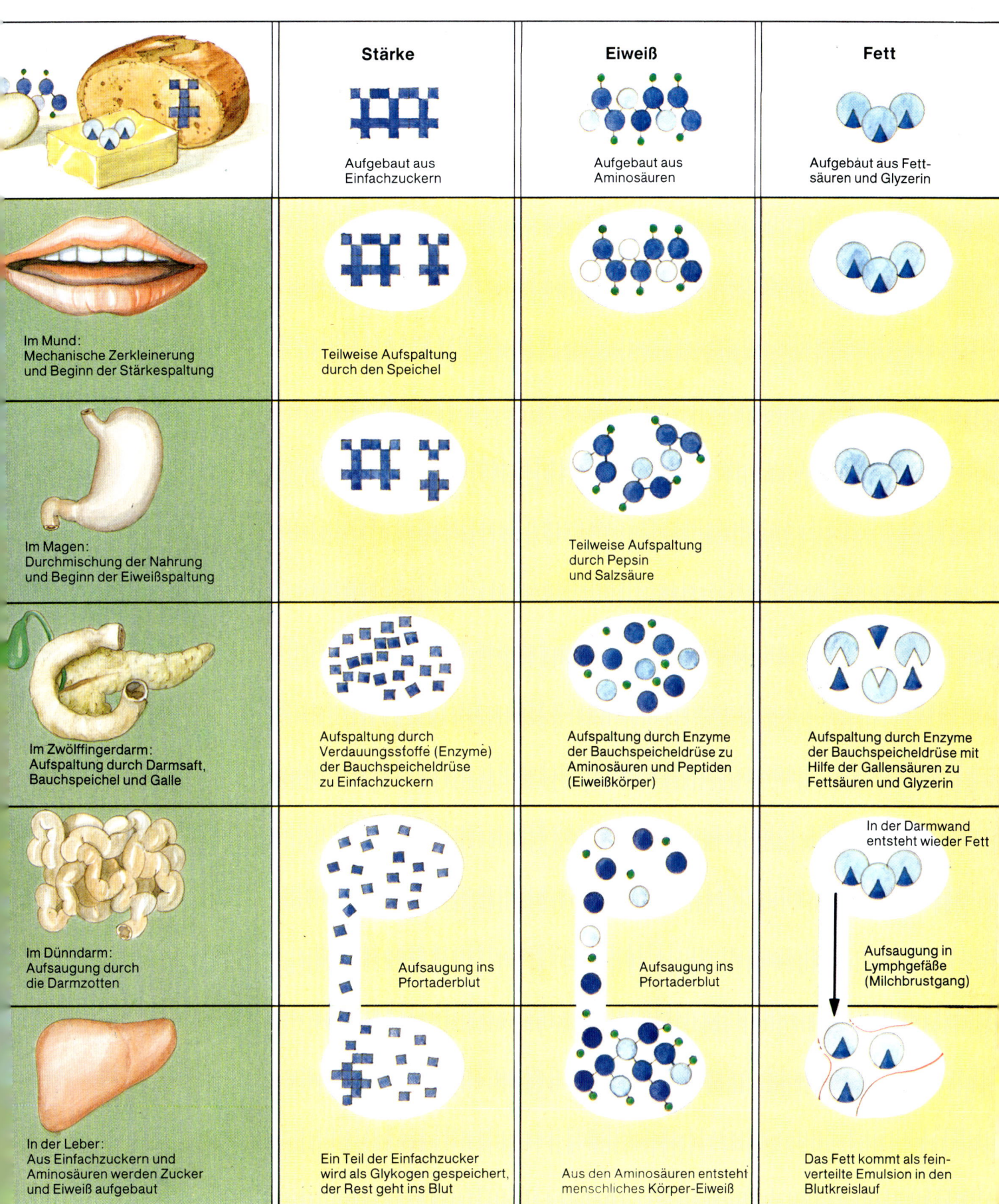

	Stärke	**Eiweiß**	**Fett**
	Aufgebaut aus Einfachzuckern	Aufgebaut aus Aminosäuren	Aufgebaut aus Fett-säuren und Glyzerin
Im Mund: Mechanische Zerkleinerung und Beginn der Stärkespaltung	Teilweise Aufspaltung durch den Speichel		
Im Magen: Durchmischung der Nahrung und Beginn der Eiweißspaltung		Teilweise Aufspaltung durch Pepsin und Salzsäure	
Im Zwölffingerdarm: Aufspaltung durch Darmsaft, Bauchspeichel und Galle	Aufspaltung durch Verdauungsstoffe (Enzyme) der Bauchspeicheldrüse zu Einfachzuckern	Aufspaltung durch Enzyme der Bauchspeicheldrüse zu Aminosäuren und Peptiden (Eiweißkörper)	Aufspaltung durch Enzyme der Bauchspeicheldrüse mit Hilfe der Gallensäuren zu Fettsäuren und Glyzerin
Im Dünndarm: Aufsaugung durch die Darmzotten	Aufsaugung ins Pfortaderblut	Aufsaugung ins Pfortaderblut	In der Darmwand entsteht wieder Fett. Aufsaugung in Lymphgefäße (Milchbrustgang)
In der Leber: Aus Einfachzuckern und Aminosäuren werden Zucker und Eiweiß aufgebaut	Ein Teil der Einfachzucker wird als Glykogen gespeichert, der Rest geht ins Blut	Aus den Aminosäuren entsteht menschliches Körper-Eiweiß	Das Fett kommt als fein-verteilte Emulsion in den Blutkreislauf

269

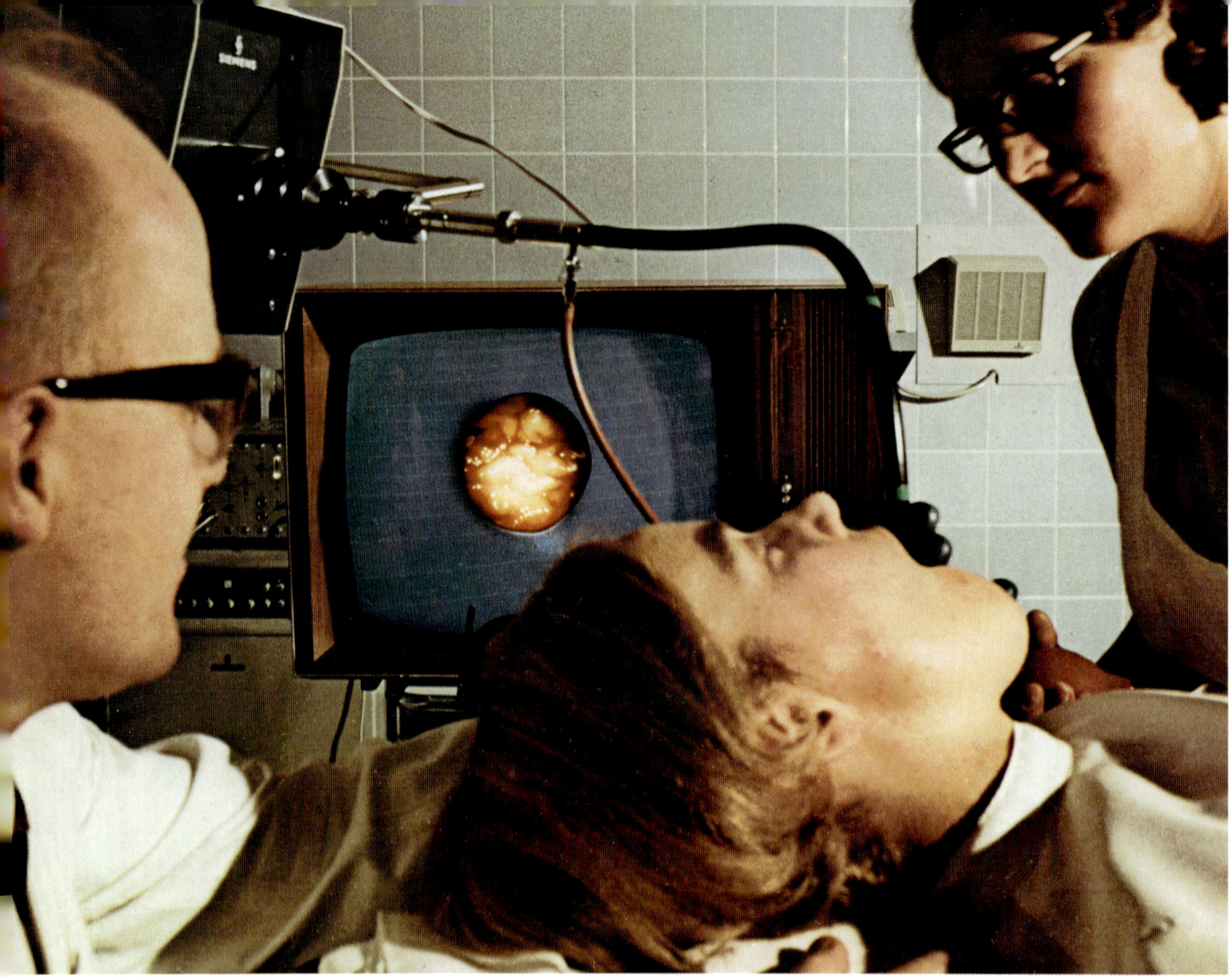

Die endoskopische Untersuchung des Magens (Gastroskopie) erfolgt häufig schon unter Zuhilfenahme von Fernsehkamera und Bildschirm (oben): Auf ihm sind die Magenwände der Patientin zu erkennen. Unten: So leuchtet das Gastroskop den Magen aus. Lichtquelle und Optik sitzen am Kopf des Instruments.

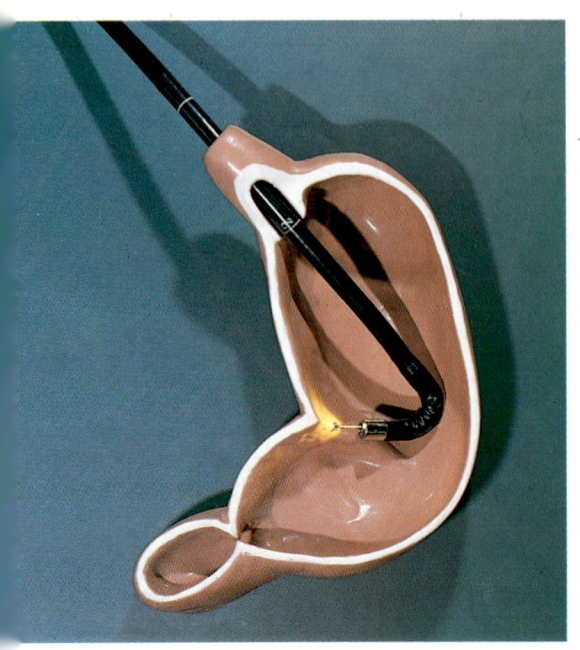

sich der Leib durch Krankheitszeichen bemerkbar, mit harmlosen und meist rasch vorübergehenden, wie Aufstoßen, Schluckauf oder Sodbrennen, Völlegefühl, Rumoren und Darmkneifen, Appetitmangel oder einem akuten Durchfall. Alle Beschwerden des Bauchraumes (Abdomen) können sich jedoch auch zu sehr schmerzhaften, eine ernste Erkrankung anzeigenden Zeichen steigern oder chronisch werden.

Ausmaß und Verlauf der Verdauungsstörungen sind weitgehend abhängig vom Verhalten des Patienten, insbesondere von seinen Ernährungsgewohnheiten. Über Hunger und Durst, Abmagerung und Fettsucht, Schluckauf und Erbrechen und ihre jeweiligen möglichen Ursachen ist im Kapitel über die Krankheitszeichen (→ Seite 74) berichtet worden.

Untersuchungsmethoden

Weil das Verdauungsrohr mit Ausnahme der Mundhöhle und des Rachenraumes der unmittelbaren Betrachtung und Untersuchung durch den Arzt nicht zugänglich ist, wird die Diagnose der Krankheiten vor allem aus ihren Beschwerden und den nachweisbaren Funktionsstörungen gestellt. Mit Hilfe von Laboruntersuchungen, zum Beispiel dem Nachweis bestimmter Krankheitserreger im Darm, ferner durch Röntgenuntersuchungen und die Einführung biegsamer Sehrohre (Endoskope, → Seite 443) gelingt es jedoch, ein genaues Bild von den krankhaften Veränderungen der Organe zu erhalten.

Gastroskopie. Der Magen-Darm-Kanal ist von seinem Anfang bis zu seinem Ende der endoskopischen Untersuchung zugänglich. Für den Patienten ist die Untersuchung ungefährlich und wenig belastend, weil der elastische Verbindungsschlauch nur neun bis zwölf Millimeter dick ist. Mit dem Gastroskop können z. B. Magengeschwüre oder krebsige

Entartungen erkannt werden. Mit Hilfe einer kleinen, am Ende des Untersuchungsinstrumentes montierten Kamera lassen sich Fotos aus dem Inneren des Magens oder Darmes herstellen *(Gastrokamera)*. Kleine Kneifzangen am Kopf des Gastroskops, kaum größer als der Kopf einer Ameise, erlauben die Entnahme von Gewebeproben *(Biopsie)*. Die Auswertung der Fotos bzw. die mikroskopische Untersuchung der Gewebeproben sichert die Diagnose.

Manchmal gelingt es auch, mit Hilfe des Gastroskops verschluckte Fremdkörper aus dem Magen zu ziehen oder einen krankhaften Zustand von außen her sofort und ohne Operation zu behandeln. Die vielseitigen Verwendungsmöglichkeiten stellen einen großen medizinischen Fortschritt dar.

Speiseröhre

Die Speiseröhre (Ösophagus), ein rund 25 Zentimeter langes Muskelrohr, beginnt im unteren Teil des Rachenraumes, zieht hinter der Luftröhre und vor der Wirbelsäule durch den Brustraum hinab, tritt durch das Zwerchfell und endet unmittelbar danach im Magen. Weil es von den Schneidezähnen bis zum Anfang des Ösophagus rund 15 Zentimeter sind, erreicht ein eingeführter Magenschlauch nach etwa 40 Zentimetern den Magen.

Aufbau, Aufgabe. Die Wand der Speiseröhre besteht innen aus Schleimhaut, dann folgt eine Muskel- und außen eine Bindegewebsschicht. Es bestehen jedoch, abhängig von der unterschiedlichen Funktion, vor allem in der Struktur der Schleimhäute beträchtliche Unterschiede. Die Speiseröhre sorgt für den aktiven Transport des Nahrungsbreis, indem sie sich hinter jedem geschluckten Bissen wellenförmig zusammenzieht (Peristaltik) und so feste Nahrung und auch die Flüssigkeiten vorwärts bewegt.

Speiseröhren-Erkrankungen

Erkrankungen der Speiseröhre sind nicht selten. Eine *Entzündung* (Ösophagitis) macht sich durch ein brennendes Gefühl (Sodbrennen) und später auch durch Schluckbeschwerden bemerkbar. Die häufigste Ursache ist ein Rückfluß (Reflux) von Sekreten aus dem Magen und dem Zwölffingerdarm *(Refluxkrankheit)*. Man behandelt sie durch eiweißreiche Kost, kleine Mahlzeiten und den Verzicht auf Alkohol und Nikotin. Eine chronische Schädigung der Schleimhaut der Speiseröhre ist eine wichtige Ursache bei der Entwicklung eines Speiseröhrenkrebses.

Krankhafte *Verengungen der Speiseröhre* (Ösophagusstenosen) rufen Schluckbeschwerden, Würgereiz und Schmerzen hervor. Eine ärztliche Untersuchung ist erforderlich. Umgehend muß für ärztliche Hilfe gesorgt werden, wenn es in die Speiseröhre hinein blutet *(Ösophagusblutung)*. Ursachen können Blutstauungen der Pfortader bei Leberschrumpfung (Ösophagusvarizenblutung), ein bösartiger Tumor, Verletzungen und Blutkrankheiten sein. Die sofortige Blutstillung ist lebensrettend.

Bauchfell

Weil Magen und Darm einmal voll und einmal leer sind, den Speisebrei außerdem durch die Bewegung ihrer muskulösen Wände, die Peristaltik, umwälzen und fortbewegen, müssen diese Organe gut beweglich sein. Der Darm ist deshalb an einer bindegewebigen Platte, dem Gekröse (→ Seite 276), befestigt. Überzogen werden fast alle Bauchorgane von einer dünnen, spiegelglatten Haut, dem Bauchfell (Peritoneum). Diese Haut kleidet auch die Bauchwände aus und sondert eine Flüssigkeit ab, die die einzelnen Bauchorgane gegeneinander leicht verschieblich macht.

Bei Verdacht auf Bauchfellentzündung:

● *Keine Medikamente geben! Vor allem schmerzstillende Arzneimittel verschleiern die Symptome und verzögern die lebensrettende Frühbehandlung.*

● *Den Patienten beruhigen und sofort den Kliniktransport organisieren!*

Bauchfellentzündung

Eine Bauchfellentzündung (Peritonitis) ist immer eine sehr ernste, oft lebensgefährliche Erkrankung.

Ursachen. Sie wird meist durch Bakterien hervorgerufen, die entweder von außen durch eine Verletzung der Bauchwand oder von innen her, etwa als Folge des Durchbruchs (Perforation) eines Magengeschwürs, aber auch ausgehend von den weiblichen Genitalien oder fortgeleitet von Entzündungen bauchferner Organe in die normalerweise völlig keimfreie Bauchhöhle gelangen.

Krankheitszeichen. Die Entzündung des Bauchfells macht sich vor allem mit starken Schmerzen, Fieber, Erbrechen (auch Koterbrechen), Stuhl- und Windverhaltung und einer straff gespannten Bauchdecke bemerkbar.

Behandlung. Sofortiger Transport in eine Klinik! Dort wird die Peritonitis ggf. durch eine Operation und den Ausgleich des Flüssigkeitsverlustes behandelt.

Der Magen und seine Krankheiten

Der Magen (Ventriculus oder Gaster) ist der weiteste Teil des Verdauungskanals. Das muskulöse Hohlorgan faßt eineinhalb Liter, hat entweder die Form eines Angelhakens oder eines Stierhorns, liegt im Oberbauch und dient als Sammelbecken der Speisen.

Bau und Funktion

An dem dünnhäutigen Magensack unterscheidet man den Mageneingang (Cardia), den Magengrund (Fundus) und den Magenkörper (Corpus) mit seinem zum Magenausgang oder Pförtner (Pylorus) gelegenen Anteil, dem Antrum. Die nach der Mitte und oben gelegene Krümmung heißt »kleine Kurvatur« (Curvatura minor), die nach unten gelegene »große Kurvatur« (Curvatura major).

Die Gestalt des Magens ist von vielen Umständen abhängig, so von der Füllung, dem Druck der anderen Bauchorgane und des Zwerchfells, der formenden Kraft der Magenmuskulatur, auch vom Körperbautyp, dem Lebensalter und dem Geschlecht. Es gibt deshalb keine allgemeinverbindliche »gesunde« Form und Lage des Organs. Der leere Magen weist eine typische Fältelung der Schleimhaut auf, die bei Füllung weitgehend verschwindet. Am Mageneingang und am Magenausgang sitzen ringförmige Schließmuskeln.

Verdauungssäfte. In der Schleimhaut des Magens sind zahlreiche Drüsen enthalten, die Verdauungssäfte, und zwar Salzsäure, Pepsin und

Speiseröhre
Mageneingang
Längsfalten der Magenschleimhaut
Vorraum des Magenpförtners (Antrum)
Ringmuskulatur des Pförtners
Zwölffingerdarm
Magengrund
Kleine Kurvatur
Große Kurvatur
Magenkörper
Magenausgangsteil

Die Form des Magens wandelt sich ständig durch Nahrungsaufnahme und Muskelkontraktionen, auch durch den Druck der anderen Bauchorgane. Die vier Anteile des muskulösen Hohlorgans sind die Region des Mageneingangs (grün), der Magengrund (rot), der Magenkörper (braun) und der Magenausgang (blau).

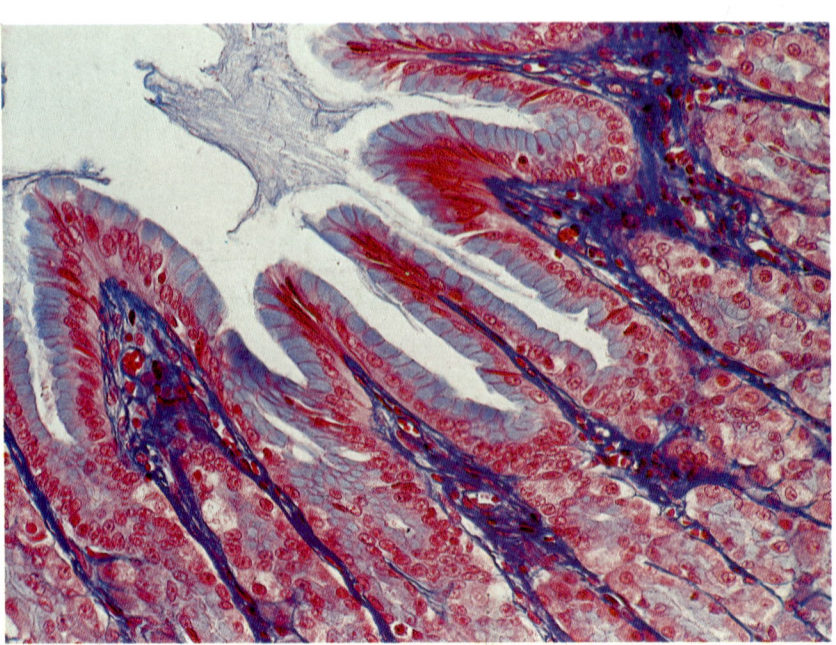

Ein Blick auf die mikroskopisch vergrößerte Schleimhaut eines gesunden Magens. Die Fältelung vergrößert die innere Oberfläche des Organs und gibt Magensaft und Magensäure bessere Einwirkungsmöglichkeiten.

Schleim, absondern. Diese Magensaftsekretion wird beeinflußt durch die Berührung des Speisebreis mit den Magenwänden, durch die Sinnesorgane und durch unsere Vorstellung: Der Gedanke an eine besonders leckere Speise läßt nicht nur im Mund den Speichel zusammenlaufen, sondern aktiviert auch die Drüsen des Magens.

Der »nervöse« Magen

Seelisches Wohlbefinden und die Gesundheit des Magens hängen eng zusammen. Heruntergeschluckter Ärger, so weiß ein wahres Sprichwort, »schlägt auf den Magen«, und ebenso nachteilig können sich Wut, Ehrgeiz, Kummer und Angst bemerkbar machen. Manchen Menschen nimmt Streß den Appetit, andere werden durch soziale oder familiäre Konflikte verleitet, mehr zu essen, als ihnen guttut. Zu Magenbeschwerden neigen nicht alle Menschen in gleicher Weise. Männer sind mehr gefährdet als Frauen, berufstätige Erwachsene häufiger magenkrank als Kinder oder ältere Leute.

Krankheitszeichen. Wer unter ständiger Anspannung lebt, dabei innerlich erregt ist und immer bemüht, alles so perfekt wie möglich zu erledigen, klagt häufig über einen »empfindlichen« oder »nervösen« Magen. Das Organ macht sich dann durch saures Aufstoßen, Sodbrennen, Übelkeit oder Erbrechen und einen Widerwillen gegen bestimmte Speisen bemerkbar. Im Oberbauch spürt der Patient meist ein unangenehmes Druckgefühl.

Ursachen. Die genannten Beschwerden werden beobachtet, ohne daß der Magen »organisch krank« ist. Weder produzieren die Magendrüsen zuviel Sekret, noch sind die Schleimhäute entzündet. Den Beschwerden liegen vielmehr seelisch (psychisch) bedingte Funktionsstörungen eines organisch (somatisch) gesunden Körperteils zugrunde. Man spricht deshalb von einer »psychosomatischen« Krankheit (→ Seite 390).

Behandlung. Die ärztliche Untersuchung versucht zunächst andere mögliche Ursachen der Beschwerden auszuschließen. Sollte bei längerem Bestand eine Behandlung erforderlich sein, ist eine Bereinigung der belastenden Lebenssituationen und Konflikte das erste Ziel.

Vorbeugung. Wer aus Erfahrung weiß, daß sein Magen empfindlich reagiert, muß sich bemühen, die für ihn schlecht verträglichen Speisen zu meiden. Auch sollten die magenbelastenden Genußmittel wie hochprozentige Alkoholika, starker Kaffee und schwarzer Tee eingeschränkt werden. Auf das gesundheitsschädliche Rauchen wird am besten völlig verzichtet.

Magenschleimhautentzündung

Die zarte Magenschleimhaut kann sich ganz oder teilweise akut oder chronisch entzünden (Gastritis). Dabei schwillt sie an und wird hochrot. Schmerzen entstehen nicht, weil die Magenschleimhaut keine gefühlsleitenden (sensiblen) Nerven enthält.

Ursachen. Entzündliche Veränderungen der Magenschleimhaut können viele Ursachen haben. Sie finden sich bei jedem zweiten Erwachsenen und bleiben oft unbemerkt, weil sie keine Beschwerden hervorrufen. Die Diagnose »Gastritis« besagt also nur, daß an der Mageninnenwand bestimmte feingewebliche Entzündungszeichen vorhanden sind; sie sagt nichts aus über deren Krankheitswert.

Eine *akute Gastritis* kann hervorgerufen werden durch oberflächliche Verätzung des Magens (Ätzgastritis), nach absichtlichem oder versehentlichem Trinken von Säure oder Lauge. Sie entsteht auch durch die chemische Wirkung bestimmter Medikamente, etwa Schmerztabletten und Anti-Rheuma-Mittel, durch ein Übermaß von Genußgiften, zum Beispiel Schnaps auf leeren Magen, ferner als eher seltener Nebenbefund bei schweren inneren Leiden, so bei Herzschwäche, Leberzerfall und Nierenversagen.

Am häufigsten ist die akute Gastritis Folge einer Keimbesiedlung von Nahrungsmitteln. Der Kontakt mit den Bakterien, meist aus der Gruppe der Salmonellen und der Staphylokokken, entzündet nicht nur

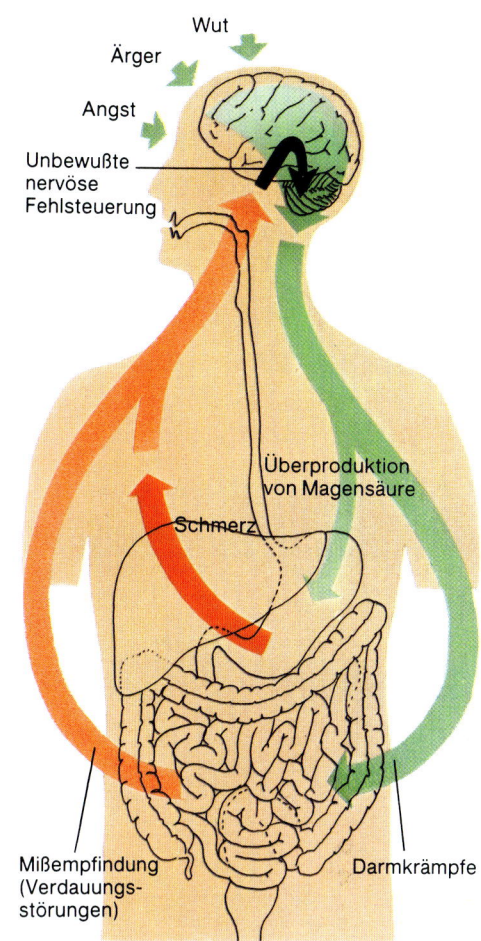

Seelischer und sozialer Streß, vor allem Wut, »schlagen auf den Magen«, der Darm kann sich verkrampfen. Schmerzen und Mißempfindungen bewirken einen Teufelskreis, der nur durch die Beseitigung der auslösenden Streß-Faktoren durchbrochen werden kann.

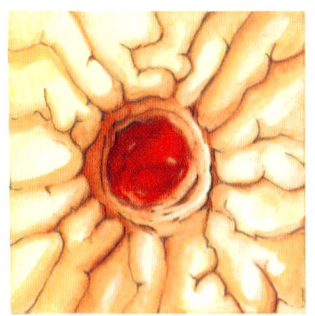

Die Schleimhaut und tiefere Wandschichten des Magens sind durch das Geschwür (Ulcus ventriculi) zerstört, der Geschwürsgrund ist blutig

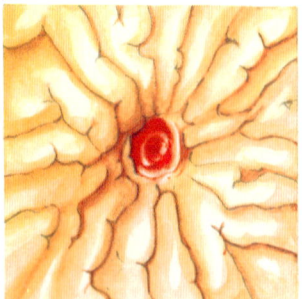

Von den Rändern her schiebt sich Schleimhaut über den Geschwürsgrund, der zugleich narbig schrumpft

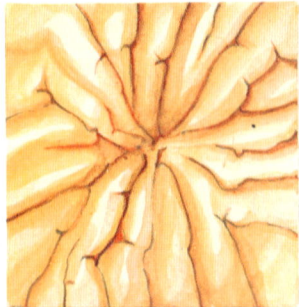

Eine Narbe bleibt zurück, wenn das Magengeschwür geheilt ist

Ein Magengeschwür und die Stadien seiner Heilung.

die Magen–, sondern auch die anschließende Darmschleimhaut (Gastroenteritis).

Krankheitszeichen. Eine akute Gastritis macht sich bemerkbar durch Bauchschmerzen, Übelkeit und Erbrechen, Durchfälle und starkes Krankheitsgefühl, oft auch Fieber.

Behandlung. Eine leichte Gastritis heilt durch vorübergehenden Nahrungsverzicht, Bettruhe, Pfefferminz- oder Kamillentee innerhalb von ein bis zwei Tagen. In den folgenden Tagen sollte der Magen durch Diät (→ Seite 281) geschont werden.

Komplikationen. Wenn eine Gastritis länger besteht *(chronische Gastritis)* oder wiederholt auftritt, können die Schleimhautdrüsen zugrunde gehen (atrophische Gastritis). Typische Beschwerden fehlen, weil der muskulöse Magen trotzdem seiner Aufgabe, der Durchmischung des Nahrungsbreis, nachkommt. Eine Behandlung ist meist nicht erforderlich.

Magen- und Darmgeschwür

Ein Geschwür, ausgehend von einer Entzündung der Schleimhaut, nennt man in der medizinischen Fachsprache »Ulcus«. An den inneren Organen sind das Magengeschwür (Ulcus ventriculi) und das Zwölffingerdarmgeschwür (Ulcus duodeni) häufig. Beide Geschwürsarten müssen wegen möglicher Komplikationen sorgsam ärztlich überwacht und behandelt werden.

In vielen Familien besteht eine erbliche Veranlagung, die das Auftreten solcher Geschwüre begünstigt. Männer zwischen 20 und 50 Jahren sind besonders häufig betroffen. Aus noch ungeklärten Gründen tritt die Ulcus-Krankheit im Sommer seltener auf.

Krankheitszeichen. Magen- und Darmgeschwüre machen sich häufig, aber nicht immer durch charakteristische Beschwerden bemerkbar. Die Patienten klagen über einen sehr heftigen, krampfartigen, oft kneifenden Schmerz im Oberbauch. Aus der Dauer (15 Minuten bis mehrere Stunden) und dem Zeitpunkt des Auftretens (meist zwei Stunden nach der letzten Nahrungsaufnahme) lassen sich entgegen weit verbreiteten Annahmen keine sicheren Schlüsse über die Art und den Sitz des Geschwürs ziehen. Magengeschwüre machen sich häufiger durch Schmerzen im linken Oberbauch, Zwölffingerdarmgeschwüre dagegen oft durch einen Ulcusschmerz rechts von der durch den Nabel gedachten Mittellinie bemerkbar. Auch die weiteren Symptome, vor allem Völlegefühl, Aufstoßen und Brechreiz, sind unterschiedlich stark ausgeprägt und fehlen häufig völlig.

Muß ein Teil des Magens wegen eines Geschwürs oder wegen Krebs entfernt werden, operiert der Chirurg meist nach Verfahren, die der Wiener Arzt Professor Billroth bereits im vorigen Jahrhundert entwickelt hat: Bei Billroth I wird der verbliebene Magenstumpf direkt mit dem Zwölffingerdarm vernäht. Bei Billroth II vereinigt der Operateur den Magenstumpf mit einer hochgezogenen Dünndarmschlinge. Der Zwölffingerdarm wird dabei blind verschlossen.

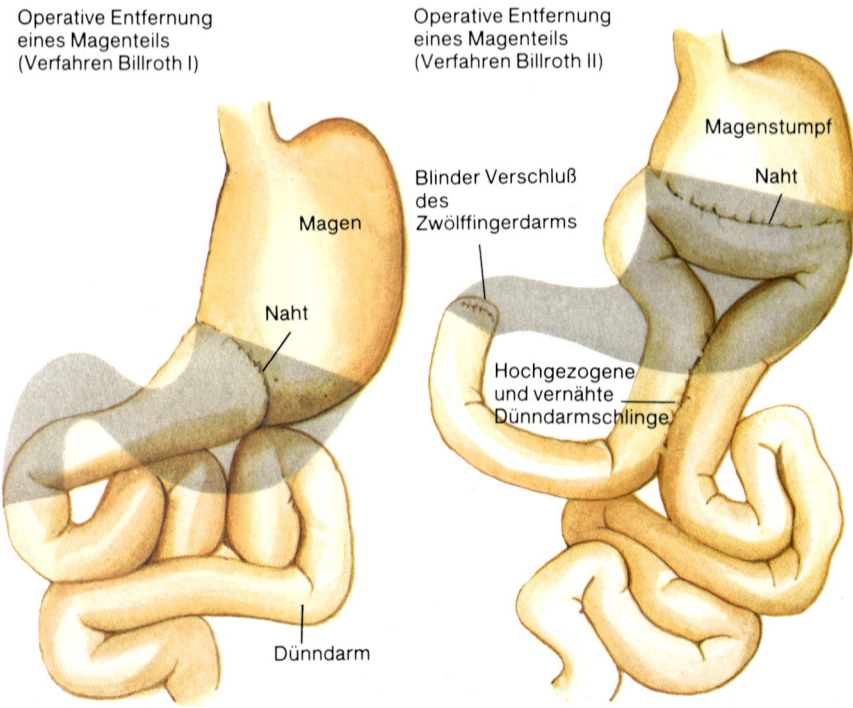

Operative Entfernung eines Magenteils (Verfahren Billroth I)

Operative Entfernung eines Magenteils (Verfahren Billroth II)

Magen

Naht

Dünndarm

Blinder Verschluß des Zwölffingerdarms

Magenstumpf

Naht

Hochgezogene und vernähte Dünndarmschlinge

Verlauf. Im allgemeinen heilen die Geschwüre innerhalb von drei bis vier Wochen aus. Dabei bilden sich Narben, die je nach Größe und Sitz des Geschwürs späte Komplikationen hervorrufen können.

Komplikationen. Ein Ulcus reicht in die tieferen Schichten der muskulösen Magen- und Darmwand. Das kann am Bauchfellüberzug eine begrenzte Entzündung (Peritonitis) hervorrufen, die wiederum zu Verklebungen mit den Nachbarorganen (Leber, Milz, Zwerchfell) führen kann. Eröffnet das Geschwür die Wand von Magen oder Darm (perforierendes Ulcus), so tritt dadurch Speisebrei in die keimfreie Bauchhöhle aus. Eine akute Bauchfellentzündung (→ Seite 272) ist die Folge. Sie erfordert die umgehende Einweisung in eine Klinik! Das gilt auch, wenn das Geschwür ein Blutgefäß eröffnet und dadurch Magenbluten sowie Bluterbrechen auftreten.

Behandlung. Sie erfolgt vor allem durch solche Medikamente, die eine eventuell vorhandene Überproduktion von Salzsäure dämpfen und chemisch neutralisieren (»abpuffern«).

Operation. Führen die konservativen Behandlungsmaßnahmen nicht zum Ziel oder treten ernste Komplikationen wie Magendurchbruch und Blutungen auf, sind chirurgische Maßnahmen erforderlich. Bei Magengeschwüren wird, oft nach den Verfahren des Magenchirurgen Professor Christian Billroth, der kranke Teil des Magens entfernt *(Magenresektion)*. Es kann auch ausreichen, den zehnten Hirnnerv, den Vagus, im Magenbereich zu durchtrennen *(Vagotomie)*. Dieser Nerv regt die Bildung der Salzsäure durch die Drüsenzellen der Magenschleimhaut an. Seine Durchtrennung dämpft die Aktivität der Säureproduktion und kann so einen der auslösenden Ulcus-Faktoren beseitigen.

Der Darm und seine Erkrankungen

Der Darmkanal des Menschen ist insgesamt sechs bis sieben Meter lang. Man unterscheidet den Dünn- und den Dickdarm, die beide weiter untergliedert werden. Zum Dünndarm zählen Zwölffingerdarm (Duodenum), Leerdarm (Jejunum) und Krummdarm (Ileum). Daran schließt sich als Teil des Dickdarms der Blinddarm (Caecum) mit seinem Wurmfortsatz (Appendix) an. Der Blinddarm geht in den Grimmdarm über, an den sich der letzte Teil des Darms, der Mastdarm (Rectum) anschließt, der den Darmkanal nach außen durch die Ringmuskulatur des Afters (Anus) verschließt.

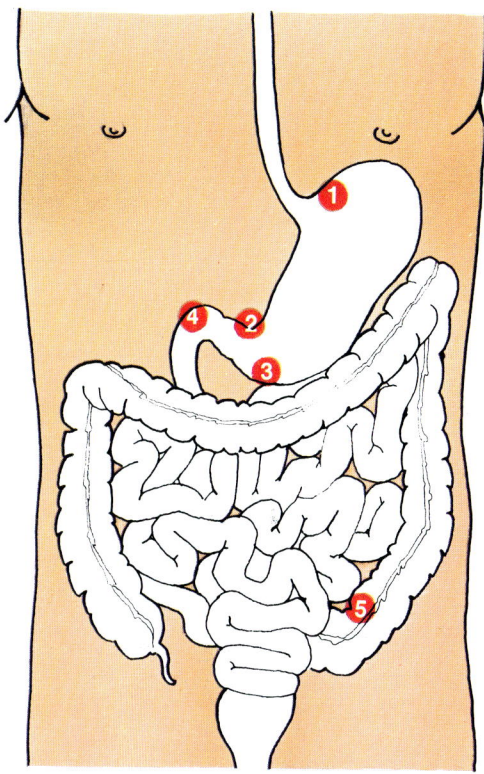

Magen- und Darmgeschwüre (Ulcus) haben ihre Lieblingssitze: Betroffen sind vor allem der Mageneingang (1), das untere Gebiet der kleinen Magenkrümmung (2), Magenausgang (3) und Zwölffingerdarm (4). Dickdarmgeschwüre (5) haben mit dem Magengeschwür nichts gemeinsam. Sie nehmen häufig einen chronischen Verlauf.

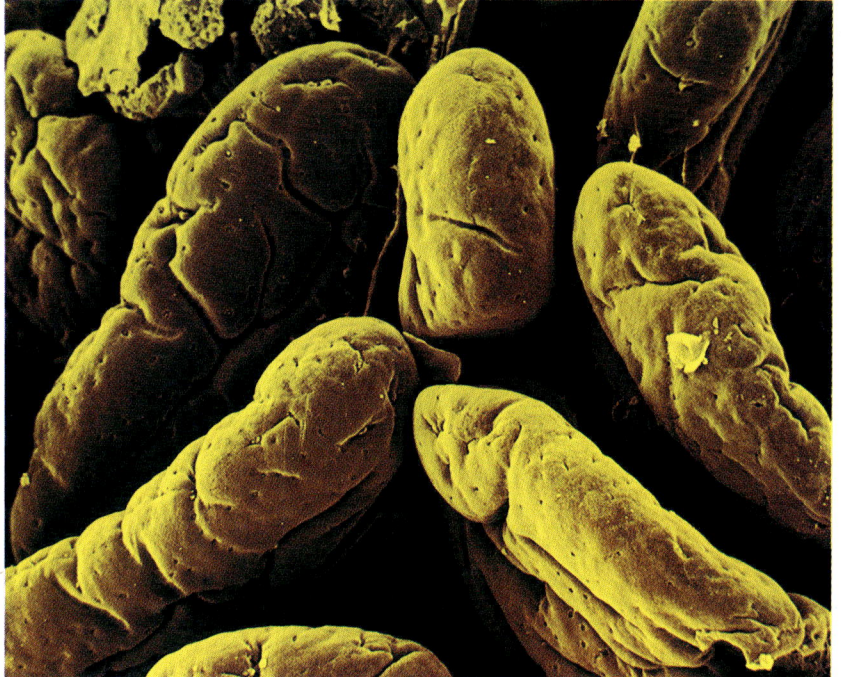

Die fingerförmigen Darmzotten, durch eine elektronenmikroskopische Aufnahme stark vergrößert, sind in Wirklichkeit nur etwa einen halben Millimeter hoch. Sie dienen der Nährstoffaufnahme in Blut und Lymphe.

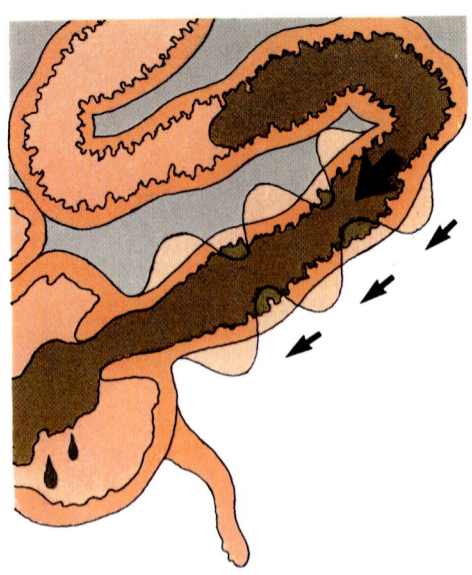

Die Peristaltik, d. h. die rhythmische und wurmartige Zusammenziehung der glatten Dünndarmwandmuskulatur, schiebt den Darminhalt aktiv vorwärts. Dabei verändert sich ständig der Durchmesser des Darmrohres.

So schützen Sie sich vor Brechdurchfall:

● *Nahrungsmittel, vor allem Obst und Gemüse, sorgsam reinigen;*
● *die Kühlkette niemals unterbrechen;*
● *auf die Verfalldaten achten;*
● *verdächtige Nahrungsmittel (Schimmelbelag!) immer wegwerfen.*

Bau und Funktion

In der verhältnismäßig kleinen Bauchhöhle ist das Darmrohr freihängend und beweglich untergebracht. Der röhrenförmige Dünndarm, dessen Durchmesser am Anfang vier bis fünf Zentimeter, am Ende nur noch drei Zentimeter beträgt, ist raumsparend in zahlreiche Schlingen gelegt. Er wird durch das *Gekröse* (Mesenterium), eine bindegewebige Aufhängeplatte an der Rückseite des Bauchraumes, die vom Bauchfell ausgeht, mehr oder weniger stark festgehalten. Das Gekröse enthält die zu- und abführenden Blutgefäße, Lymphbahnen und Nerven.

Dünn- und Dickdarm. Beide unterscheiden sich äußerlich und innerlich. Der Dünndarm ist von außen gesehen ein glattwandiges Rohr. Der Dickdarm, dessen Gesamtlänge etwa 1,5 Meter beträgt, weist dagegen zahlreiche Aussackungen und Einziehungen auf.

Die Untersuchung eines eröffneten Dünndarms zeigt, daß die Schleimhaut zahlreiche Drüsen und Lymphzellenanhäufungen enthält. Ins Auge fällt auch, daß die Schleimhaut des Dünndarms in Falten gelegt ist. Sie tragen an ihrer Oberfläche rund vier Millionen fingerförmige Erhebungen, die bis zu einen halben Millimeter hohen *Darmzotten*, die der Nährstoffaufnahme in Blut und Lymphwege dienen. Der Dickdarm hat weder Querfalten noch Zotten.

Durchfall

Der Durchfall (Diarrhoe) ist eines der häufigsten Krankheitszeichen des Verdauungssystems.

Krankheitszeichen, Ursachen. Wenn kurz hintereinander mehrmals dünnflüssiger Stuhlgang abgesetzt wird, kann diesem lästigen Symptom entweder eine krankhafte Verstärkung der Darmbeweglichkeit (Peristaltik), eine Infektionskrankheit oder – seltener – eine innere Erkrankung (Schilddrüsenüberfunktion, Harnvergiftung) zugrunde liegen. Ein chronischer Durchfall kann ein Zeichen unzureichender Fermentbildung sein, kommt jedoch auch häufig als Folge von Abführmittelmißbrauch vor.

Behandlung. Die Behandlung der zugrundeliegenden Erkrankung oder Funktionsstörung beseitigt den Durchfall. Neben der Gabe von Medikamenten, die der Arzt verordnet und die je nach Bedarf aufsaugende (absorbierende), quellende oder keimtötende Eigenschaften haben, wird der Patient nur mit Tee, Zwieback oder Knäckebrot ernährt. Verboten sind Alkohol, Kaffee, Nikotin und auch Fruchtsäfte.

Bei Durchfall muß umgehend ein Arzt zu Rate gezogen werden, sofern der Stuhl Blut- oder Schleimbeimengungen enthält; ferner bei Verdacht auf Typhus, Cholera, Ruhr oder eine andere Infektionskrankheit und immer dann, wenn ein scheinbar harmloser Durchfall länger als drei Tage anhält.

Verstopfung

Von Verstopfung (Obstipation) spricht man, wenn die Kotentleerung verzögert ist. Bei dieser Darmträgheit entleert sich dann meist (und oft nur mühsam) verhärteter Stuhl. Wer nur alle zwei Tage ein menschliches Rühren verspürt, dies aber regelmäßig, und dann weich geformten Stuhl entleert, der ist nicht verstopft.

Ursachen. Die verzögerte Entleerung harten Stuhls kann mehrere Gründe haben. Bei der chronischen Verstopfung bleibt der Stuhl zu lange im Dickdarm liegen. Die dünnen Darmwände sind dann oft nicht in der Lage, die Nahrungsreste in angemessener Frist weiterzubefördern. Ursache ist eine Störung der nervösen Reizleitung innerhalb der Darmwandmuskulatur. Das Leiden wird durch fehlerhafte Lebensgewohnheiten verschlimmert. Deshalb sind konzentrierte Nahrungsmittel, die kaum Rückstände hinterlassen, bei Verstopfung fehl am Platze. Dem trägen Darm fehlt dann die Anregung zur Beweglichkeit.

Behandlung. Wer zur Verstopfung neigt, sollte Schokolade, Eier und Käse meiden. Wer gleich nach dem Aufstehen einen Apfel oder eine Apfelsine ißt oder einen Becher Joghurt leert, der tut seinem trägen

Darm etwas Gutes an. Die sorgfältige Zusammensetzung der Nahrung, die reichlich Ballaststoffe (z. B. Vollkornbrot, Weizenkleie, Trokkenobst, Grobgemüse wie Sauerkraut) enthalten sollte, ist dem regelmäßigen Gebrauch von Abführmitteln vorzuziehen. Die meisten Abführmittel reizen die Darmschleimhaut. Viele haben bei Dauergebrauch unangenehme Nebenwirkungen. Ein chronisch träger Darm wird erfolgreicher durch Kostumstellung, Disziplin beim regelmäßigen Gang zur Toilette und durch die sportliche Übung der Bauchmuskulatur bekämpft. Ein unbedachter Griff zum Abführmittel macht alle Anstrengungen sofort wieder zunichte.

Akute Darmentzündungen

Mit den Nahrungsmitteln können eine ganze Reihe belastender oder krankmachender Stoffe in den Magen-Darm-Kanal gelangen. Gegen unverträgliche Stoffe wehrt sich das Verdauungssystem auf zweierlei Weise: durch Erbrechen (→ Seite 92) und durch den Durchfall (→ linke Seite), die Diarrhoe. Beides hat zum Ziel, den Verdauungskanal möglichst rasch von den unerwünschten Stoffen zu befreien.

Erscheinungsformen. Bei den darmschädigenden Stoffen handelt es sich häufig um Bakterien oder Viren oder die von ihnen abgesonderten wasserlöslichen Giftstoffe (Toxine). Dies gilt vor allem für die Cholera (→ Seite 384), aber auch für andere Infektionen. Es kommt dadurch zu einer gehäuften Entleerung von Stühlen mit einem übermäßigen Wassergehalt, zu einem Durchfall (sekretorische Diarrhoe).

Der früher zu Recht sehr gefürchtete Typhus (→ Seite 379) ist ebenso wie die Tuberkulose-Erkrankung des Darmes heute selten geworden. Oft liegt der akuten Darmentzündung der Kontakt mit Bakterien aus der Gruppe der Salmonellen (→ Seite 379) zugrunde, die vor allem im Sommer auf Nahrungsmitteln leben können.

Die Besiedlung des Darmes durch Würmer, in wärmeren Klimazonen weit verbreitet, ist rasch und erfolgreich zu bekämpfen (→ Seite 383).

Chronische Darmentzündungen

Die Häufigkeit zweier entzündlicher Darmkrankheiten nimmt in unseren Breiten zu. Es handelt sich um die chronisch-entzündliche Erkrankung des Dünn- oder Dickdarms (Enteritis regionalis oder Crohnsche Krankheit) und um die geschwürige Dickdarmentzündung (Colitis ulcerosa).

Krankheitszeichen. Beide Leiden gehen mit Fieber und Durchfall einher. Die Patienten leiden an Leibschmerzen und einem häufigen Stuhldrang.

Behandlung. Beide Krankheiten neigen zu einem langfristigen Verlauf und müssen fachärztlich behandelt werden. Weil ihre Ursachen nicht sicher zu ermitteln sind, beschränkt sich die Therapie auf eine Linderung der Symptome.

Divertikulitis

Wenn krampfartige Schmerzen den Kranken quälen, der Stuhlgang unregelmäßig wird und Durchfall und Verstopfung miteinander abwechseln, liegt der Verdacht auf Divertikulitis nahe. Dabei handelt es sich um die Entzündung von kleinen, meist nur erbsgroßen Ausstülpungen (Divertikel) der Darmwand.

Behandlung. Die operative Entfernung der erkrankten Darmabschnitte wird vorgenommen, wenn Komplikationen (Darmdurchbruch) drohen und die Behandlung durch Medikamente und Diät erfolglos bleibt.

Darmverschluß

Die unvollständige oder vollständige Blockierung der normalen Passage des Darminhalts, der Darmverschluß (Ileus), ist immer eine ernste Erkrankung.

Ursachen. Ein Darmverschluß kann auf mechanische Weise zustande

---

So melden sich die kranken Bauchorgane

Je nach Ursache tritt »Bauchweh« an unterschiedlichen Stellen und in unterschiedlicher Form auf.

● *Magenschmerz: krampfhaft und brennend, meist einige Querfinger oberhalb des Nabels in der Mittellinie.*

● *Gallenschmerzen: unter dem rechten Rippenbogen, häufig wellen- oder kolikartig ausstrahlend in die rechte Schulter.*

● *Schmerzen der Bauchspeicheldrüse bei akuter Entzündung: schwerster, vernichtender Oberbauchschmerz mit Ausstrahlung in die linke Schulter, oft auch gürtelförmig den Oberbauch umfassend.*

● *Die Milz macht selten Schmerzen: nur bei extremer Vergrößerung durch die Verlagerung der Nachbarorgane.*

● *Blinddarmschmerzen: im allgemeinen im rechten Unterbauch.*

kommen, zum Beispiel durch verschluckte Fremdkörper, durch Kotmassen, Geschwülste oder Geschwüre. Wenn sich das Gekröse des Darms um seine eigene Achse dreht, spricht man von *Darmverschlingung*. Bei dieser seltenen Krankheit wird die Blutzufuhr abgeschnürt. Der Patient muß, wie bei allen mechanischen Darmverschlüssen, operiert werden.

Zu einem Darmverschluß können aber auch schwere entzündliche Darmerkrankungen führen, bei denen Bakteriengifte das Verdauungssystem lahmlegen (dynamischer Ileus). Dieser Darmverschluß wird durch die Bekämpfung der Grundkrankheit behandelt.

<u>Krankheitszeichen.</u> Ein Darmverschluß kann akut oder allmählich mit Leibschmerzen und Erbrechen beginnen. Er führt dann zu einer vollkommenen Stuhl- und Windverhaltung. Der Bauch ist prall und aufgetrieben.

Blinddarmentzündung

Jeder siebente Mitteleuropäer verliert im Lauf seines Lebens durch eine Operation seinen Wurmfortsatz (Appendix). Das ist ein kleiner, durchschnittlich acht Zentimeter langer und oft nur bleistiftdünner Anhang des Blinddarms am Übergang vom Dünndarm zum Dickdarm. Die Entzündung des Wurmfortsatzes (Appendizitis) wird in der Umgangssprache (fälschlicherweise) meist »Blinddarmentzündung« genannt.

Der Wurmfortsatz enthält zahlreiche Ansammlungen von Lymphzel-

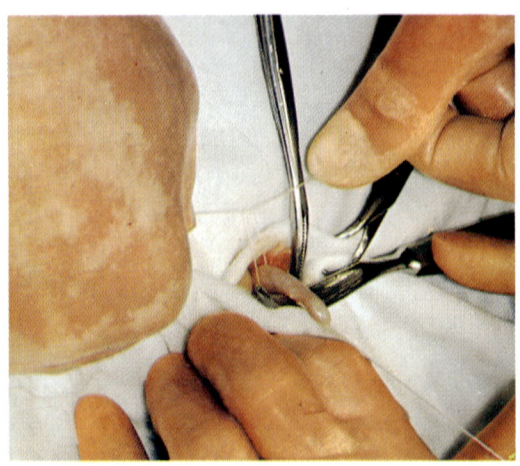

Rechte Abbildung: Wenn sich der Wurmfortsatz des Blinddarms entzündet, treten zunächst häufig unbestimmte Schmerzen im Bereich des Dünndarms auf, der durch Gekröse festgehalten wird. Später konzentriert sich der Schmerz meist im rechten Unterbauch. Auf dem oberen Foto sieht man, wie der Chirurg den bleistiftdicken entzündeten Wurmfortsatz vorsichtig herauszieht, um ihn dann abzutrennen.

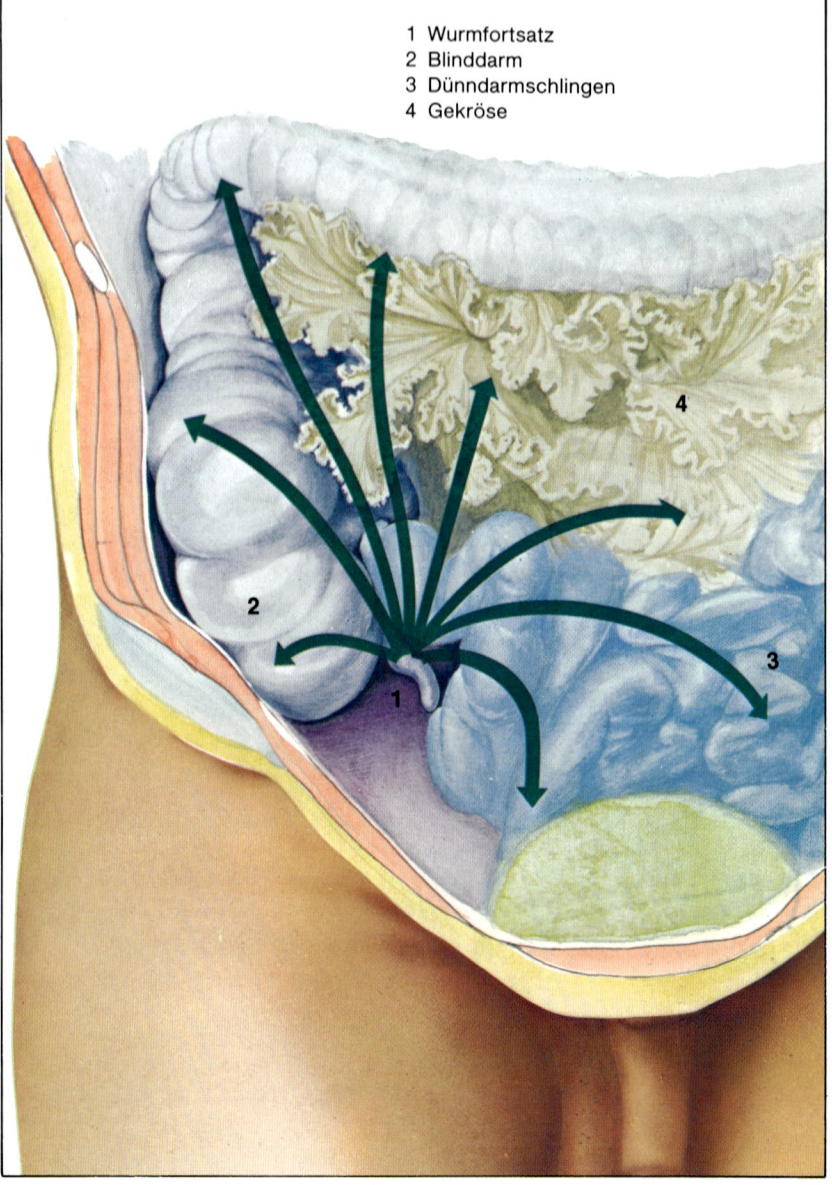

1 Wurmfortsatz
2 Blinddarm
3 Dünndarmschlingen
4 Gekröse

len, er ist also Teil des körpereigenen Abwehrsystems. Sein Verlust durch die Operation ist für den menschlichen Organismus jedoch ohne Nachteile. Weshalb sich der Appendix bei so vielen Menschen und oft »aus heiterem Himmel« entzündet, ist unklar. Ernährungsfehler, verschluckte Kirsch- oder Weinbeerenkerne werden zu Unrecht angeschuldigt.

<u>Komplikationen.</u> Die akute Blinddarmentzündung (bleiben wir bei dem eingebürgerten Wort, auch wenn es eigentlich falsch ist) ist eine dramatische Erkrankung, die entschlossenes Handeln erfordert. Ein entzündeter, vereiterter Wurmfortsatz kann höchst gefährlich werden, wenn die Entzündung die Darmwand des Appendix zerstört und sich Eiter in die keimfreie Bauchhöhle entleert. Das kann zu einer Bauchfellentzündung (→ Seite 272) führen.

<u>Krankheitszeichen.</u> Eine Blinddarmentzündung macht sich durch so viele Warnhinweise bemerkbar, daß ihre rechtzeitige operative Behandlung fast immer möglich ist. Die typischen Krankheitszeichen sind:

○ Aus scheinbar bester Gesundheit kommt es zu starken Schmerzen im Bauchraum. Sie konzentrieren sich nach kurzer Zeit im rechten Unterbauch.

○ Dreiviertel aller Patients spüren Brechreiz und Übelkeit. Mehr als die Hälfte erbricht wirklich.

○ Jede Berührung des rechten Unterbauches ist schmerzhaft. Die Muskulatur ist in Abwehr gespannt. Erschütterungen verstärken die Schmerzen und werden ängstlich vermieden.

In der Mitte zwischen Nabel und dem rechten vorderen Hüftbeinkamm ist der Punkt größter Schmerzempfindlichkeit, denn genau darunter liegt im Regelfall der entzündete Wurmfortsatz. Bei der anatomischen Lage des Appendix und bei den Krankheitszeichen, die seine Entzündung hervorruft, gibt es eine Reihe von Ausnahmen und Besonderheiten, welche die Diagnose der Appendizitis erschweren können. Bei Verdacht auf Blinddarmentzündung sollte sich der Patient hinlegen. Auf jeden Fall ist umgehend ein Arzt zu rufen. Nur er kann entscheiden, ob der Verdacht die Einweisung in eine chirurgische Klinik oder abwartendes Beobachten rechtfertigt.

<u>Operation.</u> Vor einem entzündeten Wurmfortsatz ist niemand sicher, es gibt keine Vorbeugung. Weshalb die Krankheitskeime diesen Darmabschnitt zu einem bestimmten Zeitpunkt entzünden, ist meist nicht zu klären. Die Operation (Appendektomie) ist ein chirurgischer Routineeingriff, der im Durchschnitt nur 20 bis 30 Minuten dauert. In Vollnarkose wird dabei nach einem Haut- und Muskelschnitt der entzündete Wurmfortsatz herausgeholt und abgetrennt. Nach gründlicher Inspektion wird der Darm wieder in die Bauchhöhle geschoben.

Die Entfernung eines gesunden beschwerdefreien Wurmfortsatzes auf Wunsch des Patienten, etwa vor großen Reisen, wird von den Chirurgen heute generell abgelehnt. Dagegen bestehen keine Bedenken, den Wurmfortsatz zu entfernen, wenn die Bauchhöhle wegen einer anderen Operation – zum Beispiel an der Gallenblase oder an den Eierstöcken – geöffnet werden muß.

Hämorrhoiden

Die verbreitetste Erkrankung des Enddarms sind die Hämorrhoiden, worunter man Erweiterungen der Blutgefäße am Darmausgang versteht. Nahezu siebzig Prozent aller Erwachsenen über 30 Jahre leiden an Hämorrhoiden.

<u>Krankheitszeichen.</u> Hämorrhoiden machen sich durch Juckreiz, Nässen, ein Brennen am After und manchmal durch hellrote Blutungen, besonders nach dem Stuhlgang, bemerkbar.

Die lästigen Symptome des Hämorrhoidal-Leidens sind nicht immer gleich stark. Es gibt bei dieser Krankheit eine natürliche Tendenz zu vorübergehender Zurückbildung der Beschwerden. Ebenso häufig treten jedoch auch, vor allem nach langjährigem, gar jahrzehntelangem Bestand, Komplikationen auf. Die Analschleimhaut kann sich

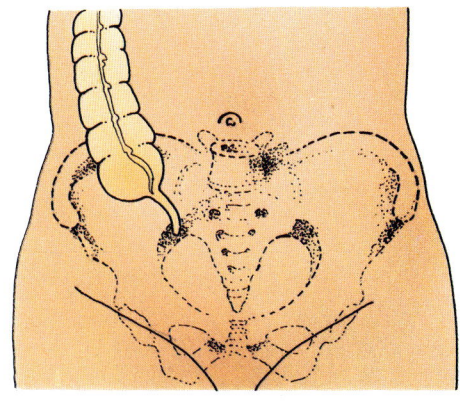

Der Wurmfortsatz (Appendix) des Blinddarms liegt im rechten Unterbauch, in der Regel (nicht immer) in der Mitte zwischen dem Nabel und dem vorderen Hüftbeinkamm. Bei einer Entzündung findet sich an dieser Stelle der Punkt der größten Schmerzempfindlichkeit.

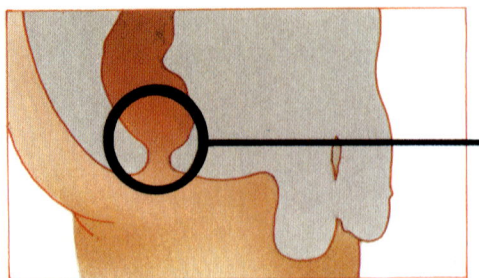

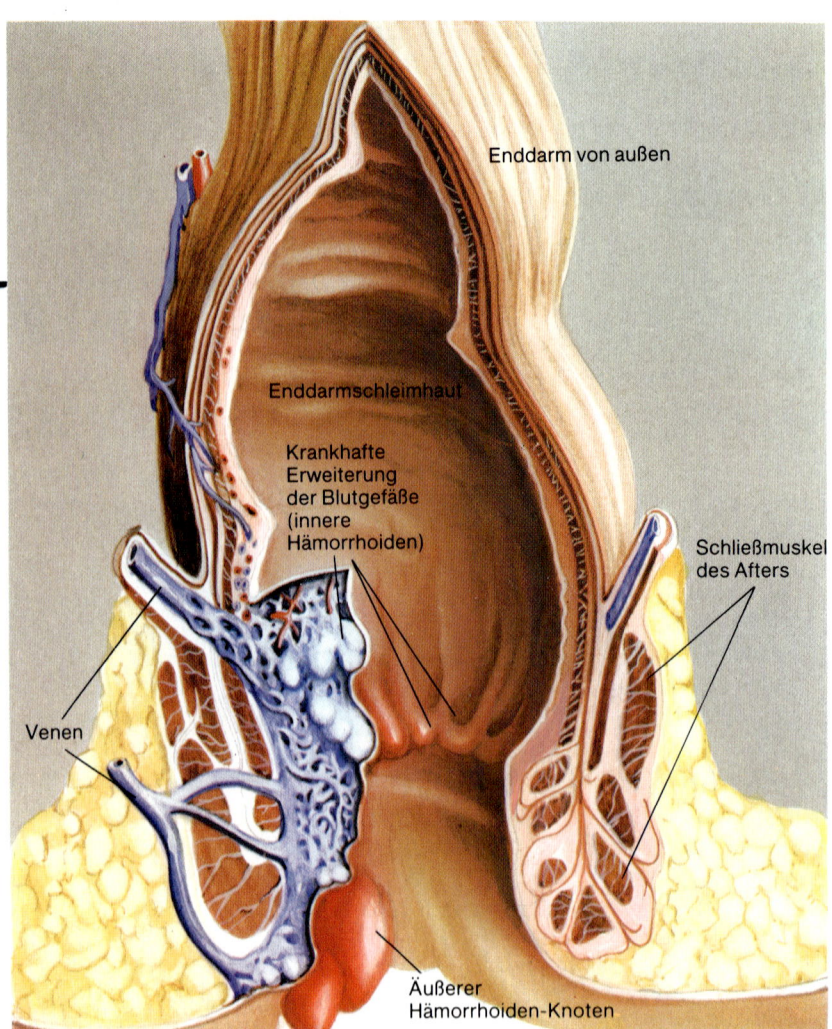

Sitz der Hämorrhoiden, rechts vergrößert. Innerhalb oder außerhalb des Afters springen die Hämorrhoiden knotenförmig hervor. Der Längsschnitt durch den Darmausgang zeigt die erweiterten Blutgefäße, die rote Schleimhaut ist zum Teil entfernt.

Enddarm von außen

Enddarmschleimhaut

Krankhafte Erweiterung der Blutgefäße (innere Hämorrhoiden)

Schließmuskel des Afters

Venen

Äußerer Hämorrhoiden-Knoten

schmerzhaft entzünden, manchmal treten auch Teile des unteren Mastdarms vor (Analprolaps).

Behandlung. Durch die weitverbreiteten schmerzstillenden Zäpfchen und entzündungshemmenden Salben, die die meisten Patienten sich ohne ärztlichen Rat verordnen, ist das Hämorrhoidal-Leiden nicht ursächlich zu behandeln. Die Hämorrhoiden können sich nur zurückbilden, wenn durch eine Operation oder durch örtliche Einspritzungen der Blutzufluß unterbunden wird. Dann verlieren die lästigen Symptome ihre anatomische Grundlage. Wie dieses Behandlungsziel zu erreichen ist, entscheiden die Spezialisten für die Erkrankungen des Enddarms, die Proktologen, nach der Lage des Einzelfalles.

Verhaltensregeln. Die Beschwerden bessern sich, wenn einige Verhaltensregeln beachtet werden. Am wichtigsten ist die Sauberhaltung des Darmausgangs, der nach dem Stuhlgang abgewaschen und vorsichtig trockengetupft werden sollte. Benutzen Sie kein hartes Toilettenpapier! Erfahrungsgemäß vermehren eine Verstopfung und kalte Sitzflächen die Hämorrhoidalbeschwerden. Das gleiche gilt vom regelmäßigen Gebrauch von Abführmitteln. Durch schlacken- und ballastreiche Kost, die viel Gemüse, Sauerkraut und Weizenkleie enthalten sollte, wird der erwünschte regelmäßige Stuhlgang erzielt. Wenn zwischendurch einmal starke Hämorrhoidenschmerzen auftreten, empfiehlt sich als Maßnahme der Ersten Hilfe ein kaltes Abduschen der Region. Dabei sollte der Strahl der Dusche direkt auf den Darmausgang gerichtet und so kalt wie eben erträglich eingestellt werden.

Gicht

Die Gicht (Arthritis urica) ist eine angeborene Stoffwechselerkrankung, für deren Ausbruch die Lebens-, vor allem die Ernährungsgewohnheiten verantwortlich sind.

Entstehung. Eine üppige Kost mit viel Fleisch, Wurst und Genußmitteln, vor allem reichlich Alkohol, kann die Gicht auslösen. Deshalb nannte man sie früher »Krankheit der Könige«.

Bei den Patienten, meist gutgenährte Männer zwischen 40 und 60, kommt es durch eine Störung des Eiweißstoffwechsels zu einer Erhöhung des Harnsäurespiegels im Blut. Weil die Niere die aus dem Eiweißstoffwechsel der Leber reichlich anfallende Harnsäure nicht vollständig ausscheiden kann, lagert sich diese Substanz in Form von Harnsäurekristallen ab.

Krankheitszeichen, Verlauf. Der Ausfall von Kristallen, vor allem in den Gelenken, ruft starke Schmerzen, Rötung und Schwellung der betroffenen Gelenke hervor. Der akute Gichtanfall dauert einige Tage, manchmal auch Wochen. In der Zwischenzeit sind die Patienten beschwerdefrei. Sie bleiben es für Jahre oder Jahrzehnte, sofern die gichtfördernden Ernährungsgewohnheiten geändert werden – sei es aus Vernunft oder der Not gehorchend: In Kriegs- und Nachkriegsjahren gab es fast keine Gichtkranken. Anfänglich befällt die Gicht nur einzelne Gelenke, bevorzugt das Grundgelenk der großen Zehe (Podagra). Später lagern sich die Harnsäurekristalle auch in den Fingergelenken, den Ellbogen-, Hüft- und Kniegelenken ab. Sie werden häufig äußerlich als Gichtknoten (Tophi) sichtbar.

Diagnose, Behandlung. Die Diagnose der Gicht wird durch ihre Beschwerden, die nur anfänglich mit Rheumatismus (→ Seite 107) verwechselt werden können, sowie durch die Bestimmung der Harnsäure im Blut gesichert. Für die Behandlung stehen mehrere gut wirksame Medikamente zur Verfügung. Sie müssen vom Arzt verordnet werden, der den Behandlungserfolg durch begleitende Kontrollen überwacht.

Chronischer Verlauf. Eine chronische Gicht zieht immer auch die Nieren in Mitleidenschaft. Dort lagern sich die Harnsäurekristalle ab (Gichtniere) und bilden Nierensteine.

Der Ablauf des chronischen Leidens wird wesentlich beeinflußt durch die Einstellung des Patienten. Wenn er die Ernährungsgewohnheiten nachhaltig und dauerhaft verändert, also auf übermäßiges Essen und Trinken verzichtet, dazu die ärztlichen Anweisungen und Behandlungsmaßnahmen sorgsam beachtet, wird und bleibt der Gichtpatient beschwerdefrei.

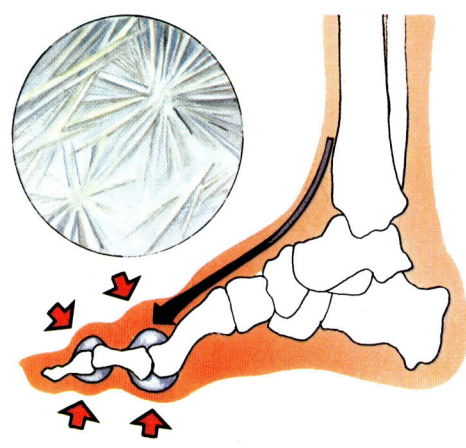

Gicht im Grundgelenk der großen Zehe (Pfeile), wissenschaftlich Arthritis urica und volkstümlich »Zipperlein« genannt. Die Ablagerung von Harnsäurekristallen (oben im Kreis) kann zu äußerst heftigen Schmerzanfällen führen.

Grundregeln der Diät

Die einem Kranken verordnete Kost nennt man Diät. Das Wort kommt aus dem Griechischen und heißt eigentlich Lebensweise, meint also mehr als nur einen Ernährungsplan für bestimmte Erkrankungen. Eine der Natur des Leidens angepaßte Ernährung kann die Krankheitsheilung fördern, Rückfälle verhindern, sogar vorbeugend wirken. Bestimmte Kostformen allein können die Krankheit jedoch nicht völlig ausrotten, wie manche Diätfanatiker behaupten. Ein Patient ist gut beraten, wenn er die wechselnden Diätmoden nicht mitmacht und bei der Kost Übertreibungen vermeidet. Für die einzelnen Krankheiten haben Ernährungswissenschaftler Diätpläne aufgestellt, die die jeweilige Stoffwechselsituation, etwa bei Über- oder Untergewicht, bei Steinleiden, Zuckerkrankheit oder Gallenleiden berücksichtigen.

Bei einigen Krankheiten kennt die Diät wenig Kompromisse: Herz- und Bluthochdruckkranke sollten lebenslang salzarm essen. Wer an einem Leberleiden erkrankt ist, muß auf Alkohol völlig verzichten. Besonders wichtig ist die Einhaltung einer Diät bei der Zuckerkrankheit (→ Seite 300). Eine dem Krebs vorbeugende Diät gibt es nicht.

Das Verdauungssystem wird durch falsche Ernährungsgewohnheiten oft mehr belastet als durch bestimmte Nahrungsbestandteile. Die Grundregel jeder Diät heißt deshalb Mäßigung. Das Festhalten an manchen althergebrachten Diät-Empfehlungen ist nicht immer richtig. Manche Ernährungswissenschaftler gehen so weit zu sagen: »Diät ist das, was schmeckt und vom Körper gut vertragen wird.«

So lange bleiben die Speisen im Magen:

● *1 bis 2 Stunden: weichgekochtes Ei*
● *2 bis 3 Stunden: Kartoffeln*
● *3 bis 4 Stunden: Schwarzbrot mit Schinken*
● *4 bis 5 Stunden: Rindfleisch mit Erbsen*
● *5 bis 6 Stunden: gebratenes Geflügel*
● *8 bis 9 Stunden: Ölsardinen*

Leber und Gallenblase

Die Leber ist die größte Drüse des menschlichen Körpers. Sie wiegt rund 1500 Gramm, liegt gut geborgen im rechten oberen Bauchraum unter dem Rippenbogen und ist das chemische Zentrallaboratorium unseres Organismus: Durch die beiden Leberlappen fließt das nährstoffreiche Blut, das von den Verdauungsorganen kommt (Pfortaderkreislauf). Die Leber speichert den Zucker, sie kontrolliert den Fettstoffwechsel und baut körpereigene Eiweißstoffe auf. Durch ihren aktiven Stoffwechsel entgiftet die Drüse den Körper. Sie steuert die Blutgerinnung und produziert die für den Verdauungsvorgang notwendige Gallenflüssigkeit. Die Galle wird in der Gallenblase, die an der Unterseite der Leber angewachsen ist, gesammelt und eingedickt. Die Gesundheit des braunroten Organs, dem man seine vielfältigen und so wichtigen Aufgaben nicht ansieht, ist vor allem durch Entzündungen, zuviel Alkohol und Arzneimittelmißbrauch gefährdet.

Unterer Rand des rechten Leberlappens

282

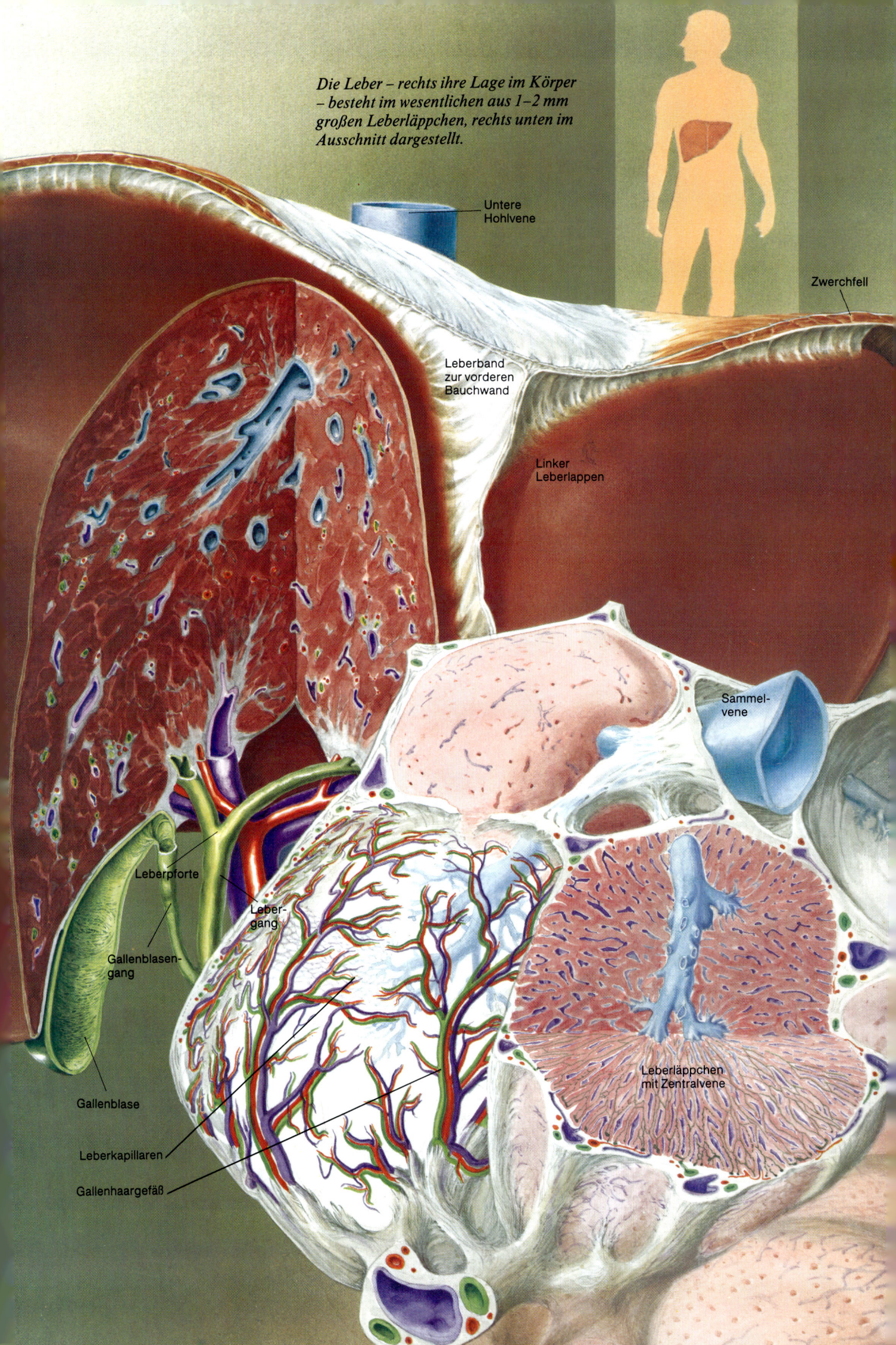

Die Leber – rechts ihre Lage im Körper – besteht im wesentlichen aus 1–2 mm großen Leberläppchen, rechts unten im Ausschnitt dargestellt.

Untere Hohlvene

Zwerchfell

Leberband zur vorderen Bauchwand

Linker Leberlappen

Sammel-vene

Leberpforte

Leber-gang

Gallenblasen-gang

Gallenblase

Leberkapillaren

Gallenhaargefäß

Leberläppchen mit Zentralvene

Bau und Funktion der Leber

Die Leber ist eine »chemische Fabrik«, die vor allem Aufbauarbeit leistet. Dabei ist sie sehr belastungsfähig und stellt sich auf wechselnde Anforderungen rasch ein. In gesunden Tagen macht sich die Drüse überhaupt nicht bemerkbar. Da sie keine schmerzleitenden Nerven enthält, warnt sie auch bei Erkrankung oder Überforderung oft erst spät und dann meist mit unklaren Beschwerden.

Lage und Arbeitsweise

Von außen, durch die Bauchdecke, läßt sich der Zustand des wichtigen Organs nur schwer beurteilen. Der vordere Rand der Leber überragt den rechten Rippenbogen nur wenig und ist so weich, daß er kaum getastet werden kann. Der Großteil der beiden Leberlappen, die oben gewölbt und unten flach sind, liegt in der rechten Zwerchfellkuppel. Der linke Leberlappen ist wesentlich kleiner als der rechte.

In Tausenden von kleinen, ein bis zwei Millimeter messenden Leberläppchen, die wiederum aus Hunderten von Leberzellen bestehen, bewältigt die Drüse ihre Aufgaben als zentrales Stoffwechselorgan. Aus dem Blut der Pfortader, die sich in der Leber baumartig in feinste Haargefäße aufteilt, entnehmen die Leberzellen die Nährstoffe (Kohlenhydrate, Eiweiß, Fett → Seite 23, 269). Die Zuckermoleküle werden umgewandelt und als Leberstärke (Glykogen) gespeichert. In diese Substanz wandeln die Leberzellen auch einen Teil des Nahrungsfettes um. Schließlich baut die Drüse aus dem dritten Nahrungsbestandteil, den Bausteinen des Eiweiß (Aminosäuren), körpereigene Stoffe auf, darunter Gallensaft. Er wird in feinen Gallenhaargefäßen gesammelt, die sich zum Schluß im Lebergallengang vereinigen.

Alkohol-Abbau

Zu den Aufgaben der Leber gehört auch der Alkohol-Abbau. Dieses Genußgift wird im Körper ausschließlich durch die Leber in seine unwirksamen Bestandteile aufgespalten. Dabei baut das Organ pro Stunde acht Gramm reinen Alkohol ab – mehr nicht. Dieser Wert läßt sich weder durch »Training« noch durch die Art des zugeführten Alkohols beeinflussen.

Der Leber ist es egal, ob Wein, Bier oder Schnaps getrunken wird. Für ihre Entgiftungskapazität ist allein die Menge des reinen Alkohols entscheidend. Ohne Schaden zu leiden, kann die gesunde Leber eines Mannes pro Tag höchstens 60 Gramm reinen Alkohol abbauen. Frauen vertragen, langfristig betrachtet, entschieden weniger. Ihre leberverträgliche Grenzschwelle liegt bei 20 Gramm Alkohol pro Tag.

Erkrankungen der Leber

Ein häufiges frühes Warnzeichen von Lebererkrankungen ist die Gelbfärbung der Augenbindehäute. An dieser Stelle wird die Gelbsucht (Ikterus, → Seite 84), die ja keine eigenständige Krankheit, sondern nur das Zeichen verschiedener Leberkrankheiten ist, zuerst sichtbar. Aber sie tritt nicht bei allen Leberkrankheiten auf und kann sogar bei schweren Leberleiden fehlen. Auch die anderen Krankheitszeichen der Leber sind nicht immer ausgeprägt und oft mehrdeutig (uncharakteristisch).

Auf Lebererkrankungen können – nicht müssen – folgende Symptome hinweisen: Appetitlosigkeit, Übelkeit und Erbrechen; ein Druckgefühl im rechten Oberbauch, hervorgerufen durch die Vergrößerung der Leber, die dadurch die schmerzempfindliche Leberkapsel unter Spannung setzt; Muskel- oder Gelenkschmerzen; Entfärbung des Stuhls durch Mangel an Gallenfarbstoffen; Juckreiz am ganzen Körper.

Untersuchungsmethoden

Aus der Vorgeschichte, den Beschwerden des Patienten und seinen Untersuchungsergebnissen kann der Arzt die richtige Diagnose stellen. Die Untersuchung der Leber beschränkt sich dabei meist nicht auf

---

60 Gramm Alkohol entsprechen:
1½ Liter Normalbier oder
¾ Liter leichtem Wein oder
9 Schnäpsen, je 20 ml, 32%

20 Gramm Alkohol entsprechen:
½ Liter Normalbier oder
¼ Liter leichtem Wein oder
3 Schnäpsen, je 20 ml, 32%

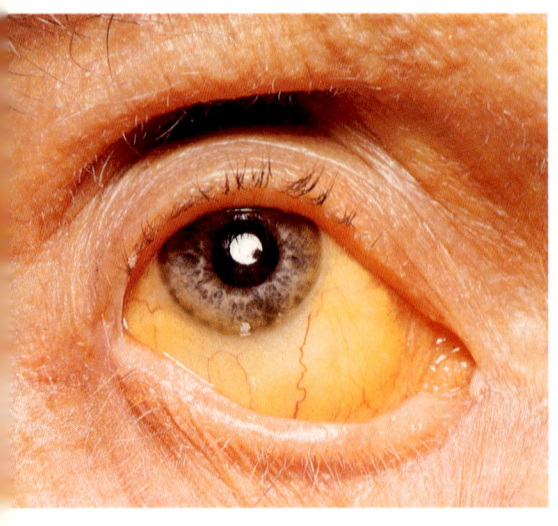

Wenn Gallenbestandteile ins Blut übertreten, dann färbt sich die Haut hell- bis dunkelgelb. Zuerst sichtbar wird diese Gelbsucht, der Ikterus, meist an den Augenbindehäuten – wie bei dem Patienten auf dem Foto. Bei Auftreten dieses Krankheitszeichens sofort zum Arzt!

die Abtastung des Oberbauches. Vielmehr werden bei der Untersuchung von Blut und Urin auf laborchemischem Wege die *Leberwerte* kontrolliert: Darunter versteht man die Überprüfung der Ausscheidung (etwa von Bilirubin), der Syntheseleistungen (z. B. die Produktion des Blutgerinnungsstoffes Prothrombin) und den Nachweis etwaiger Zellschädigungen der Leber (besonders durch die Überprüfung der Transaminasen).

Diese vielfältigen und komplizierten Leberfunktionsproben werden ergänzt durch weitere diagnostische Möglichkeiten. Bei Bedarf kann sich der Arzt durch *Endoskopie* (→ Seite 441) ein unmittelbares Bild vom Zwölffingerdarm und dem dort mündenden Gallengang machen. Durch eine sogenannte *Leberblindpunktion*, bei der ein dünnes Untersuchungsgerät direkt durch die Bauchdecke in den Leberlappen gestochen wird, entnimmt der Arzt eine winzige Gewebeprobe, die dann mikroskopisch untersucht wird und so Aufschluß über die Krankheit gibt. »Blind« heißt die Leberpunktion nur deshalb, weil der Untersucher das Organ dabei nicht zu sehen bekommt.

Unter Sicht des Auges wird die *Laparoskopie* vorgenommen, worunter man ganz allgemein die Untersuchung und Betrachtung der Bauchorgane mit Hilfe eines Endoskops versteht. Auch dabei wird meist eine Gewebeprobe aus der Leber entnommen. Leberblindpunktion und Laparoskopie erfolgen unter örtlicher Betäubung, dauern nicht lange und sind risikoarm. Mit Hilfe von Ultraschall liefert die *Sonographie* schmerzlos und unkompliziert wichtige Informationen z. B. über Gallenblase und Leber.

Leberentzündung

Die Entzündung der Leber (Hepatitis) kann mehrere Ursachen haben. Meistens liegt ihr jedoch eine Ansteckung mit Hepatitis-Viren zugrunde. Diese Form der Leberentzündung hat in den letzten Jahren bedenklich zugenommen und wird deshalb von vielen Experten als »Volksseuche« betrachtet.

Krankheitszeichen. Bei zwei von drei Patienten geht die ansteckende (infektiöse) Leberentzündung mit einer Gelbfärbung der Haut, dem Ikterus, einher. Die Gelbfärbung der Haut, die der Krankheit den populären Namen Gelbsucht eingetragen hat, fehlt jedoch bei jedem dritten Patienten. Es wird zwischen der akuten und der chronischen Hepatitis unterschieden.

Entstehung. Mit den Hepatitis-Viren kann man sich auf vielerlei Weise anstecken. Sie werden durch Nahrungsmittel, verunreinigtes Wasser, auch durch Blut und andere Körpersäfte von Erkrankten übertragen. Kleinste Verletzungen, auch beim Friseur, bei der Pediküre oder beim

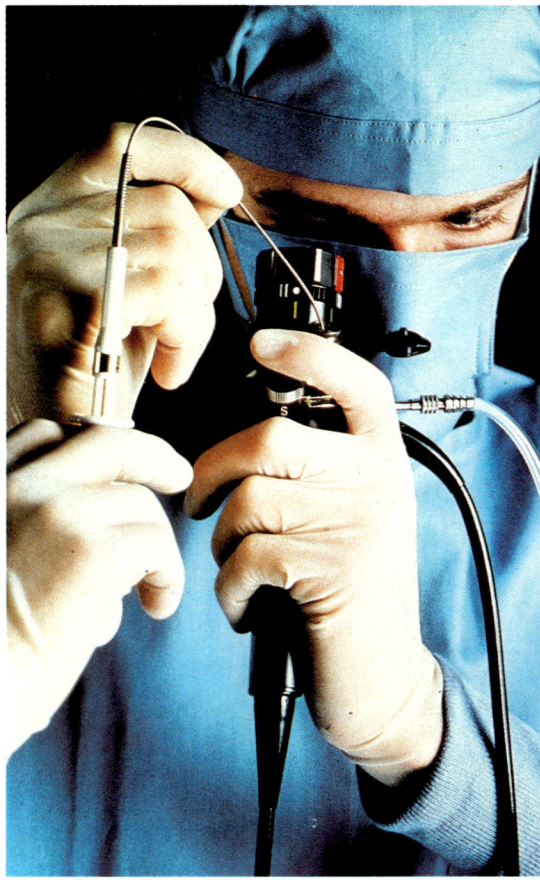

Der Arzt besichtigt die Bauchhöhle mit einem Endoskop. Man nennt diese Untersuchung Laparoskopie. So werden Leber und Gallenblase auf einfache Weise sichtbar gemacht – und so manche Operation wird entbehrlich.

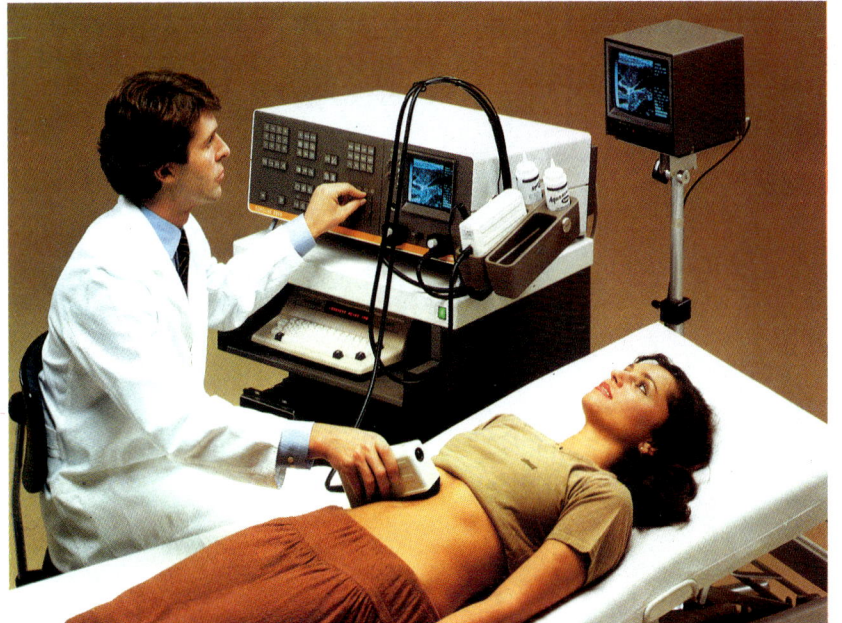

Ganz ohne Eröffnung der Leibeshöhle funktioniert die Sonographie. Dabei gewinnt der Arzt durch ungefährlichen Ultraschall ein Bild von Ausdehnung und Beschaffenheit der Bauchorgane – in diesem Fall von Leber und Gallenblase. Auch etwaige Gallensteine macht das Sonogramm sichtbar.

Arzt reichen aus, um den Viren den Eintritt in den Körper zu ermöglichen. Es ist nachgewiesen, daß mindestens zwei Arten von Hepatitis-Viren (A und B) die Erkrankung auslösen können.

Verlauf. Zwischen dem Eindringen des Krankheitserregers der Leberentzündung in den Körper und dem Ausbruch der Krankheit vergeht eine unterschiedlich lange Zeit, je nachdem, ob es sich um eine A-Hepatitis (zwei bis 42 Tage) oder B-Hepatitis (30 bis 200 Tage) handelt. Der Patient fühlt sich schwach und abgeschlagen, er ist appetitlos, von Übelkeit, Brechreiz und Blähungen geplagt. Gegen fette Speisen, Alkohol und Nikotin hat er meist einen Widerwillen. Der Urin nimmt eine braune Färbung an, der Stuhl wird hell. Die ganze Haut juckt, später verfärben sich Haut und Schleimhäute gelb. Meist besteht erhöhte Temperatur, oft auch Fieber. Der Patient sucht freiwillig das Bett auf.

Behandlung. Die Erreger der Hepatitis sind zwar bekannt, es gibt bisher jedoch kein ursächlich wirkendes Heilmittel. An der Entwicklung eines vorbeugend wirksamen Impfstoffes wird gearbeitet. Die ansteckende Leberentzündung heilt bei 90 Prozent aller Erkrankten vollständig und folgenlos aus. Nur dauert das seine Zeit. Der Patient muß für vier bis zwölf Wochen im Krankenhaus bleiben und dort meist strenge Bettruhe einhalten.

Je nach der Schwere und dem Verlauf der Krankheit erhält der Patient entzündungshemmende Medikamente und kräftigende Infusionen. Die Leberschutzkost besteht aus reichlich hochwertigem Eiweiß, mäßig Kohlenhydraten und wenig Fett. Alkohol ist bei der Leberentzündung in jedem Fall strikt untersagt.

Meldepflicht. Die ansteckende Leberentzündung ist meldepflichtig. Um ihre weitere Ausbreitung zu vermeiden, muß auf peinlichste Sauberkeit geachtet werden. Allzu nahe Kontakte mit Gesunden sind möglichst zu vermeiden.

Komplikationen. Bei jedem zehnten Hepatitispatienten nimmt die Ansteckung einen chronischen Verlauf. Auch diese chronische Leberentzündung ist heilbar. Ihre Behandlung (Erfolgsrate: 60 bis 70 Prozent) setzt freilich große Geduld und Konsequenz voraus. Der Patient muß völlig auf Alkohol verzichten und auch alle anderen Belastungen der Leber, etwa durch zusätzliche Arzneimittel oder eine fettreiche Ernährung, vermeiden. Eine vernünftige Normalkost wird von der kranken Leber am besten vertragen.

Fettleber

Die Leber kann nicht nur durch ihre akute oder chronische Entzündung Schaden nehmen, sondern auch durch dauerhafte Überforderung. Die erste Stufe eines Schadens an diesem lebenswichtigen Organ ist die Fettleber (Hepar adiposum).

Ursachen, Krankheitszeichen. Ihre häufigste Ursache ist zuviel Alkohol (→ Seite 284): Wenn die Leber durch größere Alkoholmengen überfordert wird, lagern sich in ihren Zellen winzige Fettpartikel ein. Diese Leberveränderung macht sich oft nur unauffällig durch ein Völlegefühl, Blähungen, einen fauligen Geruch beim Aufstoßen, durch Druckgefühl in der Lebergegend, Müdigkeit und manchmal einen verstärkten Appetit auf Süßes bemerkbar.

Verlauf, Behandlung. Anfänglich ist die Fettleber vollständig rückbildungsfähig. Die Voraussetzung hierfür ist der vorübergehende Verzicht auf Alkohol.

Weil die Leber keine schmerzleitenden Nerven enthält, ist die Einlagerung von Fett in das Gewebe nicht schmerzhaft. Erst wenn sich das Organ vergrößert (Leberschwellung), wird die Kapsel unter Spannung gesetzt. Dann spürt der Patient einen dumpfen Schmerz unter dem rechten Rippenbogen.

Weil die Krankheitszeichen so undramatisch sind, gewöhnen sich manche Leberkranken an ihre Beschwerden. Dadurch vergeht oft wertvolle Zeit. Je frühzeitiger eine Leberkrankheit erkannt und behandelt wird, desto besser sind die Heilungsaussichten.

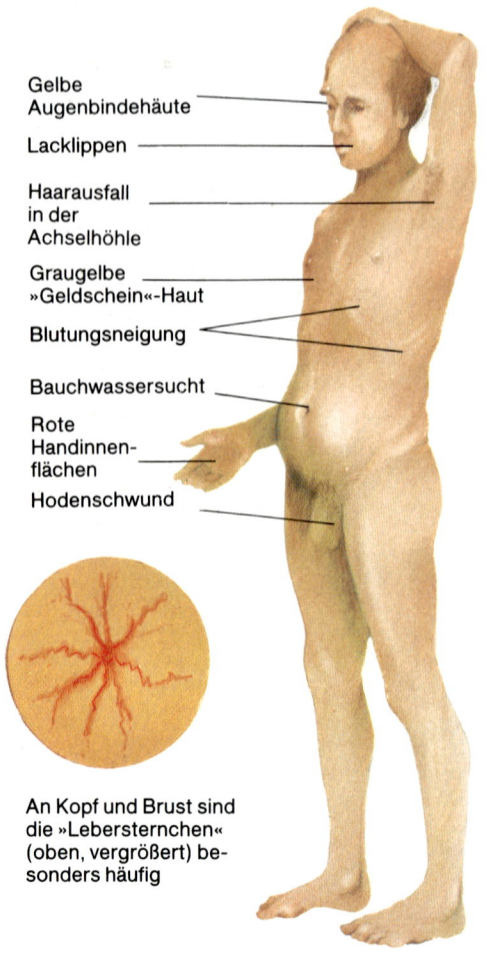

Gelbe Augenbindehäute

Lacklippen

Haarausfall in der Achselhöhle

Graugelbe »Geldschein«-Haut

Blutungsneigung

Bauchwassersucht

Rote Handinnenflächen

Hodenschwund

An Kopf und Brust sind die »Lebersternchen« (oben, vergrößert) besonders häufig

Die narbig-bindegewebige Umwandlung der Leber (Leberschrumpfung, Leberzirrhose) führt zu zahlreichen typischen Krankheitszeichen. Sie sind selten alle zugleich vorhanden. Ihr Auftreten sollte Anlaß sein, sich unverzüglich in ärztliche Behandlung zu begeben.

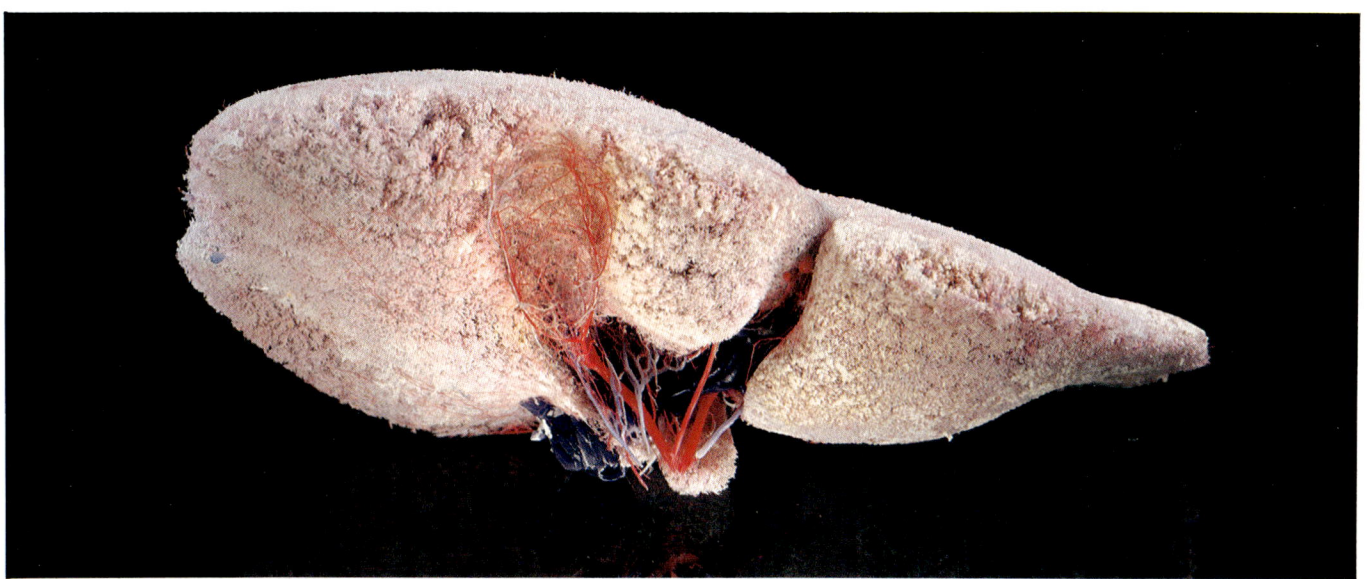

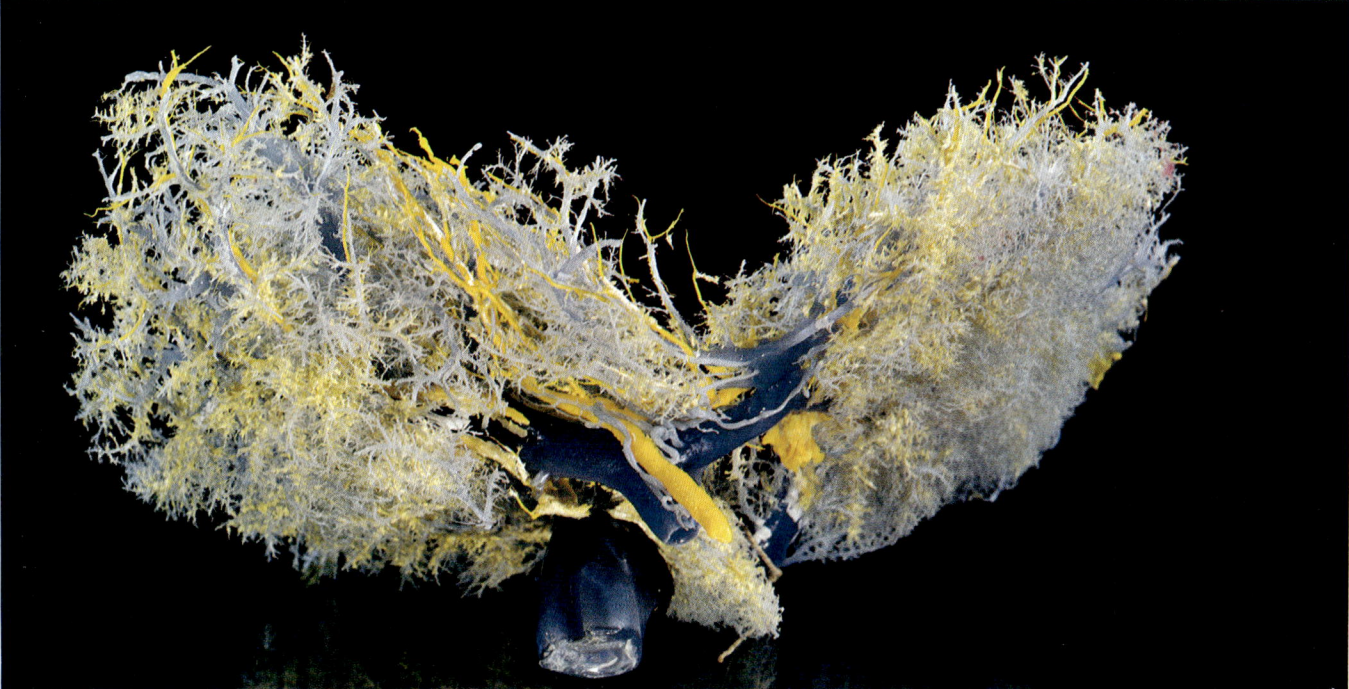

Leberschrumpfung

Aus einer, meist alkoholisch bedingten, Fettleber kann sich eine chronische, auch durch den Alkoholmißbrauch unterhaltene Leberentzündung entwickeln. Diese wiederum ist oft der Wegbereiter der zu Recht gefürchteten Leberschrumpfung (Zirrhose). Auch eine nicht ausgeheilte akute Virushepatitis kommt als Zirrhose-Ursache in Frage.

Entstehung, Krankheitszeichen. Wenn Leberzellen durch Fetteinlagerung und chronische Entzündung zugrunde gehen, bildet sich an ihrer Stelle Bindegewebe, das die chemischen Aufgaben des »Zentrallaboratoriums« Leber nicht bewältigen kann. Außer durch Hautzeichen macht sich die Leberschrumpfung durch Unwohlsein, Übelkeit und Appetitlosigkeit bemerkbar. Der Patient wird leistungsschwach und ermüdet rasch. Oft wird er von tiefer Niedergeschlagenheit (Depression) heimgesucht. Am ganzen Körper geht die Behaarung zurück. Die Potenz ist stets gestört, oft völlig erloschen.

Verlauf. Im Endstadium der Leberzirrhose bildet sich meist eine Gelbsucht aus, die Hoden werden kleiner, die Milz wird erheblich größer. Gefürchtet ist die Ausbildung der Bauchwassersucht (Aszites), hervorgerufen durch eine Stauung des Blutes. Die kleinen Gefäße des Pfortaderkreislaufs werden durch die bindegewebige Schrumpfung der Leber eingeengt und blockiert, Wassersucht ist die Folge. Die Blutstau-

So unterscheiden sich die Blutgefäße einer gesunden Leber (oben) von denen einer Leber, die durch Schrumpfung (Zirrhose) zerstört wurde (unten). Wissenschaftler machten die lebensbedrohende Veränderung sichtbar, indem sie einen Spezialkunststoff in die Lebergefäße spritzten, der sich anschließend verfestigte.

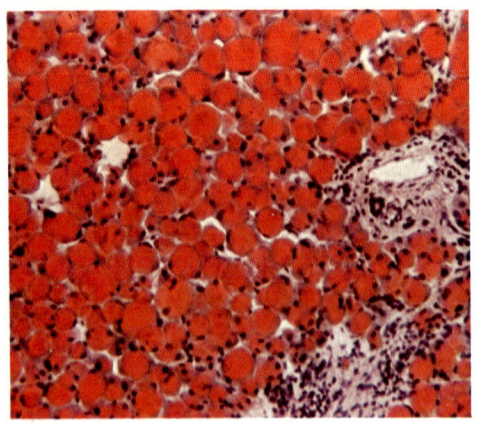

So sieht der Arzt das Gewebe einer zirrhotischen (geschrumpften) Leber stark vergrößert unter dem Mikroskop.

ung führt manchmal zur Ausbildung von überfüllten, geschlängelten Krampfadern (Varizen) in der Speiseröhre, aus denen es akut und lebensbedrohlich bluten kann. Sofortige Krankenhauseinweisung ist erforderlich!

Behandlung. Wird die Leberschrumpfung durch vollständigen Alkoholverzicht, Medikamente und Diät behandelt, so gelingt es, das Leben des Patienten um viele Jahre zu verlängern. Die verbliebenen Leberzellen reichen oft aus, um den Stoffwechsel aufrechtzuerhalten. Ein vollständiges Leberversagen führt durch den Zusammenbruch aller Leberfunktionen in das Leberkoma. »Koma« nannten die alten Griechen den tiefen Schlaf, aus dem es nur selten ein Erwachen gibt.

Die Gallenblase und ihre Erkrankungen

Die Gallenblase ist ein muskulöser, birnenförmiger Sack von etwa 5 Zentimeter Länge. Sie nimmt den Tag und Nacht von den Leberzellen produzierten Gallensaft, etwa ¾ Liter in 24 Stunden, auf. In der Gallenblase wird der erst helle, später grünbraune Drüsensaft auf etwa ein Zehntel seiner ursprünglichen Menge eingedickt. Bei Bedarf, wenn sich im Zwölffingerdarm reichlich Nahrungsbrei befindet, wird die Galle über den Blasengang und den galleabführenden Gang dorthin entleert. Ihre Inhaltsstoffe, vor allem die Gallensäuren, spalten das Nahrungsfett auf.

Krankheitszeichen

Die Farbe der Galle wird durch den Gallenfarbstoff Bilirubin bewirkt, ein normales Zerfallsprodukt des sauerstofftransportierenden Blutfarbstoffes Hämoglobin. Das Bilirubin färbt den Kot dunkel. Tritt Bilirubin bei Krankheiten, etwa bei einer Verstopfung der Gallenabflußwege, in größeren Mengen in das Blut und dann in Haut und Schleimhäute über, färben diese sich gelb: Dieses Zeichen, der Ikterus, macht also auf krankhafte Störungen der Leber- und Gallenfunktion aufmerksam.

Die Gallenblase erkrankt, vor allem bei Frauen, ziemlich häufig. Am verbreitetsten sind die Gallenblasenentzündung (Cholezystitis) und die Bildung von Gallensteinen (Cholelithiasis). Beide Erkrankungen kommen auch gemeinsam vor. Sie sind jenseits des 45. Lebensjahres häufiger und werden durch Übergewicht, Zuckerkrankheit und eine allzu fettreiche Ernährung gefördert.

Gallensteinleiden

Zur Entzündung der Gallenblase kommt es meist dadurch, daß sich in dem Speicherorgan, das die von der Leber gebildete Galle aufnimmt und eindickt, Steine bilden. Es wird vermutet, daß erbliche Anlagen dabei eine Rolle spielen.

Entstehung. Normalerweise stehen die einzelnen Bestandteile der Lebergalle (Gallensäuren, Gallenfarbstoffe und der Fettstoff Cholesterin) in einem ausgewogenen Verhältnis zueinander. Wird es gestört, fallen die Gallensäuren aus und bilden dann winzige Kristalle, die Keimzellen der Gallensteine. Aber auch der fettähnliche Stoff Cholesterin kann zur Grundsubstanz von Gallensteinen werden. Die verschiedenen Steine sind von ganz unterschiedlicher Größe, Härte, Farbe und Rauhigkeit.

In Mitteleuropa und Nordamerika sind rund 80 Prozent aller Gallensteine Cholesterin- und Cholesterin-Kalk-Steine. Chronische Entzündungen der Gallenwege begünstigen die Entstehung sogenannter Pigmentsteine. Die chemische Zusammensetzung der Steine wird nach ihrer Entfernung häufig untersucht. Die Form der Gallensteine wechselt in weiten Grenzen: Es werden große einzelne Steine (Solitärsteine) ebenso oft beobachtet wie das Vorkommen zahlreicher, oft ganz unterschiedlich geformter Steine. Kleinste Steine bezeichnet man als Gallengrieß.

Hilfe bei Gallensteinleiden
● *Schutz vor Gallenkolik gewährt eine Kost, die möglichst wenig tierische Fette, Gebratenes, Alkohol und blähendes Gemüse enthält.*
● *Hilfe auf Dauer wird jedoch nur durch die operative Entfernung der Gallensteine und der Gallenblase erzielt.*

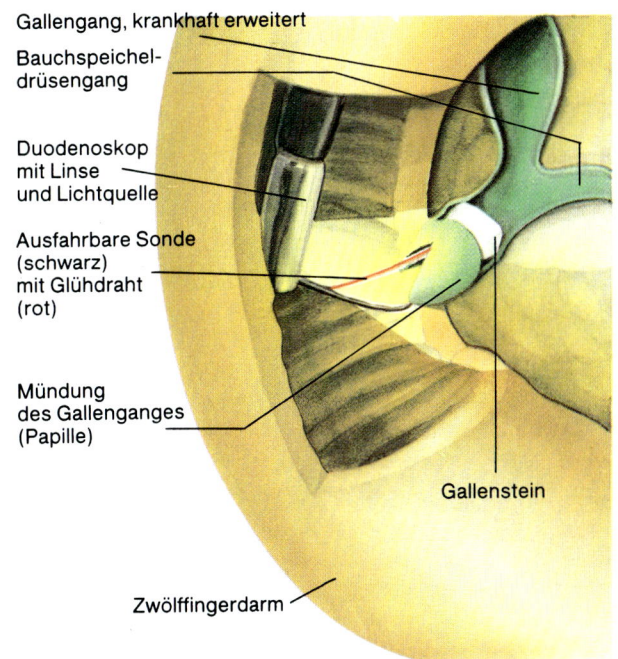

Gallengang, krankhaft erweitert

Bauchspeichel-drüsengang

Duodenoskop mit Linse und Lichtquelle

Ausfahrbare Sonde (schwarz) mit Glühdraht (rot)

Mündung des Gallenganges (Papille)

Gallenstein

Zwölffingerdarm

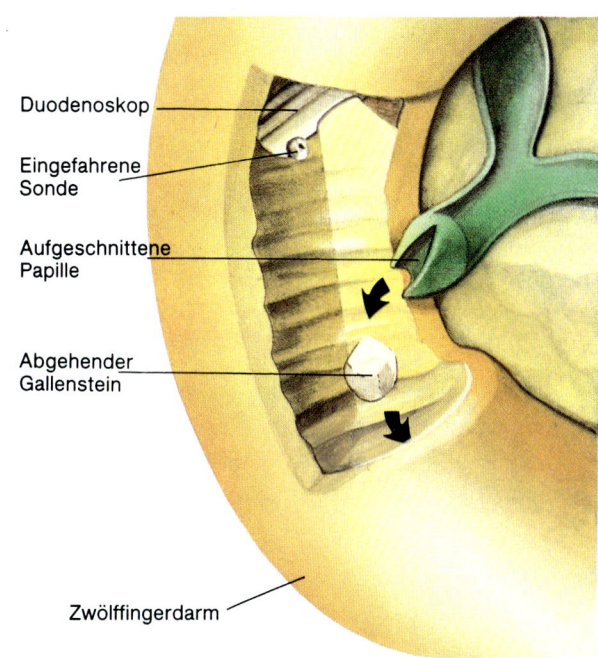

Duodenoskop

Eingefahrene Sonde

Aufgeschnittene Papille

Abgehender Gallenstein

Zwölffingerdarm

Krankheitszeichen, Behandlung. Bei den meisten Menschen machen sich die Steine das ganze Leben überhaupt nicht bemerkbar. Nur eine Minderheit der »Steinträger« bekommt Beschwerden. Diese freilich können sehr beträchtlich sein. Am gefürchtetsten ist die *Gallenkolik:* Wenn sich die muskulöse Gallenblase um einen oder mehrere Steine krampfartig zusammenzieht oder sich Steine in den Gallengängen befinden, setzen plötzlich heftigste Schmerzen ein. Das Zentrum der Schmerzen ist unter dem rechten Rippenbogen. Sie strahlen jedoch bis in die rechte Schulter aus. Oft kommt es dabei zu Schüttelfrost und Fieber bis 39 Grad. Es besteht eine starke Übelkeit, doch bringt Erbrechen keine Erleichterung.

Bis zum Eintreffen des sofort zu alarmierenden Arztes, der meist krampflösende Medikamente spritzt, besteht die Erste Hilfe in der Auflage eines warmen Umschlages auf das Schmerzzentrum. Wärme wirkt krampflindernd.

Komplikationen. Ein Gallensteinleiden kann mehrere Komplikationen nach sich ziehen. Die Steine können eine chronische Entzündung der Gallenblase (Cholezystitis) und der Gallengänge (Cholangitis) unterhalten, auch zu einer Vereiterung der Gallenblase (Empyem) führen. Der mechanische Verschluß der Gallenwege durch einen Stein führt zur Gallenstauung, die Leberzellschäden und Gelbsucht zur Folge hat.

Operation. Die chirurgische Entfernung der Gallenblase (Cholezystektomie) ist anzuraten, wenn die Gallenblase sich wiederholt entzündet oder die obengenannten Komplikationen eintreten. Die Gallenblase ist ein durchaus entbehrliches Organ. Ihr Verlust hat fast keine nachteiligen Folgen. Der Gallensaft fließt nach der Operation durch die ableitenden Gallenwege direkt in den Dünndarm. Der operative Eingriff selbst ist chirurgische Routine. Er kann auch älteren und übergewichtigen Patienten zugemutet werden. Die Komplikationsrate ist gering. Mit einer rund fünfzigprozentigen Aussicht auf Erfolg können bestimmte Gallensteine, die noch nicht verkalkt sind, durch Medikamente aufgelöst werden.

Endoskopische Verfahren. Neuerdings gibt es auch die Möglichkeit, solche Steine, die im Gallengang kurz vor dem Zwölffingerdarm eingeklemmt sind, auf unblutigem Wege herauszuholen. Dabei wird mit Hilfe eines Endoskops (→ Seite 441) unter Sicht des Auges eine Schlinge in den Gallengang eingeführt. Die endoskopischen Verfahren sind jedoch nicht in der Lage, Gallensteine aus der Gallenblase herauszubefördern.

Ein Gallenstein verschließt auf sehr schmerzhafte Weise (Kolik) die Mündung des Gallenganges (links). Mit Hilfe eines biegsamen Sehrohres (Duodenoskop) und der in ihm vorhandenen Instrumente kann der Arzt den Stein ohne große Operation ins Rollen bringen: Er zerschneidet mit einem Glühdraht in Sekundenschnelle den engen Muskel an der Mündung des Gallenganges, und der Stein geht auf natürlichem Wege (rechts, schwarze Pfeile) ab.

Chemische Steuerung des Körpers

Die Hormondrüsen

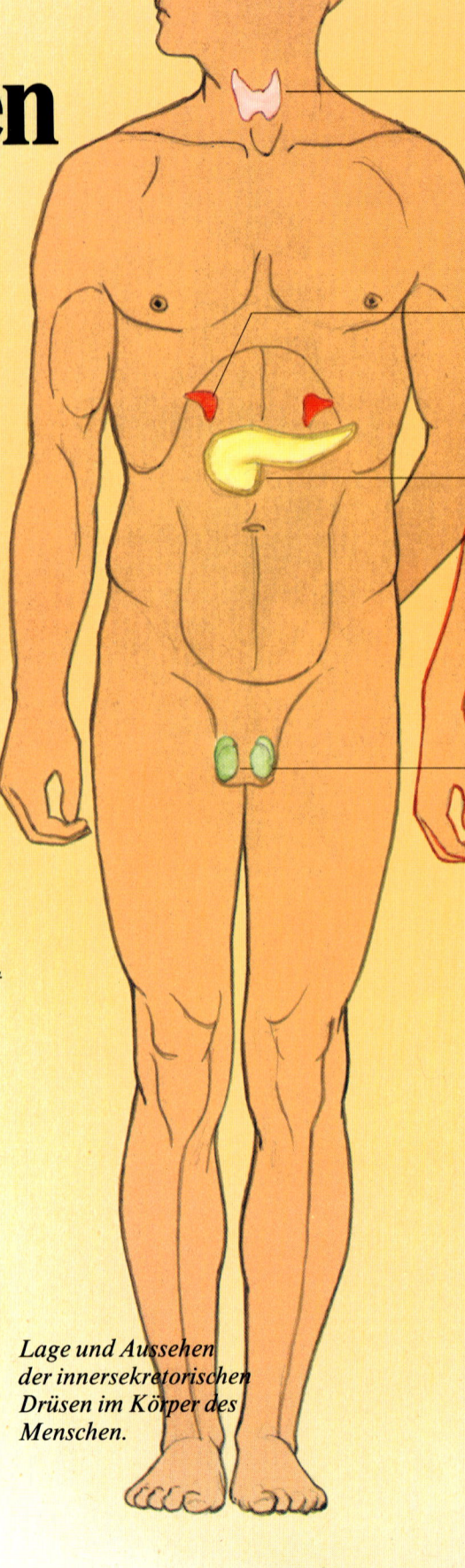

Über seinen ganzen Organismus verteilt, besitzt der Mensch elf lebenswichtige Drüsen, die seine körperliche, geistige und seelische Entwicklung ebenso steuern wie die Fortpflanzung und den Stoffwechsel.

Ihre Säfte, die Hormone, geben sie unmittelbar in das Blut ab. Sie werden deshalb auch Drüsen mit innerer Sekretion genannt.

Dazu zählen die Hirnanhangsdrüse (Hypophyse) und die Zirbeldrüse (Epiphyse), die Schilddrüse mit den Nebenschilddrüsen, die innere Brustdrüse (Thymus oder Bries), die Bauchspeicheldrüse mit ihrem innersekretorischen Anteil, die beiden Nebennieren und Keimdrüsen – beim Mann die Hoden, bei der Frau die Eierstöcke.

Die geregelte Zusammenarbeit der inneren Drüsen, die oft klein und unscheinbar sind, ist für die Gesundheit von entscheidender Wichtigkeit. Jede Unter- oder Überfunktion kann zu Krankheiten führen, die sich heute meist durch künstliche Hormongaben behandeln lassen.

Lage und Aussehen der innersekretorischen Drüsen im Körper des Menschen.

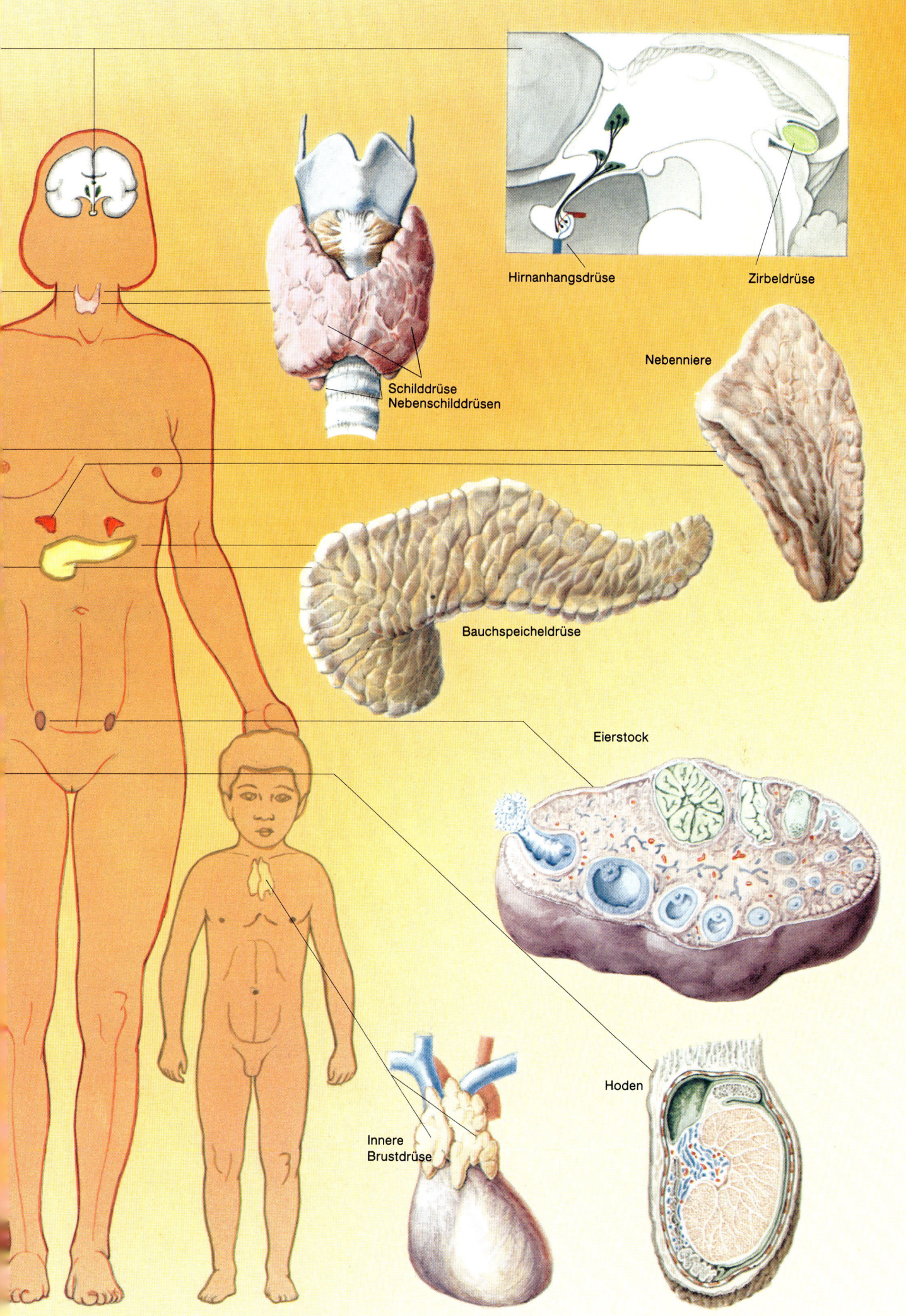

Hirnanhangsdrüse

Zirbeldrüse

Schilddrüse
Nebenschilddrüsen

Nebenniere

Bauchspeicheldrüse

Eierstock

Innere
Brustdrüse

Hoden

Aufbau und Bedeutung der inneren Drüsen

Erst in diesem Jahrhundert ist es der Medizin gelungen, alle Drüsen mit innerer Sekretion zu entdecken und ihre Bedeutung weitgehend aufzuklären. Heute weiß man, daß die Drüsensäfte (Hormone) durch ihre direkte Abgabe ins Blut zwar alle Körperteile erreichen, jedoch jeweils nur auf ganz bestimmte Organe wirken und auch nur einzelne Funktionen beeinflussen.

Steuerung durch Hormone

Mittlerweile sind nahezu hundert verschiedene Hormone und ihre Vorstufen bekannt. Alle zusammen bilden sie als Botenstoffe eine Art zweites »flüssiges« Nervensystem: Während die in den Nervenfasern fließenden bioelektrischen Ströme schnelle Information und damit rasche Reaktionen garantieren, besorgt das Hormonsystem eine meist gleichmäßige, langdauernde Steuerung des menschlichen Körpers.

Mit den inneren (endokrinen) Drüsen und ihren Aufgaben befaßt sich eine eigene Forschungsrichtung der Medizin, die Endokrinologie. Sie hat nachgewiesen, daß es zwischen den einzelnen Drüsen enge Wechselwirkungen gibt. Die hochspezialisierten Organe steuern sich gegenseitig (Regelkreis) und sichern auf diese Weise das lebensnotwendige Gleichgewicht der verschiedenen Organsysteme wie Verdauung, Stoffwechsel, Ausscheidung oder Fortpflanzung.

Dazu reichen oft unvorstellbar winzige Hormonmengen aus. So produziert die Schilddrüse im Laufe eines Menschenlebens nur etwa 20 Gramm Hormon (Thyroxin). Ihre Unterfunktion, das heißt schon der Mangel von Bruchteilen eines tausendstel Gramms Thyroxin, kann schwere Störungen hervorrufen.

Außer den genannten inneren Drüsen, von denen Hoden und Eierstöcke ab Seite 315 erörtert werden, produzieren auch bestimmte Zellen Gewebshormone. Sie wirken meist nur unmittelbar am Ort ihrer Entstehung.

Unter- und Überfunktion. Moderne Laborverfahren machen es möglich, Menge und Art der Hormone zu bestimmen. Wird eine Drüse entfernt, so zeigt sich an den Folgen, den Ausfallserscheinungen, wie wichtig das Organ für den Körper war. Wenn die Tätigkeit einer inneren Drüse auf ein ungenügendes Maß herabgesetzt ist, spricht man von Unterfunktion. Ist die Hormonproduktion über das normale Maß gesteigert, nennt man das Überfunktion.

Hirnanhangsdrüse

Die Hirnanhangsdrüse (Hypophyse), gelegen an der Schädelgrundfläche und durch einen Stiel direkt mit dem Gehirn verbunden, ist der »Dirigent« aller hormonproduzierenden Organe. Dabei ist die Hypophyse nicht einmal bohnengroß und wiegt nur 0,6 Gramm. Von der im knöchernen Schädel gut geschützten Hirnanhangsdrüse werden jedoch mehr als ein Dutzend Wirkstoffe an das Blut abgegeben. Sie be-

Die inneren Drüsen des menschlichen Körpers, deren Zusammenspiel die Abbildung zeigt, regeln alle wichtigen Lebensvorgänge. Dabei beeinflußt jede Drüse jede andere Drüse – ein komplizierter Regelkreis, der trotz aller Belastungen meist reibungslos funktioniert. Das aufeinander abgestimmte Zusammenwirken der inneren Drüsen wird vom Gehirn überwacht – freilich ohne daß wir davon etwas bemerken oder mit dem Willen beeinflussen könnten. Die »Kommandozentrale« sitzt im unteren Teil des Zwischenhirns, dem Hypothalamus. Von hier aus erhält die ranghöchste innere Drüse, die Hirnanhangsdrüse, ihre Anregungen und Befehle. Sie werden durch flüssige Botenstoffe, die Hormone, vermittelt.
Mit dem Blut erreichen die Hormone jede Körperzelle – eine perfekte Art der Steuerung.

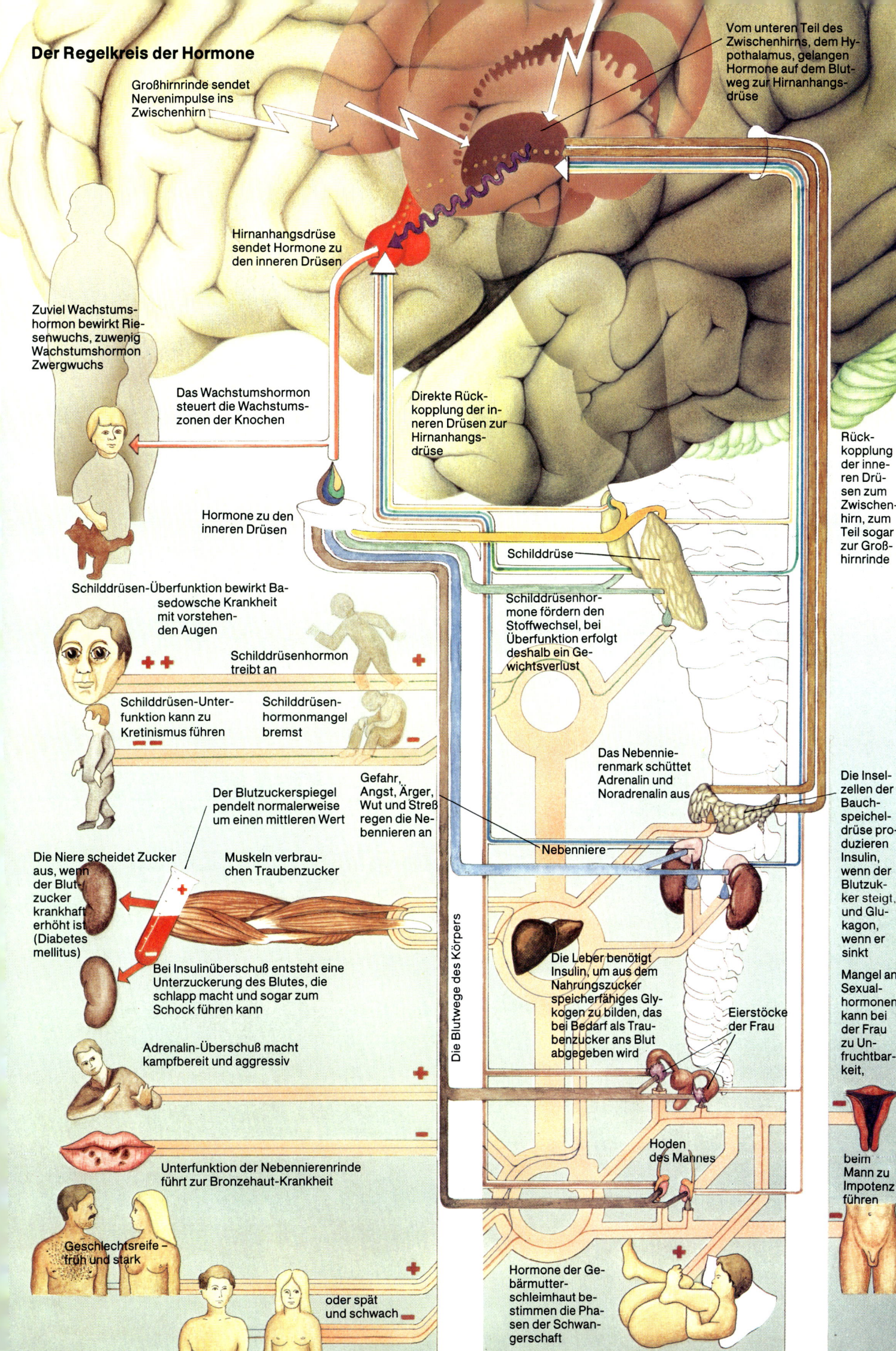

Der Regelkreis der Hormone

Großhirnrinde sendet Nervenimpulse ins Zwischenhirn

Vom unteren Teil des Zwischenhirns, dem Hypothalamus, gelangen Hormone auf dem Blutweg zur Hirnanhangsdrüse

Hirnanhangsdrüse sendet Hormone zu den inneren Drüsen

Zuviel Wachstumshormon bewirkt Riesenwuchs, zuwenig Wachstumshormon Zwergwuchs

Das Wachstumshormon steuert die Wachstumszonen der Knochen

Direkte Rückkopplung der inneren Drüsen zur Hirnanhangsdrüse

Rückkopplung der inneren Drüsen zum Zwischenhirn, zum Teil sogar zur Großhirnrinde

Hormone zu den inneren Drüsen

Schilddrüse

Schilddrüsen-Überfunktion bewirkt Basedowsche Krankheit mit vorstehenden Augen

Schilddrüsenhormone fördern den Stoffwechsel, bei Überfunktion erfolgt deshalb ein Gewichtsverlust

Schilddrüsenhormon treibt an

Schilddrüsen-Unterfunktion kann zu Kretinismus führen

Schilddrüsenhormonmangel bremst

Das Nebennierenmark schüttet Adrenalin und Noradrenalin aus

Die Inselzellen der Bauchspeicheldrüse produzieren Insulin, wenn der Blutzucker steigt, und Glukagon, wenn er sinkt

Der Blutzuckerspiegel pendelt normalerweise um einen mittleren Wert

Gefahr, Angst, Ärger, Wut und Streß regen die Nebennieren an

Die Niere scheidet Zucker aus, wenn der Blutzucker krankhaft erhöht ist (Diabetes mellitus)

Muskeln verbrauchen Traubenzucker

Nebenniere

Bei Insulinüberschuß entsteht eine Unterzuckerung des Blutes, die schlapp macht und sogar zum Schock führen kann

Die Leber benötigt Insulin, um aus dem Nahrungszucker speicherfähiges Glykogen zu bilden, das bei Bedarf als Traubenzucker ans Blut abgegeben wird

Mangel an Sexualhormonen kann bei der Frau zu Unfruchtbarkeit,

Adrenalin-Überschuß macht kampfbereit und aggressiv

Die Blutwege des Körpers

Eierstöcke der Frau

Unterfunktion der Nebennierenrinde führt zur Bronzehaut-Krankheit

Hoden des Mannes

beim Mann zu Impotenz führen

Geschlechtsreife – früh und stark

oder spät und schwach

Hormone der Gebärmutterschleimhaut bestimmen die Phasen der Schwangerschaft

Die Hirnanhangsdrüse (Hypophyse) ist nur erbsengroß und dennoch der Dirigent aller anderen inneren Drüsen. Sie liegt an der Unterfläche des Gehirns und ist mit dem Zwischenhirn durch einen Stiel verbunden (linker unterer Teil der Abbildung). Die Hypophyse sichert das Zusammenwirken von Nerven und Hormonen. Die Hormone der Zirbeldrüse beeinflussen die Reifung der Geschlechtsmerkmale.

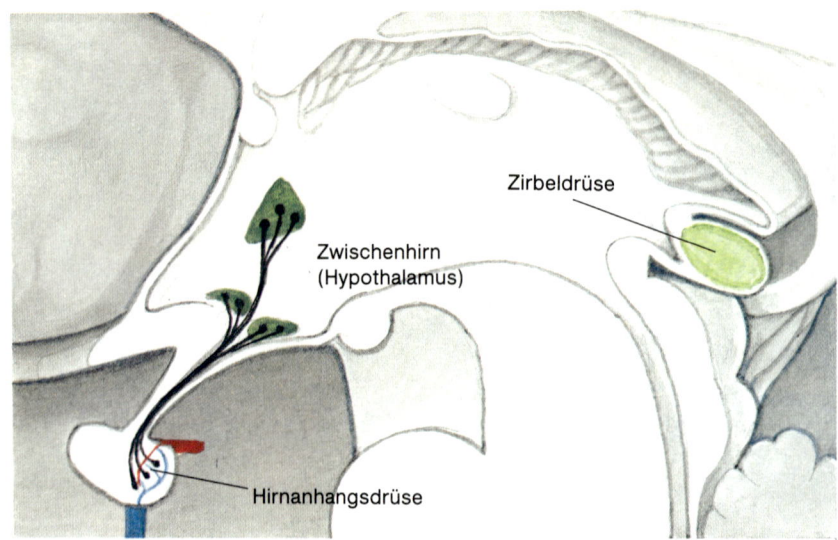

Zirbeldrüse

Zwischenhirn
(Hypothalamus)

Hirnanhangsdrüse

einflussen Wachstum, Stoffwechsel, Blutdruck und führen die anderen inneren Drüsen gleichsam an zwei Zügeln: Manche Botenstoffe aktivieren die nachgeordneten Drüsen, andere dämpfen bei Bedarf deren Aktivität.

Unterfunktion. Bei einer allgemeinen Unterfunktion der Hypophyse stellen die Nebennieren und die Keimdrüsen ihre Hormonproduktion völlig ein. Die Patienten werden schwach und teilnahmslos, bewegen sich kaum noch und sind immer müde. Durch die Zufuhr von Hypophysenhormonen in Form von Depot-Spritzen kann die Krankheit erfolgreich behandelt werden.

Zwergwuchs. Die Hirnanhangsdrüse produziert ein Wachstumshormon, dessen Mangel zu Zwergwuchs führt. Die geistige Entwicklung der Kinder ist dabei altersentsprechend normal, auch stimmen die Proportionen zwischen den einzelnen Körperteilen. Die Entwicklung der Geschlechtsorgane bleibt bei diesen *hypophysären Zwergen* jedoch auf kindlicher Stufe stehen. Die Wachstumsfugen an den Knochen schließen sich auch im Erwachsenenalter nicht.

Von dieser Form des Minderwuchses, der durch langdauernde Hormonzufuhr während der Wachstumsjahre gebessert werden kann, ist der *chondrodystrophische Zwergwuchs* zu unterscheiden. Die Chondrodystrophie ist eine nicht hormonell bedingte Knorpelerkrankung, die sich schon während der Entwicklungsphase im Mutterleib ausbildet. Die betroffenen Patienten haben sehr kurze Arme und Beine, jedoch einen normal großen Kopf und Rumpf (»Clowntyp«).

Riesenwuchs. Wird in der Hirnanhangsdrüse schon während der Ju-

Beim Fehlen innerer Drüsen kann es zu Zwergwuchs kommen. Das Mädchen auf der linken Abbildung hat von Geburt an keine Schilddrüse. Es ist 8½ Jahre alt und mit 95 cm so groß wie ein Dreijähriges. Dem Mädchen rechts fehlt die Hirnanhangsdrüse. Es ist fünf Jahre alt, hat aber mit etwa 82 cm nur die Größe eines 18 Monate alten Kindes erreicht. Durch die Zufuhr der fehlenden Hormone wird versucht, den Mangel auszugleichen.

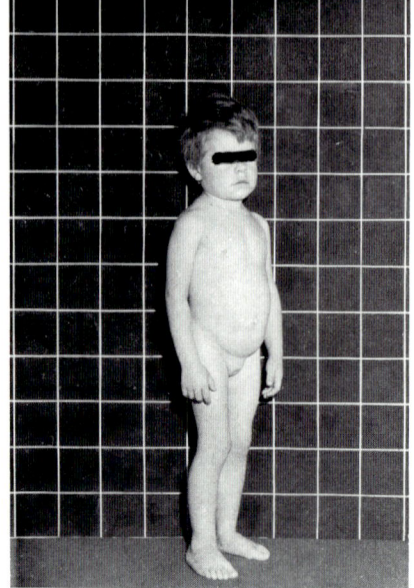

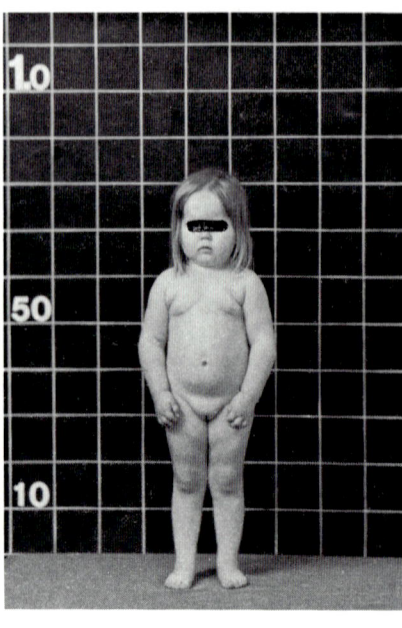

294

gendzeit zuviel Hormon produziert, bewirkt dies einen allgemeinen Riesenwuchs (*Gigantismus*). Setzt die Überfunktion erst nach Abschluß des allgemeinen Körperwachstums ein, so kommt es zu einem fortdauernden übermäßigen Spitzenwachstum z. B. der Hände, Füße und Nase, der *Akromegalie* (Foto → Seite 82).

Die *Zirbeldrüse* (Epiphyse), ein haselnußgroßes Organ, liegt ebenfalls an der Gehirnbasis. Sie beeinflußt mit ihrem Hormon die Reifung der Geschlechtsmerkmale.

Nebennieren

Zwischen der Hirnanhangsdrüse und den paarigen Nebennieren bestehen besonders enge Bindungen. Auch die Nebennieren, die jeweils aus zwei Organen, nämlich der Nebennierenrinde und dem Nebennierenmark, bestehen, wirken mit ihren mehr als 40 verschiedenen Hormonen auf zahlreiche Körperfunktionen ein. Eine Nebenniere ist nur zwölf bis fünfzehn Gramm schwer, etwa so groß wie ein Daumennagel und sitzt dem oberen Nierenpol wie eine Kapuze auf. Zu den Nieren besteht im übrigen nur eine räumliche Nähe, jedoch kein funktioneller Zusammenhang. Von allen Organen unseres Körpers sind die Nebennieren am weitaus intensivsten durchblutet.

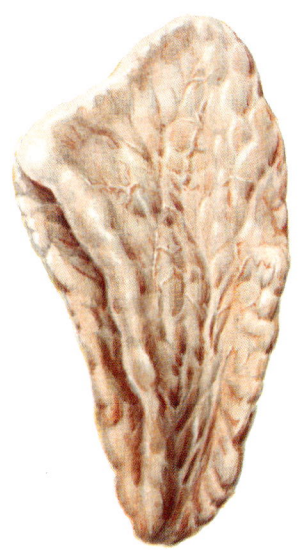

Fast wie eine Kapuze sieht die rechte Nebenniere aus. Sie hat mit der Niere, der sie aufsitzt, nichts zu tun. Ihre verschiedenen Hormone, produziert von Mark oder Rinde, werden mit dem Blut im ganzen Organismus verteilt.

Nebennierenrinde

Die Nebennierenrinde stellt drei Gruppen von Hormonen her, die Corticosteroide oder kurz *Corticoide* genannt werden. Aufgabe dieser Hormone ist die Aufrechterhaltung des Gleichgewichts im menschlichen Mineralhaushalt, vor allem zwischen den Natrium- und Kaliumsalzen, ferner die Steuerung des Kohlenhydratstoffwechsels und die Beeinflussung der männlichen Geschlechtsmerkmale.

Die Hormone der Nebennierenrinde werden wegen ihrer starken entzündungshemmenden und antiallergischen Wirkung bei schweren Verlaufsformen einiger Krankheiten (Rheumatismus, allergisches Asthma, Immunkrankheiten) verordnet.

Addison-Krankheit. Stellt die Nebennierenrinde zu wenig Hormon her, kommt es zur Addison-Krankheit (Bronzekrankheit). Neben der charakteristischen Braunfärbung der Haut äußert sich diese Krankheit durch Muskelschwäche, Gewichtsabnahme und schnelle Ermüdung. Die Zufuhr künstlicher Nebennierenrindenhormone bessert die seltene Krankheit schlagartig.

Cushing-Syndrom. Schwieriger ist die Behandlung der Nebennierenrinden-Überfunktion, des Cushing-Syndroms. Das Zuviel an Nebennierenrindenhormonen führt zu Bluthochdruck, Muskelschwäche und einer Fettsucht des Rumpfes und Gesichts. Bei Männern nimmt die Potenz ab, bei Frauen kann die monatliche Regelblutung gestört sein. Charakteristisch für das Cushing-Syndrom ist das Vollmondgesicht (Foto → Seite 82).

Ein Cushing-Syndrom kann sich auch als unerwünschte Nebenwirkung einer Behandlung mit Nebennierenrindenhormonen herausbilden, bei der besonders hohe Dosen gewählt werden müssen, um den Behandlungserfolg zu sichern. Es verschwindet, sobald die Hormongabe vermindert oder die Hormonbehandlung eingestellt wird.

Nebennierenmark

Die Drüsenzellen des Nebennierenmarks leiten sich vom Nervensystem her. In diesem Teil des Organs sind deshalb auch noch Nervenzellen und marklose Nervenfasern vorhanden. Erkrankt das Nebennierenmark, so können seine Aufgaben zum Teil von anderen Körpergeweben übernommen werden. Das Nebennierenmark produziert nur zwei Hormone, die jedoch beide für den Organismus von großer Wichtigkeit sind: die »Notfall«- oder »Streß«-Hormone Adrenalin und Noradrenalin.

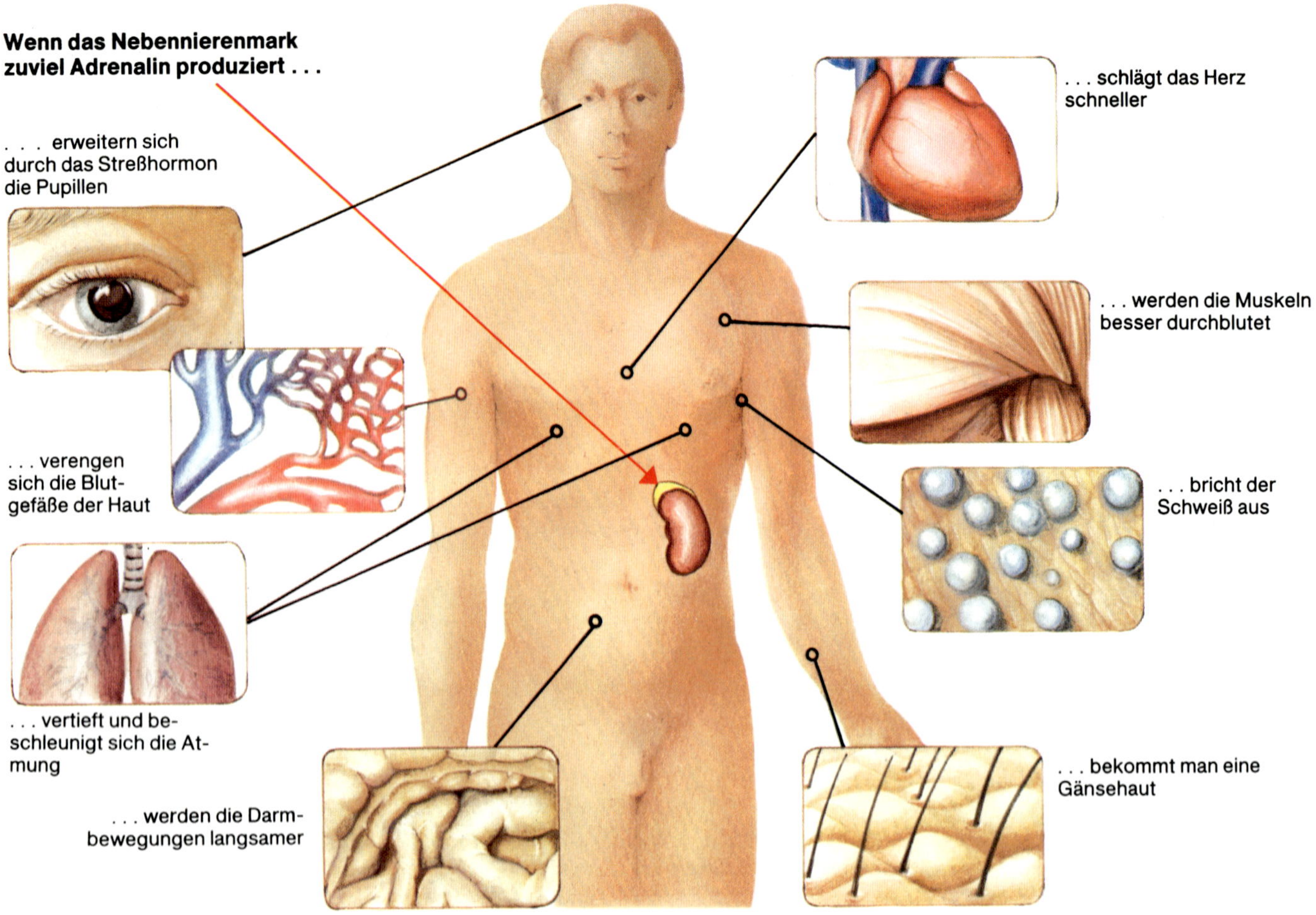

Wenn das Nebennierenmark zuviel Adrenalin produziert . . .

. . . erweitern sich durch das Streßhormon die Pupillen

. . . schlägt das Herz schneller

. . . verengen sich die Blutgefäße der Haut

. . . werden die Muskeln besser durchblutet

. . . vertieft und beschleunigt sich die Atmung

. . . bricht der Schweiß aus

. . . werden die Darmbewegungen langsamer

. . . bekommt man eine Gänsehaut

So aktiviert das klassische Streßhormon Adrenalin den ganzen Organismus. Die richtige Menge Adrenalin macht aktiv, mit zuviel Adrenalin im Blut fühlt man sich jedoch unruhig und ängstlich.

Wirkung des Adrenalins. Die Hormone des Nebennierenmarks sorgen dafür, daß der Körper innerhalb von Bruchteilen einer Sekunde auf Notfälle reagieren und körperliche Reserven mobilisieren kann, denn als Folge der Adrenalin-Ausschüttung schlägt das Herz schneller, wird die Skelettmuskulatur besser durchblutet und beschleunigt sich die Atmung. Die Haut wird blaß, Schweiß bricht aus und die Pupillen erweitern sich. Jeder Mensch hat diese Veränderungen dutzendfach an sich selbst erlebt. Zorn, Schreck, Angst, aber auch freudige Erregung bewirken die nützliche, in ihrem Übermaß jedoch unangenehme Adrenalinausschüttung.

Nebenwirkungen. Bei ständigem Streß haben die für unser Dasein so wichtigen Hormone des Nebennierenmarks allerdings gefährliche Nebenwirkungen: Herz und Kreislauf werden dann überfordert und erschöpft, Blutdruck und Blutfettspiegel steigen in Höhen, die den Herzinfarkt begünstigen. Eine streßarme Ordnung des Lebens, Muskelarbeit und Sport schützen vor den unerwünschten Wirkungen des Notfallhormons.

Innere Brustdrüse

Die innere Brustdrüse (Thymus), bei den Tieren Bries genannt, ist noch immer eines der geheimnisvollsten menschlichen Organe. Es macht im Laufe des Menschenlebens einen beträchtlichen Gestalt- und offenbar auch Funktionswandel durch. Gelegen hinter dem Brustbein und vor dem Herzen, ist die kegelförmige, rötlich-graue Drüse bei der Geburt etwa 12 Gramm schwer, wächst bis zur Pubertät auf das Dreifache, bildet sich dann jedoch immer weiter zurück. Ein Erwachsener muß mit rund sechs Gramm auskommen.

Abwehrfunktion. Während die alten Griechen (zu Unrecht) vermuteten, der Thymus des Menschen sei Sitz des Gemüts und der Seele, ist man jetzt sicher, daß dem Organ und seinem Hormon, dem Thymosin, eine wichtige Steuerungsfunktion im körpereigenen Abwehrsystem

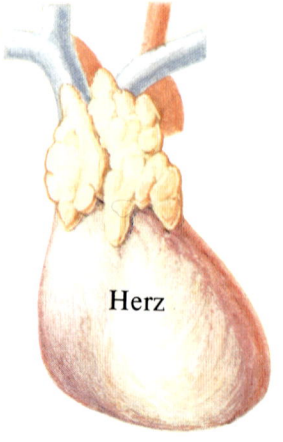

Herz

Die innere Brustdrüse (Thymus) vergrößert sich bis zum Eintritt der Geschlechtsreife. Später bildet sich der Thymus immer mehr zurück. Warum sich das so verhält, weiß man noch nicht.

(→Seite 187) zukommt. Der Verlust des Thymus hat jedenfalls eine Abwehrschwäche zur Folge, auch die Überfunktion bewirkt offenbar eine nachlassende Kraft des Organismus gegenüber Krankheitskeimen und möglicherweise gar gegenüber Krebszellen. Die genauen Einzelheiten sind noch ungeklärt.

Schilddrüse

Die Schilddrüse (Thyreoidea), etwa 30 Gramm schwer und in zwei Lappen unterteilt, liegt am Hals beiderseits neben dem Schildknorpel des Kehlkopfes. Eine schmale Brücke verbindet die beiden Drüsenlappen, die wegen ihrer weichen Beschaffenheit von außen nicht tastbar sind. Erst eine krankhafte Vergrößerung des Drüsengewebes, der Blähhals oder Kropf, wird tast- und sichtbar. Diese Veränderung ist ziemlich häufig. Meist liegt ihr ein Jodmangel zugrunde, von dem in Deutschland noch immer Millionen Menschen betroffen sind.

Schilddrüsenhormon. Das wichtigste Schilddrüsenhormon heißt Thyroxin. Es besteht aus Eiweißbausteinen und dem mit der Nahrung zugeführten Spurenelement Jod. Thyroxin beeinflußt den Stoffwechsel aller Körperzellen. Pro Tag wird nur etwa ein tausendstel Gramm des Hormons ausgeschüttet – im Laufe des ganzen Lebens nur rund 20 Gramm; ein Plus oder Minus von nur wenigen Prozent hat immer schwerwiegende Folgen.

Mit Hilfe modernster laborchemischer Methoden ist es möglich, aus dem Blut noch milliardstel Gramm (Nanogramm) des Schilddrüsenhormons nachzuweisen. Auch mit anderen modernen Untersuchungsmethoden, der Szintigraphie (→Seite 438) und der Gammakamera (→Seite 297), bei denen eine bestimmte Menge radioaktiver Substanzen in die Blutbahn eingespritzt wird, die sich dann im untersuchten Organ ansammelt, gelingen zuverlässige Aussagen über Gesundheit oder Krankheit der wichtigen inneren Drüse.

Überfunktion der Schilddrüse

Bei einer Überfunktion (Hyperthyreose) ist der gesamte Stoffwechsel gesteigert.

<u>Krankheitszeichen.</u> Die charakteristischen Symptome sind Herzjagen, hervortretendes Glanzauge (Exophthalmus; Foto →Seite 82) und sichtbare Vergrößerung der Schilddrüse *(Kropf)*. Diese Krankheitszeichen wurden im Jahre 1840 von dem Merseburger Arzt Karl von Basedow zuerst beschrieben. Deshalb heißt die Schilddrüsenüberfunktion auch *Basedowsche Krankheit.*

Auf die drei »klassischen« Symptome ist jedoch nicht immer Verlaß. Häufig tritt die Überfunktion »maskiert« auf. Vor allem der Kropf und das Glanzauge können fehlen. Dafür sind andere Beschwerden fast immer vorhanden. Weil alle Motoren des Körpers gleichsam auf Hochtouren laufen, ist nicht nur der Herzschlag beschleunigt, sondern auch die Verdauung. Der Blutdruck steigt an. Hitzegefühl und innere Unruhe quälen den Patienten, der rasch an Gewicht verliert. Seine Hände zittern, die Selbstkontrolle wird immer schwieriger, schließlich oft unmöglich.

<u>Ursachen.</u> Den lästigen Krankheitszeichen, die unterschiedlich stark ausgeprägt sind, können zwei verschiedene Ursachen zugrunde liegen: Einmal kann es durch die Einwirkung körpereigener Antikörper, die im lymphatischen Gewebe gebildet werden (→Seite 186), zu einer Steigerung der Hormonausschüttung kommen, an der alle Zellen der Schilddrüse beteiligt sind. Es kommt aber auch vor, daß nur ein umschriebener Bezirk der Schilddrüse, der meist von außen als Knoten tastbar ist, vermehrt Hormone produziert. Diese Krankheit nennt man *autonomes Schilddrüsenadenom.*

<u>Behandlung.</u> Jede Schilddrüsenüberfunktion läßt sich erfolgreich behandeln. Hierfür stehen drei Möglichkeiten zur Verfügung: Medikamente, die Operation und die Gabe eines radioaktiven Jod-»Cock-

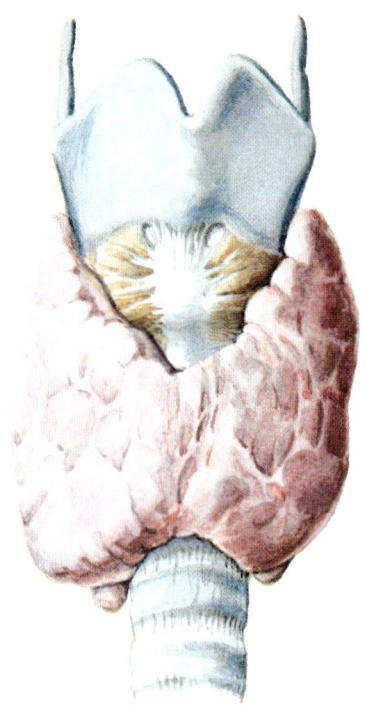

Wie ein Schild liegt vor dem oberen Ende der Luftröhre die Schilddrüse, von außen normalerweise weder zu sehen noch zu tasten. Erst ihre Vergrößerung wird als Blähhals oder Kropf sichtbar.

Anzeichen für eine Schilddrüsenüberfunktion
Die drei klassischen Krankheitszeichen der Schilddrüsenüberfunktion (Basedowsche Krankheit) sind:
- *Kropf,*
- *hervortretendes Glanzauge,*
- *Pulsbeschleunigung bis 130 Schläge je Minute (und mehr).*
Frauen sind viermal häufiger betroffen als Männer.

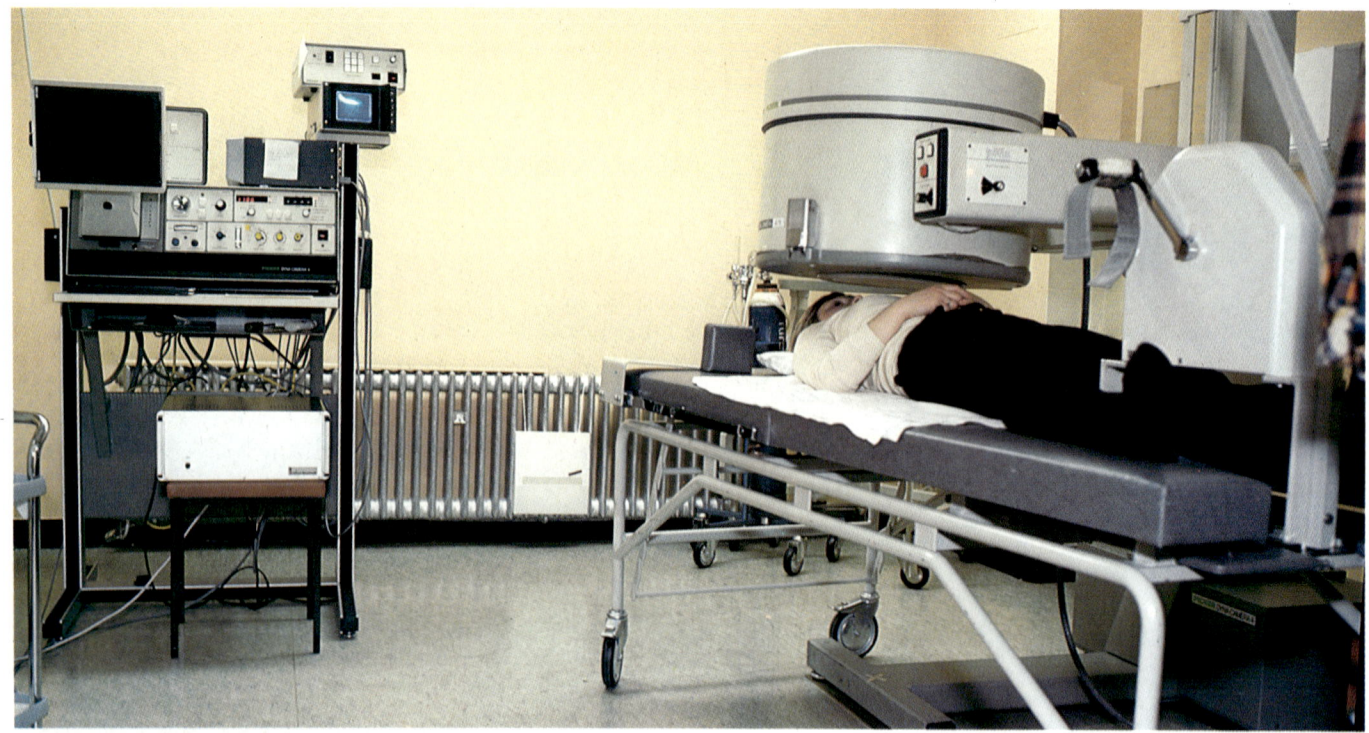

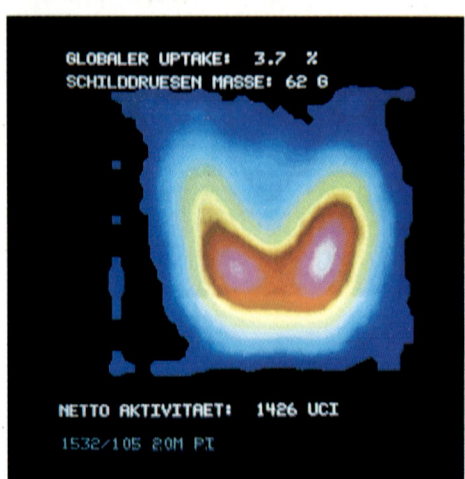

Mit Hilfe radioaktiv markierter Substanzen, die sich in der Schilddrüse sammeln, läßt sich die Drüse auf schmerzfreie und zuverlässige Weise untersuchen. Die Strahlung wird von einer »Gammakamera« (oben) registriert, von Computern ausgewertet und ergibt in Sekundenschnelle ein farbiges Bild der Schilddrüse (unten): Auf dem Monitor der Gammakamera kann der Arzt erkennen, ob die Schilddrüse gesund ist.

tails«. Welche Behandlungsart angewendet wird, richtet sich nach den Umständen des einzelnen Falles. Das Ziel der Behandlung ist jeweils gleich: Die Zahl der zu lebhaft arbeitenden Schilddrüsenzellen wird vermindert, der Hormonspiegel dadurch wieder auf das normale Maß gesenkt.

Unterfunktion der Schilddrüse

Die Folgen einer mangelhaften, unzureichenden Hormonproduktion der Schilddrüse sind schwerwiegender Art. Die Erkrankung kann angeboren sein oder erst im Erwachsenenalter erworben werden.

Kretinismus. Besteht die Unterfunktion (Hypothyreose) von Geburt an, ist die körperliche und geistige Entwicklung des betroffenen Kindes schwer gestört. Es bleibt im Wachstum zurück, der Körper wirkt plump, die Haut ist derb und trocken, oft besteht ein Kropf. Meist bildet sich Schwachsinn aus. Diese Krankheit nennt man Kretinismus. Sie ist durch rechtzeitige und konsequente Zufuhr von Schilddrüsenhormonen deutlich zu bessern.

Myxödem. Tritt der Hormonmangel erst im Erwachsenenleben auf, spricht man von Myxödem. Die Patienten sind träge und müde, ihre Haut ist teigig verschwollen. Wegen des Mangels an aktivierendem Schilddrüsenhormon führen sie gleichsam ein Leben auf »Sparflamme«: Das Herz schlägt langsam, die Patienten frieren, sie leiden an Verstopfung. Die medikamentöse Zufuhr von Schilddrüsenpräparaten kann, langandauernde Anwendung und sorgsame ärztliche Überwachung vorausgesetzt, alle Krankheitszeichen beseitigen.

Kropf

Die sichtbare Schilddrüsenvergrößerung, der Kropf (Struma), kann sowohl bei Über- als auch bei Unterfunktion des Organs auftreten. In bestimmten Gegenden Deutschlands, in denen Nahrungsmittel und Wasser besonders jodarm sind, vor allem in der Alpenregion, war der Kropf noch vor wenigen Jahren eine weitverbreitete Erscheinung. Der dort herrschende Jodmangel führte dazu, daß die Schilddrüse die Zahl ihrer hormonproduzierenden Zellen stark und damit sichtbar vermehrte. Der Jodbedarf des menschlichen Organismus beträgt rund 200 millionstel Gramm pro Tag. In Gebieten, die von Natur aus jodarm sind, hat es sich gut bewährt, wenn zur Vorbeugung des Jodmangels statt des normalen Kochsalzes freiverkäufliches jodiertes Salz im Haushalt benutzt wird.

Eine vergrößerte Schilddrüse ist ja nicht nur ein ästhetischer Mangel, sie ist immer auch in ihrer geweblichen Struktur verändert. Aus diesen Veränderungen können sich gut- und bösartige Geschwülste entwickeln. Auch der mechanische Druck auf Kehlkopf, Luftröhre, Blutgefäße und Nerven kann gesundheitsschädlich wirken.

Nebenschilddrüsen

Die vier Nebenschilddrüsen oder Epithelkörperchen sind nur pfefferkorn-, höchstens erbsgroß. Die kleinen Drüsenkörper liegen am hinteren Pol der Schilddrüse, haben mit ihr aber nichts zu tun. Die Nebenschilddrüsen regeln selbständig den Calcium- und Phosphorstoffwechsel des Körpers. Zu diesem Zweck bilden sie einen Wirkstoff, das *Parathormon,* der die Konzentration der beiden Stoffe in Blut und Geweben normalerweise auf gleichmäßiger Höhe hält.

Tetanie

Sinkt infolge einer Unterfunktion der Nebenschilddrüsen die Produktion des Parathormons ab, so fällt auch der Calciumspiegel. Das hat Muskelkrämpfe (Tetanie), eine sehr schmerzhafte und oft auch gefährliche Krankheit, zur Folge.

Krankheitszeichen. Die Tetanie kündigt sich durch Kribbeln und Ameisenlaufen an, vor allem in den Händen und an den Füßen. Der akute tetanische Anfall erfolgt bei vollem Bewußtsein. Dabei ziehen sich bestimmte Muskeln langdauernd und krampfhaft zusammen. Charakteristisch für die Tetanie sind die »Pfötchenstellung« der Hände, Wadenkrämpfe und die Zusammenziehung der Lippenmuskeln zum vorgestülpten »Karpfenmaul«. Lebensgefährlich kann die Tetanie werden, wenn auch die Kehlkopfmuskeln krampfen.

Behandlung. Die Einspritzung eines Calciumpräparates in die Blutbahn beendet den Anfall sofort. Bis zum Eintreffen des Arztes soll der Patient ruhig gelagert werden. Wichtigste Verhaltensregel: tiefes Ein- und Ausatmen vermeiden! Statt dessen langsam, flach und oberflächlich Luft holen. So vergeht der Krampf am schnellsten.

Krampfbereitschaft. Die Bereitschaft zu tetanischen Krämpfen *(latente Tetanie)* besteht vor allem bei Frauen während der Schwangerschaft, bei Infekten und in Zeiten hormoneller Umstellung (Pubertät, Wechseljahre). Die latente Tetanie kann durch Medikamentengabe gut beherrscht werden.

Bauchspeicheldrüse

In der Höhe des Nabels, hinter dem Zwölffingerdarm und vor dem zweiten Lendenwirbelkörper, liegt die Bauchspeicheldrüse (Pankreas). Das Organ ist 70 bis 90 Gramm schwer und 15 bis 22 Zentimeter lang. Es bildet sowohl Hormone, die unmittelbar in das Blut gelangen, als auch Verdauungssäfte, die durch einen Gang direkt in den Zwölffingerdarm abgegeben werden (→ Seite 268) und dort in einer täglichen Menge von rund 1½ Litern die Aufspaltung der drei Nahrungsbestandteile Eiweiß, Fett und Kohlenhydrate fördern.

Insulin. Der innersekretorische Teil der Bauchspeicheldrüse wird von den Zellen der sogenannten Langerhansschen Inseln gebildet, die nur rund einen halben Millimeter groß sind und über das ganze Pankreas verstreut liegen. Mit diesen Wirkstoffen, den beiden Hormonen Insulin und seinem Gegenspieler, dem *Glukagon,* reguliert die Bauchspeicheldrüse das Gleichgewicht des körpereigenen Zuckerhaushalts, greift gleichzeitig jedoch auch in den Fett- und Eiweißstoffwechsel ein. Eine Unterfunktion oder die krankhafte Zerstörung dieser Zellen hat die derzeit häufigste und wohl komplizierteste Stoffwechselkrankheit, die Zuckerkrankheit, zur Folge. Wegen ihrer stetigen Zunahme gilt sie bereits als »Volksseuche«.

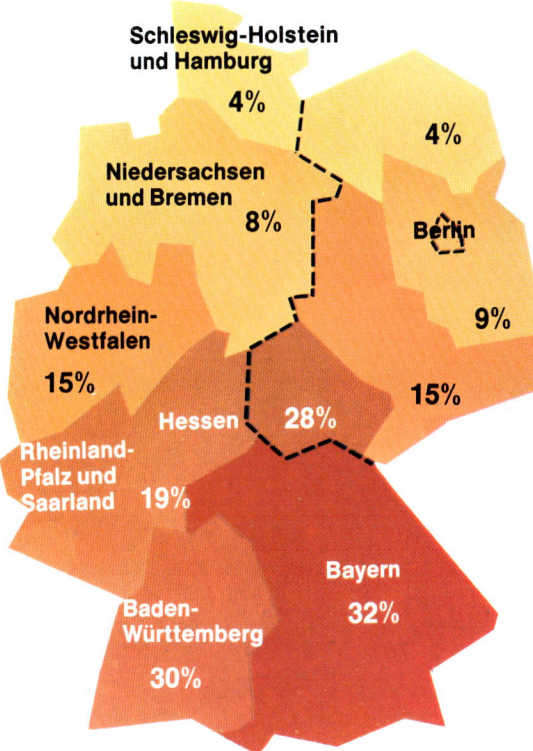

Die Karte zeigt die Häufigkeit von Kropfbildungen bei jungen Männern: Je weiter entfernt von der jodhaltigen Seeluft Norddeutschlands, desto häufiger erkranken Menschen an einer Schilddrüsenvergrößerung.

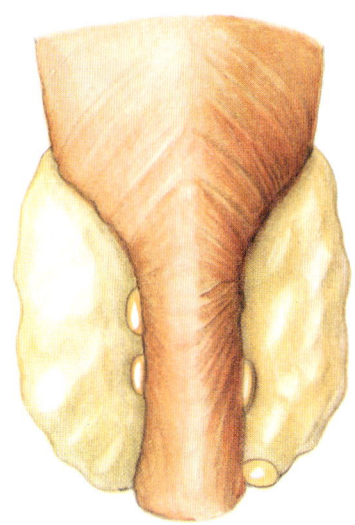

Die vier kleinen Nebenschilddrüsen (Epithelkörperchen) liegen der Schilddrüse von hinten an. Sie sind auf der Abbildung, die einen Blick auf Kehlkopf, Luftröhre und Schilddrüse von der Rückseite her zeigt, rot dargestellt.

299

Schematische Darstellung des Zuckerstoffwechsels bei einem Gesunden und einem Diabetiker: Durch den Mangel an Insulin, einem Hormon der Bauchspeicheldrüse, sind der Weg und die Verwertung des Zuckers bei einem Diabetiker mehr oder minder stark gestört. Weil aber Zucker von jeder Zelle gebraucht wird, zieht die Krankheit Diabetes den ganzen Menschen in Mitleidenschaft.

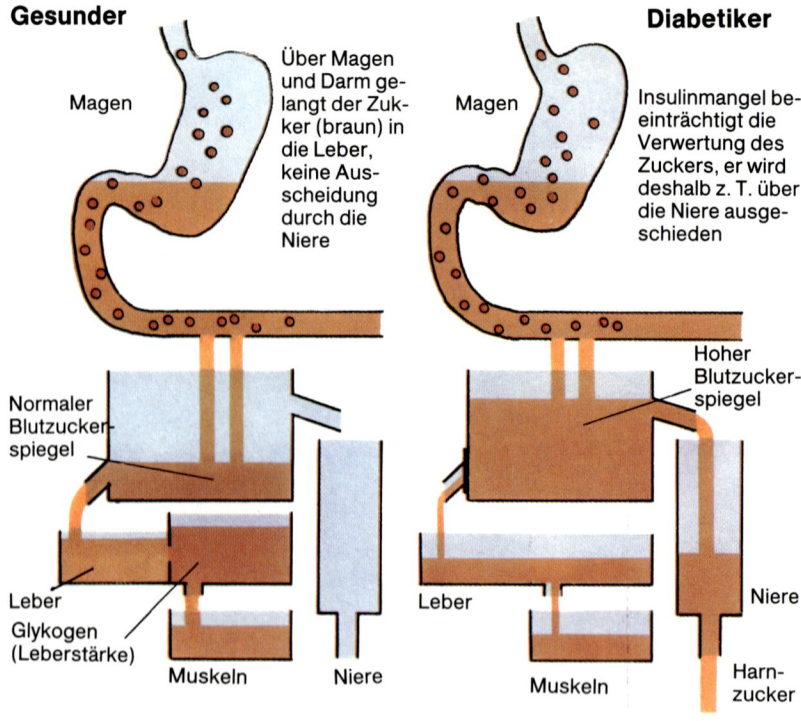

Gesunder

Magen

Über Magen und Darm gelangt der Zucker (braun) in die Leber, keine Ausscheidung durch die Niere

Diabetiker

Magen

Insulinmangel beeinträchtigt die Verwertung des Zuckers, er wird deshalb z. T. über die Niere ausgeschieden

Normaler Blutzuckerspiegel

Hoher Blutzuckerspiegel

Leber

Glykogen (Leberstärke)

Muskeln

Niere

Leber

Muskeln

Niere

Harnzucker

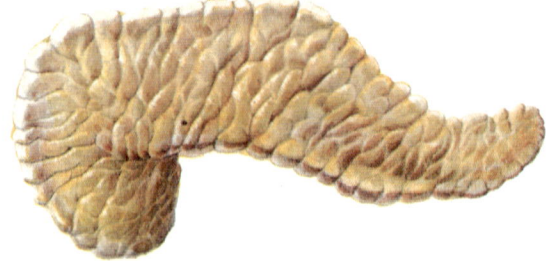

Die Bauchspeicheldrüse (Pankreas), gut geborgen im hinteren Teil des Bauchraums untergebracht, wird von allem durch überreichliche Ernährung und durch allzuviel Alkohol überfordert.

So verbessern Sie Ihre Chancen, nicht zuckerkrank zu werden:

● *regelmäßige körperliche Belastung und Sport;*
● *Kampf den überflüssigen Pfunden;*
● *viel Eiweiß, mäßig Fett, wenig Zucker in der Nahrung.*

Zuckerkrankheit

Die Zuckerkrankheit, der Diabetes mellitus, an dem etwa jeder zwanzigste Erwachsene leidet, ist auf den ersten Blick eine seltsame Krankheit: Sie tut kaum weh, macht lange Zeit nur geringe Beschwerden, wird von vielen deshalb auf die leichte Schulter genommen, heilt nie aus und braucht dennoch das Leben nicht zu verkürzen. Diese merkwürdige Krankheit hat sich in Deutschland in den letzten zwanzig Jahren wie eine Epidemie verbreitet: Innerhalb von zwei Jahrzehnten hat sich die Zahl der Zuckerkranken verzwölffacht.

Ursachen. Diabetes wird hervorgerufen durch einen Mangel des Bauchspeicheldrüsenhormons Insulin. Beim Zuckerkranken ist die Bauchspeicheldrüse nicht in der Lage, den Insulinbedarf des Körpers zu decken. Das kann zwei Ursachen haben: Es wird zuwenig oder gar kein Insulin produziert *(jugendlicher Diabetes),* oder der Organismus ist so schwergewichtig, daß deshalb die Insulinmenge nicht mehr ausreicht *(Altersdiabetes).* Die Folge des Insulinmangels sind Stoffwechselstörungen, die die Leistungsfähigkeit und das Wohlbefinden erheblich beeinträchtigen.

Mechanismus. Durch den Insulinmangel steigt der Zuckergehalt des Blutes (normal: 80 Milligramm pro 100 Kubikzentimeter) an. Nur mit Hilfe einer ausreichenden Menge von Insulin kann nämlich der im Blut gelöste Zucker, die Glukose, als Brennstoff in die Körperzellen gelangen.

Staut sich die unverbrauchte Glukose im Blut und steigt der Blutzuckerspiegel an, versuchen die Nieren den überschüssigen Zucker aus dem Blut herauszuwaschen. Dann wird Glukose im Urin, wo sie normalerweise nicht vorhanden ist, nachweisbar.

Mit Hilfe eines Teststreifens, der sich verfärbt, wird der Zucker im Urin nachgewiesen. Doch Vorsicht! Zucker im Urin beweist noch keinen Diabetes. Wer zwei Tafeln Schokolade hintereinander ißt, hat eine Stunde später auch Zucker im Harn. Andererseits beweist das Fehlen des Harnzuckers nicht, daß der Patient völlig gesund ist: Es gibt Vorformen der Zuckerkrankheit, bei denen der Harn frei von Zucker ist.

Krankheitszeichen. Die Zuckerkrankheit macht sich mit oft unklaren Frühzeichen bemerkbar. Diabetes kann sich ankündigen durch:

○ übermäßigen Durst;
○ entsprechend große Harnmengen;
○ einen unbegründeten Gewichtsverlust trotz Heißhungers;

300

○ Mattigkeit und Leistungsabfall ohne erkennbare Ursache;
○ Hautjucken und eitrige Hauterkrankungen;
○ eine herabgesetzte Widerstandskraft gegen Infektionen;
○ Muskelschwäche und Schmerzen in den Waden;
○ manchmal frühzeitige Sehstörungen;
○ oft Potenz- oder Menstruationsstörungen.

Erkennung. Ein Zusammentreffen aller dieser Symptome ist äußerst selten. Sie treten nur in – unbehandelten! – Spätstadien der Erkrankung auf. Zu Beginn der Zuckerkrankheit beobachtet man nur einige der genannten Zeichen, die überdies nicht sehr deutlich ausgeprägt sein müssen. Sie sollten jedoch immer Anlaß sein, einen Arzt aufzusuchen. Durch die Untersuchung des Blutzuckerspiegels in nüchternem Zustand (das heißt, ohne etwas gegessen, getrunken oder geraucht zu haben) und gegebenenfalls einen Zuckerbelastungstest kann die Erkrankung gesichert oder ausgeschlossen werden. Wenn die Zuckerkrankheit festgestellt wurde, besteht kein Grund, den Kopf hängen zu lassen.

Behandlung. Sie beruht auf drei Säulen, die alle gleich wichtig sind. Entscheidend ist die gesunde Lebensweise mit viel sportlicher Betätigung. Eine Diät, die sich nach der Situation des Einzelfalles richtet, im Prinzip jedoch wenig Kohlenhydrate und Fett enthält, entlastet die überforderte Bauchspeicheldrüse. Schließlich gibt es insulinlockende Tabletten und für Patienten, bei denen der Insulinmangel groß ist, die Zufuhr des Hormons durch tägliche Insulinspritzen.

Es fällt den Diabetes-Patienten nicht immer leicht, die vom Arzt verordneten Behandlungsmaßnahmen einzuhalten. So ist bei der Diät vieles von dem, was gut schmeckt, verboten. Eine konsequente Behandlung und die sorgsame Überwachung der Stoffwechselsituation führt jedoch dazu, daß die gefürchteten Spätfolgen des Diabetes nicht eintreten.

Komplikationen. Die akute Stoffwechselvergiftung, das *diabetische Koma,* das zu Bewußtlosigkeit und Tod führt, ist heutzutage ein extrem seltenes Ergebnis. Eine langjährig bestehende und nicht ausreichend behandelte Zuckerkrankheit kann jedoch eine Reihe von sehr unerfreulichen Spätfolgen wie Gefäßschäden und Durchblutungsstörungen, Nierenleiden und Störungen der Sexualfunktion hervorrufen. Das muß nicht so sein. Mit der Zuckerkrankheit läßt es sich, die richtige Behandlung vorausgesetzt, durchaus leben, bedingt gesund.

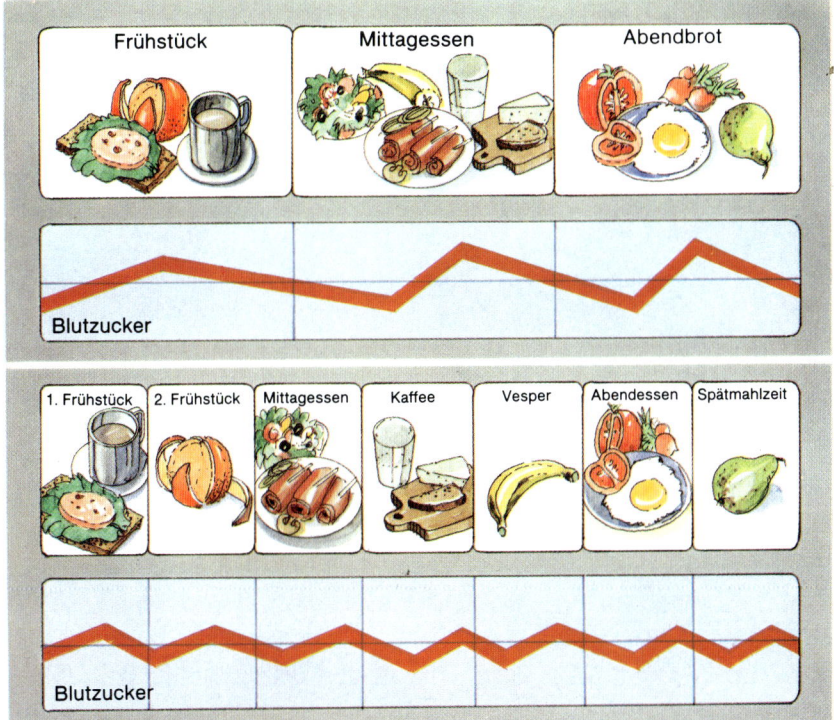

Ein Diabetiker sollte sich nicht nur, wie auf den Bildern dargestellt, kohlenhydrat- und fettarm ernähren. Er muß auch darauf achten, statt dreier großer Mahlzeiten besser sechs bis sieben kleine einzuhalten. Große Mahlzeiten führen zu Schwankungen des Zuckerspiegels.

Sechs bis sieben kleine Mahlzeiten belasten die Bauchspeicheldrüse und ihre eingeschränkte Insulinproduktion sehr viel weniger. Die Folge: Der Blutzuckerspiegel schwankt nicht so stark, der Diabetes läßt sich besser »einstellen«.

301

Die Nieren

Die beiden Nieren, groß wie eine Kinderfaust, liegen rechts und links neben der Wirbelsäule. Innerhalb von fünf bis sieben Minuten fließt das gesamte Blut durch sie hindurch. Dabei filtern die Nieren aus dem Blutstrom Stoffwechselschlacken, Gifte, überschüssige Mineralien und Wasser heraus. Diese ständige chemische Überprüfung des Blutes sichert das innere Gleichgewicht aller Zellen des menschlichen Körpers.

An den bohnenförmigen, je rund 150 Gramm schweren Nieren unterscheidet man Kapsel, Rindenschicht und Mark. Die eintretenden Blutadern verzweigen sich im Inneren jeder Niere zu mehr als einer Million kleinster Gefäßknäuel. In diesen Strukturen wird der Harn bereitet. Er sammelt sich in Harnkanälchen, die sich zu Nierenkelchen und dann zum Nierenbecken vereinigen. Über die beiden Harnleiter wird der Urin in die Blase und von dort durch die Harnröhre nach außen entleert – pro Tag etwa ein Liter. Erkrankungen dieses wichtigen Ausscheidungsorgans machen sich oft erst bemerkbar, wenn der größte Teil der Nieren in Mitleidenschaft gezogen ist. Deshalb muß auf frühe Warnzeichen geachtet werden. Durch »künstliche Nieren« und die chirurgische Nierentransplantation kann selbst Kranken mit völlig ausgefallener Nierenfunktion gut geholfen werden.

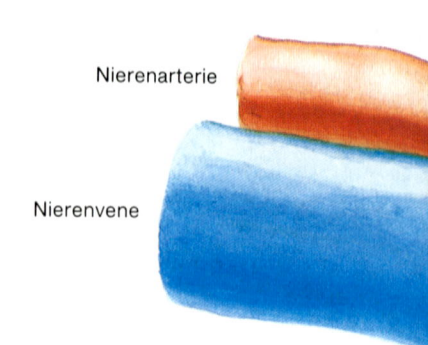

Nierenarterie

Nierenvene

Eine aufgeschnittene gesunde Niere läßt den komlizierten Aufbau des Organs erkennen: Unter der straffen braunroten Kapsel liegt die blutreiche, feingekörnte Rinde, in die 15 bis 20 gestreifte Markpyramiden hineinreichen. Zentral sind die Nierenpforte und das Nierenbecken zu erkennen. Dieses erhält den Harn aus Harnporen, sammelt ihn und leitet ihn über den Harnleiter zur Blase weiter.

302

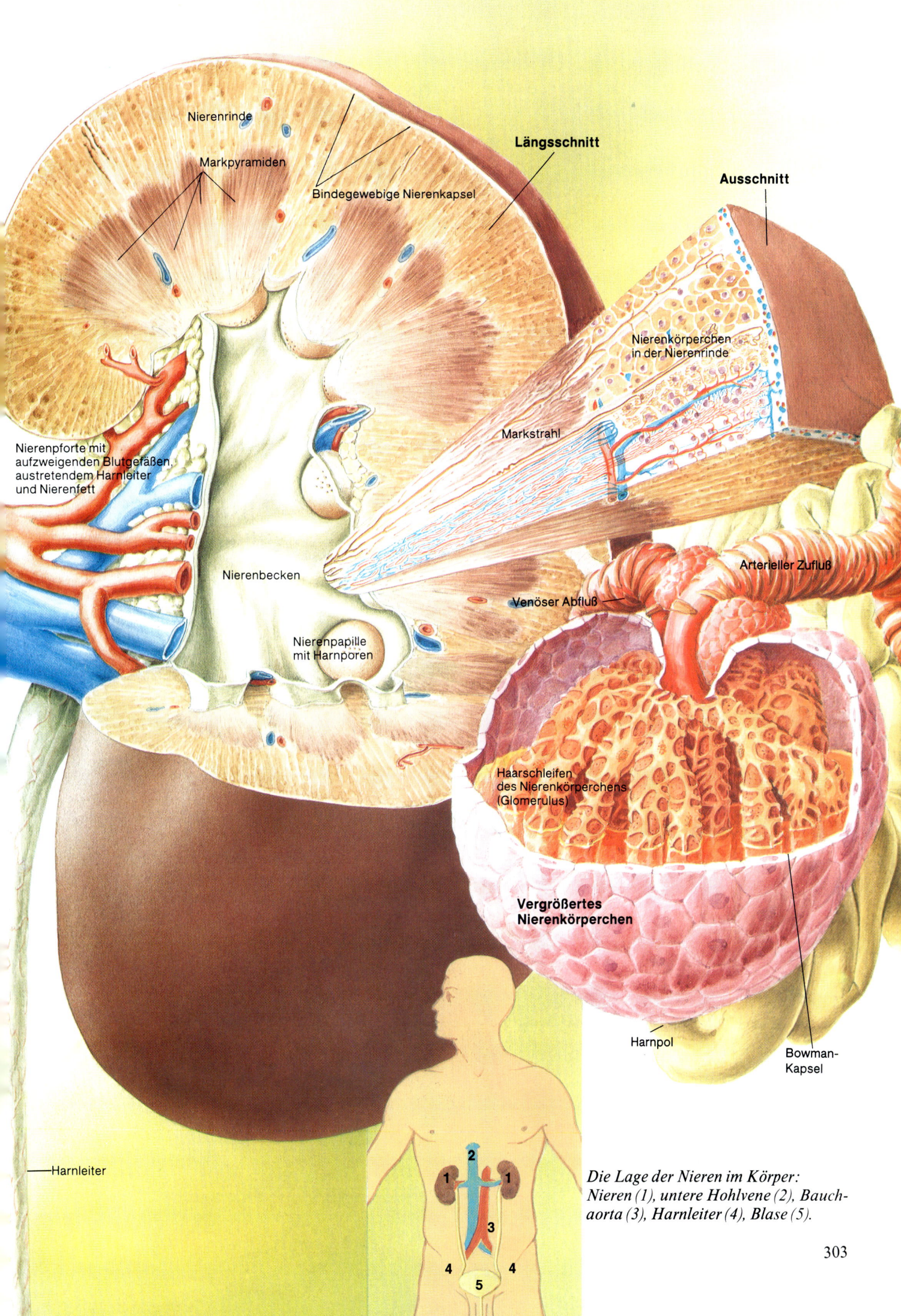

Nierenrinde

Markpyramiden

Bindegewebige Nierenkapsel

Längsschnitt

Ausschnitt

Nierenkörperchen in der Nierenrinde

Markstrahl

Nierenpforte mit aufzweigenden Blutgefäßen, austretendem Harnleiter und Nierenfett

Arterieller Zufluß

Venöser Abfluß

Nierenbecken

Nierenpapille mit Harnporen

Haarschleifen des Nierenkörperchens (Glomerulus)

Vergrößertes Nierenkörperchen

Harnpol

Bowman-Kapsel

Harnleiter

Die Lage der Nieren im Körper: Nieren (1), untere Hohlvene (2), Bauchaorta (3), Harnleiter (4), Blase (5).

303

Aufgabe der Nieren

Daß der Mensch zwei Nieren hat, ist eine Vorsichtsmaßnahme der Natur. Eine tut's auch: Obgleich das Ausscheidungsorgan ziemlich klein ist (zwölf Zentimeter lang, fünf Zentimeter breit) und nur ein Zehntel der Leber wiegt, ist es ungewöhnlich leistungsfähig. Bei der Harnbereitung handelt es sich nämlich nicht etwa um die passive Filterung des Blutes. Vielmehr werden in den Nieren auf aktive Weise bestimmte Stoffe, die »harnpflichtigen« Substanzen, aus dem Blut ausgeschieden. Es sind dies vor allem die Rückstände des Eiweißumsatzes: 30 bis 40 Gramm Harnstoff und ein Gramm Harnsäure pro Tag, geringe Mengen von Phosphor- und Schwefelsäure und zehn bis 15 Gramm Kochsalz. Der Urin enthält ferner Harnfarbstoff, einige Harnsalze und – zu 98 Prozent – Wasser, in dem alle diese Stoffe gelöst sind.

Krankheitszeichen

Die meisten Erkrankungen der Nieren verändern Menge, Farbe und auch Geruch, vor allem aber die Zusammensetzung des Harns. Durch chemische und mikroskopische Untersuchungen (Urinprobe oder *Harnstatus*) lassen sich billig und zuverlässig wichtige Hinweise auf die Natur der zugrundeliegenden Erkrankung gewinnen. So sind normalerweise keine roten oder weißen Blutkörperchen, Eiweißstoffe oder Bakterien im Urin enthalten. Färbt sich der klare, je nach Menge der Wasseraufnahme und -ausscheidung hell- bis dunkelgelbe Harn rötlich, so ist dies ein Verdachtszeichen auf Blutbeimischung.

In den Apotheken gibt es frei verkäufliche Teststreifen, die nach dem Eintauchen in eine Urinprobe ihre Farbe ändern, wenn im Harn Blut, Eiweiß, Zucker oder andere Substanzen, die dort nicht vorkommen sollten, nachweisbar sind.

Erkrankungen der harnbereitenden Nieren und der ableitenden Harnwege machen sich häufig durch mehrdeutige, uncharakteristische Krankheitszeichen bemerkbar. Der typische Nierenschmerz wird am Rücken neben der Wirbelsäule unterhalb der zwölften Rippe als dumpfe, anhaltende Mißempfindung wahrgenommen. Es gibt jedoch Nierenleiden, die oft lange Zeit keine Schmerzen verursachen.

Auf den Blutdruck muß bei Nierenleiden besonders aufmerksam geachtet werden. Er steigt häufig in bedrohliche Höhen, wenn das Nierengewebe allmählich abnimmt wie bei der chronischen Nierenentzündung (Schrumpfnieren). Außerdem kann die Blutversorgung einer Niere, etwa durch Drosselung der zuführenden Schlagader, unzureichend sein, so daß sich ein Bluthochdruck entwickelt.

Sind die *Harnleiter,* muskulöse Schläuche von 25 bis 30 Zentimeter Länge und einem halben Zentimeter Durchmesser, von Krankheit betroffen, etwa durch den Abgang eines Nierensteines, so strahlen die Schmerzen oft vom Rücken über den seitlichen Bauch bis zur Innenseite der Oberschenkel aus.

Untersuchungsverfahren

Die Fachärzte für Nieren- und Blasenleiden (Urologen) wenden eine ganze Reihe moderner Untersuchungsmethoden an. Die Einführung eines dünnen, röhrenförmigen Instruments, des *Katheters,* durch die Harnröhre in die Blase ermöglicht sowohl die Entleerung des Organs als auch die Stellung der richtigen Diagnose. Neuerdings gelingt es durch *Endoskope* (→ Seite 441), die ableitenden Harnwege zu betrachten, zu fotografieren und wenn nötig auch gleich zu behandeln. Bei *Röntgenuntersuchungen* des Harnapparates lassen sich Kontrastmittel durch einen Katheter genau dorthin bringen, wo sie gebraucht werden. Zur Überprüfung der Nierenfunktion im Röntgenbild kann man aber auch bestimmte Stoffe in die Blutbahn spritzen.

Der Nachweis, daß eine Niere abnorm beweglich ist *(Wanderniere)* und sich dadurch beckenwärts verschiebt, gelingt ebenfalls durch Röntgenuntersuchung. Operiert wird in einem solchen Fall nur, wenn die Funktion des Organs durch die Senkung nachhaltig gestört ist.

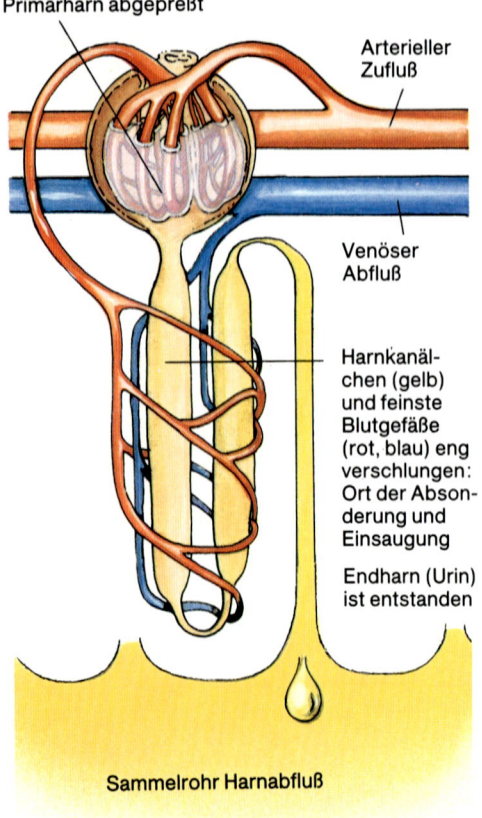

Nierenkörperchen (Glomerulus) mit inwendigem Gefäßknäuel: Hier wird dem Blut der dünne Primärharn abgepreßt

Arterieller Zufluß

Venöser Abfluß

Harnkanälchen (gelb) und feinste Blutgefäße (rot, blau) eng verschlungen: Ort der Absonderung und Einsaugung

Endharn (Urin) ist entstanden

Sammelrohr Harnabfluß

Eine gesunde Niere besteht aus rund einer Million solcher Funktionseinheiten (Nephron). Das Nephron ist stark vergrößert und schematisiert dargestellt. Weil die kleinen Blut- und Harnwege z. T. durchlässig sind, gelingt durch Absonderung und Einsaugung die Herstellung eines Urins, der alle entbehrlichen und giftigen (harnpflichtigen) Stoffwechselprodukte des Körpers enthält, diesem jedoch keine nützlichen Substanzen entzieht.

Nieren- und Harnwegentzündungen

Die beiden wichtigsten Erkrankungen der Nieren sind die Nierenentzündung (Glomerulonephritis) und die Nierenbeckenentzündung (Pyelitis), die auf das eigentliche Nierengewebe übergreifen kann und dann Pyelonephritis genannt wird. Die drei Formen der Entzündung sind häufig. Sie müssen stets ernst genommen werden, damit keine unerwünschten Spätschäden eintreten können. Die Behandlung setzt Geduld und Konsequenz auf Seiten des Patienten und seines Arztes voraus.

Nierenentzündung

Die Nierenentzündung (Glomerulonephritis), eine beidseitige Entzündung der Nierenrinde mit primärem Befall der Nierenkörperchen (Glomeruli), ist eine typische Folgekrankheit, die meist eine bis zwei Wochen nach einer Infektionskrankheit auftritt.

<u>Ursachen.</u> Von der Zahnfäule (Karies) befallene Zähne, chronische Knocheneiterungen oder bakterielle Entzündungsherde in anderen Organen, auch die Kinderkrankheiten Scharlach und Diphtherie, können eine akute Nierenentzündung auslösen. Es wird vermutet, daß dabei auch gewisse Überempfindlichkeitsreaktionen (Allergie) des Nierengewebes eine Rolle spielen.

<u>Verlauf.</u> Die Krankheit beginnt akut, sie ist meist schwer und bedarf einer sorgsamen und ausdauernden Behandlung durch den Arzt, um Spätschäden zu vermeiden. Sie zwingt zu strenger, oft wochenlanger Bettruhe.

<u>Krankheitszeichen.</u> Die typischen Krankheitszeichen einer akuten Nierenentzündung sind eine Verminderung der Urinmenge und die dunkle Einfärbung des Urins, Schmerzen in der Lendengegend und die Einlagerung von Wasser im Gesicht. Dieses Ödem (→ Seite 89) gibt dem Patienten ein aufgedunsenes Aussehen. Infolge der Entzündung steigt der Blutdruck an, was zu weiteren Symptomen (Sehstörungen, Krampfanfälle) führen kann.

<u>Behandlung.</u> Die akute Nierenentzündung wird, außer mit Medikamenten (Penicillin), anfänglich mit zwei bis drei Hunger- und Dursttagen, danach mit Diät behandelt. Wenn der Kranke einen Hochdruck hat oder Wassereinlagerungen im Gewebe (Ödeme), muß das Kochsalz in der Kost beschränkt werden.

<u>Komplikationen.</u> Der chronischen Nierenentzündung, die sich aus der akuten entwickeln kann, fehlen die dramatischen Krankheitszeichen. Meist ist der Patient nur blaß und müde, leidet unter Kopfschmerzen und den Folgekrankheiten seines zu hohen Blutdrucks.

Harnröhren- und Blasenentzündung

Entzündungen der Niere kommen auf zwei Wegen zustande – »aufsteigend« und »absiedelnd«. Der zweite Weg ist seltener. Er wird durch die konsequente Behandlung aller bakteriellen Entzündungen des Körpers bekämpft.

Von einer aufsteigenden Entzündung spricht man, wenn die zarten Schleimhäute der Harnröhre, der Harnblase und der Harnleiter, die von der Blase zu den Nieren führen, sich nacheinander entzünden. Auf diesem Wege kann auch eine eigentlich harmlose Entzündung die Nieren gefährden. Frauen erkranken leichter. Ihre Harnröhre ist nur drei bis vier Zentimeter lang und mündet knapp vor dem Scheideneingang. Bakterien und andere Krankheitserreger können die weibliche Harnröhre leichter durchqueren als die rund neun Zentimeter lange männliche und so die Blase erreichen, in der normalerweise Keimfreiheit herrscht.

<u>Krankheitszeichen.</u> Die Entzündungen der Harnröhre (Urethritis) und der Harnblase (Zystitis) machen sich durch ein brennendes Gefühl beim Wasserlassen sowie durch häufigen und auch nächtlichen Harndrang bei fast leerer Blase bemerkbar.

<u>Behandlung.</u> Bettruhe, das Trinken von reichlich verdünntem Tee und

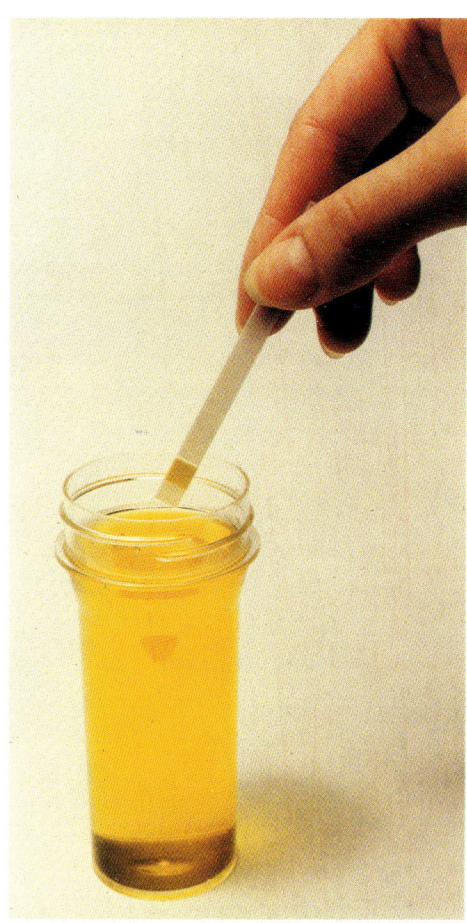

Die chemischen Spuren vieler Krankheiten lassen sich aus dem Urin feststellen. Hier wird der Harn mit einem Teststreifen auf feinste Beimengungen von Zucker überprüft. Verfärbt sich der Teststreifen, besteht der Verdacht auf Diabetes.

So schlagen die Nieren Alarm:
- *Verfärbung des Urins;*
- *Brennen in der Harnröhre;*
- *häufiges Wasserlassen;*
- *Druck- und / oder Klopfschmerz in der Nierengegend;*
- *Sehstörungen, Kopfschmerzen;*
- *Wasseransammlung im Gesicht, im Leib und an den Beinen (Ödeme).*

In diesen Fällen muß unbedingt ein Arzt aufgesucht werden. Nur rechtzeitige Behandlung schützt vor unerwünschten Folgen!

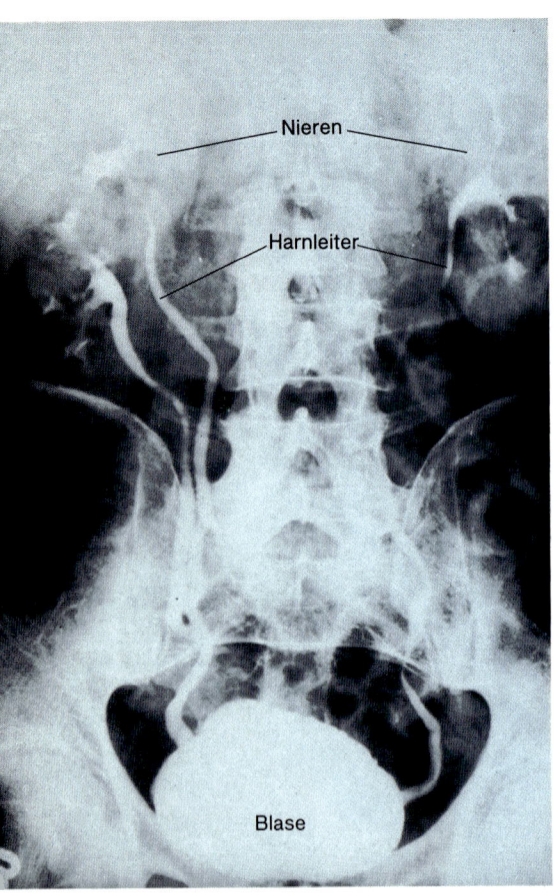

Nach der Einspritzung eines Kontrastmittels in die Venen sind auf diesem Röntgenbild die Nieren, Harnleiter und unten die kugelförmige Harnblase sichtbar geworden. Aus ihren Veränderungen kann der Arzt auf die zugrundeliegende Erkrankung schließen.

Nierensteine müssen wandern
Den Abgang kleinerer Nierensteine auf natürlichem Weg fördert man
● *durch Hüpfen und Springen auf der Stelle;*
● *durch Treppauf-, Treppablaufen;*
● *durch das Trinken größerer Mengen von Flüssigkeit.*

das Auflegen einer den Krampf der Blasenmuskulatur lindernden Wärmflasche sind die beste Erste Hilfe. Falls erforderlich, verordnet der Arzt zusätzlich Antibiotika. So kann meist verhindert werden, daß die Entzündung sich aufsteigend bis in die Nieren ausbreitet.

Nierenbeckenentzündung
Steigt die Entzündung der Harnröhre und Harnblase bis zum Nierenbecken auf und entzündet dieses, so spricht man von Nierenbeckenentzündung (Pyelitis), bei Mitbeteiligung des harnbereitenden Nierengewebes von Pyelonephritis. Wegen seiner zunehmenden Verbreitung gilt dieses Leiden mittlerweile als Volkskrankheit. Jeder zwölfte Erwachsene ist betroffen, von ihnen sind drei Viertel weiblichen Geschlechts. Die Krankheit kann durch Hindernisse in den ableitenden Harnwegen und die Zuckerkrankheit gefördert werden.
Verlauf, Krankheitszeichen. Bei einem akuten Verlauf kommt es zu hohem Fieber, oft verbunden mit Schüttelfrost sowie schweren Schmerzen in der druckempfindlichen Nierengegend und den Krankheitszeichen, die für eine Entzündung der Harnblase typisch sind: dauernder Harndrang und ein schmerzhaftes Brennen beim oder nach dem Wasserlassen. Der Urin ist oft trübe und eitrig. Bei seiner Untersuchung (Harnstatus) sind krankhafte Bestandteile nachweisbar. Die Pyelonephritis kann ein- oder doppelseitig auftreten.
Behandlung. Um einen Übergang zur chronischen Nierenbeckenentzündung zu verhindern, muß die akute Entzündung aktiv und lange genug behandelt werden. Der Patient sollte strenge Bettruhe einhalten, reichlich trinken und die vom Arzt verordneten keimtötenden Medikamente regelmäßig und lange genug einnehmen. Die Behandlungsaussichten sind bei bakterieller Nierenbeckenentzündung sehr gut.
Komplikationen. Ein chronischer Verlauf der Nierenbeckenentzündung kann, oft erst nach Jahrzehnten, zum teilweisen oder völligen Verlust der Nierenfunktionen, dem *Nierenversagen*, führen. Weil die Beschwerden einer chronischen Nierenbeckenentzündung anfänglich oft erträglich sind, manchmal für kürzere oder längere Zeit auch völlig verschwinden, wird die Krankheit häufig nicht ganz ernst genommen. Es kommt vor, daß ein erhöhter Blutdruck lange Zeit das einzige Symptom ist. Viele Patienten leiden jedoch an Müdigkeit und Leistungsschwäche, sie nehmen an Gewicht ab und sehen blaß oder gar grau aus. Einer intensiven Behandlung durch den Facharzt kann es gelingen, die chronische Entzündung auszuheilen oder ihren Verlauf zumindest so zu beeinflussen, daß die Spätfolgen nicht eintreten.

Nierensteine

Bilden sich im Nierengewebe oder dem Nierenbecken Steine, so spricht man von Nierensteinkrankheit (Nephrolithiasis). Dabei kann die Größe der Steine vom kaum sichtbaren und oft auch unbemerkt bleibenden Nieren-»Grieß« über Reiskorn- und Erbsengröße bis zu einem kompakten Ausguß des gesamten Nierenbeckens (Ausgußstein) reichen. Ebenso unterschiedlich sind die Substanzen, aus denen sich Nierensteine bilden. Es handelt sich in der Mehrzahl um Mineralsalze, die normalerweise gelöst im Harn vorkommen. Wenn sie ausflocken und kristallisieren, wobei Eiweißsubstanzen gleichsam als Bindemittel wirken, entstehen die Steine.
Nierensteinkrankheit
Von dieser Erkrankung ist rund ein Prozent der Erwachsenen betroffen. Weshalb manche Menschen »steinreich« werden, die meisten davon aber verschont bleiben, ist noch ungeklärt.
Ursachen. Sicher ist, daß bestimmte Lebensgewohnheiten die Steinbildung fördern. In der Kriegs- und Nachkriegszeit waren Nierensteine viel seltener als heutzutage. Eine eiweißarme und flüssigkeitsreiche Kost verdünnt die Konzentration der im Harn gelösten Salze so stark, daß die Steinbildung seltener wird.

<u>Verlauf.</u> Häufig bleiben die Nierensteine unbemerkt. Sehr kleine Steine gehen auf natürlichem Wege durch Wasserlassen ab, ohne dabei nennenswerte Beschwerden hervorzurufen. Kommt es jedoch zu einer Steineinklemmung, ist eine äußerst schmerzhafte *Kolik* die Folge. Dieser akute Steinanfall tritt meist ohne Vorboten auf. Er dauert Minuten oder Stunden und strapaziert die betroffenen Patienten, meist sind es Männer, sehr stark. Es kann sich Erbrechen, Schüttelfrost und eine Bauchdeckenspannung einstellen. Trotz eines vorhandenen Harndrangs kann meist nur wenig Urin entleert werden, der oft wegen einer Blutbeimischung rot gefärbt ist (Hämaturie).

<u>Behandlung.</u> Wegen der starken Schmerzen und der möglichen Komplikationen ist bei einem akuten Steinanfall umgehend der Arzt zu benachrichtigen. Bis zu seinem Eintreffen bewährt sich als Erste-Hilfe-Maßnahme die Anwendung von Wärme und reichliches Trinken. Der Arzt gibt schmerzstillende und krampflösende Medikamente, um das Austreiben des Nierensteins durch die Harnwege zu erleichtern. Mitunter wird es erforderlich, einen Stein mit Hilfe eines Spezialinstruments und der daran befestigten Drahtschlinge aus dem Harnleiter herauszuholen.

Große Nierensteine, die mehr als einen Zentimeter Durchmesser haben, müssen manchmal durch eine Operation entfernt werden. Die Versuche, Nierensteine durch Ultraschall unblutig zu zertrümmern, sind erfolgversprechend.

<u>Vorbeugung.</u> Alle zu Tage geförderten Steine werden auf ihre chemische Zusammensetzung untersucht. Die Neubildung mancher Steine, etwa solcher, die aus Harnsäure bestehen, kann durch die Gabe bestimmter Medikamente verhindert werden. Wer zur Bildung von Nierensteinen neigt, sollte reichlich trinken, etwa drei Liter Flüssigkeit pro Tag. Vor allem der Genuß von Tee, Kaffee und Bier fördert die Wasserausscheidung.

Nierenversagen und Harnvergiftung

Fallen durch eine akute oder chronische Krankheit in einer oder beiden Nieren die harnbereitenden Gefäßknäuel aus, so können schließlich nicht mehr alle harnpflichtigen Substanzen ausgeschieden werden. Eine sorgsame und oft langfristige, manchmal gar lebenslange Behandlung der Nierenleiden ist erforderlich, um die gefürchteten Spätschäden wie Nierenversagen und Harnvergiftung zu verhindern.

Zum Erliegen der Harnbereitung kann es kommen, wenn das sehr sauerstoffbedürftige Nierengewebe bei einem starken Blutdruckabfall Not leidet. Dieses *akute Nierenversagen* kann durch Vergiftungen (vor allem mit Quecksilber), einen schweren Schock, durch große Blutverluste, bei einer schweren Geburt, nach ausgedehnten Verbrennungen und beträchtlichen Verletzungen mit Gewebsquetschung eintreten. Das vollständige Aufhören der Urinbildung (Anurie) wird im Krankenhaus behandelt, meist mit gutem Erfolg.

Nierenversagen

Weil die Nieren sehr leistungs- und anpassungsfähige Organe sind, können sie auch beträchtliche Schäden an ihren Geweben immer noch ausgleichen. Erst wenn die Leistung der Organe auf rund 15 Prozent der normalen Kapazität gesunken ist, macht sich die Nierenschwäche, die schließlich zum Nierenversagen (Niereninsuffizienz) führen kann, durch Müdigkeit, Kopfschmerzen, starken Durst und Blutarmut bemerkbar.

Harnvergiftung

Das mögliche Endstadium der Niereninsuffizienz ist die Harnvergiftung (Urämie). Unbehandelt sammeln sich dabei im Blut immer größere Mengen harnpflichtiger Substanzen an.

<u>Krankheitszeichen.</u> Der Kranke hat Durchfall und erbricht, ihn quä-

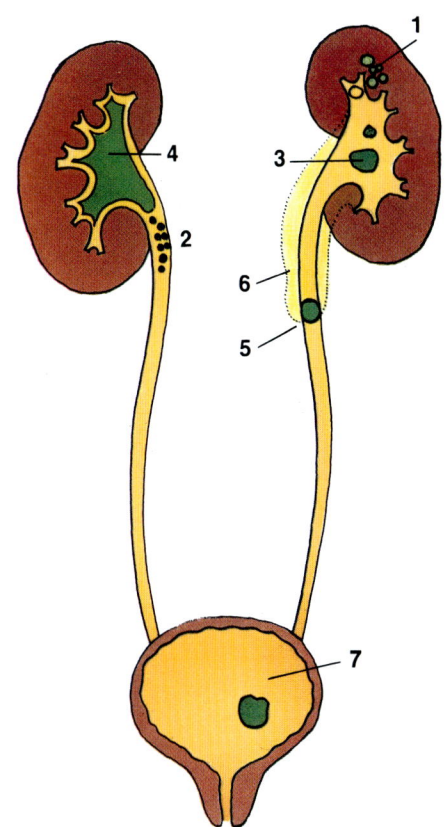

Nierensteine bilden sich an vielen Stellen des Organs, und es gibt sie in ganz unterschiedlichen Größen (obere Abbildung): Als kleine Kelchsteine (1), als harmlosen Nierengrieß (2), als Nierenbeckensteine (3), die jedoch zu großen Ausguß- oder Korallensteinen (4) heranwachsen können (Foto unten). Verklemmt sich im Harnleiter ein Nierenstein (5) auf dem Weg zur Blase (7), so sind schmerzhafte Koliken und ein Rückstau (6) des Harns in die Niere die Folge. Bei akuten Steinanfällen sofort den Arzt holen!

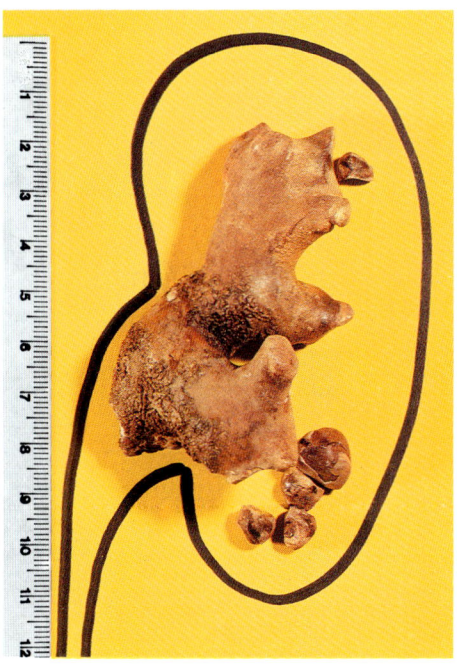

len Durstgefühle und ein heftiger Kopfschmerz. Die Atmung verlangsamt sich, bald kommt es zu Muskelzuckungen und schlaffen Lähmungen, später zu Benommenheit und Schlafsucht. Ohne rechtzeitige
Behandlung sinkt der Patient in das urämische Koma, eine tiefe Bewußtlosigkeit, aus der er nicht erweckt werden kann.
Behandlung. Nierenschwäche und -versagen werden mit Hilfe der
Blutwäsche (Hämodialyse) behandelt. Seit der Einführung dieses Ver-
fahrens ist die Zahl der Todesfälle durch Harnvergiftung wesentlich
zurückgegangen.

Künstliche Niere und Nierentransplantation

Seit der Entwicklung der ersten funktionsfähigen künstlichen Niere im
Jahre 1941 sind die früher lebensgefährlichen Endstadien der Nieren-
schwäche und des Nierenversagens gut zu behandeln. Mit Hilfe der
Apparate kann eine »Blutwäsche« (Hämodialyse) vorgenommen wer-
den. Die künstliche Niere filtert dabei aus dem Blut Giftstoffe und
Stoffwechselschlacken heraus.

Blutwäsche

Dazu wird eine Ader am Unterarm des Patienten eröffnet. Eine Elek-
tropumpe preßt das Blut in ein Filtersystem, in dem es durch Filterplatten oder durch spiralig aufgewickelte Schläuche fließt. Gleichzeitig strömt eine Spülflüssigkeit vorbei. Diese nach komplizierten Regeln hergestellte Salzlösung zieht durch die besonders feinen Löcher
der halbdurchlässigen Platten- oder Schlauchmembran die Abbauprodukte aus dem Blut heraus. Sicherheitseinrichtungen, sogenannte
Luftblasen- und Gerinnselfallen, sorgen dafür, daß das gereinigte Blut
beim Rückfluß in eine Unterarmvene den Patienten nicht gefährdet.

*Eine Patientin, deren Nieren versagt ha-
ben, bei der Blutwäsche (Hämodialyse).
Die Behandlung reinigt das Blut von den
harnpflichtigen Substanzen. Sie erfordert vom Patienten und seinen Angehörigen Kenntnisse, Disziplin und Zeit – der
Kranke muß dreimal wöchentlich für
acht bis zwölf Stunden an den Dialyseapparat angeschlossen werden.*

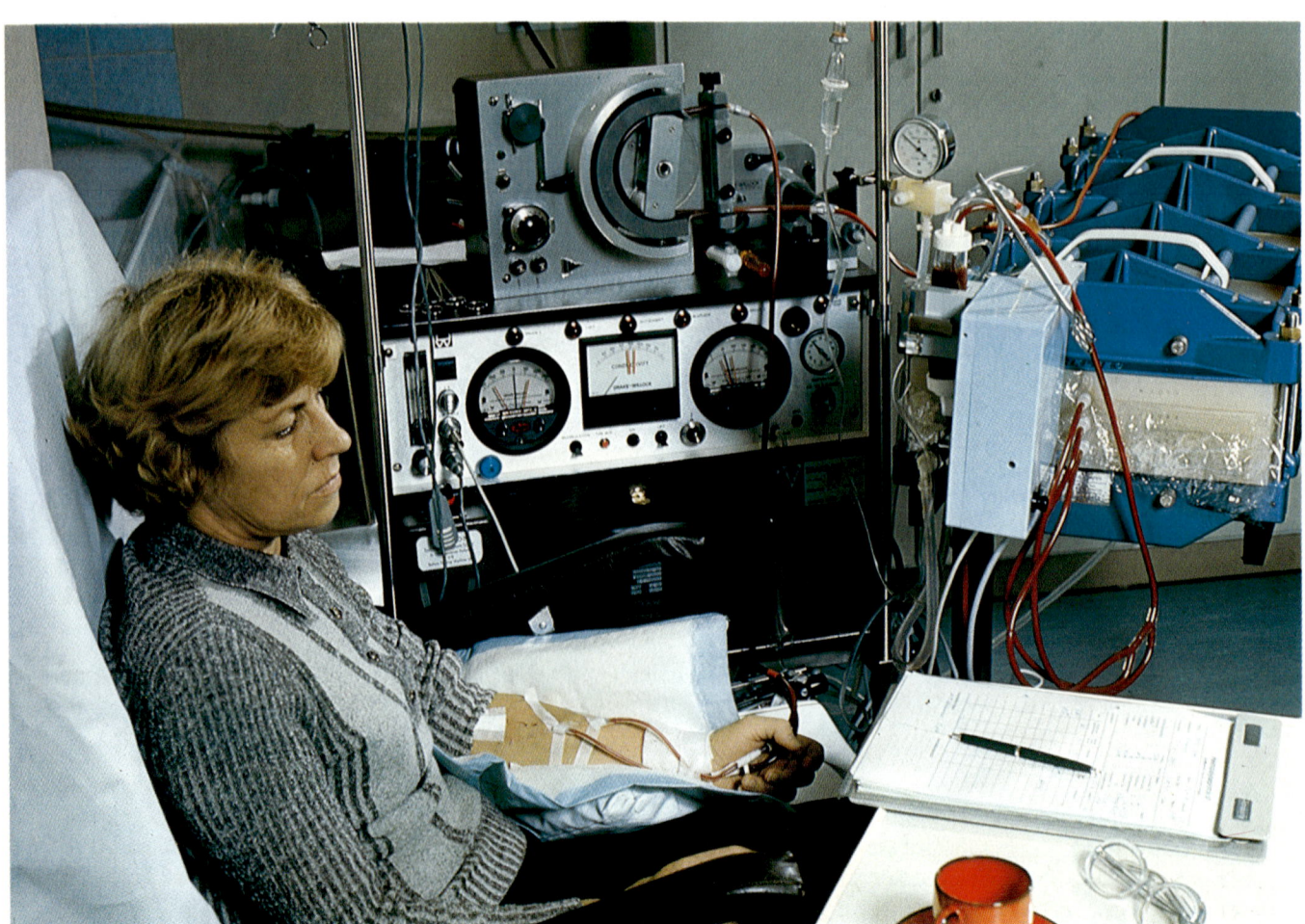

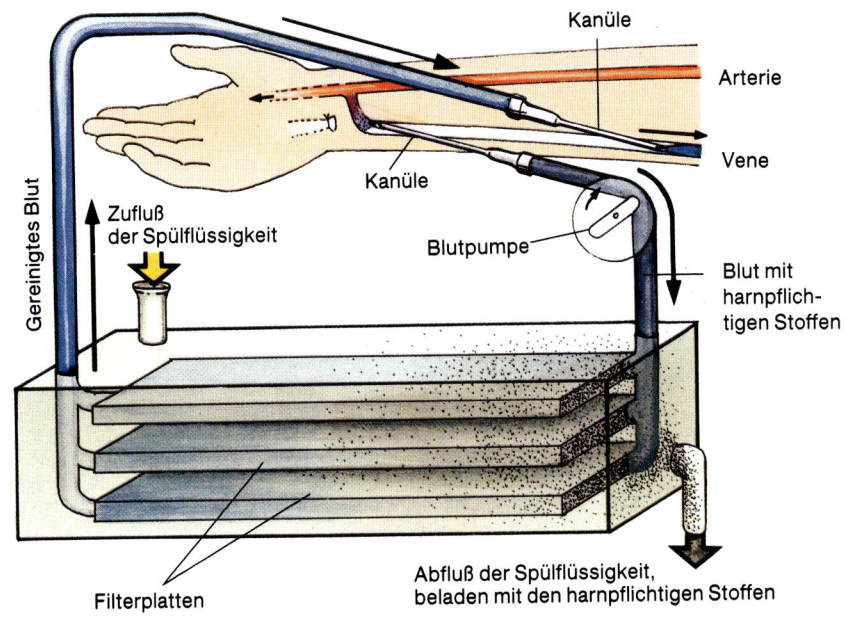

Kanüle

Arterie

Vene

Kanüle

Blutpumpe

Gereinigtes Blut

Zufluß der Spülflüssigkeit

Blut mit harnpflichtigen Stoffen

Filterplatten

Abfluß der Spülflüssigkeit, beladen mit den harnpflichtigen Stoffen

So funktioniert, schematisch dargestellt, die Blutwäsche (Hämodialyse) bei einem Nierenkranken. Die Pfeile zeigen die Richtung des Blutstroms an. Der Patient ist mit dem Unterarm an den Apparat angeschlossen. Arterie und Vene des Unterarms sind beim abgebildeten Verfahren durch einen kleinen Eingriff (»arteriovenöse Fistel«) miteinander verbunden, um den Patienten besser an die künstliche Niere anschließen zu können.

Ist die Blutwäsche beendet, werden die Zapfstellen am Unterarm mit einem Kunststoffschlauch (»Shunt«) kurzgeschlossen.

Ein Mensch, dessen eigene Nieren nicht mehr arbeiten, muß zwei- bis dreimal pro Woche an eine künstliche Niere angeschlossen werden. Die Blutwäsche dauert jeweils acht bis zwölf Stunden. Dialysegeräte stehen nicht nur in den Kliniken zur Verfügung, es sind auch Apparate entwickelt worden, die vom Patienten und seinen dafür eigens geschulten Angehörigen zu Hause betrieben werden können (Heimdialyse).

Einpflanzung einer Spenderniere

Um die Abhängigkeit eines Patienten mit Nierenversagen vom Dialyseapparat zu beseitigen, gibt es nur eine einzige Behandlungsmethode, nämlich die chirurgische Übertragung einer Spenderniere (Nierentransplantation).

Es handelt sich dabei um eine zwar schwierige, jedoch inzwischen gut beherrschbare Operation. Ihrer wünschenswerten weiteren Verbreitung steht der Mangel an geeigneten Spendernieren entgegen. Das fremde Organ muß ja nicht nur gesund sein, sondern in seinen Gewebemerkmalen auch möglichst gut zum vorgesehenen Empfänger passen. Zwischen eineiigen Zwillingen ist die Transplantation einer Niere ohne Schwierigkeiten möglich. Bei nahen Blutsverwandten sind die Aussichten, daß das fremde Gewebe komplikationslos einwächst und seine Arbeit aufnimmt, ebenfalls gut.

Um Abstoßungsreaktionen des Empfängerorganismus gegen die als fremd empfundene Spenderniere zu unterdrücken, erhalten die operierten Patienten nach dem Eingriff Medikamente. Die Operation selber beschränkt sich stets auf die Einpflanzung *einer* Niere, weil ein gesundes Organ in der Lage ist, alle Ausscheidungsaufgaben zu bewältigen.

Die Spenderniere wird nicht am gleichen Platz eingenäht, wo das kranke Organ saß. Vielmehr hat es sich bewährt, die neue Niere im rechten Unterbauch an die zu- und abführenden Blutgefäße anzuschließen. An diesem Platz liegt die Niere gut geschützt, auch kann der Harnleiter ohne Umwege in die Blase eingepflanzt werden. Die Zunahme der Nierentransplantationen in aller Welt, auch in Deutschland, hat das schwere, oft tödliche Schicksal chronisch nierenkranker Patienten auf eindrucksvolle Weise gebessert.

Gesunde Spendernieren, die meist jüngeren, tödlich verunglückten Menschen nach Zustimmung der Angehörigen entnommen werden, können bei richtiger Lagerung und schnellem Transport dem geeigneten Empfänger Tausende Kilometer entfernt eingepflanzt werden – eine europäische Zentrale organisiert die grenzüberschreitende Hilfe.

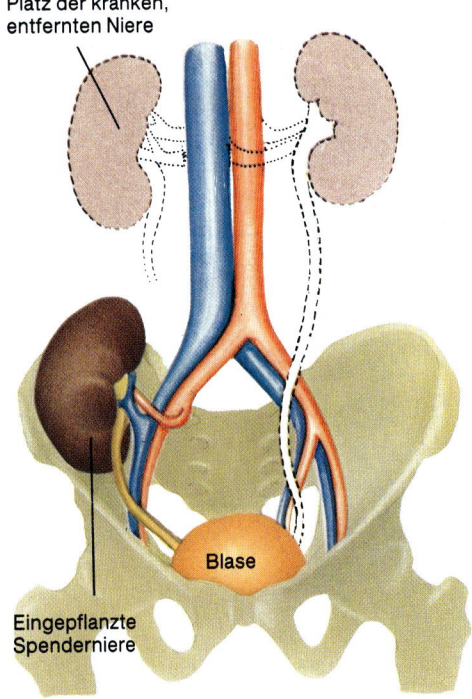

Platz der kranken, entfernten Niere

Blase

Eingepflanzte Spenderniere

Die Einpflanzung einer Spenderniere (Nierentransplantation), wie sie die Abbildung zeigt, befreit den Nierenkranken von seiner Abhängigkeit von den zur Blutwäsche nötigen Apparaten. Viele Patienten leben schon jahrzehntelang mit einer Spenderniere – notfalls, bei zu lebhaften Abstoßungsreaktionen des Körpers, wird der Eingriff wiederholt.

Sexuelle Vereinigung und Fortpflanzung

Die Geschlechtsorgane

*Von Geburt an unterscheiden sich Mann und
Frau durch ihre Geschlechtsorgane (Genitalien) –
und dies nicht nur äußerlich: Den beiden
Hoden und dem männlichen Glied (Penis) sind
als innere Geschlechtsorgane Samenleiter,
Bläschen- und Vorsteherdrüse zugeordnet.
Bei der Frau gehören zu den äußeren
Geschlechtsorganen die kleinen und die großen
Schamlippen, der Kitzler (Klitoris) und das
Jungfernhäutchen (Hymen), die zusammen die
weibliche Scham (Vulva) bilden. Innere
weibliche Geschlechtsorgane sind die Eierstöcke
(Ovarien), die Eileiter (Tuben), die Gebärmutter
(Uterus) und die Scheide (Vagina).
Im Laufe des Lebens verändern sich Form und
Funktion der meisten Geschlechtsorgane in
gesetzmäßiger Weise. Bei Mann und Frau
sichert dieser naturgegebene Rhythmus
Geschlechtsreife und Fortpflanzungsfähigkeit.
So wird nicht nur körperliche Liebe möglich, die
Vereinigung (Koitus) von Mann und Frau bringt
den männlichen Samen auch zum weiblichen
Ei: Ein neues Menschenleben kann entstehen.*

*Eine schematische Darstellung der Ge-
schlechtsorgane von Mann und Frau.
Bevor Samen und Eizelle verschmelzen können, legen die Spermien, gemessen an ihrer Größe, im weiblichen Körper
beträchtliche Wegstrecken zurück.*

310

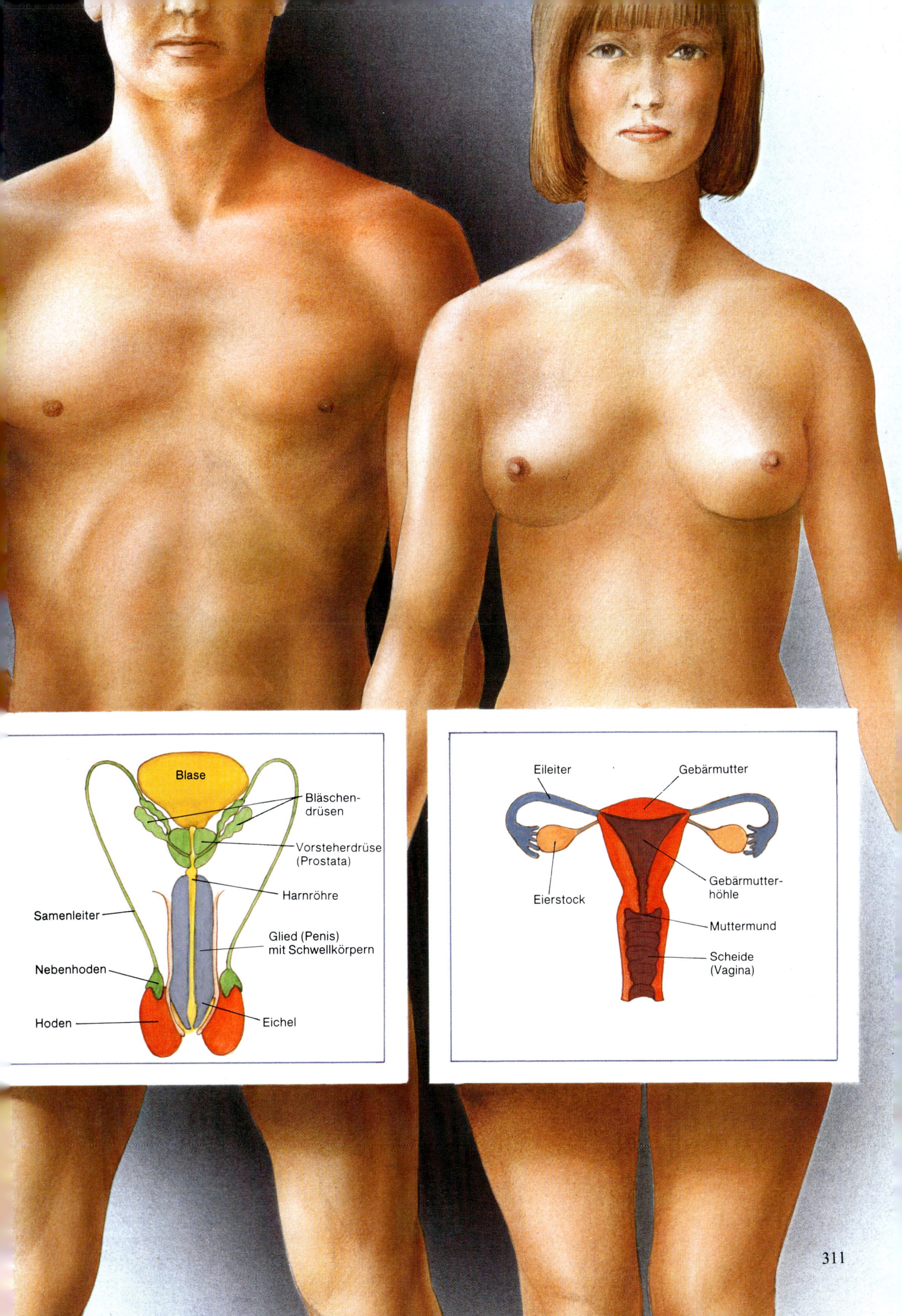

Blase

Bläschen-
drüsen

Vorsteherdrüse
(Prostata)

Harnröhre

Samenleiter

Glied (Penis)
mit Schwellkörpern

Nebenhoden

Hoden

Eichel

Eileiter

Gebärmutter

Eierstock

Gebärmutter-
höhle

Muttermund

Scheide
(Vagina)

Die Pubertät

Die Zeit zwischen Kindheit und Erwachsensein nennt man Zeit der Geschlechtsreifung oder Pubertät. Sie dauert beim Mädchen durchschnittlich vier Jahre und tritt meist zwei Jahre früher ein als beim Jungen. Für den Eintritt der Pubertät sind mehrere Umstände mitbestimmend, darunter Erbmasse, Rasse, Klima, Ernährung und der Zivilisationsstand. In Mitteleuropa rechnet man bei Mädchen mit dem Beginn der Pubertät zwischen dem achten und vierzehnten Lebensjahr, bei Jungen zwischen dem zehnten und sechzehnten.

Steuerung durch Hormone. Wie viele Entwicklungsprozesse des Menschen wird auch die Pubertät vor allem durch Hormone gesteuert. Es handelt sich um ein Wechselspiel der Wirksubstanzen des Zwischenhirns und der Hirnanhangsdrüse (→ Seite 292) mit den Keimdrüsen. Die Zunahme der Hormone führt in der Pubertät bei beiden Geschlechtern zu einem Wachstumsschub, der sich vor allem an Armen und Beinen bemerkbar macht.

Bei Mädchen bewirken die Geschlechtshormone die runde Ausfor-

Mann und Frau unterscheiden sich durch charakteristische Kennzeichen, die Geschlechtsmerkmale.

Zu den primären Geschlechtsmerkmalen gehören solche Organe, die direkt der Fortpflanzung dienen, beim Mann also Hoden, Nebenhoden, Penis (1) und Samenwege, bei der Frau die äußeren Geschlechtsteile wie Scheideneingang und Scheide (2) und ihre inneren Geschlechtsteile Gebärmutter, Eileiter und Eierstöcke.

Zu den sekundären Geschlechtsmerkmalen gehören die bei Mann und Frau unterschiedliche Körperbehaarung und Stimmlage. Dem Mann wachsen ein Bart und Haare auf der Brust (3), seine Schambehaarung (4) ist im Gegensatz zur weiblichen Schambehaarung (5) nach oben hin nicht scharf begrenzt. Die tiefere Stimmlage des Mannes ist durch einen größeren Kehlkopf (6) bedingt. Bei der Frau gehören auch die Brüste (7) zu den sekundären Geschlechtsmerkmalen.

mung des Beckens und die Ausbildung der sekundären Geschlechtsmerkmale, also der Brustdrüse und der Schambehaarung. Die erste Regelblutung, die Menarche (→ Seite 320), tritt im Durchschnitt mit zwölfeinhalb Jahren ein.

Bei Jungen wachsen in der Pubertätszeit Hoden und Penis, nächtliche Samenergüsse (Pollutionen) stellen sich ein. Gesichts- und Körperbehaarung (zuerst: Achselhaar, Flaum auf der Oberlippe, Schambehaarung) bilden sich aus, es kommt zum Stimmwechsel (»Stimmbruch«).

Probleme der Reifezeit

Im ersten Stadium der Pubertät können Jungen und Mädchen von sprunghaften Stimmungsschwankungen und Launen heimgesucht werden, sie verlieren ihr Selbstwertgefühl und zeigen eine trotzige Gegeneinstellung zur Welt der Erwachsenen.

Pubertierende fühlen sich einsam und unverstanden, sie neigen zur Isolierung und wirken mitunter linkisch. Eine starke Müdigkeit und großes Schlafbedürfnis, häufig Ausbrechen der Akne (→ Seite 145) und ein sichtbarer Verlust der harmonischen Gestalt und Bewegungsabläufe sind charakteristisch.

Adoleszenz. In der zweiten Phase der Pubertät, der Adoleszenz, wachsen die körperlichen Kräfte an, die seelischen und sozialen Schwierigkeiten nehmen meist ab. Ideale und Vorbilder werden aufgebaut, sportliche oder geistige Aktivitäten nehmen zu.

Eine krisenhafte Übersteigerung der geschilderten Eigenarten in der Pubertät kann ärztliche oder psychologische Hilfe erfordern. Die Eltern der Pubertierenden sind gut beraten, wenn sie Trotzreaktionen der Heranwachsenden übersehen und ihren Kindern schwierige Zeiten durch Liebe und Verständnis überwinden helfen.

Die weibliche Brust

Das Wachstum der weiblichen Brust- oder Milchdrüse (Mamma) beginnt unter dem Einfluß der weiblichen Geschlechtshormone, der Östrogene, mit dem Eintritt der Geschlechtsreife. Die Brustdrüsen sind Drüsen, die eine eiweiß- und fettreiche Milch zur Ernährung des Säuglings produzieren. Die normale Brust ist halbkugelig oder kegelförmig, doch gibt es beträchtliche individuelle Unterschiede. Die zwischen den beiden Brüsten gelegene Furche nennt man Busen.

Aufbau und Entwicklung. Die Herausbildung der Brust dauert zwei bis drei Jahre. Gesteuert von den Östrogenen kommt es zuerst zu einer Vergrößerung der Brustwarze und des Warzenhofes. Dann entwickelt sich der scheibenförmige Drüsenkörper. Er wird von einem unterschiedlich großen Fettpolster umhüllt. Das Drüsengewebe liegt dem großen Brustmuskel fest auf und ist von ihm durch eine Bindegewebeschicht, die Faszie, getrennt.

Form und Größe der Brust werden durch den Milchdrüsenkörper, die Menge und den Entwicklungsgrad des umgebenden Fettgewebes, von der Brustmuskulatur und schließlich von der Festigkeit der Haut bestimmt. Die Größe der Brust schwankt im Rhythmus der vierwöchigen Periode (→ Seite 320). Vor der monatlichen Blutung ist die Brust am größten, nach der Menstruation am kleinsten. Schwangerschaft und die Einnahme der Antibabypillen, die das Hormon Östrogen enthalten, vergrößern die Brust.

Beeinflussung der Brustform. Die Form der Brust läßt sich durch Gymnastik und Ernährungsgewohnheiten beeinflussen. Mädchen, die während der Pubertätszeit unmäßig viel essen, den sogenannten Babyspeck ansetzen, können eine große, fettgewebsreiche Brust entwickeln, falls eine erbliche Veranlagung vorliegt. Wenn sie im Lauf der Entwicklung abnehmen, wird die Brust schlaff. Starke Gewichtsschwankungen sollten daher vermieden werden.

Durch Gymnastik, durch Schwimmen und Ballspiel wird der Brustmuskel gekräftigt. Gleichzeitig wird dadurch die Haut und das Bindegewebe in der Brust gestrafft. Günstig können sich auch kalte Duschen und die Anwendung von Wassermassagegeräten auswirken. Die Wir-

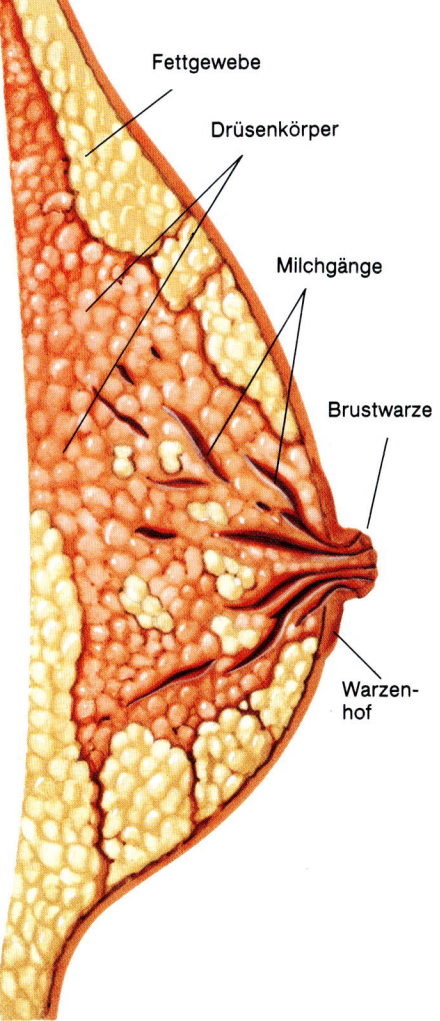

Fettgewebe

Drüsenkörper

Milchgänge

Brustwarze

Warzenhof

Ein Längsschnitt durch eine weibliche Brustdrüse (Knospenbrust). Die Form der Brüste ist im wesentlichen durch die unterschiedliche Ausbildung des Fettpolsters bedingt. Über den Drüsenkörper und seine Leistungsfähigkeit sagt die Form der Brust nichts aus. Bei Schwangeren und Stillenden ist die Drüse am größten. Eine Vergrößerung kann auch durch Antibabypillen bewirkt werden.

kung von östrogenhaltigen Cremes auf Form und Volumen der Drüse ist umstritten.

In der Haut der Brustwarze und des Warzenhofes laufen zahlreiche empfindungsleitende Nerven, deren Berührung Lustgefühle auslösen kann. Die Brust ist also eine der erogenen Zonen des Menschen.

Geschlechtsorgane des Mannes

Äußere Geschlechtsorgane sind das Glied und der Hodensack, innere die Hoden, Nebenhoden, Samenausführwege und die anhängenden Drüsen, vor allem die Vorsteherdrüse (Prostata).

Über die Funktion der männlichen Fortpflanzungsorgane gibt es auch heute noch falsche Vorstellungen. Zu den weit verbreiteten Irrtümern gehört, daß aus der Größe des Penis auf die Liebesfähigkeit (Potenz) des Mannes und die mögliche Befriedigung der Frau geschlossen werden könne und daß Selbstbefriedigung (Onanie) ein krankhaftes Verhalten sei, das Gehirn und Rückenmark schädige.

Das männliche Glied

Das männliche Glied (Penis, auch Phallus genannt) ist im Ruhezustand durchschnittlich acht bis zehn Zentimeter lang und besteht aus zwei *Schwellkörpern* und der *Harnröhre*. In den Schwellkörpern sind zahlreiche kleine Blutkämmerchen enthalten.

Bei sexueller Erregung kommt es zu einer Steigerung der Blutzufuhr in die Schwellkörper bei gleichzeitiger Drosselung des Blutabflusses. Dadurch wird der Penis dicker und länger, er versteift und richtet sich auf (erigiert).

Der erigierte Penis hat rund die doppelte Länge und den doppelten Durchmesser des ruhenden Gliedes. Die Erektion ist die Voraussetzung für die Einführung in die weibliche Vagina.

Den vordersten Teil des Penis bildet die *Eichel* (Glans), die von der zurückstreifbaren *Vorhaut* (Präputium) nahezu vollständig bedeckt wird. Bei der Erektion streift sich die Vorhaut von allein hinter die Eichel zurück. Gelingt dies nicht, so kann eine Vorhautverengung (Phimose) vorliegen. Sie ist durch einen leichten chirurgischen Eingriff, die Umschneidung (Zirkumzision), zu heilen.

Die generelle Abtragung der Vorhaut bei allen männlichen Kindern ist bei vielen Völkern, vor allem in islamischen Ländern und im Judentum, noch heute üblich. Die *Beschneidung* gilt als älteste und immer noch häufigste Operation überhaupt. Medizinisch gesehen ist sie jedoch bei gesunden Knaben überflüssig. Weder vermindert sie die Gefahr eines Peniskarzinoms noch erhöht sie die Liebesfähigkeit.

Ein Längsschnitt durch das männliche Becken: Zu erkennen sind Eingeweide und die Geschlechtsorgane. Im Hodensack (1) der Hoden (2) und Nebenhoden (3). Von hier führt der Samenleiter (4) an Harnblase (5), Harnleiter (6) und Mastdarm (7) vorbei durch die Vorsteherdrüse (Prostata, 8) in die Harnröhre (9). Die Bläschendrüse (10) mündet innerhalb der Prostata in den Samenleiter. Der Harnröhrenschwellkörper (11) mit der Eichel (14) und der Penisschwellkörper mit seiner Scheidewand (12) bewirken bei Blutfüllung die Aufrichtung (Erektion) des Gliedes, wobei die Vorhaut (13) sich über die Eichel (14) zurückzieht.

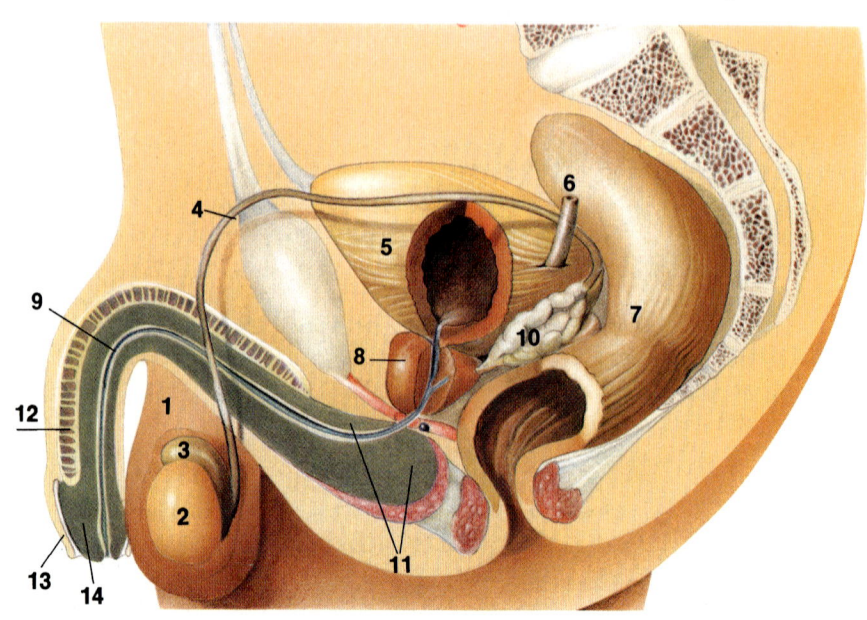

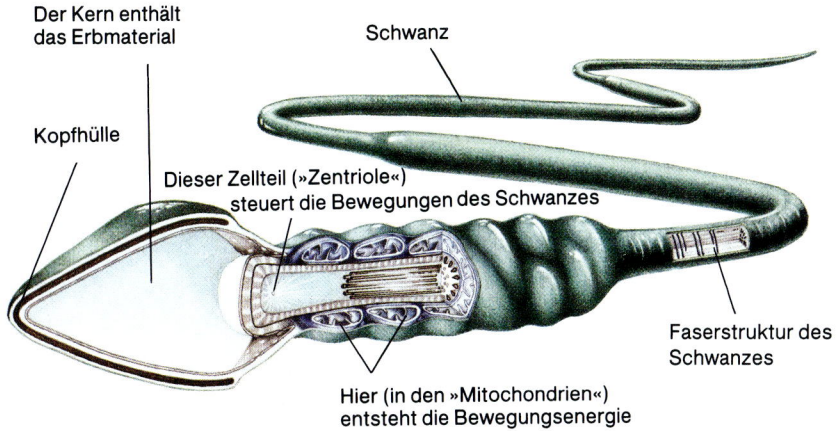

Der Kern enthält das Erbmaterial

Kopfhülle

Schwanz

Dieser Zellteil (»Zentriole«) steuert die Bewegungen des Schwanzes

Hier (in den »Mitochondrien«) entsteht die Bewegungsenergie

Faserstruktur des Schwanzes

Ein männlicher Samenfaden (Spermium), vergrößert und teilweise aufgeschnitten gezeichnet. Deutlich sind der Kopf (in Wirklichkeit ist er nur ⁴/₁₀₀₀ Millimeter lang), das wellige Verbindungsstück (⁹/₁₀₀₀ Millimeter) und der Schwanz (rund ⁵⁰/₁₀₀₀ Millimeter) zu erkennen. In einem Samenerguß sind bis zu 400 Millionen Samenfäden enthalten. In die weibliche Eizelle dringt, wenn überhaupt, nur ein einziger ein. – Das untere Foto zeigt Spermien unter dem Mikroskop, im Phasenkontrast aufgenommen.

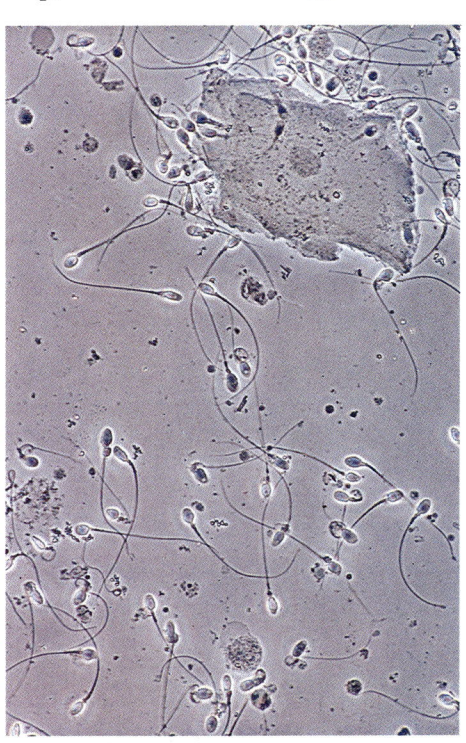

Impotenz

Wenn ein Mann unfähig ist, den Geschlechtsverkehr auszuüben, spricht man von Impotenz. Sie kann viele Gründe haben. Zunächst ist festzuhalten: Man spricht nicht von einer Impotenz, wenn das Glied sich nicht bei jeder gewünschten Gelegenheit versteift. Nach übereinstimmender Ansicht der Sexualforscher liegt eine Impotenz erst vor, wenn etwa jeder zweite Koitusversuch scheitert.

Organische Ursachen. Zu den organischen Ursachen der Impotenz zählen Rückenmarkverletzungen, fortgeschrittene Zuckerkrankheit, Hormonmangel oder angeborene Mißbildungen. Diese Ursachen sind jedoch sehr viel seltener als die seelischen Gründe: Sie liegen mindestens 90 Prozent aller Fälle von Mannesschwäche zugrunde.

Seelische Ursachen. Psychische Gründe für das Versagen sind vor allem bewußte und unbewußte Angst, übertriebene Leistungsvorstellungen und falsche Partnerwahl. Mit großer Wahrscheinlichkeit liegt eine seelisch bedingte Impotenz dann vor, wenn das Glied zwar von allein oder durch Onanie versteift und es dabei auch zu einem Samenerguß (Ejakulation) kommt, der erigierte Penis jedoch vor der Einführung in die Vagina oder kurz danach wieder schlaff wird.

Eine andere Form ist die *Ejaculatio praecox,* bei der es vor Einführung des Gliedes in die Scheide zum vorzeitigen Samenerguß kommt.

Behandlung. Die Behandlung der Impotenz richtet sich nach den ihr zugrundeliegenden Ursachen. Bei psychisch bedingter Impotenz ist durch Medikamente wenig, desto mehr durch eine Psychotherapie (→Seite 396) zu erreichen. Zur Behandlung der Ejaculatio praecox wurden spezielle Techniken entwickelt, die von Sexualtherapeuten gelehrt werden. Geht die Mannesschwäche auf organische Ursachen zurück, so kann überlegt werden, ob die chirurgische Einpflanzung von Kunststoffstäben (Penis-Prothesen) in Frage kommt.

Hodensack und Hoden

Die Keimdrüsen des Mannes, die Hoden (Testes), liegen außerhalb des Körpers im Hodensack. Die beiden eiförmigen Drüsen sind etwa 40 Millimeter lang und 25 bis 30 Gramm schwer. Von der Pubertät an produzieren sie beträchtliche Mengen von *Samenfäden* (Spermien). Im Netzwerk der haarfeinen Samenkanälchen, aus denen die Hoden bestehen, können am Tag bis zu 800 Millionen Spermien entstehen. Ehe sich aus einer Körperzelle ein Samenfaden entwickelt hat, vergehen rund 70 Tage. Unter dem Elektronenmikroskop werden die konstruktiven Einzelheiten des nur ⁶⁰/₁₀₀₀ Millimeter langen Samenfadens deutlich sichtbar.

Zugleich mit der ununterbrochenen Produktion der Spermien, die in der Pubertät einsetzt und in abgeschwächtem Maße meist bis zum Tode andauert, sondern die Keimdrüsen innerlich wirksame *Hormone* (→Seite 290) ab. Diese männlichen Hormone, *Androgene* genannt, fördern die Spermienbildung, die Liebeslust (Libido) und -fähigkeit (Potenz), den Bartwuchs und die Ausbildung der typisch männlichen Körperbaumerkmale. Eines der wichtigsten Androgene ist das Test-

Ideale Hodentemperatur: 29 Grad
Im Bauchraum, wo die Körpertemperatur 37 Grad beträgt, können sich die Samenfäden nicht entwickeln. Sie brauchen zu ihrer Reifung eine Temperatur von 29 Grad, die im Hodensack vorhanden ist.

Leisten- und Bauchhoden können Unfruchtbarkeit verursachen, weil die Keimdrüsen zu warm gehalten werden.

Gegen eine allzu starke Auskühlung schützt die Drüsen der muskuläre Hodensack, der bei Kälte seine Wand durch Zusammenziehung verdickt.

osteron. Die Androgene steuern nicht nur die Samenproduktion, sie sind auch mitverantwortlich für Antrieb, Stimmung, Schlaf, Haarwuchs, Talgfluß und den Gesamtstoffwechsel.

Nebenhoden und Samenleiter

In den beiden Nebenhoden (Epididymis), die den Hoden jeweils wie eine Kappe aufsitzen, werden die Samenfäden gesammelt. Von hier aus gelangen sie bei der geschlechtlichen Vereinigung in die Samenleiter, zwei runde, etwa drei Millimeter dicke Kanäle mit starken Muskelwänden. Sie ziehen im Hodensack hinauf und dann durch den Leistenkanal in die Bauchhöhle. Von dort wenden sich die Samenleiter abwärts, durchsetzen die Vorsteherdrüse (Prostata) und münden beiderseits im hinteren Teil der Harnröhre. Auf diesem Weg münden auch die Bläschendrüse und die kleine Cowpersche Drüse in die Samenleiter. Beide Drüsen produzieren Sekrete, die den Hauptteil der beim Samenerguß austretenden Flüssigkeit ausmachen.

Störungen der Hormonproduktion

Wenn die Keimdrüsen zuviel oder zuwenig Hormon produzieren, kann es zu Störungen des Sexuallebens und zu Krankheiten kommen. Ein Androgenüberschuß kann den Geschlechtstrieb in krankhafter Weise steigern, ein Mangel an diesem Hormon die Zeugungs- und Beischlaffähigkeit zum Erliegen bringen. Natürlicherweise sinkt der Androgenspiegel von seinem Höhepunkt zwischen dem 16. und 22. Lebensjahr im Laufe des Lebens ziemlich gleichmäßig ab und bleibt bis zum Ende des Lebens auf einem niederen Niveau erhalten.

Männliche »Wechseljahre«. Mit 50 bis 55 Lebensjahren kann eine Verminderung an Androgenen zu Antriebsschwäche, Stimmungsschwankungen, Kopfschmerzen und Kreislaufstörungen führen. Dies wird, medizinisch unzutreffend, mit dem Begriff der männlichen Wechseljahre (Klimakterium virile) bezeichnet. Die Symptome sind meist minder schwer als bei Frauen, doch kann eine Behandlung, im allgemeinen mit Hormongaben, notwendig werden.

Erkrankungen der Hoden

Hoden und Nebenhoden sind, außerhalb der geschützten Körperhöhlen liegend, durch Verletzungen gefährdet, die äußerst schmerzhaft, meist stark blutend und von Infektionen bedroht sind. Die umgehende Krankenhausbehandlung kann lebensrettend sein.

Hodendrehung

Sofortige klinische Hilfe ist erforderlich, wenn sich der Hoden dreht (Hodentorsion). Das kann bei Sport und Spiel vorkommen, weil die Keimdrüsen im Hodensack beweglich untergebracht sind: Bei der Hodendrehung wird der Blutabfluß abrupt gedrosselt (Gefahr des Absterbens!). Meist signalisieren Schmerzen und das Anschwellen der Keimdrüse, mitunter aber auch nur eine Anschwellung und Rötung der Hodensackhaut, den Ernst der Situation.

Hodenentzündungen

Entzündungen des Hodens (Orchitis) und des Nebenhodens (Epididymitis) sind ebenfalls sehr schmerzhaft und zwingen den Patienten zur Ruhe. Die Hochlagerung des Hodens und kühlende Umschläge bringen Erleichterung. Mit Antibiotika müssen die Entzündungen so lange behandelt werden, bis sie vollständig ausgeheilt sind – sonst besteht die Gefahr einer entzündlich bedingten Unfruchtbarkeit (Sterilität).

Hodenhochstand

Die Hoden werden während der kindlichen Entwicklung im Mutterleib im Bauchraum, kurz unterhalb der Nieren, gebildet. Normalerweise gleiten sie im siebenten Schwangerschaftsmonat durch den Lei-

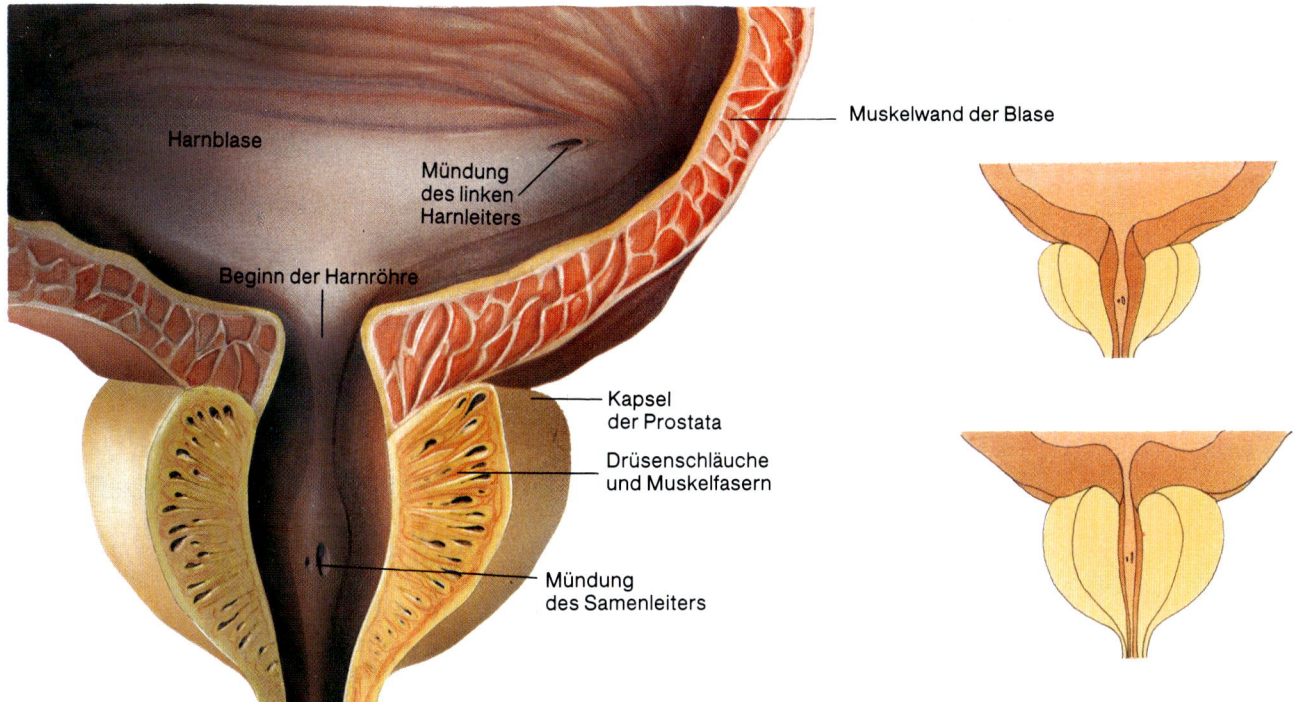

Harnblase

Mündung
des linken
Harnleiters

Beginn der Harnröhre

Muskelwand der Blase

Kapsel
der Prostata

Drüsenschläuche
und Muskelfasern

Mündung
des Samenleiters

stenkanal in den Hodensack. Unterbleibt dieser Abstieg, kommt es zum Hodenhochstand (Kryptorchismus). Wenn der Hoden nicht innerhalb des ersten Lebensjahres von allein absteigt, sondern im Bauchraum *(Bauchhoden)* oder im Leistenkanal *(Leistenhoden)* steckenbleibt, erfordert dies eine Hormonbehandlung, notfalls auch eine Operation.

Die Vorsteherdrüse

Die Vorsteherdrüse (Prostata) ist ein kastaniengroßer fester Drüsenkörper, der aus Muskelschichten und reich verästelten Drüsenschläuchen besteht. Seinen Namen erhielt das Organ, weil es, von vorn gesehen, vor der Harnblase liegt. Die Drüsenzellen der Prostata sondern ein klares Sekret ab, das dem Samenerguß beigegeben wird und die Spermien vor dem sauren Milieu der Harnröhre und der Scheide schützt.

Entzündung der Vorsteherdrüse
Durch Krankheitskeime kann sich die Prostata entzünden (Prostatitis). Der Patient hat dann Schmerzen beim Wasserlassen und beim Stuhlgang, die Drüse ist druckempfindlich. Außer der Gabe von Antibiotika durch den Arzt bringen örtliche Wärmeanwendungen, die Regelung des Stuhlgangs und der Verzicht auf Alkohol Erleichterung.

Vergrößerung der Vorsteherdrüse
Häufiger als die Entzündung ist die Vergrößerung der Vorsteherdrüse (Prostatahypertrophie). Sie plagt jeden zweiten Mann über fünfzig und kann gefährliche Spät- und Fernwirkungen haben.
Entstehung, Ursachen. Die Prostatahypertrophie ist, genau genommen, keine Vergrößerung des Gewebes der Vorsteherdrüse. Der Eindruck entsteht vielmehr dadurch, daß die winzigen, um die Harnröhre gelagerten Drüsen sich vergrößern und das normale Prostatagewebe dabei zur Seite drängen. Innerhalb der Prostatakapsel führt die gutartige Wucherung des Drüsengewebes zu einer Einengung der Harnröhre, die das Organ durchquert. Das Leiden, hervorgerufen durch die langsame Verminderung der Hormonproduktion im höheren Lebensalter, beginnt schleichend und nimmt einen chronischen Verlauf.
Krankheitszeichen, Verlauf. Die ersten Zeichen sind ein häufiger

Ein Längsschnitt durch die Vorsteherdrüse (Prostata) und den unteren Teil der Harnblase (große Zeichnung). Die Prostata umfaßt ringförmig die Harnblase (oben). Bei einer Prostatavergrößerung (unten) wird die Harnröhre zusammengedrückt. Dadurch wird die Harnentleerung erheblich erschwert.

Harndrang und die Entleerung in abgeschwächtem und verdünntem Strahl, der überdies erst nach längerem Warten und Drücken zustande kommt. Nasse Füße, Alkoholgenuß und langes Sitzen verstärken die Beschwerden. Ausreichend Bewegung, örtliche Wärmeanwendung und eine gewürzarme Diät erleichtern sie.

Nach einiger Zeit verstärkt sich die Muskelwand der Blase, und es entsteht eine *Balkenblase,* die den Harn unter stärkeren Druck setzen kann, um die Blase zu entleeren. Nach einigen Jahren reicht das oft nicht mehr aus: Die Blase ist nicht mehr in der Lage, sich völlig zu entleeren, es bleibt immer ein Rest Harn zurück. Der häufige, vor allem nächtliche Harndrang (Nykturie) verstärkt sich.

Im Endstadium der Prostatavergrößerung tröpfelt der Harn beim Wasserlassen meist nur noch. Die Patienten haben sich an die Beschwerden gewöhnt und spüren wenig Schmerzen. Jetzt aber besteht eine Gefahr für die Gesundheit: Weil zu wenig Harn entleert werden kann, staut er sich unter Druck bis in die Nieren zurück. Diese Organe sind dadurch in ihrer Arbeit stark behindert und drohen zu versagen.

Behandlung. Bei einer leichten Prostatavergrößerung kann mit Medikamenten geholfen werden. Schreitet, wie meist, das Leiden fort, so ist eine Operation unumgänglich. Sie sollte nicht zu lange hinausgeschoben werden. Das Prinzip der unterschiedlichen chirurgischen Verfahren besteht darin, einen Teil des gewucherten Gewebes oder die ganze Wucherung auszuschälen.

In der Prostata kann es auch zur Bildung bösartiger Zellen kommen (Prostatakarzinom, → Seite 409), deren erste Krankheitszeichen den Symptomen bei gutartiger Prostatavergrößerung gleichen.

Geschlechtsorgane der Frau

Zu den äußeren weiblichen Geschlechtsorganen, medizinisch Vulva genannt, gehören der von der Pubertät an behaarte Schamberg (Mons pubis), ein Fettpolster über dem Schambein, ferner die großen und kleinen Schamlippen, der Kitzler (Klitoris), das Jungfernhäutchen (Hymen) und die Öffnung der Scheide (Vagina). Innere weibliche Geschlechtsorgane sind die Scheide, die Gebärmutter (Uterus), die Eileiter (Tuben) und die Eierstöcke (Ovarien).

Äußere Geschlechtsorgane

Größe und Proportionen der äußeren Geschlechtsorgane weisen von Frau zu Frau beträchtliche Unterschiede auf. So kann die Schambehaarung dicht oder dünn, lang oder kurz und von heller oder eher dunkler Farbe sein. Die großen *Schamlippen* sind mehr oder minder behaart, die darunterliegenden kleinen Schamlippen von wechselnder Größe und oft gut sichtbar. Während die großen Schamlippen mit Fettgewebe unterpolstert sind, bestehen die kleinen aus einem schwellfähigen Gewebe, das – vergleichbar dem Penis – bei sexueller Erregung durch Blut aufgefüllt wird.

Auch der *Kitzler* (Klitoris), der von einer Hautfalte verdeckt wird, besteht aus erektionsfähigem Gewebe. Für die sexuelle Erregung und den Orgasmus spielt der auf Reizung und Berührung sehr empfindlich reagierende Kitzler, der mit zahlreichen empfindungsleitenden Nervenfasern versorgt ist, die wichtigste Rolle. Das *Jungfernhäutchen* (Hymen) verschließt bei Mädchen und Frauen, die noch nicht mit einem Mann geschlafen haben, zum Teil den Scheideneingang. Das Hymen ist eine zarte dehnbare Haut, ganz unterschiedlich geformt, und zerreißt spätestens beim ersten Geschlechtsverkehr.

Scheide

Die Scheide (Vagina) stellt die Verbindung zwischen den äußeren Geschlechtsorganen und der Gebärmutter her. Sie ist ein muskulöses, stark dehnbares Rohr. Ihre Länge beträgt rund zehn Zentimeter. Innen

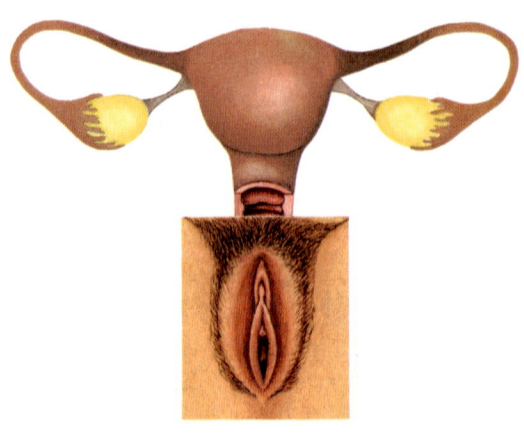

Äußere und innere weibliche Geschlechtsorgane stehen durch die Scheide (Vagina) miteinander in Verbindung. Die Abbildung zeigt einen Blick auf das äußere Genitale (rechteckiger Ausschnitt) mit den kleinen und großen Schamlippen, Harnröhrenöffnung und Kitzler (Klitoris). Darüber sind die im Unterleib geborgenen inneren Geschlechtsorgane der Frau dargestellt: Scheide, Gebärmutter (Uterus) sowie die beiden Eileiter und Eierstöcke.

ist sie mit einer feuchten, gefalteten Haut ausgekleidet. Die Wände der Vagina berühren sich normalerweise. Im vorderen Drittel der Scheide verläuft hinter ihren Wänden die kräftige Beckenbodenmuskulatur. Deshalb ist das Organ hier enger, während es sich im hinteren Teil zum Scheidengewölbe ausweitet. Empfindungen werden nur im vorderen Drittel wahrgenommen. In diesem vorderen Anteil der Scheide und am Übergang zu den kleinen Schamlippen befinden sich zahlreiche kleine Schleimhautdrüsen und beiderseits die Ausführungsgänge der nicht sichtbaren Bartholinschen Drüsen. Sie sondern Sekrete ab und befeuchten so die Scheide, vor allem bei sexueller Erregung.

Gebärmutter

Die Gebärmutter (Uterus) ähnelt in Form und Größe einer Birne. Sie ist ein hohles, aus glatten Muskelfasern bestehendes Organ. Mit ihren unteren Anteilen, dem Gebärmutterhals (Zervix) und dem Gebärmuttermund (Portio), ragt sie in das hintere Scheidengewölbe. Den oberen, dickeren Teil der Gebärmutter nennt man Gebärmutterkörper. Das ganze Organ ist von einer gut durchbluteten Schleimhaut ausgekleidet. Sie wird im Rhythmus der monatlichen Regelblutung (→ Seite 320) regelmäßig abgeblutet und erneuert. Dieser Mechanismus bereitet die Gebärmutter auf ihre Aufgabe vor, ein befruchtetes Ei aufzunehmen, das sich dort im Verlauf der neunmonatigen Schwangerschaft als Embryo zu einem neuen Menschen entwickeln kann (→ Seite 332).

Eileiter und Eierstöcke

In den Gebärmutterkörper münden die beiden Eileiter (Tuben) beiderseits ein. Sie sind dünne röhrenförmige Schläuche von zehn bis 14 Zentimeter Länge. Am äußeren Ende ist jeder Eileiter durch zottenförmige Auswüchse wie ein Trichter geformt, in der Fachsprache als Fimbrientrichter bezeichnet. Dieser Teil des Eileiters ist den Eierstöcken (Ovarien) zugekehrt. Die Eierstöcke, pflaumengroß und gut geborgen im kleinen knöchernen Becken, sind die weiblichen Keimdrüsen. Sie produzieren im regelmäßigen Abstand von vier Wochen eine befruchtungsfähige Eizelle.

Zwischen dem Eintritt der Geschlechtsreife, der Pubertät, und dem Erlöschen der Fortpflanzungsfunktion während der Wechseljahre, dem Klimakterium, werden rund 400 Eizellen reif. Der Vorrat der Eierstöcke an Eizellen beträgt ein Vielhundertfaches davon.

Vergleichbar den männlichen Keimdrüsen, den paarigen Hoden, produzieren die Eierstöcke außer den zur Fortpflanzung nötigen Zellen auch Hormone. Die Eierstöcke sind also auch Drüsen mit innerer Sekretion, weil sie diese Wirkstoffe direkt an das Blut abgeben.

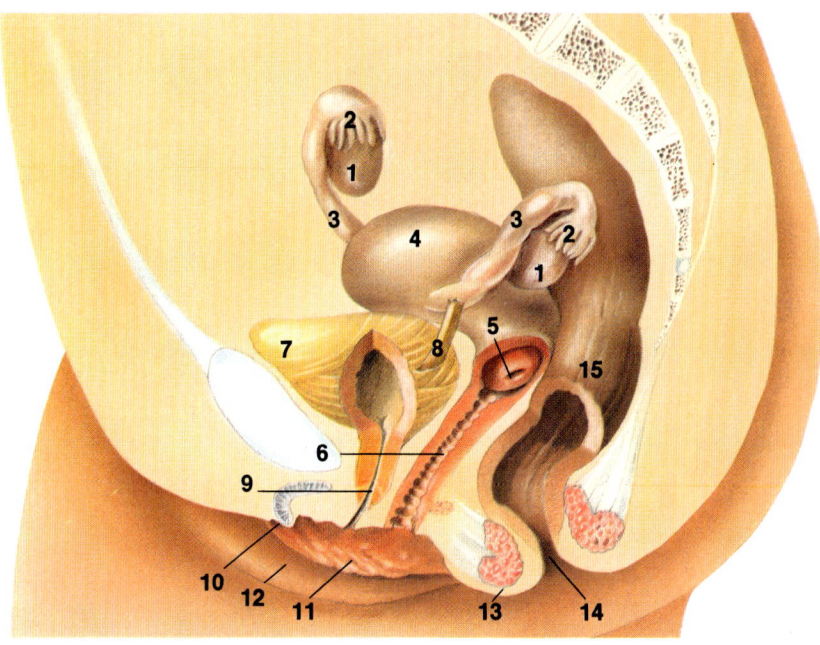

Ein Längsschnitt durch das weibliche Becken; einige Eingeweide und innere Geschlechtsorgane sind nicht in ihrer Mitte aufgeschnitten. Im Eierstock (1) entstehen die befruchtungsfähigen Eizellen, die beim Eisprung vom Trichter (2) des Eileiters (3) aufgefangen und durch diesen zur Gebärmutter (4) fortgeleitet werden. Zu erkennen ist der Gebärmuttermund (5), der in die Scheide (6) hineinragt. Blase (7), Harnleiter (8) und Harnröhre (9) liegen vor den inneren Geschlechtsorganen. Zu den äußeren Anteilen gehören Kitzler (10) sowie kleine (11) und große Schamlippen (12). Damm (13) nennt man das Gewebe zwischen Scheide und dem After (14), dem Ausgang des Mastdarms (15).

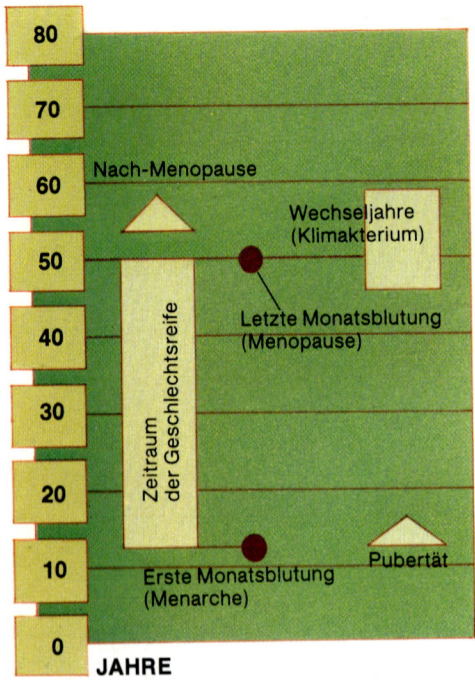

Wechseljahre
(Klimakterium)

Letzte Monatsblutung
(Menopause)

Zeitraum der Geschlechtsreife

Erste Monatsblutung
(Menarche)

Pubertät

Hormone steuern die weibliche Fortpflanzungsfähigkeit. Die Abbildung zeigt deren wichtigste Etappen.

Von den Eierstöcken werden zwei verschiedene Hormongruppen hergestellt, die *Östrogene* und die *Gestagene*. Die Östrogene sorgen für den Aufbau der Schleimhautschicht in der Gebärmutter, sie regen zugleich das Wachstum der weiblichen Geschlechtsorgane und die Entwicklung der sekundären Geschlechtsmerkmale an. Die Gestagene, besonders das Progesteron, dienen der Vorbereitung und Erhaltung der Schwangerschaft.

Der weibliche Zyklus

Bei der monatlichen Regelblutung (Menstruation, Menses, Periode), auch Unwohlsein genannt, handelt es sich um die regelmäßige Abblutung der Gebärmutterschleimhaut. Die Monatsblutung kann, muß aber nicht ein Zeichen der Fortpflanzungsfähigkeit der Frau sein.

Die monatliche Regelblutung

Im Durchschnitt dauert der Menstruationszyklus 28 Tage. Dabei zählt man vom ersten Tag der letzten Regelblutung bis zum letzten Tag vor der nächsten. Gesteuert und ausgelöst wird die Menstruation durch die körpereigenen weiblichen Geschlechtshormone.

Ihr biologischer Sinn besteht darin, die Schleimhaut der Gebärmutter in regelmäßigen Abständen für die eventuelle Einnistung einer befruchteten Eizelle vorzubereiten. Bleibt die Befruchtung aus, wird die Zellschicht abgelöst, es blutet. Tritt die Befruchtung ein, bleibt sie erhalten und bereitet das Bett für das ankommende Ei.

Durchschnittlich dauert eine Menstruation etwa vier Tage. Am ersten Tag ist die Blutung meist nur leicht, sie verstärkt sich am zweiten und dritten Tag und klingt am vierten ab. Der durchschnittliche Blutverlust beträgt dabei rund 80 Milliliter.

Von diesen Durchschnittswerten gibt es ebenso wie von der normalen,

Die monatliche Regelblutung wird durch Hormone der Hirnanhangsdrüse (Hypophyse) gesteuert. Sie lösen den Zyklus aus und verändern den Umfang der Brüste (blaue Pfeile). Zugleich produzieren die Umhüllungen der sprungreifen Eizellen, die Follikel des Eierstocks, das Hormon Östrogen und das Gelbkörperhormon. Die rechte Zeichnung zeigt, welche Zusammenhänge zwischen den regelmäßigen (zyklischen) Veränderungen der Follikel (außen) und der Schleimhaut der Gebärmutter (innen, rot) bestehen. Während der 28tägigen Periode (runder Pfeil mit Ziffern) bereitet sich der weibliche Organismus jedesmal neu auf die Einnistung einer befruchteten Eizelle vor. Nistet sich eine Eizelle in die Gebärmutterschleimhaut ein, so bleibt die Monatsblutung aus.

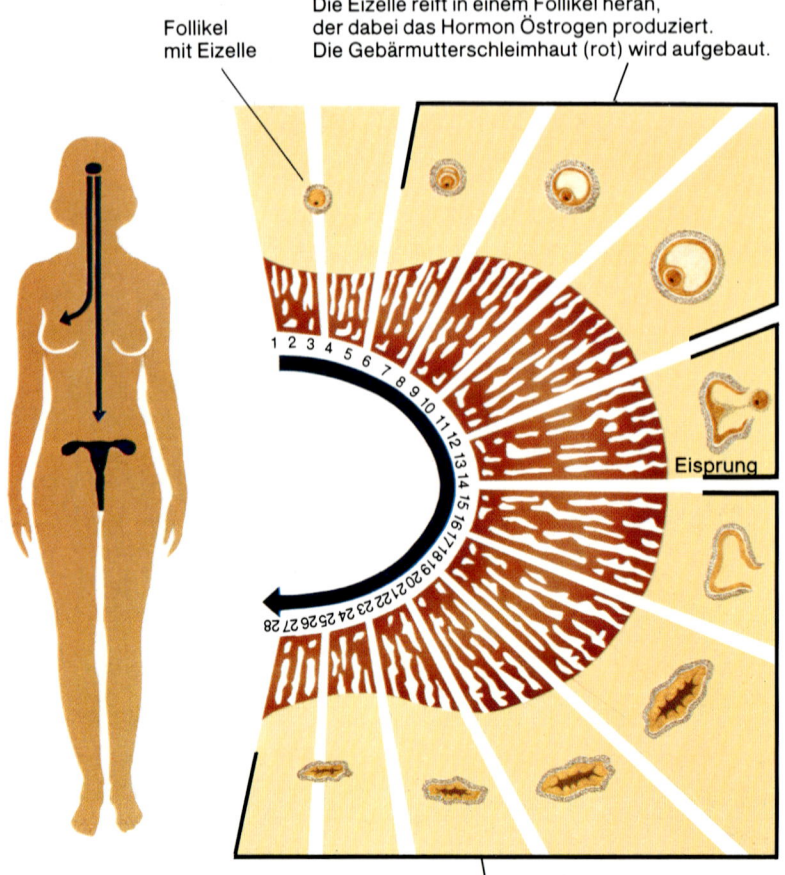

Follikel
mit Eizelle

Die Eizelle reift in einem Follikel heran, der dabei das Hormon Östrogen produziert. Die Gebärmutterschleimhaut (rot) wird aufgebaut.

Eisprung

Rückbildung des Follikels, dabei Bildung des Gelbkörpers und der Gelbkörperhormone. Umwandlung der Gebärmutterschleimhaut

28tägigen Zyklusdauer beträchtliche individuelle Abweichungen, die nicht krankhaft sein müssen. So ist die Zyklusdauer bei jungen Mädchen zwischen 13 und 17 Jahren von Natur aus meist verlängert auf durchschnittlich 34 Tage mit einer normalen Abweichung von neun Tagen nach unten oder nach oben. Bei erwachsenen Frauen dauert der Monatszyklus meist 28 Tage, die normale Schwankungsbreite beträgt plus oder minus vier Tage. Die erste Regelblutung nennt man *Menarche,* sie tritt derzeit im Durchschnitt mit zwölfeinhalb Jahren ein. Die letzte Monatsblutung heißt *Menopause.* Mit ihr kann man durchschnittlich im 50. Lebensjahr rechnen.

Störungen der Regelblutung

Aus leidvoller Erfahrung wissen viele Frauen, daß auch die ganz normale Periode mit mehr oder minder starken Beschwerden einhergehen kann. Ziehen im Unterleib, Rückenschmerzen und das Gefühl verminderter Leistungs- und Belastungsfähigkeit sind häufig.

Schmerzhafte Blutung. Eine besonders schmerzhafte Regelblutung nennt man Dysmenorrhoe, sie kann seelische und körperliche Ursachen haben. Die Behandlung ist heute einfach, weil die Schmerzen im allgemeinen bei Einnahme der Antibabypille abnehmen.

Ausbleiben der Blutung. Bleibt die Regelblutung ganz aus (Amenorrhoe), muß der Arzt die Ursache klären. Normalerweise setzt die Blutung während der Schwangerschaft, in der Stillzeit und nach den Wechseljahren aus. Tritt die Blutung bei jungen Frauen bis zum 18. Lebensjahr überhaupt nicht ein, nennt man dies primäre Amenorrhoe. Bleibt sie im fortpflanzungsfähigen Alter vorübergehend aus, handelt es sich um eine sekundäre Amenorrhoe, die zahlreiche körperliche (z.B. Unterernährung), aber auch seelische Ursachen haben kann.

Zu schwache oder zu starke Blutung. Wenn die Blutung zu schwach ist (Hypomenorrhoe), also nur wenige Stunden dauert, bedeutet das wenig. Die schwache Blutung ist meist nicht behandlungsbedürftig. Die zu starke Blutung (Hypermenorrhoe) kann dagegen durch gutartige Gebärmuttergeschwülste (Myome, → Seite 329), durch die Ansiedlung von Gebärmutterschleimhaut außerhalb des Organs (Endometriose), gutartige, gestielte Geschwülste (Polypen) der Gebärmutter oder durch hormonelle Störungen bedingt sein.

Zu seltene oder zu häufige Blutung. Ist der Abstand zwischen zwei Blutungen regelmäßig länger als 35 Tage (Oligomenorrhoe) oder tritt die Regelblutung in Abständen von weniger als 25 Tagen auf (Polymenorrhoe), wird der Arzt die Ursache ermitteln und vor allem bei Kinderwunsch gegebenenfalls eine hormonelle Behandlung einleiten. Weibliche Geschlechtshormone haben sich dabei als Medikamente bewährt. Sie werden als Tabletten oder Injektionen gegeben.

Andere Unregelmäßigkeiten. Mit Hilfe der Hormone kann nach Ermittlung der Ursachen eine unregelmäßige Blutung (dysfunktionelle Blutung) ebenso erfolgreich behandelt werden wie die leichte Schmierblutung vor den Tagen der Regel (prämenstruelle Blutung) und die Nachblutung nach der eigentlichen Menstruation (postmenstruelle Blutung). Eine Blutung in der Mitte des Monatszyklus wird meist ausgelöst zum Zeitpunkt des Eisprungs und deshalb als Ovulations- oder Mittelblutung bezeichnet.

Die Wechseljahre

Die Übergangszeit von der vollen Geschlechtsreife bis zu deren Erlöschen nennt man Wechseljahre (Klimakterium). Die von vielen Frauen gefürchteten Wechseljahre treten im allgemeinen zwischen dem 40. und 50. Lebensjahr ein. Mit der letzten Regelblutung ist derzeit um das 50. Lebensjahr zu rechnen. Das Ende der Monatsblutungen zeigt an, daß kein Eisprung mehr stattfindet, die Frau also nicht mehr befruchtet werden und keine Kinder mehr bekommen kann.

Klimakterische Beschwerden. Die beiden Eierstöcke, Drüsen mit innerer Sekretion, die das weibliche Geschlechtshormon Östrogen direkt ins Blut absondern und auf diese Weise Monatsregel und Fruchtbar-

Der normale Zyklus

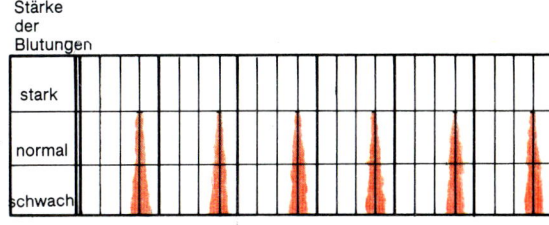

Der Zyklus ist zu kurz

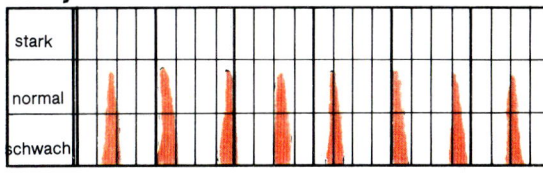

Der Zyklus ist zu lang

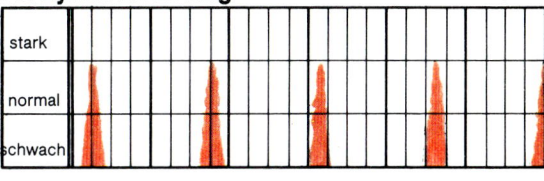

Die Blutung ist zu schwach

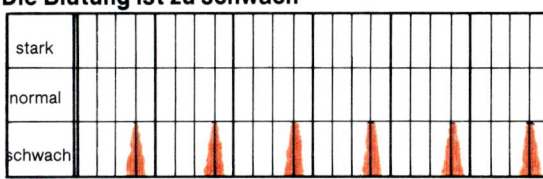

Die Blutung ist zu stark

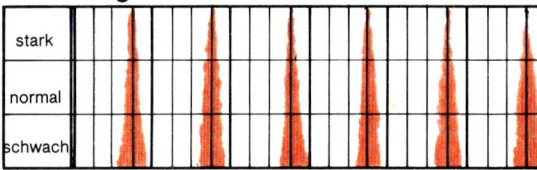

Blutungen außer der Reihe

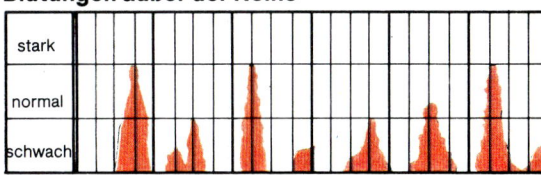

Die Blutung ist unregelmäßig

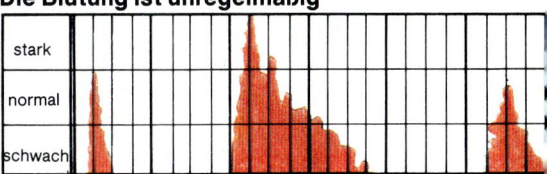

Stärke, Dauer und zeitlicher Abstand der Regelblutungen unterliegen individuellen Schwankungen, können aber auch Zeichen einer Krankheit sein: Im Zweifelsfall den Frauenarzt fragen! In den Tabellen stellen vier Spalten jeweils die Dauer einer normalen Periode (vier Wochen) dar.

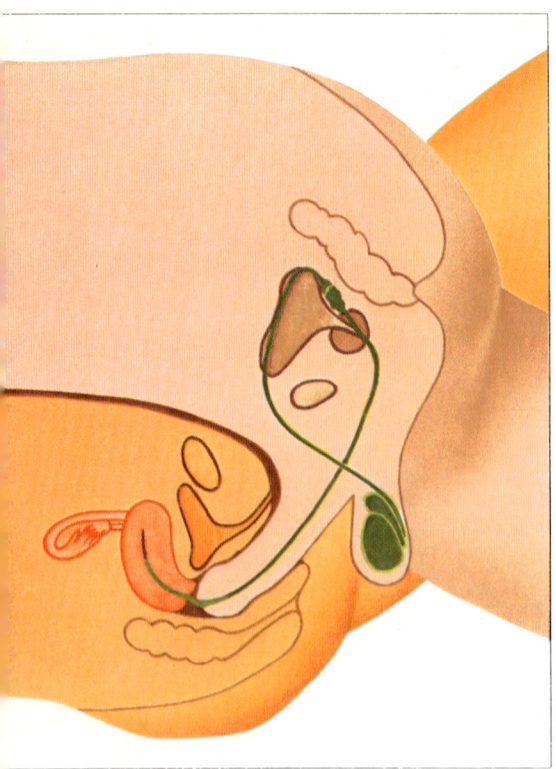

Beim Geschlechtsverkehr, dem Koitus, dringt das versteifte und aufgerichtete männliche Glied (hell) tief in die Scheide der Frau (dunkel) ein. Der Samenerguß erfolgt, wie aus dem Längsschnitt zu erkennen ist, in das hintere Scheidengewölbe. Von dort führt der Weg der beweglichen Samenfäden durch den Muttermund in die Gebärmutterhöhle und durch die Eileiter zur weiblichen Eizelle.

Sexuelle Reaktionen laufen in vier Phasen ab. Das Diagramm zeigt Anstieg und Abfall der sexuellen Spannung bei der Frau. Sie kann mehrere Orgasmen hintereinander haben (1); der Mann braucht dagegen zwischen zwei Höhepunkten eine Ruhepause. Erreicht die Frau keinen Orgasmus (2), ist die Rückbildungsphase länger. Beim seltener vorkommenden lang dauernden Orgasmus (3) ist die Rückbildungsphase verkürzt.

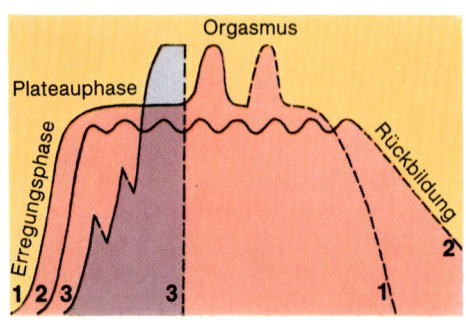

keit nahezu vier Jahrzehnte lang steuern und aufrechterhalten, stellen während der Wechseljahre ihre Hormonproduktion nach und nach ein. Dieser sinkende Hormonspiegel ist es, der die unangenehmen klimakterischen Beschwerden, wie Hitzewallungen, Herzjagen, Schwindel, Schweißausbrüche, Schlaflosigkeit, Antriebsschwäche, Reizbarkeit und Depressionen, verursacht.

Behandlung. Sind die klimakterischen Beschwerden krankhaft stark, so kann durch die Zufuhr von Östrogen als Medikament eine deutliche Linderung erzielt werden. Im übrigen bessern sich die Beschwerden, wenn man über ihre Ursachen Bescheid weiß und auf die vorübergehend nachlassende Leistungsfähigkeit entsprechend Rücksicht nimmt. Stärkere Beschwerden entstehen etwa bei der Hälfte der Frauen. Mindestens jede dritte Frau bleibt beschwerdefrei. Diese Glücklichen zeichnen sich meist durch eine besonders stabile Gesundheit, geordnete Partnerbeziehungen und eine optimistische Grundstimmung aus.

Geschlechtsverkehr

Die geschlechtliche Vereinigung von Mann und Frau, der Koitus, ist nicht nur die Voraussetzung für die Fortpflanzung des Menschen, über die ab Seite 332 berichtet wird, sondern zugleich Ausdruck von Liebe und Zuneigung.

Das sexuelle Verlangen, die Lust eines Paares, miteinander in sexuellen Kontakt zu treten, bewirkt eine Erregungsphase, in der vermehrt Blut in das Becken und in die Geschlechtsorgane strömt. Der Penis des Mannes versteift sich und richtet sich auf (Erektion), die Cowper-Drüsen sondern ihr klares Sekret in die Harnröhre ab. Die Scheide der Frau wird durch die Absonderung von Drüsensekreten feucht und gleitfähig. Die kleinen Schamlippen und auch der Kitzler schwellen (durch den Blutzustrom) an; die großen äußeren Schamlippen geben die Scheidenöffnung frei.

Wenn Mann und Frau in ihrem Wunsch nach Geschlechtsverkehr übereinstimmen und die Sexualorgane normal gebaut und gesund sind, ist das Eindringen des Penis in die Vagina normalerweise schmerzfrei und lustvoll. Das männliche Glied wird durch die Muskulatur des Beckenbodens und der Scheide umfangen. Der Anstieg der Erregung auf ein »Hoch« (Plateauphase) läßt das Herz schneller schlagen und den Blutdruck ansteigen. Heftiges Atmen und die unwillkürliche Anspannung der Muskeln zeigen an, daß sich die Partner dem Höhepunkt des Sexualaktes, dem Orgasmus, nähern.

Diese Phase kann durch störende Sinneseindrücke (Licht, Lärm und anderes) noch unterbrochen werden.

Orgasmus

Im Orgasmus, dem Höhepunkt des Lustgefühls, weiten sich die Pupillen, die Atmung geht tief und heftig, und bei der Frau ziehen sich die Muskeln der Scheide und der Gebärmutter rhythmisch zusammen.

Der Orgasmus des Mannes führt zum Samenerguß, der Ejakulation. Dabei werden durch die rhythmische Zusammenziehung der Samenleiter, der Prostata und von Teilen der Beckenmuskulatur bis zu 400 Millionen Samenfäden (Spermien) herausgeschleudert.

Während des Orgasmus, der bei Frau und Mann bis zu sechzig Sekunden dauern kann, sind die Sinneswahrnehmungen eingeschränkt und können völlig abgeblendet sein. Die Orgasmusphase läuft selbsttätig ab und kann nicht mehr unterbrochen werden.

Beim Mann kommt es nach dem Orgasmus zu einer Abklingphase, der Penis erschlafft. Bei der Frau kann dies der Fall sein, dann nehmen die einzelnen Geschlechtsorgane (Klitoris, Scheide, Gebärmutter) innerhalb kurzer Zeit wieder ihre normale Größe und Lage an. Biologisch gesehen benötigt die Frau diese Abklingphase jedoch nicht. Sie ist weiterhin orgasmusfähig. Der Mann hingegen benötigt nach der Abklingphase eine individuell wechselnde Zeitspanne bis zur nächsten Erregungsphase. Dies ist ein wichtiger biologischer Unterschied zwischen den Geschlechtern.

Nicht immer kommt es beim Zusammensein zweier Partner zu einem glücklichen und harmonischen Ablauf des Geschlechtsverkehrs, bei dem beide zu möglichst gleicher Zeit den Höhepunkt erreichen. Unkenntnis des normalen (physiologischen) Ablaufs, mangelnde Technik und mangelnde Erfahrung sowie Angst sind die häufigsten Ursachen für das Ausbleiben der vollen Befriedigung. Die Frau braucht in der Regel ein längeres Vorspiel als der Mann. Wenn darauf Rücksicht genommen wird, erreichen die Partner meist zu gleicher Zeit den Höhepunkt.

Sexualstörungen der Frau

Der Geschlechtsverkehr kann nicht in jeder Situation und mit wechselnden Partnern in gleicher Weise liebe- und lustvoll sein. Störungen der sexuellen Beziehungen treten in vielfacher Form auf.

Erscheinungsformen. Die geschlechtliche Kälte *(Frigidität)* äußert sich einmal im mangelnden Wunsch zum Verkehr (gestörte Libido). Diese Störung ist häufig. Sehr selten ist dagegen die zweite Erscheinungsform: die Unfähigkeit, einen Orgasmus durch irgendeine Stimulation zu erreichen *(Anorgasmie)*. Beide Erscheinungen sind behandlungsbedürftig, ebenso die krampfhafte Zusammenziehung der Scheidenmuskulatur *(Vaginismus)* bei Berührung oder dem Versuch, mit dem Penis einzudringen. Es handelt sich dabei um eine seelisch bedingte Abwehrreaktion auf sexuelle Annäherung.

Behandlung. Das Erkennen, die Aufdeckung der oft unbewußten (verdrängten) Ursachen, am besten im vertrauensvollen Gespräch mit dem Arzt oder einem Psychologen, führt meist zur Heilung. Medikamente helfen bei seelisch bedingten Sexualstörungen nicht.

Empfängnisregelung

Die Verhütung einer unerwünschten Schwangerschaft (Kontrazeption) ist, wie die Medizingeschichte lehrt, ein altes Anliegen der Menschheit. Erst in den letzten Jahrzehnten gelang es jedoch, eine Vielzahl von wirkungsvollen Verhütungsmethoden zu entwickeln. Voraussetzung hierfür war vor allem die genaue Kenntnis aller Einzelheiten des weiblichen Eisprungs und der Befruchtung, über die ab Seite 334 berichtet wird.

Normalerweise kommt es nur einmal innerhalb des 28tägigen Zyklus der Frau zur Ausstoßung eines befruchtungsfähigen Eies. Alle Verhütungsmethoden beruhen darauf, die Vereinigung eines Samenfadens mit diesem Ei, die Befruchtung also, zu verhindern.

Die unterschiedlichen Methoden der Empfängnisverhütung haben mithin alle das gleiche Ziel, suchen es jedoch auf verschiedenen Wegen zu erreichen. Deshalb hat jede empfängnisregelnde Methode andere Vor- und Nachteile und einen unterschiedlichen Grad der Zuverlässigkeit.

Sterilisation

Die sicherste, allerdings endgültige Methode ist die *Unfruchtbarmachung* (Sterilisation oder Sterilisierung). Dabei werden beim Mann die Samenleiter, bei der Frau die Eileiter unterbunden, durchtrennt oder auf andere Weise absolut unwegsam gemacht. Es sind hierfür verschiedene Operationsverfahren entwickelt worden. Der Nachteil der Sterilisation besteht darin, daß man sie in aller Regel nicht mehr rückgängig machen kann.

Antibabypille

Das heute verbreitetste Mittel zur Empfängnisverhütung ist die Antibabypille. Zwar sind in Deutschland mehrere Dutzend unterschiedliche Pillen im Handel, die sich hinsichtlich Preis, Verpackung, Verträg-

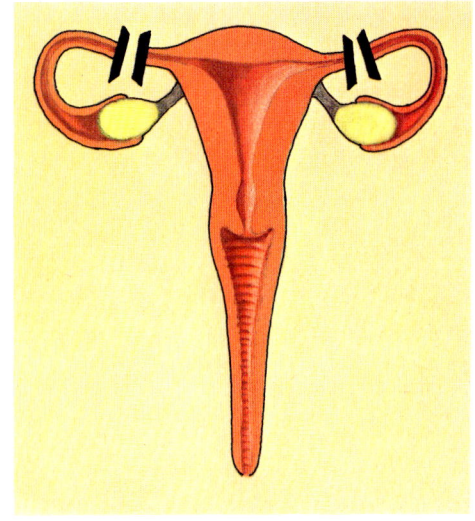

Die operative Unfruchtbarmachung (Sterilisation): Bei der Frau (oben) werden die beiden Eileiter mit Hilfe eines von außen durch einen kleinen Hautschnitt durch die Bauchdecken eingeführten Bauchspiegels aufgesucht und dann auf elektrischem Weg durchtrennt und so verschlossen. Der Eingriff erfolgt in Allgemeinnarkose in einer Klinik, die nach wenigen Tagen wieder verlassen werden kann. Andere Möglichkeiten sind ein kleiner Schnitt in der Schamhaargrenze oder (bei Frauen, die schon geboren haben) in der Nabelrundung. In diesen Fällen wird von jedem Eileiter ein 1,5 cm langes Stück entfernt.

Beim Mann (unten) werden in örtlicher Betäubung durch einen leichten Eingriff beide Samenleiter unterbrochen.

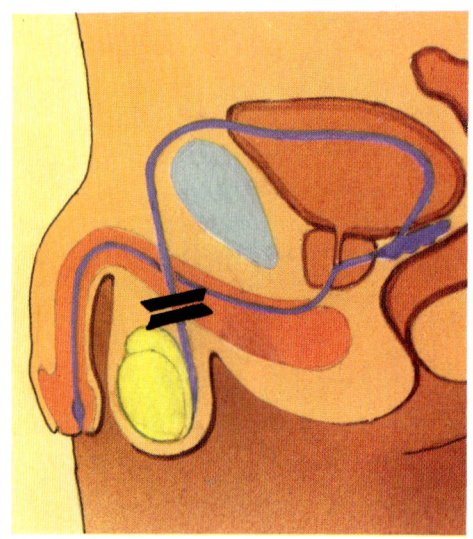

So wirken die Antibabypillen: Erstens täuschen die gängigen Antibabypillen der Hirnanhangsdrüse durch ihren Gehalt an weiblichen Keimdrüsenhormonen (1) eine Schwangerschaft vor. Folge: Der monatliche Eisprung, die Ovulation, unterbleibt (deshalb nennt man die Antibabypillen auch »Ovulationshemmer«). Zweitens verhindern sie die Umwandlung der Gebärmutterschleimhaut (2), es könnte sich dort also gar kein befruchtetes Ei einnisten. Drittens machen sie den Schleimpfropf am Gebärmutterhals (3) für männliche Samenfäden undurchdringlich.

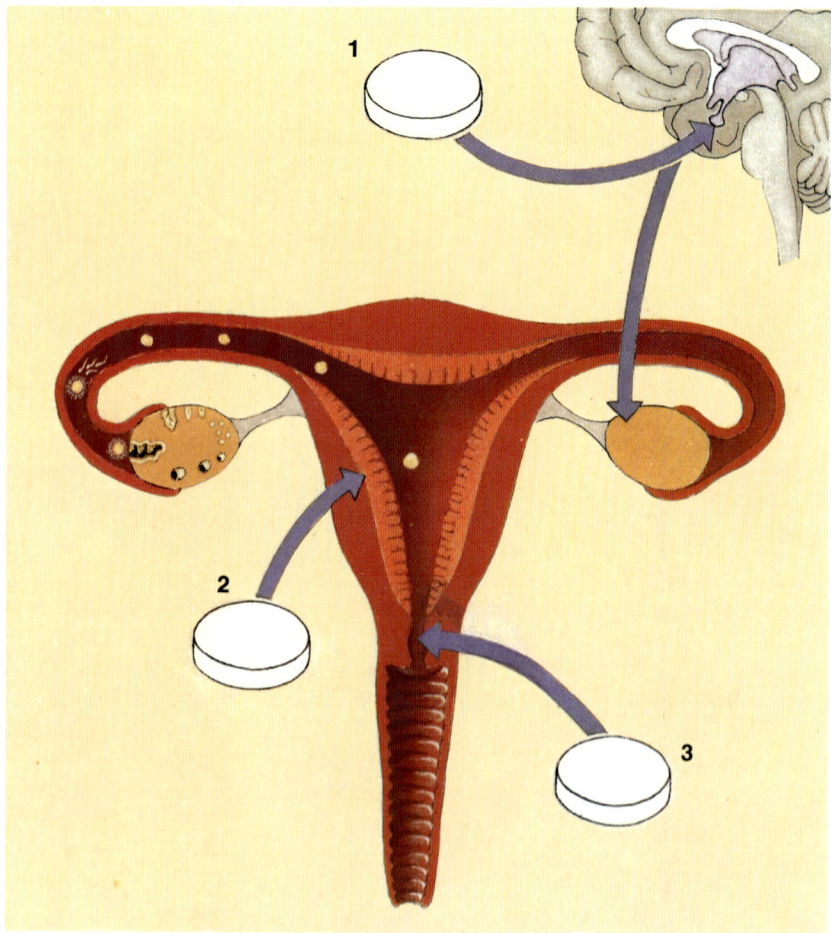

Die Einnahme der Pille ist untersagt:
- *bei Schwangerschaft;*
- *bei einem Leberschaden;*
- *bei einer akuten Leberentzündung;*
- *bei Blutarmut, die durch sichelförmige rote Blutkörperchen entsteht (Sichelzellen-Anämie);*
- *bei Mittelohrschwerhörigkeit, die sich während vorangegangener Schwangerschaften verschlimmerte;*
- *nach der Behandlung hormonempfindlicher Tumoren;*
- *nach einer Lungenembolie und einer Thrombose in den tiefen Venen;*
- *bei Gefäßleiden des Gehirns oder der Netzhaut des Auges;*
- *bei anhaltenden starken Nebenwirkungen;*
- *für Raucherinnen jenseits des dreißigsten Lebensjahres.*

Bei diesen Symptomen sollte die Pille abgesetzt werden:
- *Migräneanfälle, die zuvor nicht auftraten;*
- *Sehstörungen;*
- *akute Venenentzündung und Schweregefühl in den Beinen;*
- *Gelbsucht;*
- *braune (Schwangerschafts-)Flecke im Gesicht, die zunehmen.*

lichkeit und Nebenwirkungen unterscheiden, doch ist ihnen allen gemeinsam, daß sie Hormone, körpereigene Wirkstoffe also, enthalten. Diese Hormone täuschen, solange die Pille eingenommen wird, dem weiblichen Körper den Zustand einer frühen Schwangerschaft vor.

Wirkungsweise. Die beiden Geschlechtshormone Östrogen und Gestagen, die jede Antibabypille in unterschiedlicher Zusammensetzung enthält, bewirken dreierlei: Sie bremsen die Produktion des körpereigenen Östrogens und unterdrücken so den monatlichen Eisprung (Ovulation); sie machen den Schleimpfropf am Gebärmutterhals, der eine natürliche Barriere für männliche Samenfäden (Spermien) ist, zäh und undurchdringlich; sie verhindern schließlich auch, daß sich die Schleimhaut der Gebärmutter zur Einnistung des Eies umwandelt. Diese dreifache Wirkung der Antibabypillen, die auch Ovulations-, also Eisprunghemmer genannt werden, wird über den Blutkreislauf gesteuert, der die zugeführten Hormone an ihren Einsatzort bringt.

Verschreibungspflicht. Weil Hormone hochwirksame Substanzen sind, gibt es die Antibabypillen nur auf ärztliches Rezept. Bevor ein Arzt die Pille verschreibt, können Sie erwarten, daß er Sie gründlich untersucht und die bisherige Krankengeschichte (Anamnese) aufnimmt. Bei der Untersuchung werden die Brustdrüsen auf krankhafte Veränderungen abgetastet, wird ein Zellabstrich vom Muttermund entnommen, der Urin auf Zucker kontrolliert und der Blutdruck gemessen.

Solange eine Frau die Pille nimmt, sollte sie sich alle sechs Monate gynäkologisch untersuchen lassen. Obgleich die Pille im allgemeinen gut verträglich ist, gibt es doch Gründe, die die Einnahme der Pille untersagen (Kontraindikationen) oder die während ihrer Anwendung zum sofortigen Absetzen zwingen. Schließlich ist zu beachten, daß sich bestimmte Erkrankungen möglicherweise durch die Einnahme von Ovulationshemmern verschlechtern.

Nebenwirkungen. Zu den unerwünschten Nebenwirkungen, unter denen eine Minderheit von Frauen zu leiden hat, gehören Übelkeit, Schlafstörungen, Reizbarkeit und Gewichtsveränderungen. Der

Wechsel des Präparats mit Übergang zu einer niedriger dosierten Hormonmenge kann oftmals Abhilfe bringen.

Die Antibabypillen haben außer den unerwünschten auch eine ganze Reihe nützlicher Nebenwirkungen. Positiv wirkt sich die Pille in den meisten Fällen auf Hautunreinheiten (Akne) aus. Schmerzhafte Regelblutungen (Dysmenorrhoe, → Seite 321) bessern sich durch die Pilleneinnahme. Durch ihren Östrogen-Anteil bewirkt die Pille meist, daß die Brüste etwas voller werden.

Mini-Pille. Sie enthält kein Östrogen, sondern nur eine geringe Menge des Hormons Gestagen. Die Mini-Pille ist zwar ein hormonelles Verhütungsmittel, sie hemmt jedoch nicht den Eisprung, greift also weniger in den natürlichen Rhythmus ein. Mini-Pillen wirken, weil ihre Gestagene die Verflüssigung des Schleims im Gebärmutterhals verhindern. Die Samenfäden werden also auf ihrem Weg zum Ei blockiert.

Intrauterin-Pessar

Jede Art von Empfängnisverhütung versucht, eine hohe Zuverlässigkeit mit Unschädlichkeit und Verträglichkeit zu kombinieren.

Weit verbreitet sind die Intrauterin-Pessare, fälschlich auch heute noch Spiralen genannt, weil die ersten Pessare spiralförmig waren. Man versteht darunter Vorrichtungen, die meist aus Weichplastik hergestellt und etwa 35 Millimeter lang sind. Sie werden in die Gebärmutterhöhle eingeführt, verhindern die Wanderung der Spermien in die Eileiter und vielleicht auch die Einnistung des befruchteten Eies in der Gebärmutterschleimhaut.

Unerwünschte Nebenwirkungen können krampfartige Schmerzen nach dem Einlegen sein, es können Schmierblutungen entstehen und selten Entzündungen im Bereich der Gebärmutter und der Eileiter.

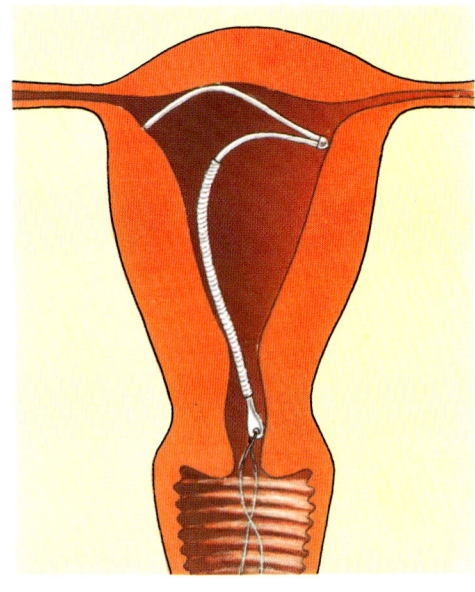

Lage eines Intrauterin-Pessars (»Kupfer-7«) in der Gebärmutterhöhle. Das Pessar wird durch den Arzt eingeführt. Am Ende des Pessars ist ein Faden befestigt, der durch den Muttermund in die Scheide führt. So kann die Frau den Sitz des Pessars kontrollieren und der Arzt den Empfängnisschutz bei einem Kinderwunsch auch wieder entfernen.

Vor- und Nachteile der Verhütungsmethoden

Methode	Zuverlässigkeit	Vorteile	Nachteile
Unfruchtbarmachung (Sterilisation)	100%	Absolut sicher	Operation nötig, Ergebnis kann nicht mehr rückgängig gemacht werden
Antibabypille (Ovulationshemmer)	Fast 100%	Die sicherste Methode außer der Sterilisation. Keine Vorbereitungen vor dem Verkehr	Manchmal Nebenwirkungen. Man muß jeden Tag daran denken
Mini-Pille	Relativ zuverlässig	Keine medizinischen Gründe, die gegen eine Einnahme sprechen. Keine Vorbereitungen	Etwas häufiger Zwischenblutungen. Muß regelmäßig zur immer gleichen Stunde eingenomen werden
Intrauterin-Pessar (Spirale)	Relativ zuverlässig	Eine Frau braucht sich nicht täglich um »Empfängnisverhütung« zu kümmern. Keine Vorbereitungen	Manchmal Nebenwirkungen, die eine Entfernung notwendig machen. Spontan-Ausstoßung möglich
Temperatur-Methode	Beschränkt zuverlässig	Keine Nebenwirkungen. Keine Vorbereitungen. Sehr natürlich	Verlangt viel Disziplin und an vielen Tagen sexuelle Enthaltung
Kondom (Präservativ)	Zuverlässig	Keine Nebenwirkungen. Schützt vor Geschlechtskrankheiten	Vorbereitungen unmittelbar vor dem Verkehr erforderlich
Schaum-Ovulum	Geringe Zuverlässigkeit	Wird nur genommen, wenn man es braucht. Unschädlich	Vorbereitungen erforderlich. Verkehr erst nach 10 Minuten erlaubt
Scheiden-Diaphragma	Gute Zuverlässigkeit	Keine Nebenwirkungen	Viele Manipulationen vor und nach dem Verkehr
Schaum-Spray	Geringe Zuverlässigkeit	Keine Nebenwirkungen. Sofort nach den Einführen wirksam	Vorbereitungen unmittelbar vor dem Verkehr erforderlich
Knaus-Ogino	Unzuverlässig	Keine Nebenwirkungen	Schwierige Berechnung
Unterbrochener Beischlaf (Coitus interruptus)	Unzuverlässig	Keinerlei Aufwand erforderlich	Stört das Liebeserlebnis. Frau kommt kaum zum Höhepunkt

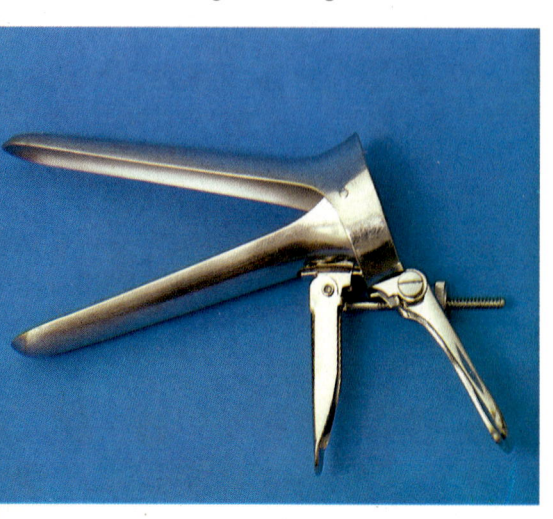

Bei der zweihändigen (»bimanuellen«) Untersuchung der Bauch- und Beckenorgane tastet der Arzt mit einer Hand von den Bauchdecken her, mit ein (oder zwei) Fingern der anderen Hand von der Scheide her die Organe ab. Unten ein schnabelartiges Instrument, »Spekulum« genannt, das nach seiner Einführung in die Scheide leicht gespreizt wird und so die Betrachtung der hinteren Anteile der Vagina ermöglicht.

(In der Abbildung oben sind beschriftet: Gebärmutter, Blase, Mastdarm)

Unfreiwillige Kinderlosigkeit

Jede siebte Ehe bleibt unfreiwillig kinderlos. Die Ursachen hierfür müssen zu jeweils 50 Prozent bei Frau und Mann gesucht werden. Wenn ein Paar sich Kinder wünscht und bei regelmäßigem Geschlechtsverkehr an den günstigen Tagen nach einem Jahr noch keine Schwangerschaft eingetreten ist, sollte man – gemeinsam! – seinen Arzt aufsuchen.

<u>Ursachen.</u> Der äußere Zustand der Zeugungsorgane sagt weder beim Mann noch bei der Frau etwas über ihre inneren Verhältnisse und die Fähigkeit, sich fortzupflanzen, aus. Störungen der Zeugungsfähigkeit sind auch nur selten mit Störungen der Beischlaffähigkeit kombiniert: Mit der Liebe klappt es, mit der Schwangerschaft nicht. Beim Mann kann dies an einem Hormonmangel oder an einer (vielleicht längst vergessenen) Hodenentzündung, an bestimmten Arzneimitteln, chronischen Entzündungen der ableitenden Samenwege oder angeborenen Organbesonderheiten liegen. Bei der Frau können sich Störungen der Monatsblutung, Entzündungen der inneren Geschlechtsteile oder Organmißbildungen auswirken.

<u>Behandlung.</u> Beim Mann ermittelt der Facharzt für Fortpflanzungsstörungen (Androloge) die Ursache. Er arbeitet mit dem Frauenarzt (Gynäkologe) zusammen, der aufzuklären versucht, ob die Unfruchtbarkeit (Sterilität) auf Seiten der Frau liegt. Erst wenn beide Befunde vorliegen, kann eine Behandlung eingeleitet werden.

Krankheiten der Frau

Auch moderne Frauen zögern den Gang zum Frauenarzt immer wieder hinaus. Das ist ein Fehler. Ob ein Krankheitszeichen harmlos oder ernst, vorübergehend oder dauerhaft ist, kann nur der Arzt entscheiden. Seine wichtigsten Hilfen sind die genaue Erhebung der Vorgeschichte (Anamnese), die gründliche Betrachtung (Inspektion) und eine sorgfältige Tastuntersuchung (Palpation).

Untersuchungsmethoden des Frauenarztes

Neben den herkömmlichen Verfahren der Diagnostik stehen dem Frauenarzt heute zahlreiche andere Methoden zur Verfügung, einen Befund zu erheben und zu sichern.

Mit Hilfe eines Untersuchungsinstruments, des *Kolposkops,* das eine zehnfache Lupenvergrößerung möglich macht, kann der Arzt auch geringe Veränderungen der oberflächlichen Zellen, vor allem des Gebärmuttermundes, in Augenschein nehmen.

Ein schmerzloser *Zellabstrich,* von Experten, den Zytologen, unter dem Mikroskop untersucht, läßt erkennen, ob die kleinen Bausteine der Organe gesund sind. Von großem Nutzen vor allem bei der Bekämpfung des Krebses (→ Seite 398) ist die Entnahme eines winzigen Gewebestückes, die *Probeexzision,* zu Untersuchungszwecken.

Wenn Krankheitskeime ein Frauenleiden verursacht haben, gibt die mikroskopische Untersuchung einer *Kultur* genauen Aufschluß über die Art der Erreger und das einzusetzende keimtötende Arzneimittel. Schließlich erlauben biegsame Sehrohre, die *Endoskope* (→ Seite 441), die Betrachtung der Eierstöcke, Eileiter und Gebärmutter.

Eine frauenärztliche Untersuchung kann auf den *gynäkologischen Stuhl* nicht verzichten. Die verstellbare Untersuchungsliege macht die Unterleibsorgane, die ja alle gut geschützt und deshalb schwer erreichbar im knöchernen Beckenring gelagert sind, für den behandelnden Arzt auf bestmögliche Weise zugänglich. Für den Untersuchungsstuhl mit seinen Beinhaltern gibt es also keinen Ersatz.

Das gleiche gilt für die *Spiegel* (Spekula), ein- oder zweiteilige Untersuchungsgeräte aus Plastik oder Metall. Sie werden in die Scheide eingeführt und erlauben, indem sie die Scheide »entfalten« oder »spreizen«, einen ungestörten Blick auf den Muttermund und die hinteren Anteile der Vagina.

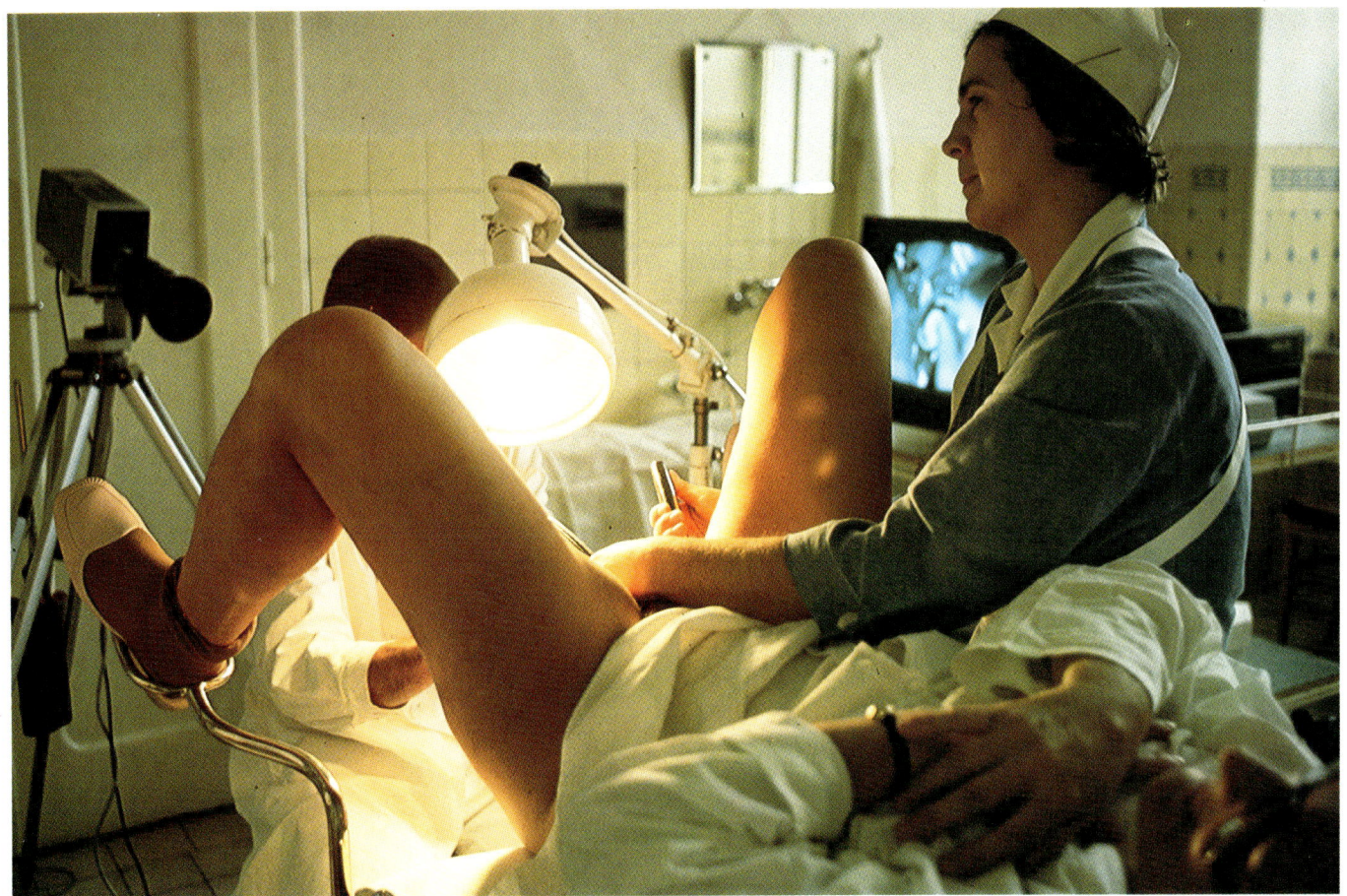

Entzündungen der Unterleibsorgane

Wegen ihrer Lage und Funktion kommen die äußeren, aber auch die inneren Geschlechtsorgane häufig mit Krankheitskeimen in Kontakt. Entzündungen sind deshalb nicht selten, doch haben sie im allgemeinen eine gute Heilungstendenz. Die Entzündungszeichen, vor allem Schmerzen und Ausfluß, werden frühzeitig bemerkt. Die betroffenen Organe sind von Natur aus gut durchblutet. Die Abwehr des Körpers ist deshalb wirkungsvoll, vollständige Heilung die Regel.

Krankheitszeichen. Je nachdem, welche Keime die Entzündung ausgelöst haben und welches Organ betroffen ist, kommt es zu unterschiedlichen Krankheitszeichen. Eines der häufigsten ist die gesteigerte Absonderung von Gewebsflüssigkeiten aus den Unterleibsorganen, der *Ausfluß,* in der Fachsprache Fluor genannt. Das ist also keine Krankheit für sich, sondern ein manchmal vieldeutiges Krankheitszeichen mit sehr unterschiedlichen Ursachen.

Dem Fluor kann eine Infektion zugrunde liegen, er wird aber auch ausgelöst und unterhalten durch chemische Milieuänderungen (etwa durch falsch verstandene Intimhygiene) und kann ein frühes Warnzeichen bösartiger Veränderungen der Scheide, des Muttermundes und des Gebärmutterkörpers sein. Diese möglichen Ursachen schließt der Frauenarzt durch seine Untersuchungen stets zuerst aus.

Behandlung. Sie richtet sich naturgemäß nach den Ursachen des Ausflusses. Im allgemeinen sind die Erfolge dabei sehr gut. Wenn nur ein auslösender Fremdkörper entfernt werden muß, dauert die Behandlung nur wenige Minuten. Bei einer durch Krankheitskeime ausgelösten Infektion kann sie mehrere Wochen beanspruchen.

Komplikationen. Weil die äußeren und inneren Geschlechtsorgane der Frau miteinander in Verbindung stehen, können Infektionen, die anfänglich harmlos an den äußeren Organen beginnen, über Scheide, Muttermund, Gebärmutterkörper bis zu den Eileitern und sogar in die freie Bauchhöhle aufsteigen. Das ist das Gefährliche an Unterleibsentzündungen! Sie müssen deshalb immer möglichst frühzeitig und immer ausreichend lange behandelt werden.

Eine Patientin wird auf dem gynäkologischen Stuhl untersucht. Manche Frauen schieben den Gang zum Arzt gefährlich lange hinaus, weil ihnen vor dieser Untersuchung graut. Dazu besteht kein Grund. Der gynäkologische Stuhl bietet die beste Möglichkeit, Krankheiten des Unterleibs rasch, zuverlässig und schmerzarm auf die Spur zu kommen. Außerdem: Vor dem Frauenarzt braucht man sich wirklich nicht zu genieren!

So stellt der Frauenarzt sich die ideale Patientin vor

● *Sie verschweigt dem Arzt keine Fehlgeburten, Abtreibungen oder Infektionen.*

● *Sie hat die Daten ihrer ersten oder letzten Periode, der wichtigen Operationen und Krankheiten im Kopf.*

● *Sie nimmt die Medikamente genauso ein, wie es der Arzt verordnet hat – nicht mehr, nicht weniger.*

● *Natürlich bauscht sie ihren Fall nicht auf, untertreibt aber auch nicht, denn beides kann ihr schaden.*

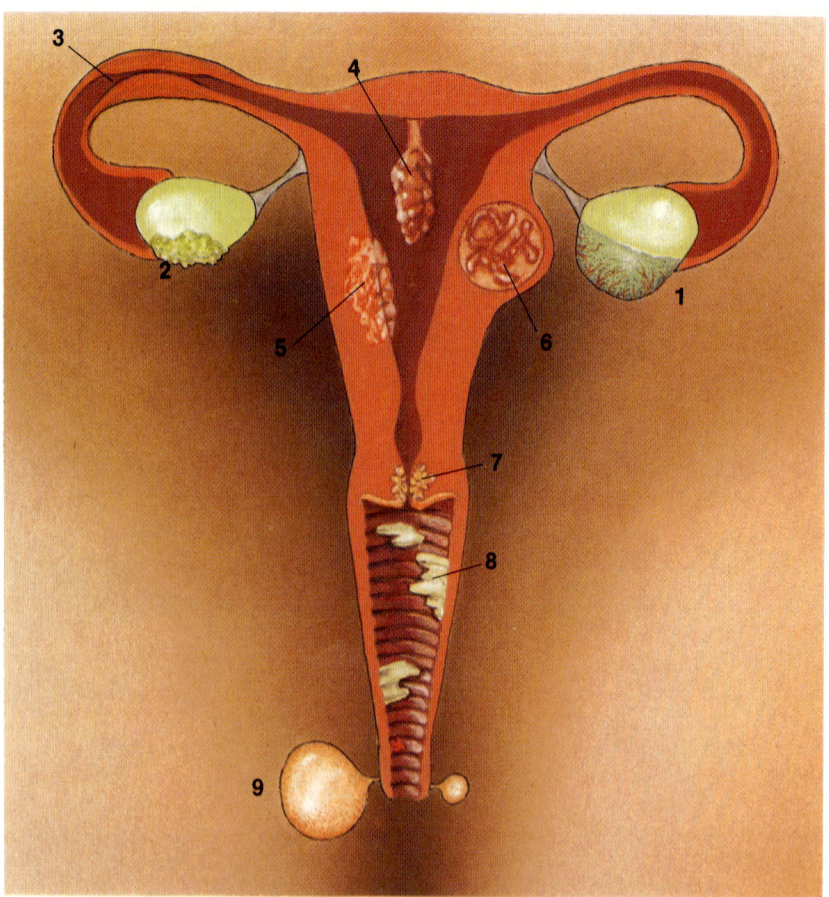

Die Krankheiten im Unterleib der Frau. Auf der Zeichnung sind, von unten nach oben, Scheide, Gebärmutter, Eileiter und Eierstöcke in ihrem Querschnitt dargestellt. Hinter den wechselnden Krankheitszeichen Ausfluß (Fluor), Blutung, Schmerz oder Fieber können sich unterschiedliche Leiden verbergen:

1 Eierstockzyste
2 Eierstockkrebs
3 Eileiterentzündung
4 Gebärmutterpolyp
5 Gebärmutterkrebs
6 Myom
7 Gebärmutterhalskrebs
8 Scheidenentzündung
9 Entzündung der Sekretdrüsen am Scheideneingang

Bei den Verdachtszeichen – das sind vor allem Ausfluß, Schmerzen bei Berührung und Geschlechtsverkehr, Fieber – ist umgehend ein Arzt aufzusuchen. Ihm stehen vor allem in Form der Antibiotika sehr wirksame Medikamente zur Verfügung. Das gilt auch für alle Geschlechtskrankheiten, bei denen es sich ebenfalls um Infektionen handelt (→ Seite 330).

Gebärmutter-Erkrankungen

Die Fortpflanzungsaufgaben der Genitalorgane bringen es mit sich, daß beträchtliche Größen- und Lageveränderungen ausgeglichen werden müssen. Davon ist vor allem die Gebärmutter (Uterus) betroffen. Sie ist im Ruhezustand gerade birnengroß, dehnt sich während der Schwangerschaft jedoch bis weit über den Nabel hinauf aus und wird groß wie ein Fußball.
Zwar sind die Unterleibsorgane durch den muskulären Beckenboden, ferner durch zahlreiche straff-elastische Bänder und Fasern von Natur aus gut gesichert. Doch kommt es vor, daß die Gebärmutter aus ihrer Lage verdrängt wird. Sie kann dann entweder nach hinten, in das kleine Becken, kippen oder tiefer treten, sich senken.

Rückwärtsverlagerung der Gebärmutter

Bei Rückwärtsverlagerung (Retroflexio) hat die Gebärmutter im allgemeinen die Tendenz, sich von allein wieder in ihre natürliche Lage aufzurichten. Oft wird die Lageveränderung von der Patientin gar nicht bemerkt. Wenn überhaupt Beschwerden auftreten, so sind es vor allem Kreuzschmerzen und schmerzhafte Regelblutung.
Behandlung. Durch einen Handgriff kann der Frauenarzt versuchen, die Gebärmutter aufzurichten. Ist sie in ihrer regelwidrigen Lage durch Entzündungen angewachsen, ist ein operativer Eingriff, dessen Notwendigkeit vom Grad der Beschwerden abhängt, in Erwägung zu ziehen. Er wird selten erforderlich.

Bei welchen gynäkologischen Krankheitszeichen muß man unbedingt zum Arzt?
● *Bei starken oder wiederkehrenden Schmerzen;*
● *bei Ausfluß (Fluor) jeder Art:*
● *bei Blutungen aus den Unterleibsorganen außerhalb der Periode.*
Hinter diesen Krankheitszeichen können (nicht müssen!) sich ernste Leiden, sogar Krebs, verbergen. Nur der Arzt kann durch die Untersuchung klären, was wirklich dahinter steckt und die richtige Behandlung sicherstellen.

Gebärmuttersenkung

Das Herabsteigen, der Descensus der Gebärmutter, nimmt auch die vordere und hintere Scheidenwand mit (Descensus vaginae). Der stärkste Grad der Senkung ist erreicht, wenn die Gebärmutter vor den Scheideneingang tritt. Man spricht dann von *Vorfall* oder *Prolaps*.

<u>Krankheitszeichen.</u> Sie bestehen vor allem in einem Druck nach unten, dem »Senkungsgefühl«. Außerdem äußert sich der Descensus durch Rückenschmerzen, die sich im Liegen bessern. Ein frühes Krankheitszeichen der gesenkten Gebärmutter ist häufiger Harndrang und Harnträufeln beim Lachen oder Niesen. Verstopfung und Ausfluß (Fluor) vervollständigen das Krankheitsbild.

<u>Ursache, Behandlung.</u> Die Überdehnung der Beckenbodenmuskulatur und der Mutterbänder bei einer Geburt sind meist die Ursachen der Senkung. Die beste Vorbeugung besteht deshalb in gymnastischen Übungen während und nach der Schwangerschaft (→ Seite 332), vor allem aber in einem vorsorglichen Scheidendammschnitt (Beckenbodenschnitt, Episiotomie). Die Beckenbodengymnastik kann Beschwerden einer Senkung in leichteren Fällen bessern. Sind die Lageänderungen der Unterleibsorgane jedoch beträchtlich, hilft nur eine Operation zur Raffung des Beckenbodens und der Scheide.

Gebärmutter-Muskelgeschwulst

Die weit verbreitete Furcht, alle Geschwülste im Bereich der Geschlechtsorgane seien bösartig (→ Seite 408), ist unbegründet. Die gutartige Muskelgeschwulst der Gebärmutter, das Myom, wächst langsam heran, es entstehen keine Tochtergeschwülste (Metastasen) in anderen Organen. Das Myom besteht aus Muskelfasern und Bindegewebe, es bildet sich vor allem nach dem 35. Lebensjahr.

<u>Krankheitszeichen.</u> Das häufigste Krankheitszeichen eines Myoms ist die verstärkte und verlängerte Regelblutung. Druck- und Verdrängungsbeschwerden, Schmerzen und ein Fremdkörpergefühl im Unterleib sind dagegen sehr viel seltener.

<u>Entstehung, Ursache.</u> Das Wachstum der Geschwülste wird vom Östrogen, dem Hormon der Eierstöcke, unterhalten. Deshalb schrumpfen die Myome, wenn die Hormonproduktion der weiblichen Keimdrüsen in den Wechseljahren nach und nach versiegt.

<u>Behandlung.</u> Wenn ein Myom keine Beschwerden macht, was häufig der Fall ist, wird es vom Frauenarzt nicht behandelt, sondern nur beobachtet. Herausoperiert wird ein Myom, wenn seine Größe und sein Sitz stärkere Beschwerden hervorrufen oder wenn es schnell wächst. Bei Frauen mit erfülltem Kinderwunsch kann die Entfernung der Gebärmutter (nicht der Eierstöcke!) sinnvoll sein.

Unterleibsoperationen

Die chirurgische Behandlung der Frauenkrankheiten ist nur eine Möglichkeit der ärztlichen Hilfe – freilich eine, deren Bedeutung in den letzten Jahrzehnten ständig zugenommen hat. Dank der Fortschritte der Narkosetechnik, der Operationsverfahren und der Einführung verbesserten Nahtmaterials und wirksamerer Medikamente ist eine Unterleibsoperation heute im allgemeinen ein risikoarmer Eingriff, bei dem ernste Komplikationen nur sehr selten eintreten. Die guten Erfolge kommen auch deshalb zustande, weil die Unterleibsorgane der Frau von Natur aus reichlich durchblutet sind.

Bei jedem chirurgischen Eingriff ist der Operateur bemüht, sichtbare Narben zu vermeiden. Sofern das möglich ist, wird deshalb von der Scheide aus operiert oder der Hautschnitt so gelegt, daß er später nicht sichtbar ist (z. B. in die Schamhaargrenze). Trotzdem schieben manche Frauen einen erforderlichen Eingriff lange auf, weil sie fürchten, danach keine »vollwertige Frau« mehr zu sein. Das ist eine unbegründete Sorge! Die Fortpflanzungsfähigkeit, an eine gesunde Gebärmutter und funktionierende Eierstöcke gebunden, erlischt in den Wechseljahren ohnehin – und Hormonmangel nach Unterleibsoperationen läßt sich mit Medikamenten gut ausgleichen.

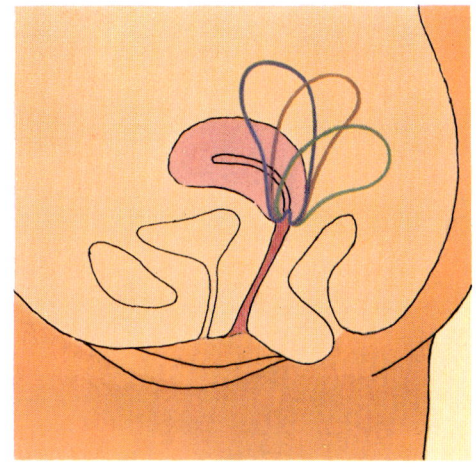

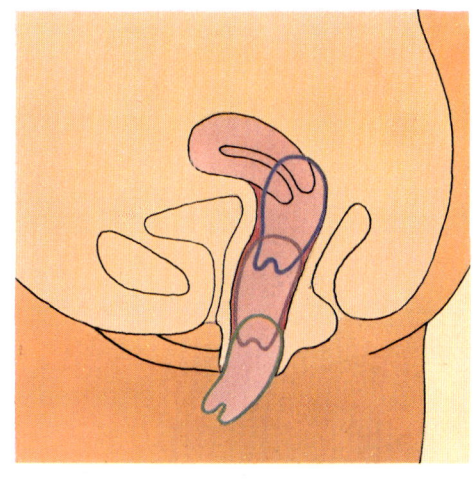

Längsschnitte durch das weibliche Becken: Die Gebärmutter (dunkel) ist beweglich und verändert ihre Lage normalerweise durch die Füllung von Blase oder Darm (blauer und brauner Umriß). Eine Rückwärtsverlagerung (grüner Umriß) ist ebenfalls normal, kann jedoch zu Beschwerden führen und muß dann behandelt werden (oben). Behandlungsbedürftig ist auch die Gebärmuttersenkung (unten), deren stärkste Ausprägung (grüner Umriß) Gebärmuttervorfall (Prolaps) heißt.

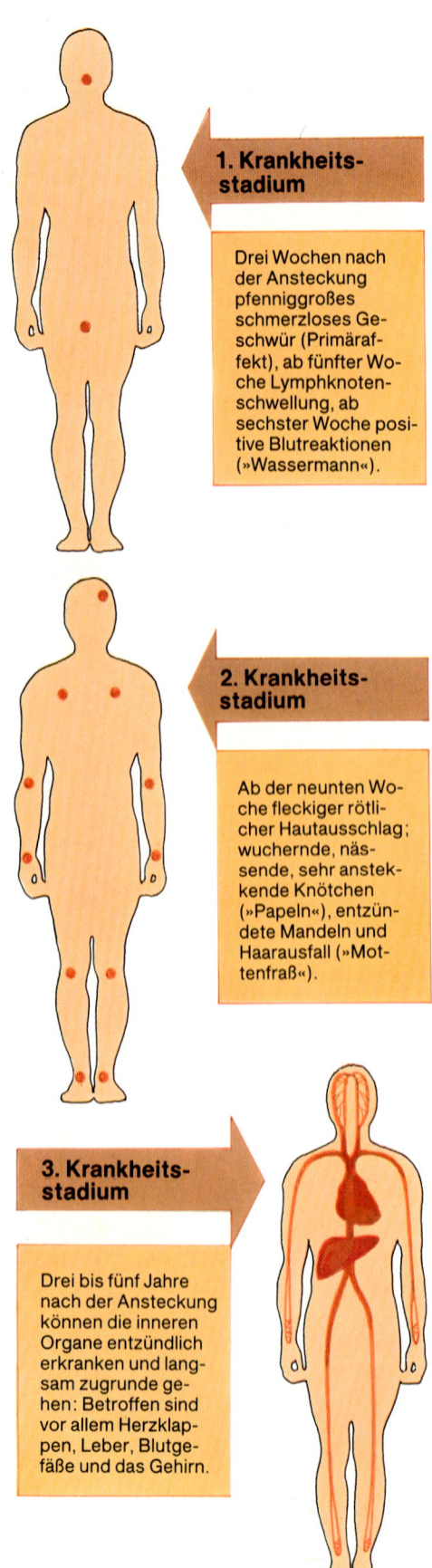

1. Krankheitsstadium

Drei Wochen nach der Ansteckung pfenniggroßes schmerzloses Geschwür (Primäraffekt), ab fünfter Woche Lymphknotenschwellung, ab sechster Woche positive Blutreaktionen (»Wassermann«).

2. Krankheitsstadium

Ab der neunten Woche fleckiger rötlicher Hautausschlag; wuchernde, nässende, sehr ansteckende Knötchen (»Papeln«), entzündete Mandeln und Haarausfall (»Mottenfraß«).

3. Krankheitsstadium

Drei bis fünf Jahre nach der Ansteckung können die inneren Organe entzündlich erkranken und langsam zugrunde gehen: Betroffen sind vor allem Herzklappen, Leber, Blutgefäße und das Gehirn.

Die Geschlechtskrankheit Syphilis (Lues) ist sehr selten geworden. Weil sie – unbehandelt! – einen chronischen und schweren Verlauf nimmt, ist bei jedem Ansteckungsverdacht eine Untersuchung und Blutkontrolle erforderlich. Die Zeichnungen zeigen die drei Krankheitsstadien.

Geschlechtskrankheiten

Auch eine ausgedehnte Aufklärung hat die Geschlechtskrankheiten noch immer nicht vom Tabu der Peinlichkeit befreit. Nur das Tabu gibt den Geschlechtskrankheiten, zu denen die Syphilis (Lues), der Tripper (Gonorrhoe) und die beiden sehr seltenen Krankheiten weicher Schanker (Ulcus molle) und Lymphogranulom (»vierte Geschlechtskrankheit«) gehören, die Möglichkeit um sich zu greifen. Denn die Geschlechtskrankheiten, die allesamt durch winzige Krankheitserreger übertragen werden, sind in jedem Stadium der Erkrankung ausnahmslos heilbar. Nur: man muß sie behandeln lassen, von allein heilen sie nur selten und dann meist unter Komplikationen aus.

Behandlungspflicht. Im Vergleich zum Mittelalter und den Nachkriegszeiten unseres Jahrhunderts sind alle Geschlechtskrankheiten heute seltene Leiden. Um ihre Ausbreitung zu verhindern, ist ein geschlechtskranker Patient gesetzlich verpflichtet, sich behandeln zu lassen (bei allen anderen Krankheiten steht dies in seiner eigenen freien Entscheidung). Der Arzt muß jeden Fall von Geschlechtskrankheit dem Gesundheitsamt melden, den Namen seines Patienten jedoch nur dann, wenn dieser sich der Behandlung entzieht.

Syphilis

Die gefährlichste Geschlechtskrankheit ist die Syphilis, weil sie unbehandelt in mehreren Stadien verläuft, die den ganzen Organismus schwer in Mitleidenschaft ziehen können.

Krankheitszeichen, Verlauf. Das *erste Krankheitszeichen* bei Mann und Frau ist ein bis pfenniggroßer, roter, scharf abgegrenzter Hautdefekt, der sogenannte *Primäraffekt*. Er tritt naturgemäß vorwiegend an den äußeren Geschlechtsteilen auf, wobei die benachbarten Lymphknoten, meist die der Leistengegend, anschwellen. Zwischen der Ansteckung und dem Krankheitszeichen Primäraffekt vergehen meist drei Wochen. Auch unbehandelt bildet sich der syphilitische Primäraffekt in der sechsten Woche wieder zurück.

Das bedeutet jedoch noch nicht eine Heilung. Die Erreger dieser Geschlechtskrankheit, spiralförmige Bakterien aus der Gruppe der Spirochäten, breiten sich im ganzen Körper aus. Das *zweite Krankheitsstadium* besteht meist in einem fleckigen rötlichen Hautausschlag, der Monate später auftritt, wenig Beschwerden macht und deshalb gelegentlich unbehandelt bleibt.

Ohne Behandlung haben die Syphiliserreger im *dritten Krankheitsstadium* die Chance, überall im Körper Schäden hervorzurufen. Dabei können auch die Nervenzellen des Rückenmarks und des Gehirns in Mitleidenschaft gezogen werden.

Untersuchung, Behandlung. Die Krankheit ist drei bis vier Wochen nach der Infektion durch laborchemische Untersuchungen zuverlässig festzustellen (oder auszuschließen). Ihre Erreger sind durch eine Penicillinbehandlung in jedem Erkrankungsstadium abzutöten.

Tripper

Der Tripper (Gonorrhoe oder kurz Go) wird durch Bakterien vom Typ der Gonokokken ausgelöst.

Krankheitszeichen. Eineinhalb bis drei Tage nach dem Geschlechtsverkehr mit einer Erkrankten kann der Mann starkes Brennen beim Wasserlassen und einen eitrigen Ausfluß aus der Harnröhre haben. Bei jedem dritten Patienten fehlen diese eindeutigen Symptome jedoch. Bei Frauen ist es sogar so, daß nur jede zweite Patientin eindeutige Krankheitszeichen hat. Die Entzündung der Harnröhre und des Gebärmutterhalses werden deshalb gelegentlich übersehen oder als harmloser Ausfluß fehlgedeutet. Die Diagnose stellt der Arzt durch eine mikroskopische Untersuchung, manchmal muß auch eine Kultur der Bakterien angelegt werden. Die Erreger sind kaffeebohnen- oder semmelförmige Bakterien, die nach ihrer Färbung sichtbar werden und stets in charakteristischer Weise zusammenliegen.

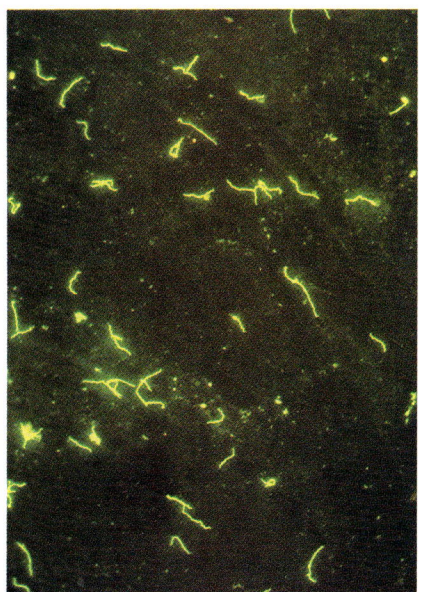

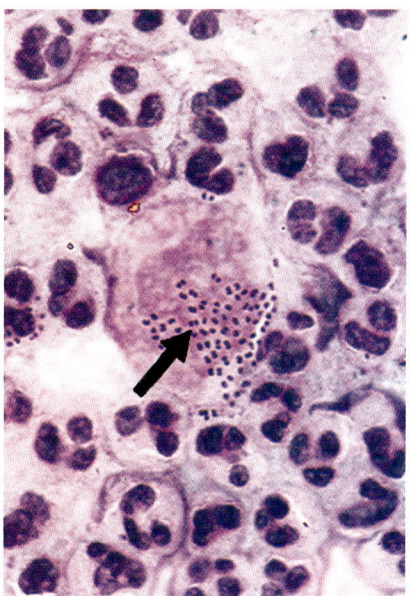

Die Erreger der Syphilis.　　　*Die Bakterien des Trippers (Pfeil).*

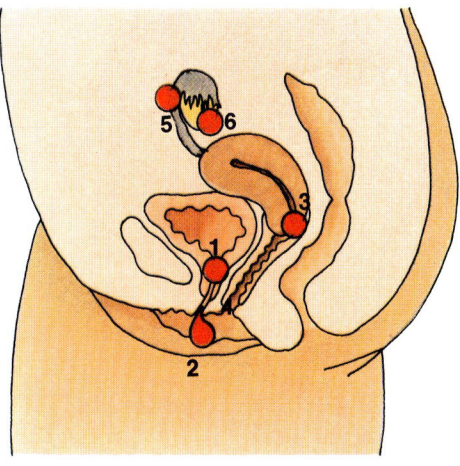

Der Tripper (Gonorrhoe, Go) der Frau: Juckreiz und Brennen in der Harnröhre (1) und ein schleimig-eitriger Ausfluß (2), bei Befall des Muttermundes (3) auch aus der Scheide (4), sind akute Krankheitszeichen, treten allerdings nicht immer auf. Wenn die Eileiter (5) und die Eierstöcke (6) sich ebenfalls entzünden, droht Unfruchtbarkeit. Bitte bei Go-Verdacht immer gleich zum Arzt!

Behandlung, Komplikationen. Die sofortige Behandlung mit Penicillin-Injektionen durch den Arzt heilt die Gonorrhoe vollständig und folgenlos aus. Wird die Infektion verschleppt, können andere Organe sich entzünden: beim Mann die Nebenhoden, die Prostata und die Kniegelenke; bei der Frau sind die Sekretdrüsen am Scheideneingang (Bartholinsche Drüsen) und die Eileiter gefährdet. Eine unbehandelte Eileiterentzündung kann diese Organe dauerhaft verkleben. Zwischen den befruchtungsfähigen Eizellen und den männlichen Samenfäden besteht dann eine absolute Blockade: Unfruchtbarkeit ist die Folge. Bleibt der Tripper längere Zeit unbehandelt, so können die Erreger auf dem Blutwege verschleppt werden – ein Risiko, daß durch den rechtzeitigen Gang zum Arzt vermieden wird. Wahrheitsgemäß sollte ein Geschlechtskranker dem Arzt die Namen seines Partners nennen, damit auch dieser kuriert werden kann. Alle Namen und Daten unterliegen der ärztlichen Schweigepflicht.

Trichomoniasis

Nicht zu den Geschlechtskrankheiten im Sinne des Gesetzes werden andere Infektionsleiden des Intimbereichs gerechnet, die ebenfalls ansteckend sind und häufig – aber nicht immer – durch den Geschlechtsverkehr weiterverbreitet werden. Dazu zählen Trichomoniasis, Soor (→ Seite 382) und Herpes (→ Seite 142). Die Ausbreitung dieser Infektionskrankheiten ist von zahlreichen Faktoren abhängig. Dazu gehören persönliche Hygiene und die individuelle Abwehrkraft des Organismus. Deshalb erkrankt keineswegs jeder, der intimen Kontakt hatte, auch wirklich an den ansteckenden Leiden – im Zweifelsfall sollte sich aber jeder Verdächtige vom Arzt untersuchen lassen.
Krankheitszeichen. Trichomonaden, für die es keinen deutschen Namen gibt, sind einzellige Geißeltierchen, die auch durch gemeinsam benutzte Handtücher und in Warmwasserbädern übertragen werden können. Sie bewirken eine Scheidenentzündung mit starkem, dünnflüssigem Ausfluß (Fluor). Doch führt nicht jeder Kontakt mit Trichomonaden auch zu Krankheitszeichen. Vor allem die Männer verspüren – wenn überhaupt – oft nur ein leichtes Brennen beim Wasserlassen.
Behandlung. Nach der mikroskopischen Sicherung der Diagnose wird die Trichomoniasis durch die Einnahme von Antibiotika geheilt. Mit Hilfe dieser Arzneimittel lassen sich auch alle anderen Infektionskrankheiten im Bereich der Fortpflanzungsorgane erfolgreich behandeln. Dabei muß, jeweils nach mikroskopischer Sicherung der Diagnose, auch der Partner behandelt werden. Nur so lassen sich Ansteckungen wirksam verhindern.

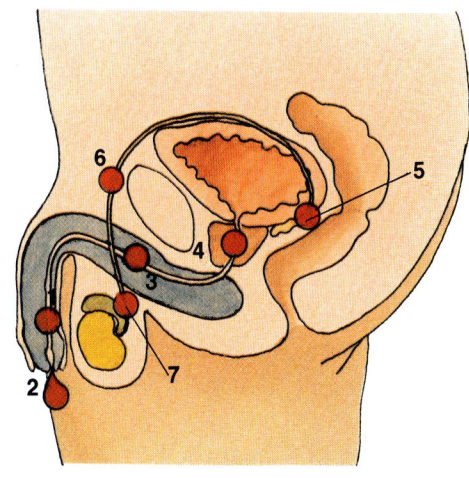

Der Tripper des Mannes: Die Entzündung der vorderen Harnröhre (1) führt anderthalb bis drei Tage nach der Ansteckung zu Brennen und eitrigem Ausfluß (2). Unbehandelt kann die Krankheit auf die tiefe Harnröhre (3), auf Vorsteherdrüse (Prostata, 4), Bläschendrüse (5), Samenleiter (6) und Nebenhoden (7) übergreifen.

331

Ein Kind kommt zur Welt

Schwangerschaft und Geburt

Innerhalb von 270 Tagen wächst aus der winzig kleinen befruchteten Eizelle ein unverwechselbares neues Individuum heran, das bei der Geburt im Durchschnitt 50 Zentimeter groß und 3300 Gramm schwer ist.

Die neun Monate der Schwangerschaft und die Geburt des Kindes sind ein großes Erlebnis im Leben einer Frau.

In der Schwangerschaft werden vom weiblichen Organismus Hochleistungen gefordert. Die Gesundheit und das Wohlergehen der Mutter während dieser Zeit sind die Voraussetzung für das Gedeihen des Kindes und für eine komplikationslose Geburt.

Dank der Fortschritte der Medizin ist die Geburt heute weder für die Mutter noch für das Kind gefährlich. Ärzte und Hebammen helfen durch Vorsorgeuntersuchungen von Mutter und Kind, alle möglichen Gefahren rechtzeitig zu entdecken. Wichtig ist eine Ernährungsberatung und die Durchführung von Gymnastikkursen.

So wächst das Baby in der Gebärmutter heran. Die elastischen Muskelwände dehnen sich, der Mutterkuchen (in den Abbildungen jeweils oben) versorgt das keimende Leben mit Sauerstoff und Nährsubstanzen, im warmem Fruchtwasser vollführt das Baby die ersten Bewegungen. Die Zeichnungen zeigen, von links oben nach rechts unten, die ersten 6 Monate.

1. Monat: Das Herz beginnt zu schlagen
2. Monat: Alle Organanlagen vorhanden
3. Monat: Embryo jetzt 9 cm lang
4. Monat: Von Flaumhaar bedeckt
5. Monat: Erste Kindsbewegungen spürbar
6. Monat: Schon 30 cm lang!

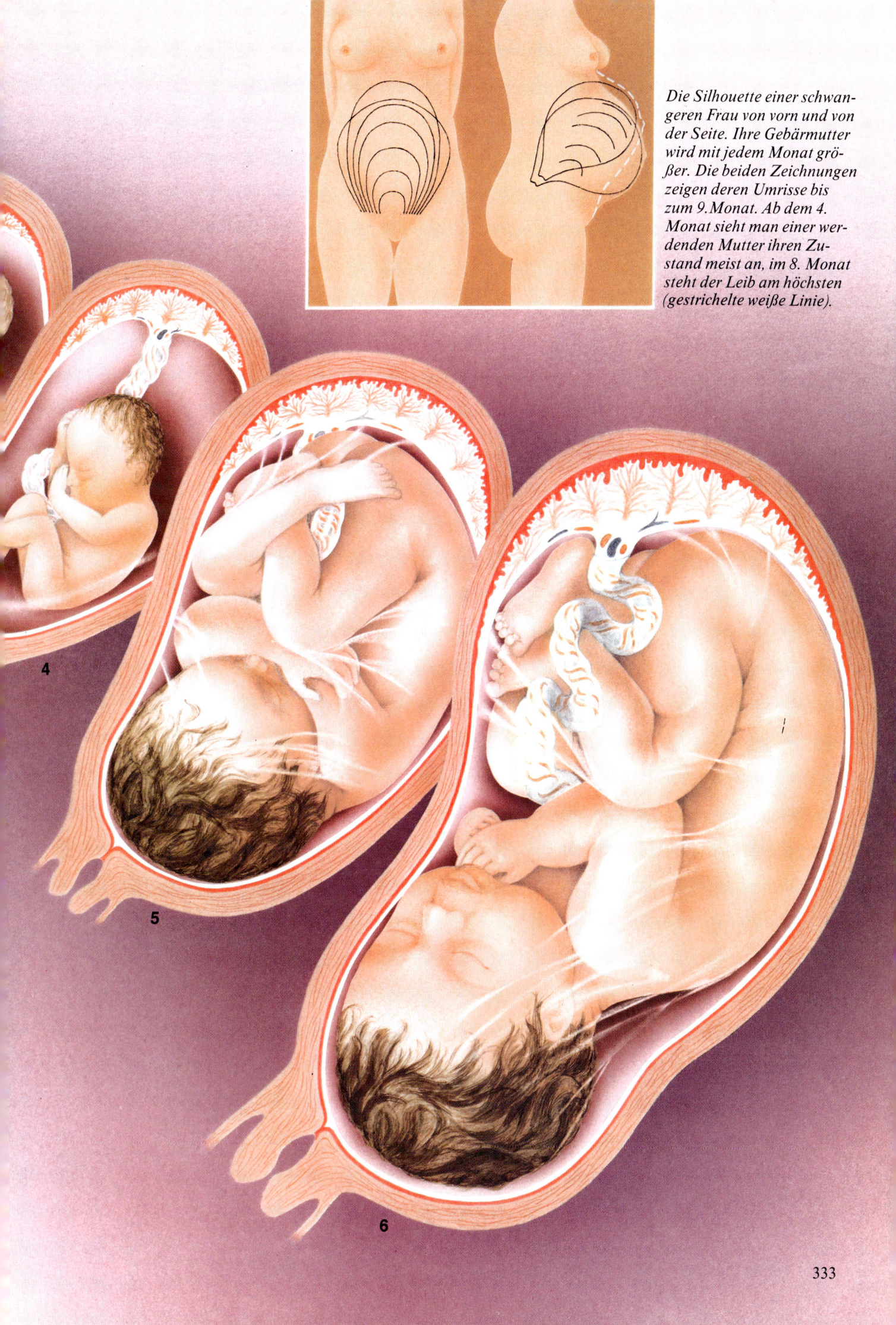

Die Silhouette einer schwangeren Frau von vorn und von der Seite. Ihre Gebärmutter wird mit jedem Monat größer. Die beiden Zeichnungen zeigen deren Umrisse bis zum 9. Monat. Ab dem 4. Monat sieht man einer werdenden Mutter ihren Zustand meist an, im 8. Monat steht der Leib am höchsten (gestrichelte weiße Linie).

4

5

6

Empfängnis

Einmal im Monat reift in den Eierstöcken (Ovarien) der Frau, die etwa 400 000 unreife Eizellen enthalten, ein befruchtungsfähiges Ei heran, und zwar beginnend mit der ersten (Menarche) und endend mit der letzten Monatsblutung (Menopause). Ein regelmäßiger Eisprung erfolgt erst um das 18. Lebensjahr und endet mit den Wechseljahren, dem Klimakterium. Da in den Eierstöcken 400 bis 500 Eibläschen (Follikel) zur Ausbildung kommen, werden – zumindest theoretisch – vier- bis fünfhundertmal die biologischen Voraussetzungen für ein neues menschliches Leben geschaffen.

Wenn sich die weibliche Eizelle, die nur einen Durchmesser von 0,2 Millimeter hat und mithin kleiner ist als ein winziges Sandkorn, mit einer männlichen Samenzelle vereinigt (Konzeption), kann daraus ein neuer Mensch entstehen – vorausgesetzt, die befruchtete Eizelle nistet sich nach ihrer Wanderung durch den Eileiter in einer gesunden Gebärmutterschleimhaut ein.

Der heranreifende Keimling wird bis zur zwölften Schwangerschaftswoche als *Embryo* und von der 13. bis zur 40. Schwangerschaftswoche als *Fetus* bezeichnet. Mit der Geburt wird er zum Neugeborenen. Der mütterliche Organismus stellt bis zur Geburt alle Nährstoffe für das Gedeihen des neuen Menschen bereit.

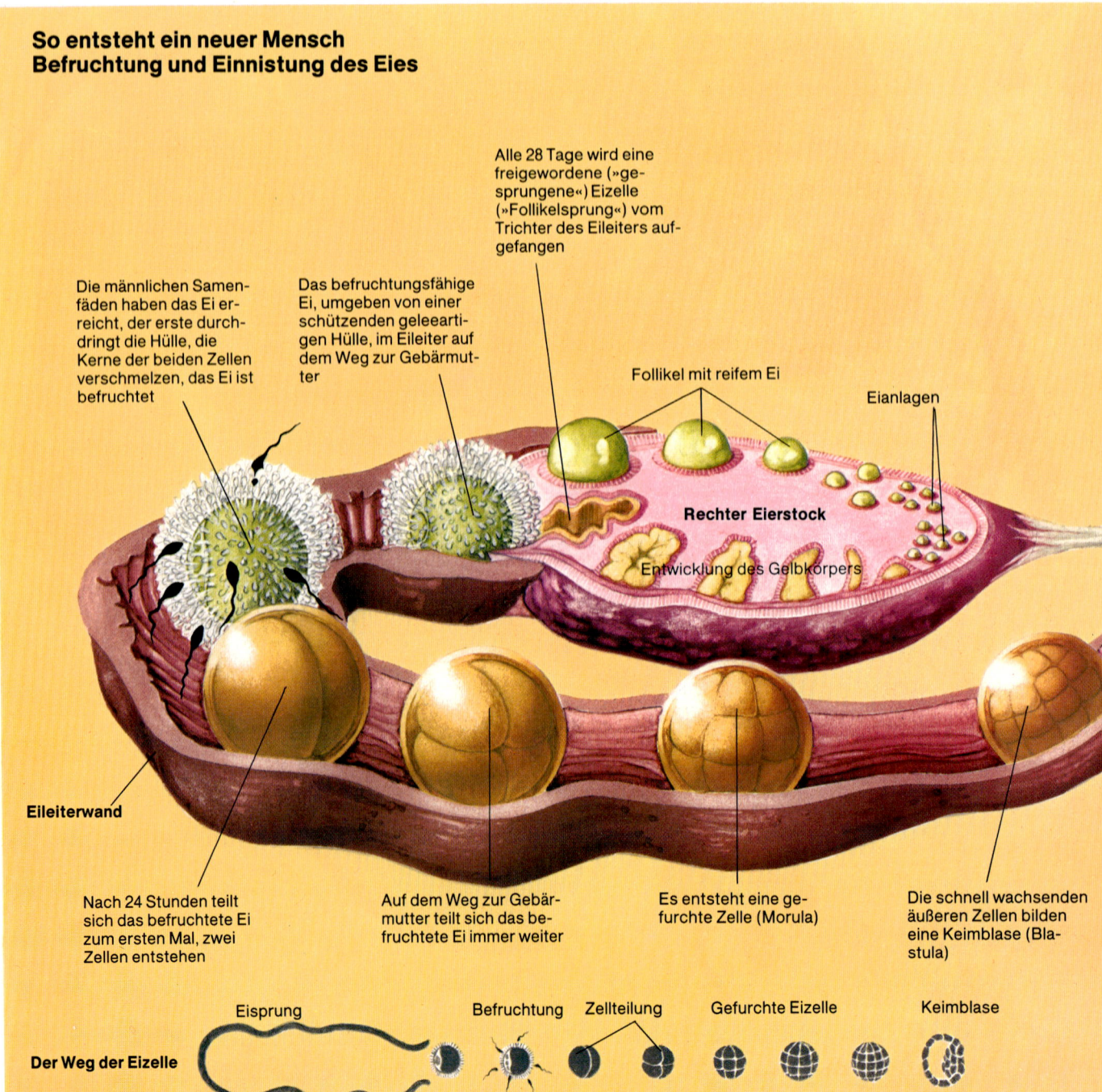

So entsteht ein neuer Mensch
Befruchtung und Einnistung des Eies

Alle 28 Tage wird eine freigewordene (»gesprungene«) Eizelle (»Follikelsprung«) vom Trichter des Eileiters aufgefangen

Die männlichen Samenfäden haben das Ei erreicht, der erste durchdringt die Hülle, die Kerne der beiden Zellen verschmelzen, das Ei ist befruchtet

Das befruchtungsfähige Ei, umgeben von einer schützenden geleeartigen Hülle, im Eileiter auf dem Weg zur Gebärmutter

Follikel mit reifem Ei

Eianlagen

Rechter Eierstock

Entwicklung des Gelbkörpers

Eileiterwand

Nach 24 Stunden teilt sich das befruchtete Ei zum ersten Mal, zwei Zellen entstehen

Auf dem Weg zur Gebärmutter teilt sich das befruchtete Ei immer weiter

Es entsteht eine gefurchte Zelle (Morula)

Die schnell wachsenden äußeren Zellen bilden eine Keimblase (Blastula)

Eisprung   Befruchtung   Zellteilung   Gefurchte Eizelle   Keimblase

Der Weg der Eizelle

Vorgang der Befruchtung

Vom Vorgang der Befruchtung merkt die Frau nichts. Damit sich Ei- und Samenzelle vereinigen können, müssen folgende Voraussetzungen erfüllt sein: Einer der rund 400 Millionen Samenfäden, die beim Samenerguß in die Scheide gelangen, findet durch chemische Reize den Weg vom hinteren Scheidengewölbe durch den Gebärmuttermund, den Gebärmutterhalskanal und die Gebärmutterhöhle in die Eileiter. Von dort muß der Samenfaden weiter aufwärts wandern, bis das befruchtungsfähige Ei erreicht ist.

Das ist für die Samenfäden, die nur $^{60}/_{1000}$ Millimeter lang sind, ein weiter Weg. Nur die kräftigsten und gesündesten können ihn bewältigen – und nur einem einzigen Samenfaden gelingt es schließlich, die Hülle der Eizelle zu durchdringen. Die Befruchtung erfolgt durch die Verschmelzung der Kerne von mütterlicher und väterlicher Eizelle.

Empfängnisgünstigste Zeit

Die Eizelle hat eine Lebensdauer von etwa 24 Stunden; eine Befruchtung kann jedoch nur während eines etwa sechsstündigen Zeitraums eintreten. Die lebenstüchtigsten unter den männlichen Samenzellen bleiben bis zu vier Tagen befruchtungsfähig. Eine Empfängnis kann naturgemäß nur dann eintreten, wenn sich Ei- und Samenzelle während der genannten Fristen begegnen.

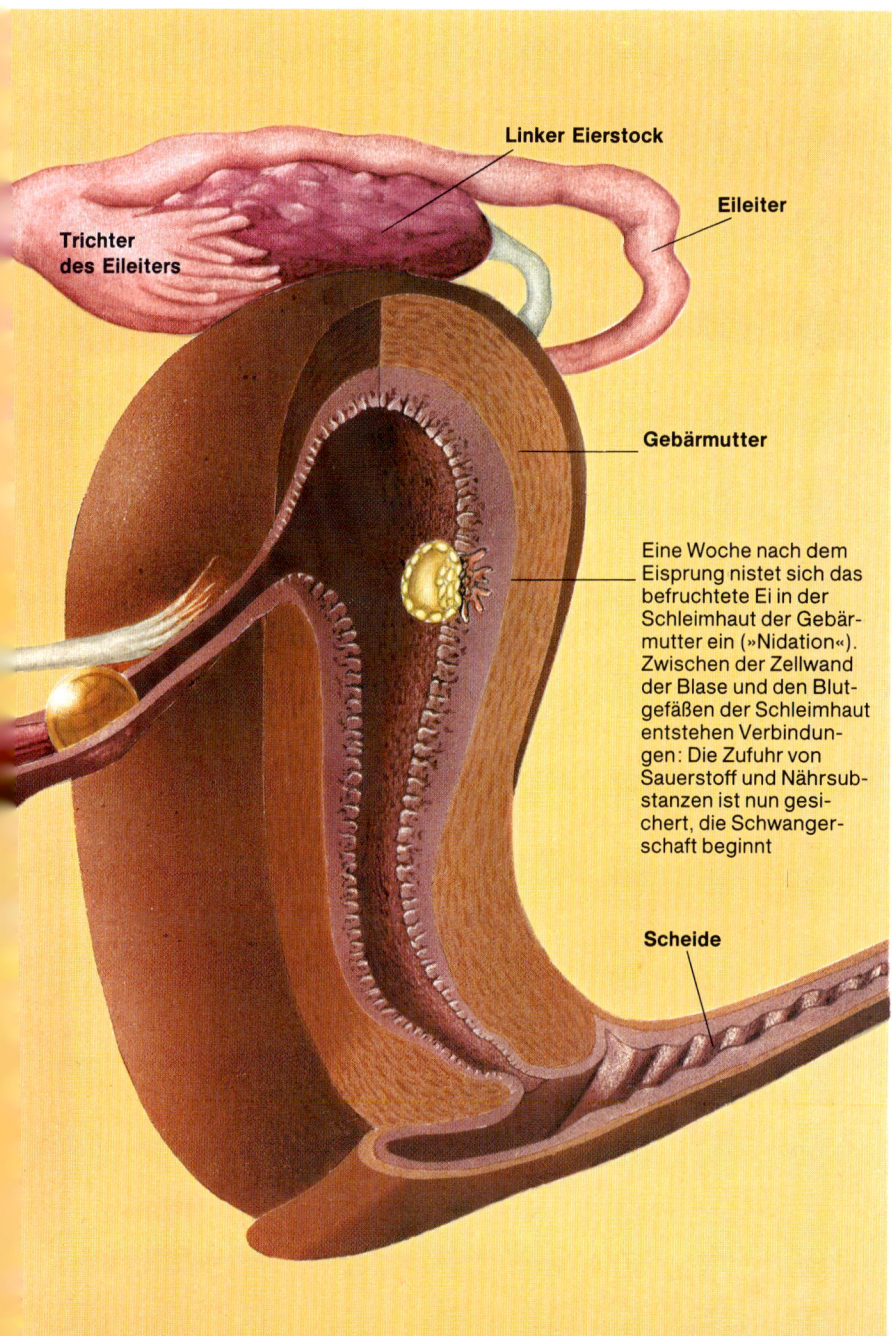

Linker Eierstock

Eileiter

Trichter des Eileiters

Gebärmutter

Eine Woche nach dem Eisprung nistet sich das befruchtete Ei in der Schleimhaut der Gebärmutter ein (»Nidation«). Zwischen der Zellwand der Blase und den Blutgefäßen der Schleimhaut entstehen Verbindungen: Die Zufuhr von Sauerstoff und Nährsubstanzen ist nun gesichert, die Schwangerschaft beginnt

Scheide

Die ersten sieben Tage eines werdenden menschlichen Lebens: Die Zeichnung zeigt den Weg einer Eizelle vom Eisprung am 14. Tag der Periode über die Befruchtung und Teilung bis zur Einnistung in die Gebärmutterschleimhaut. Eierstock, Eileiter und Gebärmutter sind aufgeschnitten und in perspektivischer Verkleinerung bzw. Vergrößerung dargestellt. In Wirklichkeit hat die Eizelle einen Durchmesser von nur 0,2 Millimeter.

Um den günstigsten Zeitraum für eine Empfängnis – und natürlich auch umgekehrt: den unwahrscheinlichsten für das Eintreten einer Schwangerschaft – zu bestimmen, ist ein weiterer Umstand von entscheidender Bedeutung. Der Monatszyklus einer Frau (→ Seite 320) kann normalerweise zwischen 24 und 32 Tagen schwanken. Innerhalb dieses Zeitraumes ist die Zeit zwischen dem Eisprung und dem Beginn der nächsten Monatsblutung bei gesunden Frauen jedoch konstant: Sie beträgt 14 Tage. Diese Regelmäßigkeit wird durch die weiblichen Geschlechtshormone (→ Seite 320) gesteuert: Bei einem achtundzwanzigtägigen Monatszyklus (Periode) springt das Ei also am 14. Tag. Schwankungen des Zyklus sind mithin durch die erste Phase – die Zeit bis zum Eisprung – bedingt.

Feststellung des Eisprung-Zeitpunkts

Bisher gibt es keine sichere Meßmethode, um den Zeitpunkt des Eisprungs genau bestimmen zu können. Durch die Messung der Aufwach- oder Morgentemperatur (*Basaltemperatur*) im Enddarm und deren regelmäßige Aufzeichnung sind jedoch Rückschlüsse auf den Zeitpunkt des Eisprungs (Ovulation) möglich: Ein bis zwei Tage nach dem Eisprung läßt sich ein morgendlicher Temperaturanstieg von 0,5 bis 1,0 Grad Celsius nachweisen, der vom Gelbkörperhormon bewirkt ist.
Die Aufzeichnung der Basaltemperaturkurve ist nicht nur wichtig zur Erkennung von Zyklusstörungen (→ Seite 321), sie unterrichtet die Frau auch über ihre empfängnisgünstigen und die voraussichtlich empfängnisfreien Tage. Zu Beginn der Regelblutung sinkt die Basaltemperatur wieder auf ihren Ausgangswert ab. Wenn die Blutung ausbleibt und die Temperatur nicht absinkt, ist voraussichtlich eine Schwangerschaft eingetreten. Bis etwa zum fünften Schwangerschaftsmonat bleibt die Temperatur erhöht.
Die Messung der Basaltemperatur wird auch zur Empfängnisverhütung empfohlen (*Methode Knaus-Ogino*). Ihr Nachteil besteht darin, daß sie sich nur auf Wahrscheinlichkeiten gründet und deshalb keineswegs hundertprozentig sicher ist.

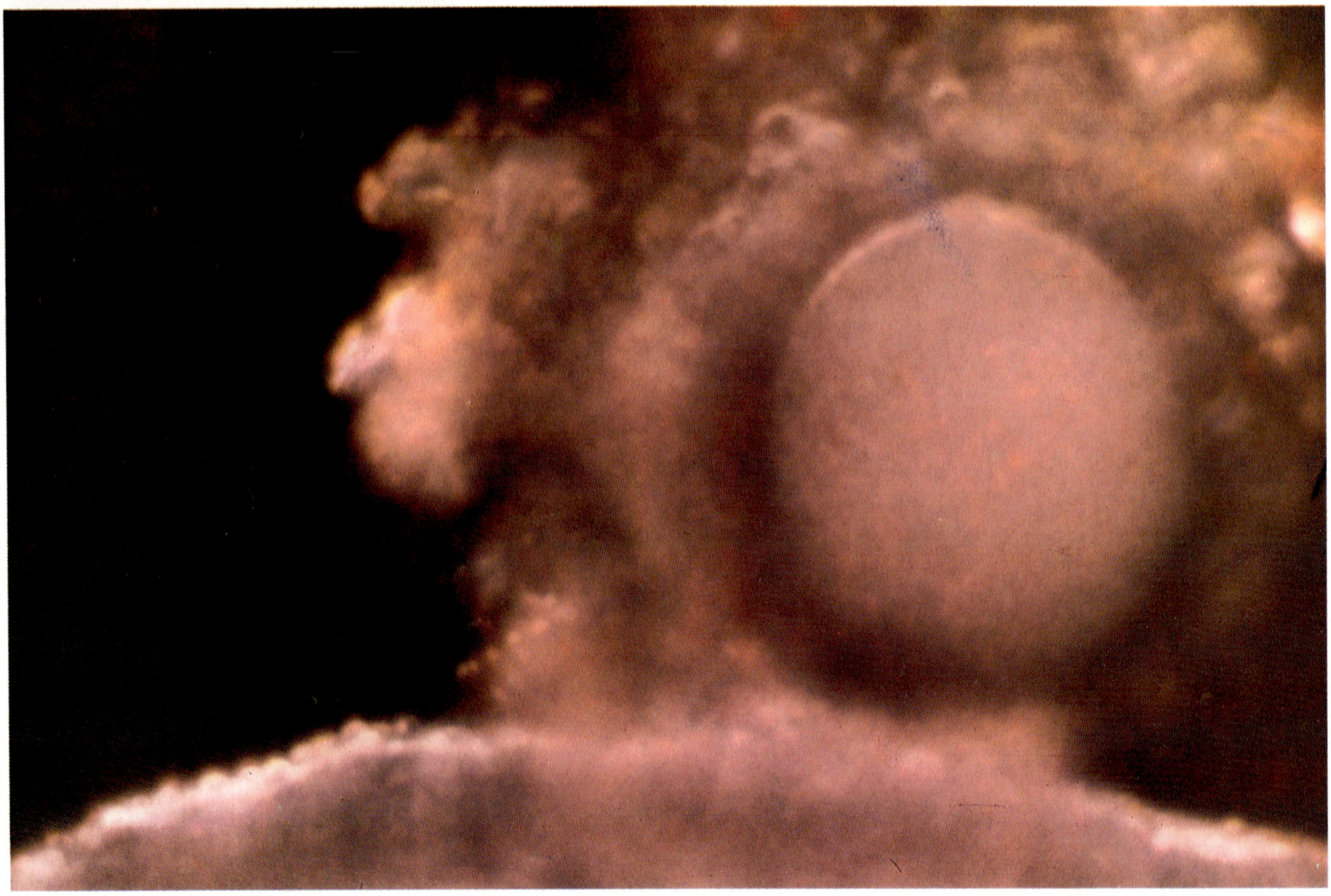

Wie beim Ausbruch eines Vulkans werden beim Eisprung aus dem reifen Eibläschen (Follikel) durch Überdruck zuerst Gewebsflüssigkeit und kleine Zellhaufen herausgeschleudert (kleines Foto). Dann wird das reife, befruchtungsfähige Ei ausgestoßen und von der trompetenförmigen Öffnung des Eileiters aufgefangen (großes Foto): Ein neues Leben kann entstehen.

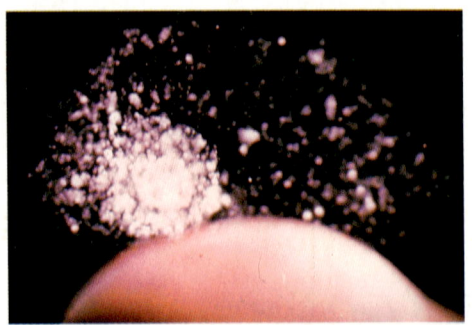

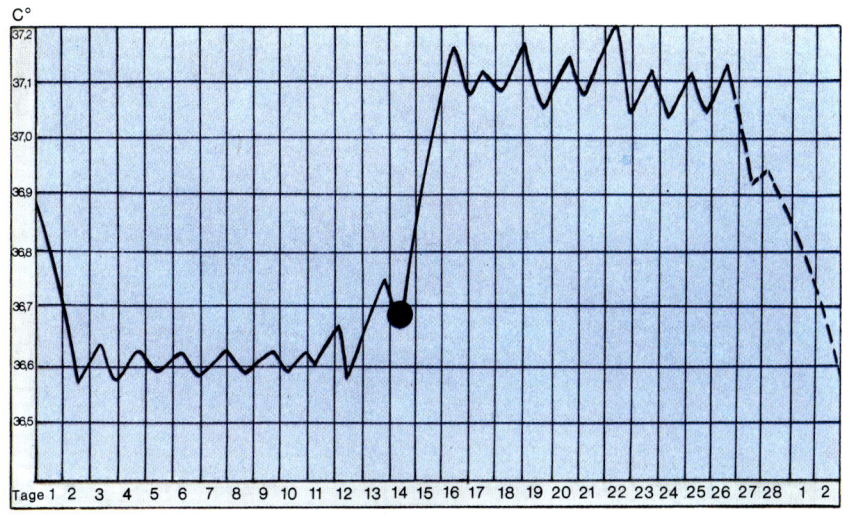

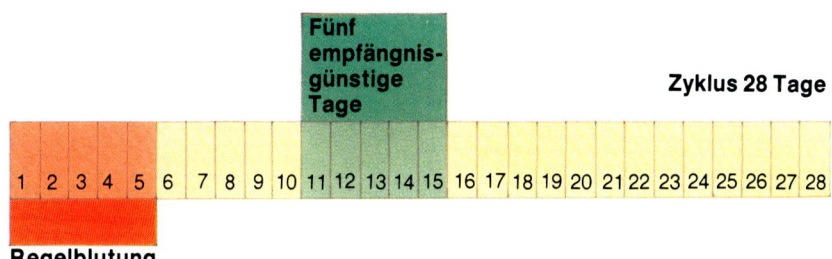

Am Tag nach dem Eisprung steigt die Körpertemperatur der Frau, rektal nach dem Aufwachen gemessen (Basaltemperatur), um mindestens 0,5 Grad Celsius an. Das erlaubt einen Rückschluß auf den günstigsten Befruchtungstermin. Wegen der Überlebenszeiten von weiblicher Eizelle (sechs Stunden) und männlichen Samenzellen (bis zu 4 Tagen) kann jedoch auch der Geschlechtsverkehr vor oder nach dem Eisprung zu einer Schwangerschaft führen.

Die empfängnisgünstigen Tage, in der Zeichnung grün dargestellt, liegen in der Mitte zwischen zwei Monatsblutungen. Wer in diesem Zeitraum ohne Empfängnisschutz Geschlechtsverkehr ausübt, kann mit hoher Wahrscheinlichkeit mit dem Eintritt einer Schwangerschaft rechnen.

Geschlecht und Erbmasse des Kindes

Das Geschlecht des Kindes wird im Augenblick der Befruchtung, also der Verschmelzung der Zellen von Vater und Mutter, festgelegt. Ob ein Sohn oder eine Tochter entsteht, hängt ausschließlich von den Samenfäden des Mannes ab.

Chromosomen

In allen menschlichen Zellen sind winzige fadenartige Gebilde, die Chromosomen, enthalten. Sie sind die Träger der Erbanlagen. Mann und Frau haben in jeder Zelle 23 Chromosomenpaare, von denen 22 bei beiden Geschlechtern gleich aussehen. Das dreiundzwanzigste Paar – bei Frauen geformt wie zwei große XX, bei Männern wie XY – entscheidet über das Geschlecht.

Bevor eine männliche Keimzelle das weibliche Ei befruchten kann, teilt sie sich in zwei neue Zellen, die jeweils nur die Hälfte der ursprünglichen Chromosomenausstattung aufweisen: Eine dieser Zellen besitzt also ein X-Chromosom, die andere ein Y-Chromosom.

Auch die weibliche Eizelle halbiert sich vor der Befruchtung. Eine jede von ihnen besitzt also nur ein X-Chromosom. Wenn Ei- und Samenzelle bei der Befruchtung verschmelzen, bildet sich wieder ein vollständiger Chromosomensatz. Enthält er X und Y, so wächst ein Junge heran, kommen zwei X-Chromosomen zusammen, wird es ein Mädchen.

Das Geschlechterverhältnis der Neugeborenen beträgt in Deutschland derzeit rund 106 Knaben auf 100 Mädchen. Entgegen einem weit verbreiteten Aberglauben kann der Mond weder die Zahl der Geburten noch das Geschlechterverhältnis der Neugeborenen beeinflussen. Bei Vollmond werden also nicht mehr Knaben geboren als in der abnehmenden Mondphase.

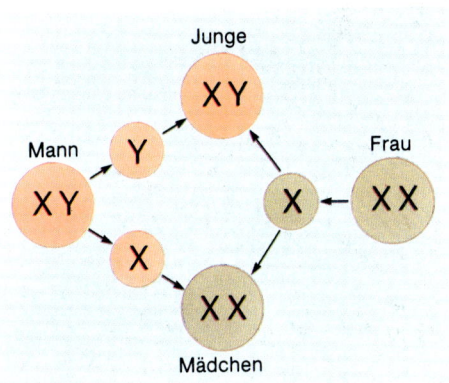

Mädchen oder Jungen entwickeln sich nach folgender Regel: Das 23. Chromosomenpaar in der Samenzelle des Mannes (XY, links) und in der Eizelle der Frau (XX, rechts) teilt sich zuerst. Beide vereinigen ihre halbierten Erbanlagen (X oder Y, Mitte) dann während der Befruchtung: Es entsteht entweder ein neues XY-Chromosom oder ein neues XX-Chromosom, aus dem ein Junge (XY) oder ein Mädchen (XX) heranwächst.

337

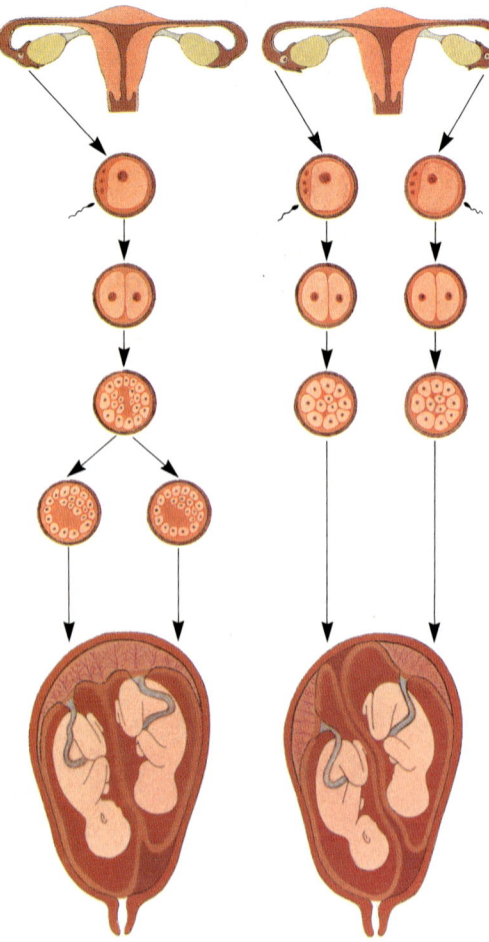

Eineiige Zwillinge (links), durch die Befruchtung eines Eies durch einen Samenfaden entstanden, wachsen mit gemeinsamem Mutterkuchen und z. T. auch Eihäuten heran. Zweieiige Zwillinge (rechts) entstehen durch die Befruchtung von zwei gleichzeitig gesprungenen Eizellen durch zwei Samenfäden. Sie haben stets getrennte Mutterkuchen und ebenso auch Eihäute.

Sind es Zwillinge?

Wenn der Leibesumfang schon in den ersten Schwangerschaftsmonaten rasch zunimmt, die Mutter ab dem fünften Monat viele Kindsbewegungen an verschiedenen Stellen gleichzeitig wahrnimmt und beim Abtasten des Bauches mehr als zwei große Körperteile gefühlt werden können, besteht der Verdacht auf eine Mehrlingsschwangerschaft.

Die werdende Mutter sollte ihren Arzt unbedingt auf diese Verdachtszeichen hinweisen. Er sichert die Diagnose durch die objektive Ultraschall-Untersuchungsmethode, die es auch erlaubt, die Anzahl von Mehrlingen zu bestimmen.

Mehrlings-Schwangerschaften

Zwillinge, worunter man zwei gleichzeitig entwickelte Feten versteht, sind nicht so selten: Auf 80 bis 90 Geburten kommt in unseren Breiten ein Zwillingspärchen. Man unterscheidet eineiige (erbgleiche) und zweieiige (erbungleiche) Zwillinge.

Eineiige Zwillinge, die berühmten »doppelten Lottchen«, entstehen, wenn sich ein Ei nach der Befruchtung durch einen Samenfaden in zwei völlig gleiche Keimanlagen teilt. Folgerichtig können eineiige Zwillinge nur gleichgeschlechtlich sein – entweder nur Mädchen oder nur Jungen. Eineiige Zwillinge sind also Duplikate ihrer selbst mit gleichen Blutgruppen und anderen gleichen Eigenschaften. Übertragungen von Organen (Transplantationen) zwischen eineiigen Zwillingen sind deshalb fast immer erfolgreich.

Zweieiige Zwillinge sind gleich- oder verschiedengeschlechtlich, denn sie entstehen, wenn zwei Samenfäden zwei herangewachsene Eier befruchten.

Drillinge kommen einmal auf etwa 6400 Geburten vor, Vierlinge sind noch seltener: Ihre Wahrscheinlichkeit errechnet sich nach der Faustregel $80 \times 80 \times 80 \times 80$. Für Fünflinge muß man noch einmal mit 80 multiplizieren, für Sechslinge nochmal. Alle Mehrlings-Schwangerschaften müssen besonders sorgfältig überwacht werden, die Entbindung sollte stets in einer Klinik stattfinden.

Vorsorge für ein gesundes Kind

Ob eine Schwangerschaft für Mutter oder Kind oder gar für beide ein Risiko darstellt und wie groß dieses einzuschätzen ist, läßt sich heutzutage mit großer Verläßlichkeit vorhersagen – und, anders als noch vor wenigen Jahren, auch erfolgreich beeinflussen.

Röteln-Impfung

Die Vorsorge für ein gesundes Kind muß rechtzeitig beginnen. So sollte sich jede Frau, die nie an der (eigentlich harmlosen) Kinderkrankheit Röteln (→ Seite 364) erkrankt war, vor Eintritt der Schwangerschaft unbedingt gegen diese Infektion impfen lassen. Eine Rötelninfektion der Mutter während der Schwangerschaft kann beim ungeborenen Kind zu schweren Mißbildungen führen.

Genetische Beratung

Für manche Elternpaare kann es nützlich sein, sich vor einer Schwangerschaft von spezialisierten Ärzten über das Risiko vererbbarer Krankheiten unterrichten zu lassen. Mit diesem Fachgebiet befaßt sich die Erblehre (Genetik). Genetische Beratungsstellen sind allen Universitäten angeschlossen. Die Bedeutung der frühzeitigen Beratung läßt sich daraus erkennen, daß rund 20 Prozent der kleinen Patienten eines Kinderarztes wegen eines genetischen Leidens behandelt werden.

Bevor sich ein Paar entschließt, Kinder zu bekommen, sollte es also gemeinsam überlegen, ob in den Familien erblich bedingte Krankheiten aufgetreten sind. Gedacht werden muß vor allem an Mißbildungen (z. B. Lippen-Kiefer-Gaumen-Spalten, Klumpfuß), Epilepsie, Schizophrenie, Muskelschwäche, jugendliche Zuckerkrankheit, ferner an bestimmte Formen von Blindheit oder Taubheit.

Wenn in der Familie von Mann oder Frau ein Angehöriger an einer der genannten Krankheiten litt, wird bei einer genetischen Beratung die Frage geklärt, ob die Krankheit erblich ist. Beraten lassen sollten sich auch Eltern, denen bereits ein behindertes Kind geboren wurde, sowie blutsverwandte Ehepartner.

Vorgeburtliche Diagnostik

Bei eingetretener Schwangerschaft kann eine genetische Untersuchung Klarheit bringen. Bei dieser vorgeburtlichen (pränatalen) Diagnostik werden die Chromosomen des Embryos auf Unregelmäßigkeiten (Anomalien) untersucht. Dies geschieht, indem durch eine Punktion der Fruchtblase in örtlicher Betäubung Fruchtwasser entnommen wird. Die dabei gewonnenen Zellen werden dann angezüchtet – das dauert mindestens drei Wochen.

Zu erwägen ist diese Fruchtwasserdiagnostik bei Müttern, die bereits ein behindertes Kind geboren haben, bei Schwangeren, die 35 Jahre oder älter sind, weil das Risiko, ein mongoloides Kind auszutragen, mit dem Alter der Mutter und auch des Vaters ansteigt, und bei weiteren Erkrankungen, über die die genetischen Beratungsstellen unterrichten. Sie sollten frühzeitig, spätestens vor Ablauf des dritten Schwangerschaftsmonats, aufgesucht werden.

Rhesus-Unverträglichkeit

Bei etwa jeder 300. Schwangerschaft kommt es zu Komplikationen, weil sich das Blut der Mutter nicht mit dem ihres Kindes verträgt. Diese Rhesus-Unverträglichkeit beruht auf einem Blutfaktor, dem Rhesus-Faktor, den 85 Prozent aller Menschen besitzen (rhesus-positiv), 15 Prozent jedoch nicht (rhesus-negativ). Bei der Blutgruppenbestimmung wird der Rhesus (Rh)-Faktor – gesetzlich vorgeschrieben – mitbestimmt. Wenn das heranwachsende Kind in der Gebärmutter rhesus-positiv ist, seine Mutter aber rhesus-negativ, so kann – nicht muß! – sie gegen die Blutkörperchen ihres eigenen Kindes Gegenkräfte (Antikörper) entwickeln.

Der Arzt kann nicht nur feststellen, ob die Voraussetzungen einer Rhesus-Unverträglichkeit überhaupt vorliegen, er hat auch die Möglichkeiten, die Risiken dieser Erkrankung (Neugeborenengelbsucht, Nervenzellschäden) zu verhindern durch einen in der Gebärmutterhöhle oder nach der Geburt vorgenommenen völligen Austausch des kindlichen Blutes. Nach einer Schwangerschaft, auch einer solchen, die durch einen Abort endete, kann durch die Verabreichung eines Antiserums die Bildung von Antikörpern in künftigen Schwangerschaften verhindert werden.

Fehlgeburt

Endet eine Schwangerschaft innerhalb der ersten 28 Wochen durch die Ausstoßung des Keimlings, so spricht man von Fehlgeburt oder Abort(us). Zu einer spontanen Fehlgeburt, die nicht gewollt ist, kann es aus vielen körperlichen und seelischen Gründen kommen. Mögliche Ursachen sind Fehlbildungen der Gebärmutter, Infektionskrankheiten oder Vergiftungen während der Schwangerschaft, eine Behinderung der Ausdehnung des Keimlings und seelische Belastungen.

Eine spontane Fehlgeburt schließt keineswegs die Möglichkeit einer nächsten, dann ganz komplikationsfrei verlaufenden Schwangerschaft aus. Ärztlicher Rat sollte jedoch stets eingeholt werden.

Schwangerschaftsabbruch

Der Abbruch einer Schwangerschaft ist gesetzlich nur dann erlaubt und wird von der Krankenkasse bezahlt, wenn einer von vier Gründen (Indikationen) vorliegt:

○ Wenn für das Leben oder die körperliche Gesundheit der Frau eine Gefahr besteht (medizinische oder mütterliche Indikation).

○ Wenn dem werdenden Kind infolge einer Erbanlage oder schädlicher Einflüsse vor der Geburt gesundheitliche Gefahren drohen (kindliche oder eugenische Indikation).

○ Wenn die Schwangerschaft als Folge einer Vergewaltigung eingetreten ist (kriminelle Indikation).

○ Wenn eine Notlage besteht, die es verbietet, der Schwangeren die Fortsetzung der Schwangerschaft zuzumuten (Notlagen- oder soziale Indikation).

Eine Schwangere, die einen oder mehrere der genannten Gründe als erfüllt ansieht, sollte so zeitig wie möglich einen Arzt ihres Vertrauens aufsuchen, der gegebenenfalls das Vorliegen eines der vier Gründe feststellt und dies bescheinigt. Der Arzt muß die Patientin – mit Aus-

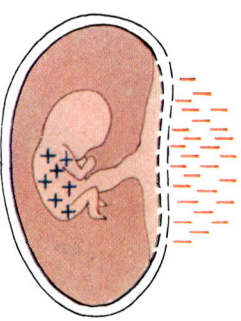

Die Rhesus-Unverträglichkeit tritt auf, wenn das Blut des Kindes in der Gebärmutter rhesus-positiv (schwarze Kreuze), das Blut der Mutter hingegen rhesus-negativ (rote Striche) ist.

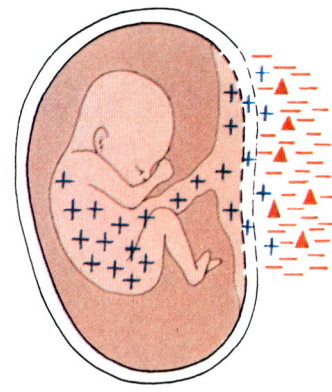

Gelangt rhesus-positives Blut (+) des Kindes durch den Mutterkuchen in das rhesus-negative Blut (−) der Mutter, bildet diese Gegenkräfte, sogenannte Antikörper (dargestellt als rote Dreiecke).

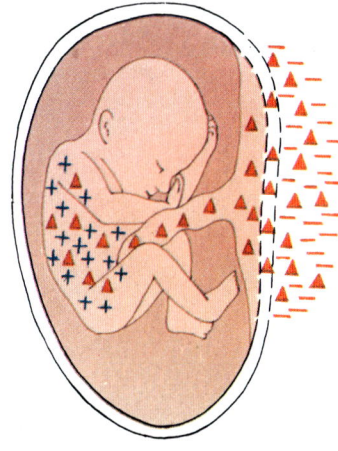

Für das Kind können diese Antikörper gefährlich werden, wenn sie in den Blutkreislauf des Kindes vordringen und dort die roten Blutkörperchen zerstören.

So läßt sich frühzeitig eine Schwangerschaft nachweisen: Mittels einer Pipette werden einige Tropfen Urin mit einer Testlösung zusammengebracht (oberes Foto). Dann wartet man eine Stunde und kontrolliert, ob sich am Boden der Testampulle ein rotbrauner Ring (unten links) gebildet hat oder nicht (rechts). Der Ring bedeutet Schwangerschaft.

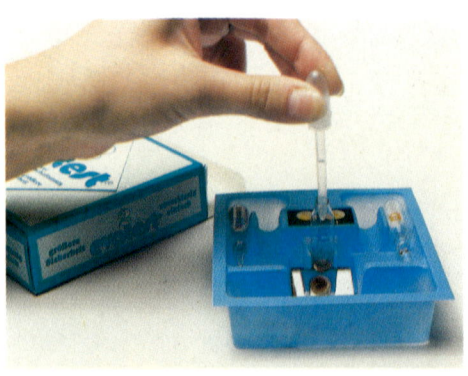

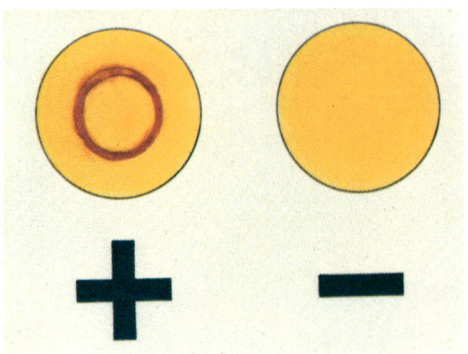

nahme der medizinischen Indikation – zu einer anerkannten Beratungsstelle überweisen.

Nach der dort erfolgenden Beratung darf die Schwangerschaft dann in einer Klinik oder Facharztpraxis durch einen anderen Arzt als denjenigen, der die Indikation gestellt hat, abgebrochen werden. Amtsstellen, z. B. Gerichte oder die Polizei, sind mit dem Schwangerschaftsabbruch nicht befaßt. Die Gesundheitsämter verpflichtet das Gesetz zu verständnisvoller Beratung.

Schwangerschaft

Komplikationen der Schwangerschaft treten bei ärztlich überwachten und gut informierten werdenden Müttern sehr viel seltener ein als bei solchen, die auf eine Beratung verzichten und Verhaltensregeln entweder nicht kennen oder nicht befolgen.

Auch wer sich wohl und gesund fühlt, sollte die Möglichkeit der kostenlosen Vorsorgeuntersuchungen während der Schwangerschaft unter allen Umständen nutzen.

Schwangerschaftsnachweis

Bleibt die sonst regelmäßige Monatsblutung (Zyklus, Periode) aus, so kann dies der erste Hinweis auf eine eingetretene Schwangerschaft sein: kann, nicht muß! Ein meist morgendlich auftretendes Gefühl von Übelkeit oder gar Erbrechen, ferner ungewöhnliche Gelüste (z. B. nach besonders sauren oder besonders süßen Speisen), die Größenzunahme der Brüste und andere Veränderungen sind sogenannte unsichere Schwangerschaftszeichen. Diese Zeichen können auch durch andere Umstände (Hormonstörungen, Fehlfunktionen des unbewußten Nervensystems) und bei der *eingebildeten Schwangerschaft* (Pseudo-Schwangerschaft), einer durch Angst oder Hoffnung unterhaltenen neurotischen Störung, hervorgerufen werden.

Der erste sichere Schwangerschaftsnachweis gelingt wenige Tage nach dem Ausbleiben des ersten Tages der erwarteten Periode durch den Nachweis eines Hormons, das nur während der Schwangerschaft produziert wird und das sich im Urin nachweisen läßt. Dieser Schwangerschaftstest wird von Ärzten, aber auch in vielen Apotheken vorgenommen. Dort gibt es auch, zum Selbermachen, die Test-Ausrüstung zu kaufen. Dies ist jedoch weniger sicher.

Berechnung des Geburtstermins

Den voraussichtlichen Geburtstermin kann man nach einer einfachen Formel, der Naegeleschen Regel (so benannt nach einem Heidelberger Frauenarzt), berechnen, indem man vom ersten Tag der letzten Regel drei Monate abzieht und sieben Tage hinzuzählt.

Ein Beispiel: Eine Frau mit einem normalen, 28tägigen Zyklus hat am 13. Dezember des letzten Jahres den ersten Tag ihrer letzten Monatsblutung gehabt. Dann wurde sie schwanger. Ihr Kind wird voraussichtlich am 20. September zur Welt kommen: 13. Dezember minus drei Monate = 13. September plus sieben Tage = 20. September.

Die Naegelesche Regel beruht freilich nur auf der Wahrscheinlichkeit. Auf den Tag genau hält sich nur jedes dritte Baby daran. Die tatsächliche Schwangerschaftsdauer, vom Eisprung an berechnet, beträgt zwischen 263 und 273 Tage – und 281 Tage, wenn man vom ersten Tag der letzten Regelblutung aus rechnet. Weil der genaue Termin der Befruchtung nicht mit Sicherheit festgestellt werden kann, kommt es bei der Angabe, wie weit die Schwangerschaft fortgeschritten ist, oft zu Ungenauigkeiten und Mißverständnissen, die aber durch entsprechende Ultraschalluntersuchungen vermindert werden können.

Wenn die Dauer der Schwangerschaft in Monaten angegeben wird, legt man dabei den Mondmonat (Lunarmonat) zugrunde, der 28 Tage hat. Ärzte rechnen heute die Schwangerschaft vom ersten Tag der letzten Periode an in Schwangerschaftswochen. Eine normale Schwangerschaft dauert 40 Wochen.

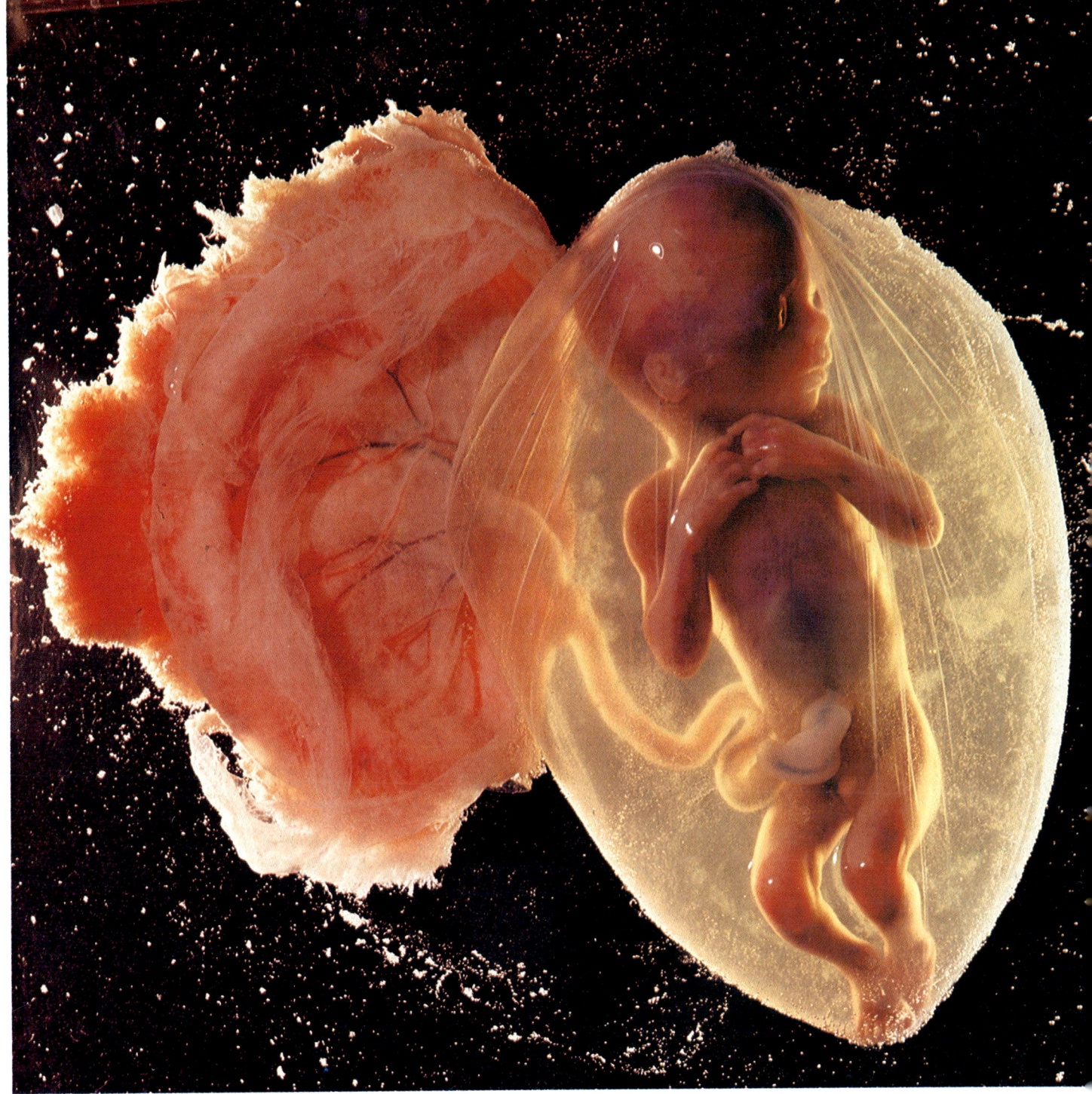

Entwicklung der Frucht

Rund eine Woche dauert es, bevor die befruchtete Eizelle auf ihrer Wanderung durch den Eileiter die Gebärmutterhöhle erreicht hat.

Einnistung. Weil sich die Zellen unterwegs schon teilen, sieht das befruchtete Ei aus wie eine verkleinerte Maulbeere. Der wegen dieser Form *Morula* genannte Keim nistet sich nun in die gut durchblutete Gebärmutterschleimhaut ein (Einnistung oder *Nidation*).

Zwischen dem Keimling und der Gebärmutter bilden sich Verbindungen. Damit ist die erste Nährstoffversorgung gesichert. Zugleich gewährt die Gebärmutter dem Keimling Schutz, denn durch eine hormongesteuerte Umstellung unterbleibt nach der Einnistung die sonst regelmäßig erfolgende Abstoßung der Gebärmutterschleimhaut, die Monatsblutung.

Stattdessen entstehen eine innere *Fruchtblase* (Amnion) und im Keim neue, als *Keimblätter* bezeichnete Zellschichten, aus denen sich nach und nach die einzelnen Gewebe und Organe des heranwachsenden Menschen entwickeln.

Mutterkuchen. Umgeben von seinen Eihäuten, schwimmt der Keimling während der neun Monate im körperwarmen *Fruchtwasser*. Er ist

Ein Fetus schwebt, umgeben vom körperwarmen Fruchtwasser, in seiner Fruchtblase. Er ist ungefähr 16 Wochen alt. Sauerstoff, Aufbau- und Nährsubstanzen erhält er durch die Nabelschnur, die ihn mit dem Mutterkuchen, der Plazenta (linke Bildhälfte), verbindet.

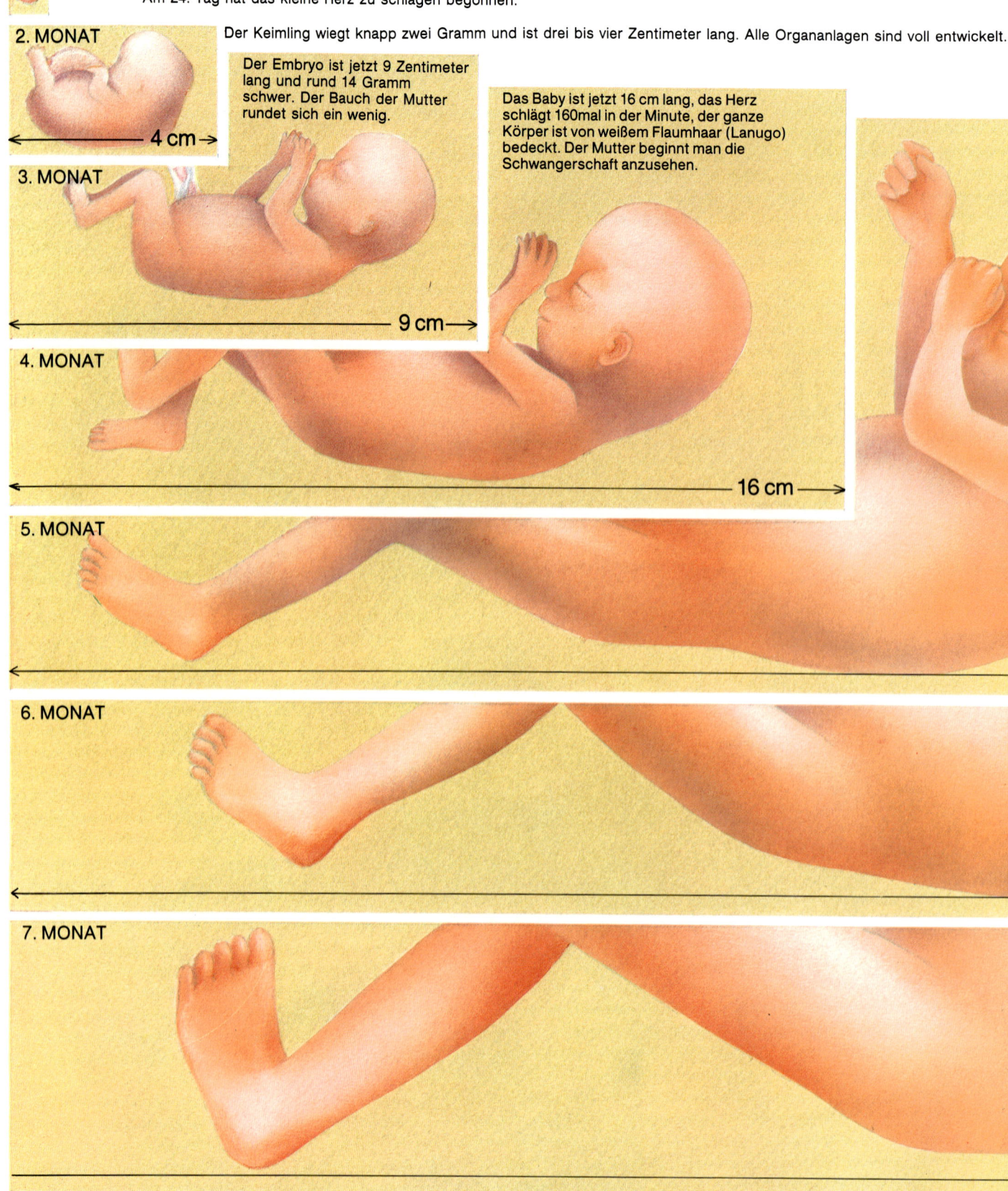

1. MONAT 30 Tage nach der Befruchtung ist der Embryo etwa fünf Millimeter groß. Am 24. Tag hat das kleine Herz zu schlagen begonnen.

2. MONAT Der Keimling wiegt knapp zwei Gramm und ist drei bis vier Zentimeter lang. Alle Organanlagen sind voll entwickelt.

← 4 cm →

Der Embryo ist jetzt 9 Zentimeter lang und rund 14 Gramm schwer. Der Bauch der Mutter rundet sich ein wenig.

3. MONAT

Das Baby ist jetzt 16 cm lang, das Herz schlägt 160mal in der Minute, der ganze Körper ist von weißem Flaumhaar (Lanugo) bedeckt. Der Mutter beginnt man die Schwangerschaft anzusehen.

← 9 cm →

4. MONAT

← 16 cm →

5. MONAT

6. MONAT

7. MONAT

8. MONAT Nun wiegt das Baby etwa 2200 Gramm und ist rund 45 cm lang. Für die Mutter ist das meist der beschwerlichste Monat. Häufig kommt es zu Kreuzschmerzen und Sodbrennen, Hämorrhoiden bilden sich aus.

9. MONAT Am Ende dieses Monats erreicht die Gebärmutter nahezu den Rippenrand. Das Kind ist durchschnittlich 2900 Gramm schwer und fast 50 cm lang. Es liegt, jedenfalls im Regelfall, mit dem Kopf nach unten, in der Geburtslage.

10. MONAT Am Ende der Schwangerschaft ist das Baby 50 bis 52 cm lang und wiegt durchschnittlich 3300 Gramm. Die Gebärmutter erreicht ihre maximale Größe, der Leibesumfang der Mutter mehr als 100 cm. Alles ist zur Geburt bereit.

Die Entwicklung eines Kindes im Mutterleib

Das Kind ist in seiner natürlichen Größe dargestellt

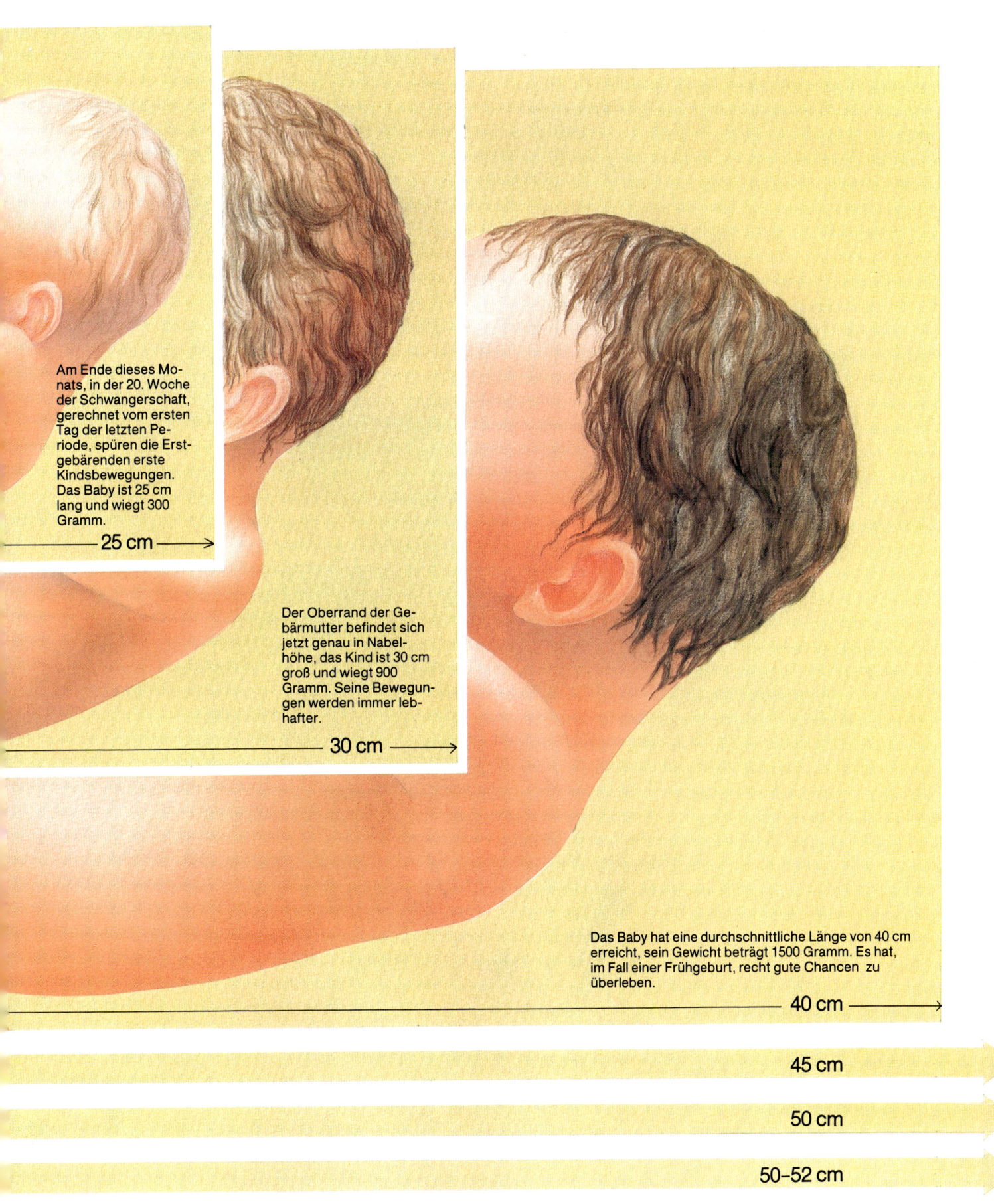

Am Ende dieses Monats, in der 20. Woche der Schwangerschaft, gerechnet vom ersten Tag der letzten Periode, spüren die Erstgebärenden erste Kindsbewegungen. Das Baby ist 25 cm lang und wiegt 300 Gramm.

← 25 cm →

Der Oberrand der Gebärmutter befindet sich jetzt genau in Nabelhöhe, das Kind ist 30 cm groß und wiegt 900 Gramm. Seine Bewegungen werden immer lebhafter.

← 30 cm →

Das Baby hat eine durchschnittliche Länge von 40 cm erreicht, sein Gewicht beträgt 1500 Gramm. Es hat, im Fall einer Frühgeburt, recht gute Chancen zu überleben.

← 40 cm →

45 cm →

50 cm →

50–52 cm →

Eine gesunde Schwangere darf im Auto fahren, am Steuer oder auf dem Beifahrersitz.

Wichtig dabei: Mit dem Dreipunktgurt anschnallen und alle Stunde eine Pause einlegen. Die abgeknickte Körperhaltung kann sonst die Blutzirkulation nachteilig beeinflussen.

Frauen, die Fehlgeburten hatten, müssen unter Umständen in den ersten vier Monaten auf das Autofahren verzichten. In den letzten vier Wochen vor der Entbindung sollte das Autofahren von allen Schwangeren so weit wie möglich eingeschränkt werden.

auf diese Weise einerseits beweglich, andererseits gegen Stoß und Schlag wirkungsvoll abgepuffert.

In dem Bereich, in dem sich der Keimling in die Gebärmutterschleimhaut eingenistet hat, entsteht ein eigenes Organ, der Mutterkuchen (Plazenta). Die Beweglichkeit des heranwachsenden Kindes im Mutterleib wird durch die *Nabelschnur* gewährleistet, die mütterliches Gewebe und Kind verbindet.

Im Mutterkuchen ist der mütterliche vom kindlichen Kreislauf getrennt: Das feinmaschige Gewebe der Plazentazotten ist für Blutkörperchen weitgehend undurchlässig; gelöste Gase und gelöste Substanzen können jedoch diese Grenzschicht zwischen den beiden Adersystemen durchdringen. Auf diese Weise wird die Aufnahme von Sauerstoff, Mineralien und Nährsubstanzen möglich, und umgekehrt werden die Stoffwechselprodukte des Kindes an die Mutter abgegeben und damit ausgeschieden.

Vom Ei bis zur Geburt

Die Entwicklung eines keimenden Lebens im Mutterleib geht nach bestimmten Regeln vor sich. Man kann auf den Tag genau errechnen, wie groß ein Keimling zu einer bestimmten Zeit ist, welche Organe sich gebildet haben und wie weit ihre Entwicklung gediehen ist. Wenn man zehn Mondmonate zu 28 Tagen zugrunde legt, ergeben sich folgende Daten:

○ **Erster Monat:** 30 Tage nach der Befruchtung ist der Embryo etwa fünf Millimeter groß. Herz, Gehirn, Lunge, Leber und Gliedmaßen haben schon begonnen, sich auszubilden. Am 24. Tag fängt das kleine Herz zu schlagen an.

○ **Zweiter Monat:** Der Keimling wiegt knapp zwei Gramm und ist drei bis vier Zentimeter lang. Alle Organanlagen sind vorhanden. Die Gebärmutter ist deutlich auf etwa Gänseeigröße erweitert.

○ **Dritter Monat:** Das Wachstum geht rasch voran, die Gebärmutter ist faustgroß und füllt das kleine Becken aus. Der Embryo ist jetzt neun Zentimeter lang und rund vierzehn Gramm schwer. Der Bauch der Mutter rundet sich ein wenig.

○ **Vierter Monat:** Das Baby ist 16 Zentimeter lang, sein Herz schlägt 160 mal in der Minute, der ganze Körper ist von weichem Flaumhaar (Lanugo) bedeckt, das sich im Gesicht erst im neunten Monat verliert. Der Mutter beginnt man die Schwangerschaft anzusehen.

○ **Fünfter Monat:** Am Ende dieses Monats, in der 20. Woche der Schwangerschaft, gerechnet vom ersten Tag der letzten Periode, spüren die Erstgebärenden erste Kindsbewegungen. Das Baby ist 25 Zentimeter lang und wiegt 300 Gramm.

○ **Sechster Monat:** Der Oberrand der Gebärmutter befindet sich jetzt genau in Nabelhöhe, das Kind ist 30 Zentimeter groß und wiegt 900 Gramm. Seine Bewegungen werden immer lebhafter.

○ **Siebenter Monat:** Das Baby hat eine durchschnittliche Länge von 40 Zentimetern erreicht, sein Gewicht beträgt 1500 Gramm. Es hat, im Falle einer Frühgeburt, recht gute Chancen zu überleben.

○ **Achter Monat:** Nun wiegt das Baby etwa 2200 Gramm und ist rund 45 Zentimeter lang. Für die Mutter ist dies oft der beschwerlichste Monat. Häufig kommt es zu Kreuzschmerzen und Sodbrennen sowie zur Ausbildung von Hämorrhoiden.

○ **Neunter Monat:** Am Ende dieses Monats steht der Gebärmutteroberrand (Fundus) am höchsten, hart am Rippenrand. Das Kind ist durchschnittlich 2900 Gramm schwer und fast 50 Zentimeter lang. Es liegt, jedenfalls im Regelfall, mit dem Kopf nach unten in der Geburtslage.

○ **Zehnter Monat:** Am Ende der Schwangerschaft ist das Baby 50 bis 52 Zentimeter lang und wiegt durchschnittlich 3300 Gramm. Die Gebärmutter erreicht ihre maximale Größe, der Leibesumfang der Mutter mehr als 100 Zentimeter. Alles ist zur Geburt bereit.

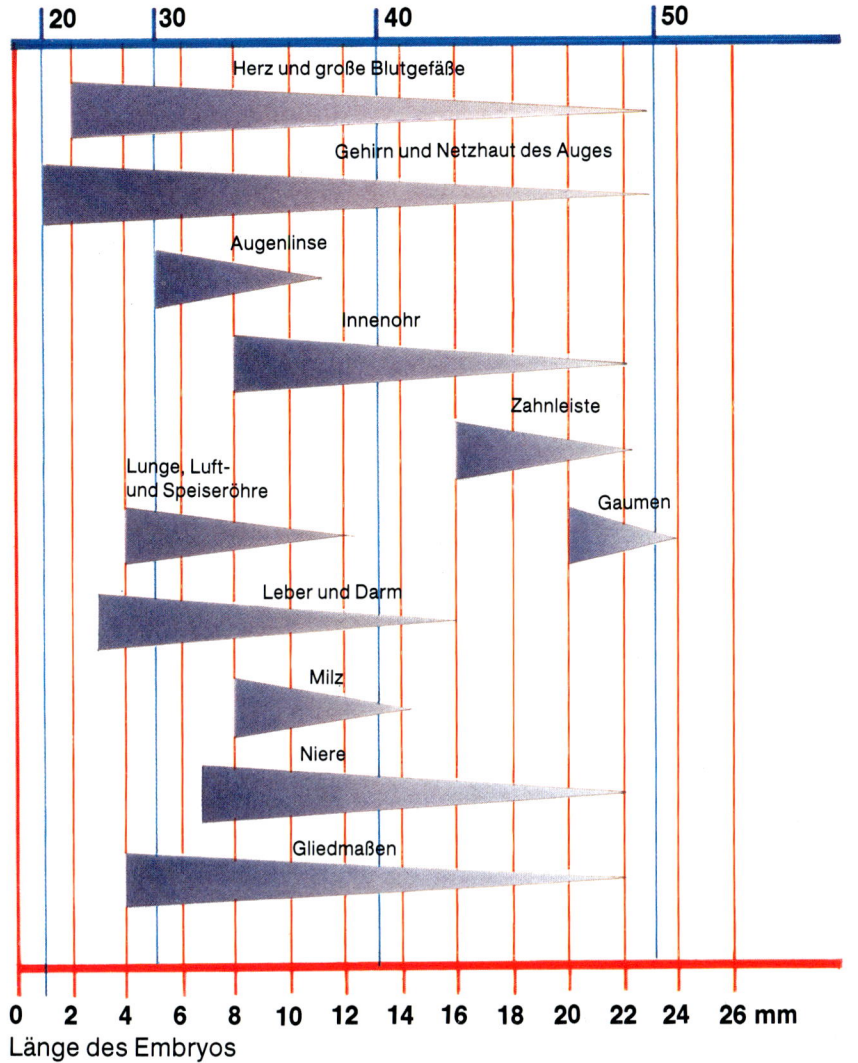

Tage nach der Empfängnis

20 30 40 50

Herz und große Blutgefäße

Gehirn und Netzhaut des Auges

Augenlinse

Innenohr

Zahnleiste

Lunge, Luft-
und Speiseröhre

Gaumen

Leber und Darm

Milz

Niere

Gliedmaßen

0 2 4 6 8 10 12 14 16 18 20 22 24 26 mm
Länge des Embryos

Ganz früh, in den ersten Tagen und Wochen nach der Empfängnis, sind die Organe des heranwachsenden Keimlings am stärksten gefährdet. Das ist der Entwicklungszeitraum, in dem Mißbildungen der verschiedenen Organe möglich sind. Die Zeichnung zeigt die Winzigkeit des Embryos durch ein Raster senkrechter roter Striche, seine Lebensdauer durch blaue Striche an. Um Mißbildungen zu verhüten, müssen werdende Mütter gerade in den ersten Wochen ihrer Schwangerschaft ganz besonders vorsichtig sein: Keine einzige Tablette ohne ausdrückliche ärztliche Verordnung, vollständiger Verzicht auf Alkohol und Nikotin und ein möglichst schonendes, streßarmes Leben schützen das Baby.

Verhalten in der Schwangerschaft

Während einer Schwangerschaft muß die werdende Mutter selbstverständlich auf ihre Gesundheit und die des Kindes besonders sorgsam achten. Ein falsches Verhalten kann nicht nur die Mutter, sondern auch den Fetus gefährden.

Dabei muß vielerlei berücksichtigt werden. Am besten beteiligt man sich an einem *Vorbereitungskurs* für werdende Mütter, wie sie von den meisten Kliniken abgehalten werden. Dort lernt man nicht nur gymnastische Übungen, die später den Geburtsverlauf erleichtern, man erfährt auch viel Wissenswertes über das richtige Verhalten in der Schwangerschaft.

Vernünftige Ernährung

Vielfach herrschen noch falsche Vorstellungen über die Ernährung während der Monate der Schwangerschaft. Eine Schwangere muß nicht »für zwei« essen. Die Gewichtszunahme sollte insgesamt elf Kilogramm nicht überschreiten.

Eine normale Durchschnittskost braucht während der Schwangerschaft nicht geändert zu werden. Die Kost muß jedoch reichlich Eiweiß (Fisch, Fleisch, Milchprodukte) enthalten, weil das Wachstum des Kindes einen erhöhten Eiweißbedarf erfordert. Die Kohlenhydrate sollten in Form der stärkehaltigen Nahrungsmittel Brot und Kartoffeln aufgenommen werden, bei der nötigen Fettzufuhr ist Butter zu bevorzugen.

Bei einer dieser Komplikationen sollten Schwangere sofort den Arzt aufsuchen:
● *starkes Erbrechen;*
● *Schwindel, Kopfschmerzen, Sehstörungen;*
● *auffälliges Anschwellen der Beine;*
● *Schmerzen in der Nierengegend;*
● *Blutungen oder Fruchtwasserabgang;*
● *vorzeitige Wehen.*

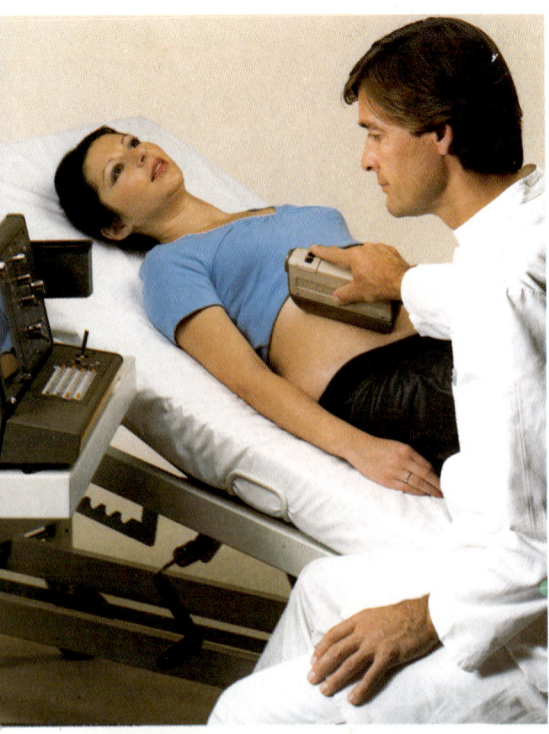

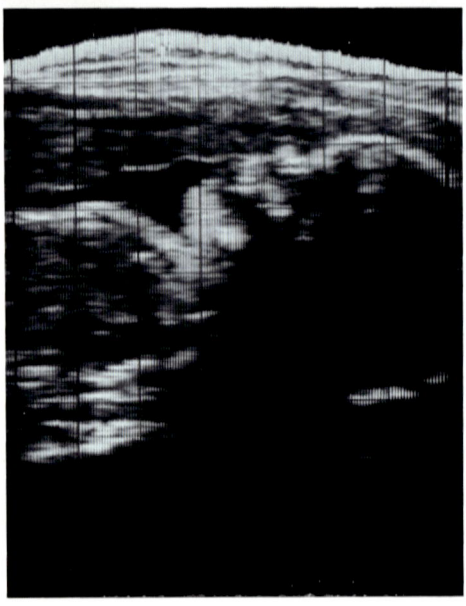

Mit Hilfe der Sonographie, einer Methode, die Ultraschall anwendet (oben), kann sich der Arzt ein Bild vom werdenden Leben im Mutterleib machen. Auf dem Bildschirm kontrolliert er Lage und Größe des Babys (unten). Deutlich zu erkennen sind vor allem die Umrisse des Schädels (rechts in der Abbildung).

Während der Schwangerschaft steigt der Bedarf an Calcium, das für die kindliche Skelettbildung wichtig ist, weiterhin an Jod (für die Schilddrüse) und an Eisen. Eisen ist nicht nur der wichtigste Bestandteil des Blutfarbstoffs Hämoglobin, sondern wird auch vom Fetus benötigt. Um eine Blutarmut zu vermeiden, wird der Arzt nach einer Untersuchung ggf. Eisenmedikamente verordnen. Der Verbrauch an Kochsalz sollte möglichst eingeschränkt werden, weil es die zusätzliche Wassereinlagerung ins Gewebe fördert. Das Essen kann stattdessen mit Pfeffer, Paprika, Kümmel und Kräutern nachgewürzt werden. Die häufige Verstopfung darf nur nach Rücksprache mit dem Arzt mit Abführmitteln behandelt werden. Eingeweichte Backpflaumen, Feigen und Sauerkraut sind zur Darmregulierung meist ausreichend.

Gift für das Baby?

Während der Schwangerschaft sollte die werdende Mutter Zigaretten und Alkohol ganz aufgeben. Medikamente dürfen nur auf ausdrückliche ärztliche Verordnung eingenommen werden.

Nikotin, Alkohol und die chemischen Substanzen der Arzneimittel treten durch die Gefäße des Mutterkuchens (Plazenta) vollständig hindurch und gelangen in den Organismus des heranwachsenden Fetus. Keine Mutter würde ihr Kind nach der Geburt eine Zigarette rauchen oder ein Glas Wein trinken lassen. Deshalb muß sie auch während der Schwangerschaft konsequent sein, selbst wenn es schwerfällt.

Nikotin kann die Nervenzellen und Blutgefäße des Babys schädigen, das Kind kommt dann kleiner zur Welt, als es der Schwangerschaftszeit entspricht. Alkohol in großen Dosen kann Mißbildungen an Herz, Zentralnervensystem und Sinnesorganen des Babys verursachen.

Medikamente können, wie der Fall des Beruhigungsmittels Contergan gezeigt hat, schon in kleinsten Mengen schwerste Schäden verursachen, vor allem, wenn sie während der ersten Wochen der Schwangerschaft eingenommen werden. In diesem Zeitraum entwickeln sich die kindlichen Organe und sind gegen Störungen besonders anfällig.

Der Geschlechtsverkehr während der Schwangerschaft ist, natürlich mit der nötigen Rücksicht, bis vier Wochen vor dem errechneten Geburtstermin erlaubt. Nach der Entbindung ist das Versiegen des Wochenflusses abzuwarten.

Früherkennung von Gefahren

Noch vor wenigen Jahrzehnten waren Schwangerschaft und Geburt für eine Frau die gefährlichsten Zeitabschnitte ihres Lebens. Das hat sich in der Zwischenzeit grundlegend geändert. Auch die Überlebenschancen des Kindes sind heute unvergleichlich größer als noch vor Jahrzehnten.

Moderne Untersuchungsverfahren

Mit Hilfe einer großen Zahl moderner Untersuchungsverfahren können Warnzeichen von Krankheiten frühzeitig erkannt werden. Und darauf kommt es an: Je eher eine Behandlung einsetzt, desto erfolgreicher ist sie.

Zu den modernen Untersuchungsgeräten, die dem Frauenarzt und Geburtshelfer heutzutage zur Verfügung stehen, gehören die *Ultraschallgeräte,* die dem Arzt die genaue Lage des Kindes in der Gebärmutter anzeigen und eine Reihe von anderen Hinweisen geben.

Mit anderen Apparaten kann der Arzt während der Geburt kontinuierlich die kindlichen Herztöne und bei der Mutter die Wehen aufzeichnen. Eine Vielzahl von chemischen und physikalischen Untersuchungsverfahren erlaubt es dem Arzt schließlich, Farbe, Menge und Beschaffenheit des Fruchtwassers sowie die Sauerstoffsättigung des kindlichen Blutes zu kontrollieren.

Mögliche Risiken einer Schwangerschaft können jedoch nur erkannt werden, wenn die Mutter sich, dem Mutterschaftsgesetz entsprechend, ärztlich untersuchen läßt und nicht zögert, ihren behandelnden Arzt aufzusuchen, wenn sie Beschwerden oder Fragen hat.

Nach der Diagnose der Schwangerschaft erhält die werdende Mutter von ihrem behandelnden Arzt einen *Mutterpaß* und von der Krankenkasse den Mutterschafts-Vorsorgeschein. Er berechtigt sie zur kostenlosen Inanspruchnahme der ärztlichen Untersuchungen, deren wichtigste Ergebnisse jeweils in den Mutterpaß eingetragen werden.

Auch wenn die Schwangerschaft ganz normal verläuft, sollte die werdende Mutter sich alle vier Wochen von ihrem Arzt untersuchen lassen. In den letzten zwei Monaten ist ein 14täglicher Arztbesuch wünschenswert. Bei diesen regelmäßigen Arztbesuchen wird die Patientin gynäkologisch untersucht, man stellt ihr Körpergewicht und dessen Veränderungen fest und kontrolliert den Blutdruck. Eine laborchemische Blut- und Urinuntersuchung schließt sich an.

Risikofaktoren während der Schwangerschaft

Aufgrund der Erhebung der Vorgeschichte (Anamnese) und entsprechender Untersuchungen stellt der Arzt fest, ob bei der Schwangeren ein leichter oder schwerwiegender Risikofaktor vorhanden ist.

Zu solchen Faktoren gehört, daß die Schwangere unter 16 oder über 34 Jahre alt ist, wenn sie ihr erstes Kind bekommt; daß eine Frau schon Fehl-, Früh- oder Totgeburten gehabt hat; daß die letzte Schwangerschaft weniger als vier Monate zurückliegt. Bestimmte Skelett- und Beckenmißbildungen können Schwangerschaft und Geburt ebenfalls erschweren.

Ernste Allgemeinerkrankungen, und hierzu zählen in diesem Zusammenhang Zuckerkrankheit (Diabetes), Herz- oder Nierenschwäche, Schilddrüsenüberfunktion, Lungenleiden und die während der Schwangerschaft erworbenen Infektionskrankheiten, müssen behandelt werden, um von Mutter und Kind ernsten Schaden fernzuhalten.

Die Zusammenarbeit von Ärzten verschiedener Fachrichtungen ist dabei wünschenswert. Frauen mit schwerwiegenden Risikofaktoren sollten im übrigen unbedingt in einer Klinik entbunden werden, keinesfalls zu Hause.

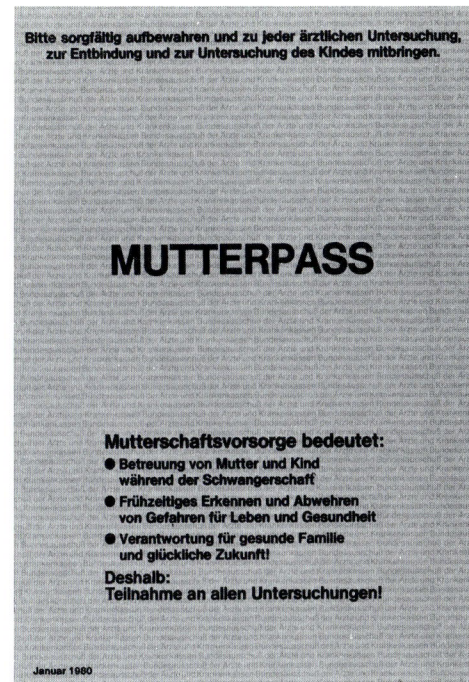

Nach der ersten Vorsorge-Untersuchung überreicht der Arzt diesen Mutterpaß. In ihm werden alle Untersuchungsergebnisse festgehalten. So ist die Mutter und jeder Arzt gleichermaßen gut im Bilde.

Die Rechte der werdenden Mutter

Das Mutterschutzgesetz gibt werdenden Müttern folgende Rechte:

● *Der Schwangeren darf nicht gekündigt werden.*

● *Sie darf nicht mit schweren körperlichen Arbeiten beschäftigt werden.*

● *Sie darf nicht am Fließband, nicht im Akkord und nicht nachts arbeiten.*

● *Sechs Wochen vor der Geburt und acht Wochen danach hat sie Anspruch auf bezahlten Urlaub.*

● *Anschließend kann sie bis zu dem Tag, an dem ihr Kind sechs Monate alt wird, Mutterschaftsurlaub nehmen. Sie erhält dann Mutterschaftsgeld, meist 750 DM monatlich.*

Bei Unklarheiten wende man sich an seinen behandelnden Arzt oder das örtliche Gewerbeaufsichtsamt.

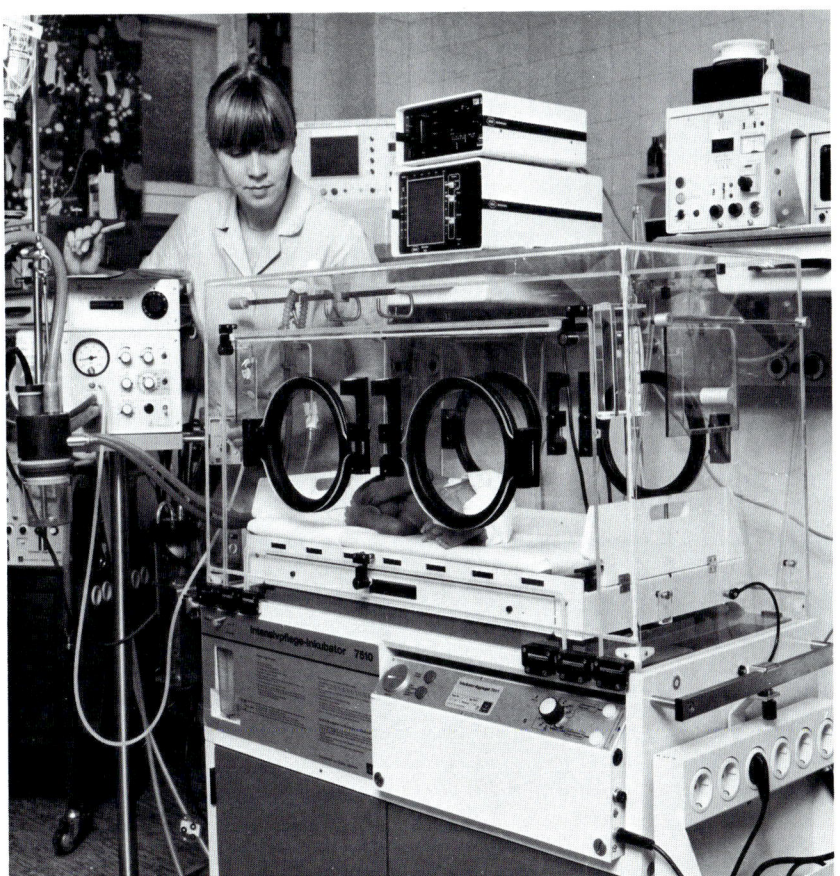

Frühgeborene und Risikokinder werden nach der Geburt in einen »Brutkasten« (Inkubator) gelegt. Diese kleine Klimakammer bildet ein Schutzgehäuse mit regelbaren Temperaturen, einstellbarer Sauerstoffkonzentration und Luftfeuchtigkeit. Es schirmt das Baby gleichzeitig vor Krankheitskeimen ab.

347

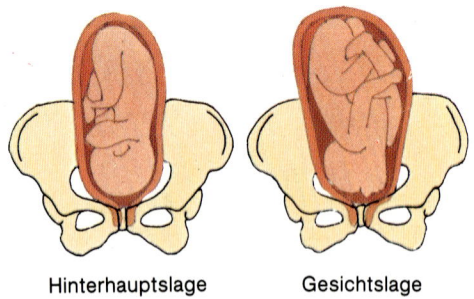

Hinterhauptslage   Gesichtslage

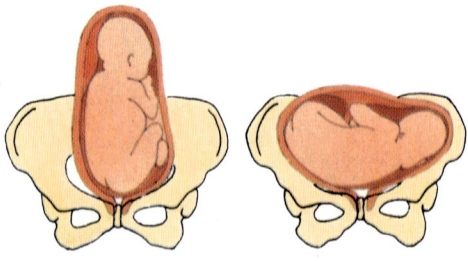

Steißlage   Querlage

Die Lage des Kindes in der Gebärmutter: Bei 96 Prozent der Entbindungen tritt zuerst der Schädel in die Geburtswege ein. Die Hinterhauptslage ist die weitaus häufigste Geburtssituation. Beckenendlagen, z. B. die Steißfußlage, kommen bei rund drei Prozent der Geburten vor. Die Querlage (ein Prozent) erfordert stets ärztliches Eingreifen, oft eine Kaiserschnitt-Entbindung.

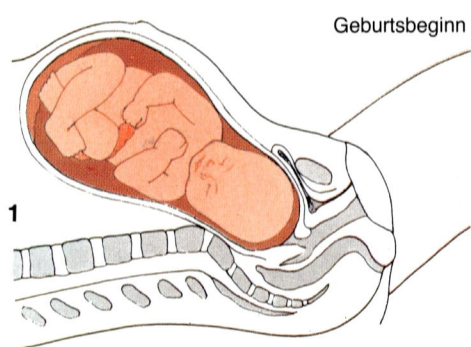

Geburtsbeginn

1

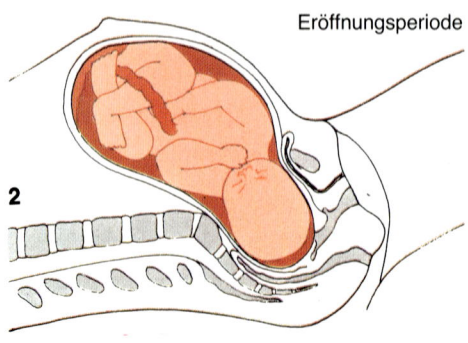

Eröffnungsperiode

2

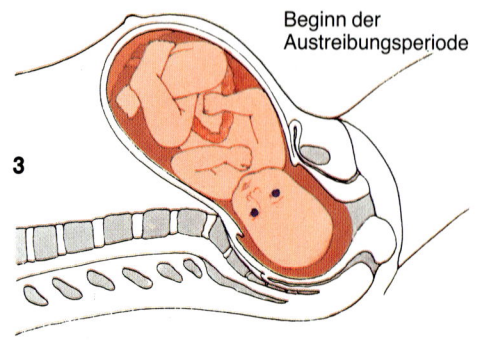

Beginn der
Austreibungsperiode

3

Gestose. Zu den Krankheiten, die während der Schwangerschaft auftreten können, gehört der durch die Schwangerschaft ausgelöste Hochdruck mit Eiweißausscheidung (Gestose). Die Ursachen sind unbekannt. Krankheitszeichen sind erhöhter Blutdruck, Wassereinlagerungen und Eiweiß im Urin. Bei rechtzeitiger Behandlung hat die Gestose keine negativen Rückwirkungen auf Mutter und Kind, im anderen Falle kann sie zum Tod von Mutter und Kind führen. Es treten krampfartige Anfälle (Eklampsie) auf. Die Feten sind häufig kleiner, als es der Schwangerschaftsdauer entspricht.

Die Geburt

In den letzten Wochen vor der Niederkunft gehen mit dem Körper der Frau weitere Veränderungen vor, die auf die bevorstehende Geburt vorbereiten. Die Gebärmutter samt dem Fetus senkt sich im letzten Schwangerschaftsmonat, im Regelfall nimmt das Kind jetzt schon die Lage ein, in der es geboren werden wird: Es liegt mit dem Kopf nach unten in der Fruchtwasserblase, die Arme sind vor dem Oberkörper gekreuzt, der Rücken ist gekrümmt.

Klinik- oder Hausentbindung?

Wenn die Niederkunft bevorsteht, sollten die damit zusammenhängenden Fragen geklärt sein: Wo findet die Entbindung statt? Soll der Vater dabei sein? Sind alle Vorbereitungen getroffen, Papiere bereitgelegt und der Koffer gepackt?
Bei der Entscheidung, ob man im Kreißsaal einer Klinik oder zu Hause im Schlafzimmer entbinden will, sollte bedacht werden, daß auch nach einer ganz normalen Schwangerschaft während der Geburt bei 10 Prozent der Entbindungen unerwartet Komplikationen auftreten, die zur Schädigung des Kindes führen können. In einem solchen Fall sind in einer Klinik die Möglichkeiten vorhanden, eine Hirnschädigung des Babys zu verhindern.
In vielen Geburtskliniken wird auf eine warme Atmosphäre geachtet, und die Technik kommt nur zum Einsatz, wenn es sein muß – dann aber erweist sich, daß sie für Mutter und Kind lebensrettend sein kann.

Ablauf der Geburt

Bei der Geburt unterscheiden wir drei aufeinanderfolgende und mit Wehen verbundene Stadien: die Eröffnungsperiode mit der Vorbereitung des Geburtsaktes, die Austreibungsperiode, die mit der Geburt des Kindes endet, und die Nachgeburtsperiode, die mit der Ausstoßung der Nachgeburt beendet ist.

Die fünf Zeichnungen verdeutlichen den Ablauf einer normalen Geburt aus einer Hinterhauptslage heraus: Die Geburt beginnt mit der Zunahme der Wehen (1). In der Eröffnungsphase (2) tritt das Kind langsam tiefer, Gebärmutterhals und Muttermund dehnen sich. Unter dem Druck der Wehen platzt die Fruchtblase. Bald danach beginnt die Austreibungsperiode (3), der Kopf wird sichtbar (4), die Schultern erscheinen (5).

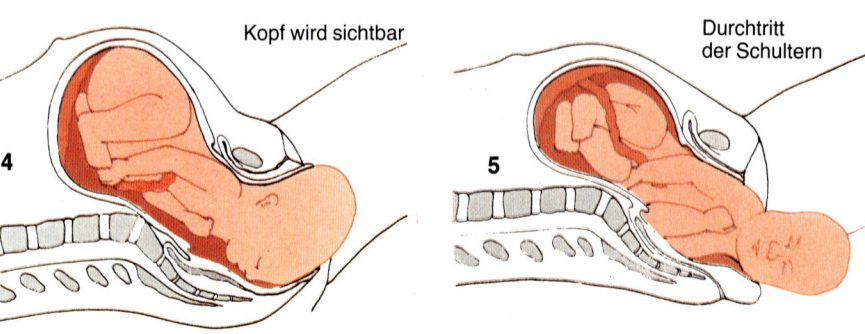

Kopf wird sichtbar

4

Durchtritt
der Schultern

5

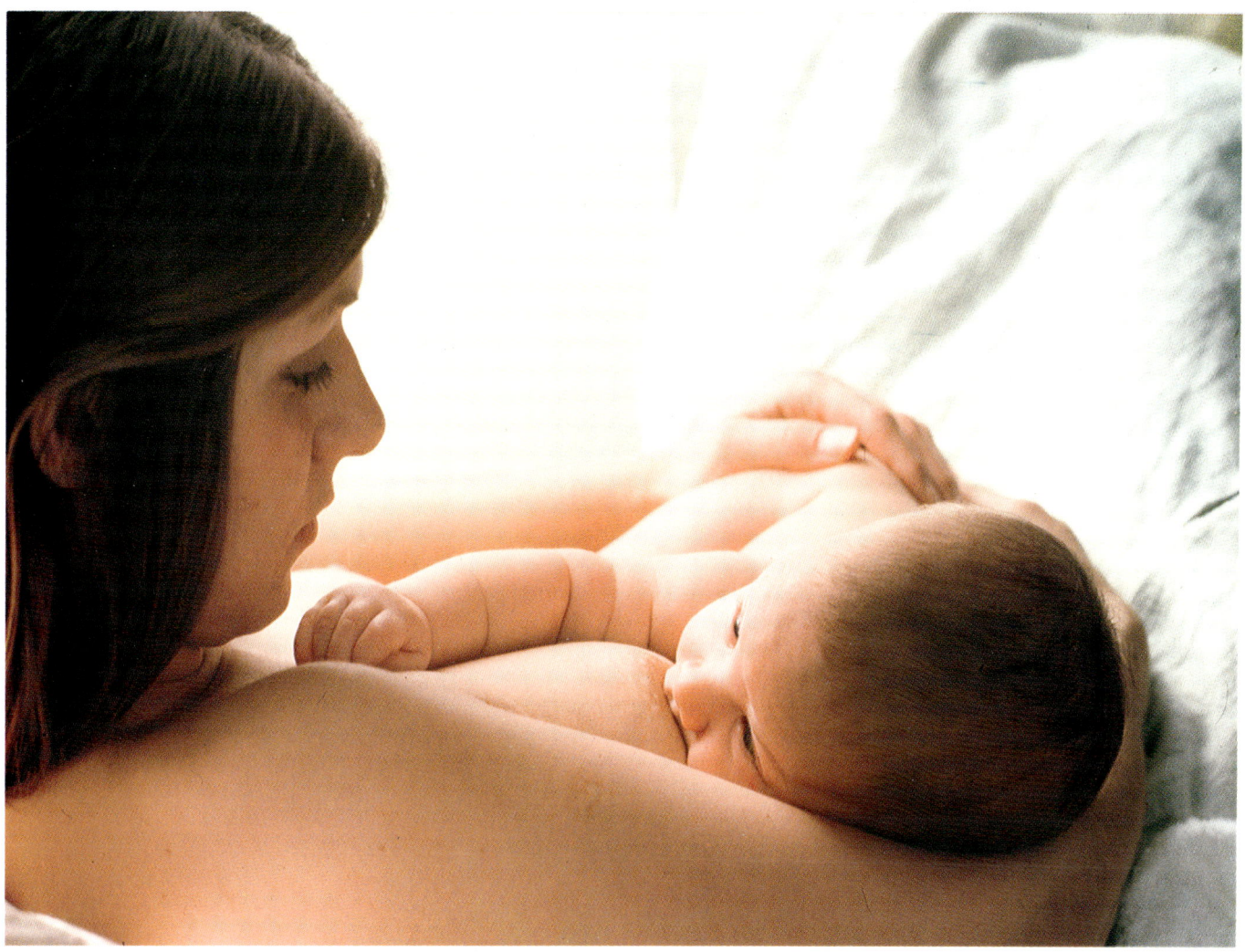

Eröffnungsperiode. In dieser ersten Geburtsphase tritt das Kind langsam tiefer. Durch Kontraktionswehen eröffnet sich der Gebärmutterhals, der Muttermund beginnt sich langsam zu öffnen. Wenn die Fruchtblase unter dem Druck einer Wehe platzt *(Blasensprung)*, fließen die ein bis zwei Liter Fruchtwasser ab. Am Ende der Eröffnungsperiode, die zwischen sechs und zehn Stunden dauert, wenn sie unbeeinflußt bleibt, drückt der Kopf auf den unteren Beckenboden.

Austreibungsperiode. Die zweite Geburtsphase, die Austreibung, geht sehr viel schneller vonstatten. Bei Frauen, die ein normal gebautes Becken haben und schon mehrfach entbunden haben, dauert sie manchmal nur Minuten. Im Durchschnitt wird der Kopf des Kindes nach 60 bis 90 Minuten von außen sichtbar. Meistens muß der Geburtskanal durch einen *Dammschnitt* erweitert werden, der auch dafür sorgt, daß das mütterliche Gewebe nicht zu lange ausgewalzt wird, was einer später entstehenden Senkung der Scheidenwände Vorschub leisten kann. Ist der Kopf vollständig geboren, entwickelt die Hebamme oder der Geburtshelfer das Kind mit ein paar Handgriffen aus dem Geburtskanal heraus: Ein neuer Mensch ist geboren.

Der normale Geburtsschmerz läßt sich auf vielfältige Weise lindern. Hierzu trägt nicht nur ein gelassenes, angstfreies Verhalten der Mutter bei, das sie in den Vorbereitungskursen erlernen kann. Auch bestimmte Medikamente können bei Bedarf eingesetzt werden, um die Schmerzwahrnehmung abzuschwächen. Sogenannte Leitungs-Anästhesien können Wehenschmerzen völlig ausschalten. Der Geburtshelfer trifft gemeinsam mit der Mutter die dem einzelnen Fall angemessene Entscheidung.

Während der Eröffnungs- und Austreibungsperiode werden im Kreißsaal die wichtigen Lebensfunktionen von Mutter und Kind fortlaufend überwacht: Die Herzaktionen durch EKG-Geräte, die Sauerstoffsätti-

Muttermilch ist für Babys die liebste und beste Nahrung. In ihr sind Abwehrkörper gegen Infektionen enthalten. Brustkinder sind deshalb seltener krank.

Wie kündigt sich die Geburt an?
Eine nahende Geburt ist an den regelmäßigen Wehen, den Zusammenziehungen der Gebärmuttermuskulatur, zu erkennen. Die Dauer einer Wehe beträgt 20 bis 60 Sekunden.

Wenn bei einer Erstgebärenden alle fünf bis zehn Minuten Wehen einsetzen, ist die Klinik aufzusuchen. Bei einer Mehrgebärenden sind schon Wehen im 15-Minuten-Takt ein Hinweis auf die nahende Geburt.

Die Schwangere muß sofort und möglichst liegend in die Klinik gebracht werden, wenn die Fruchtblase platzt, was sich durch den Abgang von ein bis zwei Liter Fruchtwasser bemerkbar macht. Auch jede plötzliche Blutung muß umgehend in der Klinik behandelt werden.

349

gung des Blutes durch chemische Analysen und natürlich Blutdruck und Atemfrequenz der Mutter. So werden Komplikationen rechtzeitig erkannt und abgewendet.

Es gehört zu den Fähigkeiten des Geburtshelfers und der Hebamme, das Neugeborene ohne Schädigung ans Licht der Welt zu bringen – und zwar auch dann, wenn es statt mit dem Kopf mit dem Steiß voran (Steißlage) oder mit Knien oder Füßen vorweg ausgetrieben wird.

Wenn die Geburt auf normalem Wege nicht vorankommt oder der Geburtsweg nicht durchgängig ist, wird ein operativer Eingriff, der *Kaiserschnitt (Sectio caesarea)* erforderlich. Bei dieser Schnittentbindung werden Bauchhöhle und Gebärmutter eröffnet und das Kind wird auf diese Weise geboren.

Nach der Austreibung ist das Kind mit der Mutter noch durch die Nabelschnur verbunden, über die es mit Sauerstoff und Nährsubstanzen aus dem mütterlichen Organismus versorgt wurde. Wenige Sekunden, nachdem es das Licht der Welt erblickt hat, tut es seinen ersten Schrei. Zum ersten Mal atmet es jetzt mit der eigenen Lunge.

Nachgeburtsperiode. Die dritte und letzte Phase der Geburt ist die Ausstoßung der Plazenta, die rund 500 Gramm wiegt. Diese Nachgeburtsperiode ist meist nicht mit Schmerzen verbunden.

Erstversorgung des Kindes

Ein gesundes Neugeborenes ist 50 bis 52 Zentimeter lang und wiegt 2500 bis 3500 Gramm. Als Zeichen seiner Ausreifung *(Reifezeichen)* gelten u. a., daß die Nägel die Fingerkuppen überragen, die Haut rosig ist, der Nabel sich in der Mitte des Bauches befindet und die Hoden im Hodensack. Bei Mädchen sollen die großen Schamlippen die Scheide bedecken.

Schon 60 Sekunden nach der Geburt überprüft der Arzt Herzschlag, Atmung, Muskelspannung, Hautfarbe und die Reflexe des Neugeborenen. Normal ist es, daß das Herz über hundertmal pro Minute schlägt, das Schreien kräftig und regelmäßig ist, die Gliedmaßen aktiv bewegt werden und das Kind rundherum rosig aussieht.

Das abgenabelte, ggf. zur Freilegung der Atemwege von Mund- und Rachenschleim befreite Kind erhält ein Vollbad bei 37 Grad Celsius. Der Nabel wird mit einem sterilen Verband abgedeckt. Entsprechend den gesetzlichen Bestimmungen wird dem Neugeborenen ein Tropfen einer sehr verdünnten Silbernitratlösung in die Augen geträufelt, um einer gonorrhoischen Augenentzündung vorzubeugen, die zur Erblindung führen kann.

Wochenbett

Die Zeit nach der Entbindung nennt man Wochenbett. Es dauert sechs bis acht Wochen. In diesem Zeitraum bildet sich die nach der Geburt noch kindskopfgroße Gebärmutter wieder auf ihre normale Größe zurück, wobei erst Blut und später Wundsekrete (Lochien) abfließen. Dieser *Wochenfluß* ist anfänglich so stark wie eine normale Monatsblutung. Schon am Tage nach der Geburt steht die Wöchnerin auf. Bettruhe wird nur in seltenen Ausnahmefällen verordnet.

Stillen. Zwischen dem zweiten und dem vierten Tag setzt die Milchabsonderung aus den Brüsten ein. Das Stillen an der Mutterbrust, die natürliche Form der Säuglingsernährung, ist, für unterschiedlich lange Zeit, rund 80 Prozent der Frauen möglich.

Die Muttermilch enthält in idealer Zusammensetzung alle Bestandteile, die das Neugeborene in seinen ersten Lebenstagen und -wochen benötigt, vor allem auch Antikörper, die das Neugeborene in den ersten drei Wochen noch nicht bilden kann.

Wenn kein Stillhindernis besteht, etwa Flach- oder Hohlwarzen, eine Entzündung der Brustdrüse oder eine schwere Erkrankung der Mutter, sollte das Neugeborene die Vorteile der Brusternährung nicht entbehren müssen. Im übrigen ist Stillen auch für die Mutter ein schönes, befriedigendes Gefühl, das die Bindung zum Kind auf natürliche Weise herstellt und festigt.

350

Die ersten Lebenstage

Ein Kind ist geboren. Schon in den ersten Tagen seines Lebens wird es vom Arzt gründlich von Kopf bis Fuß untersucht. Stimmt alles? Hat es gerade Glieder, gesunde Muskeln und Nerven, ein normales Herz, richtig ausgebildete Gelenke? Je früher ein Schaden entdeckt wird (auch ein ganz leichter), desto besser sind die Chancen, ihn zu heilen.

Die Reflexe müssen stimmen. Deshalb prüft der Arzt mit seinem kleinen Finger den Greifreflex des Babys (1) und kontrolliert, ob auch die Zehen reflektorisch zufassen (2). Normale Reflexe beweisen, daß das Nervensystem richtig ausgebildet ist. Ob die Hüftgelenke in Ordnung sind, überprüft der Arzt durch eine Beweglichkeitstestung der beiden Oberschenkel (3). Wird ein Baby in den ersten Lebenstagen hochgehoben (4), fängt es ganz automatisch an zu gehen – doch auf den eigenen Füßen kann es sich erst viele Monate später halten.

Ein halbes Jahr später

Welche Fortschritte in sechs Monaten! Das Baby kann sich aufstützen und den Kopf heben (5). Es beobachtet wach und interessiert seine Umgebung, erkennt Mutter und Vater und versteht, seinen Wünschen und Gefühlen verständlich Ausdruck zu geben. In diesem Lebensalter überprüft der Arzt noch einmal Wachstum, Herz und Kreislauf, Gelenke und die Sinnesorgane. Auch die Nervenreflexe verändern sich in gesetzmäßiger Weise. Wichtig ist die Überprüfung der beiden Knochenlücken (Fontanellen) am kindlichen Schädel (6). Eine kleine Fontanelle, hinten gelegen, hat sich schon geschlossen. Die vordere Fontanelle, zwischen Stirn und Scheitelbein, bleibt dagegen noch zwei Jahre offen.

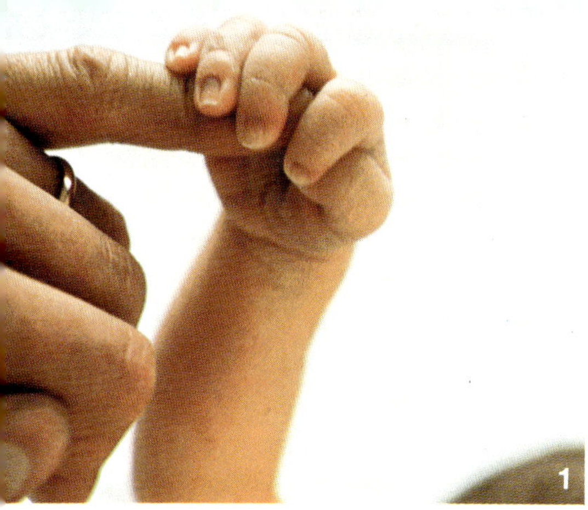

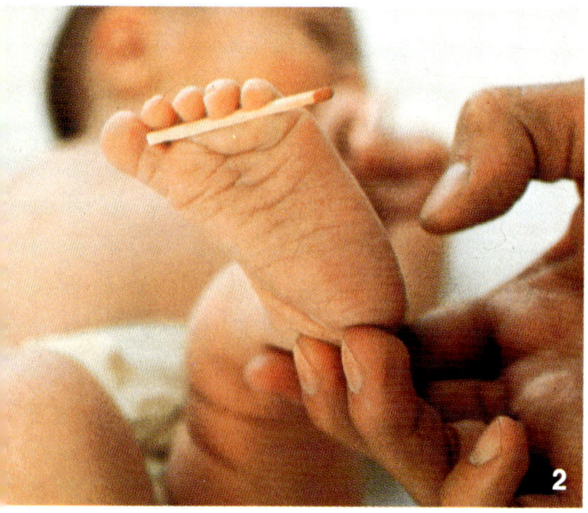

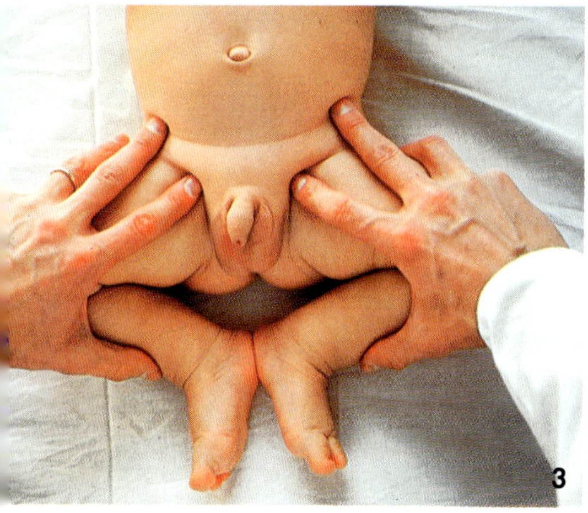

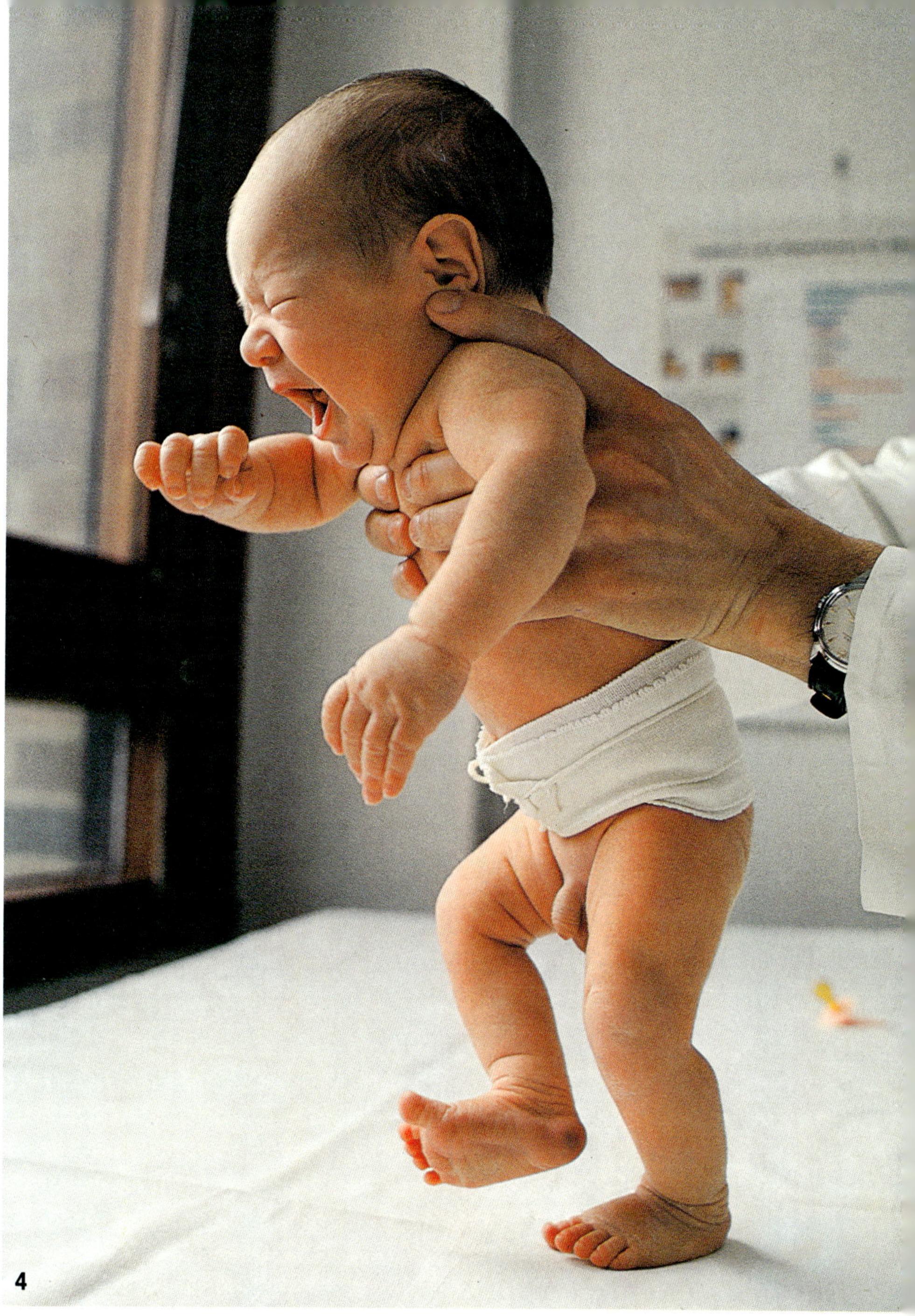

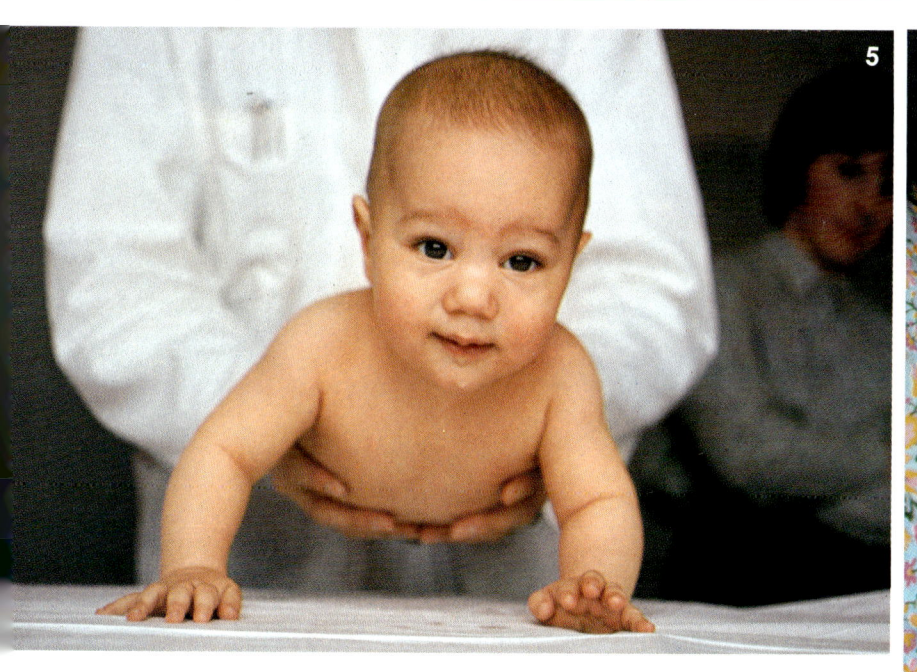
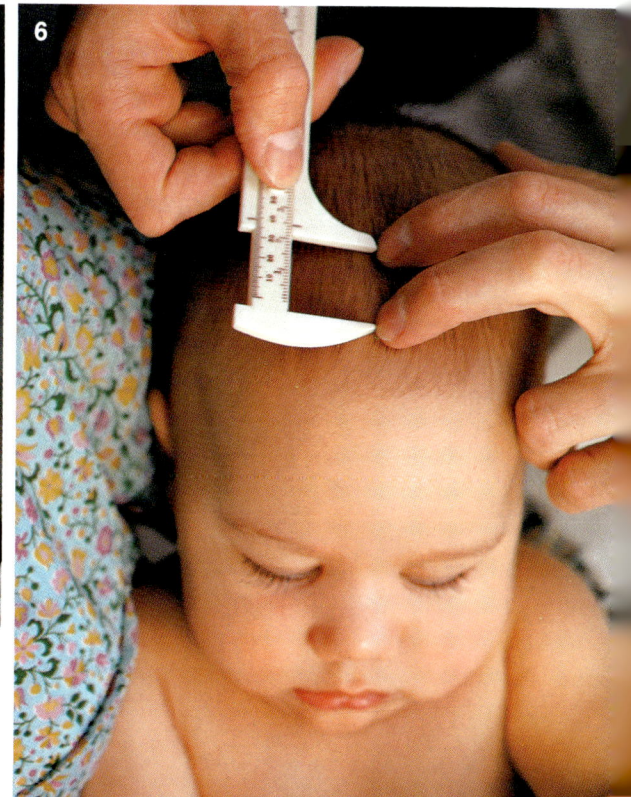

Stationen der Entwicklung

Säugling und Kleinkind

Wie gesund und wie leistungsfähig ein Mensch im späteren Leben wird, das entscheidet sich zum guten Teil in den Jahren der Kindheit. Deshalb ist es so wichtig, Wachstum und Gedeihen vom Tag der Geburt an sorgsam zu beobachten und auffällige Zeichen gleich mit dem Arzt zu besprechen, auch wenn die früher zu Recht so gefürchteten Kinderkrankheiten ihre Schrecken weitgehend verloren haben: Rechtzeitige Impfungen und moderne Arzneimittel schützen das Kind.
Doch vor seelischen Fehlentwicklungen, vor Unfällen und den Schäden falscher Ernährung und Lebensführung müssen vor allem die Eltern den kleinen Menschen bewahren: Ein Kind kann Gefahren nicht erkennen. Es ist auch in seinen kranken Tagen, die natürlich nicht völlig ausbleiben können, ganz auf die Eltern angewiesen. Der Trost für alle: In jungen Jahren sind Krankheiten meist nur halb so schlimm. Nie im Leben wird man so schnell gesund wie in der Kindheit.

In der Kindheit, dem Lebensabschnitt von der Geburt bis zur Geschlechtsreife, laufen die Wachstums- und Entwicklungsvorgänge in gesetzmäßiger Reihenfolge ab. Die Zeichnungen zeigen das Heranwachsen eines Jungen.

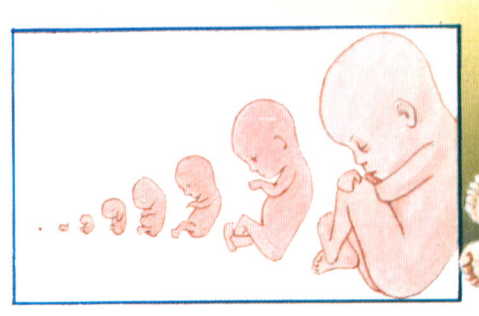 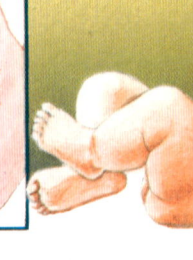

Die neun Monate im Mutterleib:
Geschützt, ernährt und gut versorgt, eine Zeit sehr schnellen Wachsens und Reifens

Das Kind ist geboren:
Nun atmet es von allein, für alles andere braucht es die Hilfe erwachsener Menschen

Ein halbes Jahr alt:
Das Kind richtet sich mit den Händen auf, erweitert seinen Lebensraum, reagiert zielgerichtet

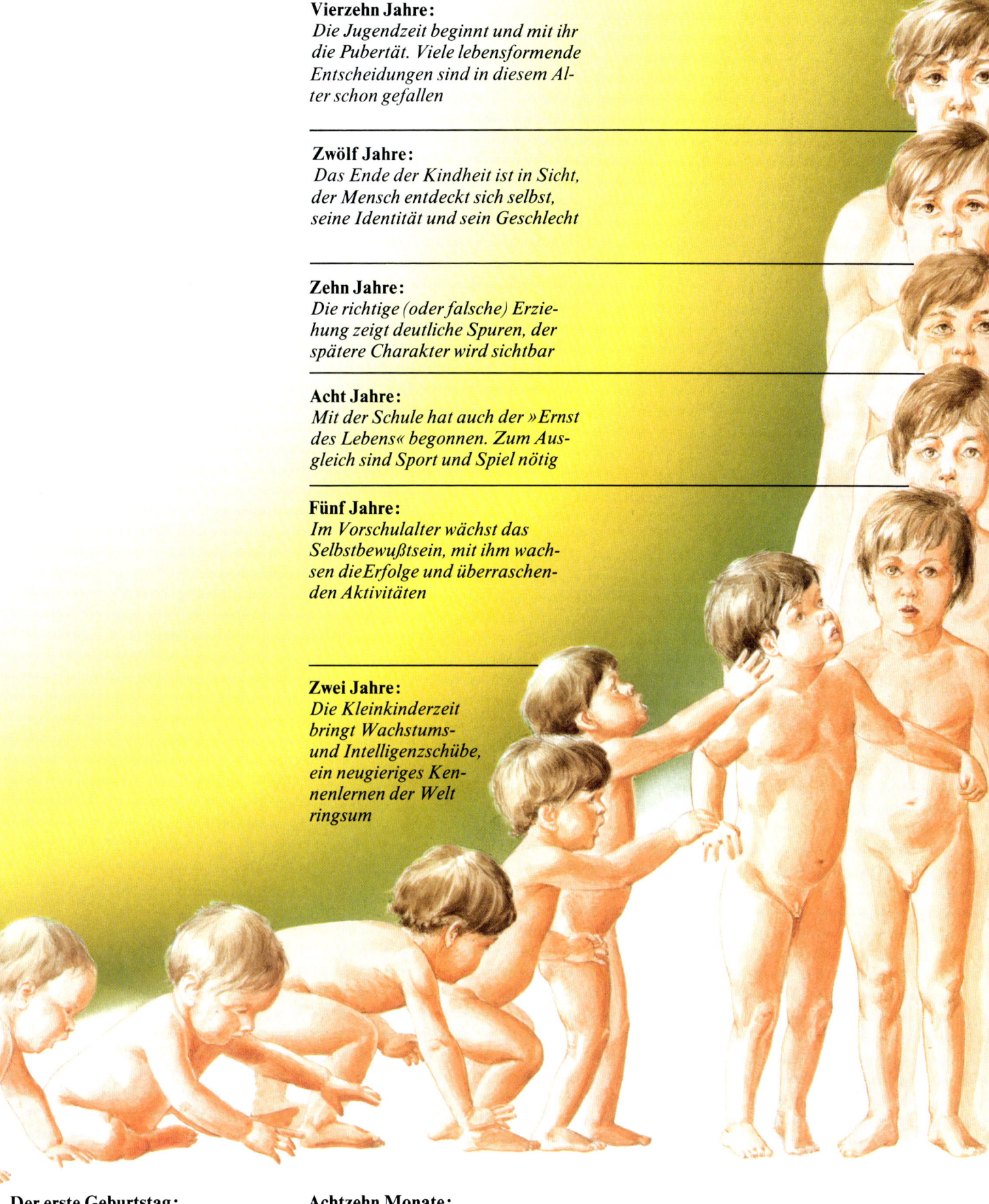

Vierzehn Jahre:
*Die Jugendzeit beginnt und mit ihr
die Pubertät. Viele lebensformende
Entscheidungen sind in diesem Alter schon gefallen*

Zwölf Jahre:
*Das Ende der Kindheit ist in Sicht,
der Mensch entdeckt sich selbst,
seine Identität und sein Geschlecht*

Zehn Jahre:
*Die richtige (oder falsche) Erzie-
hung zeigt deutliche Spuren, der
spätere Charakter wird sichtbar*

Acht Jahre:
*Mit der Schule hat auch der »Ernst
des Lebens« begonnen. Zum Ausgleich sind Sport und Spiel nötig*

Fünf Jahre:
*Im Vorschulalter wächst das
Selbstbewußtsein, mit ihm wachsen die Erfolge und überraschenden Aktivitäten*

Zwei Jahre:
*Die Kleinkinderzeit
bringt Wachstums-
und Intelligenzschübe,
ein neugieriges Ken-
nenlernen der Welt
ringsum*

Der erste Geburtstag:
*Es gelingen die ersten Schritte, die
ersten Zähne sind da und die ersten Worte*

Achtzehn Monate:
*Gehen, Laufen und Klettern
klappt, zusammenhängende Worte
werden benutzt, Melodien gesungen*

Die normale Entwicklung des Kindes

Die ersten Lebensjahre sind für das Schicksal eines Menschen entscheidend. Grob geschätzt läßt sich sagen, daß bereits bis zum sechsten Lebensjahr rund 50 Prozent aller lebensformenden Entscheidungen über die körperliche und seelische Entwicklung, über die Ausformung der Intelligenz und des Charakters gefallen sind. In den Schuljahren kommen weitere 25 Prozent hinzu. Was dem heranwachsenden Menschen jenseits seiner Pubertät zu tun und zu lassen bleibt, ist also wirklich wenig – ein Viertel, mehr nicht.

Medizin: Nicht nur Sache des Arztes

Von alledem ahnt das Kind natürlich nichts. Alle Verantwortung liegt bei den Erwachsenen seiner Umgebung. Mütter und Väter müssen über die richtige Ernährung, den Gang zum Arzt, über seelische Führung und körperliche Aktivierung entscheiden. Dabei kann man eine Menge falsch machen und viel versäumen. Deshalb ist es so wichtig, sich rechtzeitig über die Gesetzmäßigkeiten der kindlichen Entwicklung, über die Durchschnittswerte der Sinnes- und Organleistungen, auch über die frühen Warnzeichen der verschiedenen Krankheiten zu informieren – auch dann, wenn Ihr Kind ganz gesund ist und sich normal entwickelt.

Die Medizin ist keine Sache der Ärzte allein – schon gar nicht, wenn es um Gesundheit und Glück der Kinder geht. Ohne die Hilfe der Eltern und Angehörigen steht auch der tüchtigste Arzt auf verlorenem Posten. Vertrauensvolle Zusammenarbeit zwischen ihm und den Helfern zu Hause ist deshalb nirgends so dringend nötig wie in der Kinderheilkunde.

Der Säugling

Vom Tag der Geburt bis zum ersten Geburtstag gilt ein Kind als ein Säugling. Danach, bis zum vierten Geburtstag, wird es als Kleinkind, bis zum 14. Lebensjahr als Kind, schließlich bis zu seinem 18. Lebensjahr als Jugendlicher bezeichnet.

Umgang mit dem Säugling

Ein Kind im Säuglingsalter stellt die Eltern oft vor Probleme – vor allem, wenn es das erste ist. Weil das Kind ja noch nicht reden kann, drückt es seine Empfindungen, Freude wie Schmerzen, durch akustische Signale aus. Ein solcher Schrei kann ein Kontaktruf sein oder die Mutter zur Beseitigung eines unangenehmen Zustandes, etwa einer verstopften Nase, auffordern. Ein Säugling gibt aber auch Laut, um zu sagen: »Ich bin satt und zufrieden, mir geht es gut.« Sogar im Schlaf läßt er alle 15 bis 20 Minuten ein kleines Signal hören.

Die Deutung dieser Laute erfordert naturgemäß Erfahrung. Für die Eltern ist es oft auch schwierig, Krankheitszeichen des Säuglingsalters – etwa Husten, Schnupfen, Temperaturerhöhung, Durchfall, Aufstoßen, Erbrechen und Hautausschläge – richtig einzuordnen. Steckt dahinter etwas Ernstes? Diese Frage kann mit Sicherheit nur der Arzt entscheiden. Im Zweifelsfall sollte man deshalb den kleinen Erdenbürger lieber einmal zu oft als einmal zu wenig dem Doktor zeigen.

Ein gesunder Säugling hat eine glatte rosige Haut, ein pralles Unterhautfettgewebe und eine straffe Muskulatur. Nach den Tagesmahlzeiten schläft er jeweils zwei bis drei Stunden, nachts, ohne aufzuwachen, meist sechs Stunden. Das sind die verläßlichen Zeichen guten Gedeihens.

Manchmal ist es nicht ganz einfach – vor allem für sehr junge, sehr alte und für unerfahrene Eltern –, den richtigen Mittelweg zu finden zwischen übergroßer Ängstlichkeit und der daraus herrührenden Verwöhnung und Verweichlichung und allzuviel Sorglosigkeit. Scheuen Sie sich nicht, Erfahrene um Rat zu fragen!

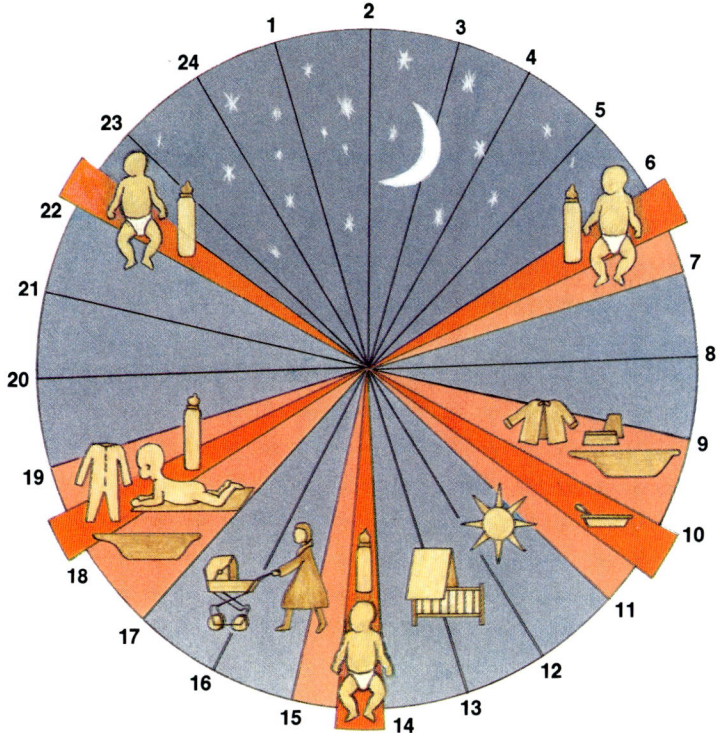

Der Tageslauf eines gesunden Säuglings rund um die Uhr: Die meiste Zeit verschläft der kleine Mensch, pro Tag 17 bis 18 Stunden, in der Zeichnung blau dargestellt. Wenn er wach wird, hat er Hunger, fünfmal am Tag. Mit Baden, Körperpflege, Spazierengehen und Trockenlegen hält er seine Mutter in Bewegung.

Erstes Lebensjahr: Entwicklungs-Merkmale

Von Monat zu Monat macht der Säugling neue, vor allem von der Mutter aufmerksam registrierte Fortschritte. Abweichungen von der Liste der Entwicklungs-Merkmale können, müssen aber nicht auf Störungen der Entwicklung hindeuten.

○ **1. Monat:** Schließt die Hände lose zur Fàust, nimmt Geräusch- und Lichteindrücke wahr. Die Beugehaltung überwiegt.

○ **2. und 3. Monat:** Kann in Bauchlage den Kopf heben, nimmt öfter Streckhaltung ein. Strampelt beim Wickeln, lacht die Mutter an.

○ **4. und 5. Monat:** Zusammenspiel von Auge und Hand. Streckt die Arme bei Bauchlage. Deutliche Reaktion auf Sinneseindrücke, will spielen.

○ **6. und 7. Monat:** Will sich aufsetzen, krabbelt im Liegen. Bekommt den ersten Zahn. Lallt, gluckst und gurrt, statt zu schreien.

○ **8. und 9. Monat:** Setzt sich allein auf, kriecht auf Händen und Knien, braucht einen Laufstall. Lernt die Sprache begreifen.

○ **10. und 11. Monat:** Versucht aufzustehen, hält Becher und Plastiktassen schon selbst. Sprachverständnis wächst.

○ **12. Monat:** Steht ohne Unterstützung, unternimmt Gehversuche. Sprechversuche, erste Worte.

Lebensalter und Entwicklung

Für die Eltern und auch für die Ärzte ist es nicht immer leicht zu erkennen, ob die altersentsprechenden Entwicklungsstufen vom heranwachsenden Säugling und Kleinkind eingehalten werden. Es hilft nur der Vergleich mit anderen Kindern, um festzustellen, ob alles normal verläuft.

Doch was ist schon »normal«? Da gibt es große Unterschiede zwischen den Kindern. Erbmasse und Umwelt formen die jungen Menschen. Schon Geburtsgewicht und Geburtslänge schwanken in weiten Grenzen. Erst recht gilt das für die Entwicklungsstufen der weiteren Lebensmonate und -jahre. Jede übertriebene Ängstlichkeit, alles Klammern an Normwerte ist unangebracht.

In ausgedehnten Untersuchungen sind jedoch verläßliche Zahlen und Daten zusammengetragen worden, die Anhaltspunkte dafür geben, was von Kindern bestimmter Altersstufen hinsichtlich Größe und Gewicht erwartet werden kann. Diese Werte (aus den »Somatogrammen« nach D. Kunze und J. D. Murken) liegen auch den ärztlichen Vorsorgeuntersuchungen (→ Seite 358) zugrunde. Die entsprechende Tabelle für Kleinkinder ist auf Seite 361 abgedruckt.

Das richtige Spielzeug für den Säugling

● *Vom zweiten bis vierten Monat: helles Stückchen Stoff über dem Bettchen – bunte Ringelrassel – Gummiquietschpuppe.*

● *Vom vierten bis neunten Monat: Gummiklötze mit Glöckchen – Beißringe – Gummitiere – dicker Schwimmball mit rasselnden Gegenständen drin.*

● *Vom sechsten bis zwölften Monat: Hopserschaukel – Löffel und Becher – Klötze in Leuchtfarben – ab neuntem Monat Laufgitter.*

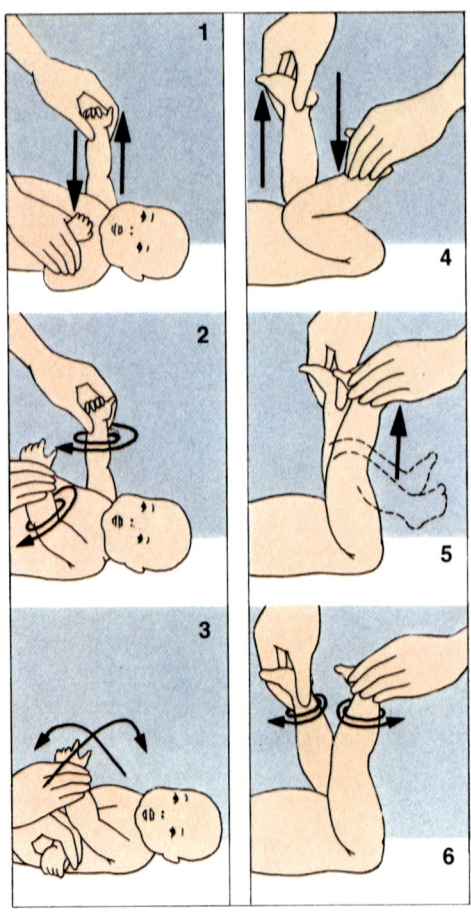

Turnen macht Säuglingen großen Spaß und ist sehr gesund. Probieren Sie die gymnastischen Übungen, wenn er (oder sie) auf dem Wickeltisch liegt: Abwechselndes Beugen und Strecken der Arme (1); Armkreisen (2); Armkreuzen über der Brust (3); danach erstmal abwechselndes (4) und dann gemeinsames Beugen und Strecken der Beine (5), zum Abschluß ein lockeres Fußkreisen (6).

Durchschnittsgröße und -gewicht bei Säuglingen

(A = Mindest-, B = Mittel-, C = Höchstwert)

	Jungen						Mädchen					
	Größe in cm			Gewicht in kg			Größe in cm			Gewicht in kg		
Alter	A	B	C	A	B	C	A	B	C	A	B	C
0 Monate	48	52	56	2,7	3,5	4,3	47	51	55	2,6	3,4	4,2
1 Monat	50	54	58	3,3	4,1	4,9	50	54	58	3,3	4,1	4,9
2 Monate	53	57	61	4,2	5,0	5,8	53	57	61	4,0	4,8	5,6
3 Monate	56	60	64	5,0	5,8	6,6	56	60	64	4,6	5,4	6,2
4 Monate	59	63	67	5,8	6,6	7,4	58	62	66	5,2	6,0	6,8
5 Monate	62	66	70	6,4	7,2	8,0	60	64	68	5,9	6,7	7,5
6 Monate	63	68	73	6,4	7,6	9,1	61	66	71	5,9	7,4	8,9
7 Monate	65	70	75	6,5	8,0	9,5	63	68	73	6,5	8,0	9,5
8 Monate	67	72	77	7,1	8,6	10,1	65	70	75	7,0	8,5	10,0
9 Monate	68	73	78	7,7	9,2	10,7	67	72	77	7,4	8,9	10,4
10 Monate	69	74	79	8,2	9,7	11,2	68	73	78	7,8	9,3	10,8
11 Monate	70	75	80	8,7	10,2	11,7	69	74	79	8,1	9,6	11,1
12 Monate	70	76	82	8,9	10,4	12,9	69	75	81	8,3	9,8	12,3

Säuglingsernährung

Von größter Wichtigkeit ist die richtige Ernährung des Säuglings. Muttermilch ist die bei weitem beste und gesündeste Nahrung für ein Neugeborenes (→ Seite 350). Aus vielen – auch verständlichen – Gründen werden Babys jedoch nicht mehr monatelang gestillt.

Fertignahrung. Die industriell hergestellte Fertignahrung stellt an Magen und Darm des Neugeborenen, an seinen Stoffwechsel und die Nieren größere Anforderungen als die Muttermilch. Trotzdem sind die käuflichen Fertigpräparate sehr viel besser als die früher üblichen, nur mit Zucker, Mehl und Keimöl angerührten Kuhmilch-Wasser-Mischungen. Sie sollten endgültig der Vergangenheit angehören.

Die im Handel befindlichen vorgefertigten Säuglingsnahrungsmittel sind hygienisch und bakteriologisch einwandfrei, von guter Qualität und gleichbleibender Zusammensetzung. Sie enthalten jedoch unterschiedliche Anteile Eiweiß, Fett, Kohlenhydrate, Mineralien und Vitamine. Folgen Sie bei der Wahl der Marke deshalb am besten der Empfehlung der Säuglingsschwester Ihrer Entbindungsstation und später dem Rat des Kinderarztes. Beide berücksichtigen die individuellen Bedürfnisse Ihres Kindes. Denn natürlich ist jedes Neugeborene von der ersten Minute seines Lebens an ein Individuum.

Die Gewichtszunahmen des Säuglings, in der folgenden Tabelle zusammengestellt, können deshalb durchaus ein wenig schwanken. Es handelt sich dabei um Durchschnittswerte, festgestellt an mehreren Hundert gesunden Babys. Individuelle Abweichungen sind normal. Fragen Sie im Zweifelsfall Ihren Kinderarzt.

Gewichtszunahmen des Säuglings (Durchschnittswerte in Gramm)

	täglich	wöchentlich	monatlich
1. bis 3. Monat	26	182	727
4. bis 6. Monat	25	173	691
7. bis 9. Monat	14	96	384
10. bis 12. Monat	13	86	343

Ein gesundes Neugeborenes erreicht sein ursprüngliches Geburtsgewicht nach einem vorübergehenden Gewichtsverlust wieder bis zum 14. Lebenstag. Im fünften Lebensmonat hat sich das Geburtsgewicht verdoppelt, und an seinem ersten Geburtstag wiegt der kleine Mensch rund dreimal so viel wie am Tage der Geburt.

Übergewichtige Kinder

Entgegen weit verbreiteter Meinungen sind übergewichtige Kinder gegenüber ansteckenden Krankheiten empfindlicher als schlanke. Sie brauchen auch länger, um wieder gesund zu werden. Oft wachsen übergewichtige Kinder zu dicken Erwachsenen heran. Im höheren Lebensalter begünstigt Fettsucht dann viele Krankheiten, darunter Arteriosklerose, Gicht und Zuckerkrankheit.

Während der ersten drei Lebensmonate legt der kleine menschliche Organismus die Zahl seiner Fettzellen fest – und keine geht im Laufe des Lebens wieder verloren. Überfüttern Sie Ihr Baby deshalb nicht! Reichliche Gewichtszunahme ist nicht gleichbedeutend mit guter Gesundheit. Die regelmäßige Kontrolle des Gewichts schützt vor der angefütterten Dickleibigkeit. Störungen der Drüsenfunktionen sind nur äußerst selten Ursache einer kindlichen Fettsucht.

Wenn ein Säugling außerhalb der Fütterungszeiten schreit, so heißt das nicht unbedingt, daß er Hunger hat. Durstigen Säuglingen sollte man zwischendurch statt der kalorienreichen Milch ein Fläschchen mit Kindertee geben.

Um Überernährung zu vermeiden, sollte man größere Kinder niemals zwingen, den Teller leer zu essen. Außerdem empfiehlt es sich, ihnen statt zuckerhaltiger Limonaden möglichst nur Tee oder Mineralwasser zu geben. Süßigkeiten und Schokolade sollen überdies nur im Ausnahmefall Belohnungen für gute Leistungen eines Kindes sein.

Rachitis-Vorbeugung

Im ersten Lebensjahr ist der Rachitis, einer Skeletterkrankung mit Knochenverbiegungen, besonderes Augenmerk zu widmen. Die Rachitis beruht auf einem Mangel an Vitamin D (→ Seite 24), der zu einer unzureichenden Kalkeinlagerung in der Knochengrundsubstanz führt. Um dem Mangel an Vitamin D sicher vorzubeugen, sollten die Kinder während des ersten Lebensjahres tägliche Vitamin-D-Gaben, die der Arzt verordnet, erhalten. Dank dieser Vorbeugung bleiben den Kindern heutzutage Knochenverformungen in der Regel erspart. Als sinnvoll hat sich auch die Fluor-Prophylaxe gegen *Karies* (→ Seite 260) erwiesen.

Urvertrauen des Säuglings

Für die körperliche Entwicklung des Säuglings ist die richtige Ernährung in den ersten Wochen und Monaten das A und O. Aber sie ist nicht alles: Gerade in dieser Zeit braucht der Säugling viel Zuwendung, Liebe und Hautkontakt. Danach sehnt sich jeder Mensch von der Stunde seiner Geburt an. Deshalb ist es so wichtig, daß Neugeborene in den Kliniken bei ihrer Mutter sein können, wenn sie wach sind. Immer mehr Entbindungsstationen haben sich darauf eingerichtet.

Nur ein sicheres Gefühl der Geborgenheit nämlich schenkt dem kleinen Menschen das »Urvertrauen« in seine Umgebung. Das ist eine Grundströmung des Seelenlebens. Sie lautet: »Alle Menschen sind gut, sie lieben mich, ich liebe sie und vertraue ihnen.« Vom Urvertrauen zehrt der Mensch sein Leben lang. Es schützt ihn vor seelischen Krisen und sogar vor Geisteskrankheit. Auf das erste Lebensjahr kommt es dabei am meisten an.

Kleinkindesalter

Oft machen sich Eltern Sorgen, daß ihr Kind »zurückgeblieben« sein könne, an einer »Entwicklungsstörung« leide. Bei dem einen Kind geht es dabei um das rechtzeitige Sprechenlernen, bei anderen um Längenwachstum, Gewichtszunahme, Sauberkeit oder Laufenlernen.

Entwicklung bis zum vierten Lebensjahr

Bei Klein- und auch bei Schulkindern verläuft das Längenwachstum nicht gleichmäßig, sondern meist in Schüben. Ein paar Wochen oder

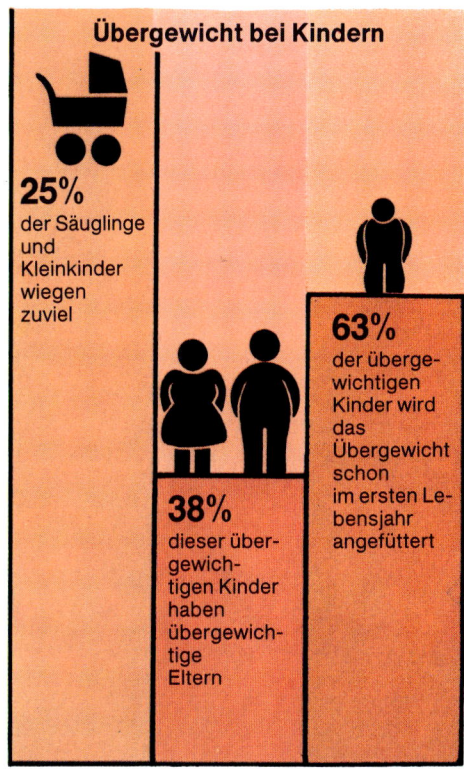

Übergewicht bei Kindern

25% der Säuglinge und Kleinkinder wiegen zuviel

63% der übergewichtigen Kinder wird das Übergewicht schon im ersten Lebensjahr angefüttert

38% dieser übergewichtigen Kinder haben übergewichtige Eltern

Pausbacken und Speckfalten sind kein Zeichen von Gesundheit! Kugelrunde, überernährte Kinder haben es nicht nur unter ihresgleichen schwer, sie sind auch anfälliger und häufiger krank: Wer sein Kind liebt, der mästet es nicht!

Babykost nicht salzen!
Die Nahrung von Säuglingen und Kleinkindern sollte ungesalzen zubereitet werden, da der Organismus noch nicht in der Lage ist, Kochsalz auszuscheiden.
Frühzeitige Salzzufuhr kann zu Bluthochdruck und zu einer Verkürzung der Lebenserwartung führen.
Die fertige Babynahrung sollte, auch wenn sie für den Erwachsenen-Geschmack fad erscheint, auf keinen Fall nachgesalzen werden.

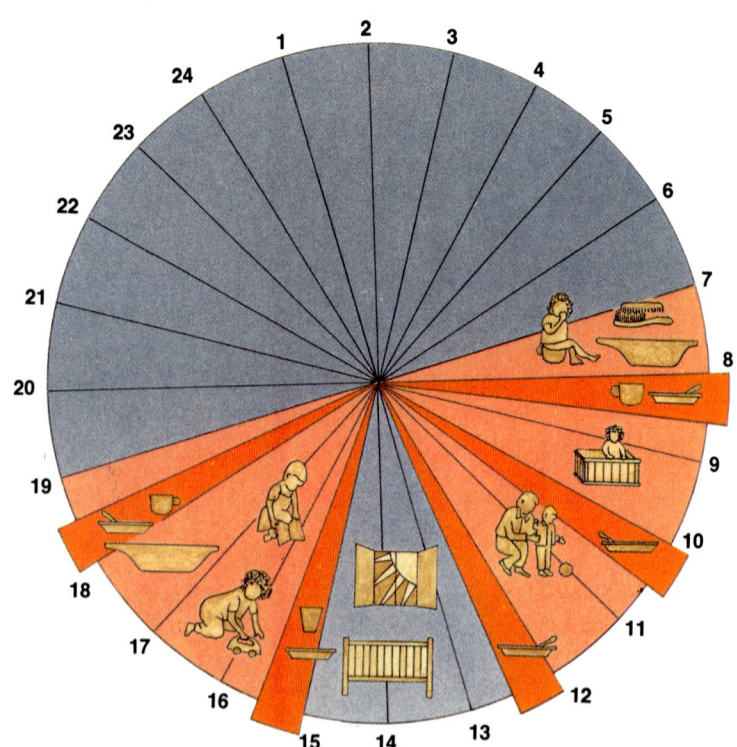

Der Tagesablauf eines gesunden Klein-
kindes: Im Idealfall schläft es nachts
friedlich zwölf Stunden durch (blaue
Farbe) und hält mittags freiwillig einen
gut zweistündigen Mittagsschlaf. Die
fünf Mahlzeiten (dunkelrote Farbe) verteilen sich gleichmäßig über den Tag. Bei
Körperpflege, Baden und Spielen (hell-
rot) brauchen sich die Eltern nicht an
strenge Regeln zu halten.

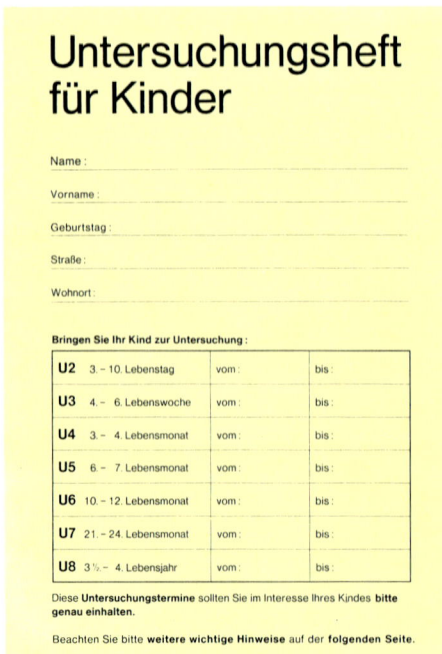

Untersuchungsheft für Kinder

Name :

Vorname :

Geburtstag :

Straße :

Wohnort :

Bringen Sie Ihr Kind zur Untersuchung :

U2	3. – 10. Lebenstag	vom :	bis :
U3	4. – 6. Lebenswoche	vom :	bis :
U4	3. – 4. Lebensmonat	vom :	bis :
U5	6. – 7. Lebensmonat	vom :	bis :
U6	10. – 12. Lebensmonat	vom :	bis :
U7	21. – 24. Lebensmonat	vom :	bis :
U8	3½ – 4. Lebensjahr	vom :	bis :

Diese **Untersuchungstermine** sollten Sie im Interesse Ihres Kindes **bitte genau einhalten.**

Beachten Sie bitte **weitere wichtige Hinweise auf der folgenden Seite.**

Dieses Heft, nach der Geburt des Kindes
der Mutter übergeben, muß sorgsam aufbewahrt werden. Hier trägt der Arzt die
Befunde der Vorsorgeuntersuchungen
ein – über Entwicklung und Verhalten,
Bewegung, Organ-Gesundheit und Prüfung der Sinnesorgane Ihres Kindes.

auch Monate tut sich gar nichts, und plötzlich gibt es einen Wachstumsschub, der etliche Zentimeter einbringt. Ähnlich verhält es sich
mit anderen Lebensäußerungen, etwa mit der Entwicklung von Muskulatur und Sprache, Intelligenz und Sinnesfunktionen. Hier ist eine
Liste wichtiger Entwicklungsmerkmale vom zweiten bis zum vierten
Lebensjahr:

○ **Zweites Lebensjahr:** Gehen, laufen, auf einen Stuhl klettern. Einfache Gegenstände wie Ball oder Puppe benennen. Bilder erkennen und
deuten. Zusammenhängende Wörter benutzen. Einfache Melodien
nachsingen.

○ **Drittes Lebensjahr:** Körperbewegungen beherrschen. Springen
und klettern. Selbständig mit dem Löffel essen. Schwierige Wörter
nachsprechen. Seinen Familiennamen und sein Geschlecht angeben.

○ **Viertes Lebensjahr:** Einfache Werkzeuge verwenden. Zu einer aus-
geglichenen Körperbeherrschung fähig sein. Ein volles Glas Wasser
tragen können. Sich Spielregeln unterordnen. Mit geschlossenen Augen Gegenstände wie Puppe, Knopf oder Ball ertasten.

Vorsorgeuntersuchungen

Die Vorsorgeuntersuchungen, die während der Schwangerschaft das
ungeborene Leben begleiten und schützen (→ Seite 338), werden unmittelbar nach der Geburt fortgesetzt. Diese gesetzlichen, kostenlosen
Früherkennungsmaßnahmen sind bis zum vierten Lebensjahr vorgesehen. Ihr Ziel ist es, Fehlentwicklungen rechtzeitig zu erkennen und dafür zu sorgen, daß die kleinen Erdenbürger gar nicht erst krank werden. Darum sind einige der Untersuchungen mit Impfterminen
(→ Seite 386) kombiniert.

Die Untersuchungen sind allesamt so gestaltet, daß sie dem Kind nicht
wehtun, oft sogar Freude machen. Durch die Kombination mehrerer
Teste und die zeitliche Verlaufsbeobachtung werden auch solche Störungen erkannt, die nur sehr leicht ausgeprägt sind, aber naturgemäß
eine Tendenz haben, sich im Laufe des Lebens zu verschlechtern:
Früherkennung heißt frühe Heilung!

In einem gelben »Untersuchungsheft für Kinder«, das der Mutter bereits in der Klinik überreicht wird, werden alle erhobenen Befunde niedergelegt. Das Programm sorgt dafür, daß alle wichtigen Organ- und
Sinnesfunktionen in regelmäßigen Abständen überprüft werden. In
der Tabelle sind die Daten und Einzelheiten der gesetzlichen
Vorsorgeuntersuchungen zusammengestellt.

Programm der Vorsorgeuntersuchungen

Nr.	Termin	Was wird untersucht?	Von wem?
1	Unmittelbar nach der Geburt	Lebensfähigkeit, Reaktionsfähigkeit, Reife, Vorliegen von Fehlbildungen	Klinikarzt
2	3.–10. Lebenstag	Sinnesorgane, Nervensystem, Vorliegen von Anpassungs- und Stoffwechselstörungen, Infektionen	Klinikarzt
3	4.–5. Lebenswoche	Kreislauf, Brustorgane; Vorliegen von Bewegungsstörungen, Hüftgelenksschaden	Haus- oder Kinderarzt
4	3.–4. Lebensmonat	Vorliegen von Bewegungsstörungen, Hüftgelenksschaden (ggf. Röntgen)	Haus- oder Kinderarzt
5	6.–7. Lebensmonat	Funktion der Sinnesorgane, Vorliegen von Bewegungsstörungen, Entwicklungsverzögerung	Haus- oder Kinderarzt
6	10.–12. Lebensmonat	Geistige und motorische Entwicklung, Kaufähigkeit, Vorliegen von Bewegungsstörungen, Hodenhochstand	Haus- oder Kinderarzt
7	21.–24. Lebensmonat	Geistige und motorische Entwicklung, Funktion der Sinnesorgane, Zahnentwicklung, Vorliegen von Verhaltensauffälligkeiten	Haus- oder Kinderarzt
8	Mit 3½ bis 4 Lebensjahren	Geistige und motorische Entwicklung, Feinbewegungen, Gleichgewicht, Sauberkeitsentwicklung, Vorliegen von Verhaltensauffälligkeiten	Haus- oder Kinderarzt

Krankheitszeichen bei Kleinkindern

Der regelmäßige Gang zum Arzt ersetzt natürlich nicht die Beobachtung durch die Eltern. Sie sehen auffällige Veränderungen als erste – und sie sind es schließlich auch, die ihr Kind am besten kennen. Die mütterliche Erfahrung nimmt naturgemäß mit jedem Kind zu. Deshalb sind Großmütter häufig auch gute Ratgeber, denn sie haben im Laufe ihres Lebens gelernt, ernste von eher harmlosen Krankheitszeichen zu unterscheiden. Achten Sie nicht nur auf Husten und Schnupfen, Durchfall und Erbrechen, Fieber und Hautausschläge, sondern auch auf folgende Symptome, die erste Anzeichen von Krankheiten sein können: Blaue Lippen und Kurzatmigkeit (z. B. bei Herzfehlern); Entwicklungsstörungen der Geschlechtsorgane (z. B. Hodenhochstand); Unsicherheit beim Gehen (Hüftgelenksschäden); Augenfehler (z. B. Schielen) und Hörschäden. Einzelheiten über diese Krankheitszeichen sind in den entsprechenden Kapiteln nachzulesen.

Nicht hinter allen Auffälligkeiten verbirgt sich eine Krankheit. Im Zweifelsfall sollte man jedoch immer ärztlichen Rat suchen. Vorsorgeuntersuchungen sind zwar kein Zwang, und niemand wird bestraft, wenn er sein Kind nicht zum Arzt bringt. Doch der Gang in die Sprechstunde lohnt sich: Seit Neugeborene und Kleinkinder routinemäßig untersucht werden, auch wenn sie quietschfidel und kerngesund scheinen, sinkt die Zahl der chronisch kranken Kinder in Deutschland stetig ab.

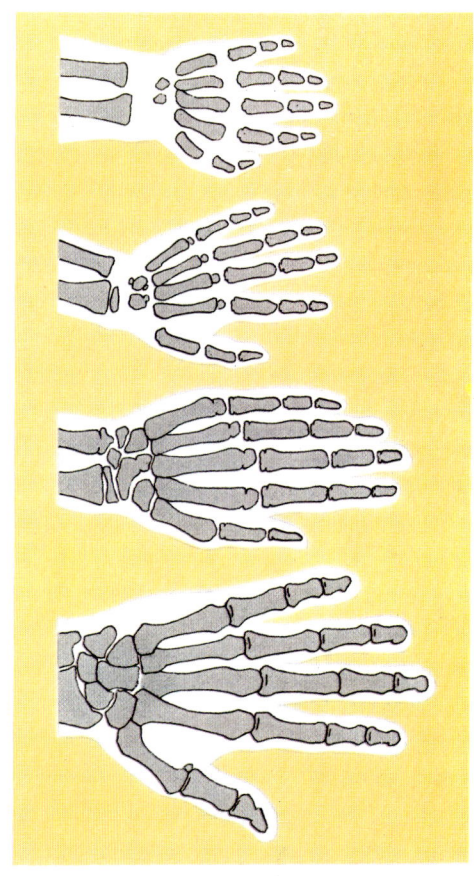

Die kindliche Hand verknöchert erst allmählich. Im Röntgenbild läßt sich das genau verfolgen. Der Arzt kann das Alter und die Wachstumserwartung des Kindes am Zustand der Knochenkerne ablesen. Diese Verknöcherungszentren, in denen Knorpel- in Knochengewebe umgewandelt wird, finden sich z. B. an je einem Ende der Mittelhand- und Fingerknochen. Aus Knochenkernen entstehen im Lauf der Jahre aber auch die Handwurzelknochen.

Störungen der Entwicklung

Die Eltern sollten ärztlichen Rat in Anspruch nehmen, wenn das Kleinkind am Ende des zweiten Lebensjahres
- *von freundlichen oder strengen Worten unbeeindruckt bleibt;*
- *ohne Hilfe weder aufstehen noch sich hinsetzen kann;*
- *nicht kaut und nur breiige Kost schlucken kann;*
- *vorgehaltene Spielzeuge nicht ergreifen mag;*
- *weniger als zwölf Worte spricht.*

Diese Besonderheiten können Krankheitszeichen sein. Der Kinderarzt klärt die Ursache und leitet die richtigen Behandlungsmaßnahmen ein.

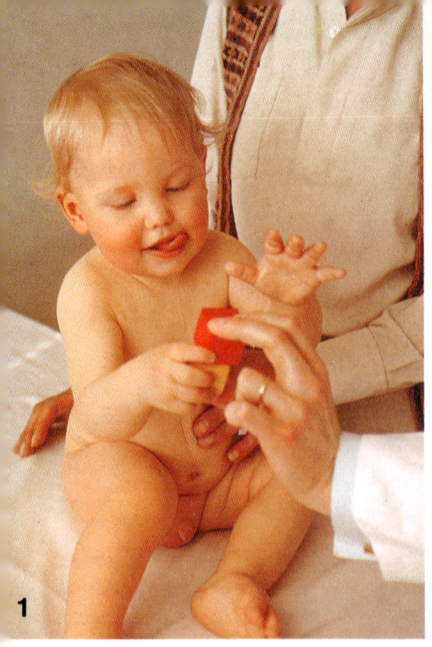

1

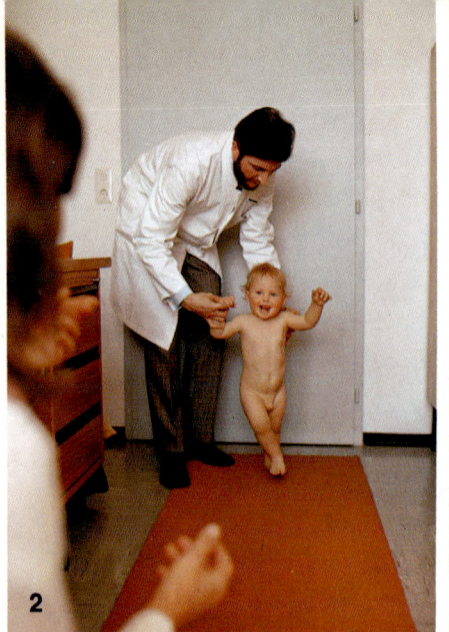

2

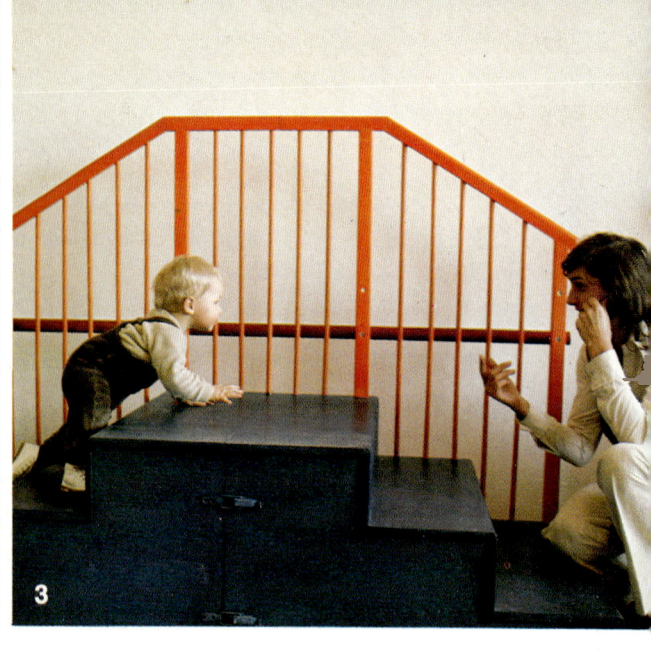

3

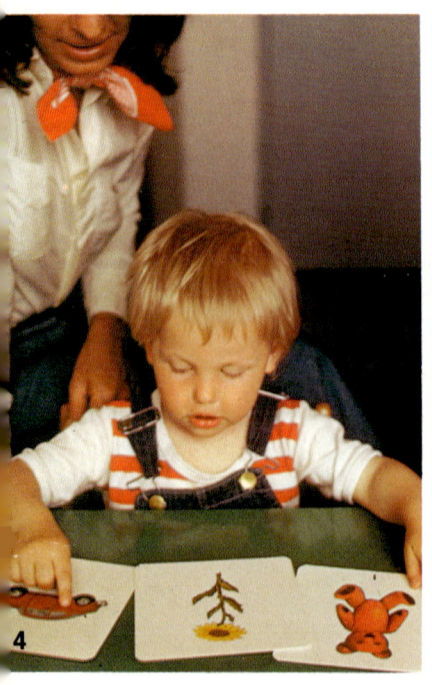

4

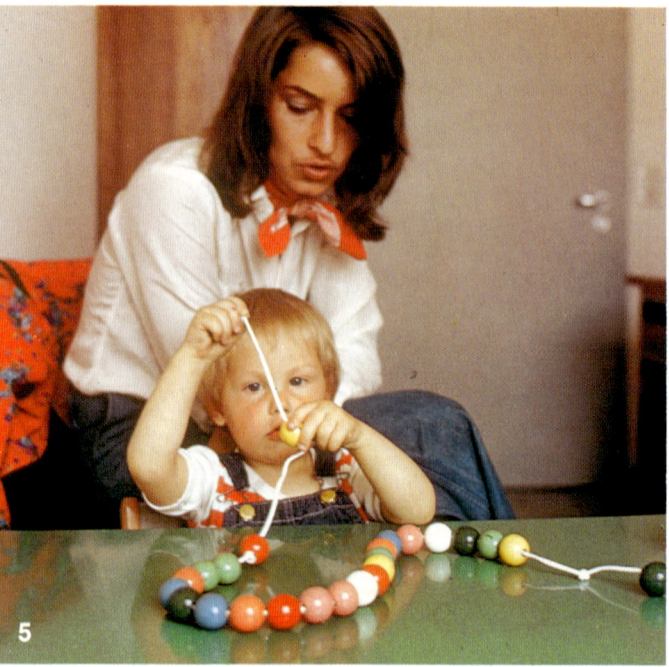

5

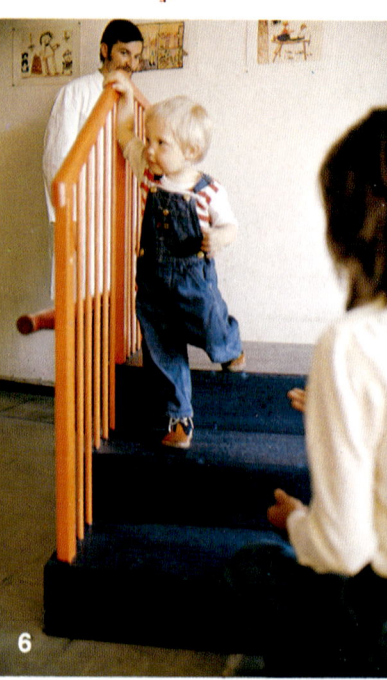

6

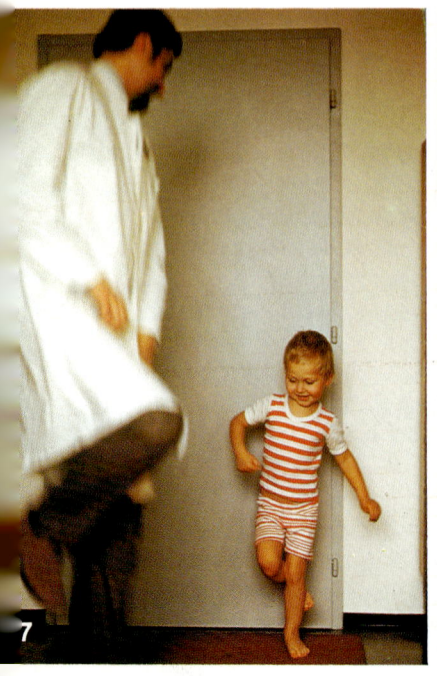

7

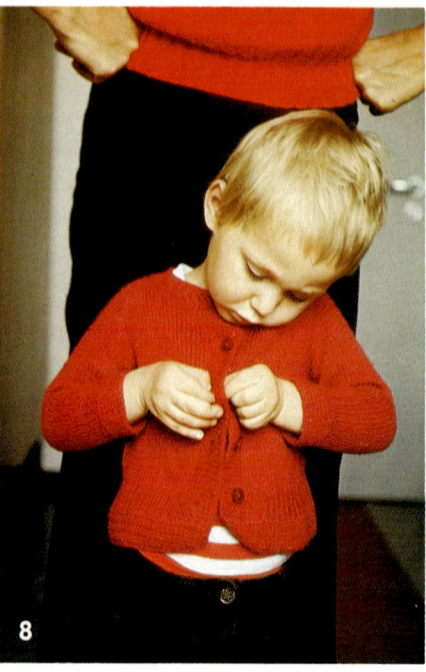

8

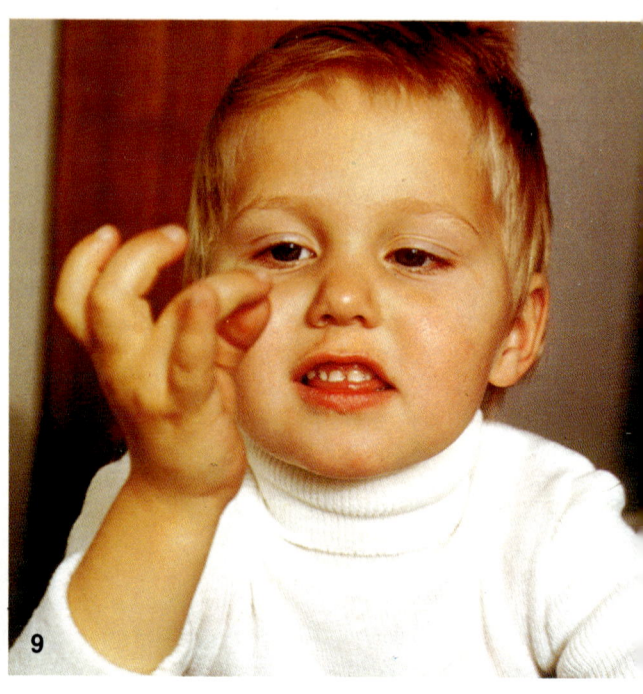

9

Ein Jahr

Das Säuglingsalter ist vorbei – man merkt es dem kleinen Mann an. Er ist wach und lebhaft, nimmt Anteil an seiner Umgebung, erkennt Mutter und Vater, empfindet sichtbar Freude an dem, was mit ihm geschieht. Spielerisch prüfen Mutter und Arzt, ob sich die Körperfunktionen altersgemäß und richtig entwickelt haben: Beobachtung der Fingergeschicklichkeit (1) – wird eine Hand bevorzugt? Klappt es bei den ersten Schritten (2) mit der Bewegungssymmetrie? Zeigt sich beim Treppenkrabbeln (3), daß das Kind einen gesunden Gleichgewichtssinn hat?

Zwei Jahre

Welch große Fortschritte innerhalb eines Jahres! Ernst und erstaunlich konzentriert übernimmt der Junge die ihm gestellten Aufgaben – und erledigt sie allesamt zur vollen Zufriedenheit von Mutter und Arzt. Er stellt sein Sprachverständnis unter Beweis (4) und nennt die für ihn gezeichneten Dinge beim Namen. Fingergeschicklichkeit und Konzentrationsvermögen werden beim Auffädeln der bunten Holzperlen überprüft (5). Zugleich zeigt er dem Arzt, daß die linke Hand weiß, was die rechte tut. Völlig selbstständig, nur eine Hand am Geländer, steigt das zweijährige Kind eine Treppe hinauf und hinab (6) – das entspricht seinem Lebensalter.

Vier Jahre

Auf den ersten Blick scheinen die Fortschritte, die das Kind in den letzten beiden Jahren gemacht hat, nicht gerade atemberaubend zu sein. Auf einem Bein zu stehen (7) ist freilich eine Kunst, die nur gelingt, wenn Muskeln und Nerven tadelsfrei funktionieren und zusammenspielen. Ohne gesunden Gleichgewichtssinn gelingt das nie. Die feine Beweglichkeit (Motorik) seiner Hände stellt das Kind beim Zuknöpfen seiner Jacke unter Beweis (8). Das richtige Fingerspitzengefühl demonstriert der Junge ganz zum Schluß (9): Ein letzter Beweis seiner altersentsprechenden Entwicklung.

Entwicklung bis zum sechsten Lebensjahr

Auch nach Beendigung der acht Vorsorgeuntersuchungen darf die Aufmerksamkeit auf etwaige Störungen der Entwicklung nicht nachlassen. Hier sind, in Stichworten, die Entwicklungsstufen des fünften und sechsten Lebensjahres:

○ **Fünftes Lebensjahr:** Das Kind kann die Farben Rot, Blau, Grün, Gelb benennen. Es spricht Sätze bis zu zwölf Silben nach. Es kann zwei verschieden schwere Gewichte unterscheiden. Es findet versteckte Gegenstände.

○ **Sechstes Lebensjahr:** Das Kind zählt die Wochentage auf. Es unterscheidet rechts und links, vormittags und nachmittags. Es kennt vier gebräuchliche Münzen, löst komplizierte Geduldsspiele, spricht Sätze mit bis zu 18 Silben nach.

Durchschnittsgröße und -gewicht von Klein- und Schulkindern
(A = Mindest-, B = Mittel-, C = Höchstwert)

	Jungen						Mädchen					
	Größe in cm			Gewicht in kg			Größe in cm			Gewicht in kg		
Alter	A	B	C	A	B	C	A	B	C	A	B	C
15 Monate	73	79	85	8,5	11,0	13,5	72	78	84	7,9	10,4	12,9
18 Monate	75	82	89	9,1	11,6	14,1	74	81	88	8,7	11,2	13,7
Ende des 2. Jahres	81	88	95	10,4	12,9	15,4	79	86	93	9,6	12,1	14,6
Ende des 3. Jahres	96	104	112	13,7	16,7	19,7	95	103	111	13,2	16,2	19,2
Ende des 4. Jahres	102	111	120	15,3	18,8	22,3	100	110	120	14,8	18,3	21,8
Ende des 5. Jahres	106	117	128	17,0	21,0	25,0	105	117	129	16,9	20,9	24,9
Ende des 6. Jahres	112	123	134	19,0	23,5	28,0	111	123	135	19,7	23,2	28,2

Ernährung des Kleinkindes

Ein Kind kann nur dann richtig gedeihen und heranwachsen, wenn es vernünftig ernährt wird. Vor allem in den ersten Lebensjahren ist es wichtig, daß die Eltern darauf sorgsam achten. Im ersten Lebensjahr verdreifacht der Säugling immerhin sein Gewicht. Später, etwa zwischen dem zehnten und dem elften Lebensjahr, nimmt das Kind nur noch einen Bruchteil des Ausgangsgewichts zu. Unter unseren gegenwärtigen Lebensbedingungen ist Unterernährung von Kindern extrem selten. Viel häufiger – und in mancher Beziehung auch gefährlicher – ist die Überernährung (→ Seite 357).

Appetitlose Kinder. Wirklich appetitlose Kinder sind selten. Die verbreitete Klage »Mein Kind ißt so schlecht« ist meist unbegründet. Ein Blick auf die Waage und in eine Gewichtstabelle beweist, daß häufig Fehlalarm gegeben wird. Echter Appetitlosigkeit können eine chronische Mandelentzündung, Polypen und Bronchitis, aber auch eine durch Eisenmangel bedingte Blutarmut zugrunde liegen. Oft verlieren Kinder ihren gesunden Appetit jedoch auch durch häusliche oder schulische Konflikte. Mit der Lösung des Konflikts wird auch der Appetit wiederkehren.

Das kranke, bettlägerige Kind

Wenn ein Kind eines schönen Tages blaß nach Hause kommt, sich auffallend still verhält und auf Befragen klagt, daß ihm so kalt sei, steckt hinter solchen Symptomen meist eine ansteckende Krankheit. Durch Bakterien und Viren werden im Kindesalter viele harmlose und einige gefährliche Infektionskrankheiten ausgelöst. Über die ansteckenden Kinderkrankheiten wird ab Seite 363 berichtet.

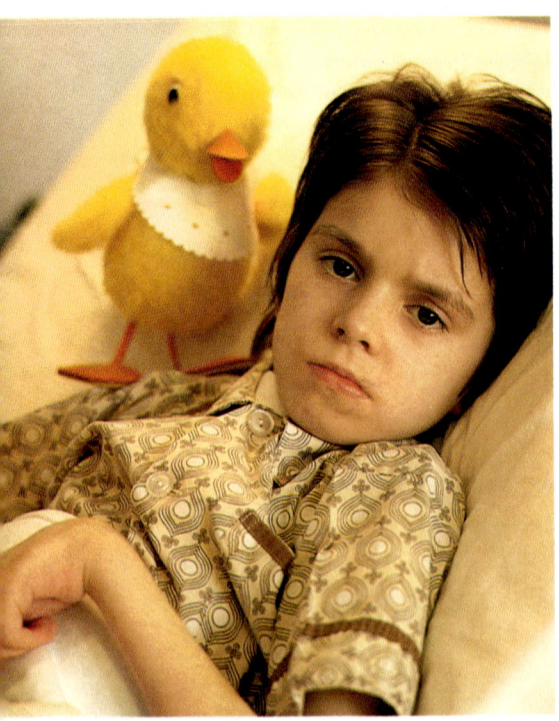

Ein krankes Kind – seine beste Medizin ist Liebe. Mit Keimen und Komplikationen wird der kindliche Organismus um so rascher fertig, je sicherer der kleine Patient sich geborgen weiß.

Diagnose auf den ersten Blick

Die vier mit Hautausschlägen einhergehenden Kinderkrankheiten zeigen typische Besonderheiten, die ihre Unterscheidung möglich machen.

● *Masern: Typisch sind Lichtscheu, weiße Flecken an den Innenseiten der Wangen. Beginn des fleckigen, hellroten Ausschlags hinter den Ohren, behaarter Kopf bleibt immer ausgespart.*

● *Röteln: Kleine blaßrote Flecken zunächst im Gesicht und hinter den Ohren. Die Lymphknoten schwellen stark an, vor allem im Nacken.*

● *Windpocken: Meist ohne Vorboten und ohne starkes Krankheitsgefühl bilden sich Bläschen mit rotem Hof, auch im Mund.*

● *Scharlach: Samtartige Hautrötung (Scharlachrot!), beginnend an Hals und Brust, Munddreieck bleibt ausgespart. Weiß belegte, nach drei bis vier Tagen kräftig rote Zunge (Himbeerzunge).*

Kinder-Krankenpflege

Ein krankes Kind, das zu Hause möglichst schnell wieder gesund werden soll, stellt an die Eltern manchmal beträchtliche Anforderungen. Das Wichtigste ist, dafür zu sorgen, daß die ärztlichen Anweisungen gewissenhaft ausgeführt werden, daß der Verlauf der Krankheit sorgsam überwacht wird und die Pflege freundlich, aber bestimmt vonstatten geht.

Ein fieberndes Kind gehört auf alle Fälle ins Bett. Bettruhe, so lautet ein alter Erfahrungssatz, ist schon die halbe Heilung. Über ihre Dauer und das Aufstehen zum Essen und zur Toilette entscheidet der Arzt. Versorgen Sie Ihr Kind, sofern der Krankheitszustand das zuläßt, mit Spielzeug und Lektüre, aber geben Sie ihm stets nur eine Sache und nicht alles gleichzeitig. Wichtig ist die regelmäßige Körperpflege, das Waschen und Zähneputzen, die Haarpflege. Es tut jedem Patienten gut, wenn dabei ein zeitlicher Rhythmus eingehalten wird. Selbstverständlich muß das Bett mehrmals am Tag aufgeschüttelt und bei Bedarf neu bezogen werden.

Es ist ein Fehler, kranke Kinder zum Essen zu zwingen. Man bietet, wenn dagegen keine medizinischen Bedenken bestehen, am besten die Lieblingsspeisen an. Wunschkost reizt am sichersten zum Essen. Die Nahrung muß leicht verdaulich, vitaminhaltig und abwechslungsreich sein.

Um den Krankheitsverlauf richtig beurteilen zu können, braucht der Arzt Informationen von den Eltern: Dreimal täglich – morgens, mittags, abends – muß das Fieber im After (rektal) gemessen und die Temperatur aufgeschrieben werden. Sehr nützlich sind auch die Mitteilungen der Eltern über das wechselnde Aussehen, über Atmung und Puls. Alle Besonderheiten sollten dem behandelnden Arzt unaufgefordert gesagt werden.

Wenn das Kind fiebert

An sich ist Fieber (→Seite 85) nichts Schlimmes, schon gar nicht bei Kindern. Weil bei ihnen das regelnde Temperaturzentrum im Gehirn noch nicht so stabil ist, steigen und fallen die Temperaturen schneller als bei Erwachsenen. Fieber ist das Anzeichen dafür, daß der Körper versucht, schnell mit Krankheitskeimen fertig zu werden.

Schon deshalb sollte man nicht sofort mit Medikamenten eingreifen. Auch die frei verkäuflichen Fieberzäpfchen sollten nur auf ärztliches Anraten verwendet werden. Häufig wirkt schon ein Wadenwickel (→Seite 87) fiebersenkend – oft sogar besser und garantiert nebenwirkungsfrei.

Das kranke Kind freut sich besonders, wenn die Eltern selber am Krankenbett aktiv werden: Der Wadenwickel bei Fieber, der Halswickel bei Halsentzündungen, auch das bei Erkrankungen der Atemwege bewährte Kamillendampfbad (→Seite 207) wirken nicht zuletzt deshalb so gut, weil sie von der Mutter persönlich angerichtet und überwacht werden.

Mit den physikalischen Behandlungsmaßnahmen, wie sie in der Sprache der Mediziner heißen, lassen sich Fieber und Krankheitsgefühl bei Kindern jedenfalls gut bekämpfen.

Was tun bei Schmerzen?

Das Vorbild der Eltern formt in den Jahren der Kindheit bei jungen Menschen auch das Verhältnis zu Krankheit und Schmerz – Wehleidigkeit ist anerzogen.

Der Schmerz selbst ist keine Krankheit (→Seite 77), sondern ein Krankheitszeichen. Im Kindesalter kommt er oft so rasch, wie er vergeht. Auf gar keinen Fall sollten es sich die Eltern angewöhnen, Schmerzäußerungen der Kinder überzubewerten. Viel besser ist es, einem Kind, das über Schmerzen klagt, zuerst einmal Ruhe zu verordnen. Man sollte es jedoch nicht gleich ins Bett stecken, sondern nur daran hindern, durch weiteres Herumtollen die eigene Situation womöglich zu komplizieren.

362

Anhaltende Schmerzen müssen durch eine ärztliche Untersuchung abgeklärt werden. Nur auf ausdrückliche ärztliche Anweisung sollten die Eltern zur Schmerzlinderung Medikamente geben. Für die in der Kindheit nach Sport und Spiel häufig auftretenden *Seitenstiche* gibt es ohnehin keine Tabletten. Diese unangenehmen Schmerzen werden hervorgerufen durch Zerrung und Dehnung der feinsten Eingeweidenerven.

Seitenstiche sind, ebenso wie die bei Überbelastung der Stützorgane während des Wachstumsalters gelegentlich auftretenden *Wachstumsschmerzen,* keine Einbildung. Die beste Behandlung besteht darin, das Kind vorübergehend zu entlasten und abzulenken. Es gibt so viele spannende Bücher, die man trotz Seitenstichen und Wachstumsschmerzen lesen kann. Und dann ist die Mißempfindung im allgemeinen auch bald vergessen.

Ansteckende Kinderkrankheiten

Jeden Menschen umgibt ein Schattenreich aus Bakterien und Viren, die mit den Sinnesorganen nicht wahrzunehmen sind. Milliarden Keime siedeln auf Haut und Schleimhäuten, schweben in der Atemluft und helfen bei der Verdauung.

Die meisten Keime sind für den Menschen und seine Gesundheit ohne Belang. Aber es gibt Ausnahmen: Krankheitskeime können den Menschen überfallen, sich in ihm vermehren, Fieber und andere Beschwerden hervorrufen. Kein Mensch kann diesen Leiden völlig entgehen. Bestimmte Infektionen (→ Seite 374), vor allem die Kinderkrankheiten, gehören zum Leben einfach dazu.

Vor vielen Kinderkrankheiten, die früher zu Recht als lebensgefährlich galten, kann man sich jetzt durch Impfungen (→ Seite 386) wirkungsvoll schützen. Schutzimpfungen gibt es gegen Kinderlähmung, Diphtherie, Keuchhusten, Masern, Mumps und Röteln, ferner gegen Tuberkulose und Wundstarrkrampf. Durch die Impfungen sind Diphtherie, Keuchhusten und Kinderlähmung in Mitteleuropa sehr selten geworden. Geschützt ist aber nur, wer geimpft ist.

Bei anderen Kinderkrankheiten hat sich ein Wandel vollzogen. Der früher oft gefährliche Scharlach verläuft jetzt meist kürzer und komplikationsärmer. Dagegen sind die Masern in den letzten Jahren immer gefährlicher geworden. Kurzum: Eltern und Ärzte haben immer noch die Pflicht, auf Kinderkrankheiten, ihre Verhütung und Behandlung sorgsam zu achten.

Allen Kinderkrankheiten ist gemeinsam, daß man vor allem in jungen Jahren für ihre Erreger anfällig ist (was nicht dagegen spricht, daß einige von ihnen, z. B. die Windpocken, auch Erwachsene befallen können) und daß sie meist eine bleibende Unempfindlichkeit (Immunität) des Körpers gegen diese Krankheit hinterlassen. Je nach dem bevorzugten Sitz der Krankheitszeichen unterscheidet man folgende Kinderkrankheiten:

○ Haut: Masern, Röteln, Windpocken und Scharlach;
○ Organe der Mundhöhle: Diphtherie und Mumps (Ziegenpeter);
○ Atmungsorgane: Keuchhusten (Stickhusten);
○ Nervensystem: Kinderlähmung.

Bei jeder Kinderkrankheit müssen sich die Eltern unverzüglich mit dem Arzt in Verbindung setzen. Um die Ausbreitung ansteckender Krankheiten zu verhindern, muß der Arzt Erkrankungsfälle dem Gesundheitsamt melden, das weitere Bekämpfungsmaßnahmen, etwa eine Desinfektion, anordnen kann.

Masern

Die Masern (Morbilli) werden durch Viren hervorgerufen und durch Tröpfcheninfektion von einem kranken Menschen übertragen. Fast 95 Prozent der nicht Schutzgeimpften erkranken bei Kontakt mit dem Masernvirus. *Inkubationszeit:* 11 Tage.

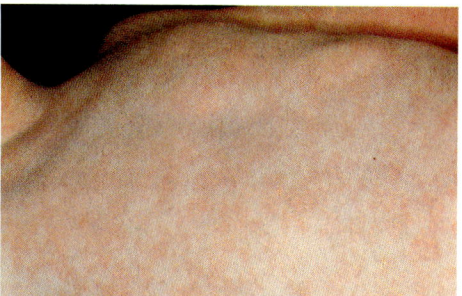

Masern: fleckiger, hellroter Ausschlag.

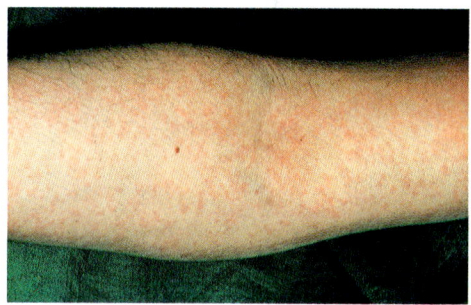

Röteln: kleine, blaßrote Flecken.

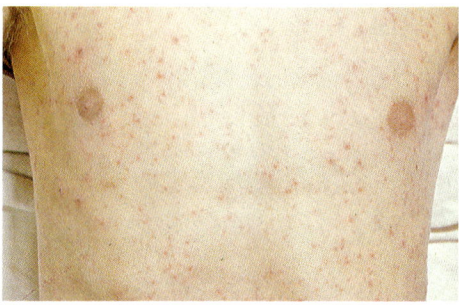

Windpocken: blaßrote Flecken, Bläschen.

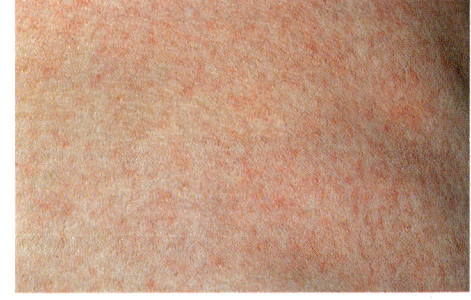

Scharlach: kleine, samtartige Flecken.

363

Krankheitszeichen. Beginn mit Husten, Schnupfen, Lichtscheu, Halsschmerzen, hohem Fieberanstieg und erheblichem Krankheitsgefühl. In der Mundhöhle, gegenüber den Backenzähnen, bilden sich kleine weiße Bläschen auf rotem Grund, die sogenannten Koplikschen Flecke.

Verlauf. Am dritten oder vierten Tag sinkt das Fieber für einen Tag, dann steigt es wieder an. Zugleich ist nun an der Haut ein hellroter, flacher Ausschlag zu sehen, der zu größeren Flecken zusammenfließt. Abfall des Fiebers und Hautabschilferung nach weiteren zwei bis fünf Tagen.

Komplikationen. Mögliche Komplikationen sind Entzündungen der Lunge, des Mittelohrs, des Gehirns und des Rückenmarks.

Behandlung. Ein ursächlich wirkendes Heilmittel gibt es nicht. Strenge Bettruhe, gedämpftes Tageslicht, Anfeuchtung der Zimmerluft, hustenlösende und fiebersenkende Mittel lindern die Beschwerden und Symptome.

Röteln

Wie Masern sind die Röteln (Rubeola) eine Viruskrankheit, die durch Tröpfcheninfektion von Mensch zu Mensch übertragen wird. Die Ansteckungsgefahr ist geringer als bei Masern. Kinder sollten gegen Röteln schutzgeimpft werden. *Inkubationszeit:* 2–3 Wochen.

Krankheitszeichen, Verlauf. Außer für das ungeborene Kind einer Schwangeren (→ Seite 338) sind Röteln eine meist leichte Krankheit mit geringer Temperaturerhöhung und erträglichen Allgemeinstörungen. Die Lymphknoten schwellen zuerst an Hals und Nacken, dann am ganzen Körper tastbar an. Der Hautausschlag beginnt im Gesicht und hinter den Ohren, er besteht aus kleinen blaßroten Flecken. Die Krankheitsdauer beträgt ein bis zwei Wochen.

Komplikationen. Bei Schwangeren kann das ungeborene Kind erkran-

So harmlos die Röteln im allgemeinen für Kinder und Erwachsene sind, so gefährlich werden sie in der Schwangerschaft: Das ungeborene Kind nimmt im Mutterleib schweren Schaden. Die Abbildung zeigt die Vielzahl der Krankheiten, die dabei durch Röteln ausgelöst werden können.

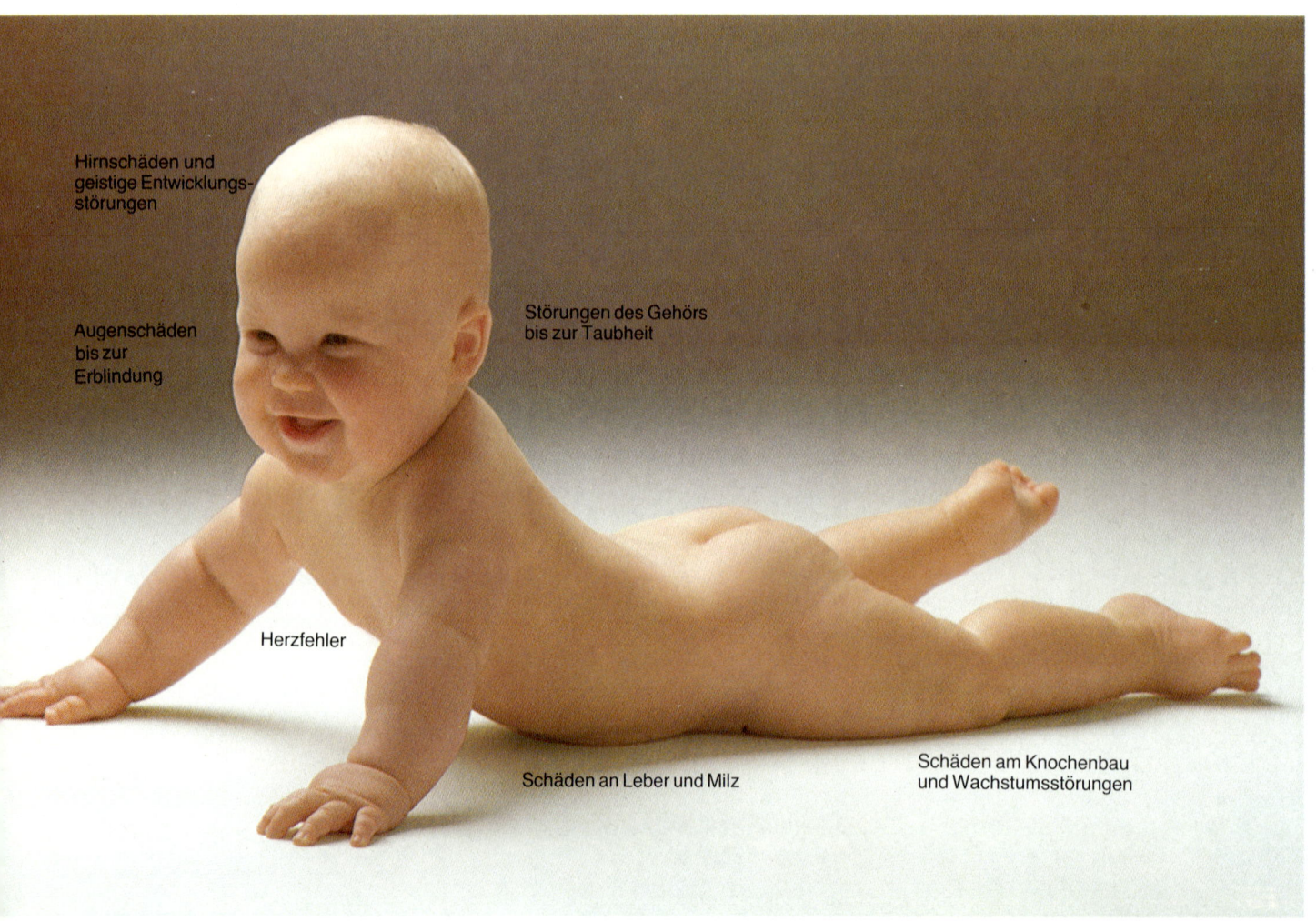

Hirnschäden und geistige Entwicklungsstörungen

Augenschäden bis zur Erblindung

Störungen des Gehörs bis zur Taubheit

Herzfehler

Schäden an Leber und Milz

Schäden am Knochenbau und Wachstumsstörungen

ken, was zu schweren Mißbildungen führt. Rötelnkranke Schwangere müssen sofort zum Arzt.

Behandlung. Ein ursächlich wirkendes Medikament gibt es nicht. Bei Kindern beschränkt sich der Arzt darauf, Bettruhe zu verordnen und fiebersenkende Mittel zu geben.

Windpocken

Die Viruserkrankung Windpocken (Varizellen) wird durch direkte Tröpfcheninfektion übertragen. Weil die Erreger über kurze Entfernungen auch von einem Luftstrom transportiert werden können, nannte man die Krankheit Windpocken. *Inkubationszeit:* 2–3 Wochen.

Krankheitszeichen, Verlauf. Windpocken sind eine sehr ansteckende, aber meist leicht verlaufende Kinderkrankheit, die mit Abgeschlagenheit, Kopfschmerzen und leichtem Fieber beginnt. Nach ein bis zwei Tagen treten am Rumpf und am Kopf linsengroße, blaßrote Hautflecke auf, die sich in wenigen Stunden zu Knötchen und Bläschen mit rotem Hof umformen. Nach zwei Tagen trocknen sie unter Krustenbildung ein. Weil die Krankheit mehrere Schübe juckender Bläschen hervorbringt, dauert sie etwa zwei Wochen.

Komplikationen. Mögliche Komplikationen sind Entzündungen der Nieren, der Gehirnhaut, des Rückenmarks.

Behandlung. Bettruhe bis zum Eintrocknen der Bläschen. Der Juckreiz wird durch leichte Hautwaschungen mit lauwarmem Essigwasser und anschließendes Einpudern gelindert. Den Mund kann man mit Kamillentee ausspülen. Windpocken am After und am Genitale mit der vom Arzt verschriebenen Salbe bestreichen. – Gegen Windpocken gibt es weder eine vorbeugende Impfung noch ein ursächlich wirkendes Medikament.

Scharlach

Erreger des Scharlach (Scarlatina) sind Bakterien (Streptokokken), die durch Tröpfcheninfektion, aber auch durch Gegenstände, mit denen der Kranke in Berührung gekommen ist, oder durch Nahrungsmittel übertragen werden. Eine vorbeugende Schutzimpfung gibt es nicht. *Inkubationszeit:* 1–7 Tage.

Krankheitszeichen, Verlauf. Am ersten Krankheitstag unter hohem Fieberanstieg starkes Krankheitsgefühl, meist in Verbindung mit Erbrechen, Schüttelfrost und Mandelentzündung. Am zweiten Tag treten kleine, dicht stehende rote Hautflecken auf, zuerst an Hals und Brust. Das Munddreieck bleibt dabei ausgespart. Die Zunge ist zuerst weißlich belegt. Nach drei bis vier Tagen wird der Belag abgestoßen, die Zunge erscheint stark gerötet (Himbeerzunge). Leber und Milz sind leicht geschwollen. Am fünften Tag beginnt die Hautschuppung, die wochenlang anhält. In der dritten Woche manchmal zweites Kranksein mit Fieber und Lymphknotenschwellung.

Komplikationen. Die einst häufigen Komplikationen, Mittelohrentzündung und Herz-Kreislauf-Schädigungen, sind heute selten.

Behandlung. Die geschilderten Krankheitszeichen können durch Penicillin-Gaben am Ausbruch gehindert oder stark abgeschwächt werden. Eine Scharlach-Immunität wird dadurch allerdings nicht erreicht.

Diphtherie

Noch vor einigen Jahrzehnten galt Diphtherie (Halsbräune) als sehr schwere, lebensgefährliche Erkrankung. Die durch Bakterien hervorgerufene Krankheit ist seit Einführung der Schutzimpfung so selten geworden, daß sie im Alltag keine praktische Bedeutung mehr hat. Damit es so bleibt, müssen die regelmäßigen Schutzimpfungen jedoch weiterhin stattfinden. *Inkubationszeit:* 1–7 Tage.

Krankheitszeichen, Verlauf. Beginn mit mäßigem Fieber, Hals- und Schluckbeschwerden. Die Gaumenmandeln zeigen weiße Stippchen, dann einen grauweißen Belag. Widerlich süßlicher Mundgeruch. Vergrößerte, druckempfindliche Lymphknoten am Unterkieferwinkel. Fortschreitende Diphtherie führt zu häutigem Belag an Rachen-, Kehl-

Der Arzt wird erwartet

Wenn ein Arzt ins Haus kommt, braucht er vier Dinge:

● *Ruhe, um den Kranken abklopfen und abhören zu können;*

● *ausreichende Beleuchtung, damit die Farbe von Haut und Schleimhäuten richtig beurteilt werden kann;*

● *eine Sitzgelegenheit neben dem Krankenbett;*

● *vor und nach der Untersuchung Wasser, Seife und ein frisches Handtuch.*

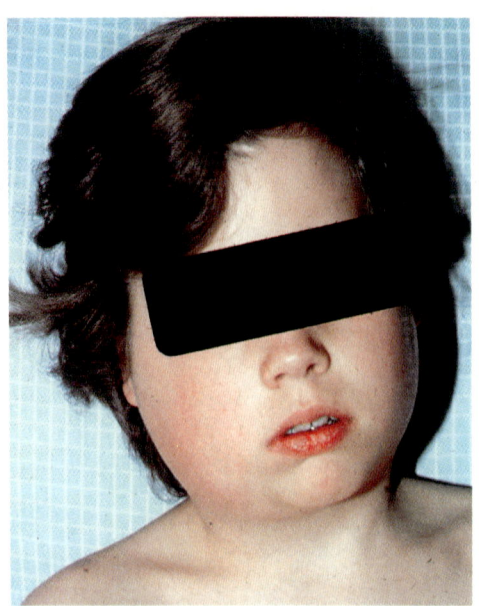

Mumps befällt die Ohrspeicheldrüsen und läßt sie stark anschwellen. Diesem Kind sieht man das Leiden auf den ersten Blick an, bei ihm hat die Krankheit gerade ihren Höhepunkt erreicht. Nach ein bis zwei Wochen ist alles vorbei.

kopf- und Nasenschleimhaut. Größere Giftproduktion (bösartige Diphtherie) schädigt Herz und Kreislauf. Dabei bläuliche Verfärbung des Gesichts, Blutdruckabfall, Pulsbeschleunigung. Es besteht immer Lebensgefahr!

Komplikationen. Schädigungen des Herzmuskels, Muskellähmungen durch Schädigungen von Nerven.

Behandlung. Sie muß im Krankenhaus erfolgen. Es wird Heilserum, das Gegengift (Antitoxin) enthält, und Penicillin gespritzt.

Mumps

Auch der Mumps (Parotitis epidemica), auch *Ziegenpeter* oder in manchen Landstrichen *Wochentölpel* genannt, befällt nur Kinder, die keinen Impfschutz haben. Die Krankheit tritt vor allem im Winter und Frühjahr auf. Übertragung durch Tröpfcheninfektion. *Inkubationszeit:* rund 18 Tage.

Krankheitszeichen, Verlauf. Unter Temperaturanstieg Kopf- und Gliederschmerzen, gleichzeitige Schwellung einer Ohrspeicheldrüse (Parotis). Kauen und Schlucken wird sehr schmerzhaft. Auf der befallenen Seite kommt es oft zu Ohrenschmerzen und Hörstörungen. Nach einigen Tagen schwillt auch die andere Ohrspeicheldrüse an. Die Erkrankung dauert ein bis zwei Wochen.

Komplikationen. Gefährlich ist Mumps vor allem für Jungen, weil als Komplikation eine Hodenentzündung möglich ist. Auch Entzündungen der Hirnhaut oder der Bauchspeicheldrüse gehören zu den möglichen Folgeerscheinungen.

Behandlung. Gegen das Virusleiden gibt es kein ursächlich wirkendes Medikament. Die Behandlung besteht in Bettruhe, kühlenden Borwasserumschlägen, Einfetten der Haut über der Drüse. Wie bei allen Infektionskrankheiten ist leichte Kost anzuraten.

Keuchhusten

Keuch- oder Stickhusten (Pertussis) ist eine durch Bakterien ausgelöste Entzündung der Atemwege mit ganz charakteristischen Hustenanfällen. Eine Schutzimpfung kann die Ansteckung durch Tröpfcheninfektion verhindern. *Inkubationszeit:* 1–3 Wochen.

Krankheitszeichen, Verlauf. Fieber und, vor allem nachts nach Unruhe und Beklemmungsgefühl, fünf bis zehn trockene Hustenstöße, auf die eine ziehende Einatmung folgt. Blasiger Schleim, oft Würgen oder Erbrechen. Ohne Behandlung dauert die Krankheit zwei bis vier Monate. Eine Lungenentzündung ist als Komplikation des Keuchhustens möglich.

Behandlung. Im Vordergrund steht die Gabe keimtötender Arzneimittel und von beruhigenden Medikamenten sowie die Zufuhr von Sauerstoff. Die Besserung der Krankheit durch Höhenflüge oder den Aufenthalt in Unterdruckkammern ist nicht nachgewiesen.

Kinderlähmung

Seit der Einführung der Schluckimpfung ist die seuchenhafte (epidemische) Kinderlähmung (Poliomyelitis) in Deutschland ausgestorben. Die Übertragung erfolgt durch Schmutz- und Schmierinfektion. *Inkubationszeit:* 9–17 Tage.

Verlauf. Einem Vorstadium mit Fieber und unterschiedlich starken allgemeinen Krankheitserscheinungen schließt sich eine mehrtägige fieber- und symptomfreie Periode an. Dann steigt das Fieber erneut, es kommt zur Zerstörung wichtiger Teile des Rückenmarks durch das Virus. Die Folge sind schlaffe Muskellähmungen, vor allem in den Beinen. Überlebende Kinder blieben oft lebenslang behindert.

Erkältungskrankheiten

Zu den alltäglichen und meist leicht verlaufenden Infektionskrankheiten gehören die Erkältungskrankheiten, worunter man Entzündungen der Schleimhäute der oberen Atemwege versteht. Meist werden sie von Viren verursacht.

Ursachen, Krankheitszeichen. Abkühlung eines Körperteils durch feuchte Kälte, Zugluft oder Sitzen auf kalten Gegenständen begünstigen den Ausbruch der Krankheit. Die Empfänglichkeit der Kinder gegenüber den Krankheitserregern ist durchaus unterschiedlich. Manches Kind hat alle paar Wochen Fieber, einen brennenden Hals, Husten und die berühmte tropfende Nase. Andere bleiben fast immer verschont.

Vorbeugung, Behandlung. Um die Empfindlichkeit zu mindern, sollte das Kind am Morgen warm und kalt im Wechsel duschen, tagsüber mindestens zwei Stunden an der frischen Luft sein und nachts in einem kühlen Raum schlafen. Solche Abhärtungsmaßnahmen in gesunden Tagen haben sich sehr bewährt.

Im Falle eines Falles lindern die alten Hausmittel die Erkältungssymptome. Eine verstopfte Nase bekommt man durch ein Kamillendampfbad (→Seite 207) rasch wieder frei. Schweißtreibend und wärmend wirkt es, wenn Sie den kleinen Patienten fest und bis zur Nasenspitze in warme Bettdecken einpacken und ihm dann heißen Fliedertee zu trinken geben. Das kürzt die Leidenszeit deutlich ab.

Chronisch erkältete, vor allem »ewig hustende« Kinder bedürfen einer gründlichen ärztlichen Untersuchung. Der Arzt ermittelt die Ursachen und empfiehlt die richtigen Behandlungsmaßnahmen. Häufig wendet eine Verschickung an die Nordsee oder ins Gebirge die Situation zum Besseren – gute, saubere Luft und die anderen Klimafaktoren (→ Seite 460) verschaffen den kindlichen Schleimhäuten und Lungen Erleichterung und Hilfe.

Zur Erholung und Abhärtung im Sommer an die See: Vor allem für Kinder, die zu Erkältungskrankheiten neigen, deren Nase ewig läuft und die immer wieder vom Husten gequält werden, gibt es nichts Besseres als eine Klimakur.

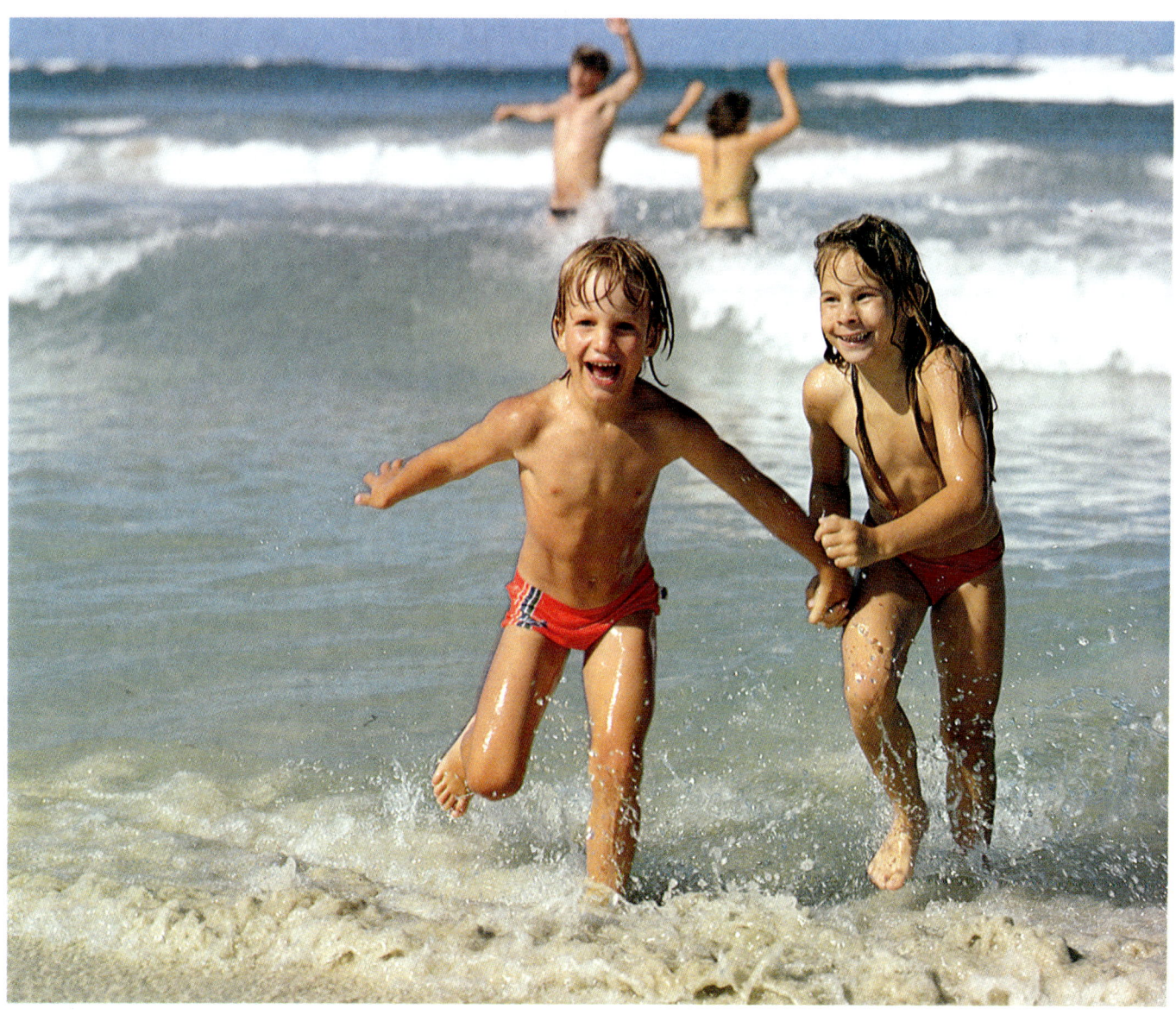

Behinderungen und Verhaltensstörungen

Jedes fünfzehnte Neugeborene ist in irgendeiner Weise behindert, oft kaum merklich, manchmal lebensgefährdend schwer. Unter dem Begriff Behinderung werden ganz unterschiedliche Krankheiten und Funktionsstörungen zusammengefaßt: Defekte an Kopf und Gliedern, Muskelkrämpfe, aber auch Stottern, Schwererziehbarkeit, Intelligenzstörungen, Autismus und Mongolismus.

Immer gibt es vielfältige Möglichkeiten, die Krankheiten deutlich zu bessern, oft völlig zu heilen. Geduld und Ausdauer von seiten der Ärzte und der Eltern werden dabei vorausgesetzt, außerdem ein möglichst frühzeitiger Beginn der Behandlung. Immer sollten die Eltern sobald wie möglich Rat bei ärztlichen Spezialisten einholen.

Die Gesundheitsämter vermitteln die Adressen und Telefonnummern von staatlichen und privaten Einrichtungen, auch von Elterninitiativen, in denen sich die Betroffenen zum Wohl ihrer Kinder zusammenschließen. Gemeinsam läßt sich ein schweres Schicksal leichter tragen, meist auch besser wenden.

Mongolismus

Eine angeborene geistige und körperliche Behinderung ist der Mongolismus. Er kommt durch eine fehlerhafte Aufteilung des Erbguts, der Chromosomen (→ Seite 337), zustande. Erblich ist diese Krankheit nur sehr selten. Jedes Elternpaar kann nach oder vor einem mongoloiden Kind kerngesunde Nachkommen zur Welt bringen.

Ursache, Erscheinungsform. Wie der Defekt der Zellkerne entsteht, ist bis heute ungeklärt. Man weiß nur, daß die Gefahr, ein mongoloides Kind zur Welt zu bringen, mit dem zunehmenden Lebensalter der Eltern wächst, weshalb Schwangeren über 35 Jahren eine vorgeburtliche Diagnostik (→ Seite 338) anzuraten ist. Mongoloide Kinder haben u. a. ein charakteristisches Gesicht mit schräg stehenden Augen, einer Sattelnase, offen stehendem Mund und vergrößerter Zunge. Dazu kommt in manchen Fällen ein angeborener Herzfehler.

Behandlung. Von einer Operation abgesehen, die das Erscheinungsbild des Mongolismus erfolgreich zu korrigieren vermag, gibt es keine medizinischen Möglichkeiten, diese Krankheit zu beeinflussen. Die Behandlung ist eine pädagogische Aufgabe: Je intensiver sich Eltern und Umwelt um ein mongoloides Kind bemühen, desto besser sind seine Entwicklungschancen. Jede Anstrengung hat Erfolg, auch wenn es oft nur kleine Schritte sind, die solche Kinder voranbringen.

Autismus

Etwa 20 Prozent aller Krankheitszeichen von Kindern haben seelische Ursachen. Bei hartnäckigen oder schweren psychischen Erkrankungen empfiehlt es sich, rechtzeitig Kontakt mit Spezialisten, den Kinderpsychiatern oder Kinderpsychologen, aufzunehmen. Der seelischen Krankheiten braucht sich niemand zu schämen. Je eher man den Rat eines Fachmannes sucht, desto schneller kann dem Kind geholfen werden.

Eine der schwersten seelischen Störungen ist der Autismus, die *Selbst- oder Ichbezogenheit*. Die Beziehungen autistischer Kinder zur Umwelt, selbst zur Mutter, sind total gestört. Solche Kinder leben gleichsam abgekapselt in der Welt ihrer eigenen Vorstellungen und Phantasien, sie haben kaum Kontakt zur Wirklichkeit, obwohl ihre Sinnesorgane tadellos funktionieren und kein Intelligenzmangel vorliegt. Über die Ursache des Autismus ist nichts Sicheres bekannt. Er bessert sich niemals von allein. Die Behandlung ist langwierig und erfordert den vollen Einsatz der Eltern.

Stottern

Zu den seelischen Leiden zählt auch das Stottern. Kinder, die an hartnäckiger Sprachhemmung leiden, haben oft strenge und unduldsame Eltern. Es ist die Angst vor den Autoritäten, die dem Stotterer die Spra-

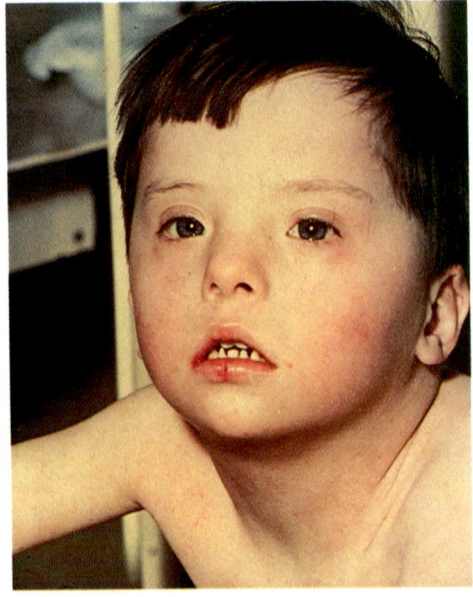

Mongoloide Kinder haben ein besonders liebenswertes Wesen. Für jede Zuneigung sind sie dankbar. Ihre Treue und Anhänglichkeit ist groß.

Stottern ist eine Krankheit

Stottern ist keine schlechte Angewohnheit, sondern eine Krankheit. Die Kinder stottern nicht absichtlich, sind genauso intelligent wie Nicht-Stotterer und können ihr Leiden durch Konzentration und gute Vorsätze nicht willentlich beeinflussen.

Hilfe kann nur die Behandlung durch einen erfahrenen Sprachheilpädagogen bringen. Je früher sie beginnt, desto besser sind die Erfolgsaussichten.

che verschlägt. Dann klappt das Zusammenspiel der Muskeln des Kehlkopfs und der Atemorgane nicht mehr. Fast alle leichten Formen des Stotterns heilen von allein aus. Hartnäckiges Stottern bedarf der Hilfe durch Sprachpädagogen (Logopäden).

Bettnässen

Ein weiteres seelisches Leiden ist das Bettnässen (Enuresis).
<u>Ursachen.</u> Nur in extrem seltenen Fällen verbirgt sich hinter dem nächtlichen Bettnässen eine organische Krankheit, z.B. eine Blasenentzündung. Im allgemeinen werden Kinder zwischen zwei und drei Jahren trocken. Wer mit fünf Jahren noch »naß macht«, der tut dies aus unbewußtem Trotz oder aus Protest gegen den Entzug von Liebe. Bettnässer nehmen sich diese Protestaktion natürlich nicht willentlich vor. Sie blieben auch lieber trocken. Manchmal schläft ein Kind auch so tief, daß es den zunehmenden Blasendruck nicht spürt.
<u>Behandlung.</u> Mit Tabletten, Strafen oder Spott ist nichts geholfen. Bettnässen heilt, wenn die Eltern gemeinsam mit dem Arzt dem seelischen Problem des Kindes nachspüren und sich bemühen, den zugrunde liegenden Konflikt zu lösen. Oft ist es die Eifersucht auf Geschwister, manchmal die Furcht, einen Elternteil zu verlieren, und oft auch nur die kindliche Angst vor der Dunkelheit.

Verhaltensstörungen und Schulversagen

Die Zahl der Kinder, die wegen Schul- oder Lernstörungen behandelt werden müssen, ist in den letzten Jahren stark angestiegen. Diese Kinder klagen über Schulangst und Schlafstörungen, oft auch über Alpträume. Mit Sorge beobachten Eltern und Lehrer die nervöse Unruhe vieler Schulkinder und ihre Konzentrationsschwäche. Worauf Verhaltens- und Lernstörungen, Kontaktschwierigkeiten der Schüler untereinander und die *Lese- und Rechtschreibschwäche* (Legasthenie) im Einzelfall zurückzuführen sind, ist erst nach genauer Untersuchung zu entscheiden.
<u>Organische Ursachen.</u> Die ärztliche Untersuchung stellt zunächst fest,

Die Schule stellt immer höhere Anforderungen. Nicht jedes Kind ist dem gewachsen – daher der Streß im Unterricht. Schule kann sogar krankmachen! Schützen Sie Ihr Kind vor dieser Überforderung. Erfolg in der Schule ist wirklich nicht das Wichtigste im Leben.

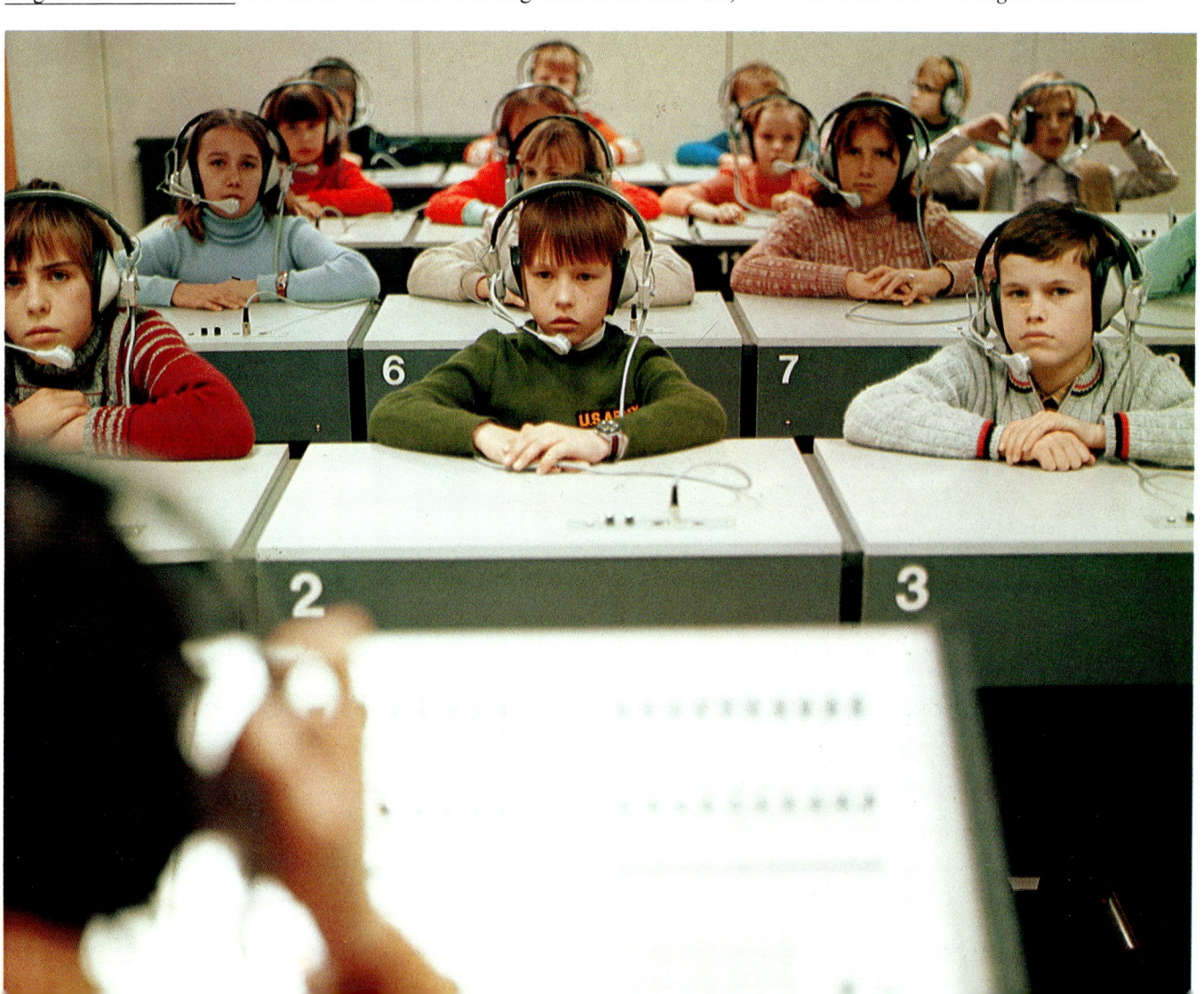

ob organische Schäden vorliegen, die ein Kind zwangsläufig während der Schulzeit in Schwierigkeiten bringen müssen: Wer schlecht sieht oder schwer hört, ist benachteiligt, solange diese Defekte nicht entdeckt und fachmännisch behandelt sind. Auch Blutarmut (Anämie, → Seite 176) kommt in Betracht, wenn die körperliche Leistungsfähigkeit, aber auch Intelligenz und Gedächtnis beeinträchtigt sind.

<u>Seelische Ursachen.</u> In den meisten Fällen werden die unterschiedlichen Krankheitszeichen, etwa Nabelkoliken, Kopfschmerzen, Sehstörungen, Schwindel, vorzeitige Ermüdbarkeit und sogar traurige Verstimmung (Depression) durch den Streß der Schule hervorgerufen. Die Anforderungen nehmen zu, und für viele Kinder ist ein gutes Schulzeugnis oft die einzige Chance, von ihren Eltern anerkannt zu werden. In dieser Situation reagieren gerade die seelisch gesunden und intelligenten Kinder oft mit einem Leistungsversagen.

<u>Vorbeugung.</u> Wer sein Kind nur nach (Zeugnis-)Noten liebt, wird mit großer Wahrscheinlichkeit enttäuscht werden. Ähnlich ergeht es solchen Eltern, die ihre Kinder mit unangemessenem Leistungszwang überfordern. Begabung – die Summe der Fähigkeiten – hat ihre Wurzeln sowohl in den Erbanlagen als auch im Umweltmilieu. Bitte denken Sie daran, was für ein Schüler Sie waren, und daß selbst Einstein, Churchill und Sauerbruch in der Schule nicht durch gute Noten auffielen. Medikamente können weder die Intelligenz noch die Lernfähigkeit eines Kindes steigern.

Häusliche Unfälle

In unserer technisierten Welt der Chemikalien, Plastiktüten, Heißwasserhähne, Schädlingsbekämpfungsmittel und Maschinen ist jedes Kind durch Unfall gefährdet. Es ist deshalb die Pflicht verantwortungsbewußter Eltern, sich in einer ruhigen Stunde vorsorglich mit dem Thema »Unfälle bei Kindern« vertraut zu machen (→ auch Erste Hilfe, Seite 472). Dann ist man im Ernstfall nicht kopflos.

○ Notieren Sie sich für alle Fälle gut sichtbar an einem festen Ort, am besten auf oder neben dem Telefon, die wichtigsten Nummern für den Notfall: Notruf (bundesweit 110), Feuerwehr, Hausarzt, Kinderarzt.

Gefahren für den Säugling

Gefährdet ist ein Kind vom ersten Lebenstage an. Die häufigsten Ursachen häuslicher Unfälle im ersten Lebensjahr sind das Ersticken durch ein großes schweres Deckbett (Vorbeugung: leichte Wolldecke); das Erdrücken durch die Mutter beim gemeinsamen Schlafen von Mutter und Kind; Stichverletzungen durch aufgehende Sicherheitsnadeln (Vorbeugung: keine Sicherheitsnadeln beim Wickeln!); Einquetschen des Kopfes in weit auseinanderstehenden Gitterstäben des Bettes und der Fall aus dem Bett oder vom Wickeltisch. Gefährlich kann es auch werden, wenn eine Wärmflasche aufgeht. Man sollte diese deshalb niemals mit Wasser von mehr als 50 Grad Celsius füllen und stets in ein Frotteetuch einschlagen. Heizkissen gehören überhaupt nicht in ein Säuglingsbett.

Unfallträchtiges Kleinkindalter

Das unfallträchtigste Alter ist das zweite bis vierte Lebensjahr. Die Kinder können laufen und sich aus der bekannten Umgebung blitzschnell entfernen – und dies, obwohl sie keinerlei Vorstellung von den möglichen Gefahren der Umwelt haben. Deshalb ist die Vorsorge so wichtig! Töpfe, Kannen, Eimer und Wannen mit heißer Flüssigkeit dürfen nicht in Reichweite von Kindern stehen. Obacht: Kleine Kinder ziehen gern die Tischdecke samt Kaffeekanne herunter. Besonders gefährliche Plätze sind für sie die Küche und die Waschküche. Aber auch draußen lauern Gefahren: Kleinkinder können die Geschwindigkeit eines Autos überhaupt nicht einschätzen, sie fürchten sich weder vor Baugruben, Brunnen noch wackligen Leitern.

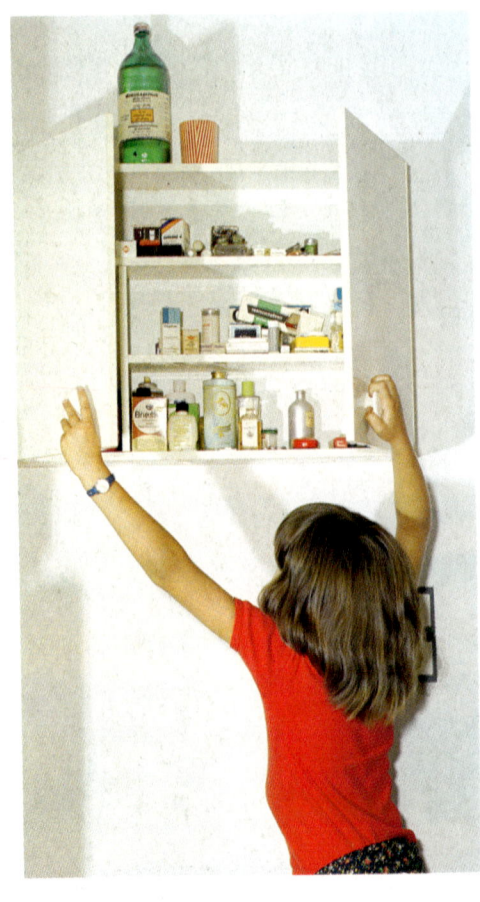

Medikamente gehören nicht in Kinderhand! Deshalb dürfen sie auch nicht irgendwo herumliegen, sondern gehören in die Hausapotheke, die aber abschließbar oder für das Kind unerreichbar sein muß. Über deren Bedeutung und Gefahren müssen Kinder vorsorglich aufgeklärt werden.

Vergiftungen und Verätzungen

Die bedrohlichsten Unfälle sind Vergiftungen und Verätzungen. Die Hälfte aller Vergiftungen bei Kindern wird durch Medikamente verursacht. Die farbigen Pillen, vor allem blaue und rote, sind für Kleinkinder nicht von Süßigkeiten zu unterscheiden. Nicht minder gefährlich sind die Haushalts-Chemikalien. Kinder geraten oft auch an Waschbenzin, Möbelpolituren, Fleckenwasser, Desinfektionsmittel, Malerfarben, Schädlingsvertilgungsmittel und vieles mehr (vor allem, wenn die Flüssigkeit in Limonadeflaschen aufbewahrt wird). Um Unglück zu verhüten, sollte man diese Stoffe grundsätzlich nur in den Originalgefäßen aufbewahren und sie nie herumstehen lassen, sondern nach Gebrauch in einem abschließbaren Schrank aufbewahren. Über die Erste Hilfe im Falle eines Falles →Seite 494.

So bleibt Ihr Kind gesund

Wer seine Kinder zu sehr verhätschelt und umsorgt, tut ihnen nichts Gutes. Kinder sind meist viel robuster, als Eltern annehmen, und sie schütteln Krankheiten schneller ab als Erwachsene. Das gilt aber nur, wenn die Weichen ihrer Entwicklung richtig gestellt sind – eine verantwortungsvolle Aufgabe für die Eltern.

Spiel und Sport

Negative Entwicklungen lassen sich gut korrigieren – nicht so sehr durch Medikamente und durch ärztliche Eingriffe als vielmehr durch

Wenn Kinder Antibabypillen schlucken

Es kommt immer wieder vor, daß Kleinkinder eine Packung Antibabypillen aufstöbern und die bunten Dragees als Bonbons schlucken.

Das ist kein Grund zur Panik! Eine akute Vergiftung tritt dadurch nicht ein. Den Kindern wird schlimmstenfalls vorübergehend übel, sie müssen erbrechen und fühlen sich schläfrig.

Eine Behandlung, etwa durch Magenauspumpen oder das Verabreichen von Brechmitteln, ist nicht erforderlich.

Babys können schwimmen! Ganz ohne Unterricht funktionieren bei ihnen die frühen Reflexe aus der langen Entwicklungsgeschichte der Menschheit. Augen auf, Mund zu – doch die Kleinen niemals ohne Aufsicht im Wasser lassen.

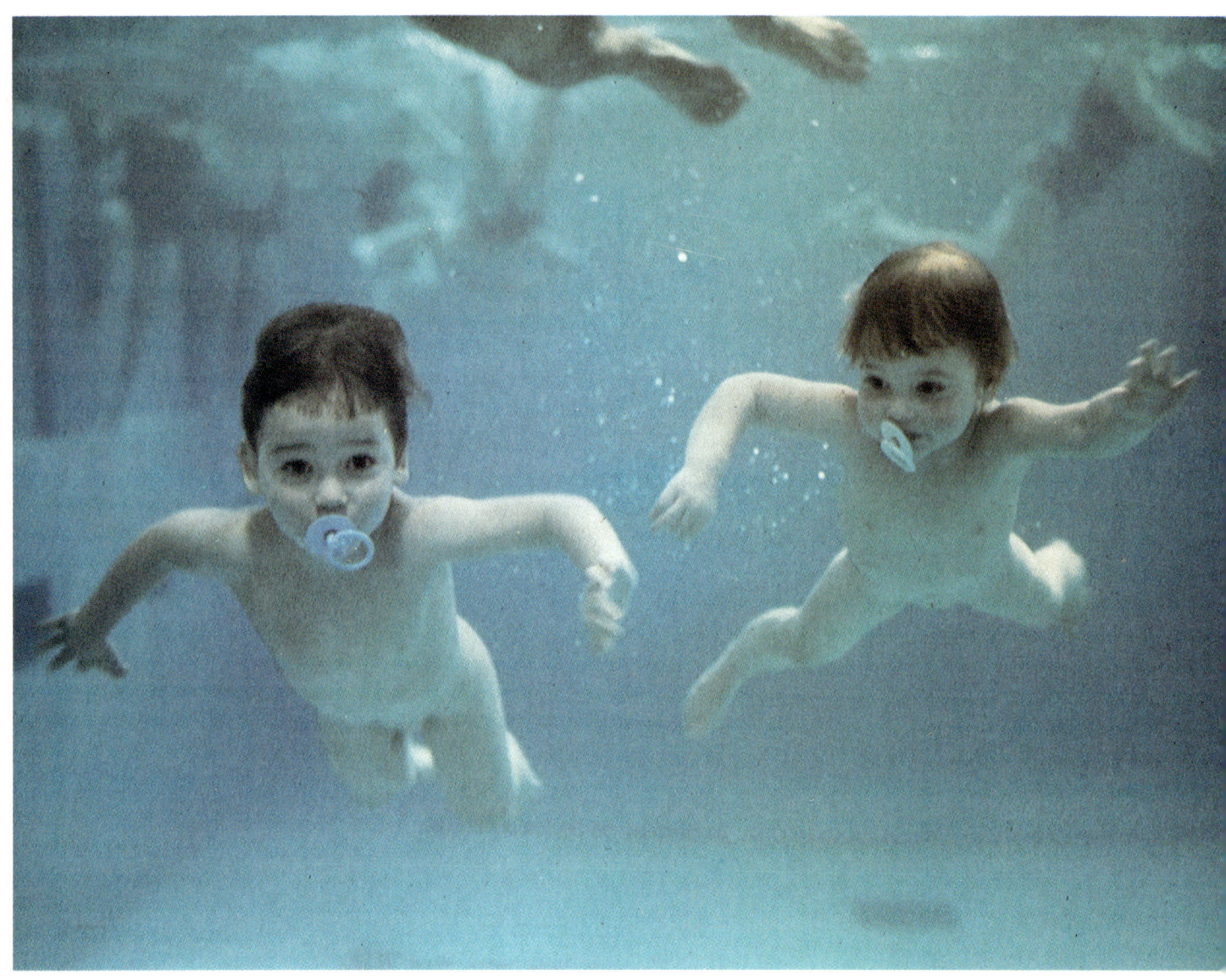

körperliche Aktivität, durch Sport und Spiel. Wer in der Jugend lernt, seinen Körper zu fordern, wer ihm spielerisch Muskelkraft und starke Nerven antrainiert, der zehrt davon sein Leben lang.

Die meisten Eltern wissen, daß körperliche Abhärtung durch Sport und Spiel für die Kinder ebenso wichtig ist wie die Aneignung von Lesen, Rechnen und Schreiben. Die traurige Wirklichkeit freilich ist, daß unser gegenwärtiges Schulsystem den Sport völlig stiefmütterlich behandelt. Zwei oder drei Stunden pro Woche – das reicht nicht aus! Mit dem *Schulsport* allein ist also keinem Kind geholfen. Eltern, die ihrem Kind eine robuste körperliche Gesundheit mit auf den Weg geben wollen – und wer wollte das nicht? –, müssen deshalb darauf achten, daß die Kinder außerhalb der Schule sportlich zusätzlich gefordert werden.

Dabei muß man sich vor einem sehr gefährlichen Extrem hüten, dem *Hochleistungssport*, denn der frißt seine Kinder. Die durch zu frühes, einseitiges und sehr ausgedehntes Training entstehenden Schäden an Muskeln, Knochen und Gelenken führen zu chronischen Krankheiten im Erwachsenenalter.

Sport sollte den Kindern allemal Spaß machen, ein Vergnügen und eine Liebhaberei bleiben. Die Sportvereine organisieren alljährlich sportärztliche Untersuchungen, bei denen festgestellt wird, ob Art und Umfang des Trainings dem Organismus Nutzen bringen.

Bei der Wahl der Sportart kann man sich nach den örtlichen Möglichkeiten und den Neigungen der Kinder richten. Eine völlige Freistellung von allen Leibesübungen (durch den Arzt) sollte die seltene Ausnahme während und nach akuten Erkrankungen sein.

Fernseh-Beschränkung

Der sinnvolle Wechsel von Anspannung und Entspannung, Pflichten und Ruhezeiten ist auch bei Kindern mitentscheidend für die Gesundheit. Deshalb sollten Kleinkinder jeden Tag höchstens eine halbe Stunde fernsehen dürfen und ältere nicht länger als eine Stunde.

Die physikalischen Reize des Fernsehens – das Flackerlicht, die Strahlung und der Ton – haben keinen schädlichen Einfluß auf den Menschen. Zuviel Fernsehen blockiert jedoch die Träume, reizt das unbewußte (vegetative) Nervensystem und kann Pulsbeschleunigung, Blutdruckanstieg und feuchte Hände bewirken.

Am Schulsport, das Bild zeigt eine Ballgymnastik, sollte man die Kinder auf alle Fälle teilnehmen lassen, obwohl er manchen Kindern »blöd« vorkommt: Besser ein »blöder« Sport als gar keiner.

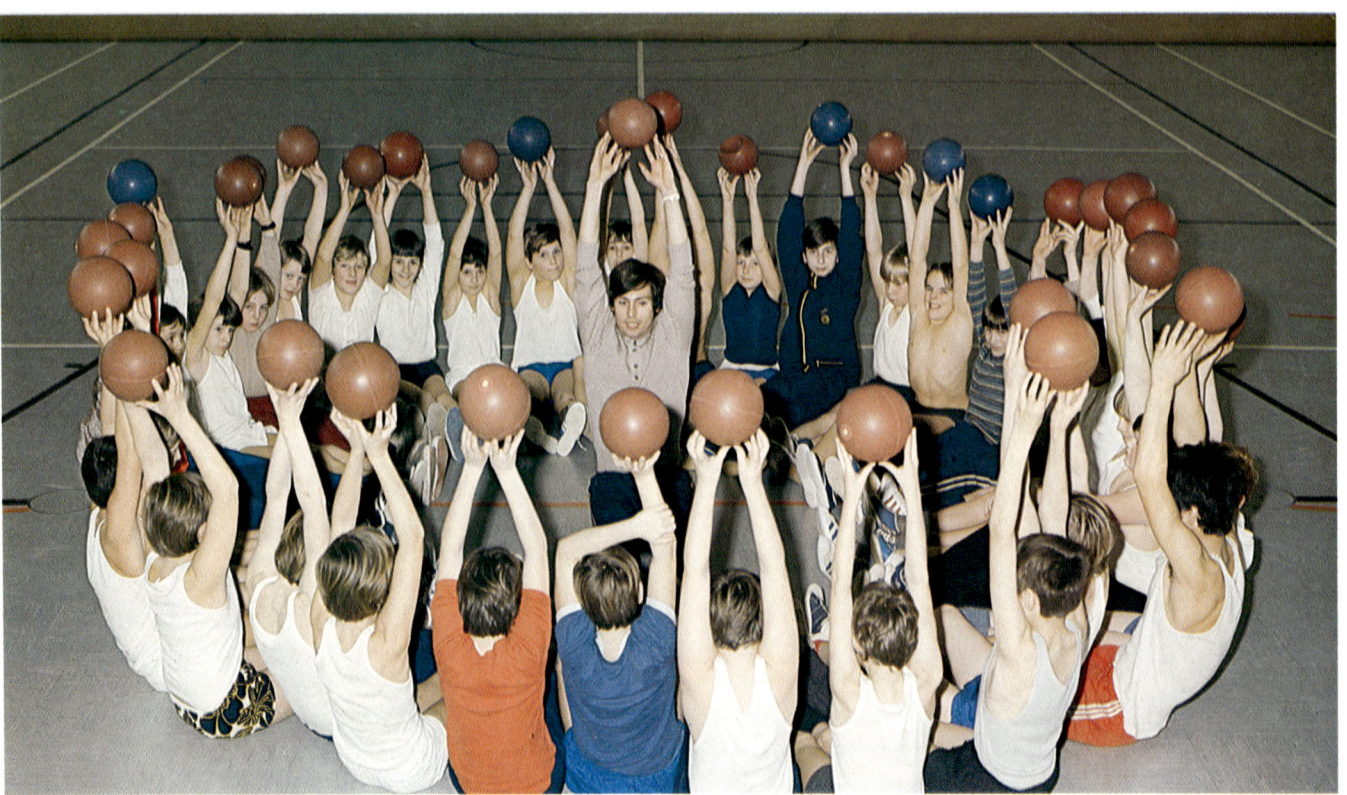

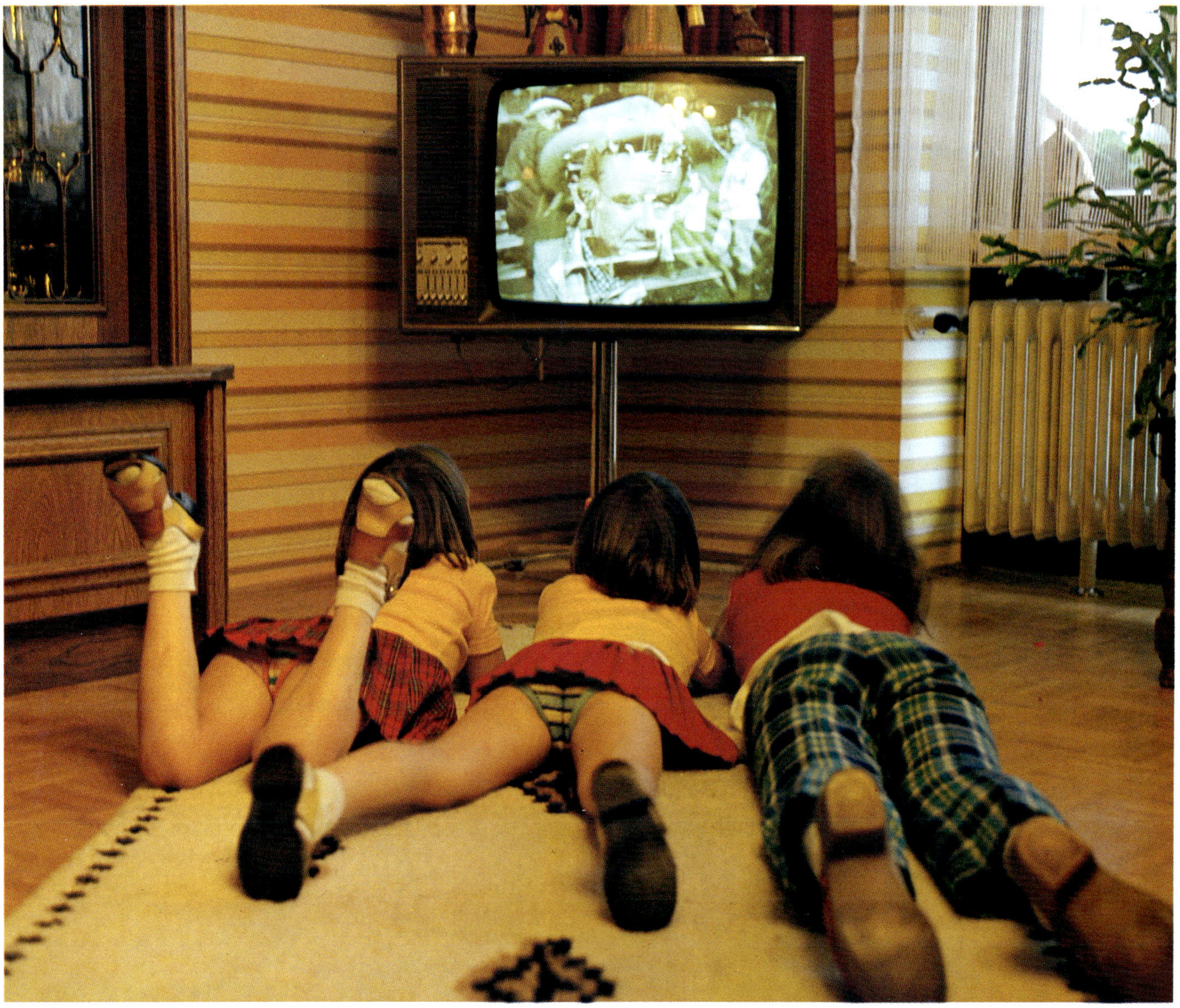

Regelmäßiger Schlaf

Der Gesundheit zuliebe sollte man seine Kinder daran gewöhnen, daß die Nachtruhe stets zur gleichen Stunde beginnt. Dann stellt sich auch die innere Uhr des Menschen auf diesen Rhythmus ein, und das Einschlafen fällt leichter. Vom zweiten bis zum sechsten Lebensjahr sollte man nachts zwölf Stunden schlafen, von sechs bis zehn Jahren zehn bis elf Stunden, danach ganz nach Bedarf, meist etwa zehn Stunden.

Im großen und ganzen können sich Eltern darauf verlassen, daß der kindliche Organismus sich so viel Schlaf nimmt, wie er braucht. Vom vierten Lebensjahr an dürfen Eltern den an sich gesunden Mittagsschlaf zu einer freiwilligen Leistung erklären – wer mittags schläft, braucht abends nicht so früh ins Bett.

Ein- und Durchschlafstörungen, über die vor allem Großstadtkinder klagen, haben – außer dem abendlichen Fernsehen – in erster Linie Angst und Beunruhigung als Ursache. Wer sich vor der Dunkelheit, dem Alleinsein oder der Schule fürchtet, kann schlechter schlafen. Dabei kann die Ängstlichkeit der Mutter, die sich unbemerkt auf das Kind überträgt, eine auslösende Rolle spielen.

Greifen Sie in diesen Situationen nicht etwa zu Schlaftabletten! Achten Sie vielmehr darauf, daß die Zeiten des Zubettgehens regelmäßig eingehalten werden und dem Kind ein immer gleiches Schlaf-Ritual gewährleistet wird: Dazu gehören der Teddy im Bett, ein Märchen oder eine Geschichte, vielleicht ein Gebet, ein ruhiges und abgedunkeltes Zimmer – in diesem Milieu finden auch sensible Kinder rasch in den Schlaf.

Kinder sollten möglichst wenig fernsehen, denn Fernsehen kann Streß verursachen und macht oft träge, traurig oder ängstlich. Der Schlaf leidet, die Träume werden schwer.

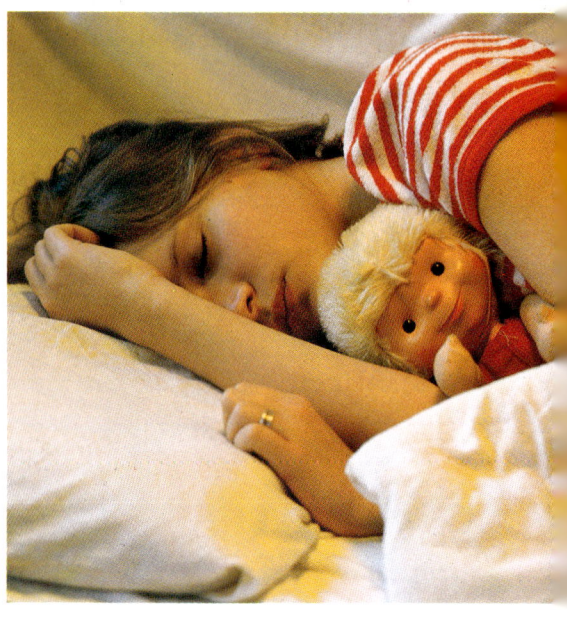

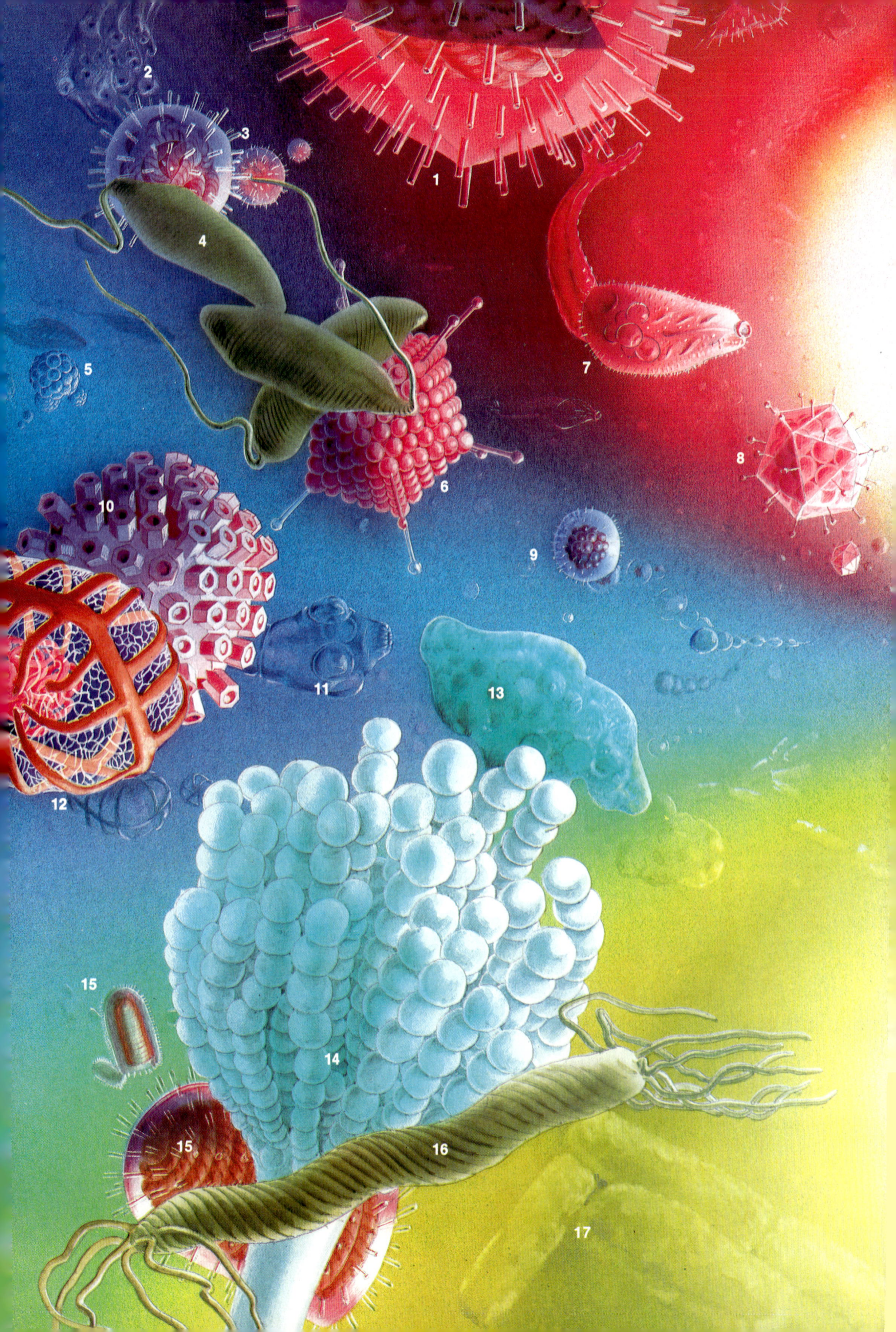

Gefahr aus der Welt der Mikroben

Infektionskrankheiten

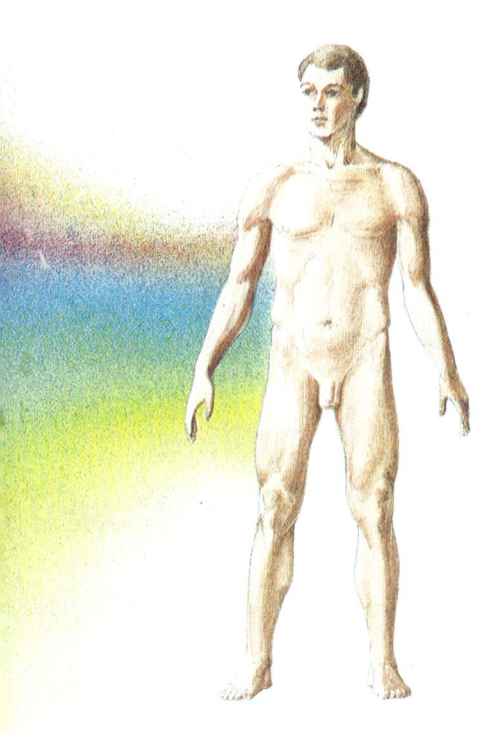

1 Grippevirus
2 Plasmodium (Malaria)
3 Masernvirus
4 Trypanosoma (Schlafkrankheit)
5 Kinderlähmungsvirus
6 Adenovirus (Halsentzündung)
7 Saugwurm Schistosoma (Bilharziose)
8 Hepatitisvirus (Leberentzündung)
9 Rötelnvirus
10 Herpesvirus (Bläschenkrankheit)
11 Bandwurmkopf
12 Pockenvirus
13 Entamoeba (Ruhr)
14 Kolbenschimmel Aspergillus
   (Hautentzündung)
15 Tollwutvirus
16 Schraubenbakterie (Cholera)
17 Kolibakterie (nicht krankheitserregend)

In jeder Minute seines Lebens hat der Mensch Kontakt mit Krankheitserregern. Dazu gehören Bakterien und Einzeller, Parasiten und Pilze, vor allem aber winzige Viren. Die meisten Erreger der ansteckenden Krankheiten (Infektionen) sind mit bloßem Auge nicht wahrzunehmen. Die Keime gelangen mit der Atemluft in die Lunge, mit der Nahrung in Magen und Darm, sie siedeln sich auch auf Haut und Schleimhäuten an oder werden durch Insekten übertragen. Manche Krankheitserreger, so die des Schnupfens, sind die Urheber fast alltäglicher Plagen.

Andere Keime sind dank Impfungen und Hygienemaßnahmen sehr selten geworden (Wundstarrkrampf, Keuchhusten, Kinderlähmung) oder in unseren Breiten ausgerottet (Pocken, Pest und Cholera).

Auf die ansteckenden Krankheiten muß trotz dieser Erfolge sorgsam geachtet werden: Sie sind nicht ein- für allemal besiegt. Durch regelmäßige Impfungen, vor allem in der Kindheit und vor Reisen in tropische Länder, kann man sich vor vielen Infektionskrankheiten schützen. Krankheitszeichen wie Fieber, Erbrechen, Durchfall und Hautausschläge können auf solche Krankheiten hindeuten. Wenn sie auftreten, ist umgehend der Arzt aufzusuchen.

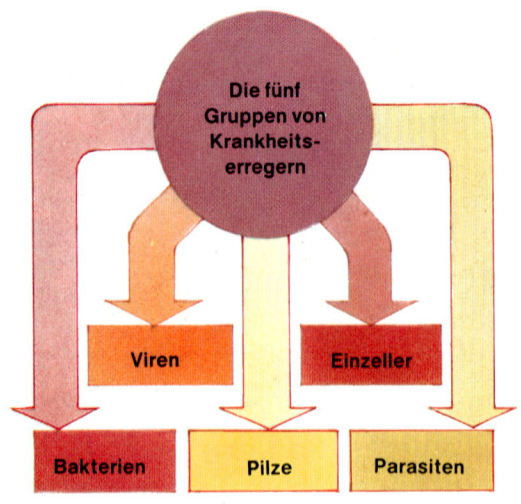

Die ansteckenden Krankheiten

Wenn Krankheitserreger in den Körper eindringen, sich dort ansiedeln und vermehren, so nennt man das eine Infektion. Infektionskrankheiten sind also Leiden, bei denen Erreger im menschlichen Organismus Reaktionen auslösen.

Arten von Krankheitserregern

Den meisten Erregern von Infektionskrankheiten ist gemeinsam, daß sie nur unter dem Mikroskop oder Elektronenmikroskop erkennbar sind und sich innerhalb kurzer Zeit millionen- oder milliardenfach vermehren können. Aus einem einzigen Virus entstehen in Stunden viele Tausende von Nachkommen. Bei den Krankheitserregern gibt es Hunderte von Arten, die man in fünf Gruppen untergliedern kann.

Bakterien. Das sind einzellige Kleinlebewesen, die als eigenes Reich neben Tier- und Pflanzenreich stehen. Sie vermehren sich durch Spaltung (daher auch: Spaltpilze). Man unterscheidet der Form nach Kugelbakterien (Kokken), Stäbchenbakterien und schraubenzieherartig gewundene Stäbchen (Spirillen). Einige von ihnen, die stäbchenförmigen Bazillen, entwickeln Dauerformen (Sporen), die jahrzehntelang außerhalb des menschlichen Körpers überleben können und erst wieder aktiv werden, wenn sie in einen lebenden Organismus gelangen. Bakterien verursachen Dutzende von Krankheiten, darunter Scharlach und Tuberkulose, Tetanus und Typhus.

Viren. Die winzigen Mikroorganismen stehen an der Grenze zwischen Belebtem und Unbelebtem. Sie können sich nicht selbständig fortpflanzen, sondern bringen ihre genetische Information (Nukleinsäure) in die angegriffenen Zellen, die dadurch gezwungen werden, bis zur Selbstzerstörung neue Viren nach dem Muster des Angreifers zu bilden (Abb. → Seite 381). Viruserkrankungen sind z. B. Tollwut, Masern, Windpocken, Kinderlähmung, Hepatitis und Gürtelrose.

Pilze. Mikroskopisch kleine Pilze sind die Urheber zahlreicher Pilzerkrankungen der Haut (z. B. Fußpilz), aber auch von Allgemeinleiden und Erkrankungen bestimmter Organe, z. B. der Lunge.

Einzeller. Im Gegensatz zu den Pilzen, die zu den Pflanzen gerechnet werden, stammen die winzigen Einzeller (Protozoen, Urtierchen) aus dem Tierreich. Sie verursachen vor allem zahlreiche Tropenkrankheiten, z. B. Malaria und Amöbenruhr.

Parasiten. Auf diesem Gebiet unterscheidet man Außenparasiten wie Flöhe, Läuse, Zecken und Milben von den Innenparasiten, zu denen Band-, Spul- und Madenwürmer und Trichinen gehören. Alle leben ganz oder teilweise auf Kosten eines anderen Lebewesens.

Wie entsteht eine Infektion?

Eine Ansteckung kommt nur zustande, wenn drei Voraussetzungen zusammentreffen: Erstens muß es eine Infektionsquelle geben, die Erreger aussenden kann (also z. B. einen bereits erkrankten Menschen), zweitens muß die Möglichkeit der Übertragung der Erreger auf einen anderen Menschen gegeben sein (etwa, indem der Kranke den Gesunden anhustet), und drittens muß dieser andere Mensch gerade für den betreffenden Erreger empfänglich sein (was er z. B. nicht ist, wenn er gegen die betreffende Krankheit geimpft wurde oder sie mit immunisierender Wirkung schon überstanden hat).

Wie sich die Ansteckung auswirkt, hängt ebenfalls von drei Faktoren ab: von der Art der Erreger, von der Menge der infizierenden Erreger und von der körperlichen Verfassung (Disposition) des Angesteckten. Es gibt Krankheitskeime, die von Natur aus höchst gefährlich sind (Pocken, Tollwut), und andere, die meist nur zu harmlosen Beschwerden führen (Schnupfen, Windpocken).

Nicht jeder Kontakt mit Krankheitserregern führt zu einer erkennbaren Krankheit. Oft gewinnen die Abwehrkräfte des Körpers den Kampf gegen die Keime innerhalb so kurzer Zeit, daß der Mensch davon überhaupt nichts bemerkt *(stumme Infektion)*. Oft sind die Krank-

---

Hygiene zu Hause

Im Kampf gegen Bakterien und Viren sollte die Hausfrau nicht übertreiben. Absolut keimfrei wird eine Wohnung nie.

Das Versprühen von Mitteln zur Desinfektion der Luft ist unwirksam und sinnlos. Nicht notwendig ist auch der Routine-Zusatz von Desinfektionsmitteln zum Putzwasser. Zur Desinfektion reicht es aus, wenn Gegenstände ausgekocht werden.

heitszeichen nur leicht, sie beeinflussen dann das Wohlbefinden nur geringfügig (*abgekürzte* oder *abortive Infektion*). Sind die Krankheitszeichen einer Infektion vollständig ausgeprägt, so gibt ihre Art und Dauer einen Hinweis darauf, welche Erreger sie wahrscheinlich verursacht haben. Dieser Nachweis gelingt noch genauer durch Blutuntersuchungen und die Züchtung der Krankheitskeime im Labor.

Möglichkeiten der Übertragung

Weil die Erreger auf den menschlichen Organismus übertragen werden, nennt man die Infektionskrankheiten auch *übertragbare Krankheiten*. Von einer Ansteckung im engeren Sinn spricht man aber nur bei Krankheiten, die von Mensch zu Mensch oder Tier zu Mensch übertragen werden, also z. B. bei Scharlach oder Typhus. Bei anderen Krankheiten, etwa bei Malaria (Übertragung durch Insekten) oder Wundstarrkrampf (Übertragung durch bakterienhaltige Erde), ist das aber nicht der Fall. Krankheiten dieser Art sind zwar ebenfalls übertragbar, gelten aber nicht als ansteckende Krankheiten. Es werden zwei Gruppen von Übertragungsmöglichkeiten unterschieden.

Direkte Übertragung. Die Erreger werden von Mensch zu Mensch oder Tier zu Mensch durch unmittelbaren Kontakt weitergegeben, also etwa als »Tröpfcheninfektion« durch den Mund (Sprechen, Anhusten) oder durch die Nase (Ausatmen, Anniesen), bei Berührung (Wunden, Blasen oder Pusteln der Haut) sowie durch engen Kontakt mit den Schleimhäuten des Kranken beim Kuß oder Geschlechtsverkehr. Häufige Übertragungsfaktoren sind alle Ausscheidungen und Körpersekrete des Kranken: Blut, Eiter, Scheidensekrete, Stuhl, Urin, Auswurf, Erbrochenes.

Abhängig von der Art des Erregers kommt der Mensch nicht nur in seinen kranken Tagen, sondern auch im Vorstadium der Krankheit (Inkubationszeit) und während der Genesung (Rekonvaleszenz) als Infektionsquelle in Frage, bei bestimmten Krankheiten (Typhus) auch als zeitweiliger oder dauernder Ausscheider von Erregern.

Indirekte Übertragung. Zwischenträger von Krankheitserregern können Personen sein, zum Beispiel Besucher eines Kranken, auch Ärzte oder Pflegepersonen, ebenso aber auch Gegenstände, mit denen Erkrankte in Berührung gekommen sind, also Bettwäsche, Eßgeschirr, Möbel, auch Nahrungsmittel. Die Luft und der von ihr aufgewirbelte Staub können bestimmte Erreger (Masern, Windpocken) über größere Entfernungen verschleppen. Als Zwischenträger oder -wirte sind Insekten (Malaria), Vögel (Papageienkrankheit) und manche Säugetiere (Ratten als Überträger der Pest) von großer Bedeutung. Massenerkrankungen können auftreten, wenn Trinkwasser oder unsachgemäß bereitete oder gelagerte Nahrungsmittel bakterien- oder virusverseucht sind.

Schutz vor Ansteckung

Die Weiterverbreitung ansteckender Krankheiten wird durch die gezielte Vernichtung der Erreger (Desinfektion) verhindert. Erschwert werden Infektionen durch persönliche Sauberkeit, durch Hygienemaßnahmen bei der Lebensmittelbereitung und -aufbewahrung sowie bei der Abwasser- und Abfallbeseitigung.

Tritt in einer Familie eine ansteckende Krankheit auf, sollte man seinen Arzt fragen, wie die Ansteckung der Familienmitglieder vermieden werden kann. Wer mit dem Patienten in Kontakt kommt, sollte auf jeden Fall darauf achten, daß er sich anschließend unter fließendem Wasser mit Seife und Nagelbürste die Hände reinigt. Jedes Familienmitglied benutzt selbstverständlich nur seine eigenen Toilettengegenstände (Handtuch, Zahnbürste, Kamm).

Bestimmte gefährliche Infektionskrankheiten unterliegen der *Meldepflicht* bei den Gesundheitsbehörden. Meldepflichtig ist im allgemeinen der behandelnde Arzt. Schwere ansteckende Krankheiten müssen in den Infektionsabteilungen der Kliniken behandelt werden. Sie sind auch zuständig, wenn bei Gefahr des Ausbruchs einer Seuche (*Epide*-

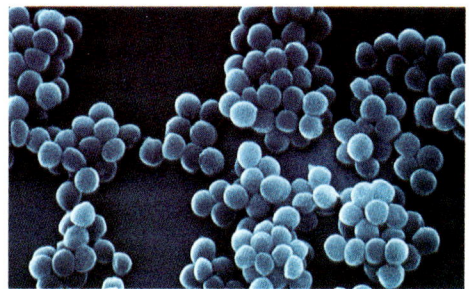

Bakterien: Staphylokokken.

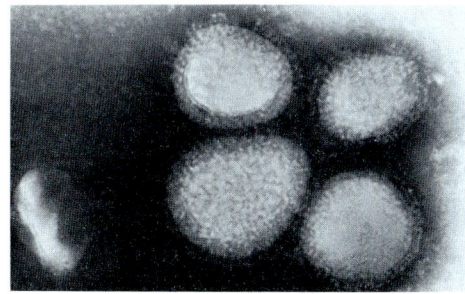

Viren: Hongkong-Grippe.

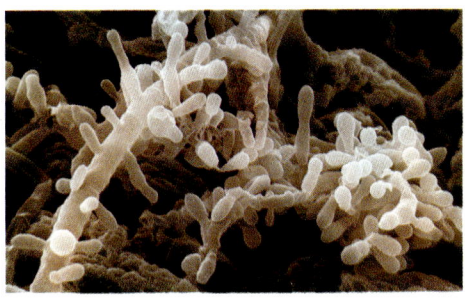

Pilze: Roter Fadenpilz.

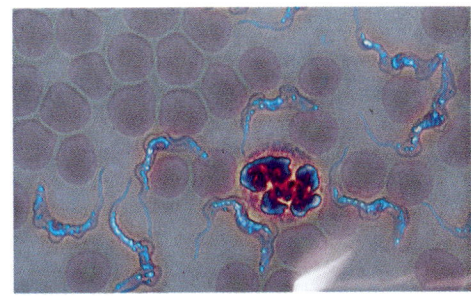

Einzeller: Blut mit Trypanosomen.

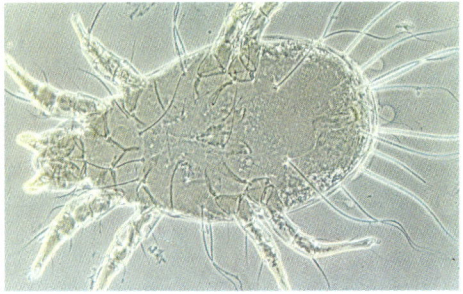

Parasit: Hausstaubmilbe.

Diese fünf Gruppen winzig kleiner Krankheitserreger können die Gesundheit des Menschen ernsthaft gefährden.

377

mie) kranke oder ansteckungsgefährliche Personen in größerem Umfang abgesondert (isoliert) werden müssen *(Quarantäne)*. Bei häuslicher Pflege kann das Gesundheitsamt in manchen Fällen Desinfektionsmaßnahmen anordnen, die von Fachbetrieben ausgeführt werden.

Für die Pflege eines an einer Infektionskrankheit Leidenden gilt im übrigen, was allgemein bei häuslicher Krankenpflege zu beachten ist (→Seite 449).

Krankheitszeichen einer Infektion

Jeder Krankheitserreger hat besondere Eigenschaften, die die unterschiedlichen Krankheitszeichen und den Verlauf des Leidens prägen. Allgemeine Zeichen, die auf eine ansteckende Krankheit hinweisen oder ihr Vorbote sein können, sind Kopfschmerz, Unbehagen, Mattigkeit, Gliederschmerzen, Appetitlosigkeit, Frösteln, Übelkeit und Stuhlverstopfung. Wenn diese Symptome, von denen auch mehrere gemeinsam auftreten können, nicht innerhalb von zwölf Stunden vollständig abgeklungen sind, sollte der Arzt um Rat gefragt werden.

Umgehend ist dagegen ärztlicher Rat einzuholen, wenn eines oder mehrere der folgenden Symptome auf eine Infektionskrankheit hinweisen: Fieber, Hautausschläge, Erbrechen oder Durchfall, Schmerzen und Entzündungen der oberen Luftwege mit Husten, Schnupfen und Heiserkeit.

Verlauf. Infektionskrankheiten ziehen oft den ganzen Körper in Mitleidenschaft *(Allgemeininfektion)* oder spielen sich nur an einzelnen Organen ab *(Lokalinfektion)*. Bakteriell bedingte Erkrankungen prägen sich im allgemeinen eher an einzelnen Organen oder Organsystemen aus und führen dort häufig zu Eiterungen und Gewebszerstörung. Dagegen sind Virusinfektionen zu Beginn meist durch allgemeine Beschwerden wie Abgeschlagenheit, Fieber, Kopf- und Gliederschmerzen gekennzeichnet. Erst nach drei bis fünf Tagen stellen sich Krankheitszeichen an einem bestimmten Organ ein. Das Fieber weist bei Infektionskrankheiten häufig einen typischen Verlauf mit zweimaligem Anstieg der Fieberkurve auf.

Behandlung. Bei der Behandlung von Infektionskrankheiten wird grundsätzlich versucht, die Erreger des Leidens zu vernichten oder sie zumindest an ihrer Ansiedlung und Vermehrung im Körper zu hin-

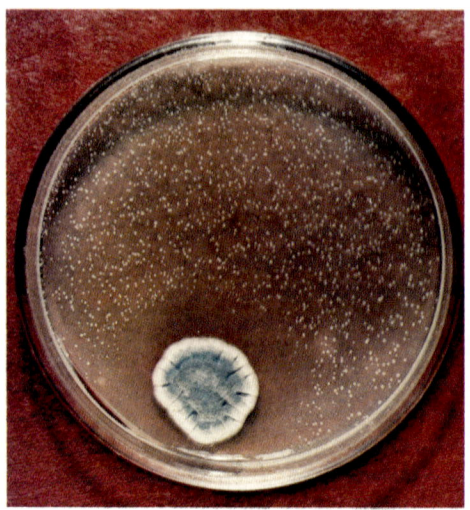

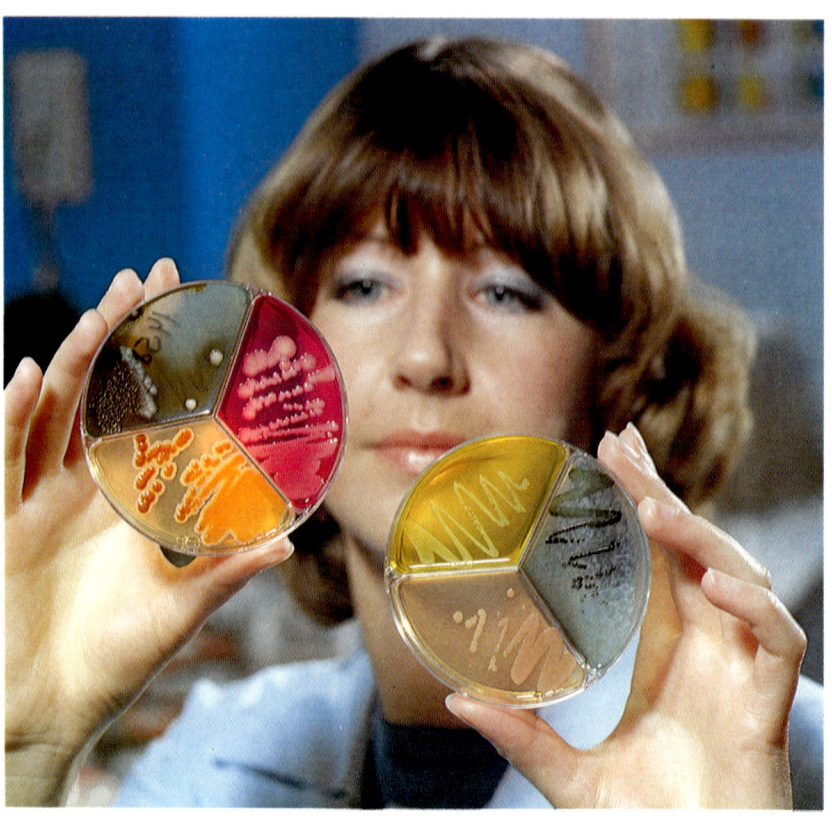

Bakterien lassen sich auf Nährböden züchten (»Bakterienkultur«). Rechts begutachtet eine Laborantin das Wachstum verschiedener Kulturen. Auf dem Foto oben ist zu erkennen, wie das Medikament Penicillin das Wachstum der Eiterbakterien (Staphylokokken) ringförmig hemmt (sogenannter Hemmhof).

dern. Seit es die keimtötenden Arzneimittel, die Antibiotika, gibt, sind dabei großartige Fortschritte erzielt worden, vor allem bei bakteriellen und parasitären Infektionskrankheiten, die früher für den Patienten oft zu einem Kampf auf Leben und Tod wurden (Lungenentzündung, Tuberkulose, viele Kinderkrankheiten und Seuchen). Wichtig ist die rechtzeitige und hochdosierte Gabe der Medikamente. Der möglichst frühzeitige Gang zum Arzt entscheidet deshalb immer auch über Dauer und Schwere der Infektionskrankheit. Die Entwicklung von viruswirksamen Arzneimitteln befindet sich dagegen noch in der Entwicklung, doch gibt es bereits erste erfolgversprechende Resultate.

Bakterielle Infektionskrankheiten

Die krankmachende Wirkung vieler Bakterien beruht auf der Ausscheidung giftiger Stoffwechselprodukte. In manchen Fällen werden diese Gifte (Toxine) erst nach dem Zerfall der Bakterien frei. Antibiotika sind das wichtigste Gegenmittel.

Außer den nachstehend behandelten Leiden gehören zu den bakteriellen Infektionskrankheiten auch Krankheiten wie Diphtherie (→ Seite 365), Keuchhusten (→ Seite 366) und Scharlach (→ Seite 365), ferner die Geschlechtskrankheiten Tripper und Syphilis (→ Seite 330), die Tuberkulose (→ Seite 209), die Mandel- (→ Seite 197) und die Hirnhautentzündung (→ Seite 229).

Typhus

Erreger des Typhus oder Bauchtyphus (Typhus abdominalis) ist die Typhusbakterie Salmonella typhosa. Typhuskranke scheiden den Erreger mit Urin oder Stuhl aus. Durch verseuchte Nahrungsmittel kommt es oft zu Erkrankungen ganzer Gruppen von Menschen. Einen leichteren Verlauf nimmt der *Paratyphus,* hervorgerufen durch einen eigenen Erreger. *Inkubationszeit* in beiden Fällen: 1–3 Wochen.

Krankheitszeichen, Verlauf. Beginn mit Fieber, Kopfschmerzen, Appetitlosigkeit, Verstopfung und Bronchitis. In der zweiten Woche höheres Fieber, Benommenheit, belegte Zunge, rote Flecken am Rumpf. In der dritten Woche erbsbreiartige Durchfälle.

Komplikationen. Möglich sind Darmblutungen und Bauchfellentzündung, Herzmuskelentzündung, Lungenembolie, Entzündungen der Gallenblase und -wege.

Behandlung, Vorbeugung. Klinikbehandlung mit Gaben von Antibiotika, Ausgleich des Flüssigkeitsverlustes, Behandlung der Komplikationen. Schutzimpfung ist möglich und bei Reisen in Länder mit schlechten hygienischen Verhältnissen unter Umständen anzuraten.

Salmonellose

Die Erreger dieser weit verbreiteten Magen-Darm-Entzündung (Gastroenteritis), mehrere Salmonellen-Arten, werden meist durch Tierprodukte (Eier, Milch), oft auch über Trinkwasser- und Nahrungsmittelverschmutzung übertragen. Ansteckung durch Kranke ist selten. *Inkubationszeit:* 3–48 Stunden.

Krankheitszeichen, Verlauf. Meist stürmischer Beginn mit starken Leibschmerzen, Erbrechen, reiswasserähnlichen Durchfällen und Fieber bis 39°C. Die Krankheit dauert einige Tage bis Wochen und tritt meist im Sommer auf.

Behandlung, Vorbeugung. Gaben von Antibiotika, Ausgleich des Flüssigkeits- und Elektrolytverlustes. Eine Impfung gibt es nicht. – Kein Verzehr von Eier-, Fleisch- und Fischspeisen, die längere Zeit ungekühlt aufbewahrt wurden. Besondere Vorsicht im Sommer, in südlichen Ländern und in unsauberen Gaststätten.

Bakterienruhr

Erreger der Bakterienruhr oder bakteriellen Dysenterie sind verschiedene Bakterien aus der Gruppe der Shigellen. Übertragung durch

Schmier- oder Nahrungsmittelinfektion, wobei Fliegen als Überträger eine Rolle spielen können. *Inkubationszeit:* 2–7 Tage.

Krankheitszeichen, Verlauf. Wichtigste Symptome sind Kopfschmerzen und Übelkeit, dann krampfartige Leibschmerzen, Erbrechen und übelriechender Durchfall, der später schleimig-blutig aussieht. Beständiger Stuhldrang mit häufigen Darmentleerungen (bis zu dreißigmal in 24 Stunden), zunehmende Austrocknung.

Komplikationen. Entzündungen der Gelenke, der Nerven und der Harnröhre können durch das Gift der Bakterien hervorgerufen werden. Auch Darmgeschwüre können auftreten.

Behandlung, Vorbeugung. Behandlung in der Isolierstation des Krankenhauses: Antibiotika, Ersatz des Flüssigkeitsverlustes, kreislaufstützende Mittel, Diät. Ein brauchbarer Impfstoff existiert nicht.

Botulismus

Die *bakterielle Lebensmittelvergiftung*, der Botulismus, wird hervorgerufen vom Bacillus botulinus, der sich in Nahrungsmitteln auch unter Luftabschluß (also z. B. in Konserven) fortentwickeln kann. Die von dieser Bakterie produzierten Giftstoffe sind ein gefährliches Nervengift. *Inkubationszeit:* einige Stunden.

Krankheitszeichen, Verlauf. Nach einem kurzen Vorstadium mit Übelkeit, Erbrechen, Magenschmerzen, Verstopfung oder Durchfall beginnt das Vergiftungsstadium mit Lähmungen der Augenmuskeln, Versiegen der Speichel- und Tränenabsonderung, Sprach- und Atemstörungen.

Behandlung, Vorbeugung. Da der Botulismus unbehandelt in schweren Fällen nach etwa einer Woche zum Tod führen kann, ist bei den ersten Anzeichen sofort ein Arzt zu rufen. Behandlung durch Magenspülungen (in frühen Stadien), Botulismus-Serum, Kreislaufstützung, Sauerstoffbeatmung. Einzige Vorbeugung: Niemals verdorbene Konserven essen, ausgebeulte Dosen (Bombage) sofort wegwerfen.

Wundstarrkrampf

Erreger des Wundstarrkrampfs (Tetanus) ist der Tetanusbazillus, der sich im Darmkanal verschiedener Tiere entwickelt. Wenn die Bazillen mit Erde oder Kot in Wunden gelangen, kommt es zu einer Wundinfektion. *Inkubationszeit:* 4 Tage bis 4 Wochen.

Krankheitszeichen, Verlauf. Erste Anzeichen sind Kopf- und Muskelschmerz, Schwindel und ein Krampf der Kaumuskeln, der sich als verzerrtes Grinsen (»sardonisches Lachen«) auswirkt. Dann kommt es zu krampfartigen Muskelzuckungen und schließlich zur dauernden Muskelstarre, weil die vom Tetanuserreger produzierten Gifte das Zentralnervensystem angreifen.

Behandlung, Vorbeugung. Ausschneiden der Wunde zur Entfernung der Erreger, hohe Gaben von Tetanus-Heilserum, Beruhigungs- und krampflösende Mittel. Vorbeugende Schutzimpfung bietet eine mehrjährige Immunität und sollte allgemein durchgeführt werden.

Wundrose

Die akute bakterielle Entzündung der Haut (Erysipel) wird durch Kugelbakterien verursacht, die in kleinste Hautverletzungen eindringen (Schmutz- oder Schmierinfektion). *Inkubationszeit:* mehrere Stunden bis mehrere Tage.

Krankheitszeichen, Verlauf. Beginn mit plötzlichem Fieber und Schüttelfrost, Erbrechen und Kopfschmerzen. Dann schmerzhafte Schwellung der Infektionsstelle, zunehmende Hautrötung, Anschwellen der Lymphknoten und der Milz. Wundrose tritt vorwiegend im Gesicht, am Kopf und an den Unterschenkeln auf. Lockeres Gewebe (Augenlider, Hoden, Schamlippen) schwillt stark an, oberflächlich kann es zum Gewebstod (Nekrose) kommen. Die Wundrose ist gewöhnlich scharf begrenzt.

Behandlung. Gaben von Antibiotika, Kühlung der Entzündungsstelle mit Umschlägen, Linderung des Spannungsgefühls durch Einfetten.

Schutz vor Wundstarrkrampf

Auch die kleinste Wunde kann zu Wundstarrkrampf führen. Davor schützt nur die rechtzeitige Impfung. Aber mit einer Spritze allein ist es nicht getan. So sieht das vollständige Impfprogramm aus:

● *Für Kinder und gesunde Erwachsene zwei Spritzen Tetanol in den Po im Abstand von vier bis acht Wochen; eine dritte Injektion nach sechs bis zwölf Monaten; routinemäßige Auffrischimpfungen alle zehn Jahre.*

● *Im Verletzungsfall: Liegt die letzte Spritze der Serie weniger als ein Jahr zurück, ist keine weitere Impfung notwendig.*

● *In allen anderen Fällen: Auffrischimpfung mit Tetanol und gleichzeitiger Serumschutz mit einer Spritze Tetagam.*

Viruskrankheiten

Im Gegensatz zu den bakteriellen Infektionskrankheiten sprechen von Viren hervorgerufene Erkrankungen auf Antibiotika nicht an: Viren haben keinen eigenen Stoffwechsel, der sich durch keimtötende Mittel beeinflussen ließe. Der Kampf gegen die Viruserkrankungen muß sich deshalb mehr oder weniger auf Schutzimpfungen und allgemeine Maßnahmen beschränken.

Viruskrankheiten sind neben den unten angeführten auch Masern, Mumps, Röteln, Windpocken und die Kinderlähmung (→ Seite 363 ff.), ferner Leberentzündung (→ Seite 285), Gürtelrose und Herpes (→ Seiten 141, 142) sowie die Enzephalitis (→ Seite 230).

Virusgrippe

Die Virusgrippe, auch einfach Grippe oder Influenza genannt, wird vom Grippevirus verursacht, das in mehreren Typen (A, B und C) und deren Abwandlungen auftritt. Ansteckung meist durch Tröpfcheninfektion, Auftreten vor allem im Winter. *Inkubationszeit:* 1–4 Tage.

Krankheitszeichen, Verlauf. Schneller, hoher Fieberanstieg, oft von Schüttelfrost begleitet, mit Kopf-, Glieder- und Kreuzschmerzen. Reizhusten und Wundgefühl hinter dem Brustbein als Folge einer Luftröhrenentzündung. Häufig kommt ein Schnupfen oder eine Entzündung der Augenbindehäute (Konjunktivitis) hinzu. Manchmal nach kurzfristigem Nachlassen des Fiebers erneuter Fieberanstieg (»zweigipflige Fieberkurve«).

Komplikationen. Entzündungen der Nebenhöhlen, des Mittelohrs, der Bronchien und Lungen, des Herzmuskels und des Nervensystems sind möglich. Häufig tritt Kreislaufschwäche ein.

Behandlung, Vorbeugung. Ein generell anwendbares, spezielles Medikament gegen Grippe gibt es nicht. Gegeben werden fiebersenkende, hustenlindernde und schleimlösende Medikamente. Dazu kommen Hausmittel wie Inhalationen oder Gurgeln mit warmem Salbei-Tee. Eine Schutzimpfung ist möglich, doch sollte sie jährlich wiederholt werden, da sich der Erreger oft ändert und die vorjährigen Impfungen dann nicht mehr schützen.

Tollwut

Erreger der Tollwut (Lyssa) ist ein Virus, das in erster Linie das Zentralnervensystem befällt. Es wird mit dem Speichel tollwütiger Tiere (Hunde, Katzen, Rehe, Füchse, Dachse) über Biß- oder Kratzwunden auf den Menschen übertragen. *Inkubationszeit:* 10 Tage bis 7 Monate.

Krankheitszeichen, Verlauf. Das Vorstadium beginnt mit Kopfschmerzen, Unruhe und Mißgefühl. Nach einigen Tagen folgt das Erregungsstadium mit Schlund- und Atemkrämpfen bis zur bläulichen Hautverfärbung (Zyanose). Die Anfälle dehnen sich auf die Muskulatur aus. Der Speichel kann nicht mehr geschluckt werden, er läuft aus dem Mund. Es kommt zu Fieber bis 41 Grad Celsius und zu Benommenheit, abwechselnd mit Schreien und Toben. Erregungszustände, Krämpfe und schließlich, im letzten Stadium, Lähmungen werden von einer Gehirn-Rückenmark-Entzündung hervorgerufen. Sie führt unbehandelt in fast allen Fällen zum Tod.

Behandlung, Vorbeugung. Beim geringsten Verdacht muß sofort geimpft werden (Impfstoff aus abgetöteten Tollwut-Viren). Biß- oder Kratzwunden werden desinfiziert. Der Tollwutkranke muß isoliert werden, bei Verdacht auf eine Infektion wird auch das Pflegepersonal geimpft. Der Speichel des Kranken ist infektiös!

Papageienkrankheit

Sie ist eine Krankheit der Vögel, die auf den Menschen übertragen werden kann und dann ernste Folgen hat. Weil die Papageienkrankheit (Psittakose) nicht auf Papageien beschränkt ist, sondern ebenso auch zahlreiche andere Vögel befallen kann, z. B. Tauben, wird sie vielfach *Vogelkrankheit* (Ornithose) genannt. Ursache der Erkrankung

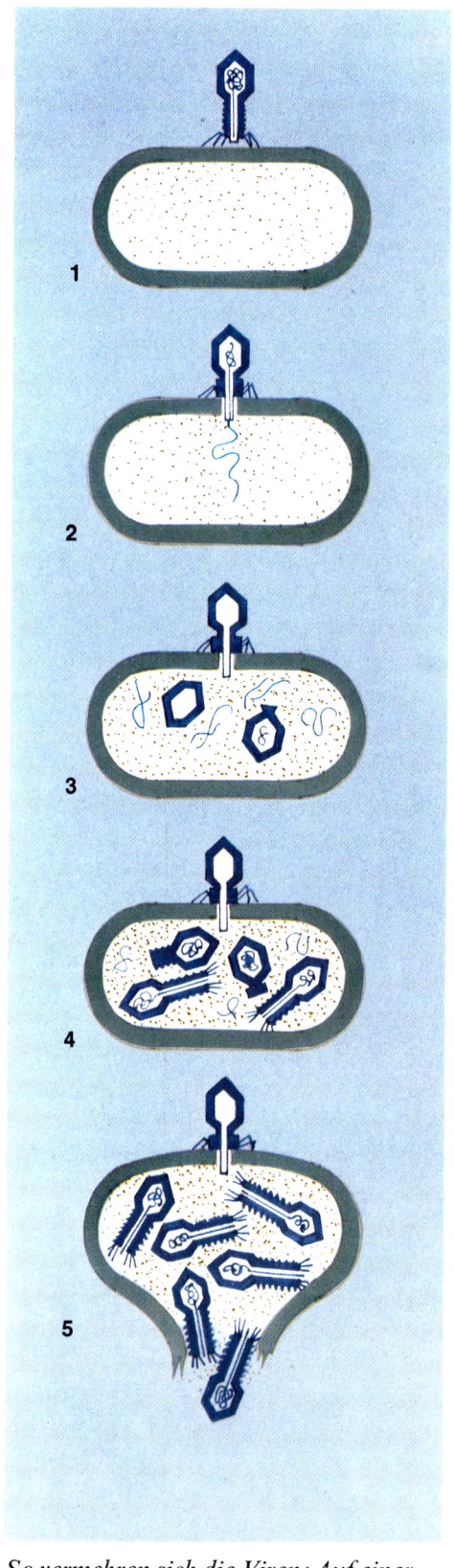

So vermehren sich die Viren: Auf einer Kolibakterie ist ein Virus, ein »Bakterienfresser« (Bakteriophage), gelandet (1). Es schießt einen Eiweißfaden (DNS) ins Innere der Bakterie (2). Die DNS-Kette zwingt die Bakterie, neue Viren zu bilden (3). Nach zehn Minuten sind die ersten Viren fertig (4), nach zwanzig Minuten sind es schon hundert. Schließlich platzt die Bakterie (5), die neuen Viren schwärmen aus.

381

sind die mit den Viren verwandten Chlamydien. Die Übertragung erfolgt durch Kot- oder Federstaub, durch Vogelmilben, aber auch durch Schmierinfektionen (etwa durch »Küßchengeben« bei Papageien und Wellensittichen). *Inkubationszeit:* 7–14 Tage.

Krankheitszeichen, Verlauf. Beginn mit Temperaturanstieg, schwerem Krankheitsgefühl mit Kopf-, Kreuz- und Gliederschmerzen, dann oft zwei Wochen lang hohes Fieber, Benommenheit, Hinzutritt einer Lungenentzündung, Kreislaufschwäche. In leichteren Fällen zeigt sich nur ein grippeähnliches Krankheitsbild.

Behandlung, Vorbeugung: Die Erreger der Vogelkrankheit sprechen auf Antibiotika an. Die Kranken müssen mindestens 14 Tage lang isoliert werden. Eine Schutzimpfung ist nicht üblich. Als Vorbeugung empfehlen Spezialisten Überwachung und Desinfektion von Vogelhandlungen und eine Begrenzung der verwilderten Haustauben in den Städten.

Erkrankungen durch Pilze und Einzeller

Unter den mehr als 100 000 Pilzarten sind nur einige wenige als Krankheitserreger bedeutsam. Sie spielen vor allem als Verursacher von Hauterkrankungen (→ Seite 141) eine Rolle. Die Einzeller (Protozoen), wie die krankheitserregenden Pilze mikroskopisch klein, sind bedeutsam als Erreger von Tropenkrankheiten (→ Seite 384). Wir können uns deshalb hier auf die Erläuterung der Pilzkrankheit Soor und der Protozoenkrankheit Toxoplasmose beschränken.

Soorpilzkrankheit

Die Soorpilzkrankheit, auch Soor oder fachsprachlich Moniliose genannt, kann abwehrschwache Menschen an verschiedenen Organen befallen. Ursache ist der Soorpilz, der die Schleimhäute der Luftwege und Geschlechtsorgane besiedelt.

Krankheitszeichen. An den befallenen Stellen, bevorzugt an der Mundschleimhaut und Scheide, entstehen milchweiße, hautartige Flecken, die sich zu ausgedehnten Belägen ausweiten können. Manchmal sind auch Bronchien und Lunge befallen.

Behandlung. Neben einer Behandlung der Schleimhäute mit pilzbehindernden Lösungen werden Antibiotika verabreicht. Wichtig ist die Beseitigung aller Umstände, die zur Schwächung des Allgemeinzustandes geführt haben.

Toxoplasmose

Erreger ist der Einzeller Toxoplasma gondii, von dem die weit verbreitete Protozoen-Krankheit ihren Namen hat. Er lebt in Säugetieren und Vögeln, von denen er mit Harn, Kot oder Speichel ausgeschieden wird. Durch Kontakt-, Schmier- und Nahrungsmittelinfektion kommt der Erreger in den menschlichen Körper und dringt durch die unverletzte Schleimhaut ein.

Krankheitszeichen. Fieber, Schüttelfrost und Lymphknotenschwellungen sind die wichtigsten Krankheitszeichen. Von der Toxoplasmose können alle Organe befallen werden. Besonders gefährlich ist die Infektion während der Schwangerschaft. Die Infektion des Fetus erfolgt über den Mutterkuchen (Plazenta) und führt entweder zu einer Fehl- oder auch Totgeburt oder zu Mißbildungen, von denen der Wasserkopf, die Entzündung der Augennetzhaut und Gehirnverkalkungen besonders häufig und unheilbar sind. Im Kindesalter kann die Krankheit als Entzündung der Hirnhäute und des Gehirns auftreten. Im Erwachsenenalter verläuft sie oft verborgen (latent).

Behandlung. Die Toxoplasmen werden durch Gaben von Sulfonamiden und das Malariamittel Daraprim bekämpft. Vorbeugend sollten schwangere Frauen rohes Fleisch, ungekochte Milch und engen Tierkontakt meiden. Eine Absonderung (Isolierung) der erkrankten Personen ist nicht erforderlich.

Erkrankungen durch Parasiten

Zu dieser Gruppe der Krankheitserreger zählen zahlreiche Schmarotzer aus dem Insektenreich, von den Flöhen bis zu den Krätzmilben (→ Seite 143), außerdem die zu den Spinnentieren zählenden Zecken. Innere Schmarotzer sind mehrere Arten von Würmern. Parasitär lebende Einzeller schließlich sind Erreger von Tropenkrankheiten (→ Seite 384).

Zecken-Enzephalitis

Die Zecken oder Holzböcke sind wenige Millimeter lange Parasiten, die sich von Bäumen oder Büschen auf den Menschen herabfallen lassen und sich, um Blut zu saugen, mit dem ganzen Kopf in die Haut einbohren. Man entfernt sie am besten mit einer Pinzette, nachdem die Befallstelle mit Öl oder Glyzerin beträufelt wurde. Dabei ist darauf zu achten, daß der Leib nicht abreißt und der Kopf in der Haut steckenbleibt. Der Zeckenbiß kann ein Virus auf den Menschen übertragen, durch das die Zecken-Enzephalitis, eine gefährliche Hirnentzündung, verursacht wird.

Krankheitszeichen. In der ersten Phase allgemeine Krankheitserscheinungen wie Kopfschmerzen, Fieber, Katarrhe der oberen Luftwege. Nach einem beschwerdefreien Zwischenraum von etwa einer Woche kann es unter Fieberanstieg zu einer Erkrankung der Hirnhäute und des Zentralnervensystems kommen, die Dauerschäden (z. B. Lähmungen) zur Folge haben kann.

Behandlung, Vorbeugung. Ein spezielles Heilmittel gibt es nicht, es werden Antibiotika und Immunglobulin gegeben. Vorbeugende Impfung (vor allem für Land- und Forstwirte wichtig) ist ebenso möglich wie passive Immunisierung nach dem Zeckenbiß.

Bandwurmkrankheit

Erreger ist im allgemeinen der Rinderbandwurm (der Schweinebandwurm ist so gut wie ausgestorben). Die Bandwurmeier entwickeln sich im Tier zu Finnen, die sich im Fleisch festsetzen. Beim Genuß von ungenügend erhitztem Fleisch geraten die Finnen in den menschlichen Darm, wo sie sich festsetzen und zum Bandwurm entwickeln können. Das jeweils geschlechtsreife Endglied des Bandwurms wird mit dem Stuhl abgestoßen. Es ist beim Rinderbandwurm etwa acht Millimeter breit und 15 Millimeter lang.

Krankheitszeichen. Wichtigste Anzeichen sind Bauchschmerzen, Übelkeit, Verdauungsstörungen und gelegentlicher Heißhunger. Als Nachweis der Erkrankung gilt der Abgang von Endgliedern des Bandwurms (Stuhlkontrolle).

Behandlung, Vorbeugung. Die Bandwurmkur muß vom Arzt veranlaßt und nach seinen Vorschriften durchgeführt werden. Vorbeugend sollte man sich, vor allem in fremden Ländern, vor dem Genuß rohen Fleisches hüten. In Deutschland kommt dank der Fleischbeschau eine Bandwurmerkrankung nur selten vor.

Spulwurmkrankheit

Der Spulwurm (Ascaris lumbricoides), 15 bis 22 Zentimeter lang, ähnelt in seinem Aussehen am ehesten einem Regenwurm. Durch verschmutztes Trinkwasser oder kopfgedüngtes Gemüse (bei Verwendung von Naturdünger) kann man sich mit Spulwurmeiern infizieren. Die Spulwürmer machen einen komplizierten Entwicklungsgang durch und besiedeln schließlich den Dünndarm. Am häufigsten werden Kinder befallen.

Krankheitszeichen. Bei starkem Befall kann es zu Leibschmerzen, Appetitlosigkeit und Durchfall kommen. Zusammenballungen führen manchmal zum Darmverschluß. Auch Blutarmut und Abmagerung werden beobachtet.

Behandlung. Der Arzt verschreibt eine Wurmkur, die nach seinen Vorschriften durchzuführen ist.

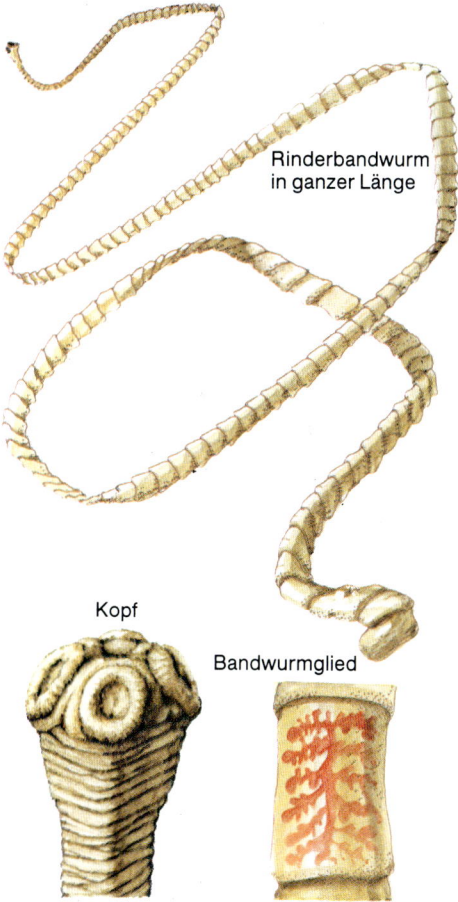

Rinderbandwurm
in ganzer Länge

Kopf

Bandwurmglied

Ein Rinderbandwurm kann vier (bis zehn!) Meter lang werden. Mit den vier Saugnäpfen seines winzigen Kopfes (Durchmesser nur ein bis zwei Millimeter) verankert er sich fest an der Dünndarmwand. Die Glieder (8 mal 15 mm groß) ernähren sich vom Darminhalt. Deshalb nimmt der Patient trotz Heißhungers immer mehr ab.

Madenwurmkrankheit

Auch der Madenwurm, etwa einen Zentimeter lang und erheblich dünner als der Spulwurm, befällt vor allem Kinder. Die Eier geraten über den Verdauungskanal in den Körper. Geschlechtsreife Tiere kriechen aus dem Mastdarm heraus und verursachen Juckreiz, der für die Eltern ein Hinweis auf die Erkrankung sein sollte.

Krankheitszeichen. Im allgemeinen bleibt es beim beschriebenen Juckreiz, der bei Kindern zu Schlafstörungen und Nervosität führen und Schulschwierigkeiten verursachen kann.

Behandlung. Wurmkur nach Vorschrift des Arztes, außerdem allgemeine hygienische Maßnahmen: Kurzhalten der Fingernägel, nachts Tragen einer eng anliegenden Hose. Oft empfiehlt es sich, daß alle Personen des Haushalts sich einer Wurmkur unterziehen.

Tropenkrankheiten

Das wärmere und oft feuchte Klima, aber auch die mangelhafte Lebensmittel-, Wasser- und Abwasserhygiene in tropischen Ländern begünstigt die Entstehung und Ausbreitung von Infektionskrankheiten, die unbehandelt meist schweres Siechtum hervorrufen. Bei uns kommen diese Krankheiten im allgemeinen nicht vor. Wer Reisen in tropische Länder unternimmt, sollte sich rechtzeitig durch Schutzimpfungen (→ Seite 386) vor einer möglichen Ansteckung sichern.

Cholera

Die Cholera wird verursacht von kommaförmigen Stäbchenbakterien, die der Kranke meist mit dem Stuhl ausscheidet und die auf dem Weg einer Kontakt-, Nahrungsmittel- oder Trinkwasserinfektion in den Körper gelangen. In Deutschland ist die Cholera ausgestorben. *Inkubationszeit:* 1–5 Tage.

Krankheitszeichen, Verlauf. Übelkeit, Erbrechen, Leibschmerzen und heftiger Durchfall sind die ersten Anzeichen. Der Stuhl wird dünnflüssig und enthält Schleimflocken (»Reiswasserstuhl«). Brechdurchfall führt zur Austrocknung, Muskelkrämpfe treten auf, das Allgemeinbefinden verschlechtert sich rapide.

Behandlung, Vorbeugung. Neben die Behandlung mit Antibiotika tritt der Ausgleich des Wasser- und Elektrolytverlustes und die Stützung des Kreislaufs. Verdächtige und Erkrankte müssen in der Isolierstation behandelt werden. Die für einige tropische Länder vorgeschriebene Schutzimpfung hat etwa sechs Monate Gültigkeit.

Pocken

Die Pocken oder Blattern (Variola) waren eine schwere Viruskrankheit, die seit 1977 weltweit ausgerottet ist.

Krankheitszeichen, Verlauf. Pocken begannen mit schwerem Krankheitsgefühl und Fieber, danach bildeten sich rötliche Knötchen, die sich später zu Eiterpusteln entwickelten. Sie hinterließen, falls die mit der Krankheit verbundenen Komplikationen überlebt wurden, tiefe Narben.

Vorbeugung. Eine Schutzimpfung ist nicht mehr erforderlich.

Gelbfieber

Die Viruserkrankung hat ihren Namen vom hohen Fieber, das sich in Verbindung mit Gelbsucht zeigt. Überträger ist eine Stechmücke. *Inkubationszeit:* 3–6 Tage.

Krankheitszeichen, Verlauf. Hohes Fieber, Schüttelfrost und schwerste Allgemeinerscheinungen stehen am Beginn; das Gesicht ist gerötet und geschwollen. Nach einigen Tagen Gelbsucht, Lebervergrößerung, Schleimhautblutungen und Bluterbrechen, dazu Kreislaufstörungen und Anzeichen einer Nierenschädigung. Gelbfieber führt in vielen Fällen zum Tod.

Behandlung, Vorbeugung. Ein spezielles Medikament gibt es nicht.

Der Arzt behandelt die Symptome, beugt Organschäden vor und sorgt für ausreichende Flüssigkeitszufuhr. Der Kranke muß isoliert werden. Impfschutz vor Tropenreisen ist möglich, die Impfung darf in Deutschland nur von bestimmten Instituten durchgeführt werden.

Malaria

Die Malaria, wegen der periodisch auftretenden Fieberanfälle auch *Wechselfieber* genannt, wird von mehreren Arten eines Parasiten aus der Gruppe der Plasmodien verursacht. Überträger und Zwischenwirte der Plasmodien sind Mücken der Gattung Anopheles. In den Tropen und Subtropen gibt es rund 250 Millionen Malariakranke. *Inkubationszeit:* 10–14 Tage, manchmal mehrere Monate.

<u>Krankheitszeichen, Verlauf.</u> Es werden drei Arten der Malaria unterschieden. Alle sind gekennzeichnet durch Fieberanfälle, die in regelmäßigen Abständen wiederkehren: bei der Malaria tertiana jeden dritten Tag, bei der Malaria quartana jeden vierten Tag, bei der Malaria tropica in Halbtagesabständen. Im Krankheitsverlauf können sich die Fieberschübe zehn- bis dreißigmal wiederholen. Weitere Symptome sind Milz- und Leberschwellungen, Abgeschlagenheit, Erbrechen, Leibschmerzen und Nackensteifigkeit.

<u>Behandlung, Vorbeugung.</u> Malariaanfälle werden mit hohen Dosen spezieller Medikamente (Chloroquin, Primaquin) behandelt, die auch der Vorbeugung dienen. Eine Impfung gibt es noch nicht, befindet sich aber in der Entwicklung.

Amöbenruhr

Im Gegensatz zur Bakterienruhr (→ Seite 379) wird die Amöbenruhr oder -dysenterie von Einzellern verursacht, die hauptsächlich durch Nahrungsmittel oder Trinkwasser übertragen werden. *Inkubationszeit:* wenige Tage bis mehrere Wochen.

<u>Krankheitszeichen, Verlauf.</u> Die Krankheit beginnt mit Appetitlosigkeit, Übelkeit und Leibschmerzen. Nach mehreren Tagen treten blutig-schleimiger Durchfall und schmerzhafter Stuhldrang auf. Amöbenruhr kann einen chronischen Verlauf nehmen.

<u>Behandlung, Vorbeugung.</u> Darmreinigung durch Abführmittel, Flüssigkeits- und Elektrolytersatz, Gaben von Chemotherapeutika zur Vernichtung der Amöben. Schutzimpfung ist nicht möglich.

Schlafkrankheit

Erreger der afrikanischen Schlafkrankheit sind Geißeltierchen, die durch den Stich der Tsetsefliege übertragen werden. *Inkubationszeit:* 2–3 Wochen.

<u>Krankheitszeichen, Verlauf.</u> Am Anfang stehen Fieberanfälle, Milzschwellungen, Wassersucht, juckende Hautausschläge und Lymphknotenschwellungen. Im Verlauf der langdauernden Krankheit kommt es zu Entkräftung und Blutarmut. Schließlich verfällt der Patient der Schlafsucht. Der Tod tritt durch Auszehrung ein.

<u>Behandlung, Vorbeugung.</u> Seit der Entwicklung des Heilmittels Germanin kann die Krankheit in den ersten Stadien mit Sicherheit geheilt werden. Vorbeugend sind Germanin-Injektionen möglich.

Lepra

Die Lepra, der Aussatz, ist eine chronische bakterielle Infektionskrankheit, die hauptsächlich in Asien, Südamerika und Afrika vorkommt. Übertragung von Mensch zu Mensch über die Haut oder Schleimhaut. *Inkubationszeit:* 1–5 Jahre.

<u>Krankheitszeichen.</u> Je nach Verlaufsform Bildung von Knoten, Schwellungen (»Löwengesicht«), Störungen der Hautempfindung, schließlich Verstümmelung an Händen und Füßen.

<u>Behandlung, Vorbeugung.</u> Langdauernde Behandlung mit besonderen keimtötenden Medikamenten (Sulfonamiden). Keine spezielle Schutzimpfung, aber bei Kindern ist eine gewisse Vorbeugung durch BCG-Tuberkulose-Schutzimpfung möglich.

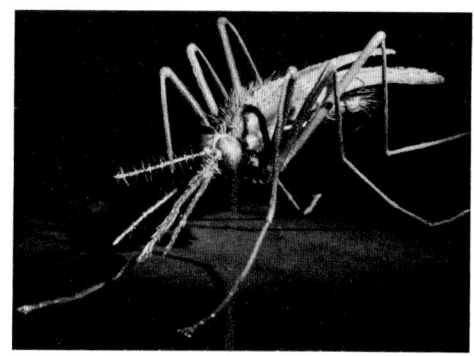

Die Erreger der Malaria, vier verschiedene Plasmodium-Arten (einzellige Sporentierchen), werden durch etliche Vertreter der Mückengattung Anopheles übertragen. Man erkennt diese Mücken an ihrer typischen Sitzhaltung: Im Gegensatz zu anderen Stechmücken ist der Körper mit dem Stechrüssel schräg gegen die Unterlage gerichtet. Durch Trockenlegung von Tümpeln und Sümpfen sowie durch die Vernichtung der Larven gelingt es zunehmend, die Malaria einzudämmen. Anopheles-Mücken gibt es auch in unseren Breiten. Sie werden jedoch nicht gefährlich, weil die Erreger bei uns nicht vorkommen.

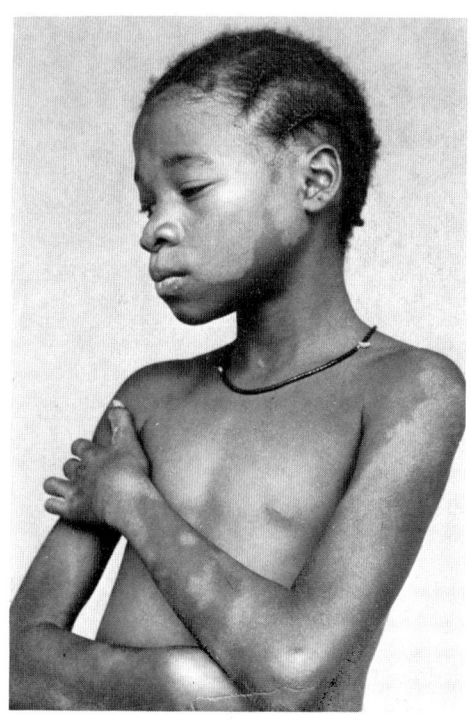

Ein afrikanisches Kind mit den frühen Zeichen des Aussatzes. In alten Zeiten galt die Lepra als biblische Krankheit und »Geißel Gottes«. Unbehandelt heilt sie nur selten aus. Arme und sozial schwache Einwohner tropischer Entwicklungsländer sind noch immer dringend auf unsere Lepra-Medikamente angewiesen – auch dieser Junge.

385

Schutzimpfungen

Manche ansteckenden Krankheiten hinterlassen einen lebenslangen Schutz (Immunität). So bekommt man die meisten Kinderkrankheiten nur einmal, denn der Körper bildet gegen die Erreger Gegenstoffe (Antikörper): solche, die Krankheitserreger zusammenballen, solche, die sie auflösen, und solche, die die abgesonderten Giftstoffe (Toxine) unschädlich machen. Diese Kampfmittel bewahrt der menschliche Organismus lange in seinem Blut auf: einige Monate bei Cholera, einige Jahre bei Pocken, lebenslang bei Masern.

Nun ist es glücklicherweise nicht nötig, daß ein Mensch alle Infektionskrankheiten durchmachen muß, nur um später gegen eine Zweitansteckung gefeit zu sein. Denn Abwehrstoffe bildet unser Körper auch dann, wenn die Infektion nur leicht ist und deshalb unbemerkt bleibt. 80 Prozent aller Deutschen über 50 Jahre haben z. B. irgendwann in ihrem Leben einmal Kinderlähmung (Poliomyelitis) gehabt, wie Bluttests beweisen. Doch die furchtbare Krankheit trat trotz Infektion mit Polio-Viren nicht ein. Der Körper wurde ohne Aufhebens damit fertig – zurück blieb die Widerstandskraft des Organismus gegen jede neue Ansteckung mit dem gleichen Typ des Kinderlähmungsvirus.

Prinzip der Impfung

Das geschilderte Prinzip wird auch bei Impfungen angewandt: Der Körper wird mit Krankheitskeimen zusammengebracht, die entweder vorher abgetötet wurden oder die so schwach sind, daß sie die richtige Krankheit mit allen ihren Gefahren nicht auszulösen vermögen. Sie sind andererseits stark genug, um die Widerstandsaktionen des Organismus mit voller Kraft anlaufen zu lassen. Der Mensch wappnet sich also gegen zukünftiges Leid, ohne es durchgemacht zu haben. Sein Körper stellt Abwehrstoffe für einen Tag X bereit, wenn er, z. B. in schlechter körperlicher Verfassung, mit echten, gefährlich wirkenden Krankheitserregern zusammentreffen sollte.

Impftermine und Impfregeln

Trotz ihres einfachen Prinzips haben Schutzimpfungen eigene Regeln, die einen »Impfkalender« erforderlich machen. Denn Schutzimpfungen müssen zur rechten Zeit beginnen, im richtigen zeitlichen Abstand wiederholt werden und in bestimmten Situationen ganz unterbleiben. Gegen welche Krankheiten geimpft wird, das richtet sich nach deren Verbreitung und Gefährlichkeit.

Viele, besonders schlimme Infektionskrankheiten, etwa die Pocken, sind durch die Impfungen weltweit ausgestorben. Deshalb konnte der Pocken-Impfzwang aufgehoben werden. Derzeit sind nur noch zehn Schutzimpfungen »öffentlich« empfohlen, d. h., daß diese Impfungen medizinisch wichtig und dazu risikoarm sind. Tritt nach einer empfohlenen Impfung trotzdem ein Gesundheitsschaden ein, gewährt der Staat dem Opfer eine Versorgung. Doch dazu besteht nur extrem selten ein Anlaß. Die Impfstoffe sind mittlerweile stark verbessert worden und alle gut verträglich.

Schutzimpfungen werden nur vorgenommen, wenn der Impfling nicht an einer akuten Erkrankung leidet. Während einer Schwangerschaft sind Schutzimpfungen in der Regel zu vermeiden. Bei den einzelnen Impfverfahren wird der jeweilige Impfstoff auf unterschiedliche Weise in den Körper gebracht, durch Einspritzung, durch Hautritzung, auch in Form der Schluckimpfung. Alle Schutzimpfungen werden in den *Impfpaß* eingetragen.

Vor allem außerhalb Europas ist das Mitführen des Impfpasses empfehlenswert, weil der Nachweis eines Impfschutzes gegen die dort verbreiteten Krankheiten häufig erforderlich ist. Mindestens drei Monate vor einer geplanten Fernreise sollte man sich erkundigen, welche Impfungen für das ins Auge gefaßte Reiseziel erforderlich sind, da sich je nach Land und Seuchenlage die Bestimmungen ändern.

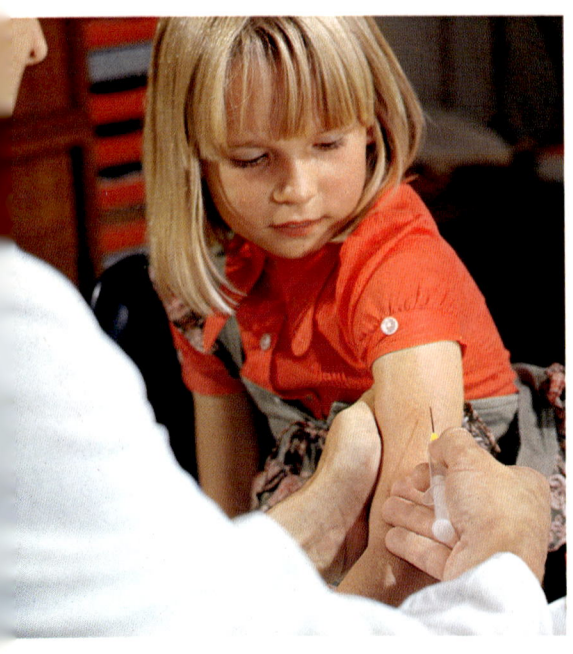

Eine Schutzimpfung durch den Arzt. Der kleine »Pieks« ist bald vergessen, doch bewahrt der Organismus, ohne daß wir davon etwas merken, die Abwehrstoffe für den »Tag X« auf, wenn wir mit den Krankheitserregern in Kontakt kommen. Deshalb nicht vor dem Impfen drücken – auch wenn es dabei piekt.

Der deutsche Impfkalender

Die Deutsche Vereinigung zur Bekämpfung der Viruskrankheiten hat in Zusammenarbeit mit der Ständigen Kommission des Bundesgesundheitsamtes den hier abgedruckten Impfplan vorgelegt. Es handelt sich um kein starres Schema, sondern um eine Empfehlung, die als Orientierungshilfe für die Eltern bei der Absprache mit dem Haus- und Kinderarzt gedacht ist. Bei den meisten Impfterminen wird gegen mehrere Krankheiten zugleich geschützt (Mehrfachimpfung). Eine gesetzliche Impfpflicht besteht nicht (mehr). Enthalten Sie trotzdem Ihren Kindern und sich selbst diese wirkungsvollste Form der Gesundheitsvorsorge bitte nicht vor!

Über etwaige Impfungen vor Auslandsreisen in tropische Länder informieren Sie sich bitte bei Ihrem Hausarzt, dem Gesundheitsamt oder dem Reisebüro.

Impfplan für Kinder und Jugendliche

Lebensalter	Impfung gegen	Personenkreis
1. Lebenswoche	Tuberkulose	Neugeborene bei erhöhter Tuberkulose-Ansteckungsgefahr
ab 3. Lebensmonat	Diphtherie-Tetanus, 2 × im Abstand von mindestens 6 Wochen	alle Säuglinge und Kleinkinder
	oder Diphtherie-Keuchhusten-Tetanus, 3 × im Abstand von 4 Wochen	Säuglinge in Gemeinschaftseinrichtungen, bei erhöhter Keuchhustengefahr
	Kinderlähmung, 2 × Schluckimpfung im Abstand von mindestens 6 Wochen, ggf. in Kombination mit den obigen Impfungen	alle Säuglinge und Kleinkinder
2. Lebensjahr (ab 15. Lebensmonat)	Masern-Mumps-Röteln (Dreifachlebendimpfstoff)	alle Kleinkinder und Kinder
	Kinderlähmung (3. Schluckimpfung)	alle Kleinkinder und Kinder
	Diphtherie-Tetanus (3. Impfung)	alle Kleinkinder und Kinder
	oder Diphtherie-Keuchhusten-Tetanus (4. Impfung)	
6./7. Lebensjahr	Nachholimpfungen (bisher versäumte Impfungen außer gegen Keuchhusten)	alle Kinder
	Diphtherie (Auffrischimpfung)	alle Kinder
10. Lebensjahr	Kinderlähmung, Tetanus (Auffrischimpfungen)	alle Kinder
11.–15. Lebensjahr	Röteln (Lebendimpfstoff)	alle Mädchen, auch wenn im Kleinkindesalter schon gegen Röteln geimpft

Seelische Erkrankungen

Jeder dritte Patient, der ärztlichen Rat sucht, ist psychosomatisch krank: Seine körperlichen (somatischen) Beschwerden sind seelisch (psychisch) bedingt. Psychosomatische Leiden haben tausend Masken. Kaum ein Krankheitszeichen, das nicht auf diese Weise ausgelöst werden könnte: Schmerzen, Atemstörungen, Muskelschwäche, auch Entgleisungen des Stoffwechsels und der Drüsenfunktionen.
Weil Leib und Seele eine untrennbare Einheit bilden, ziehen Gemüts- und Geisteskrankheiten immer auch den Körper in Mitleidenschaft. Das gilt für die Neurosen, worunter man Verhaltensstörungen aufgrund eines inneren Konflikts versteht, ebenso wie für die Psychosen, die eigentlichen, mit Realitäts- und Persönlichkeitsverlust verbundenen Geisteskrankheiten (Schizophrenie, Depressionen, Manien). Eine krankhafte Störung der seelischen Gesundheit ist auch die Abhängigkeit von Drogen, die Sucht. Durch eine Vielzahl von therapeutischen Möglichkeiten sind die meisten dieser Krankheiten heutzutage mit guten Erfolgsaussichten zu behandeln. Falsche Scheu sollte den Gang zum Arzt nicht hinauszögern.

Der seelische Zerfall eines Patienten ist oft schwer zu erkennen. Der Kranke selbst nimmt seine Veränderung häufig überhaupt nicht wahr, seine Umgebung deutet vor allem die frühen Symptome nicht richtig: So vergeht wertvolle Zeit. Je eher ein seelisches Leiden jedoch behandelt wird, desto besser sind die Heilungsaussichten.

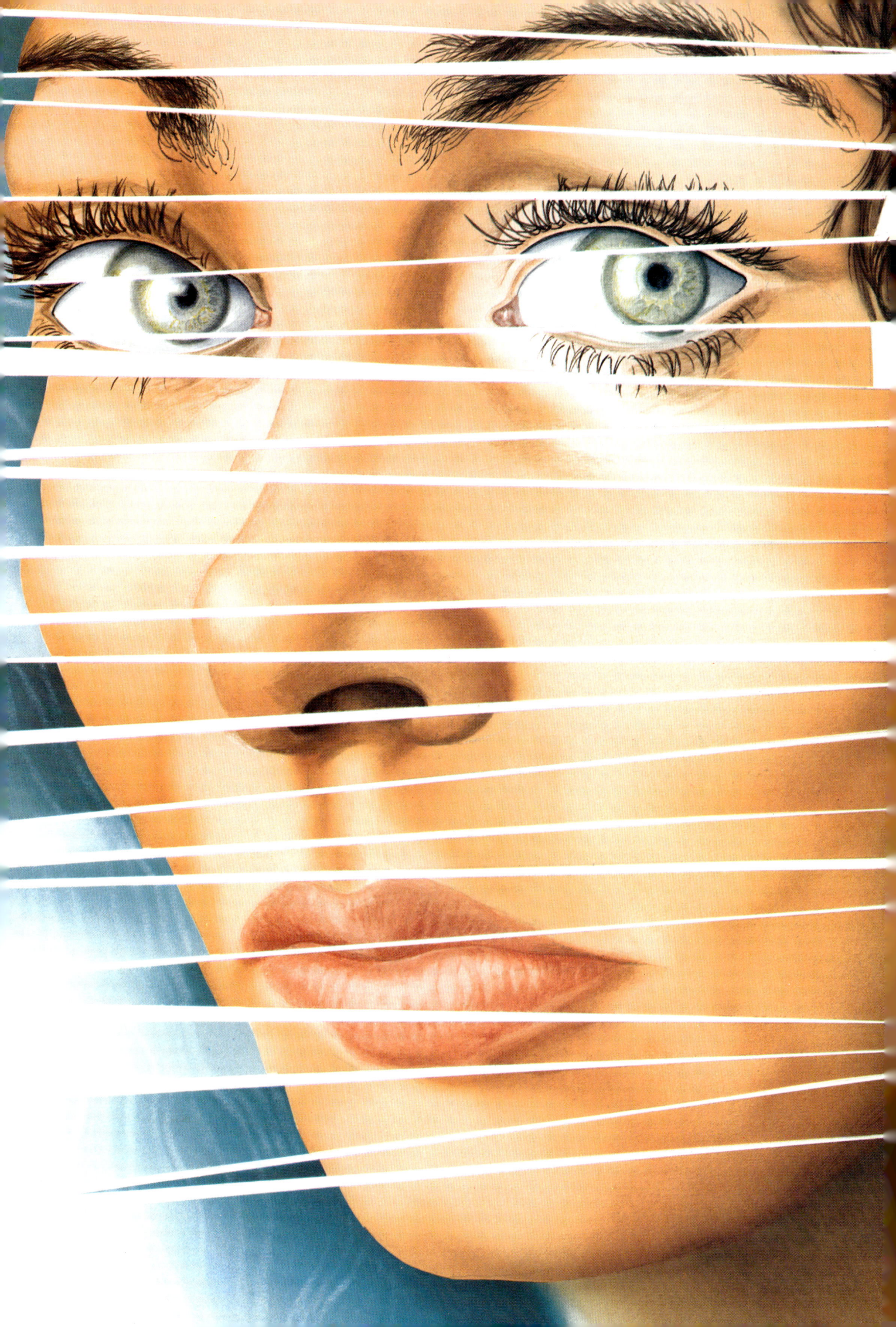

Die Reizüberflutung und der Streß des modernen Lebens können das »limbische System« des Gehirns (auf der Abbildung rot dargestellt) überfordern. Diese Zentrale der nervösen Regulation steuert dann die Organe falsch. Die möglichen Folgen: Erregungszustände und Depressionen (1); schmerzhafte Muskelverspannungen (2); nervöse Herzbeschwerden (3); Atemstörungen und Asthma (4); Magen- und Zwölffingerdarmgeschwüre (5); Entzündungen des Dickdarms (6); nervöse Blasenstörungen mit Schließmuskelschwäche (7).

Störungen der seelischen Gesundheit

Der moderne Mensch lebt in einer Welt, die noch vor hundert Jahren undenkbar schien: Autos, Telefone und Düsenflugzeuge überwinden Zeit und Raum, Neonlicht macht die Nacht zum Tag. Vielfach bestimmen Maschinen den Rhythmus unseres Lebens. Hast und Unruhe sind die Folge. Nicht jeder wird damit fertig, »Nervosität« greift um sich.

Psychosomatische Krankheiten

Die Unfähigkeit, sich zu entspannen, abzuschalten und im eigenen Rhythmus zu leben, kann krank machen. Bluthochdruck, Magengeschwüre, Migräne, Muskelverspannungen, feuchte Hände können die unerwünschten Folgen sein. Mindestens ein Drittel aller Körperstörungen hat seelische Hintergründe.

Ursachen. Jeder weiß, daß ehrgeizige Männer eher ein Magengeschwür bekommen als ihre gelasseneren Arbeitskollegen. Auch daß die Kreislaufstörungen einsamer Menschen oft vom Alleinsein und nicht etwa von einem schwachen Herzen herrühren, ist bekannt. Doch nicht immer sind die Zusammenhänge zwischen seelischen oder sozialen Vorgängen und körperlichen Krankheiten so deutlich. Häufig wehrt sich das Bewußtsein gegen die Aufhellung der Ursachen. Deshalb wissen viele Patienten, die an einer psychosomatisch bedingten Krankheit leiden, selbst nicht, daß ihnen die Seele »einen Streich spielt«.

Die seelische Gesundheit ist besonders gefährdet, wenn ein Mensch ständig höchste Anforderungen an sich selbst und andere stellt, wenn er bereit ist, seinen ganzen Lebensrhythmus dem Zwang des Leistungsstrebens unterzuordnen. Wer alles »in sich hineinfrißt«, sich dauernd in Konkurrenzsituationen begibt, wer verlernt hat, seine wahren Gefühle zu zeigen, der läuft Gefahr, an einem psychosomatischen Leiden zu erkranken. Auch das gesunde Gemüt ist nicht unbeschränkt belast-

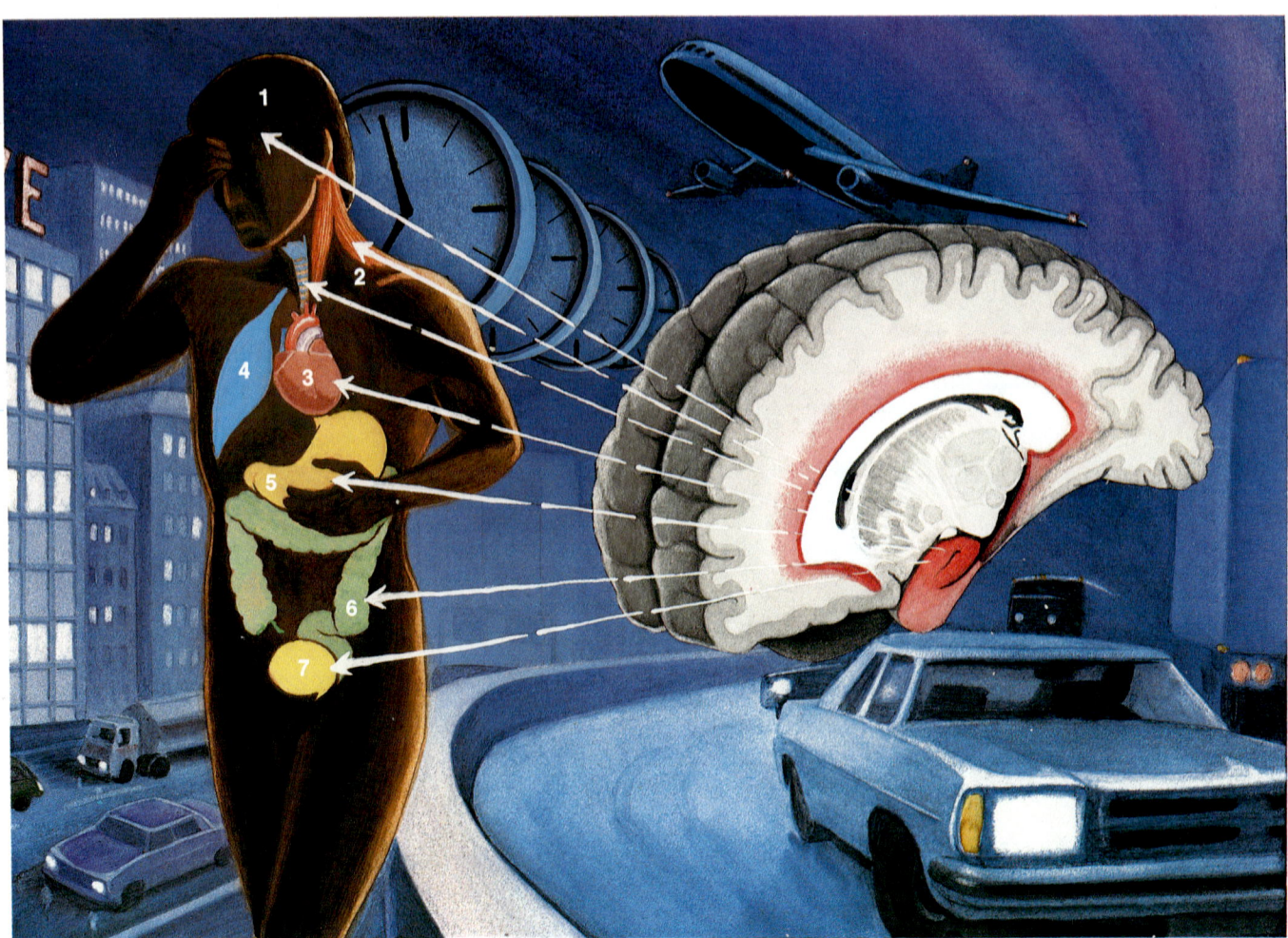

bar. Viele Gemütsleiden, auch bestimmte Formen der Depression, sind durch Überforderung hervorgerufen.

Erscheinungsformen. Diese Gruppe von Krankheiten kann jeden Menschen treffen. Nur ihre Ausprägung wechselt. Häufig sucht sich der seelische Konflikt das individuell anfälligste Organ. Bei dem einen Patienten ist es der Magen, beim anderen das Herz, beim dritten die Haut. Nicht selten steht der Ort der Krankheit auch in direkter Beziehung zum psychischen Konflikt. Dafür ein Beispiel: Ein streng religiös erzogenes Mädchen will zum erstenmal mit ihrem Freund allein verreisen. Als der ein Doppelzimmer bucht, erkrankt die Patientin an kolikartigen Unterleibsschmerzen. Die Muskelkrämpfe lassen jede Annäherung illusorisch werden. Ihre Ursache war kein Krankheitskeim, sondern die – unbewußte – Angst und Abwehr.

Mit Pillen, Spritzen und Tabletten ist den psychosomatischen Krankheiten nicht beizukommen. Diese Mittel kurieren nur die Krankheitszeichen, an der Ursache ändern sie nichts. Erst wenn die Ursache erkannt und beseitigt ist, vergeht auch die Krankheit.

Hypochondrie

Hypochonder sind Menschen, die eine krankhafte Neigung zur Selbstbeobachtung haben und die beobachteten Beschwerden überbewerten. Hypochonder haben ein Krankheitsgefühl, das nicht auf organische Leiden zurückgeht, sind also psychosomatisch Kranke. Die »eingebildete Krankheit« wird stark von der Umgebung des Patienten beeinflußt.

Neurosen

Unter Neurose versteht man eine seelische »Gleichgewichtsstörung«, ein krankhaftes Verhalten, weil bestimmte Erlebnisse und Konflikte falsch verarbeitet wurden. Dabei besteht zwischen dem auslösenden Ereignis und der abnormen Reaktion darauf durchaus ein verständlicher Zusammenhang.

Krankheitszeichen. Neurosen verursachen häufig einen langanhaltenden körperlichen oder seelischen Leidenszustand. Dabei können die Sexualfunktionen gestört sein (Impotenz, Frigidität), auch das Selbstwertgefühl (Minderwertigkeitskomplexe) und die Gemütsbewegungen: Neurotische Patienten leiden oft unter übertriebenen Schuldgefühlen, sind labil oder traurig verstimmt.

Erscheinungsformen. Unter einer *Angstneurose* versteht man die krankhafte Steigerung der durchaus normalen Furcht vor Alleinsein oder Hilflosigkeit. Eine *Phobie* ist eine unbegründete Angstvorstellung, etwa vor engen Räumen (Klaustrophobie). Patienten, die an einer *Zwangsneurose* leiden, führen Handlungen aus, die sie selbst als sinnlos erkennen, etwa Zähl- oder Waschzwang. Alle Neurosen können durch die verschiedenen Methoden psychotherapeutischer Behandlung (→Seite 396) gebessert, oft geheilt werden.

Depression

Wegen ihrer weiten Verbreitung ist die Depression, worunter man eine traurige Verstimmung versteht, schon als »Krankheit der Epoche« bezeichnet worden. An schweren und darum unbedingt behandlungsbedürftigen Depressionen leiden rund drei Prozent der Bevölkerung.

Ursachen. Die Niedergedrücktheit kann viele Ursachen haben. Völlig normal und meist nach einiger Zeit vorübergehend ist eine Niedergeschlagenheit nach traurigen Erlebnissen, etwa dem Verlust eines Angehörigen. Zu einer Depression kann es jedoch auch infolge schwerer Erkrankungen, starker Erschöpfungszustände und in den Zeiten hormoneller Umstellung (Pubertät, Wechseljahre, →Seiten 312, 321) kommen. Häufig kommen die Depressionen jedoch von innen her (endogene Depression), ein äußerer Anlaß ist dann nicht zu erkennen.

Krankheitszeichen. Patienten, die an depressiven Verstimmungen leiden, können sich zu nichts mehr aufraffen, sie haben das Interesse und den Spaß an den meisten Dingen der Außenwelt verloren, isolieren

Mit Musik geht alles besser
Überreizte Nerven lassen sich bei vielen Menschen durch die richtige Art von Musik beeinflussen:

● *Geigenmusik und die strengen Kompositionen der Klassiker können entspannen, Herzschlag, Blutdruck, Hauttemperatur und Grundumsatz senken.*

● *Orgelstücke, Volkslieder, Kirchenmusik und Chöre wirken beruhigend und ausgleichend auf organisch gesunde, aber »nervöse« Menschen.*

● *Blas- und Rockmusik regen die unbewußten (vegetativen) Nerven an, richten sie auf Aktivität und Leistung aus: die richtige Musik für Müde und Antriebsschwache.*

sich zunehmend von der Umwelt oder fühlen sich isoliert. Oft haben die Patienten das Gefühl, unfähig oder wertlos zu sein.

Die Gemütskrankheit Depression zieht auch den Körper in Mitleidenschaft. Die Bewegungen der Patienten werden langsam und kraftlos, der Leib ist vornübergebeugt, die Stimme oft leise und monoton. Zu den frühen Warnzeichen der krankhaften Niedergeschlagenheit gehören auch Reizbarkeit, Arbeitsunfähigkeit, Ermüdbarkeit, Appetitverlust und Schlafstörungen.

Die angeführten Beschwerden sind häufig die ersten Zeichen einer larvierten, d. h. *versteckten Depression*. Sie heißt so, weil Dutzende von unterschiedlichen Beschwerden und Störungen als Maske, als Larve der zugrundeliegenden Schwermut vorkommen können. Dazu zählen außer den genannten Symptomen auch Herzklopfen, Atemnot, Durchfall oder Verstopfung, Kopfschmerzen, Ausfluß und verschiedene Sexualstörungen.

Behandlung. Jede Depression hat Aussichten auf Heilung. Dauer und Schwere werden durch eine fachärztliche (psychiatrische) Behandlung (→Seite 396) erheblich verringert.

Selbstmordgefahr

Das gefährlichste Risiko schwerer Depressionen ist der Selbstmord (Suizid). Oft verschweigen die Patienten den Angehörigen und auch dem Arzt, daß sie an Schuldgefühlen und Hoffnungslosigkeit leiden, sich selbst hassen, weinen müssen und daß ihre Gedanken immer wieder um den Selbstmord kreisen.

Anzeichen. Das schreckliche Ereignis trifft die Umgebung des gefährdeten Depressiven oft völlig unvermittelt. Erst im nachhinein wird klar, daß der Kranke seine Gefährdung signalisiert hat: Meist kündigt er seine Absicht durch ein scheinbar leichtfertiges Reden über den fehlenden Sinn des Lebens, über Rückzug und Tod an. Aus seinen Äußerungen spricht Enttäuschung, Resignation und Verbitterung. Manchmal werden die Selbstmordhandlungen auch langfristig durch den Kauf von Tabletten, das Verfassen von Abschiedsbriefen oder eines Testaments vorbereitet.

Behandlung. Bei einem drohenden Selbstmordversuch ist unbedingt fachärztliche Hilfe durch einen Psychiater nötig. Reichen dessen erste Maßnahmen, das verständnisvolle und entlastende Gespräch und die Medikamentengabe gegen die krankhafte Niedergeschlagenheit nicht aus, sollte der gefährdete Patient unbedingt in ein psychiatrisches Krankenhaus eingewiesen werden. Das ist, im Extremfall, auch gegen den Willen des Patienten möglich, der das Krankhafte seiner depressiven Ideen nicht einsehen kann.

Psychosen

Die Psychosen sind seelische Krankheitsprozesse, die das Gemüt, den Willen und den Verstand betreffen und diese Funktionen mehr oder minder schwer in Mitleidenschaft ziehen. Zu ihnen gehören die innerlich bedingten (endogenen) Psychosen, nämlich die Schizophrenie und das manisch-depressive Irresein, aber auch die von äußeren (exogenen) Ursachen bedingten Geistesstörungen und Wahnvorstellungen, die z. B. nach Hirnverletzungen, Vergiftungen oder schweren Stoffwechselstörungen auftreten können.

Bei den Psychosen handelt es sich meist um schwere Erkrankungen, die den Menschen völlig verändern können. Die Ursachen der exogenen Psychosen liegen in der Regel klar auf der Hand. Worauf die endogenen Psychosen zurückzuführen sind, konnte die Wissenschaft dagegen bisher nicht zweifelsfrei klären.

Trotz aller modernen Behandlungsverfahren (→Seite 396) gelingt es der Medizin noch immer nicht, allen von Geisteskrankheiten heimgesuchten Patienten Hilfe zu bringen. Viele leben deshalb jahrelang in Nervenheilanstalten.

Die vorübergehende Unterbringung in einer Heil- und Pflegeanstalt kann auch gegen den Willen des Erkrankten vom Gericht angeordnet werden, das sich dabei meist auf ein ärztliches Gutachten stützt (Zwangseinweisung). Voraussetzung der Unterbringung, die in regelmäßigen Abständen gerichtlich überprüft werden muß, sind Gemeingefährlichkeit oder Selbstgefährlichkeit.

Schizophrenie

Bei der Schizophrenie, auch *Spaltungsirresein* genannt, handelt es sich um eine Gemütserkrankung besonderer Art. Sie hinterläßt stets einen »Persönlichkeitsdefekt«, der je nach Verlaufsform als zwischenmenschlicher Kontaktverlust oder allgemeine seelische »Versandung« erscheint. Diese seelischen Veränderungen sind für die Angehörigen und die Freunde des Patienten oft sehr schwer zu verstehen. In vielen Fällen tritt Schizophrenie schon zwischen dem 15. und dem 30. Lebensjahr auf.

Krankheitszeichen. Durch die Störung der Gehirnfunktionen kommt es bei der Schizophrenie zu einer Gespaltenheit der Persönlichkeit, einem seelischen Zerfall des Patienten. Die Erkrankung beginnt oft mit Sinnestäuschungen (Halluzinationen), wie »Stimmenhören«. Die Kranken fühlen sich im Wahn von höheren Mächten, Geheimdiensten oder auch den Angehörigen überwacht und verfolgt (*Verfolgungswahn* oder Paranoia).

Der Patient kann Wahn und Wirklichkeit, Sinneseindrücke und Sinnestäuschungen nicht mehr sicher voneinander unterscheiden. Oft ist die Sprache bizarr und gestört. Manchmal lebt der Kranke ganz für sich in einer eigenen Welt, hängt Befürchtungen und ängstlichen Gedanken nach, die mit der Wirklichkeit nichts zu tun haben.

Dieses Bild hat ein Schizophrener gemalt. In der Mitte groß und bedrohlich ein maskenhafter Kopf, der die schönen Häuser ringsum zu zerstören droht – und doch, bei anderer Sicht, eigentlich nur grüne Felder und Bäume. So, doppeldeutig, spiegelt sich die Welt für viele Menschen, die an Psychosen leiden.

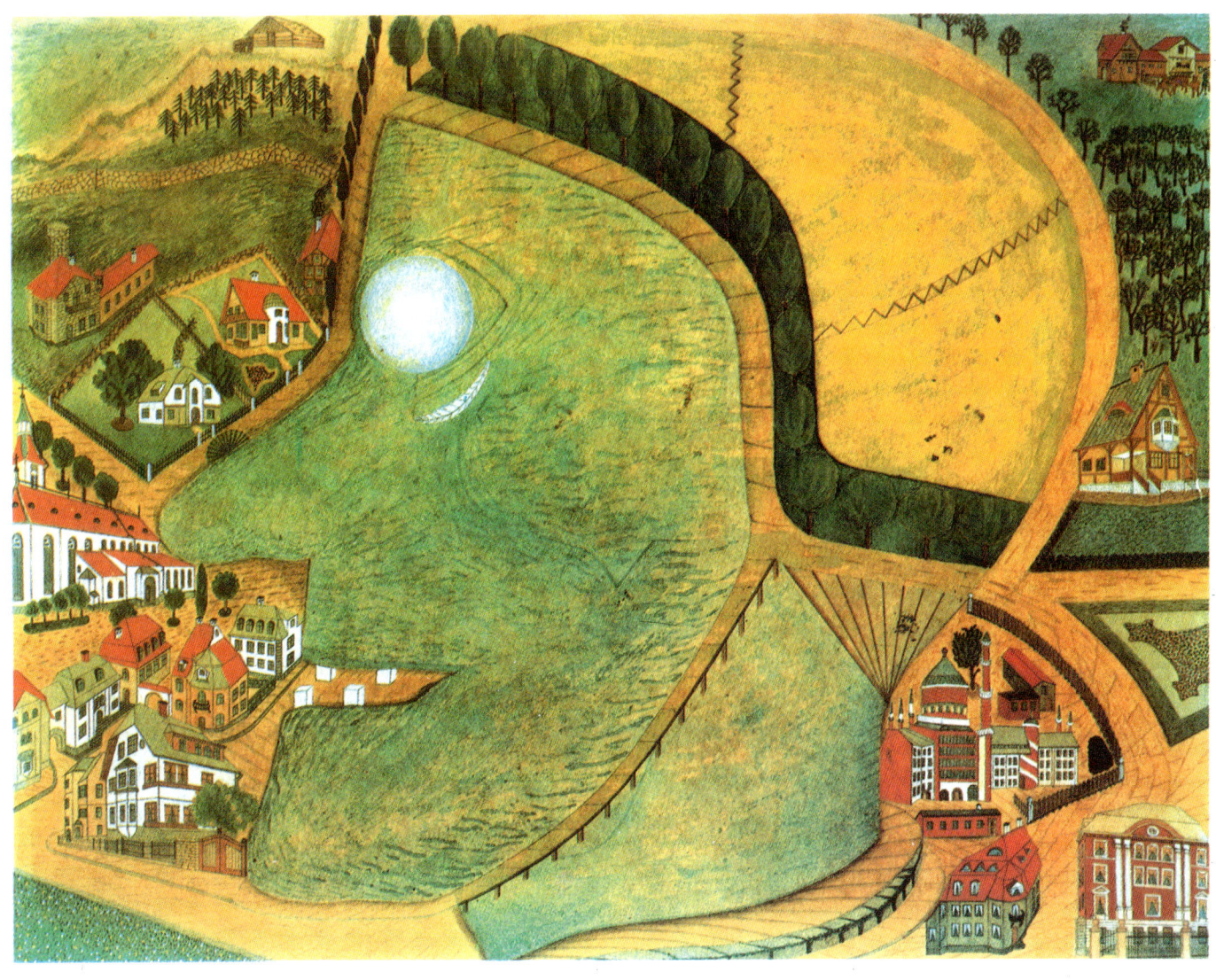

Verlauf. Er läßt sich bei dieser Geistesstörung nicht voraussehen. Bei mindestens 30 Prozent der Schizophrenen kommt es nach Wochen, Monaten oder Jahren zu einer weitgehenden Genesung. Bei anderen wechseln Zeiten der Besserung mit Krankheitsschüben ab: Nach einem vorübergehenden Stillstand meldet sich die Krankheit wieder. Nach einigen Schüben dieser Art pflegt die Besserungsfähigkeit immer geringer zu werden, bis das Leiden in völliger Geistesstörung mündet.

Manisch-depressives Irresein

Für diese seelische Erkrankung sind unmotivierte Schwankungen der Stimmung typisch: Der Patient schwankt zwischen einer gehobenen Stimmung und gesteigerten Erregung (Manie) und einer tiefen Niedergeschlagenheit (Depression) hin und her. Es handelt sich also um einen periodischen Wechsel zwischen »himmelhoch jauchzend« und »zu Tode betrübt«. Oft mischen sich diese stimmungsgetragenen Symptome, es kommt zu ängstlichen oder gereizt-erregten Zuständen. Der Arzt nennt das »Mischbilder«.

Verlauf. Die Länge und der Verlauf der einzelnen Krankheitsphasen ist sehr unterschiedlich. Mit dem Lebensalter und der Krankheitsdauer werden die miteinander abwechselnden manischen und depressiven Phasen immer länger. Es kommt auch vor, daß nur die manische oder nur die depressive Schwankung der Stimmungslage auftritt. In vielen Fällen überwiegen die depressiven Phasen.

Behandlung. Wegen der Selbstmordgefährdung während der depressiven Phase und der völlig unrealistischen Selbsteinschätzung während eines manischen Krankheitsschubes bedürfen Patienten der fachärztlichen Behandlung (→ Seite 396). Manche Patienten werden nicht so schwer krank, daß sie in einer Nervenklinik behandelt werden müssen.

Suchtkrankheiten

Sucht (abgeleitet von siech = krank) nennt man das krankhafte, unbeherrschbare Verlangen nach Alkohol, einer Droge oder einem Medikament. Der Süchtige ist von dem Suchtmittel, das er sich auf jede nur mögliche Weise zu beschaffen sucht, abhängig. Um die gewünschte Wirkung zu erzielen, muß er die Menge des Suchtmittels nach und nach steigern. Die Sucht ist kein isoliertes Krankheitsgeschehen, sie zieht die ganze Persönlichkeit in Mitleidenschaft.

Die Statistiken in der Bundesrepublik zählen 1,5 Millionen Alkoholabhängige (darunter 300 000 Frauen und 150 000 Jugendliche), 60 000 Drogen- und rund 700 000 Medikamentensüchtige. Nach Schätzungen von Fachleuten hat sich die Zahl der Suchtkranken in den letzten 15 Jahren mehr als verdoppelt.

Alkohol- und Drogenabhängigkeit

Die Weltgesundheitsorganisation (WHO) hat die Situation der Alkoholabhängigen so beschrieben: »Alkoholiker sind exzessive Trinker, deren Abhängigkeit vom Alkohol einen solchen Grad erreicht hat, daß sie deutliche Störungen und Konflikte in ihrer körperlichen und seelischen Gesundheit, ihren mitmenschlichen Beziehungen, ihren sozialen und wirtschaftlichen Funktionen aufweisen oder Vorzeichen einer solchen Entwicklung zeigen. Daher brauchen sie eine Behandlung.« Sinngemäß gilt diese Definition auch für andere Suchtkrankheiten, vor allem für die Drogen- und Tablettensucht (wobei sich die einzelnen Erscheinungsformen der Abhängigkeit auch überschneiden können).

Ursachen. Eine Vererbung der Suchtkrankheit ist nicht sicher nachgewiesen. Als wichtigste Ursachen gelten Störungen in der Persönlichkeitsentwicklung, bestimmte auslösende Lebenssituationen (z.B. Einsamkeit, Angst, andere belastende Umstände), ferner die leichte Verfügbarkeit der Suchtmittel und das Verhalten der Gruppe, der der Süchtigwerdende angehört.

Kennzeichen der Suchtkrankheit

Von einer Suchterkrankung spricht man, wenn folgende Voraussetzungen erfüllt sind:

● *Der Kranke unterliegt dem unüberwindlichen Zwang, das Suchtmittel zu sich zu nehmen.*

● *Dabei wird die Dosis des Suchtmittels immer mehr gesteigert.*

● *Der Kranke ist körperlich und seelisch von der Wirkung des Suchtmittels abhängig.*

● *Dadurch wird seine psychische und soziale Entwicklung erheblich gefährdet.*

Die Folgen des Alkoholismus

1 Hirnschrumpfung, Säuferwahnsinn (Delirium tremens)
2 Herzerweiterung (Herzdilatation)
3 Leberschrumpfung (Zirrhose)
4 Chronische Magenschleimhautentzündung (Gastritis)
5 Bauchspeicheldrüsenentzündung (Pankreatitis)
6 Hodenschwund
7 Händezittern (Tremor)
8 Nervenentzündungen (Polyneuritis)

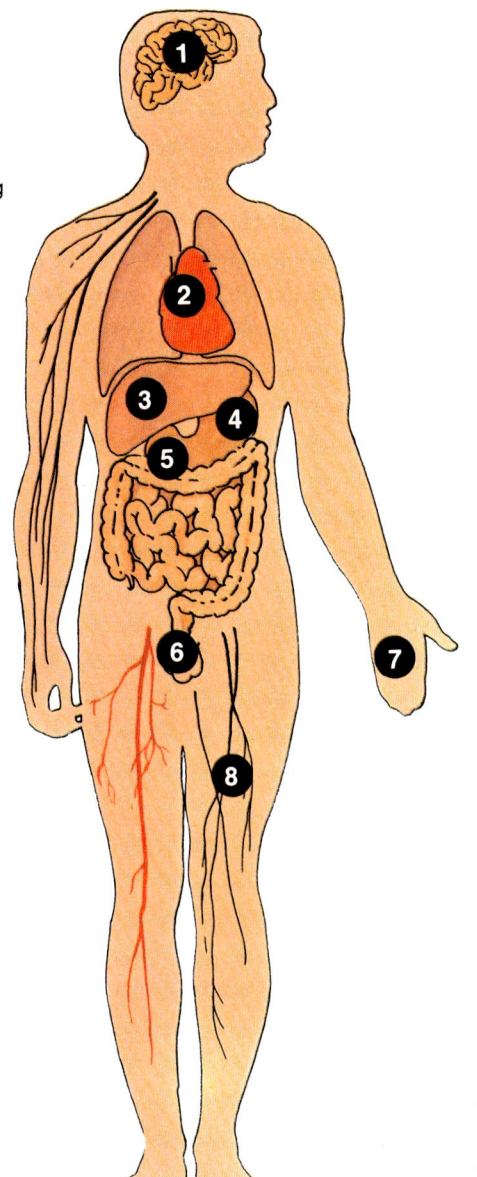

Chronischer Alkoholismus ist die am weitesten verbreitete Suchtkrankheit in der Bundesrepublik Deutschland. Betroffen sind mehr als 1,5 Millionen Menschen, und ihre Zahl steigt an. Alkoholmißbrauch kann alle Organe schädigen.

Behandlung. Die Behandlung Suchtkranker richtet sich nach dem Grad der Abhängigkeit, dem Ausmaß der bereits eingetretenen Schäden und der mißbrauchten Droge. Herzstück der Behandlung ist stets die *Entziehungskur:* Unter ärztlicher Überwachung wird das Suchtmittel dem Kranken entzogen, entweder schlagartig oder langsam (Entwöhnung). Dabei treten sogenannte Entzugserscheinungen auf, vor allem vegetative Krankheitszeichen wie Schwitzen, Herzklopfen, Kopfschmerz, Übelkeit, Durchfall und Schwäche in unterschiedlicher Schwere.

Wegen dieser Entzugserscheinungen, die sich durch Zufuhr des Rauschmittels sofort lindern ließen, kann die Behandlung mit Aussicht auf Erfolg meist nur in einer Klinik und unter Aufsicht erfolgen. Geheilt kann der Patient nur werden, wenn er völlig und dauerhaft auf das Suchtmittel verzichtet.

Rehabilitation. Eine endgültige Heilung von einer Suchtkrankheit gibt es nicht; die Gefährdung bleibt lebenslang bestehen. Viele Abhängige schließen sich deshalb nach Abschluß einer Klinikbehandlung einer Selbsthilfegruppe (z. B. Anonyme Alkoholiker, Release-Zentren) an, die das Bemühen um Rehabilitation unterstützen. Medikamente, die eine Sucht heilen, gibt es nicht. Für Gefährdete und Abhängige ist es wichtig, daß sie »verführerische« Situationen meiden. Hierbei können Angehörige, Ehepartner und die Mitglieder der Selbsthilfegruppen viel Hilfe gewähren.

Behandlung seelischer Erkrankungen

Weil die krankhaften Störungen des menschlichen Gemüts- und Seelenlebens von vielen Ursachen herrühren können, gibt es keine alleinhelfende Heilmethode. Die Wissenschaft versucht vielmehr, durch mehrere, von ganz verschiedenen Überlegungen ausgehende Behandlungsarten die seelischen Leiden zu lindern und zu heilen.

Die wichtigste Voraussetzung jeder erfolgreichen Therapie geistiger Krankheiten ist die Ordnung der sozialen Beziehungen im Sinne von Zuwendung, Liebe und Verständnis.

Wer an einer Geistesstörung im weitesten Sinne erkrankt ist, wird schneller wieder gesund, oder sein Leiden verläuft wenigstens minder schwer, wenn er sich unter den Menschen seiner Umgebung geborgen weiß. Das gilt vor allem für die Familie, aber ebenso auch für den Arbeitsplatz, die Nachbarn und nicht zuletzt auch für das Pflegepersonal in einer Klinik.

Suche nach den Ursachen

Immer kommt es zunächst darauf an, durch rechtzeitige fachärztliche Hilfe die Ursachen der Erkrankung aufzuspüren. Dann erst kann entschieden werden, auf welche Weise die eigentliche Behandlung vonstatten gehen soll. Weil die eigentlichen Ursachen der Erkrankung häufig weit zurückreichen, oft bis in die frühen Jahre der Kindheit, und zudem den Betroffenen vielfach nicht bewußt sind, wird durch geduldiges Fragen und lange Gespräche versucht, gemeinsam die Ursachen zu erkennen. Dabei gewinnt der Patient zugleich ein Verständnis für seine Erkrankung, die ihm sonst als bedrohlich und fremd, als unverstehbar erscheint.

Seelische Leiden lassen sich nicht nur durch eine Krankheitsbehandlung auf seelischem Wege, die Psychotherapie genannt wird, beeinflussen. Wenn der Störung etwa eine Mangeldurchblutung des Gehirns, eine Vergiftung oder eine Besiedlung durch Krankheitskeime zugrunde liegt, kommt es vordringlich darauf an, diese Ursachen zu beseitigen. Die verschiedenen Methoden der Psychotherapie treten daneben und danach in ihr Recht.

Psychotherapie

Die wichtigste Aufgabe des Psychotherapeuten besteht darin, durch einen vertrauensvollen Kontakt zwischen ihm und dem Kranken verborgene Ursachen der seelischen Störung aufzudecken, ihre krankhaften Wirkungen zu beseitigen und zugleich auch den Heilwillen des Patienten zu stärken.

Dies kann auf der Grundlage der *Psychoanalyse* geschehen, einer von dem Wiener Nervenarzt Sigmund Freud entwickelten Behandlungsmethode, die ins Unbewußte verdrängte Erlebnisse als Auslöser seelischer Erkrankungen betrachtet, oder nach anderen Behandlungsverfahren, die sich darauf beschränken, das krankhafte Verhalten des Patienten zu korrigieren oder ihm durch verschiedene Formen des Zuspruchs Hilfe zu bringen.

Dabei richtet sich die Wahl der Methode nach Art und Schwere der Erkrankung. Man sollte sie unbedingt seriösen Fachleuten überlassen. Dringend gewarnt werden muß vor den zahlreichen Spielarten modischer Psycho-Behandlung, auch vor den Methoden der verschiedenen Sekten. Sie können sehr gefährlich werden (Selbstmordgefahr). Behandlungsmethoden, die von den gesetzlichen Krankenkassen bezahlt werden, gewähren die besten Erfolgsaussichten.

Hypnose. In der Hypnose erzeugt der behandelnde Arzt einen Zustand des veränderten Bewußtseins, der dem Schlaf ähnelt und den Patienten für einen fremden Willen, für heilenden Zuspruch empfänglich macht. Während der Hypnose ist die Aufnahmefähigkeit für Einreden (Suggestionen) gesteigert. Deshalb kann der Arzt beim Patienten bestimmte Vorstellungen erzeugen, die auch nach Ende des Dämmerschlafs wirksam bleiben.

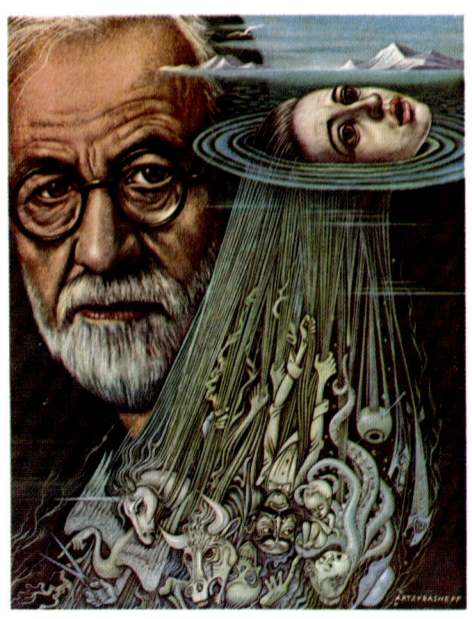

Ein Bildnis des Nervenarztes Sigmund Freud. Er erkannte, daß die in die tieferen Seelenschichten, ins »Unbewußte«, verdrängten Konflikte des Lebens an vielen Krankheiten schuld sein können. Freud wurde heftig angefeindet. Heute sind seine Erkenntnisse jedoch von der Wissenschaft allgemein anerkannt.

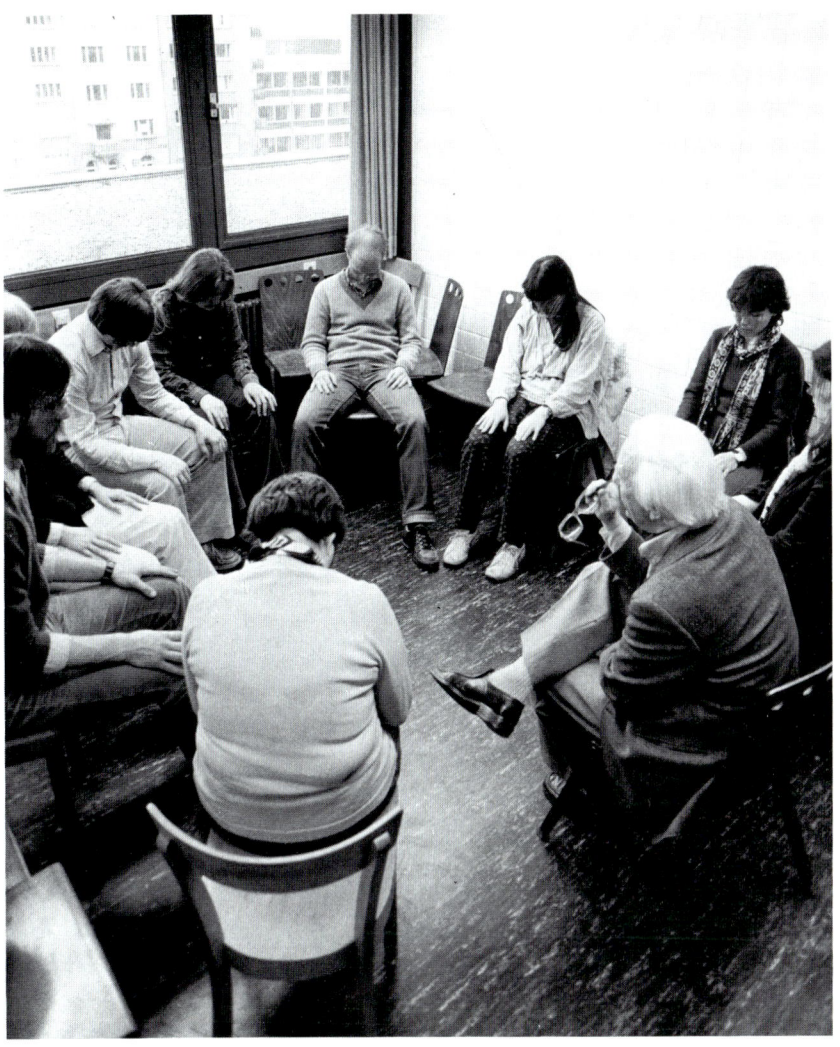

Übungsschritte des autogenen Trainings

Für sich allein oder ohne fachmännische Anleitung kann man das autogene Training nicht erlernen. In allen größeren Städten finden regelmäßig Kurse statt. Die Unterstufe des vor über 60 Jahren von J. H. Schultz entwickelten autogenen Trainings besteht aus folgenden sieben Übungsschritten:

● *Ruheübung: Ich bin ganz ruhig.*
● *Schwereübung: Der rechte (oder linke) Arm, das rechte (linke) Bein ist ganz schwer.*
● *Wärmeübung: Der rechte (linke) Arm, das rechte (linke) Bein ist ganz warm.*
● *Leiborganübung: Das Sonnengeflecht bzw. der Bauchraum ist strömend warm.*
● *Herzübung: Das Herz schlägt rhythmisch, ruhig, zuverlässig.*
● *Atemübung: Die Atmung ist ganz ruhig. Es atmet mich.*
● *Kopfübung: Die Stirn ist angenehm kühl. Die Gesichtsmuskeln sind entspannt.*

Autogenes Training kann man fast überall betreiben. Wichtig ist die richtige Anleitung.

Autogenes Training

Beim autogenen Training, einer europäischen Abwandlung der indischen Joga-Lehre, lernt der Patient, sich durch konzentrierte Hingabe selbst zu entspannen. Angestrebt wird ein erholsamer und beruhigender Zustand innerer Sammlung. In Gruppen unter ärztlicher oder psychologischer Anleitung wird gemeinsam geübt, sich ruhigzustellen – nicht etwa durch krampfartiges »Zusammennehmen«, sondern durch konzentrative Selbstentspannung.

Die sieben Übungsschritte des Grundprogrammes zielen darauf ab, für Entspannung im psychischen Bereich, in der Muskulatur, in den Gefäßen, in der Herzaktion, in der Atmungsfunktion, in den Leiborganen und im Kopf-Gesichts-Bereich zu sorgen. Durch die Entspannung können Schmerzen gelindert, aber auch Leistungssteigerungen, z. B. des Gedächtnisses, erzielt werden.

Der durch das autogene Training gelehrte Wechsel von Spannung und Entspannung macht Aktivität und Leistung erst möglich. Autogenes Training kann also, auch inmitten von beruflichem Streß und privaten Problemen, helfen, eine Oase der inneren Ruhe zu finden und zu bewahren.

Psychopharmaka

Zur Behandlung seelischer Störungen gibt es zahlreiche Medikamente (Psychopharmaka), die auf alle Funktionen des Gefühlslebens einwirken können. Es handelt sich dabei zumeist um hochwirksame und deshalb nicht nebenwirkungsfreie Präparate. Sie sind rezeptpflichtig, ihre Verordnung ist also dem Arzt vorbehalten. Psychopharmaka können, richtig dosiert und gewissenhaft eingenommen, seelische Störungen erfolgreich behandeln helfen. Eine alleinige Therapie mit diesen Präparaten reicht jedoch meist nicht aus.

Geißel der Menschheit

Die Krebskrankheit

Krebs – das Wort allein verbreitet Angst und Schrecken. Millionen Menschen fühlen sich bedroht und hilflos. Die Krebskrankheit gilt als geheimnisvoll, als bösartig und unbesiegt. Scheinbar unaufhaltsam steigt die Zahl ihrer Opfer. Fast alle Gewebe des menschlichen Körpers können an Krebs erkranken. Dann beginnen ihre Zellen sich rascher zu teilen, es bilden sich Geschwülste.

Das hemmungslose Wachstum, die bedrohliche Unordnung im Bauplan der Zellen, kann durch Hunderte von Ursachen ausgelöst und beeinflußt werden. Wenn es gelingt, sie zu verringern, erhöht sich die Chance, daß die Körperzellen bis ins hohe Alter gesund bleiben. Die zweite Waffe ist die Früherkennung: Je eher Krebs diagnostiziert wird, desto größer sind die Behandlungserfolge. Vorsorge zahlt sich eben aus.

Noch ist die Medizin leider nicht in der Lage, alle Krebsarten gleich gut behandeln zu können. Die verdächtigen Warnzeichen, über die in diesem Kapitel berichtet wird, sollten jedoch stets Anlaß sein, den Arzt aufzusuchen. Krebs muß kein dunkles Schicksal sein. Zwar sind ihm viele Menschen zum Opfer gefallen, doch Millionen Menschen wurden auch vom Krebs geheilt.

Modernste Untersuchungsmethoden spüren den Krebs auf: Die Abbildung zeigt ein Szintigramm der Lunge. Radioaktiv markierte Eiweißteilchen werden in die Blutbahn gebracht, Kamera und Computer machen ihre Strahlung sichtbar. Es entsteht eine Momentaufnahme der Lungendurchblutung; schlecht durchblutete Teile sind geschwulstverdächtig.

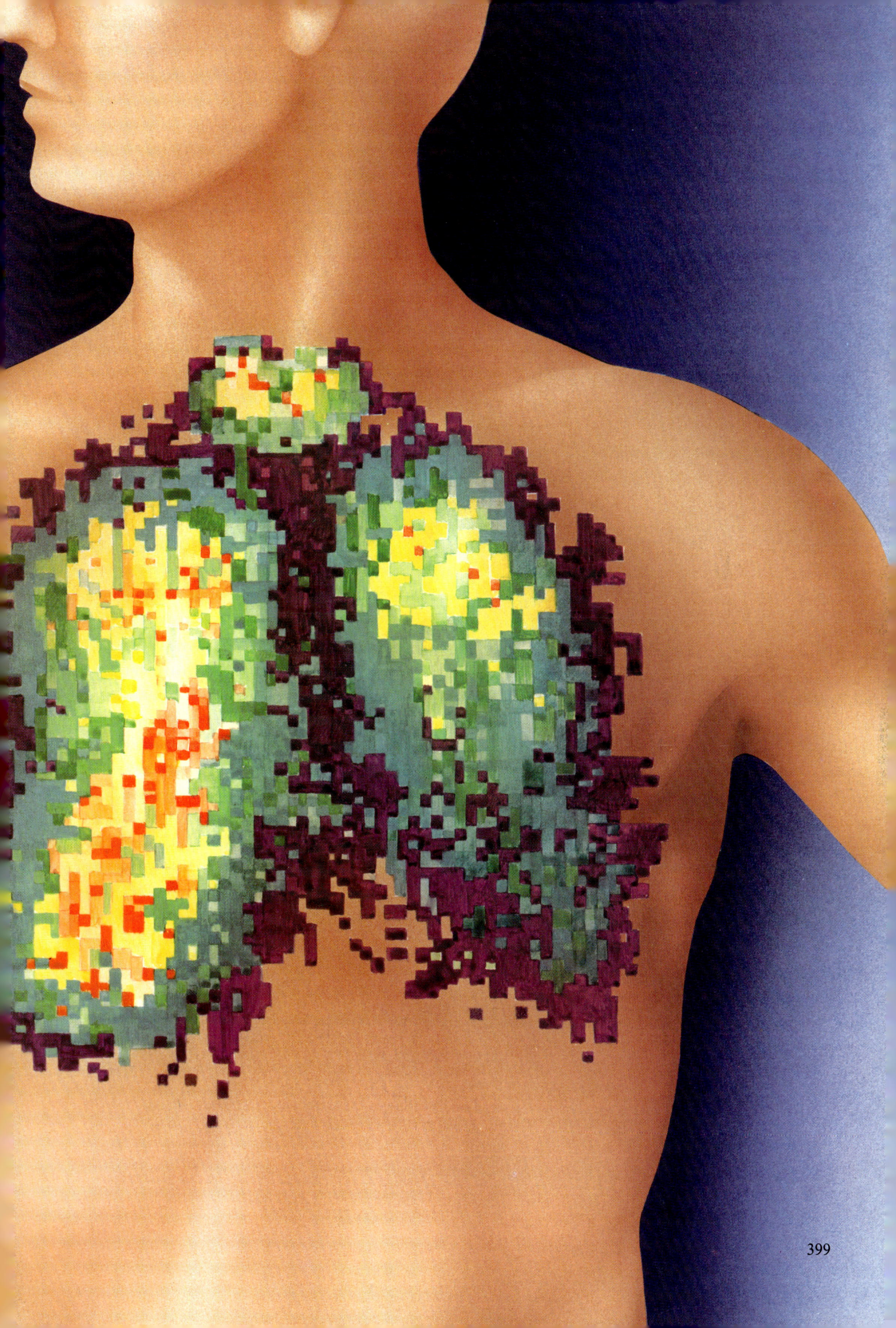

Alarmzeichen des Krebses

Die Krebskrankheit kann sich hinter vielen Masken verbergen. Es gibt kein Leitsymptom, das frühzeitig und hundertprozentig zuverlässig auf die Wucherung der Zellen irgendwo im Organismus hinweisen würde. Beim Auftreten von sieben Alarmsignalen muß an eine Krebserkrankung im Frühstadium gedacht werden. Die Weltgesundheitsorganisation hat die Warnzeichen zusammengestellt:

○ Tastbarer Knoten oder Verhärtung, z. B. in der Brust, auf der Haut oder in der Zunge;

○ eine Wunde, die nicht heilt; eine Schwellung, die nicht abklingt;

○ andauernde Heiserkeit oder trockener Husten; anhaltende Schluckbeschwerden;

○ anhaltende Störungen der Verdauung;

○ ungewöhnlich heftige Regelblutungen und Blutungen außerhalb der Periode und nach Eintritt der Wechseljahre;

○ scheinbar grundlose Blutungen und ungewöhnliche Absonderungen aus Nase, Ohren, Blase und Darm;

○ unerklärlicher Gewichtsverlust.

Keines dieser Anzeichen *muß* Krebs bedeuten! Denn alles in allem ist die Krebskrankheit ein seltenes Ereignis. Von den rund 60 Millionen Bundesbürgern erkranken pro Jahr rund 200 000 an Krebs – das ist nur jeder Dreihundertste. Es ist zwar unbedingt erforderlich, bei dieser Krankheit auf Vorsorgemaßnahmen und Früherkennung zu achten. Man muß sich jedoch vor einer Überbewertung der Gefahren hüten.

Nehmen wir ein Beispiel: Der schwarze Hautkrebs, das maligne Melanom, nach dem im Rahmen des offiziellen Krebsfrüherkennungsprogramms der Krankenkassen bei allen Frauen über dreißig und allen Männern über fünfundvierzig Jahren gefahndet wird, ist so selten, daß ein deutscher Arzt rund hundert Jahre Sprechstunde halten müßte, um einmal einen schwarzen Hautkrebs zu Gesicht zu bekommen.

Krebsrisiko und Krebsangst

Die Zahl der Krebstodesfälle hat in den letzten Jahrzehnten zugenommen. Aber ist das ein Beweis dafür, daß die Krankheit neuerdings gefährlicher geworden ist? Auf den ersten Blick scheint das so zu sein. Zu Beginn unseres Jahrhunderts starb in Deutschland nur jeder Dreißigste an Krebs, jetzt ist es jeder Fünfte. Doch diese Statistik täuscht. Krebs ist vor allem eine Erkrankung des hohen und höchsten Lebensalters. Und weil heute viel mehr Menschen ein höheres Lebensalter erreichen als in der sogenannten guten alten Zeit und weil die Kinderkrankheiten und Infektionen als Todesursache jetzt sehr selten geworden sind, werden naturgemäß mehr Krebserkrankungen und mehr Krebstodesfälle gezählt. Durch den Fortschritt der Medizin, also durch verbesserte Untersuchungstechniken und -geräte, werden im übrigen heutzutage Krebserkrankungen im Verhältnis zu früheren Zeiten – als viele Leiden unter dem Wort »Altersschwäche« zusammengefaßt wurden – häufiger erkannt.

Berechnet man also die Gefährdung der Menschen unterschiedlichen Lebensalters, an einer bösartigen Geschwulst zu erkranken, so stellt sich heraus, daß dieses Risiko heutzutage nicht größer ist als vor dreißig, fünfzig oder achtzig Jahren.

Lassen Sie sich also nicht bange machen! Das statistische Verwirrspiel um den Krebs hat schon viel Schaden angerichtet, weil sensible Menschen dadurch häufig eine unbegründete Krebsangst (Kanzerophobie) entwickeln, die manchmal schlimmer ist als die Krankheit selbst.

Die oben angeführten Warnzeichen der Krebskrankheit erweisen sich bei vielen Patienten nicht als Symptome von Geschwülsten, sondern als Zeichen anderer, oft harmloser Leiden. Trotzdem: Sie müssen durch eine ärztliche Untersuchung abgeklärt werden. Wegen der Gefahr, die eine verschleppte Krebserkrankung bedeutet, dürfen die ärztlichen Untersuchungsmaßnahmen nicht abgebrochen werden, bevor die Natur der Erkrankung zweifelsfrei feststeht.

Drei Schwellen erschweren die Krebserkennung

Vor die Diagnose und damit vor den rettenden Eingriff legen sich bei vielen Menschen drei »Schwellen«:

● *Die Wahrheitsschwelle: Manche Kranken fürchten sich vor der Diagnose Krebs so sehr, daß sie lieber sterben als die Wahrheit erfahren.*

● *Die Schamschwelle: Sie blockiert die Kranken auf dem Weg zum Arzt, falls sich Symptome am Darm oder den Geschlechtsorganen zeigen.*

● *Die Wegschwelle: Niemand nimmt gern weite Anfahrten und lange Wartezeiten in Kauf. Deshalb verzichten manche auf die Untersuchung.*

Lassen Sie sich von den Schwellen nicht abhalten! Krebs heilt niemals von allein. Bei möglichst frühzeitiger Diagnose hat die Behandlung die größten Erfolgsaussichten.

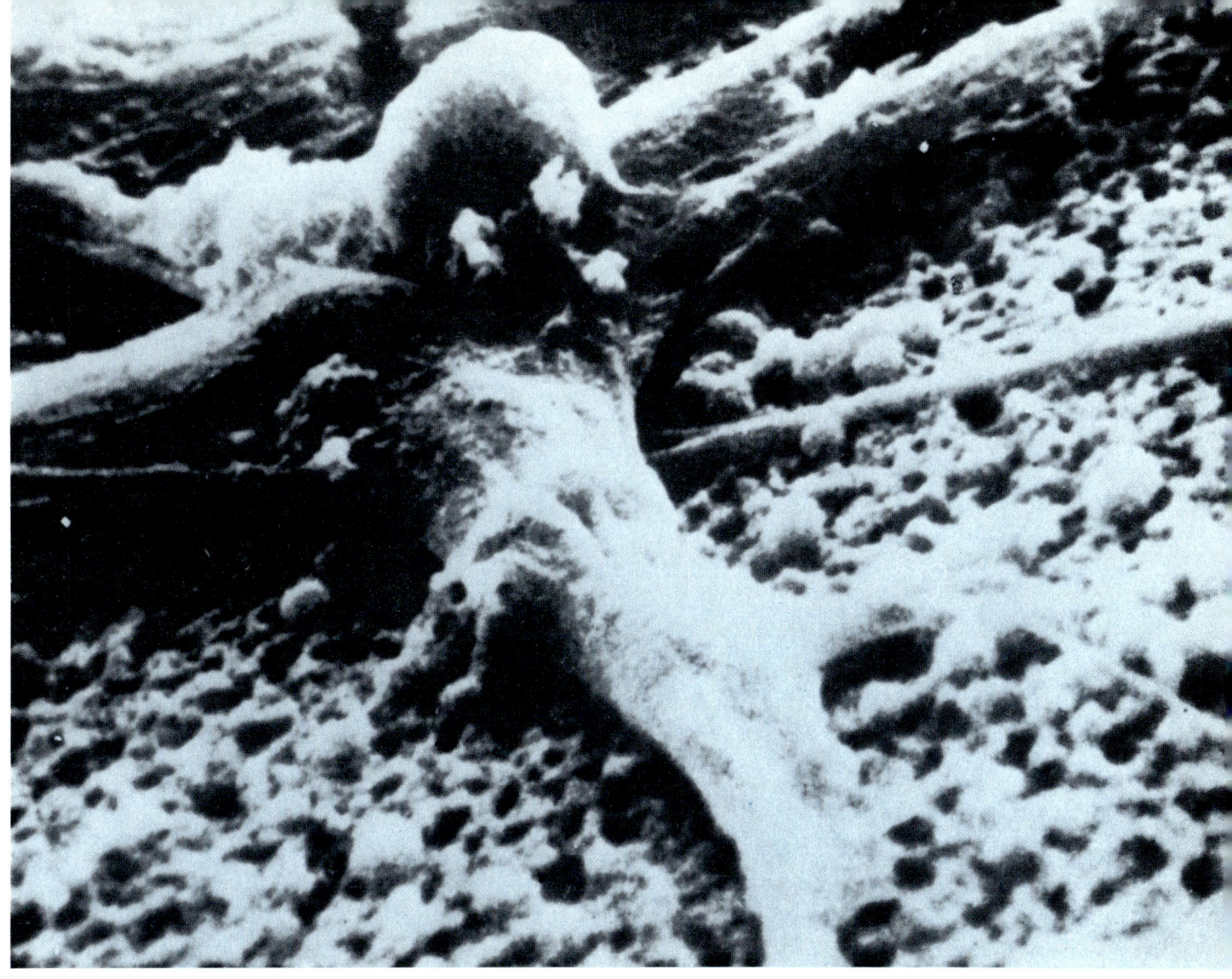

Was ist Krebs?

Normalerweise teilen sich die Zellen, die kleinsten Bausteine im menschlichen Organismus (→ Seite 96), nach festen Regeln. Die Zellteilung gewährleistet, daß die meisten Organe sich im Lauf des Lebens rund dreißigmal gleichsam von Grund auf erneuern. Dadurch bleiben sie gesund und leistungsfähig.

Geschwulstbildung

Die Krebserkrankung bringt diesen geordneten Bauplan durcheinander: Irgendwo im Körper beginnen Zellen sich rascher und ungeordnet zu teilen. Dabei zerstören sie das normale Gewebe des betroffenen Organs. Sie wachsen nach einiger Zeit verdrängend und zerstörend in die gesunde Umgebung ein. Jede Geschwulstbildung, sei sie bös- oder gutartig, setzt die normalen Leistungen des Organs herab, kann Körperkanäle verschließen und Nerven lahmlegen, die Lymphwege und in seltenen Fällen auch die Blutbahnen gefährden.

Metastasen. Eine ganz besondere Gefahr liegt darin, daß die bösartig wuchernden Krebszellen auf dem Blut- oder Lymphweg in ferne, gesunde Organe verschleppt werden und dort Tochtergeschwülste (Metastasen) bilden. Eine möglichst frühzeitige Erkennung der Krebsgeschwulst verhindert die gefährliche Metastasierung.

Abwehr des Körpers. Der Mensch kann nicht wahrnehmen, wenn irgendwo in seinem Körper eine Zelle bösartig zu wuchern beginnt. Nach Ansicht der meisten Krebsforscher ist dies bei jedem Menschen und in jedem Lebensalter etwa einmal in der Woche der Fall. Doch mit dieser unsichtbar kleinen und nicht wahrnehmbaren Zellwucherung wird der Körper immer wieder aus eigener Kraft fertig. Er entwickelt dagegen Abwehrkräfte (→ Seite 187), die mit Hilfe von Antikörpern

Eine Krebszelle, bösartig und mit langen Zellausläufern, greift nach den gesunden Bausteinen des Gewebes. Zerstörend und verdrängend ist das Wachstum des Krebses. Möglichst frühe Erkennung, dazu rasche und energische Behandlungsmaßnahmen bessern die Heilungschancen des Erkrankten.

Die Organe von Männern und Frauen werden unterschiedlich häufig vom Krebs befallen. Die Abbildung zeigt die Gefährdung – ihre Zahlen sind für die Mediziner zugleich Hinweise dafür, auf welche Krebskrankheiten sie ihr besonderes Augenmerk richten müssen.

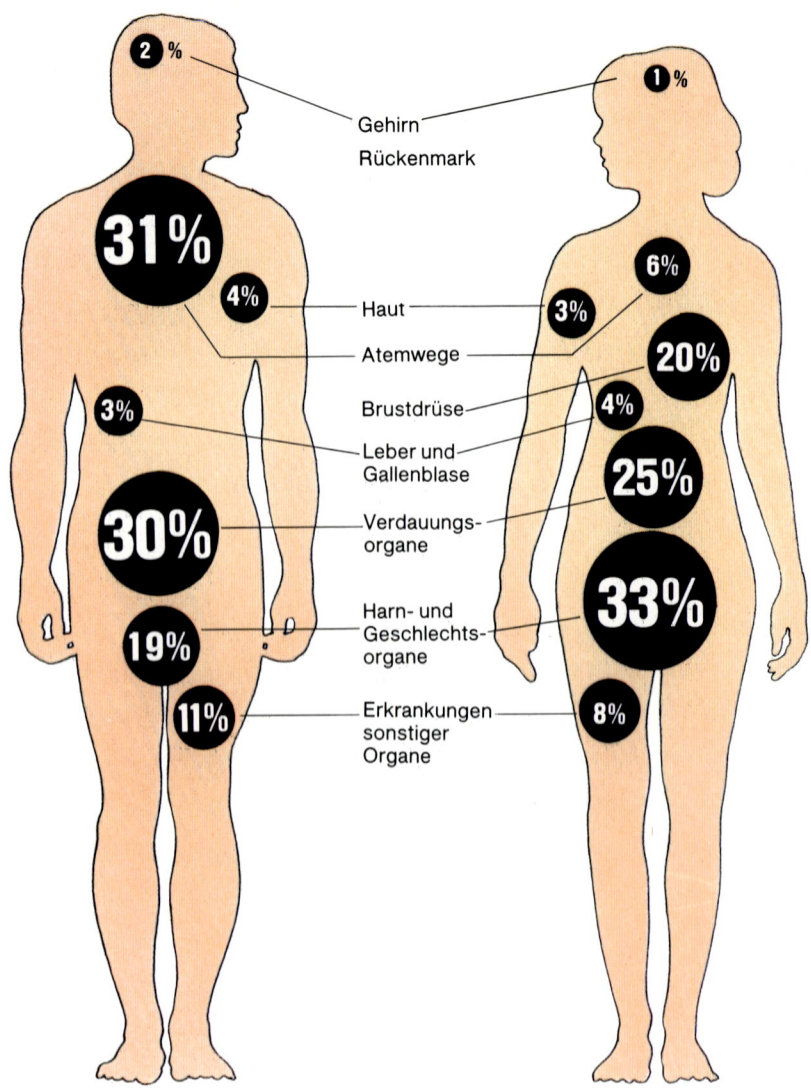

und weißen Blutzellen den gefährlichen Krebsherd einkreisen und unschädlich machen. Die Qualität der körpereigenen Abwehrkraft ist also mitentscheidend dafür, ob ein Mensch krebskrank wird, wann dies geschieht und welchen Verlauf das Leiden nimmt.

Gutartige Geschwülste. Außer den bösartigen Krebsgeschwülsten können im menschlichen Organismus auch gutartige Tumoren entstehen, die keine Tochtergeschwülste (Metastasen) absiedeln, kein Gewebe zerstören und nicht in die Umgebung infiltrieren.

Wie entsteht Krebs?

Die Krebskrankheit hat nicht eine, sondern Hunderte von möglichen Ursachen. Zu den Faktoren, die die Krankheit, ihren Ausgangspunkt, die Geschwindigkeit ihres Wachstums und die Chancen der Behandlung bestimmen, gehören unter anderem Geschlecht und Lebensalter, Beruf, Blutgruppe, Ernährungs- und Sexualgewohnheiten. Man vermutet auch, daß eine langfristig gestörte Hormonproduktion der inneren Drüsen (→ Seite 290) die Krebsentwicklung fördern kann.

Umweltstoffe. Dazu kommt vor allem die ständig steigende Zahl krebsauslösender Umweltstoffe, sogenannter Karzinogene, unter anderem Tabakrauch und Teer, Asbest und Ruß sowie zahlreiche Produkte der modernen Technologie. Die Wissenschaft bemüht sich, die möglicherweise krebsauslösenden Wirkungen neuer Stoffe rechtzeitig zu erkennen und sie vom Menschen fernzuhalten. Nicht immer gelingt dies.

Strahlen. Zu den krebserzeugenden Umweltbedingungen gehören auch verschiedene Arten von Strahlung, darunter bei längerer Einwirkungszeit die unsichtbaren ultravioletten Strahlen des Sonnenlichts. Bei bestimmten radioaktiven Strahlen reichen eine kürzere Einwirkungszeit und geringere Mengen aus, um das Wachstum von Krebszellen in Gang zu setzen. Wegen ihrer zerstörerischen Wirkungen auf die Körperzellen werden andererseits bestimmte Strahlen auch als Heilmittel gegen die Krebskrankheit eingesetzt (→ Seite 410).

Jeder sollte sich bemühen, die Kontaktmöglichkeiten mit den als krebsfördernd bekannten Stoffen und Strahlen möglichst gering zu halten.

Seelische Faktoren. Sie sind bisher im Krebsgeschehen kaum beachtet worden. Wissenschaftliche Untersuchungen legen jedoch den Verdacht nahe, daß die Krebsentstehung durch bestimmte seelische Voraussetzungen gefördert wird. Nach allem, was man bisher weiß, ist es so, daß Menschen, die ihre Gefühle vor anderen verbergen, die immer kühl und beherrscht sind, jede Autorität anerkennen und ihre Wünsche und Bedürfnisse nicht zu zeigen wagen, stärker gefährdet sind als optimistische, spontane und ausgeglichene Menschen.

Auch der häufig beobachtete Zusammenhang zwischen einem schweren Verlust, der Depression, Trauer, Verzweiflung und Hoffnungslosigkeit auslöste, und dem Entstehen einer Krebsgeschwulst ist von der wissenschaftlichen Forschung inzwischen gesichert.

Probleme der Krebsforschung

Trotz aller Erkenntnisse über die Entstehung des Krebses bleiben viele Rätsel: Unklar ist, weshalb viele Menschen trotz starker Gefährdungen nicht krebskrank werden, andere hingegen schon in jungen Lebensjahren an einem Tumor erkranken. Warum, so fragen sich die Experten bisher vergebens, erkrankt von zehn starken Zigarettenrauchern nur einer und nicht alle zehn an Lungenkrebs? Weshalb wird Magenkrebs in Deutschland seit Jahren immer seltener, während zur gleichen Zeit immer mehr Frauen an Brustkrebs erkranken? Wie kommt es, daß in einigen Ländern mit ähnlicher sozialer und kultureller Struktur bestimmte Krebskrankheiten sehr viel seltener sind als bei uns?

Vor allem aber: Was ist die letzte Ursache dafür, daß irgendeine Körperzelle – eine von mehr als sechzig Billionen – plötzlich entartet und sich immer schneller zu teilen beginnt? Es soll nicht verschwiegen werden, daß es auf alle diese Fragen bisher noch keine endgültige Antwort gibt.

Viren als Krebsursache. Viele Wissenschaftler vermuten, daß bestimmte Viren, kleinste Krankheitserreger auf der Grenze zwischen belebter und unbelebter Natur, in die Erbsubstanz gesunder Körperzellen eindringen, mit jeder Zellteilung weitergegeben werden und wie eine »Zeitbombe« wirken: Jahre oder Jahrzehnte später können diese Viren (so lautet jedenfalls diese Theorie) dann gleichsam »explodieren« und das Krebswachstum in Gang setzen.

Als möglicher Zündfunke wirken dabei die krebsauslösenden Faktoren, also etwa radioaktive Strahlen, bestimmte Chemikalien, körpereigene Hormone, aber auch zunehmendes Lebensalter – kurz: alles das, was die einzelne Zelle und ihre Teilungsfähigkeit schwächen oder stören kann.

Diagnose des Krebses

Die auf Seite 400 angeführten Alarmsignale sind ganz unterschiedlicher Natur. Weil die Krebskrankheit alle Gewebe und Organe des menschlichen Körpers befallen kann, gibt es natürlich nicht das eine, die Krankheit beweisende Symptom. Je nach Sitz, Ausdehnung, Lebensdauer und den Eigentümlichkeiten der wuchernden Zellen ist mit ganz unterschiedlichen Krankheitszeichen zu rechnen. Grundsätzlich gilt: Besteht der Verdacht auf eine Krebskrankheit, muß unverzüglich und gründlich untersucht werden. Die Untersuchungen dürfen nicht abgebrochen werden, bevor die Art der zugrunde liegenden Erkrankungen zweifelsfrei feststeht.

Früherkennung. Leider gibt es bisher keinen wirklich verläßlichen Krebstest, der die frühe Erkennung der Krankheit aus dem Blut möglich machen würde. Eine beschleunigte Blutsenkung und ein erniedrigter Eisenspiegel können Hinweiszeichen auf Krebskrankheit sein,

Methoden der Krebsdiagnose

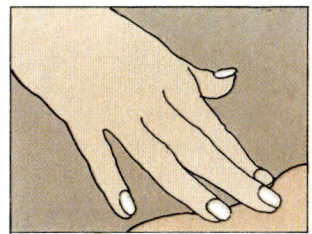

Verdächtige Organbezirke tastet der Arzt vorsichtig ab (Palpation).

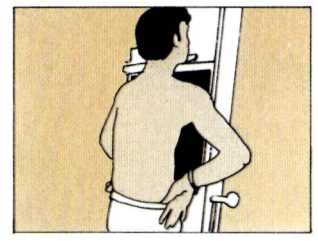

Durch Röntgenaufnahmen werden Veränderungen im Inneren des Körpers sichtbar.

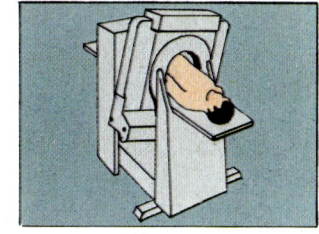

Der Computer-Tomograph macht den Menschen gleichsam scheibchenweise durchsichtig.

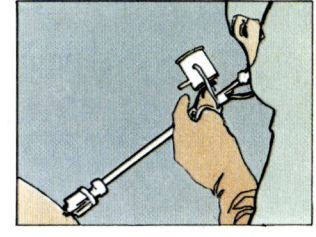

Verdächtige Gewebe werden entnommen (Probeexzision) und anschließend untersucht.

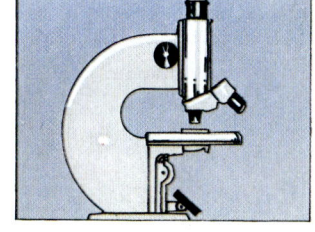

Die mikroskopische Vergrößerung der Zellen entlarvt bösartiges Wachstum (Zyto-Diagnostik).

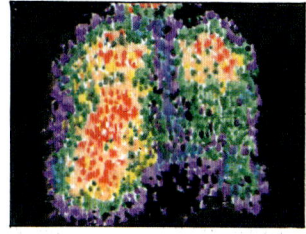

Mit Hilfe radioaktiver Substanzen werden selbst verborgene Krebsherde sichtbar (Szintigraphie).

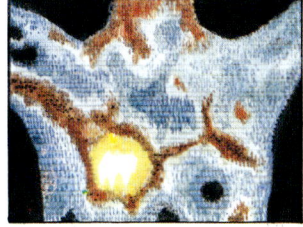

Krebsknoten sind wärmer als die Umgebung, das macht sich die Thermographie zunutze.

403

sie werden jedoch häufig auch bei anderen Leiden registriert – und fehlen gelegentlich bei Krebs.

Wünschenswert wäre, daß Krebszellen in einem ganz frühen Entwicklungsstadium entdeckt werden könnten. Das gelingt nur selten. Eine Krebsgeschwulst, die einen Zentimeter Durchmesser hat und also noch recht klein ist, hat für diese Entwicklung meist einige Jahre benötigt – einen langen Zeitraum also, in dem der Krebs, weil er überhaupt keine Beschwerden hervorruft, meist unentdeckt bleibt.

Auch mit den modernsten Techniken der Krebserkennung ist die Krankheit also nicht im Zeitpunkt ihres Entstehens aufzuspüren. Andererseits: Die modernen Untersuchungsmethoden schieben den Zeitpunkt der frühestmöglichen Erkennung immer ein Stückchen weiter an den Entstehungstag heran.

Diagnosemethoden. Die wichtigsten Methoden der Krebsdiagnostik sind: Betrachtung und Abtastung (Palpation) des verdächtigen Bezirks durch den Arzt; Röntgenaufnahmen von verdeckten Organbezirken; die Betrachtung verdächtiger Körperhöhlen durch Sehrohre (Endoskope, → Seite 441); die Entnahme verdächtigen Gewebes (Biopsie) und seine mikroskopische Untersuchung; schließlich die Entnahme und Bewertung von Zellabstrichen.

Bei bestimmten Krankheiten stehen dem Arzt, insbesondere in der Klinik, weitere technische Verfahren, etwa die Untersuchung durch Ultraschall, die Aufzeichnung und Auswertung der Wärmestrahlung (Thermographie), die Diagnostik mit Hilfe radioaktiv markierter Substanzen (Szintigraphie) und neuerdings auch die Kombination von Computern und Röntgenapparaten (Computer-Tomographie, → Seite 437) zur Verfügung. Auch der laborchemische Nachweis bestimmter Eiweißkörper (Antigene, Antikörper) im Blut kann bei der Erkennung der Krebskrankheit weiterhelfen.

Zyto-Diagnostik. Krebszellen teilen sich nicht nur rascher als gesunde, sie sehen unter dem Mikroskop auch anders aus. Ihnen fehlt der harmonische, kompliziert konstruierte Aufbau. Unter dem Mikroskop werden diese Veränderungen, auch ihre Vorformen, sichtbar. Das Untersuchungsverfahren heißt Zell-Erkennung (Zyto-Diagnostik) und bildet die Grundlage der Krebsfrüherkennung. Der Zytologe kann erkennen, ob eine Zelle normal gebaut ist und sich regelrecht teilt oder ob sie krebsartig wächst, also explosiv verdrängend und zerstörend.

Aus besonders gefährdeten Organbezirken, vor allem den oberflächlichen Schleimhäuten des Gebärmuttermundes, des Magens und der Bronchien, wird schmerzfrei Zellmaterial gewonnen, das gefärbt und begutachtet wird. Die Zyto-Diagnose ist Teil der jährlichen kostenlosen Krebsuntersuchung für Frauen. Dafür nimmt der Gynäkologe einen Zellabstrich aus dem Scheidengewölbe und dem Bereich des äußeren Muttermundes vor.

Probebiopsie. Während einer Operation kann aus einer kleinen Gewebsprobe (Probebiopsie) die Natur der verdächtigen Zellen beurteilt werden. Zu diesem Zweck wird das Gewebe unter dem Mikroskop betrachtet (Schnellschnittuntersuchung von Gefrierschnitten). Innerhalb weniger Minuten kann entschieden werden, ob ein verdächtiger Lymphknoten oder eine Zellansammlung z. B. aus dem Brustgewebe wirklich Krebszellen enthält.

Hauptarten des Krebses

Die einzelnen Krebsarten unterscheiden sich nicht nur nach ihrer Herkunft und der Struktur der entartet wachsenden Zellen, sondern vor allem nach ihrer Häufigkeit. Es gibt Krebsformen, die so selten sind, daß auch ein spezialisierter Arzt sie höchstens einmal im Leben zu sehen bekommt – und andere, deren weite Verbreitung vorsorgliche Früherkennungsmaßnahmen für jedermann sinnvoll macht.

Die Gefährdung, an einem Krebs zu erkranken, nimmt mit steigendem Lebensalter zu. Mann und Frau sind überdies in ganz unterschiedli-

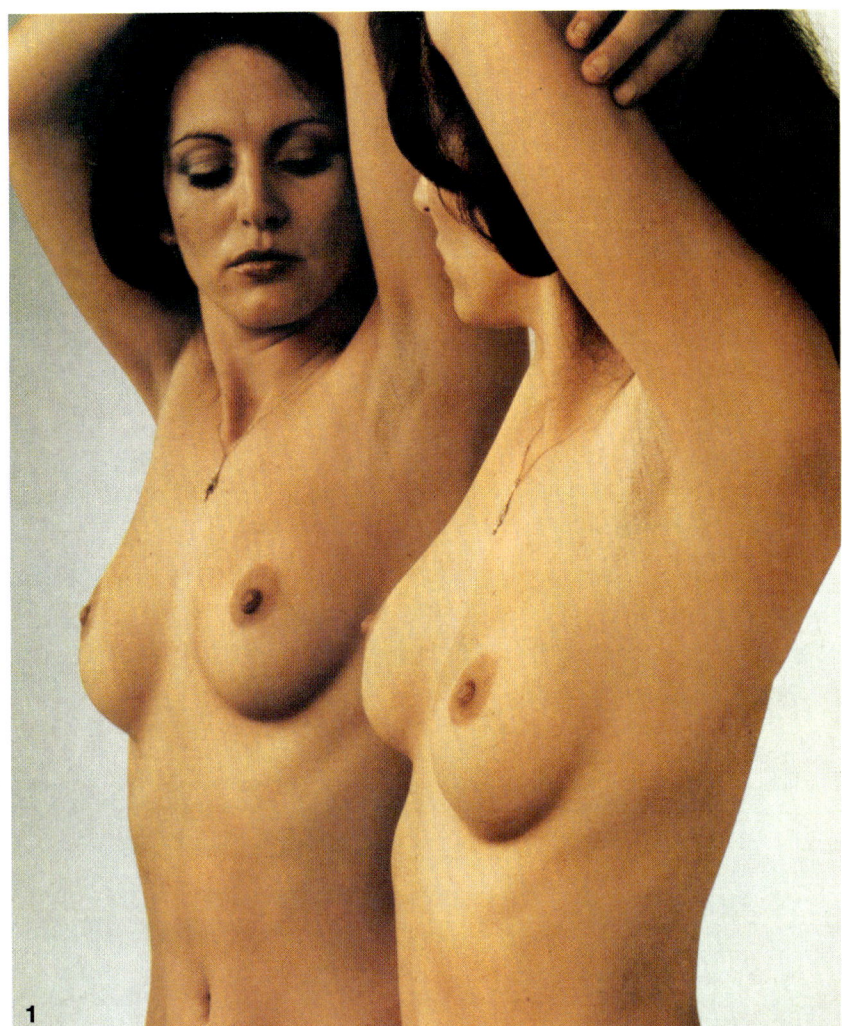

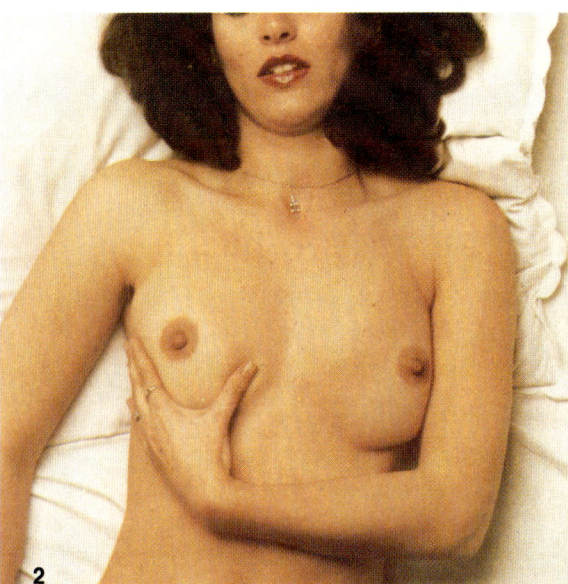

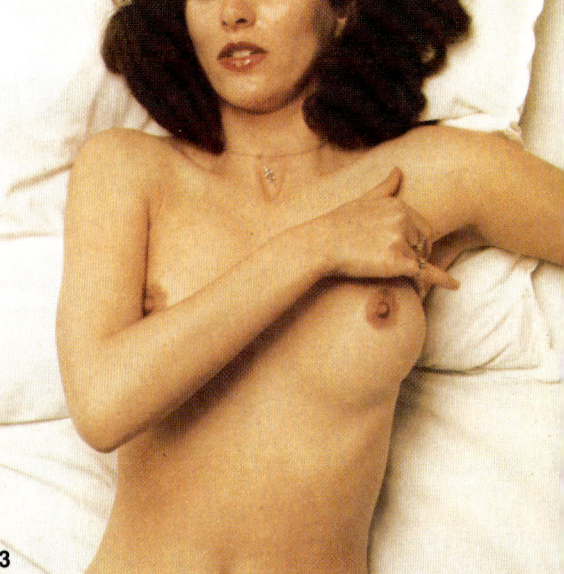

Zur Früherkennung des Brustkrebses kann jede Frau beitragen. Der günstigste Zeitpunkt für die regelmäßige Kontrolle liegt unmittelbar nach Ende der Periode. Bei verdächtigen Befunden sofort zum Arzt!

1 *Vor dem Spiegel Größe und Lageveränderungen prüfen.*
2 *Jedes Viertel der Brustdrüse sorgsam abtasten.*
3 *Knoten in der Tiefe durch streichenden Druck suchen.*
4 *Auch an der Brustwand und in der Achselhöhle auf Knoten achten.*
5 *Äußerliche Veränderungen (Rötung, Vorwölbung, Einziehung) suchen.*
6 *Ausdrücken der Brustdrüse zur Prüfung, ob Sekret kommt.*

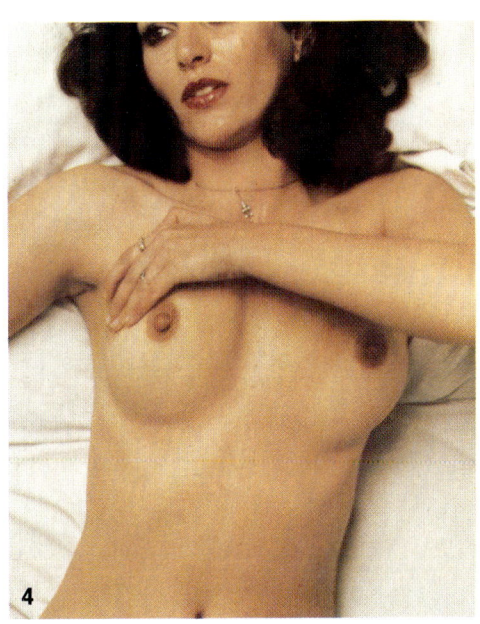

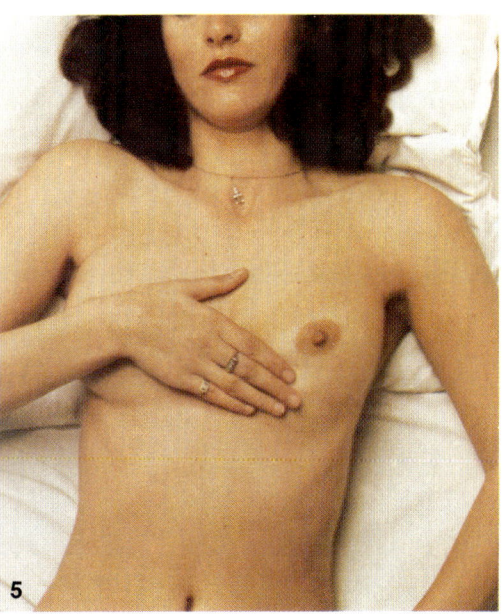

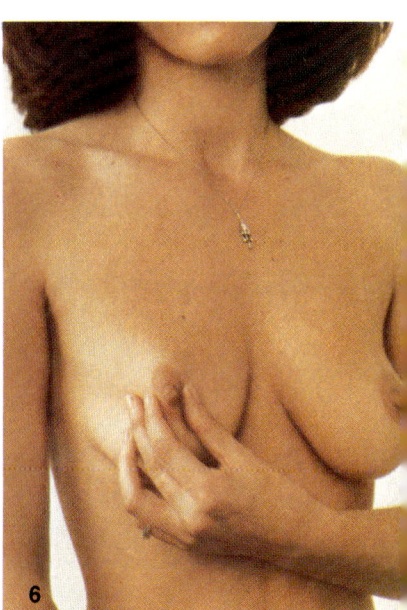

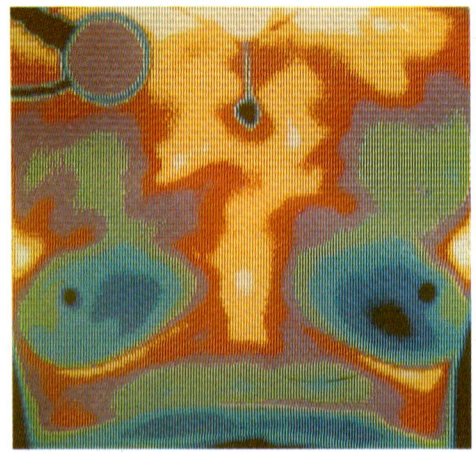

Die Aufzeichnung und Auswertung der Wärmestrahlung (Thermographie) entdeckt einen Brustkrebs in der linken Brust (auf der Abbildung rechts) – rechtzeitig für eine heilende Operation.

Die Röntgenuntersuchung der weiblichen Brust, die Mammographie (unten), kann verdächtige Befunde klären und Krebsherde aufspüren, wenn sie noch ganz klein sind. Unten rechts: Das Röntgenbild zeigt einen weit fortgeschrittenen runden Krebsherd im oberen Teil der Brustdrüse.

cher Weise von den einzelnen Krebsarten gefährdet. Dabei handelt es sich jeweils um statistische Berechnungen. Sie sagen, entgegen einer weit verbreiteten Ansicht, über das Risiko eines einzelnen Menschen, irgendwann an einem bestimmten Krebs zu erkranken, oder über seine Chancen, davon geheilt zu werden, nichts aus.

Im folgenden werden die Risikofaktoren, die der Früherkennung dienenden Warnzeichen, die Diagnose- und Behandlungsverfahren und die Heilungserfolge der wichtigsten Krebsarten zusammengefaßt.

Brustkrebs

Aus unbekannten Gründen nimmt der Brustkrebs, das Mammakarzinom, immer mehr zu. Das statistische (!) Risiko ist für Frauen mit großen Brüsten, die keine Kinder geboren und deshalb nie gestillt haben, größer.

<u>Warnzeichen.</u> Bei der monatlichen Untersuchung (ab 20. Lebensjahr) ist zu achten auf Veränderungen der Brust in Größe und Umfang, Form und Gestalt; Unebenheiten und Unregelmäßigkeiten der Haut in Form von Grübchen, Runzeln, Fältelungen und Verfärbungen; Veränderungen der Brustwarze in Form von Einziehungen und Vorwölbungen sowie Ausschlag am Warzenhof; blutig gefärbte Absonderungen aus der Brustwarze. Das alles muß Anlaß sein, sofort einen Arzt aufzusuchen.

<u>Diagnose, Behandlung.</u> Die monatliche Selbstuntersuchung der Brüste, die Teilnahme an der jährlichen Vorsorgeuntersuchung durch den Arzt und die Anfertigung einer Röntgenaufnahme (Mammographie) bei Verdachtsfällen und gehäuften Risikofaktoren sind empfehlenswert. Einzige aussichtsreiche Behandlungsverfahren sind Operationen und zusätzlich bei Bedarf Strahlen. Bei der Operation wird nur soviel Gewebe entfernt, wie zur sicheren Beseitigung der Krebszellen und ihrer eventuellen Ansiedlungen in die benachbarten Lymphknoten (Achselhöhle) erforderlich ist. Die Heilungsaussichten sind sehr vom Zeitpunkt der Erkennung abhängig – je früher, desto besser.

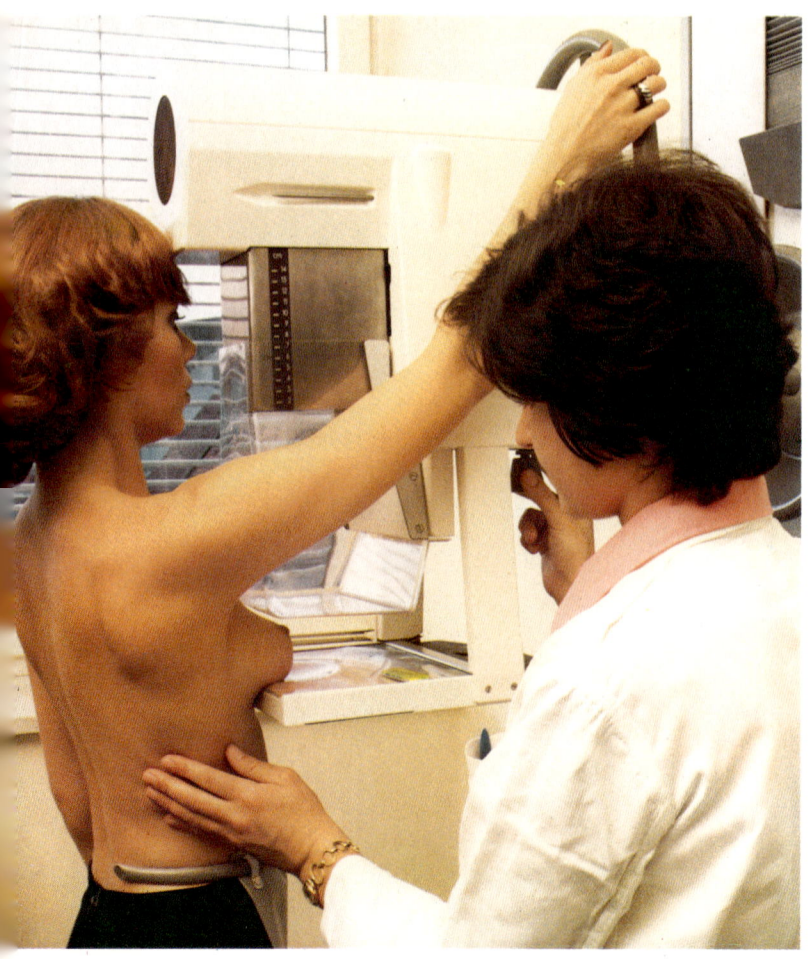

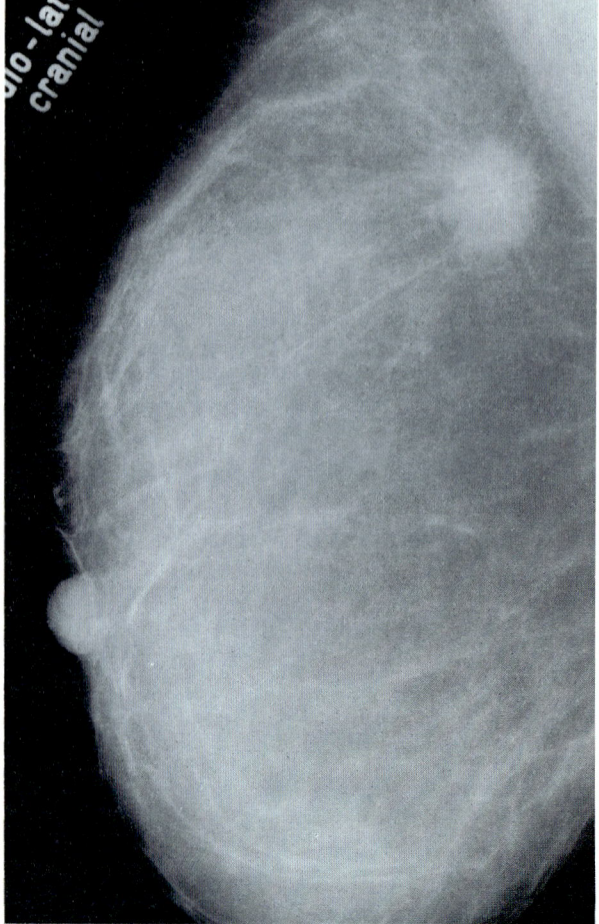

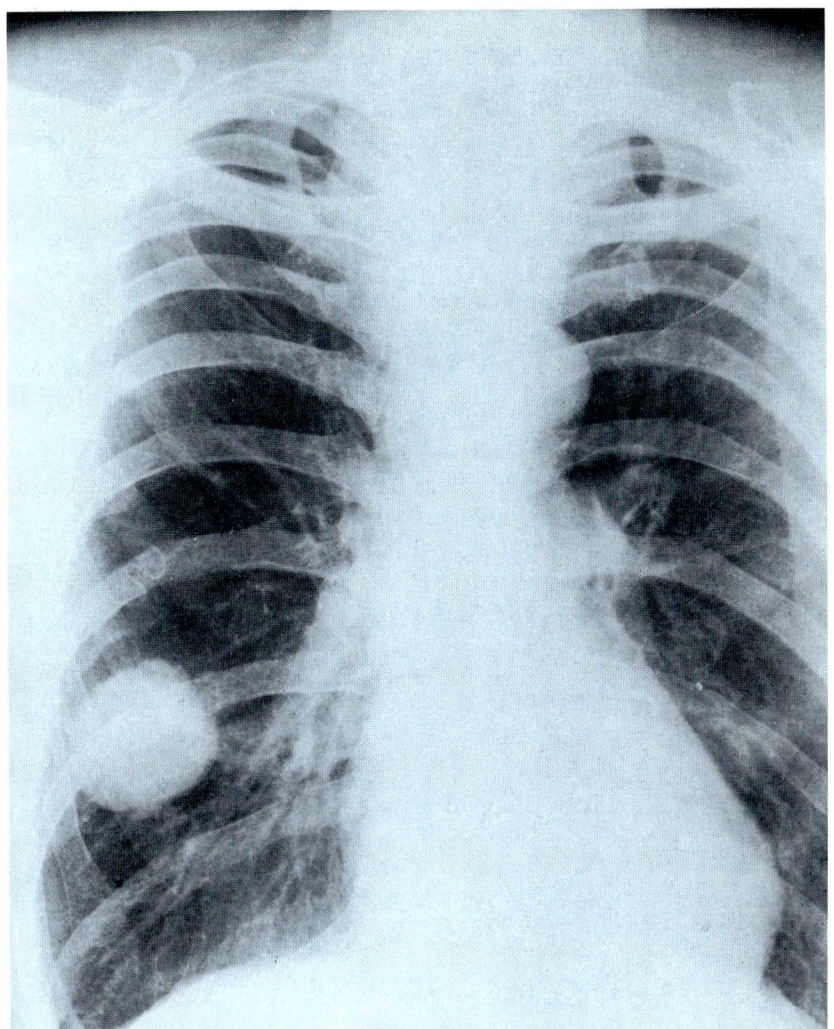

Eine Röntgenaufnahme des knöchernen Brustkorbs. Zu erkennen ist, in der Mitte der Aufnahme, der Schatten des Herzmuskels, daneben ein großer, runder Krebsherd im rechten Mittellappen – auf dem Bild als heller, runder Schatten am linken unteren Bildrand. Die Geschwulst ist weit fortgeschritten, die Behandlungsaussichten des Bronchialkarzinoms sind deshalb nicht mehr günstig.

Lungenkrebs

Die zarten Schleimhäute der Atemwege sind eine empfindliche Grenzfläche zwischen dem menschlichen Organismus und seiner Umwelt. Vor allem wegen der zunehmenden Verschmutzung der Atemluft nimmt der Lungenkrebs, das Bronchialkarzinom, bei Männern und Frauen immer mehr zu.

Risikofaktoren. Besonders gefährdet sind Zigarettenraucher und Personen in Berufen, die häufig mit Asbestfasern, Rauch, chemischen Dämpfen und Stäuben in Berührung kommen. Oft geht dem Lungenkrebs eine chronische Bronchitis (→ Seite 207) voraus. Wer sich das Rauchen rechtzeitig abgewöhnt und die chronische Bronchitis ausheilen läßt, der vermindert sein Risiko, am Lungenkrebs zu erkranken, auf rund ein Zehntel der sonst drohenden Gefährdung.

Warnzeichen. Jeder länger anhaltende trockene Reizhusten kann ein Warnzeichen sein, vor allem, wenn der Auswurf plötzlich blutig wird. Weitere Zeichen: Fieber, Leistungsschwäche, Gewichtsverlust, Brustschmerzen. Weil der Lungenkrebs im mittleren und höheren Alter häufiger ist, müssen vor allem diese Jahrgänge die Warnzeichen ernst nehmen und abklären lassen.

Diagnose, Behandlung. Die Diagnose erfolgt durch Röntgenuntersuchung, Betrachtung der Atemwege mit Hilfe biegsamer Sehrohre (Bronchoskopie) und Zelldiagnostik. Nur bei sehr früher Erkennung hat die Behandlung (Operation) Erfolgsaussichten. Dabei wird die befallene Lunge teilweise entfernt.

Der Eingriff hat natürlich nur dann einen Sinn, wenn die Krebszellen dabei möglichst vollständig herausoperiert werden können. Ist dies nicht mehr möglich, so beschränkt sich die Behandlung auf lindernde Maßnahmen, vor allem eine Bekämpfung der Schmerzen und der Atemnot.

Lunge und Leber sind Filter

Wenn Krebszellen auf dem Blut- oder Lymphwege verschleppt werden, passieren sie dabei die Lunge und die Leber. Tochtergeschwülste (Metastasen) sind deshalb in diesen Organen häufig. Bei der Absiedlung der verschiedenen Geschwulstzellen in andere Organe werden Gesetzmäßigkeiten beobachtet, die dem Arzt Rückschlüsse auf den Grad der Bösartigkeit und die Heilungsaussichten des zugrunde liegenden Tumors erlauben.

Ziel der Krebs-Früherkennung ist es, eine wirksame Behandlung zu ermöglichen, bevor es zur Verschleppung von Geschwulstzellen gekommen ist – die Heilungschancen sind dann größer.

Magenkrebs

Aus unbekannten Ursachen ist der Magenkrebs eine abnehmende, doch noch immer häufige Krebsart. Es erkranken vorwiegend alte und sehr alte Menschen, dabei mehr Männer als Frauen.

Risikofaktoren. Gefördert wird die Entstehung offenbar durch eine Kombination lebenslang auf die Magenschleimhaut einwirkender Reizfaktoren. Zu diesen auslösenden Ursachen zählen hochkonzentrierte Alkoholika, sehr heiße und sehr kalte Speisen, stark geräuchertes oder gegrilltes Fleisch und Fisch, wiederholte Magenschleimhautentzündungen und Magengeschwüre mit Narbenbildung.

Warnzeichen. Schmerzen und Druckgefühl im Oberbauch, länger andauernde Appetitlosigkeit, Übelkeit und Erbrechen, Schluckbeschwerden und ein Widerwille gegen Fleisch gehören zu den wichtigsten Verdachtszeichen. Blutungen (Bluterbrechen, Blut im Stuhl) können Zeichen fortgeschrittener Erkrankung sein.

Diagnose, Behandlung. Die Diagnose wird durch eine Magenspiegelung (Gastroskopie, → Seite 270) und durch Röntgenuntersuchungen gesichert. Die Gastroskopie macht eine Früherkennung des Magenkrebses möglich; bei rechtzeitiger Operation sind die Heilungsaussichten gut. Spät entdeckte Krebse haben dagegen viel schlechtere Heilungschancen.

Darmkrebs

Die Zahl der Erkrankungen an Darmkrebs nimmt zu, wahrscheinlich bedingt durch eine Änderung der Ernährungsgewohnheiten (schlackenarme Kost). Am häufigsten erkranken Dick- und Enddarm.

Warnzeichen. Unregelmäßiger, beschwerlicher Stuhlgang, dunkle Verfärbung des Stuhls durch Blut (Teerstuhl), Schmerzen im Unterleibsbereich, Abgang von Schleim aus dem Enddarm und Gewichtsverlust können Warnzeichen sein.

Diagnose, Behandlung. Eine Untersuchung auf Enddarmkrebs (Rektumkarzinom) gehört zum Vorsorgeprogramm. Beim Auftreten von Warnzeichen wird der Darm ausgetastet und durch Sehrohre (Rektoskope) untersucht. Mehr als die Hälfte der Rektumkarzinome kann der Arzt mit dem Finger tasten. Blut im Stuhl läßt sich laborchemisch nachweisen. Teerstühle treten bei Blutungen im oberen Darmteil, Blutauflagerungen bei Blutungen im unteren Darmteil auf. Enddarmkrebs ruft keinen Teerstuhl hervor. Die Diagnose eines Darmkrebses wird verschleppt, wenn ohne Untersuchung Hämorrhoiden als Blutungsquelle vermutet werden. Bei frühzeitiger Erkennung sind die Behandlungsaussichten (Operation) bei Darmkrebs gut.

Gebärmutterhalskrebs

Drei Viertel aller Genitalkrebse der Frau sind Gebärmutterhalskrebse (Zervixkarzinome).

Risikofaktoren. Gefährdeter als andere Frauen sind Patientinnen, die frühzeitig und häufig Geschlechtsverkehr hatten und wiederholt schwanger waren. Am häufigsten tritt das Zervixkarzinom im Alter von 35 bis 45 Jahren auf. Diese Krebsform beginnt mit oberflächlichen Zellveränderungen, die sich unbehandelt im Lauf mehrerer Jahre zu einer gefährlichen Krebsgeschwulst entwickeln können, aber nicht müssen.

Warnzeichen. Frühe Warnzeichen sind Kontaktblutungen nach Geschlechtsverkehr, Ausfluß mit der Farbe von Fleischwasser, Blutungen zwischen den Zyklusterminen.

Diagnose, Behandlung. An der Schleimhaut des Gebärmuttermundes und -halses sind krebsverdächtige Zellveränderungen bei den Vorsorgeuntersuchungen frühzeitig durch einen Abstrich mit anschließender Zelluntersuchung (Zyto-Diagnostik, → Seite 404) zu erkennen. Diese Krebsart weist deshalb mit die höchsten Heilungsziffern auf. Im ersten Erkrankungsstadium besteht die Behandlung in einer kegelförmigen Ausschneidung (Konisation) des verdächtigen Bezirks. In späteren Stadien muß die gesamte Gebärmutter entfernt werden.

Gebärmutterkörperkrebs

Krebs des Gebärmutterkörpers (Korpuskarzinom) ist das zweithäufigste Genitalkarzinom der Frau. Meist erkranken ältere Frauen jenseits der Wechseljahre.

Risikofaktoren. Zu den auslösenden Faktoren gehören Übergewicht, Zuckerkrankheit, Bluthochdruck und Hormonstörungen. Sexuelle Gewohnheiten spielen keine ursächliche Rolle.

Warnzeichen. Zwischen- oder Dauerblutungen bei menstruierenden Frauen, verstärkter Ausfluß und jede Blutung nach Eintritt der Wechseljahre sind mögliche Warnzeichen, außerdem wehenartige Schmerzen, Gewichtsverlust und die Beschwerden der Blutarmut. Grundsätzlich sollte jede Gebärmutterblutung außerhalb der Regel, insbesondere in und nach den Wechseljahren, solange als krebsbedingt und damit als höchst alarmierend angesehen werden, bis frauenärztliche Untersuchungen mit Sicherheit das Gegenteil bewiesen haben. Die Patientin darf den Gang zum Gynäkologen deshalb nicht hinauszögern.

Diagnose, Behandlung. Die jährliche Vorsorgeuntersuchung erfaßt auch diesen Krebs. Da überdies bei auffallenden Blutungen der Arzt meist frühzeitig aufgesucht wird, sind die Heilungsaussichten sehr gut. Bevorzugte Behandlungsmethode ist die Operation, bei der Gebärmutter, Eileiter und Eierstöcke entfernt werden. Oft wird anschließend zur Nachbehandlung bestrahlt. Die verbreitete Furcht, nach der Operation keine »richtige Frau« mehr zu sein, ist unbegründet. Liebeslust und Liebesfähigkeit bleiben erhalten, die Patientin kann jedoch keine Kinder mehr bekommen. Ein Hormonmangel läßt sich durch Medikamente ausgleichen.

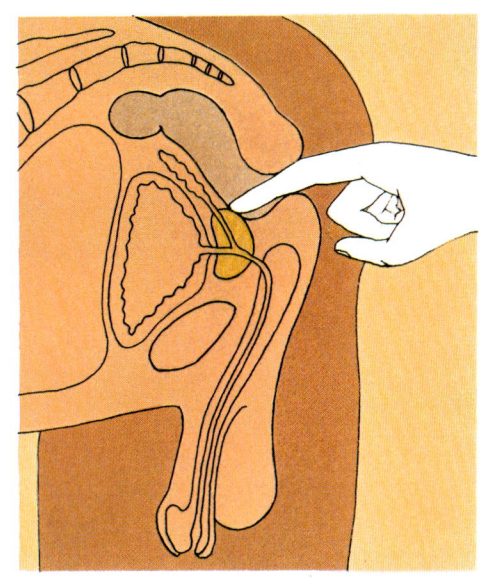

Die Vorsteherdrüse (Prostata) wird durch eine Tastuntersuchung auf verdächtige Vergrößerungen und ihre Gewebebeschaffenheit überprüft.

Prostatakrebs

Die meisten Wucherungen in der männlichen Vorsteherdrüse (Prostata, → Seite 317) sind nicht bösartig. Es handelt sich vielmehr meist um gutartige Wucherungen des Drüsengewebes, um Adenome.

Warnzeichen. Sie gleichen denen des Adenoms: Häufiges, vor allem nächtliches Wasserlassen, tröpfelnder Harnstrahl, dazu als krebsverdächtig die Blutbeimischung im Urin und im Samenerguß, Kreuz- und Knochenschmerzen. Diese sind häufig durch die Neigung der Prostatakarzinomzellen bedingt, frühzeitig in das Knochensystem Tochtergeschwülste abzusiedeln (vor allem in die Wirbelsäule).

Diagnose, Behandlung. Nach Prostatakrebs wird im Rahmen der Vorsorgeuntersuchungen gefahndet. Diagnosemethoden sind die Abtastung der Drüse vom Mastdarm her, die Untersuchung des Blutplasmas und von Gewebeproben. Ruhende Krebszellnester, die offenbar wenig Neigung haben, sich zu vergrößern oder Tochtergeschwülste auszusenden, lassen sich bei mikroskopischer Untersuchung in den meisten Vorsteherdrüsen alter und sehr alter Männer finden. Sie rechtfertigen keine radikale Behandlung. Gegen eine gefährliche krebsige Entartung der Prostata geht der Facharzt mit großen Dosen weiblicher Hormone oder mit einem operativen Eingriff vor.

Je nach Ausbreitung der Geschwulst, Lebensalter und Kräftezustand des Patienten kommen unterschiedliche Operationsverfahren in Frage. Der chirurgische Zugang zur Prostata erfolgt dabei durch die Harnröhre (elektrochirurgische Verfahren), von oberhalb des Schambeins her durch die oder vor der Harnblase, schließlich auch durch einen Dammschnit.

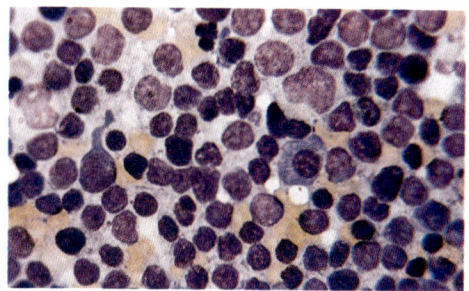

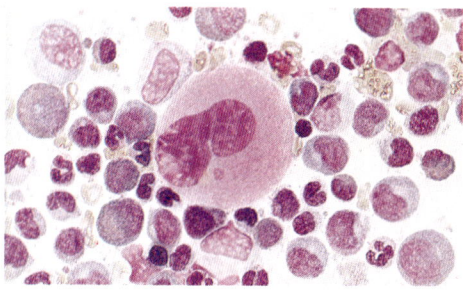

Manche Krebserkrankungen lassen sich nur durch mikroskopische Untersuchungen ausschließen oder beweisen: oben das Bild gesunden Knochenmarks; unten die Veränderungen, die der Blutkrebs (Leukämie) hervorruft. Deutlich zu erkennen ist das entartete Wachstum der Zellen, die Veränderung ihrer Form und Struktur – der Blutkrebs.

Blutkrebs

Die Wucherung der weißen Blutkörperchen und der blutbildenden Zellen im Knochenmark, der Blutkrebs (Leukämie), kommt in unterschiedlichen Formen vor. Die seltene Erkrankung wird wahrscheinlich durch Viren ausgelöst. Kinder und Menschen mittleren Alters erkranken bevorzugt.

Warnzeichen. Fieber, Schwäche, Müdigkeit und Nachtschweiß sind mögliche erste Warnzeichen. Später treten Schwellungen von Lymphknoten, Milz und Leber auf. Bei einer akuten Leukämie kann es, ähnlich wie bei einer Infektionskrankheit, zu Hals-, Kopf- und Gelenkschmerzen kommen.

<u>Diagnose, Behandlung.</u> Eine Blutuntersuchung sichert die Diagnose. Die sofortige und sehr energische Behandlung mit krebszellhemmenden Medikamenten (Zytostatika), vorgenommen in Spezialkliniken, hat die Heilungsaussichten dieser Krebsformen in letzter Zeit vor allem bei Kindern deutlich verbessert.

Hautkrebs

99 von 100 Hautgeschwülsten sind gutartig, sie wachsen nur langsam und siedeln keine Tochtergeschwülste (Metastasen) ab. Bösartiger (»schwarzer«) Hautkrebs (malignes Melanom) ist extrem selten.

<u>Risikofaktoren.</u> Bevorzugt befallen werden Hautpartien, die sehr lange Wind, Wetter und vor allem Sonne ausgesetzt waren (See- oder Landmannhaut).

<u>Warnzeichen.</u> Leberflecke und andere Hautmale verändern sich in Größe, Farbe und Form oder fangen an zu bluten. Verdächtig sind auch warzige Wucherungen, die nachwachsen, sowie langsam größer werdende Geschwüre. Meist bestehen keine Schmerzen.

<u>Diagnose, Behandlung.</u> Nach Hautkrebsen wird im Rahmen der Vorsorgeuntersuchung gefahndet. Behandlung (Operation, Bestrahlung) durch den Facharzt. Die Heilungsaussichten sind gut.

Behandlung der Krebskrankheit

Die Krebsbehandlung erfordert, wenn sie erfolgreich sein soll, vom Erkrankten meist beträchtliche Opfer an Zeit und Nervenkraft, von seinen behandelnden Ärzten Ausdauer und oft Radikalität. Der Krebs wird durch Operation, Strahlentherapie, die Gabe von krebszellhemmenden Medikamenten (Zytostatika) und durch die Stärkung der Abwehrkraft behandelt. Oft werden mehrere Methoden kombiniert.

Krebstherapie

Wissenschaftliche Untersuchungen haben bewiesen, daß die Behandlungserfolge größer und die Überlebenszeiten länger sind, wenn mehrere Ärzte nach einem gemeinsam festgelegten Behandlungsplan tätig werden. Dieser umfaßt nicht nur die Kombination der Behandlungsmöglichkeiten, er regelt auch die Nachsorge: Die Krebskranken leiden nicht nur körperlich, sondern auch seelisch unter den Beschwerden, die der Tumor oder seine Behandlung verursachen.

Operation. Weil es darauf ankommt, die Krebszellen vollständig zu entfernen oder zu vernichten, damit sie nicht wieder neu anfangen können zu wuchern, müssen die Ärzte bei der Behandlung oft bis an die Grenze des Zumutbaren gehen: Weit im Gesunden, so heißt die Lehrbuchformel, muß der Krebsherd herausoperiert werden, oft unter Mitnahme gesunden Gewebes und der benachbarten Lymphwege und Lymphknoten.

Bestrahlung. Die Strahlenbehandlung wird so eingesetzt, daß möglichst nur die kranken Zellen zugrunde gehen, doch bleibt eine Beeinträchtigung des Allgemeinbefindens *(Röntgenkater)*, mit Schwäche und vorübergehender Hinfälligkeit selten aus. Oft wird durch die Bestrahlung auch ein Teil des gesunden Gewebes, vor allem an der Haut, in Mitleidenschaft gezogen.

Zytostatika. Krebszellhemmende Medikamente (Zytostatika) müssen so hoch dosiert angewendet werden, daß eine neuerliche Teilung der wuchernden Zellen möglichst vollständig verhindert wird. Es bleibt nicht aus, daß dabei auch gesunde Körperzellen vorübergehend belastet werden.

Immuntherapie. Die Aktivierung der körpereigenen Abwehrkräfte durch die Immuntherapie hat seltener unerwünschte Nebenwirkungen auf den Gesamtorganismus. Eine Wirkung dieser Maßnahme läßt sich nicht immer nachweisen.

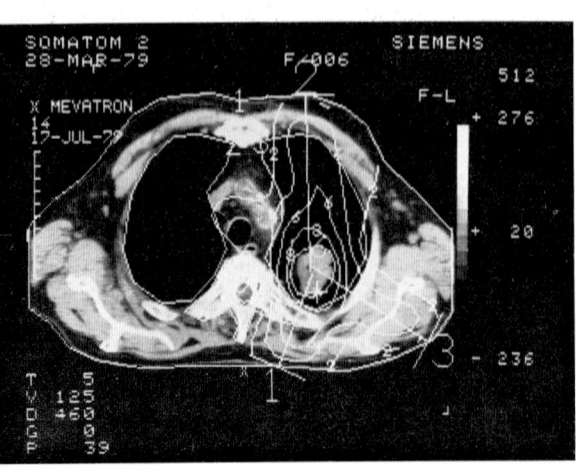

Dieses Bild, einen Querschnitt durch den Menschen, liefert der Computer-Tomograph, ein moderner Röntgenapparat. Die Aufnahme dient der Bestrahlungsplanung. Der Arzt kann erkennen, auf welchem Weg die vorgesehene Dosis schonend verabreicht werden kann.

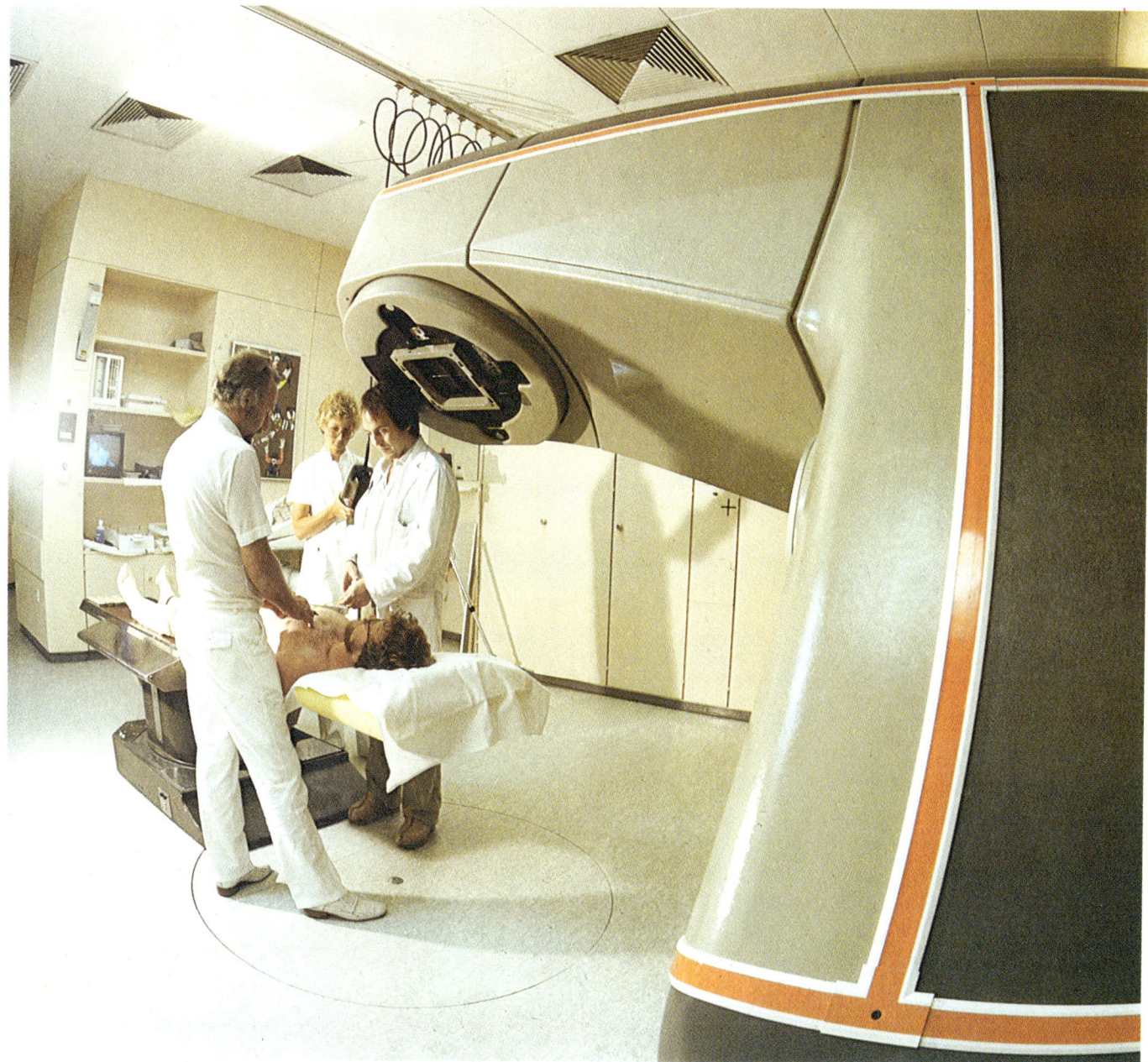

Nachsorge

Die seelische Notlage der an Krebs Erkrankten ist oft viel größer als die Belastung durch Krankheitsbeschwerden und -behandlung. Die Patienten werden hin und her gerissen zwischen Hoffnung und Furcht, und oft haben sie Schwierigkeiten zu Hause oder am Arbeitsplatz. Krebs ist nicht ansteckend! Trotzdem läßt diese völlig unbegründete Angst Freundschaften zerbrechen und berufliche Beziehungen abreißen.

Ein Krebskranker hat nach der immer sehr belastenden Mitteilung der Diagnose bessere Chancen, wieder gesund zu werden, wenn er sich in einer Atmosphäre der Liebe und Zuwendung geborgen weiß. Auf die Angehörigen kommt deshalb eine große Verantwortung zu. Vor allem in den ersten Monaten der Behandlung leiden viele Patienten an schwermütigen Verstimmungen, die durch »Zusammenreißen« nicht zu beeinflussen sind. Die notwendige Nachsorge und mögliche Komplikationen der Krankheit erinnern den Patienten immer wieder an sein Leiden.

Für viele Krebspatienten hat sich der Zusammenschluß zu »Selbsthilfegruppen« als positiv erwiesen. Gemeinsam läßt sich ein schweres Schicksal besser tragen und meist auch erfolgreicher beeinflussen. Die behandelnden Ärzte kennen häufig die Adresse dieser Selbsthilfegruppen. Auch die Gesundheitsämter erteilen Auskunft.

Gewaltige Bestrahlungsgeräte, im Bild ein Elektronen-Linearbeschleuniger, sind zur Behandlung der Krebskrankheit entwickelt worden. Die Strahlenenergie zerstört die bösartig wuchernden Zellen, auf die sie gebündelt einwirkt.

Krebs: Geheilt erst nach fünf Jahren
Ein Krebsleiden gilt erst dann als geheilt, wenn nach seiner Behandlung fünf rückfallfreie Jahre vergangen sind. Während dieser Frist wird der Patient regelmäßig nachuntersucht und – wenn nötig – auch behandelt.

TEIL III

Behandlung und Krankenpflege

Die Chancen eines Patienten, wieder ganz gesund zu werden, waren niemals so gut wie heutzutage. Ein dichtes Netz von Arztpraxen und Krankenhäusern steht allen zur Verfügung. Moderne Behandlungsmethoden helfen oft auch in scheinbar aussichtsloser Lage.

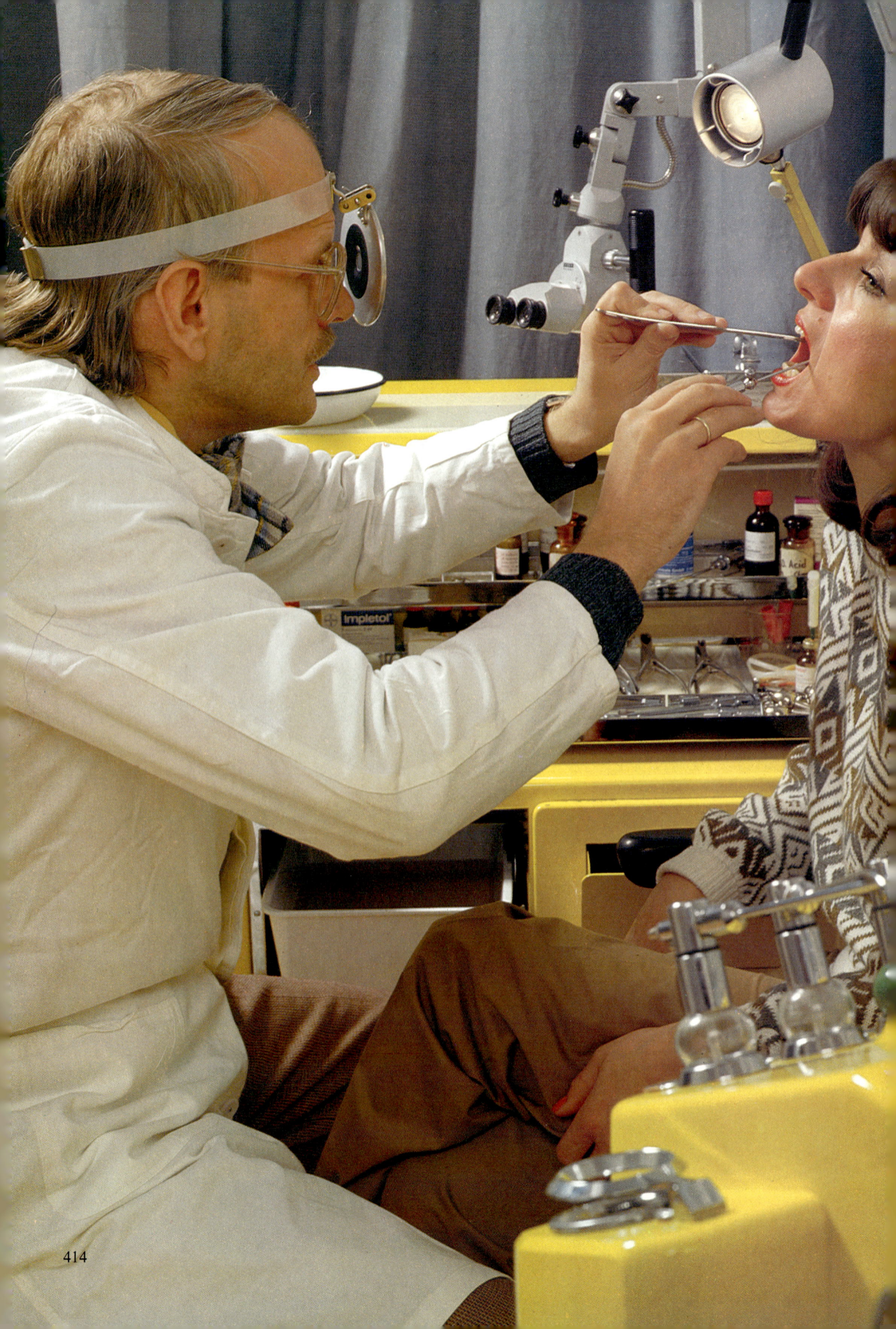

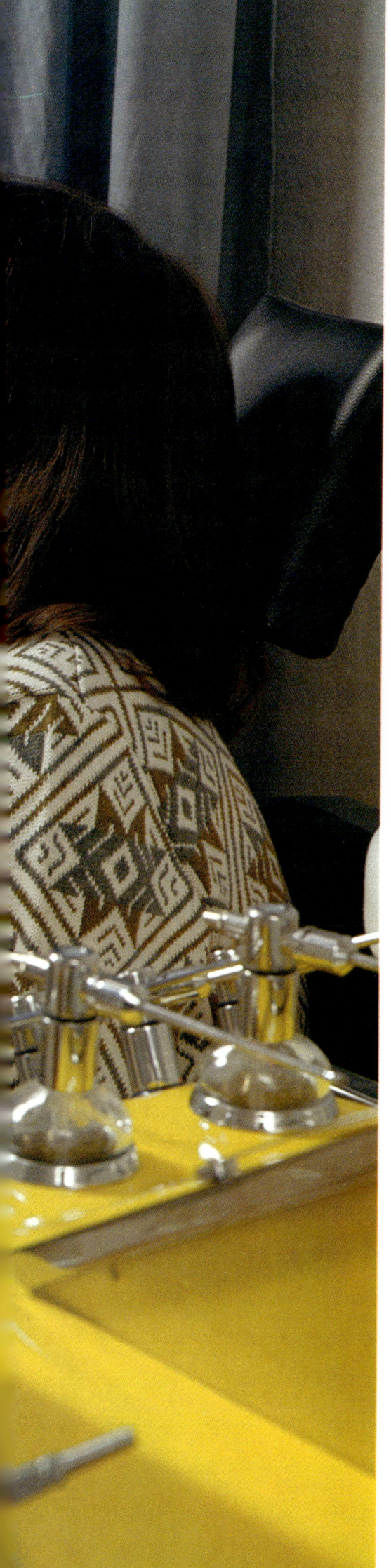

Allgemeinpraxis und Fachärzte

Niemand bleibt sein Leben lang von Krankheit verschont. Auch den Gesündesten »erwischt« irgendwann die Grippe, er schneidet sich tief in den Finger oder bricht sich ein Bein. Manchmal kommt es sogar noch schlimmer . . . Lebenswichtige Organfunktionen sind bedroht, Herz und Kreislauf werden schwach, eine akute Krankheit führt zu Komplikationen. In allen diesen Situationen ist ärztliche Hilfe vonnöten. Unser modernes Gesundheitswesen ist dafür gut gerüstet – ein dichtes Netz von Arztpraxen und Kliniken steht dem Patienten zur Verfügung. Doch oft hat der Kranke Mühe, sich auf Anhieb zurechtzufinden. Die Spezialisierung der Medizin ist weit fortgeschritten, dem Patienten fällt der Überblick schwer. Wer Bescheid weiß, ist besser dran. Ein informierter Patient ist der beste Partner des Arztes.

Arzt und Patient

Von seltenen Ausnahmen abgesehen (→Seite 463) ist niemand verpflichtet, sich von einem Arzt behandeln zu lassen. Und in der Tat gibt es Mitmenschen, die einen großen Bogen um jede Praxis und jedes Krankenhaus schlagen – solange es geht . . . Aber ist, wer der Medizin grundsätzlich ablehnend gegenübersteht, gut beraten? Nein, wirklich nicht. Denn seit es eine naturwissenschaftlich begründete Heilkunst gibt – seit rund 150 Jahren –, überwiegen die Vorteile der Medizin bei weitem ihre möglichen Risiken.

Schon wenige Stichworte genügen – etwa Geburtshilfe, Schutzimpfungen, Blinddarmoperation, Herzschrittmacher oder Narkose –, um auch den Skeptiker davon zu überzeugen, welche gewaltigen, lebensverlängernden und lebensrettenden Möglichkeiten der Heilkunst heutzutage zur Verfügung stehen. Es kommt darauf an, von ihnen sinnvoll

◀ Racheninspektion durch den Hals-Nasen-Ohren-Facharzt   415

Gebrauch zu machen. Doch wer alle seine körperlichen, seelischen und sozialen Probleme ohne eigenes Zutun vom Arzt gelöst haben möchte – oft von immer anderen, neuen Ärzten –, wer nur auf Medikamente und nicht auf sich selbst vertraut, wer vom Gesundheitswesen Unmögliches erwartet – etwa völlige Schmerzfreiheit oder gar die »ewige Jugend« –, der hat seine Enttäuschung selbst programmiert. Auch der tüchtigste Arzt vermag keine Wunder zu vollbringen.

Aber er kann helfen und lindern, oft auch heilen. Die Chancen medizinischer Behandlung sind desto größer, je früher sie einsetzt. Manchmal ist es nötig, daß von Anfang an Fachärzte für ein bestimmtes medizinisches Spezialgebiet die Behandlung übernehmen. Die Frage: »Mit welcher Krankheit zu welchem Arzt?« ist also nicht ohne weitere Informationen schnell und richtig zu beantworten.

Arzt für Allgemeinmedizin

Von Patienten wird oft geklagt, daß der »gute alte Hausarzt« ausgestorben sei. Das ist so nicht richtig. Noch immer nämlich ist etwa jeder zweite Arzt, der eine eigene Praxis betreibt (»niedergelassen« ist), ein »praktischer Arzt« oder Arzt für Allgemeinmedizin. Diese »Praktiker«, wie sie auch genannt werden, bilden das Rückgrat der ambulanten, also nicht im Krankenhaus (»stationär«) stattfindenden ärztlichen Behandlung. Ein Arzt, der sich nach dem Staatsexamen vier Jahre lang in bestimmten Fächern medizinisch weitergebildet hat, heißt heute »Arzt für Allgemeinmedizin«.

Hausarzt. Am besten haben es die Patienten, die einen Hausarzt haben. Ein Arzt, der den Kranken seit Jahren kennt, vielleicht gar von Kindesbeinen an, weiß über die persönlichen, familiären und beruflichen Probleme Bescheid, ohne viel zu fragen. Der Hausarzt kann also meist richtig einschätzen, ob und wie diese Umstände die Krankheit beeinflussen. Er hat aber auch bei rein medizinischen Problemstellungen einen beträchtlichen Informationsvorsprung gegenüber solchen Ärzten, die den Patienten zum erstenmal sehen. Wie schnell ein Patient wieder gesund wird, welche Medikamente bei ihm erfahrungsgemäß gut (oder gar nicht) wirken, ob die gleiche Krankheit bei anderen Familienmitgliedern schon einmal vorgekommen ist – das alles weiß ein Hausarzt, der die ganze Familie kennt, naturgemäß besser als jeder andere »Doktor«.

Gesunde und Kranke sind also gleichermaßen gut beraten, wenn sie sich einem Hausarzt anvertrauen. Das muß nicht unbedingt ein praktischer Arzt oder Allgemeinarzt sein. Wer an einer langwierigen, womöglich chronischen Krankheit leidet, kann auch einen Facharzt des betreffenden Spezialgebietes als Arzt haben, der ihn gut kennt und dauernd behandelt. Zusätzlich wird er gut daran tun, einen Allgemeinarzt als Hausarzt zu haben, der alle anderen Erkrankungen überblickt und ihn betreut.

Vertrauen zum Arzt. Über den Erfolg einer Behandlung entscheidet nicht nur die kunstgerechte Anwendung einer medizinischen Methode oder bestimmter Medikamente, sondern auch das Vertrauen des Patienten zum behandelnden Arzt. Wer Vertrauen hat, der fühlt sich geborgen, seine Angst hält sich in Grenzen. Durch zahlreiche wissenschaftliche Untersuchungen ist inzwischen zweifelsfrei bewiesen, daß »Vertrauen zum Arzt« ein mächtiger Heilfaktor sein kann. Der Patient fühlt sich nicht nur subjektiv besser, er ist auch objektiv besser dran: Komplikationen sind seltener, Schmerzen und Befindlichkeitsstörungen treten seltener auf, ja, selbst Wunden heilen schneller.

Die Ursache dieses Phänomens ist vor allem darin zu suchen, daß Angst und Furcht des Kranken durch das Vertrauen in den Arzt gemindert werden. Angst aber kann den Krankheitsverlauf auch deshalb komplizieren, weil die Nebennieren bei Angstzuständen vermehrt Hormone ausschütten, darunter solche Hormone, die den Organismus über seine Belastungsgrenze hinaus stimulieren. Der Arzt, der seinen Patienten kennt und ihn versteht, der Sorgen und Furcht nimmt, wirkt, so gesehen, selbst als Medizin.

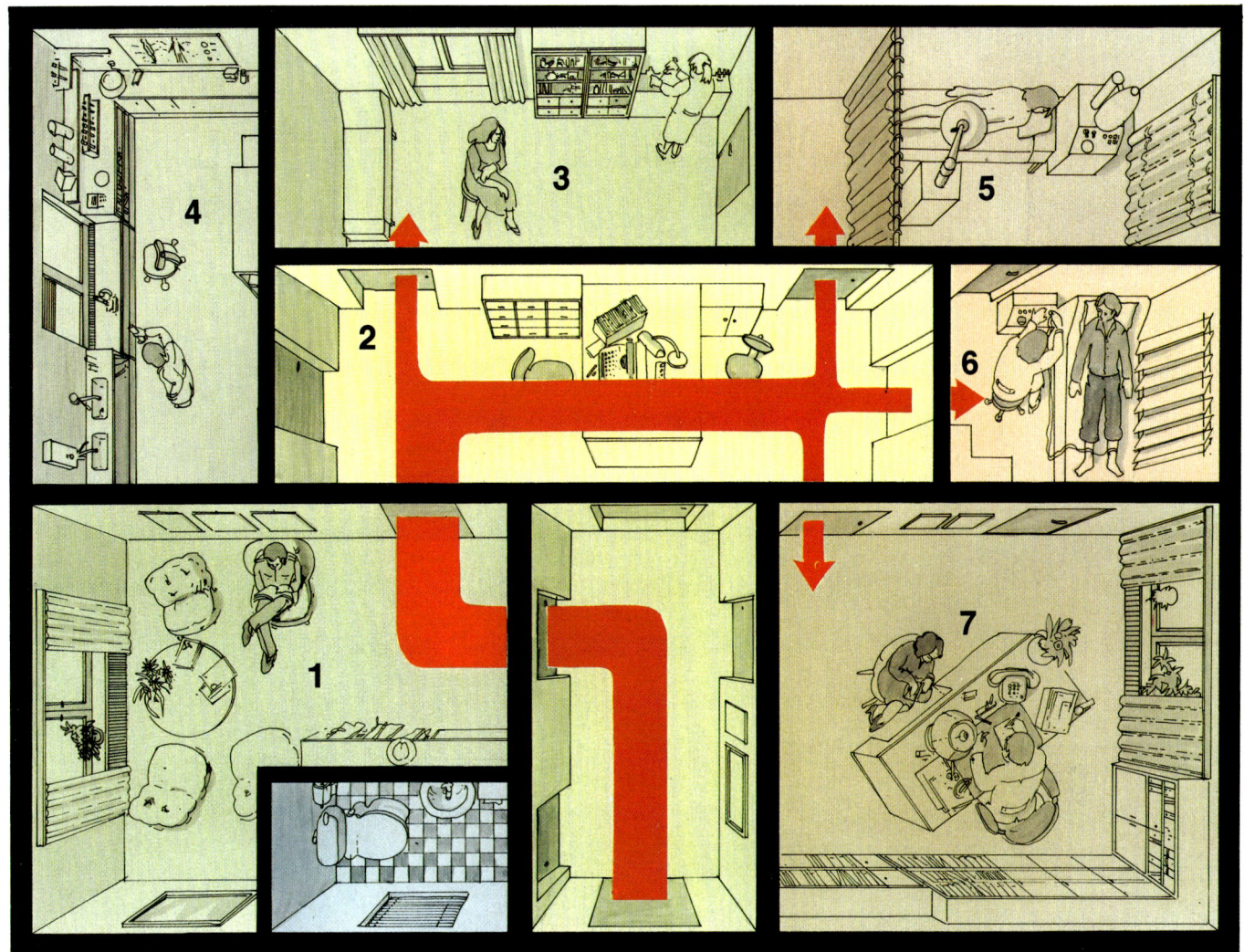

Mündiger Patient. Das Vertrauen in den Arzt sollte nicht blind sein. Kein guter Arzt erwartet das. Ein mündiger, aktiver Patient kann viel mehr für die Erhaltung seiner Gesundheit und die Wiederherstellung im Fall einer Krankheit tun als jemand, der sich passiv verhält, die ärztlichen Überlegungen und Ratschläge nicht versteht und sich nicht einmal darum bemüht.

Aktivität, Interesse, Mitarbeit und – wenn nötig – auch Kritik des Patienten sind nötig und erwünscht: Das macht den »mündigen Patienten« aus.

Schlecht beraten ist ein Kranker, wenn er Mündigkeit im Sinn von Besserwisserei oder Querulantentum mißversteht. Partnerschaft zwischen Arzt und Patient »macht der Krankheit am ehesten Beine« – wer statt der Krankheit jedoch sich den Arzt zum Gegner wählt, der gibt dem Leiden immer neue Chancen.

Ärztliche Praxis

Die meisten Patienten sind nicht so krank, daß sie im Bett liegen müßten. Ärztliche Hausbesuche (→ Seite 422) und der Aufenthalt in einem Krankenhaus (→ Seite 424) sind deshalb die Ausnahmen. Der Besuch des Patienten in der ärztlichen Sprechstunde ist die Regel. Damit dieser Besuch möglichst viel nutzt, sollte man die nachstehenden Ratschläge beherzigen.

Anmeldung. Immer mehr Ärzte gehen zum »Bestellsystem« über: Der Patient meldet sich telefonisch an und erhält von der Sprechstundenhilfe einen Termin ohne Wartezeit. Beim »Nummernsystem« zieht der Kranke eine Nummer und kann abschätzen, wann er an der Reihe ist. Manche niedergelassenen Ärzte richten auch »Sondersprechstunden« ein. Die Morgenstunden sind dann meist den akut Kranken vorbehal-

Blick von oben in eine Arztpraxis. Der Grundriß zeigt das Wartezimmer (1), die zentrale Anmeldung (2), einen Untersuchungsraum (3) und das Labor (4). Im Bestrahlungsraum (5) und dem EKG-Zimmer (6) erfolgen Behandlung und medizinisch-technische Untersuchungen. So hat der Arzt im Sprechzimmer (7) Zeit und Ruhe für das wichtige persönliche Gespräch mit dem Patienten.

ten, während abends der Arzt für die Berufstätigen zur Verfügung steht.

Weil sich Krankheiten jedoch nicht nach Uhrzeiten richten und sich der benötigte Zeitaufwand einer Untersuchung oder Behandlung nur grob vorausschätzen läßt, kommt es auch in gut organisierten Arztpraxen für den einzelnen Patienten immer wieder zu Wartezeiten. Dafür muß der Patient Verständnis aufbringen. Echte Notfälle behandelt der Arzt ohnehin sofort und natürlich ohne Voranmeldung.

Sie erleichtern vor allem den Sprechstundenhilfen die Arbeit, wenn Sie beim ersten Besuch Ihren Krankenschein gleich mitbringen und bei einer längeren Behandlungsdauer daran denken, daß jedes Kalender-Quartal ein neuer Krankenschein vorgelegt werden muß.

Sprechstunde. Das Gespräch mit dem Arzt findet im Sprechzimmer und unter vier Augen statt. Seine Dauer richtet sich nach der Art der Beschwerden und danach, wie gut der Arzt den Patienten von früheren Gesprächen oder Untersuchungen her kennt. Je vertrauter das Verhältnis zwischen den beiden Partnern ist, desto seltener spürt der Kranke dabei Unbehagen oder gar Angst.

Manche Patienten verschleppen den Besuch in der Sprechstunde – und damit die notwendige Behandlung –, weil sie sich vor der Wahrheit fürchten, weil sie sich schämen oder weil sie annehmen, daß sie den Arzt nicht verstehen werden. Alle drei Ängste sind unbegründet. Niemand braucht sich seiner Krankheit wegen zu schämen. Keiner sollte vor der Wahrheit die Augen verschließen, denn nur wer weiß, was ihm fehlt, verliert die quälende Unsicherheit vor einer ungewissen Zukunft. Und schließlich ist die Angst, den Arzt nicht zu verstehen, unbegründet. Zu den Pflichten des Arztes gehört es, den Patienten über seine Krankheit aufzuklären – umfassend und allgemein verständlich. Fragen Sie deshalb, wenn Sie einen Fachausdruck nicht verstehen!

Im übrigen: Ihre Angst vor dem Arzt (falls Sie – wie jeder zweite – Angst haben) verliert sich, wenn Sie den Arzt nicht als »Doktor Allwissend« betrachten. Auch der tüchtigste und berühmteste Arzt ist nur ein Mensch – ein Spezialist mit bestimmten berufsbedingten Fähigkeiten. Dies als Trost für ängstliche Patienten.

Krankenvorgeschichte (Anamnese). Die richtige Diagnose findet der Arzt nicht ausschließlich durch die körperliche Untersuchung. Ebenso wichtig ist die genaue Kenntnis der Krankenvorgeschichte, die Anamnese. Dabei erkundigt sich der Arzt nicht nur nach den jetzigen Gesundheitsstörungen und Beschwerden, sondern auch nach zurückliegenden Erkrankungen des Patienten selber und seiner Familie. Nur selten ist es nötig, das ganze Register der Fragen (→Tabelle; nach »Praxisdienst«) mit dem Patienten durchzugehen. Dem erfahrenen Arzt reichen oft wenige Fragen, um zum Kern der Erkrankung vorzudringen. Es erleichtert natürlich die Diagnose, wenn der Patient sich vor der Sprechstunde überlegt, was er dem Arzt an wichtigen Informationen unbedingt mitteilen will.

Untersuchung. Bei der Untersuchung eines Kranken beginnt der Arzt grundsätzlich mit den einfachen Untersuchungsmethoden, um dann zu den komplizierteren Methoden zu kommen: Kein Arzt läßt etwa die Lunge oder das Herz röntgen, ohne vorher den Patienten abgeklopft und abgehört zu haben. Mit den einfachen Untersuchungsmethoden können Art und Schwere der Krankheitszeichen meist gut beurteilt werden. Weitergehende Verfahren kommen nur dann in Frage, wenn die Krankheit auf einfache Weise nicht sicher zu beurteilen ist. Einige der modernsten Untersuchungsverfahren werden nur in Krankenhäusern angewendet, weil sie den Patienten entweder belasten oder komplizierte Apparaturen erfordern.

Vorsorge. Eine frühzeitig entdeckte Krankheit läßt sich besser behandeln als ein Leiden, das schon längere Zeit besteht. Seit alters her richten sich die Bemühungen der Heilkunst deshalb auf die Früherkennung von Krankheiten, mehr noch: auf ihre Verhinderung durch Vorsorge. Dieses Bemühen ist bei bestimmten Gruppen von Krankheiten,

Ärztliche Fragen zur Krankenvorgeschichte

Sehr geehrter Patient,
die nachfolgenden Fragen betreffen Ihre Person und Ihre Krankenvorgeschichte. Bitte füllen Sie den Fragebogen gewissenhaft und vollständig aus. Er dient zur besseren Krankheitsfindung und spart Zeit, die für eine notwendige Untersuchung besser verwendet wird.
Bitte kreuzen Sie das jeweils zutreffende Kästchen deutlich an. Ihre Antworten unterliegen selbstverständlich der ärztlichen Schweigepflicht.

Datum	Alter	Geschlecht männl. ☐ weibl. ☐
Welchen Beruf haben Sie erlernt?		
Welche Tätigkeit üben Sie gegenwärtig aus?		
Familienstand: ledig ☐ verheiratet ☐ verwitwet ☐ getrennt lebend ☐ geschieden ☐		
Staatsangehörigkeit:		

1. Jetzige Beschwerden, Gesundheitsstörungen:

_____

_____

_____

_____

_____

Hatten Sie schon eine der folgenden Krankheiten?

(ja / nein / weiß nicht)

2. Typhus/Paratyphus/Ruhr ☐ ☐ ☐
3. Tuberkulose (Tbc) ☐ ☐ ☐
4. Grüner Star, Glaukom ☐ ☐ ☐
5. Nasen-Nebenhöhlenentzündungen ☐ ☐ ☐
6. Schilddrüsenkrankheiten ☐ ☐ ☐
7. Lungen-, Rippenfellentzündung oder länger dauernde Bronchitis ☐ ☐ ☐
8. Asthma, Heuschnupfen ☐ ☐ ☐
9. Allergische Reaktionen, wie Unverträglichkeit von Medikamenten (z. B. Penicillin oder Röntgen-Kontrastmittel) ☐ ☐ ☐
10. Hoher Blutdruck ☐ ☐ ☐
11. Schlaganfall, Lähmungen ☐ ☐ ☐
12. Herzinfarkt ☐ ☐ ☐
13. Andere Herzkrankheiten oder Gefäßleiden ☐ ☐ ☐
14. Krampfadern, Hämorrhoiden, Thrombose, offene Beine ☐ ☐ ☐
15. Magen- oder Zwölffingerdarmgeschwür ☐ ☐ ☐
16. Verstopfung, Durchfall, Blutbeilagerungen z. Stuhl ☐ ☐ ☐
17. Gelbsucht, Leberkrankheiten ☐ ☐ ☐
18. Gallensteine ☐ ☐ ☐
19. Nieren-, Nierenbecken- oder Blasenentzündung ☐ ☐ ☐
20. Nieren-, Harnleiter- oder Blasensteine ☐ ☐ ☐
21. Krankheiten der Vorsteherdrüse (Prostata) ☐ ☐ ☐
22. Schwierigkeiten beim Wasserlassen ☐ ☐ ☐
23. Nächtliches Wasserlassen, wenn ja, wie oft? _____ ☐ ☐ ☐
24. Krankheiten der weiblichen Unterleibsorgane oder der Brüste ☐ ☐ ☐
25. Unregelmäßige Periode Letzte Periode am _____ ☐ ☐ ☐
26. Hautkrankheiten ☐ ☐ ☐
27. Syphilis, Tripper ☐ ☐ ☐
28. Nervöse Beschwerden, Nervenzusammenbruch ☐ ☐ ☐
29. Wiederholter Hexenschuß oder Ischiasbeschwerden ☐ ☐ ☐
30. Epilepsie (Krampfanfälle) ☐ ☐ ☐
31. Zuckerkrankheit (Diabetes) ☐ ☐ ☐
32. Gicht ☐ ☐ ☐

(ja / nein / weiß nicht)

33. Gelenkrheumatismus mit Fieber ☐ ☐ ☐
34. Andere Krankheiten der Gelenke oder der Wirbelsäule ☐ ☐ ☐
35. Knochenbrüche, Unfälle, Kriegsverletzungen ☐ ☐ ☐
36. Blutarmut, Blutkrankheiten ☐ ☐ ☐
37. Krebs (einschl. Blutkrebs) ☐ ☐ ☐
38. Andere Krankheiten ☐ ☐ ☐

Wenn ja, welche?

_____

_____

_____

(ja / nein)

39. Wurden Sie schon operiert? ☐ ☐
Wenn ja, woran?

_____

_____

_____

40. Wurden Sie schon einmal mit Radium oder Röntgenstrahlen behandelt? ☐ ☐
Wenn ja, woran?

_____

_____

41. Wann war die letzte Röntgenuntersuchung?

_____

_____

42. Waren Sie in den letzten 12 Monaten in Mittelmeerländern, in Asien oder in den Tropen? ☐ ☐
43. Nehmen oder nahmen Sie regelmäßig Medikamente (auch Abführ-, Beruhigungs-, Schlaf- oder Kopfschmerzmittel)? ☐ ☐
Wenn ja, welche?

_____

_____

44. Nehmen oder nahmen Sie die Pille oder sonstige Hormonpräparate? ☐ ☐
45. Trinken Sie regelmäßig Alkohol (Bier, Wein, Schnaps)? ☐ ☐
Wenn ja, wieviel? _____
46. Rauchen Sie (Zigaretten, Zigarren, Pfeife)? ☐ ☐
Wenn ja, wieviele? _____
47. Haben Sie geraucht? ☐ ☐

(ja / nein)

48. Nehmen oder nahmen Sie Drogen (Hasch, Speed, LSD, Morphium oder andere)? ☐ ☐
49. Treiben Sie weniger als zweimal wöchentlich Sport? ☐ ☐

Fühlen Sie sich in Ihrer Gesundheit beeinträchtigt?

50. durch Lärm (Arbeitsplatz, Freizeit, Nachtruhe) ☐ ☐
51. durch Staub / Rauch / Abgase (Arbeitsplatz, Wohnbereich) ☐ ☐
52. durch Schichtarbeit ☐ ☐

Sonstige Fragen zu Ihrer Person (Antwort erwünscht, aber nicht Bedingung)

53. Fühlen Sie sich häufig einsam? ☐ ☐
54. Haben Sie Schwierigkeiten mit Ihrem Partner? (Ehegatten, Freundin, Freund) ☐ ☐
55. Haben Sie Schwierigkeiten in der Familie? ☐ ☐
56. Sind Sie mit Ihrer derzeitigen Tätigkeit (Beruf, Haushalt, auch im Ruhestand) unzufrieden? ☐ ☐
57. Sind Sie mit Ihrer derzeitigen Wohnung unzufrieden? ☐ ☐
58. Sind Sie mit Ihrer Nachbarschaft unzufrieden? ☐ ☐
59. Haben Sie noch andere Sorgen oder Schwierigkeiten? ☐ ☐
60. Meinen Sie, daß Sie in Ihrem Leben zu wenig Erfolg gehabt haben? ☐ ☐
61. Machen Sie sich Sorgen um Ihre Zukunft? ☐ ☐

Sind in Ihrer Familie folgende Krankheiten vorgekommen? (Zutreffendes bitte ankreuzen)

	Vater	Mutter	Groß-eltern	Kinder
62. Hoher Blutdruck, Schlaganfall	☐	☐	☐	☐
63. Herzinfarkt	☐	☐	☐	☐
64. Übergewicht	☐	☐	☐	☐
65. Zuckerkrankheit (Diabetes)	☐	☐	☐	☐
66. Gicht	☐	☐	☐	☐
67. Nerven-, Gemüts-, Geisteskrankheiten	☐	☐	☐	☐
68. Epilepsie (Krampfanfälle)	☐	☐	☐	☐
69. Tuberkulose (Tbc)	☐	☐	☐	☐
70. Gallensteine, Nierensteine, Blasensteine	☐	☐	☐	☐
71. Krebs (einschl. Blutkrebs)	☐	☐	☐	☐
72. Suchtkrankheiten (Alkohol, Medikamente, Drogen)	☐	☐	☐	☐

_____

(Unterschrift)

Mit solchen Fragebogen versuchen viele Ärzte schon vor dem Gespräch mit dem Patienten wichtige Daten zu erheben. Die Vorgeschichte (Anamnese) eines Patienten ist zur Stellung der richtigen Diagnose von großer Wichtigkeit.

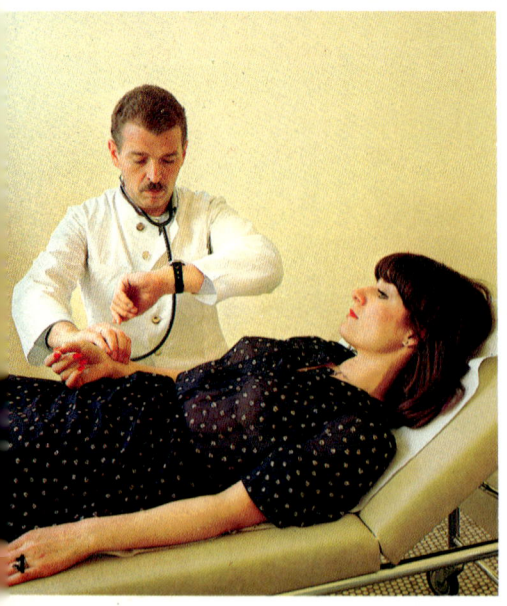

Pulskontrolle.

Abklopfen (Perkussion).

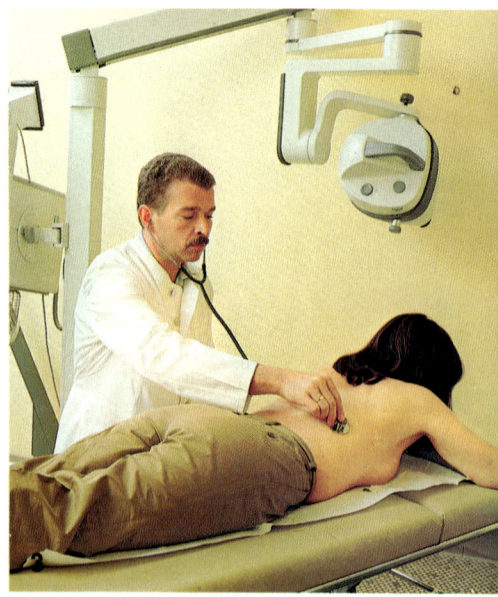

Abhören (Auskultation).

Die wichtigsten Untersuchungsmethoden des praktischen Arztes

Nur sehr selten kann ein Arzt aus einem Krankheitszeichen (Symptom) allein und »auf Anhieb« die richtige Diagnose stellen. Meist sind mehrere Untersuchungsverfahren erforderlich, deren häufigste und wichtigste auf dieser Seite zusammengestellt sind. Grundsätzlich schreitet eine Untersuchung von den einfachen Methoden wie Pulskontrolle (1), Abklopfen (2), Abhören (3), Betrachtung der Mundhöhle und des Rachenraums, Reflexprüfung (5), Temperaturmessung (6) und Blutdruckkontrolle (7) zu den etwas aufwendigeren technischen Verfahren fort. Dazu gehören die Untersuchung des Blutes unter dem Mikroskop (»Blutbild«) mit Auszählung der Blutzellen (10), die Bestimmung der Blutsenkungsgeschwindigkeit (9) und andere Blutuntersuchungen. Kleine dazu benötigte Blutmengen werden der Fingerbeere (8) entnommen, größere einer Armvene (4). Herzkrankheiten erfordern die Ableitung der Herzströme und die Beurteilung der dabei gewonnenen Kurven (EKG, 11). Die Sicherung und Wertung der ermittelten Befunde erlaubt die Stellung der Diagnose.

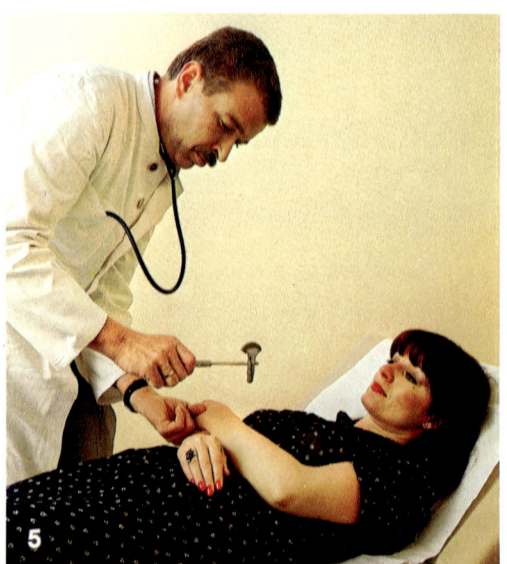

Reflexprüfung.

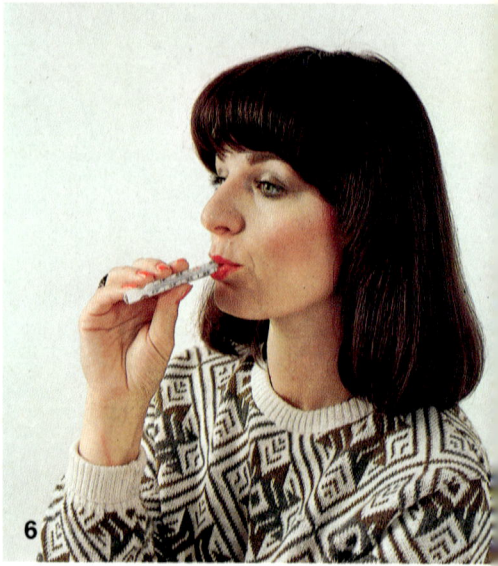

Temperaturmessung.

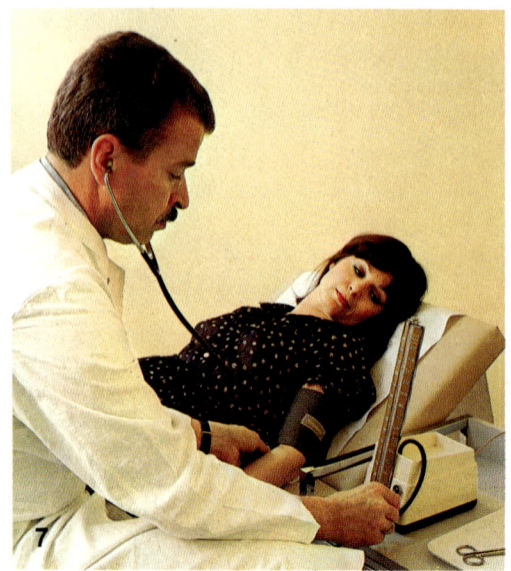

Blutdruckkontrolle.

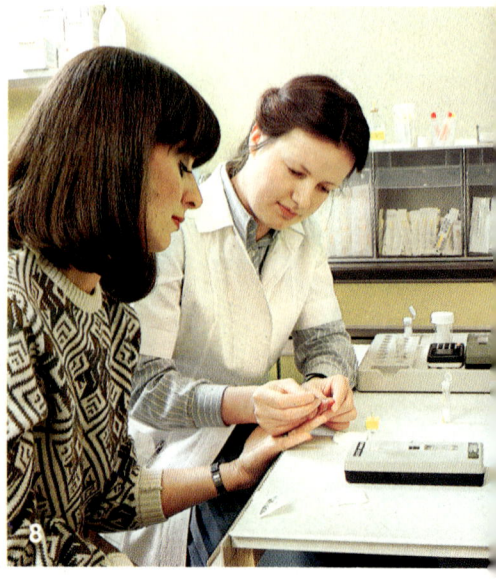

Blutentnahme aus dem Finger.

420

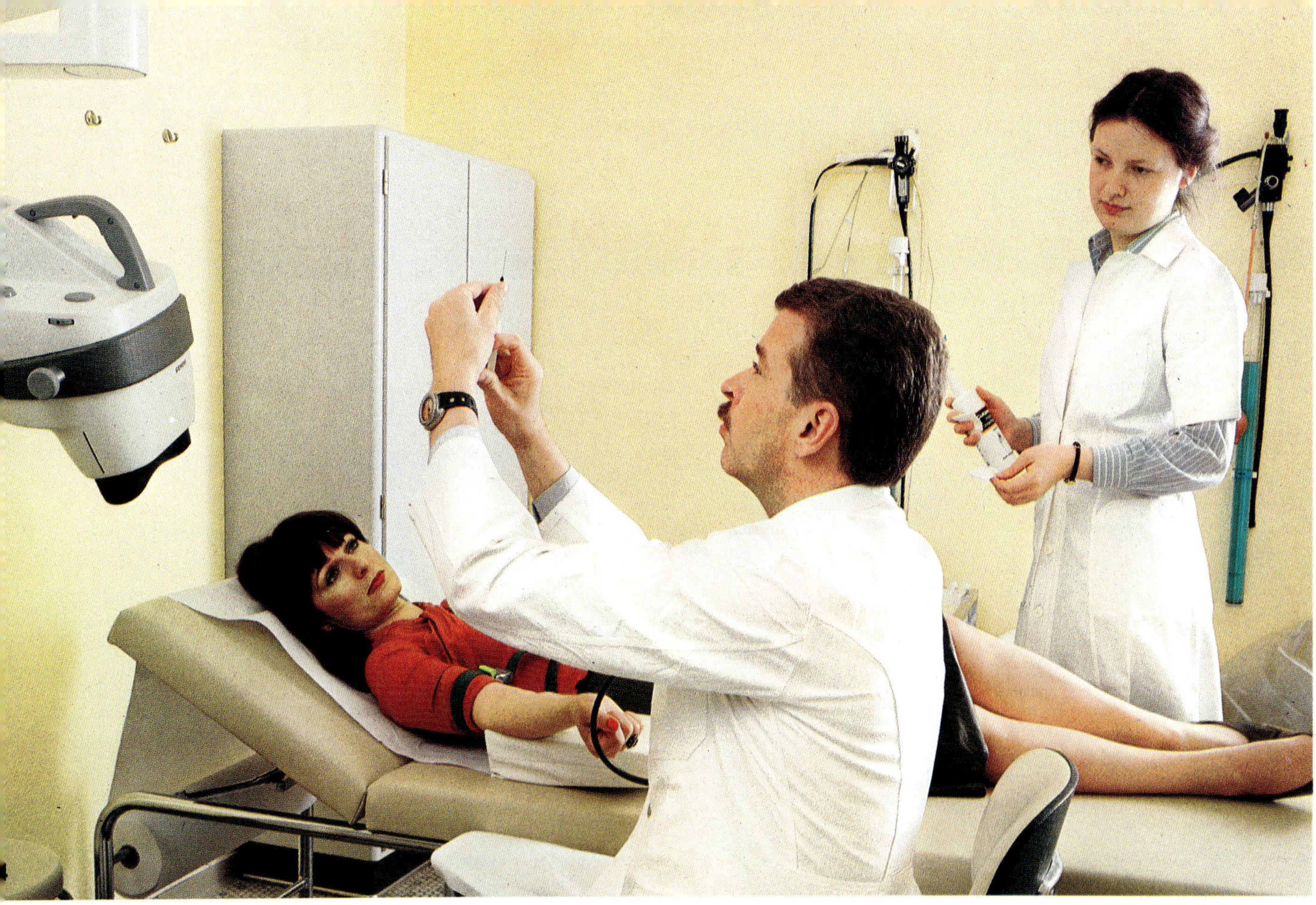

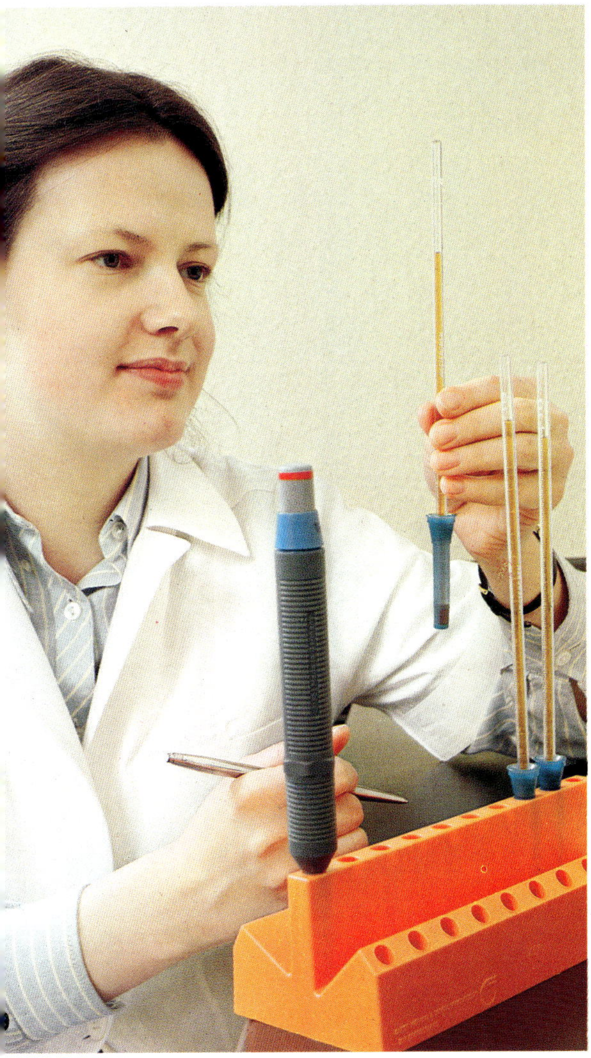

Blutentnahme aus der Vene (oben); Blutzellzählung (unten).

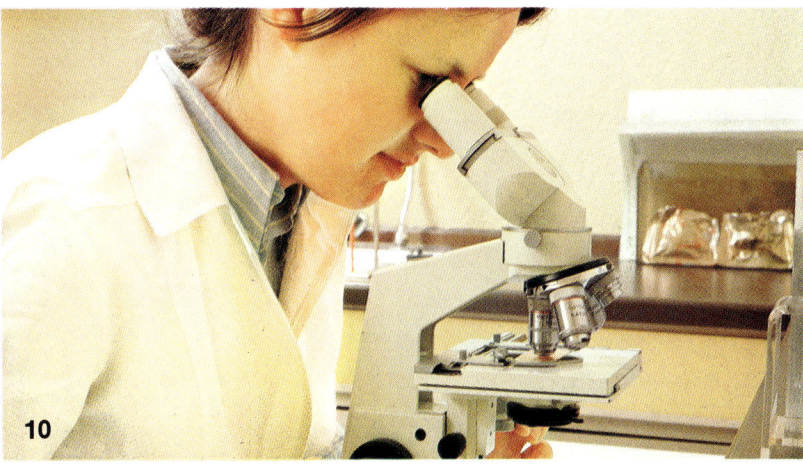

10

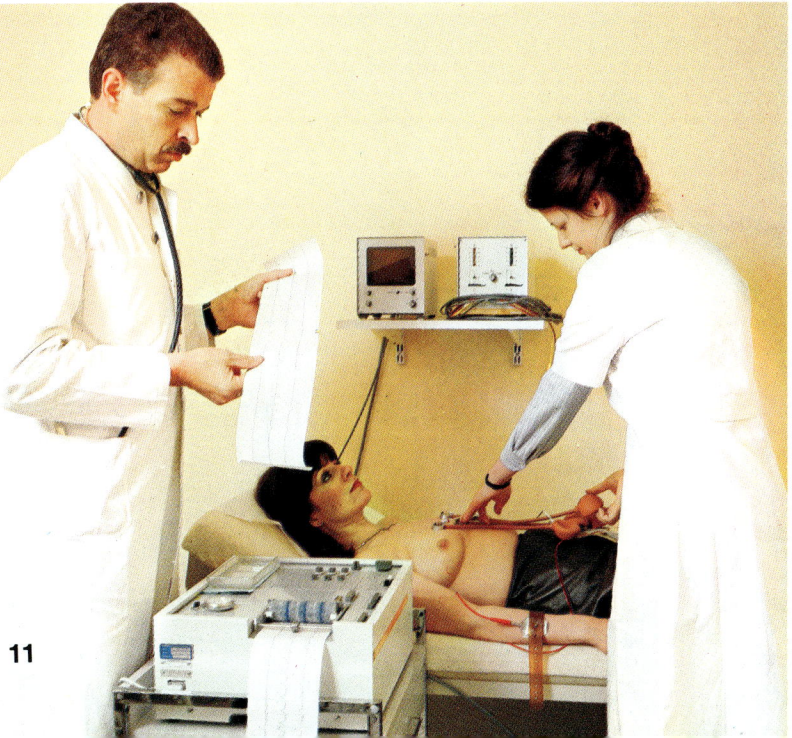

Blutsenkung (oben); EKG (rechts).

etwa den Infektionen, sehr erfolgreich gewesen. Das Prinzip der Vorsorge und Früherkennung wird auch bei den Geschwülsten und zur Bekämpfung der um sich greifenden Zivilisationskrankheiten angewendet.

Leider haben sich die Hoffnungen, es könne durch ein besonders raffiniert ausgeklügeltes Vorsorgeprogramm, eine jährliche Durchuntersuchung (»check up«) und die gründliche chemische Analyse der Körpersäfte gelingen, die frühen Warnzeichen aller möglichen Leiden zuverlässig aufzuspüren, im großen und ganzen bisher nicht erfüllt. Je umfassender nämlich eine solche vorsorgliche Kontrolle ist, desto häufiger werden irgendwelche Abweichungen von den Durchschnittswerten entdeckt, die aber gar keine Krankheitsbedeutung haben.

Ob sich also ein gesunder Mensch, der vernünftig lebt und deshalb mit seinem Körper keinen Raubbau treibt, regelmäßigen Vorsorgeuntersuchungen stellen soll, die über das von den gesetzlichen Krankenkassen mit den Ärzten vereinbarte Programm hinausgehen, muß unter Berücksichtigung der Einzelumstände jeweils neu entschieden werden.

Ärztlicher Hausbesuch

Hält man einen Arztbesuch in der Wohnung für nötig, ruft man am besten den Hausarzt – den praktischen Arzt, der den Patienten und seine Krankengeschichte kennt. Ist kein »Praktiker« erreichbar, wendet man sich telefonisch an den ärztlichen Notdienst. Zumindest in größeren Städten ist dieser Dienst außerhalb der üblichen ärztlichen Sprechstunden ständig rufbereit.

Benachrichtigung. Wer einen Hausbesuch wünscht, sollte möglichst selbst telefonisch mit dem Arzt sprechen. Viele Krankheitszeichen sehen für den Betroffenen dramatischer aus, als sie in Wirklichkeit sind – und umgekehrt gibt es Symptome, die der Patient nicht besorgniserregend findet, obgleich sie auf ernste Gefährdung hindeuten. Das Telefongespräch erlaubt dem Arzt eine »Anhiebsdiagnose«, ob ein Hausbesuch nötig und wie dringend er ist.

Wenn eine schwere Krankheit die sofortige Bettruhe des Patienten erzwingt, muß der Arzt den Patienten selber sehen und untersuchen, um entscheiden zu können, welche Behandlung Erfolg verspricht, wie lange die Bettruhe dauern soll und ob der Kranke in eine Klinik gefahren werden muß.

Ablauf. Wenn ein Arzt ins Haus kommt, benötigt er vor allem Ruhe, eine ausreichende Beleuchtung im Krankenzimmer und eine Sitzgelegenheit neben dem Krankenbett. Ihn interessiert, wie und wann die jetzige Krankheit begonnen hat, ob ähnliche Krankheiten in der Familie, der Schule oder der Nachbarschaft aufgetreten sind und welche Schmerzen und Beschwerden zur Zeit bestehen. Unaufgefordert sollte man dem Arzt auch die Aufzeichnungen über Puls und Fieber zeigen. Am Ende des Hausbesuchs trifft der Arzt seine Entscheidungen, schreibt bei Bedarf ein Rezept aus. Vereinbart werden auch die Pflegemaßnahmen (→ Seite 449). Ganz wichtig ist es, den Arzt zu fragen, bei welchen Krankheitszeichen man ihn erneut anrufen soll und wann er zum nächsten Hausbesuch kommt.

Facharzt

Jeder Patient hat die freie Arztwahl: Er kann nach eigenem Gutdünken entscheiden, welchen Arzt er aufsuchen will. Auch die Mitglieder der gesetzlichen Krankenkassen sind nicht verpflichtet, erst zum praktischen Arzt oder Allgemeinarzt zu gehen. Sie können, wenn sie das für richtig halten, auch gleich einen Facharzt aufsuchen.

Derzeit gibt es in der Bundesrepublik Deutschland 25 Facharztbezeichnungen sowie weitere Bezeichnungen für medizinische Teilgebiete und Bereiche. Fachärzte müssen eine drei- bis sechsjährige Weiterbildung in ihrem Spezialgebiet nachweisen. In der nebenstehenden Übersicht sind die medizinischen Spezialdisziplinen aufgeführt – mit Kurzerläuterungen, soweit das Arbeitsgebiet nicht schon aus dem Namen hervorgeht.

Fachärzte und ihre Aufgaben

Arzt für Anästhesie
(Anästhesist; Durchführung und Überwachung der Narkose; Notfallmedizin; Wiederbelebung)

Arzt für Arbeitsmedizin

Arzt für Augenheilkunde (Ophthalmologe)

Arzt für Chirurgie
Teilgebiete: ○ Gefäßchirurgie ○ Kinderchirurgie ○ Plastische Chirurgie (Wiederherstellungs- und Schönheitschirurgie) ○ Thorax- und Kardiovaskular-Chirurgie (Brust- und Herzoperationen) ○ Unfallchirurgie

Arzt für Haut- und Geschlechtskrankheiten (Dermatologe)

Arzt für Frauenheilkunde und Geburtshilfe (Gynäkologe)

Arzt für Hals-Nasen-Ohrenheilkunde
Teilgebiet: ○ Phoniatrie – Pädaudiologie (Stimm-, Sprach- und Hörstörungen im Kindesalter)

Arzt für Innere Medizin (Internist)
Teilgebiete: ○ Endokrinologie (Erkrankungen innerer Drüsen) ○ Gastroenterologie (Krankheiten der Verdauungsorgane) ○ Hämatologie (Krankheiten des Blutes und der blutbildenden Organe) ○ Kardiologie (Herz-Kreislauf-Erkrankungen) ○ Lungen- und Bronchialheilkunde ○ Nephrologie (Nierenkrankheiten) ○ Rheumatologie

Arzt für Kinderheilkunde (Pädiater)
Teilgebiet: ○ Kinder-Kardiologie (Herz- und Gefäßanomalien)

Arzt für Kinder- und Jugendpsychiatrie

Arzt für Laboratoriumsmedizin

Arzt für Lungen- und Bronchialheilkunde

Arzt für Mikrobiologie und Infektionsepidemiologie
(Lehre von den Krankheitserregern und den ansteckenden Krankheiten)

Arzt für Mund-, Kiefer- und Gesichtschirurgie

Arzt für Neurochirurgie
(Chirurgie des Gehirns und der Nerven)

Arzt für Nervenheilkunde (Neurologe)

Arzt für Nuklearmedizin (Diagnose und Behandlung mittels Radioaktivität)

Arzt für öffentliches Gesundheitswesen

Arzt für Orthopädie (Erkrankungen des Halte- und Bewegungsapparates) *Teilgebiet:* ○ Rheumatologie

Arzt für Pathologie (Lehre von den Krankheiten und den Veränderungen der Zellen, Gewebe und Organe) *Teilgebiet:* ○ Neuropathologie (krankhafte Veränderungen des Nervengewebes)

Arzt für Pharmakologie (Arzneimittellehre) *Teilgebiet:* ○ Klinische Pharmakologie

Arzt für Psychiatrie (seelische Erkrankungen)

Arzt für Radiologie (Röntgenuntersuchung und -bestrahlung) *Teilgebiet:* ○ Strahlentherapie

Arzt für Rechtsmedizin (gerichtsärztliche Tätigkeit)

Arzt für Urologie (Nieren- und Harnblasenleiden)

Zusatzbezeichnungen für bestimmte Teilbereiche

Allergologie (Überempfindlichkeitsreaktionen)

Balneologie und medizinische Klimatologie (Badearzt)

Betriebsmedizin

Chirotherapie (Einrichten von Gelenken der Wirbelsäule)

Flugmedizin

Homöopathie (Behandlung mit hochverdünnten Arzneimitteln)

Medizinische Genetik (Erblehre)

Medizinische Informatik

Naturheilverfahren

Physikalische Therapie

Plastische Operationen (nur für Hals-Nasen-Ohren-Ärzte und Kiefer-Chirurgen)

Psychoanalyse (Analyse seelischer Krankheiten)

Psychotherapie (Seelenbehandlung)

Sportmedizin

Stimm- und Sprachstörungen

Transfusionsmedizin (Blutübertragung)

Tropenmedizin

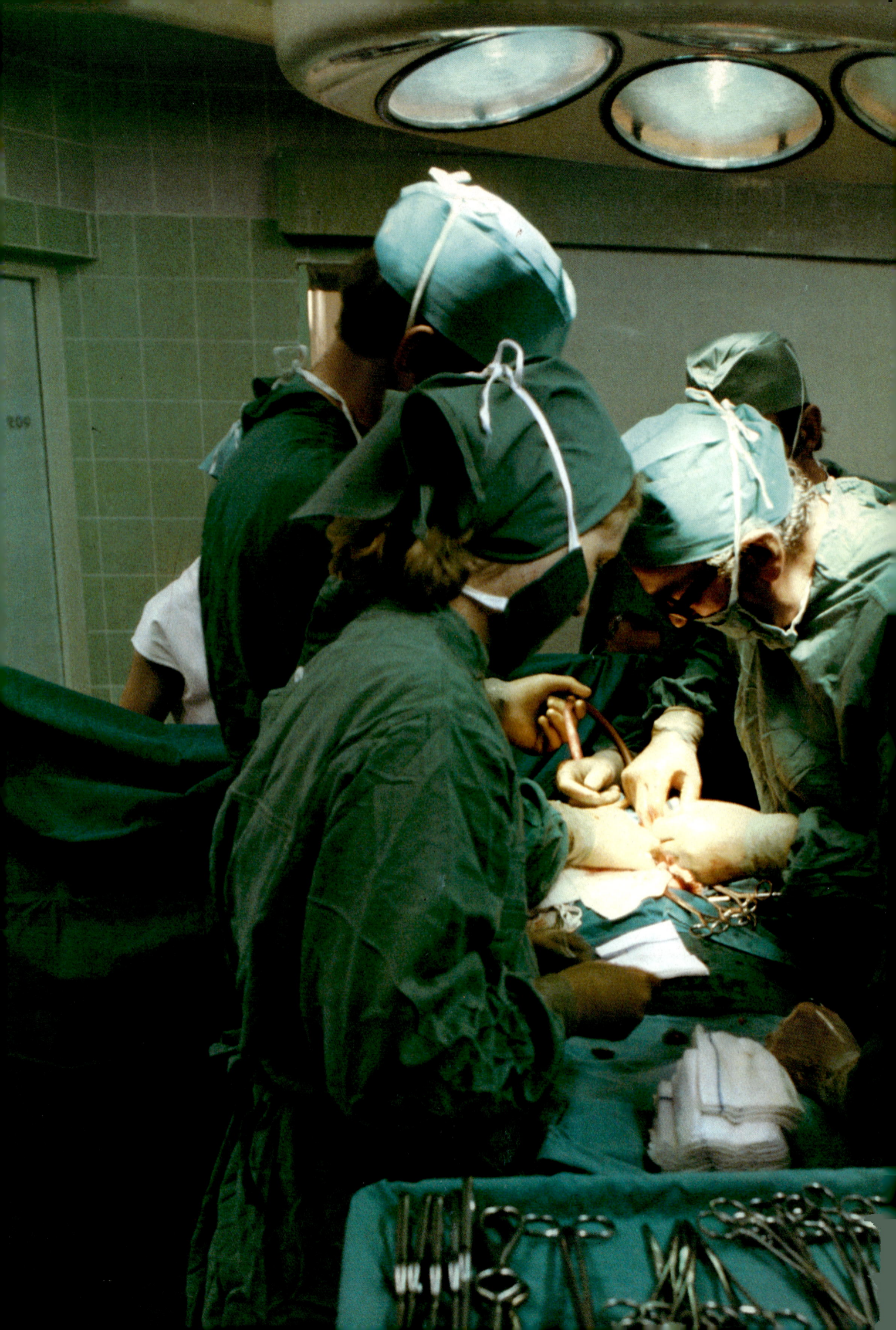

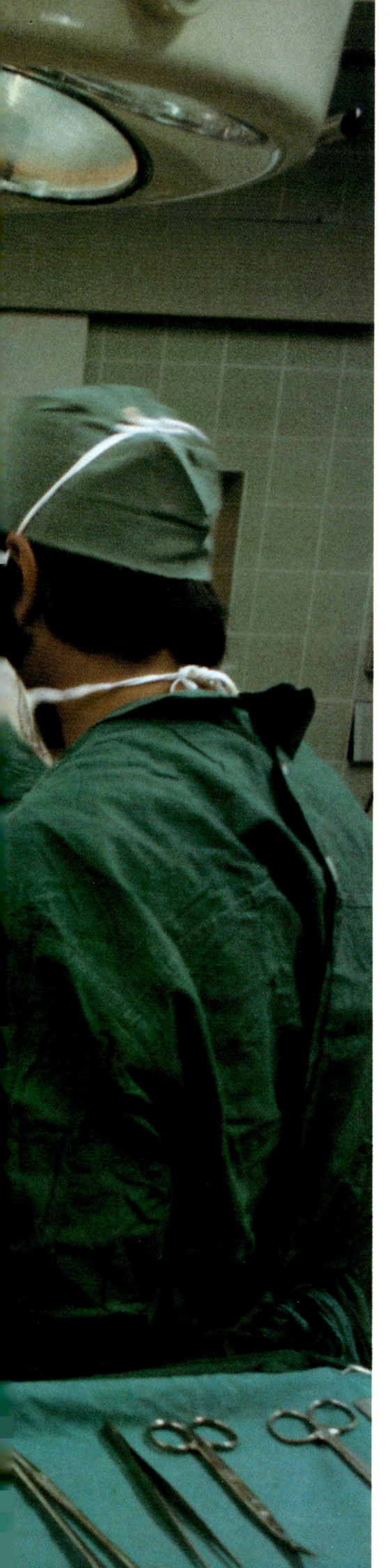

Das Krankenhaus

Wer lange kein Krankenhaus von innen gesehen hat, kommt beim ersten Besuch aus dem Staunen nicht heraus. Keine andere Einrichtung des Gesundheitswesens hat sich innerhalb weniger Jahre so entscheidend verändert: In unseren Kliniken hat die modernste Technik Einzug gehalten. Diagnosegeräte machen den Patienten gleichsam durchsichtig. Elektronische Apparaturen überwachen den Schwerkranken. In den Operationssälen führen die Chirurgen kühne Eingriffe durch, von denen früher niemand zu träumen wagte. Im Kampf gegen den vorzeitigen Tod werden die Patienten mit Maschinen beatmet, durch elektrische Stromstöße wiederbelebt, mit künstlichen Organen versorgt.

Der Patient im Krankenhaus

Die »Apparatemedizin« der modernen Kliniken hat manchem sterbenskranken Menschen das Leben gerettet. Doch viele fürchten sich vor der scheinbar »seelenlosen Gesundheitsfabrik«. Nur informierte Patienten kennen die Regeln und wissen von ihren Rechten, nutzen die Vorteile der stationären Behandlung und vermeiden unnötige Risiken. Krankenhäuser sind medizinische Einrichtungen zur Beobachtung und Behandlung vor allem bettlägeriger Kranker über eine längere Zeit (stationäre Behandlung). Sie werden von verschiedenen Trägern (Staat, Gemeinde, Kirche, Universität, Privatpersonen) unterhalten und sind, wie jeder weiß, von ganz unterschiedlicher Größe und meist nach den verschiedenen medizinischen Fachrichtungen in Abteilungen, etwa Chirurgie, Innere Medizin, Geburtshilfe usw., gegliedert. Den einzelnen Abteilungen steht ein Chefarzt vor, sein Vertreter ist der Oberarzt, die einzelnen Unterabteilungen (Stationen) werden meist von Assistenzärzten versorgt.

◀ *Ärzteteam bei einem großen chirurgischen Eingriff.* 425

Große und kleine Krankenhäuser

Die Spezialisierung der Heilkunst und ein starkes Neubauprogramm für Krankenhäuser haben es mit sich gebracht, daß der Patient häufig vor der schwierigen Frage steht, in welches Krankenhaus er sich einweisen lassen soll. Grundsätzlich steht es einem Kranken, von wenigen Ausnahmen (bestimmten Infektions- und Geisteskrankheiten) einmal abgesehen, völlig frei, wo er sich behandeln lassen will.

Vorteile großer Krankenhäuser. Große Krankenhäuser (etwa Universitätskliniken) haben den Vorteil, daß meist alle Fachrichtungen unter einem Dach vereint sind; daß dort ohne weitere Überweisung alle, auch die teuersten und modernsten Diagnoseverfahren möglich sind; daß der Kranke von mehreren Spezialisten gesehen und untersucht wird, die sich in diesem »Teamwork« natürlich gegenseitig ergänzen (und kontrollieren); daß unvorhergesehene Zwischenfälle meist rasch erkannt und ohne Zeitverzug behandelt werden können.

Nachteile großer Kliniken. Diesen Vorteilen stehen mögliche Nachteile gegenüber, vor allem, was die pflegerische Seite und die Zuwendung betrifft: Die Patienten fühlen sich oft einsam, verloren und ängstlich, weil sie mit wechselnden Ärzten und Schwestern zu tun haben; manchmal finden sich die Kranken schon aus räumlichen Gründen in großen Krankenhäusern überhaupt nicht zurecht. Es kommt auch vor, daß dort des Guten zuviel getan wird (sogenannte *Übermedikation*), und natürlich müssen neue, vielversprechende Behandlungsweisen an irgendeinem Kranken zuerst angewendet werden – was große Vorteile haben kann (aber nicht muß). Hierzu ist nach gründlicher Aufklärung die schriftliche Einwilligung des Patienten erforderlich.

Vor- und Nachteile kleiner Krankenhäuser. Die Vorteile kleinerer Krankenhäuser sind meist die räumliche Nähe, die persönlichere Pflege und das Vertrautsein mit dem behandelnden Arzt, der den Patienten womöglich schon von früheren Aufenthalten her kennt. Der Nachteil kleinerer Krankenhäuser kann darin bestehen, daß die Qualität der

Grundriß der Ambulanz eines Krankenhauses: Dies ist die erste Station für medizinische Notfälle und Unfallverletzte. Die Patienten werden, je nach Art und Schwere ihrer Krankheit, in getrennten Behandlungsräumen versorgt. Verletzte mit offenen Wunden kommen in den septischen Operationstrakt (dunkelrote Pfeile), die anderen schleust das Personal bei Bedarf in den keimfreien (aseptischen) Operationsbereich (hellrote Pfeile). Die Trennung mindert das Risiko der Keimübertragung (Infektion).

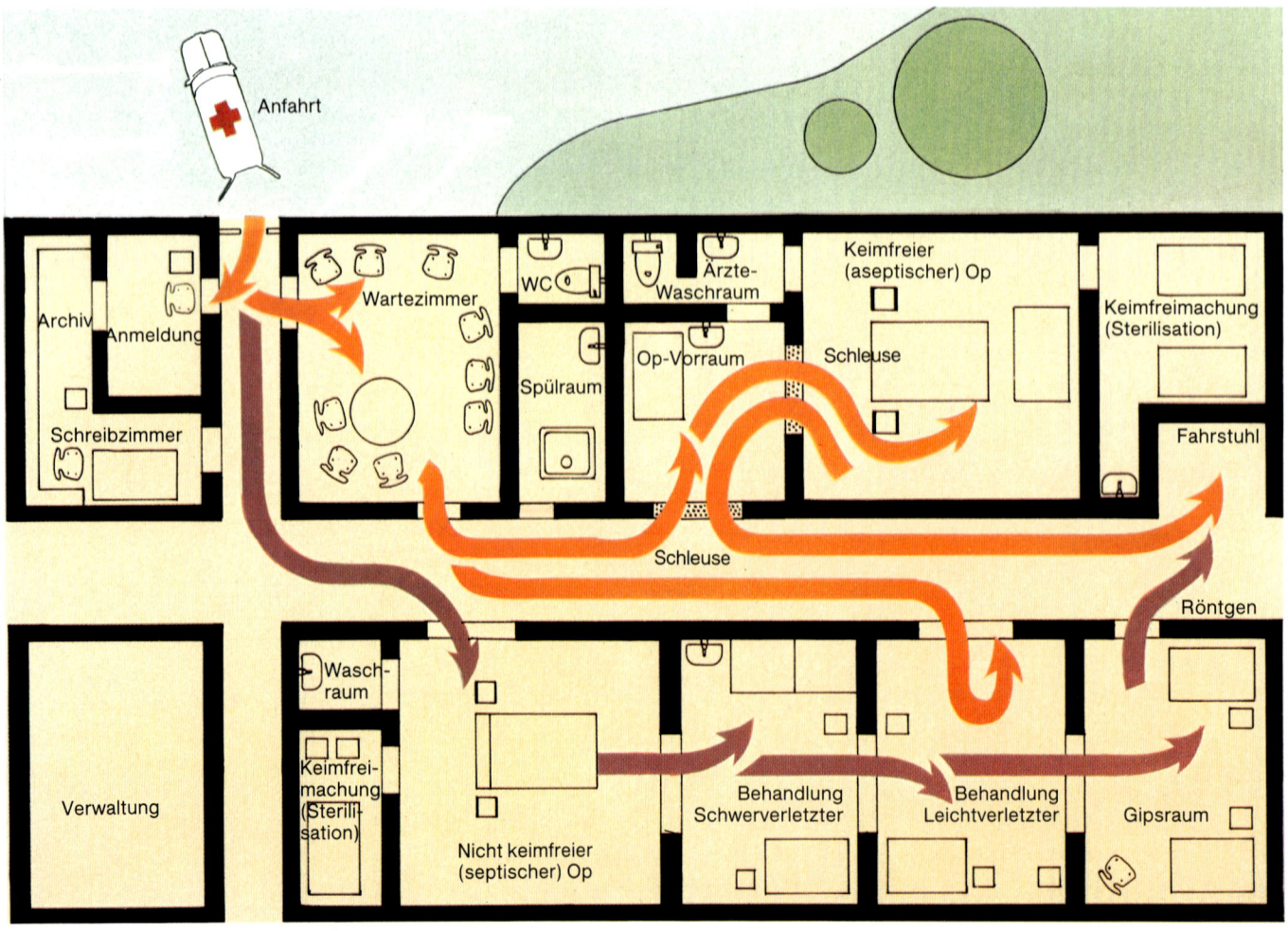

medizinischen Versorgung wechselt und größere Untersuchungs- und Behandlungsmaßnahmen eine Verlegung in eine spezialisierte Klinik bedingen.

Im großen und ganzen ist ein Patient deshalb gut beraten, wenn er bei kleineren, nicht akuten oder lebensbedrohlichen Erkrankungen ein kleines oder mittleres Krankenhaus aufsucht, hingegen bei lebensgefährlichen, seltenen, komplizierten und besonders schwierig zu behandelnden Leiden die vielfältigen Möglichkeiten großer Kliniken nutzt.

Einweisung ins Krankenhaus

Bei bestimmten Notfällen und im Rahmen der lebensrettenden Ersten Hilfe (→ Seite 472) ist der schnellstmögliche Transport in ein Krankenhaus zu organisieren.

Ob und wann bei anderen Krankheiten eine stationäre Behandlung erforderlich ist, entscheidet der Arzt nach der Untersuchung des Patienten und in Übereinstimmung mit diesem. Der Patient muß der Krankenhauseinweisung zustimmen.

Der Arzt wird vor allem dann eine Krankenhauseinweisung für erforderlich halten, wenn besondere diagnostische Verfahren angewendet werden müssen, um die Ursache einer Krankheit zu klären, oder wenn die Behandlung spezielle Einrichtungen erfordert, über die nur das Krankenhaus verfügt. Auch bei Krankheiten, die eine ständige Überwachung des Patienten verlangen, wird sich der Arzt für eine Krankenhauseinweisung entscheiden.

Hausordnung. Manche Patienten fühlen sich im Krankenhaus hilf- und rechtlos wie ein Kind. Kein Zweifel: Ein vernünftiger Patient verzichtet im Krankenhaus auf einige seiner liebgewonnenen Eigenheiten, damit er schneller wieder gesund wird. Andererseits ist ein Patient im Krankenhaus, auch der alte und schwerkranke Patient, keinesfalls rechtlos. Wie er sich verhalten soll und welche Rechte und Pflichten der Krankenhausaufenthalt mit sich bringt, ist in der Hausordnung festgelegt. Oft hängt sie an der Innenseite des Kleiderschranks, manchmal auch im Aufenthaltsraum aus.

Die meisten Angestellten des Krankenhauses bemühen sich durchaus, die Patienten menschenwürdig zu versorgen und ihr Recht auf Aufklärung sowie das Recht, die Behandlung oder eine Operation abzulehnen, zu achten. Wenn im Alltag einer Station Schwierigkeiten zwi-

Alltag im Krankenhaus. Damit der Patient auch bei einer schweren, womöglich tödlich gefährlichen Erkrankung gesunden kann, müssen viele Helfer ihm Tag und Nacht zur Seite sein. Rückgrat der Klinik sind die Krankenschwestern, an deren Fachkenntnisse, Verantwortungsbewußtsein und Arbeitskraft hohe Anforderungen gestellt werden. Zum Aufgabenbereich gehören u. a. die Arbeit auf der Intensivstation, wo über Monitore die Körperfunktionen überwacht werden, und die Ausgabe von Medikamenten.

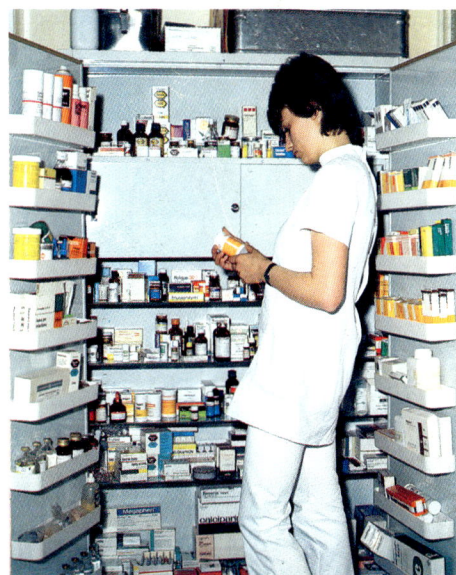

427

schen Arzt und Pflegepersonal auf der einen, dem Patienten auf der anderen Seite auftauchen, ist ein freimütiger Hinweis die beste Methode, diese Schwierigkeiten auszuräumen. Ganz erspart bleiben sie kaum einem Patienten, vor allem jenen nicht, die länger oder gar chronisch krank sind.

Diagnose- und Behandlungsmaßnahmen

Die meisten Krankheiten wird der Mensch wieder los, ohne deshalb in ein Krankenhaus zu müssen. Auch Bettlägerigkeit ist keineswegs immer ein ausreichender Grund für die Einweisung. Wenn die häusliche Pflege sichergestellt ist, wird man in den eigenen vier Wänden sogar oft schneller wieder gesund.

Bei akuten, gefährlichen oder schweren Erkrankungen ist man im Krankenhaus jedoch meist besser aufgehoben: Auch die tüchtigsten und liebevollsten Angehörigen können zu Hause bestimmte notwendige medizinische Maßnahmen nicht durchführen – schon deshalb nicht, weil hierfür die Vorkenntnisse, die Möglichkeiten und Medikamente fehlen. Vor allem in den ersten Tagen einer Erkrankung kann eine sehr intensive Behandlung notwendig werden. Oft muß der Patient Tag und Nacht beobachtet und mit rasch durchgeführten medizinischen Maßnahmen aus kritischen Situationen herausgeholt werden.

Kurz: Manche Krankheit kann man mit guter Aussicht auf Erfolg überhaupt nur im Krankenhaus behandeln.

Das gilt auch für die Erkennung der Krankheitsursachen, die Diagnose. Selbst der tüchtigste und erfahrenste Arzt kann, auf sich allein gestellt, in der Wohnung eines Patienten oder auch in den Praxisräumen nicht immer auf Anhieb die richtige Diagnose stellen. Oft bedarf es Untersuchungsmethoden, die wegen ihrer Kompliziertheit überhaupt nur in Krankenhäusern durchgeführt werden können. Sich einer ärztlich empfohlenen Krankenhausbehandlung »aus Prinzip« zu widersetzen, ist also töricht. Die Krankheit wird dadurch meist nur verschleppt, Komplikationen drohen, und die Chancen einer endgültigen Heilung verschlechtern sich.

Chirurgie und Narkose

Kein anderes Gebiet der Medizin fasziniert die Menschen so wie die Chirurgie. Operationen, also von einem Arzt durchgeführte Eingriffe am lebenden Organismus, sind auch die wohl eindrucksvollste Art der medizinischen Hilfe. Überdies hat die Chirurgie in den letzten Jahren und Jahrzehnten ganz gewaltige Fortschritte gemacht. Schließlich: Chirurgie hat Bezug zum Leben jedes Menschen, denn irgendwann kommt (fast) jeder mal dran: Immer mehr Krankheiten werden durch das Messer heilbar.

Deshalb hat sich die Zahl der ärztlichen Indikationen (deutsches Wort dafür: »Anzeigen«) für operative Eingriffe in der Vergangenheit ständig vermehrt. Diese Entwicklung dauert seit hundert Jahren an und strebt jetzt ihrem Höhepunkt zu: Chirurgen übertragen körperfremde Organe (Transplantation); setzen Ersatzteile ein (Implantation); retten Krebskranken das Leben, indem sie ganze Organe oder Organteile entfernen; sind zur Stelle bei Unfall- und Arbeitsopfern; helfen neuerdings sogar ungeborenen Kindern im Mutterleib und operieren Menschen, die mehr als hundert Jahre alt sind.

Fortschritte der Chirurgie

Weil die Ärzte dank der modernen Narkoseverfahren bei einer Operation heutzutage nicht mehr wie früher unter großem Zeitdruck stehen, gelingen die Eingriffe jetzt besser. Es kann darauf geachtet werden, daß die Gewebsschäden, Blutungen und unvermeidlichen Zerstörungen natürlicher Strukturen möglichst gering bleiben. Dazu gibt es heute vielfältige Hilfsmittel, etwa Operationsmikroskope, Bildverstärker, besseres Nahtmaterial und neue Möglichkeiten der Blutstillung.

Den Chirurgen stehen ferner zahlreiche gut verträgliche Materialien zur Verfügung, etwa keim- und rostfreie Nägel, künstliche Adern und weitere Produkte der Medizintechnik (→ Seite 432).

Spezialisierung. Noch vor zweihundert Jahren gehörten die Chirurgen überhaupt nicht zu den Ärzten, sondern waren angelernte Feldschere. Zu Beginn dieses Jahrhunderts waren die Operateure zwar Ärzte, fühlten sich jedoch zuständig für jede Art von chirurgischem Eingriff an jedem Organ.

Mittlerweile gibt es eine weitgehende Spezialisierung: Erstens sind verschiedene Fachärzte – Augen-, Frauen-, Hals-Nasen-Ohren-Ärzte, ferner Urologen, Orthopäden und Hautärzte – im Rahmen ihrer jeweiligen Fachrichtungen auch operativ tätig. Zweitens gibt es innerhalb der Chirurgenschaft Spezialisten für Gefäß-, Kinder-, Wiederherstellungs-, Unfall-, Brust-, Neuro- und Herzchirurgie. Solche Spezialisten müssen während ihrer Ausbildungszeit eine große Zahl von operativen Eingriffen selbständig vorgenommen haben.

Arten der Betäubung

Den Zustand der Empfindungslosigkeit des Körpers gegenüber Schmerzen nennt man Anästhesie, wörtlich »Unempfindlichkeit«. Er ist bei chirurgischen Eingriffen nötig und wird durch verschiedene medizinische Verfahren, die man Betäubung nennt, erzielt. Eine Allgemeinanästhesie heißt Narkose, die örtlich wirksame Betäubung Lokalanästhesie. Die Vorbereitung, Durchführung und Nachsorge bei allen Betäubungsverfahren zur Schmerzausschaltung gehört zum Fachgebiet der Ärzte für Anästhesie.

Vorbehandlung. Damit die geplante Narkose komplikationsarm und möglichst risikofrei verläuft, findet häufig eine Vorbehandlung mit Medikamenten statt. Sie hat das Ziel, die verständliche (aber medizinisch gänzlich unerwünschte) Angst des Patienten zu dämpfen und etwaige Fehlreaktionen seines unbewußten (vegetativen) Nervensystems von vornherein auszuschalten.

Die noch immer weit verbreitete Furcht, aus einer Narkose nicht mehr

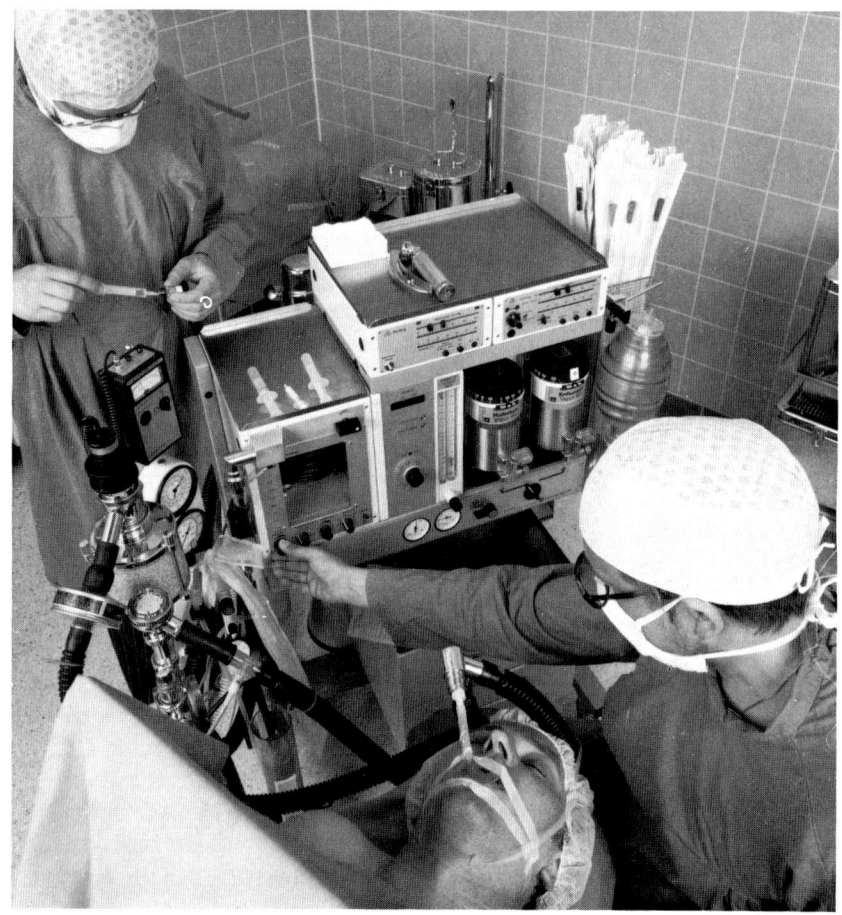

Ein Narkose-Facharzt (Anästhesist) bei seiner Arbeit. Der Patient soll und darf davon nichts merken, ihm fehlt naturgemäß auch jede Erinnerung an seine Betäubung. Moderne Narkosegeräte erleichtern dem Arzt die Arbeit. Sie enthalten zahlreiche Sicherheits- und Überwachungssysteme, um Narkosezwischenfälle von vornherein auszuschließen.

aufzuwachen, ist dank der Fortschritte der Medizin heute unbegründet. Der Narkosetod ist ein extrem seltenes Ereignis geworden (Risiko etwa 1 : 30000). Er trifft vor allem Menschen, die mit Mehrfachverletzungen nach Unfällen zu Noteingriffen in die Klinik eingeliefert werden und die deshalb nicht in der wünschenswerten Weise vorbehandelt werden können.

Narkose. Die Narkose führt zu einer vorübergehenden Lähmung von Nervenzentren im Gehirn und im Rückenmark. Auf diese Weise werden die vier Narkoseziele erreicht, nämlich Schmerzunempfindlichkeit, Muskelentspannung, Bewußtlosigkeit (Schlaf) und allgemeine Beruhigung (Sedierung). Während man früher diese Ziele mit der Anwendung *eines* Mittels, beispielsweise des Äthers, erreichte, kombiniert man heute für eine optimale Wirkung mehrere Mittel. Dazu zählen Medikamente, die den Schmerz stillen, die Muskeln erschlaffen lassen, den Schlaf bewirken oder beruhigen. Durch die Kombination von Wirkstoffen wird der Patient möglichst wenig belastet.

Eine Allgemein- oder Vollnarkose läßt sich durch verschiedene Mittel (Narkotika) erreichen. Benutzt man zur Narkose leicht flüchtige Flüssigkeiten oder Gase (Inhalationsnarkose), so gelangen diese eingeatmeten Mittel über Lunge und Herz ins Gehirn. Früher häufig verwendete Narkosegase waren der Äther, das Chloroform und das Lachgas. Heute benutzt man meist Mittel, die einen schnellen Narkoseeintritt und ein ebenfalls schnelles Erwachen aus der Betäubung bewirken.

Narkosemittel können jedoch auch in die Adern eingespritzt werden und erreichen dann über das Herz ebenfalls die Großhirnrinde und damit die nervlichen Zentren. Die gezielte Anwendung muskelentspannender Mittel wurde erst möglich, seit man gelernt hat, die Funktion der gleichzeitig gelähmten Atemmuskulatur durch Beatmungsgeräte (Respiratoren) zu ersetzen.

Örtliche Betäubung (Lokalanästhesie). Wird der Schmerz bei erhaltenem Bewußtsein durch Medikamente in bestimmten Gebieten ausgeschaltet, so nennt man dies örtliche Betäubung. Sie wird eingesetzt bei kleinen Eingriffen und dann, wenn dem Patienten eine Allgemeinnarkose wegen anderer Krankheiten nicht zuzumuten ist. Als Narkosemittel werden solche Medikamente verwendet, die die Aufnahme bzw. Fortleitung eines Schmerzreizes durch den Nerv blockieren. Oft sind diesen Betäubungsmitteln gefäßverengende Substanzen zugesetzt, damit das eingespritzte Präparat nicht über die Blutwege sofort in den gesamten Körper gelangt.

Nach dem Ort und der Art der Anwendung unterscheidet man bei der örtlichen Betäubung mehrere Verfahren. Bei der *Oberflächenanästhesie* werden auf Schleimhautbezirken (Bindehaut des Auges, Mundschleimhaut) die Nervenendigungen ausgeschaltet. Dadurch wird die behandelte Region gefühllos und schmerzunempfindlich. Tiefere Gewebsschichten erreicht die *Infiltrationsanästhesie*. Dabei wird das Narkosemittel durch eine Spritze in das Gewebe gebracht. Bei der *Leitungsanästhesie* spritzt der Arzt das betäubende Medikament in die Nähe eines großen Nervenstammes und unterbricht so die Reizleitung zum Gehirn. *Rückenmarks-* (Spinal-)*anästhesie* nennt man die Einspritzung eines Betäubungsmittels in den unteren Teil des Rückenmarksackes. Weil dort alle schmerzleitenden und muskelversorgenden Nerven verlaufen, lähmt die Rückenmarksanästhesie die gesamte untere Körperhälfte und macht sie schmerzunempfindlich. Den gleichen Effekt erreicht man mit der *Epiduralanästhesie*, wobei das Medikament dicht neben das Rückenmark eingespritzt werden muß. Verwendet man dafür morphinartige Medikamente, so wirken diese ähnlich wie körpereigene Schmerzmittel, die sogenannten Endorphine.

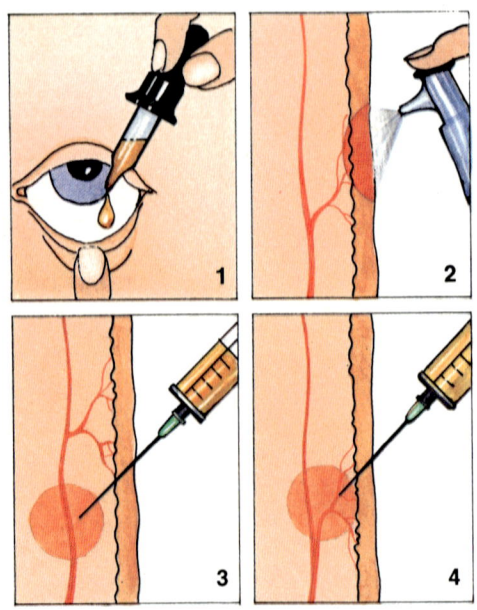

Methoden der örtlichen Betäubung (Lokalanästhesie): Oberflächenanästhesie der Bindehaut des Auges (1); Oberflächenanästhesie mittels eines Kältesprays (2); Leitungsanästhesie (3) eines Nerven und Infiltrationsanästhesie (4) eines Gewebegebietes durch Einspritzung (Injektion) des Betäubungsmittels.

Chirurgischer Eingriff

Eine Operation darf nur mit Einwilligung des Patienten, bei Kindern und Jugendlichen der Erziehungsberechtigten, vorgenommen werden. Ausnahmen hiervon sind bei bewußtlosen Patienten in unmittelbarer Lebensgefahr erlaubt.

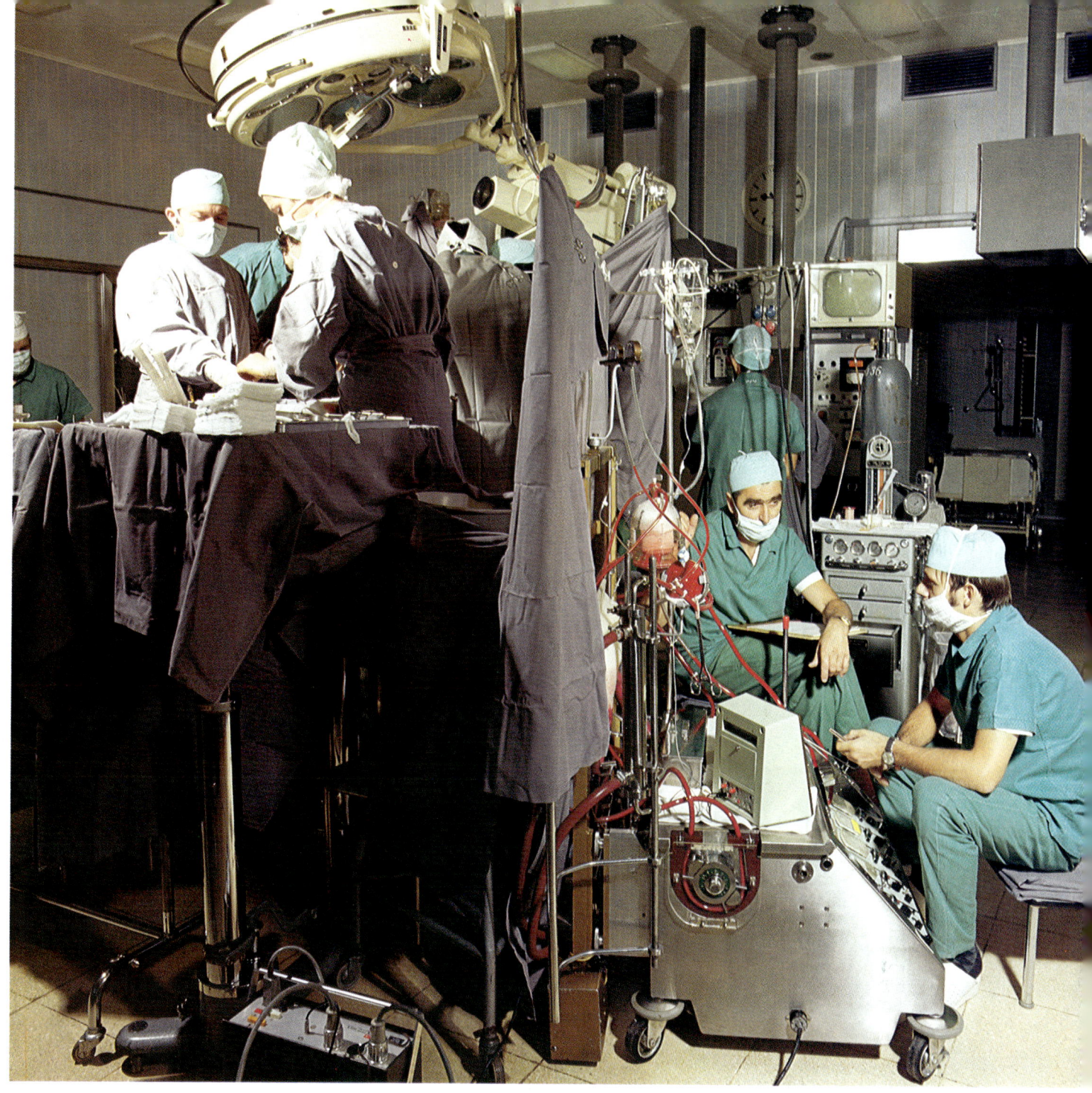

Die häufigsten Operationen sind die Blinddarmoperation (Appendektomie), die Entfernung der Rachenmandeln (Tonsillektomie), die Entfernung der entzündeten Gallenblase (Cholezystektomie) samt den meist darin befindlichen Steinen und die verschiedenen gynäkologischen Eingriffe, darunter der Kaiserschnitt (Sectio caesarea).

Die Versorgung von Wunden und Verletzungen, etwa Knochenbrüchen, spielt eine zunehmend größere Rolle und gehört ebenfalls zum Aufgabengebiet der Chirurgen. Im Prinzip umfaßt jede Operation fünf aufeinanderfolgende Abläufe: zuerst die Operationsvorbereitung, heute weitgehend das Arbeitsgebiet der Anästhesisten; dann die Zugangsoperation, um zum Krankheitsherd vorzudringen; darauf die eigentliche Operation, der die Wiedervereinigung der durchtrennten Gewebeschichten und die Nachbehandlung folgen.

Kleine Chirurgie. Hierunter fallen alle Maßnahmen, die in örtlicher Betäubung oder in kurzer Narkose vorgenommen werden, ohne daß der Patient deshalb unbedingt in ein Krankenhaus aufgenommen werden muß. Zur kleinen Chirurgie zählen also die Wundversorgung, das Entfernen von Fremdkörpern, die Öffnung eitriger Entzündungen, ferner die Punktion von Organen.

Eine große Operation, das Herz ist stillgelegt. Der Kreislauf wird mit Hilfe einer Herz-Lungen-Maschine (rechts im Bild) für Stunden aufrechterhalten. In dieser Zeit können die Chirurgen (links oben) den Herzmuskel und seine kranken Klappen operieren.

Auch kleine Eingriffe können für den sonst gesunden Organismus eine ziemliche Strapaze sein. Sie sollten deshalb, wenn einer Ihrer Angehörigen oder Sie selbst sich einem solchen kleinen Eingriff unterziehen müssen, dafür sorgen, daß kein falsches Heldentum praktiziert wird. Der Patient gehört, etwa nach dem Ziehen eines Weisheitszahnes, für einige Stunden ins Bett und sollte ruhen und schlafen.

Alkohol nach kleinen Operationen lindert zwar den Schmerz, ist aber für den Kreislauf gefährlich. Besser wirken ein paar Schmerztabletten, die freilich kein Coffein enthalten dürfen (Beipackzettel beachten) – sonst wird der Patient zu munter, womöglich unruhig. Den Wundschmerz lindert im übrigen die Ruhigstellung des operierten Gebietes am schnellsten. Der behandelnde Arzt gibt Hinweise, welche Maßnahmen im einzelnen durchzuführen sind. Fragen Sie ihn auch, ob und wann Sie sich wieder an das Steuer Ihres Wagens setzen dürfen.

Große Chirurgie. Die Behandlung von Krankheiten, Verletzungen und Körperfehlern durch chirurgische Eingriffe am oder im lebenden menschlichen Körper kann verschiedene Ziele haben. Meist sollen gestörte Körperfunktionen wiederhergestellt werden, zum Beispiel dadurch, daß eine offene Wunde zugenäht, ein Darmverschluß eröffnet, eine durch Blutgerinnsel verstopfte Schlagader wieder freigemacht wird. Durch die Maßnahmen der großen Chirurgie werden jedoch auch gut- oder bösartige Neubildungen radikal und oft weit im Gesunden entfernt. Sind Teile von Organen durch Verletzung verlorengegangen, so gelingt es häufig, diese wieder anzunähen (Replantations-Chirurgie, →Seite 482) oder den kosmetischen Defekt durch plastisch-chirurgische Maßnahmen zu decken.

Septische und aseptische Operationen. Werden bei einem chirurgischen Eingriff notwendigerweise Krankheitskeime freigesetzt oder kann das Wundgebiet nach Verletzungen und Unfällen nicht keimfrei gemacht werden, so spricht man von septischer Operation. Aseptische Eingriffe nennt man hingegen solche Operationen, bei denen ein primär unverletztes Organ chirurgisch behandelt wird. Septische und aseptische Operationen werden in räumlich und personell getrennten Operationssälen vorgenommen.

Operationsfähigkeit. Vor chirurgischen Eingriffen wird geprüft, ob Art und Ausmaß der Operation dem Patienten zuzumuten sind. Bei der Beurteilung spielen vor allem das Lebensalter, die bestehenden Krankheiten (etwa Stoffwechselleiden und Herz-Kreislauf-Schäden), ferner die Abwägung der Dringlichkeit die entscheidende Rolle. Dank der Fortschritte von Anästhesie und Chirurgie können heute Menschen operiert werden, denen früher kein Eingriff zuzumuten war, auch sehr alte oder sehr kranke Patienten.

Operationsvorbereitung. Wenn es die Natur der Erkrankung erlaubt, wird der Patient durch Schaffung günstiger Operationsverhältnisse (Wundreinigung, Herz- und Kreislauf-Stützung, Darmentleerung) auf den Eingriff vorbereitet. Am Tag vor der Operation überzeugt sich der Anästhesist noch einmal von den Gegebenheiten und ordnet an, welche vorbereitenden Medikamente dem Kranken zur Nacht und vor der Narkose gegeben werden sollen (Prämedikation).

Ersatzteile für den Körper

Der Gedanke, fehlende, abgenutzte oder zerstörte Organe durch Ersatzteile zu ergänzen, ist ebenso alt wie einleuchtend. Doch erst in unserer Zeit ging dieser alte Wunschtraum der Menschheit wenigstens teilweise in Erfüllung. Voraussetzung waren nicht nur die Fortschritte der Chirurgie und der Narkose, sondern auch die Entwicklung verschiedenartigster Werkstoffe, die gewebeneutral sind und den menschlichen Organismus deshalb nicht zu heftigen Abwehrreaktionen anstacheln. Die verschiedenen Ersatzmaterialien müssen jedoch auch gute Verarbeitungseigenschaften, eine langdauernde und genügende Festigkeit und möglichst einen akzeptablen Preis haben.

Werkstoffe. Die zuerst verwendeten Substanzen waren vor allem Silber (als Schädelplatten), Platin (Knochenersatz), Gold (Zähne), auch

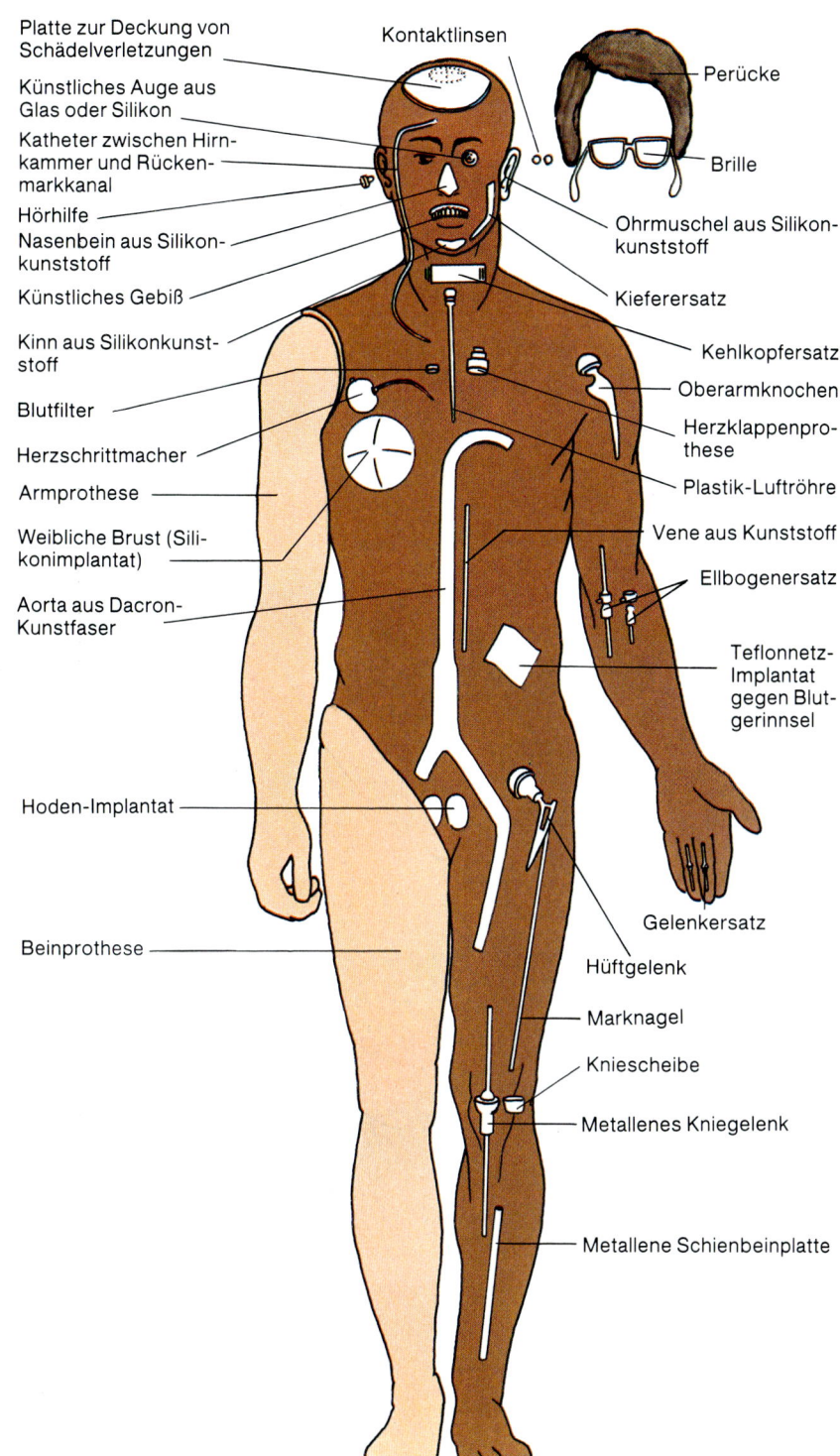

Platte zur Deckung von
Schädelverletzungen

Kontaktlinsen

Perücke

Künstliches Auge aus
Glas oder Silikon

Brille

Katheter zwischen Hirn-
kammer und Rücken-
markkanal

Hörhilfe

Ohrmuschel aus Silikon-
kunststoff

Nasenbein aus Silikon-
kunststoff

Künstliches Gebiß

Kieferersatz

Kinn aus Silikonkunst-
stoff

Kehlkopfersatz

Oberarmknochen

Blutfilter

Herzklappenpro-
these

Herzschrittmacher

Plastik-Luftröhre

Armprothese

Vene aus Kunststoff

Weibliche Brust (Sili-
konimplantat)

Ellbogenersatz

Aorta aus Dacron-
Kunstfaser

Teflonnetz-
Implantat
gegen Blut-
gerinnsel

Hoden-Implantat

Gelenkersatz

Hüftgelenk

Beinprothese

Marknagel

Kniescheibe

Metallenes Kniegelenk

Metallene Schienbeinplatte

Künstliche Organe und Ersatzteile für den Menschen: Naturprodukte und moderne Kunststoffe helfen den Ärzten, fehlende oder kranke Organe des Körpers zu ersetzen. Neben altbekannten Hilfen wie Brille oder Perücke ist dank der Fortschritte der Chirurgie auch die Einpflanzung von Gefäßen, Gelenken und Knochen möglich geworden.

Elfenbein. Die Metalle sind jetzt zumeist durch Legierungen abgelöst worden, die Chrom, Kobalt und vielfach Molybdän enthalten. Dieses Material ist abriebfest und von großer Härte. Je nach Bedarf werden aber auch verschiedene Kunststoffe in den Körper eingepflanzt, vor allem als Adern. Die Ersatzteil-Medizin ist in voller Entwicklung. Mit neuen, auch überraschenden Lösungen ist zu rechnen. Hierzu trägt auch bei, daß die Medizin-Technologie von den Erfolgen anderer Wissenschaften zunehmend profitiert: So halten beispielsweise die Batterien eines Herzschrittmachers jetzt zehnmal solange wie zu Beginn dieser Entwicklung, steuern kleine Computer in Arm- oder Beinprothesen die feine Motorik der Ersatzglieder, vermögen elektrische Impulse einem erschlafften Schließmuskel wieder Spannung zu geben und dadurch lästige Beschwerden zu beseitigen. Auch kosmetische Korrekturen gelingen dank moderner Kunststoffe jetzt erfolgreicher.

433

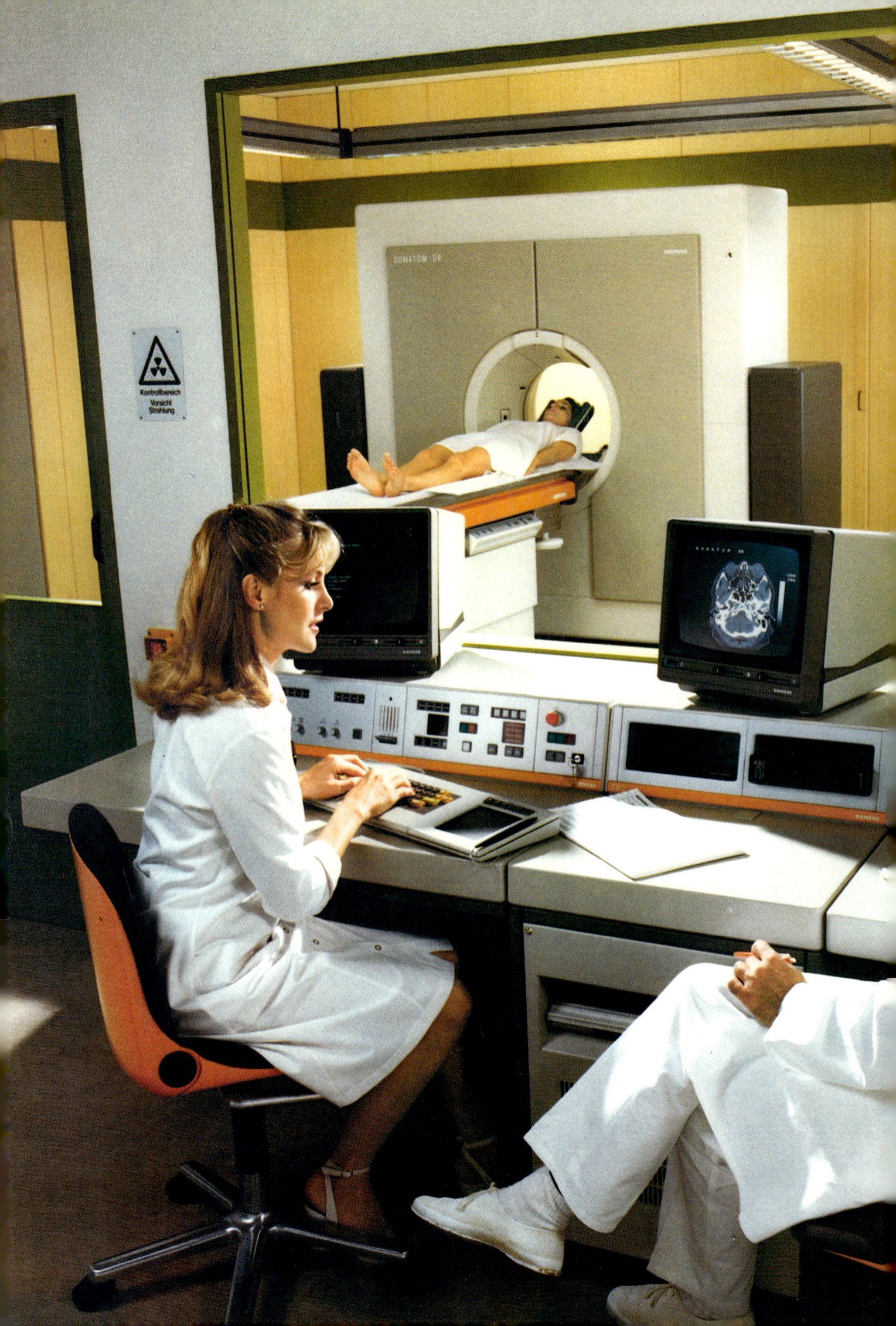

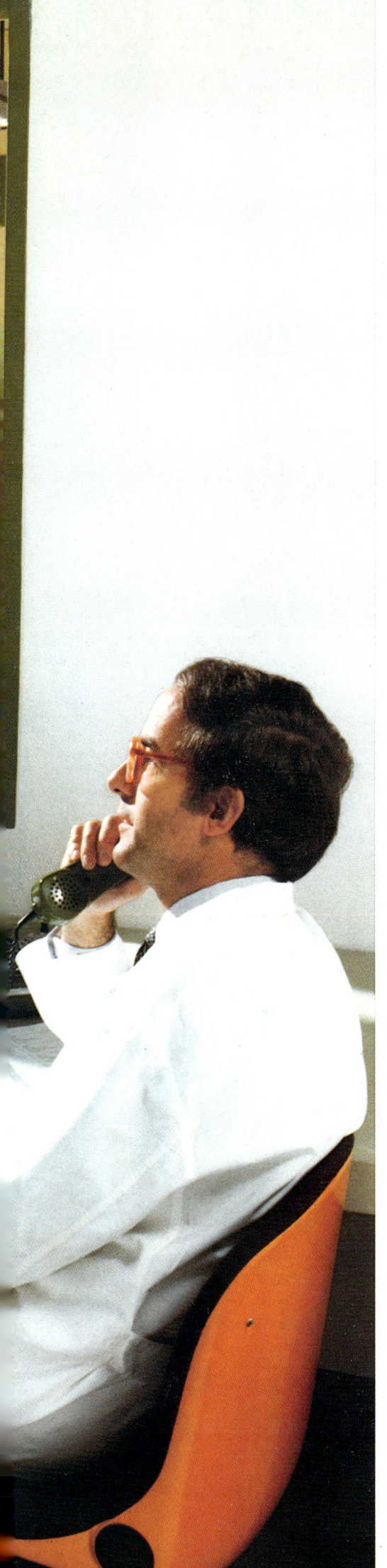

Moderne Diagnoseverfahren

Jahrtausendelang blieb der »durchsichtige« Patient ein unerfüllter Traum aller Heilkundigen: ein Kranker, dessen innere Organe nicht verborgen sind im ewigen Dunkel, sondern gut zu erkennen und sicher zu beurteilen. Diese Wunschvorstellung ist erst jetzt medizinische Wirklichkeit geworden. Moderne Diagnoseverfahren erlauben dem Arzt einen Blick ins Innere des Menschen, ermöglichen ihm die chemische Analyse aller Körpersäfte und im Notfall die automatische Überwachung und Kontrolle der lebenswichtigen Organfunktionen. Dieser Fortschritt ist, wegen der komplizierten Apparate, sehr teuer – er schafft aber die Voraussetzungen für eine erfolgreiche Therapie.

Aufgaben des Arztlabors

Ein gut eingerichtetes Arztlabor leistet bei der Erkennung von Krankheiten hervorragende Detektivarbeit. Aus einer winzigen Probe Blut, Harn oder Gallensaft lassen sich heutzutage auf schmerzfreie Weise häufig mehr Erkenntnisse über die Gesundheit oder Krankheit eines Menschen gewinnen als durch stundenlange Untersuchungen nach althergebrachten Methoden.

Ein gut ausgestattetes Labor ist in der Lage, rund 300 verschiedene Teste durchzuführen. Die Laboratoriumstechnik ist so ausgefeilt, daß sie einen tiefen Einblick in den biologischen Zustand des Organismus erlaubt, auch wenn es sich um winzige Veränderungen im Gleichgewicht seiner Säfte und Strukturen handelt. Hierfür nur ein einziges Beispiel: Untersuchungsverfahren mit Hilfe radioaktiv markierter Substanzen ermöglichen noch den Nachweis des tausendsten Teiles eines milliardstel Gramms. Diese Genauigkeit der Labor-Diagnostik war noch vor kurzer Zeit völlig unvorstellbar und erlaubt dem Arzt heute die Sicherung von Diagnosen, die in zurückliegenden Zeiten bestenfalls Verdacht und Vermutung blieben.

◀ *Röntgenuntersuchung mit dem Computer-Tomographen.*

*Die Bitte, »nüchtern« zu einer Laborun-
tersuchung zu erscheinen, heißt nicht
nur, daß der Patient keinen Alkohol im
Blut haben soll. Unter »nüchtern« versteht man in der Arztsprache auch, daß
der Patient jegliche Nahrungsaufnahme, auch solche von Süßig- und
Flüssigkeiten, mindestens drei Stunden
vor dem Untersuchungstermin unterläßt. Es darf nur Wasser getrunken werden.*

*Jegliche Nahrungs- oder Genußmittel-
aufnahme kann nämlich die Ergebnisse
der laborchemischen Untersuchung
verändern, ja verfälschen: So läßt beispielsweise eine reichhaltige Mahlzeit
die Zahl der weißen Blutkörperchen
(Leukozyten) von 7000 auf bis zu 10 000
pro Kubikmillimeter ansteigen.
Darum also »nüchtern«!*

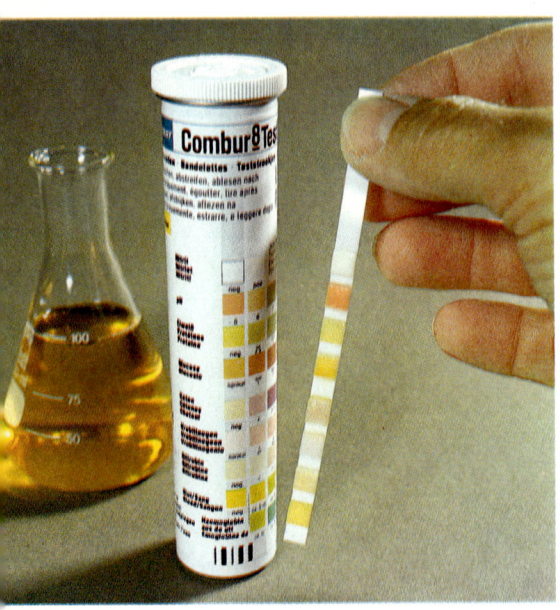

*Mit Hilfe eines einzigen Teststreifens
lassen sich aus dem Urin ein halbes Dutzend krankhafter Substanzen nachweisen, meist auch ihre Konzentration.
Diese Schnelldiagnosestreifen erleichtern die Erkennung innerer Krankheiten
und die Beobachtung ihres Verlaufs.*

Häufige Untersuchungsverfahren

In einem modernen Arztlabor werden alle Ausscheidungen und Kör-
perflüssigkeiten untersucht. Äußerlich ist den Flüssigkeiten meist kein
krankhafter Befund anzusehen. Erst die genaue chemische Analyse
der Bestandteile, die Suche nach einem Zuviel oder Zuwenig, klärt den
Charakter der Erkrankung. Untersucht werden Blut, Urin, Auswurf,
Magen-Darm-Säfte, Rückenmarksflüssigkeit, Punktionsmaterial und
Abstriche aus den Körperhöhlen. Ein Standardprogramm, das in nahezu jeder Arztpraxis abgewickelt wird, schließt eine Blutprobe, die
Harnuntersuchung und das Sonderprogramm für das kranke oder verdächtige Organ ein.

Streifenteste. Eine ebenso einfache wie schnelle Möglichkeit, im Urin
krankhafte Bestandteile nachzuweisen, bieten die Teststreifen. Man
taucht sie kurz in den gut gemischten Harn ein, danach streift man die
seitliche Kante des Teststreifens am Gefäßrand ab und wartet 30 bis 60
Sekunden. Aus den Farbveränderung des Streifens, dem eine ausführliche Gebrauchsanweisung beiliegt, kann auf Art und Ausmaß der Beimengungen geschlossen werden.

Auf diese Weise lassen sich an dem Vorhandensein von bestimmten
Stickstoffverbindungen (Nitrit) Bakterien im Urin nachweisen; ferner
Eiweiß, Zucker (Verdacht auf Diabetes) und bei Komplikationen der
Zuckerkrankheit Keton; ein Gallenstoff (Urobilinogen) und ein Gal-
lenfarbstoff (Bilirubin) sowie auch kleinste Beimischungen von Blut,
die wegen ihrer geringen Menge den Urin nicht sichtbar verfärben.

Die Teststreifen gibt es ohne Rezept in Apotheken zu kaufen. Legen
Farbveränderungen bei der Testung den Verdacht auf krankhafte Bestandteile des Harns nahe, so muß unbedingt ein Arzt zur gründlichen
und weitergehenden Diagnose aufgesucht werden.

Blutbild. Die mikroskopische und laborchemische Untersuchung
kleinster Blutmengen gibt dem Arzt ein zuverlässiges Bild von der Zusammensetzung des Blutes. Blutbild nennt man die Zusammenstellung
der Zähl- und Meßwerte sowohl der roten (Erythrozyten) als auch der
verschiedenen Formen der weißen Blutkörperchen (Leukozyten). Bestimmt wird ferner die Menge des roten Blutfarbstoffs Hämoglobin
(Hb). Die Normalwerte für Erwachsene sind: Hb 14,5–17,0 Gramm/
Prozent, Erythrozyten 4,5–5,5 Millionen je Kubikmillimeter, Leukozyten 5000 bis 9000 je Kubikmillimeter.

Blutsenkung. Bei dieser Reaktion (abgekürzt: BSG, BKS, BSR) wird
die Geschwindigkeit gemessen, mit der die roten Blutkörperchen in einem Glasröhrchen zu Boden sinken. Hierzu werden 1,6 Milliliter Blut
einer Vene entnommen und mit 0,4 Milliliter einer 3,8prozentigen Na-
triumzitrat-Lösung ungerinnbar gemacht. Der Senkungswert wird
nach einer, nach zwei und ggf. nach 24 Stunden abgelesen. Normalwerte nach einer Stunde sind 3 bis 8 Millimeter beim Mann, 4 bis 12
Millimeter bei der Frau. Nach zwei Stunden kann die Blutsenkung
beim Mann 6 bis 20 Millimeter, bei der Frau 8 bis 25 Millimeter erreichen. Beschleunigt ist die Senkungsreaktion immer dann, wenn die Eiweißkörper im Blut infolge einer Erkrankung ihre Zusammensetzung
ändern. Das ist vor allem bei entzündlichen und ansteckenden Erkrankungen der Fall, aber auch dann, wenn Körpergewebe zugrunde geht
(Herzinfarkt, Leberleiden, Krebs).

Isotopen-Diagnostik. Bestimmte Elemente geben Energien in Form
von Strahlung frei. Diese »radioaktiven Isotope« werden für zahlreiche medizinische und biologische Untersuchungen benutzt, weil ihr
Nachweis, eben durch die meßbare Strahlung, auch dann noch gelingt,
wenn die Konzentration des gesuchten Bestandteils extrem niedrig ist.
Mit Hilfe der Radio-Isotope lassen sich etwa die Schwangerschafts-
hormone bei gefährdeter Schwangerschaft, aber auch der blutzucker-
senkende Stoff Insulin, die verschiedenen Geschlechtshormone und
neuerdings auch die Konzentration bestimmter Medikamente (Herz-
mittel, anti-epileptische Präparate) im Blut sicher und schnell nachweisen. Auch die Qualität der körpereigenen Abwehrkräfte kann mit
diesen Untersuchungsverfahren bestimmt werden.

Nährböden, Brutschränke. Um herauszufinden, welcher Art ein Krankheitskeim ist, werden auf Nährböden Bakterienkulturen angelegt. Der Nährboden bietet ideale Lebensbedingungen, die durch die Wärme eines Brutschrankes vervollständigt werden. Innerhalb weniger Stunden oder Tage vermehren sich die Krankheitskeime.

Ohne Mühe läßt sich im Labor dann heraustesten, gegen welche keimtötenden Medikamente (Antibiotika) die Bakterien besonders empfindlich sind.

Normalwerte. Die Ergebnisse der Laboruntersuchungen werden, je nachdem, welcher Bestandteil analysiert wurde, in ganz unterschiedlichen Maßeinheiten angegeben. Die Ergebnisse schwanken bei gesunden Menschen um Durchschnittswerte (Normwerte).

Es gibt also bei Laboruntersuchungen keine festgelegten Zahlen, die für alle Menschen gelten. Vielmehr ist es so, daß selbst Ergebnisse außerhalb des Normbereichs nicht krankhaft sein müssen. Es kann sich dabei um individuell bedingte Abweichungen ohne Krankheitswert handeln. Häufig spiegeln solche Resultate auch nur – als Momentaufnahme – eine vorübergehende biologische Ausnahmesituation wider. Je mehr und je häufiger Laboruntersuchungen an einem Patienten vorgenommen werden, desto größer ist naturgemäß die Wahrscheinlichkeit, daß einzelne Werte auch einmal außerhalb des Normbereichs liegen. Das ist, für sich genommen, kein Grund zur Beunruhigung. Auch ein ganz gesunder Mensch, nach allen Regeln der Laboratoriumsmedizin von Kopf bis Fuß untersucht, bietet stets einige Ergebnisse, die außerhalb der Durchschnittswerte liegen.

Röntgen- und Computereinsatz

1895 fand der deutsche Wissenschaftler Wilhelm Conrad Röntgen, kein Arzt, sondern ein Professor der Physik, in Würzburg die später nach ihm benannten Strahlen. Die neue Untersuchungsmethode setzte sich innerhalb weniger Jahre weltweit durch. Sie wird seitdem ständig weiterentwickelt.

Im Prinzip beruht die Röntgendiagnostik darauf, daß der menschliche Körper oder einzelne seiner Teile zu Untersuchungszwecken kurzzeitig Röntgenstrahlen ausgesetzt werden, die ihn durchdringen. Wenn das Körpergewebe, etwa ein Knochen, sehr dicht ist, läßt es weniger Strahlen durch als ein lufthaltiges Organ wie etwa der Darm. Das Röntgenbild zeigt deshalb unterschiedlich ausgeprägte Konturen und Schatten, deren Farbe von tiefem Schwarz bis zu hellem Grau reicht.

Auf diesem Bild des durchstrahlten Körpers kann der Arzt krankhafte Veränderungen erkennen: Die unterbrochene Kontinuität eines Knochens nach seinem Bruch; das krankhafte Wachstum eines Organs und die daraus herrührende Verdrängung des gesunden Gewebes in der Umgebung; Fremdkörper oder auch Durchblutungsänderungen der Organe – um nur einige der wichtigsten Diagnosemöglichkeiten zu nennen.

Röntgenstrahlen in der Diagnostik

Es gibt zahlreiche Untersuchungsverfahren, die auf der Anwendung der Röntgenstrahlen beruhen. Dank der Weiterentwicklung der Apparate und gesetzlicher Auflagen bei ihrem Betrieb sind Röntgenuntersuchungen nicht so gefährlich, wie vielfach angenommen wird. Zwar bedeutet jede Röntgenuntersuchung eine Strahlenbelastung des Organismus. Im allgemeinen kann aber davon ausgegangen werden, daß selbst wiederholte Röntgenuntersuchungen zu diagnostischen Zwecken bei den Patienten keinen Körperschaden hervorrufen. Wird die Röntgenstrahlung zu therapeutischen Zwecken verwandt, z. B. bei der Behandlung von Krebserkrankungen, wird dafür gesorgt, daß möglichst nur das kranke Gewebe durch die Strahleneinwirkung zugrunde geht, der Schaden am umgebenden gesunden Gewebe jedoch gering bleibt (→ Seite 410).

Wem gehört das Röntgenbild?
Über das Eigentum am Röntgenbild gibt es keine einheitliche Rechtsauffassung. Die meisten Ärzte überlassen dem Patienten die Röntgenbilder. Im Konfliktfall sind Ärzte verpflichtet, die Röntgenbilder dem behandelnden Arzt zugänglich zu machen. Jederzeit kann der Patient sich auch auf eigene Kosten eine zweite Ausfertigung der Aufnahmen herstellen lassen.

Die modernen Untersuchungsmethoden des Krankenhauses

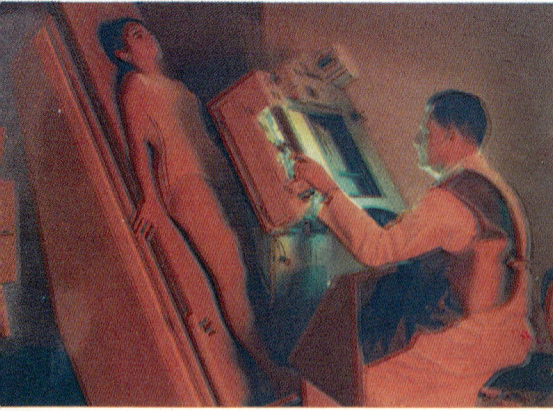

Röntgendurchleuchtung
Knöcherner Brustkorb und Lunge

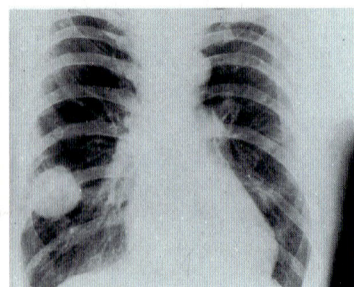

Auf einem Leuchtschirm, vor dem der Arzt sitzt, werden bei dieser einfachsten, billigsten und schnellsten Art der Röntgenuntersuchung die Konturen des durchstrahlten Gewebes sichtbar.
Die Röntgenaufnahme der Lunge läßt den Herzschatten, die Rippen und das dunkel erscheinende Atmungsorgan erkennen – und einen runden Krebsherd in der rechten Lunge (links im Bild).

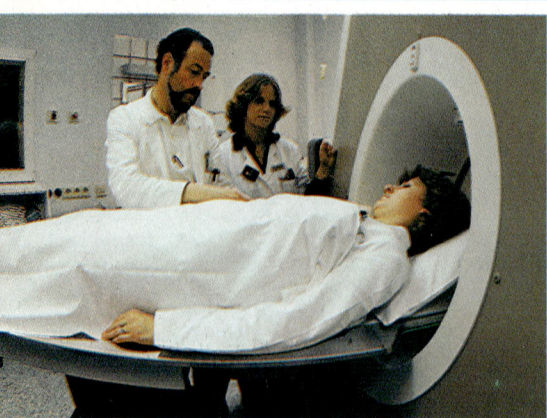

Computer-Tomographie
Querschnitt durch den Oberbauch

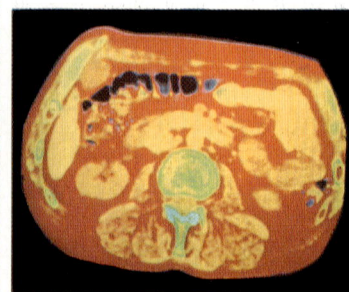

Der Computer-Tomograph kombiniert Röntgenstrahlen mit der Rechenkapazität eines Elektronengehirns. Das Ergebnis ist gleichsam ein »Mensch in Scheiben«. Auf dem Fernsehschirm erscheint hier ein Querschnittsbild, aufgenommen in Höhe des Oberbauchs. Es läßt Wirbelsäule, Leber, Darm und andere innere Organe gleichermaßen gut erkennen.

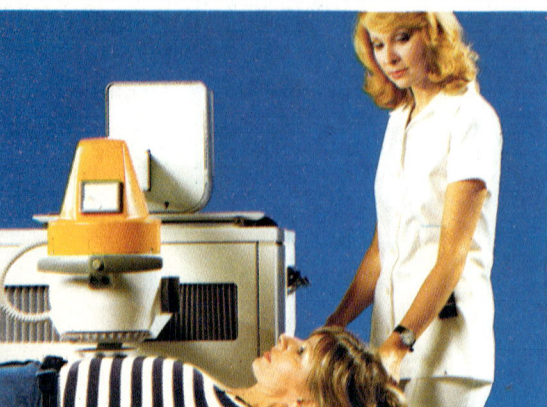

Szintigraphie
Szintigramm der Lunge

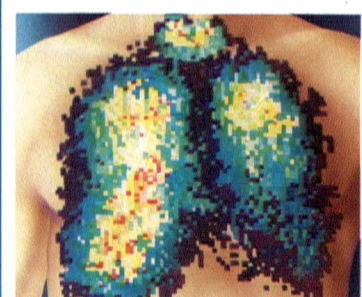

In die Blutbahn eingespritzte radioaktive Substanzen reichern sich in bestimmten Organen an. Die abgegebene radioaktive Strahlung wird gemessen und aufgezeichnet, ihre Verteilung erlaubt Rückschlüsse auf krankhafte Veränderungen des Organs. Das Lungen-Szintigramm läßt Ausdehnung und Gesundheitszustand des Atmungsorgans erkennen. Dem Arzt gibt das Lungen-Szintigramm Auskunft darüber, ob z. B. ein Bronchialkrebs oder eine Lungenembolie vorliegt.

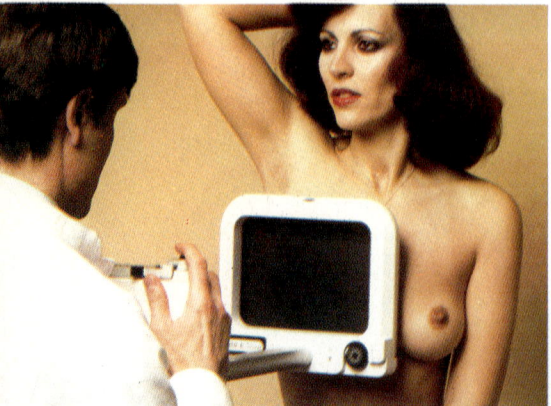

Kontakt-Thermographie
Thermogramm der rechten Brust

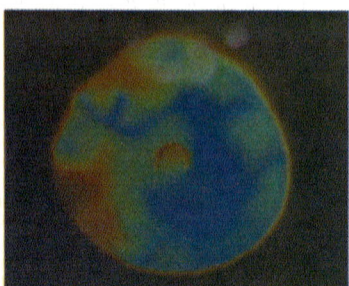

Die körpereigene Wärmestrahlung, für jedes Organ charakteristisch, läßt sich durch Detektoren messen und verstärken. Das Untersuchungsverfahren wird Thermographie (Wärmeaufzeichnung) genannt. Krebsknoten haben eine erhöhte Wärmeausstrahlung. Im Thermogramm der Brust wären Geschwülste als Farbveränderungen erkennbar – doch diese Brust ist gesund.

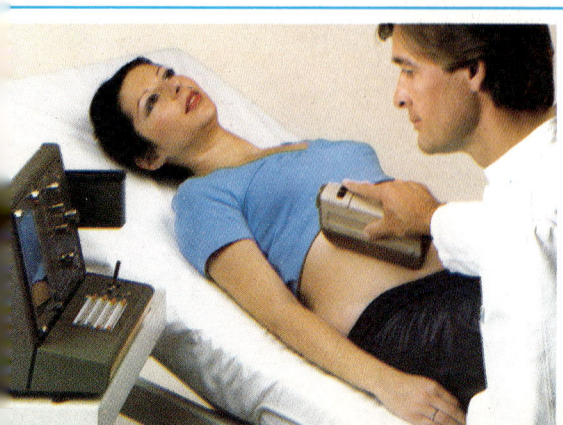

Sonographie
Untersuchung einer Schwangeren

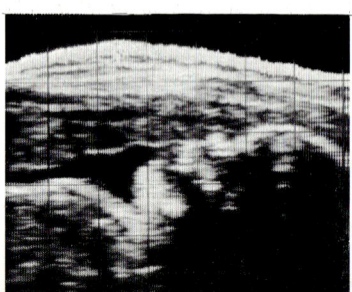

Sonographie nennt man die Anwendung von Ultraschall zur Sichtbarmachung der Verhältnisse im Körperinneren. Hier untersucht ein Arzt eine werdende Mutter. Das Ergebnis läßt Bauchdecken und Gebärmutterwand, aber auch die noch sehr zarten Knochenstrukturen, vor allem den Schädel, des ungeborenen Babys in der Gebärmutterhöhle erkennen.

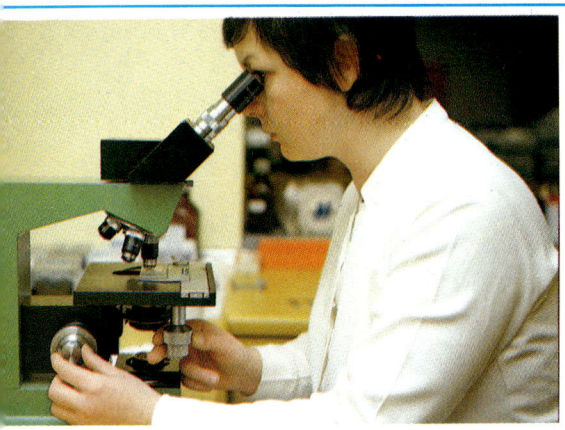

Labor
Auszählung eines Blutbildes

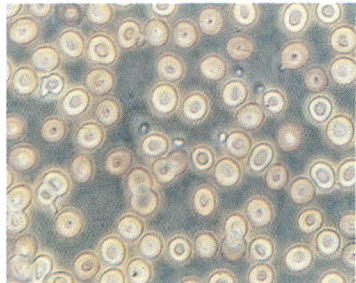

Viele Krankheiten lassen sich nur unter dem Mikroskop frühzeitig erkennen. Hier untersucht eine medizinisch-technische Assistentin (MTA) das Blut eines Patienten. Die einzelnen Zellen sind deutlich zu sehen. Die Auszählung ergibt, daß der Kranke an gefährlicher Blutarmut (Anämie) leidet, die rasch behandelt werden muß.

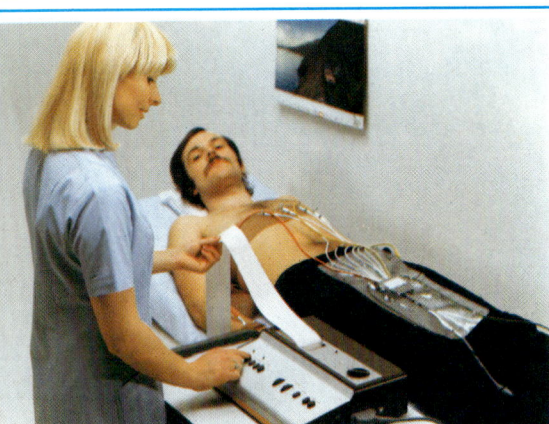

Elektrokardiogramm (EKG)
Aufschluß über die Herzgesundheit

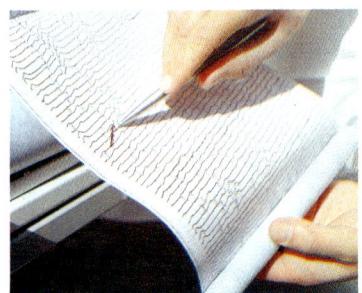

Die Aufzeichnung und Auswertung der elektrischen Aktionsströme des Herzmuskels, das Elektrokardiogramm (EKG), ist vollkommen schmerzlos.
Aus den Zacken und Kurven kann der Arzt zahlreiche Informationen gewinnen. Sie zeigen den Verlauf einer Herzerkrankung ebenso zuverlässig an wie den Erfolg der eingeleiteten Behandlung.

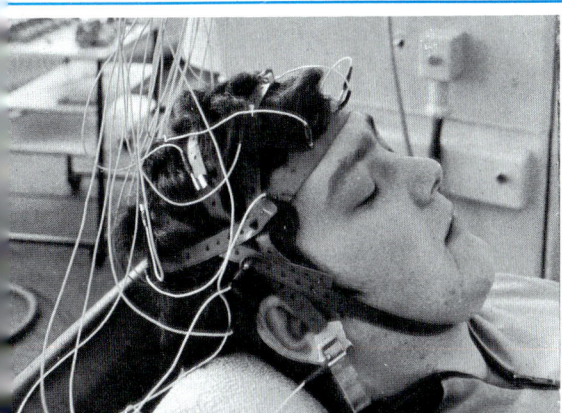

Elektroenzephalogramm (EEG)
Ableitung der Hirnströme

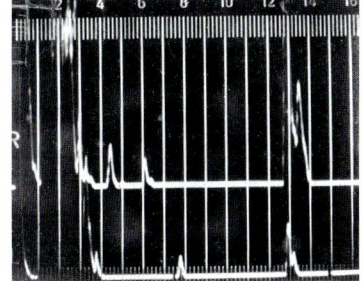

Auch das Gehirn produziert ununterbrochen Aktionsströme. Ihre Ableitung, das Elektroenzephalogramm (EEG), ist risiko- und schmerzfrei.
Aus den charakteristischen EEG-Kurven sind Rückschlüsse auf die Aktivität des Nervenzentrums und seiner Teile möglich. Der Arzt erkennt auch Krampfneigung (Epilepsie), Tumoren und Verletzungen aus den Kurven.

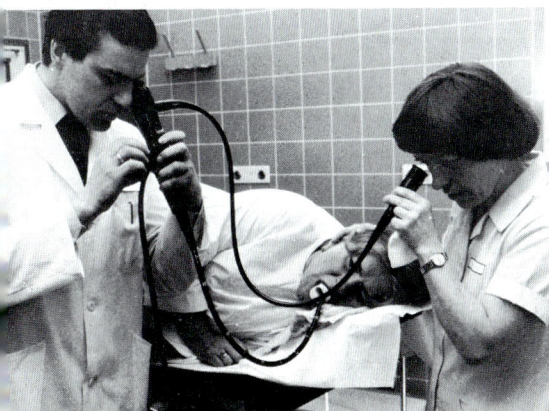

Endoskopie
Blick in den Magen

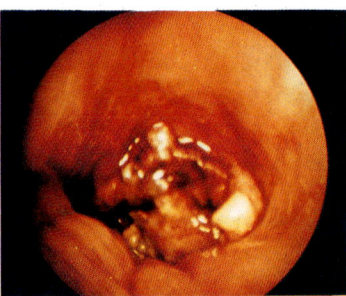

Mit biegsamen, dünnen Sehgeräten, den Endoskopen, gelingt ein Blick in die Körperhöhlen. Hier wird mit einem Gastroskop der Magen untersucht.
Eine kleine Kamera macht Aufnahmen von der Schleimhaut. Deutlich ist ein Magengeschwür (Ulcus) auf der Fotografie zu erkennen – ein Befund, der immer wieder endoskopisch kontrolliert werden kann.

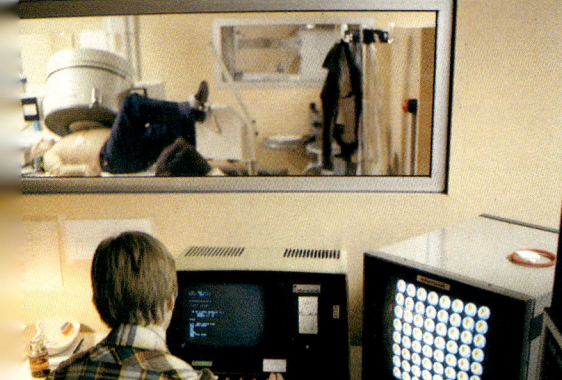

Gammakamera
Bild der Schilddrüse

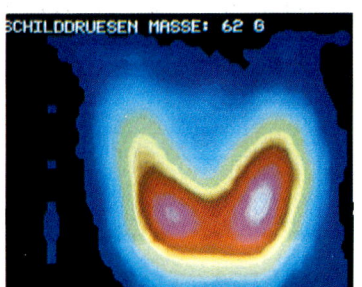

Die Gammakamera registriert die Verteilung radioaktiver Substanzen, die in die Blutbahn gespritzt werden und sich in bestimmten Organen ansammeln. Im Gegensatz zur Szintigraphie hält sie nicht nur einen Zustand fest, sondern erlaubt auch die Kontrolle von Abläufen und Bewegungen. Die Informationen der Gammakamera – hier ein Bild der Schilddrüse – werden von einem Computer umgesetzt und auf einem Monitor sichtbar gemacht.

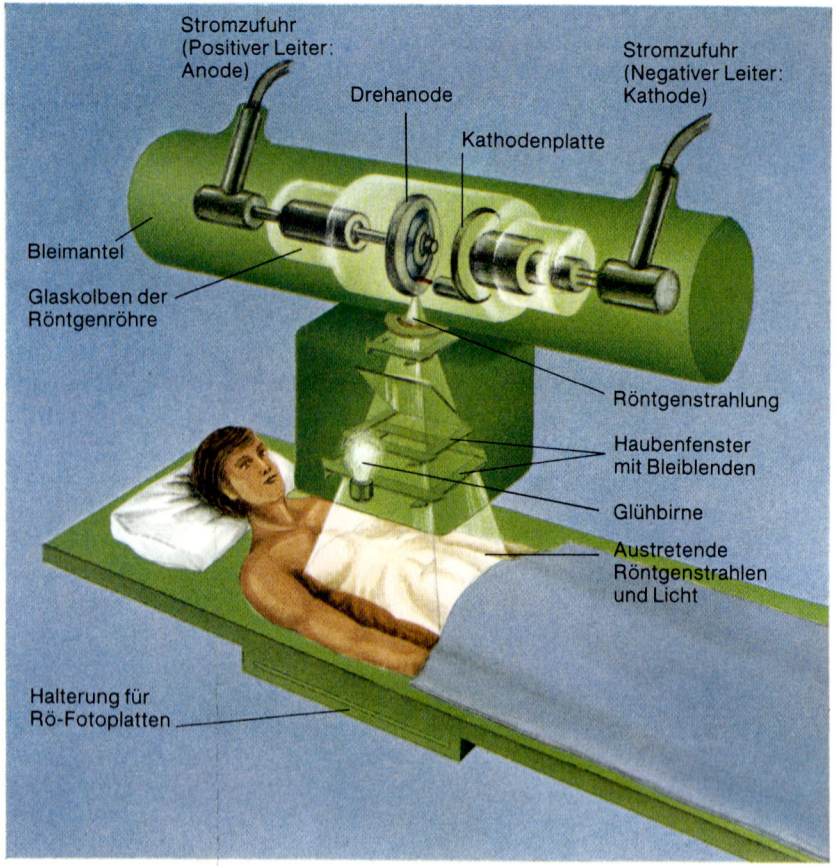

Stromzufuhr
(Positiver Leiter:
Anode)

Drehanode

Kathodenplatte

Stromzufuhr
(Negativer Leiter:
Kathode)

Bleimantel

Glaskolben der
Röntgenröhre

Röntgenstrahlung

Haubenfenster
mit Bleiblenden

Glühbirne

Austretende
Röntgenstrahlen
und Licht

Halterung für
Rö-Fotoplatten

Röntgenstrahlen entstehen, wenn in einer speziellen Elektronenröhre (oberer Teil der Abbildung) Kathodenstrahlen auf das Metall der Anode treffen. In der Medizin nutzt man die hohe Durchdringungskraft der Röntgenstrahlen (kurz: Rö-Strahlen) aus, um den menschlichen Körper zu durchleuchten. Auf Fotoplatten entsteht eine Abbildung der Organe. Zum Schutz vor den Strahlen ist sowohl der Glaskolben der Röntgenröhre als auch das Austrittsfenster der Strahlung mit Bleiplatten gesichert.

Röntgenstrahlen können, wenn sie auf Hoden oder Eierstöcke treffen, das Erbgut eines Menschen schädigen und so bei den Nachkommen Mißbildungen hervorrufen. Während der Schwangerschaft wird eine Röntgenuntersuchung oder -behandlung, wenn irgend möglich, ganz unterlassen. Auch bei Säuglingen, Kindern und Jugendlichen muß die Strahlenmenge so gering wie möglich gehalten werden. Zu schützen sind außer den Keimdrüsen vor allem das Knochenmark, die Zahnanlagen, die Wachstumszonen der Knochen, Drüsen und Drüsenanlagen. Deshalb werden empfindliche Organe bei einer Röntgenuntersuchung durch Bleiauflagen oder -schürzen abgedeckt. Blei ist für Röntgenstrahlen undurchlässig.

Röntgendurchleuchtung. Bei diesem Verfahren wird der durchleuchtete Körperteil für den Arzt auf einem Leuchtschirm sichtbar. Es handelt sich um ein einfaches und schnelles Untersuchungsverfahren.

Schirmbild. Wird bei einer Röntgendurchleuchtung das Schattenbild, das sich auf dem Leuchtschirm abzeichnet, fotografiert, so spricht man von Schirmbildverfahren. Die Aufnahme ist kleiner als der Röntgenschirm, zeigt die wichtigen Einzelheiten jedoch in ausreichender Vergrößerung. Das Verfahren wird vor allem bei der Röntgenreihenuntersuchung auf Lungentuberkulose angewendet.

Röntgenaufnahme. Wenn die Röntgenstrahlung von vornherein auf einem speziellen Film aufgenommen wird, entsteht eine Röntgenaufnahme der durchstrahlten Organe. Auch sie zeigt ein Schattenbild der Gewebe, die sich je nach ihrer Dichte dunkel (Knochen) oder heller (Muskeln, Weichteile) abbilden.

Kontrastmittel. Körperräume, Hohlorgane und Blutgefäße sind im Röntgenbild oft nicht deutlich genug zu erkennen. Um den Kontrast zu erhöhen, werden in die Organe Kontrastmittel eingebracht. Man verwendet entweder Gase (Luft, Sauerstoff, Stickstoff), weil diese für die Röntgenstrahlen sehr gut durchlässig sind, oder dichte Kontrastmittel, die meist Jod oder Barium enthalten und für Röntgenstrahlen sehr schwer zu durchdringen sind. Mit Kontrastmitteln lassen sich die Gallenblase, das Nierenbecken und die Blutgefäße gut darstellen. Um den Magen und den Darm sichtbar zu machen, muß der Patient eine

Aufschwemmung von Bariumsulfat trinken. Die Entwicklung der Endoskopie hat die Kontrastmitteldiagnostik in vielen Fällen entbehrlich gemacht.

Schichtaufnahmen. Häufig ist es schwierig, auf einer normalen Röntgenaufnahme zu erkennen, in welcher Körpertiefe ein abgebildeter Krankheitsherd wirklich liegt. Diese Schwierigkeit läßt sich durch Röntgen-Schichtaufnahmen beseitigen. Dabei vollführen Röntgenröhre und Röntgenfilm während der Aufnahme eine Bewegung, die dafür sorgt, daß nur eine bestimmte Körperschicht scharf aufgenommen wird. Mehrere Schichtaufnahmen im Abstand von einem halben Zentimeter erlauben dann die genaue Lokalisation und Diagnose.

Röntgenbild-Verstärker. Vor allem in Krankenhäusern gibt es Röntgenapparate, deren Bild verstärkt und dann auf einen Bildschirm übertragen wird. So kann die Aufnahme gleichzeitig von mehreren Ärzten begutachtet werden. Diese Bilder lassen sich auch aufzeichnen und dann vorführen, was von besonderem Vorteil ist, wenn Funktionsabläufe, etwa die Arbeit des Herzmuskels oder die Weite eines Blutgefäßes, begutachtet werden müssen.

Tomographie. Das ist das neueste und bei weitem teuerste röntgenologische Diagnoseverfahren, bei dem Schichtaufnahmen mit Hilfe eines Computers (Computer-Tomograph, abgekürzt: CT) gewonnen werden. Sie zeigen den Menschen gleichsam in Scheiben: Aus den Bilderserien gewinnt der Arzt ein dreidimensionales Bild vom Körperinneren des Patienten. Die Strahlenbelastung ist dabei nicht größer als bei herkömmlichen Röntgenverfahren. Eingesetzt wird die Computer-Tomographie vor allem zur Schädeluntersuchung und zur Abklärung von Erkrankungen im Brust- und Bauchraum.

Patientenüberwachungssysteme

Auf den *Intensivstationen*, auch während und nach einer Operation, kann die ständige Überwachung von Herz und Kreislauf, Blutdruck, Atmung und Ausscheidung von lebenswichtiger Bedeutung sein. Dabei verläßt man sich neuerdings nicht nur auf die Sinnesorgane des Arztes und der Krankenschwester. Denn selbst dem aufmerksamsten Mediziner oder der erfahrensten Pflegerin können dabei wichtige Entwicklungen entgehen, und andere, etwa Veränderungen im Blut oder den Körpersäften, sind mit Hilfe der menschlichen Sinnesorgane ohnehin nicht wahrzunehmen.

Das sind die Gründe für den unaufhaltsamen Vormarsch immer neuer Medizingeräte im Krankenhaus. Ihre Kombination mit der elektronischen Datenverarbeitung macht sie zu unentbehrlichen Helfern: Am Bett des Patienten und gleichzeitig meist im Aufenthaltsraum des Arztes und der Schwester stehen Überwachungsgeräte (Monitoren), an denen sich der Zustand des Patienten jederzeit ablesen läßt. Mehr noch: Die Apparate schlagen Alarm, wenn sich die überwachten und ständig analysierten Funktionen der lebenswichtigen Organe gefährlich verändern.

Die Systeme zur automatischen Überwachung schwerkranker Patienten werden ständig vervollkommnet. Sie messen den Pulsschlag und den Blutdruck, steuern und kontrollieren die Atmung, überwachen den Stoffwechsel und die Körpertemperatur sowie weitere von Patient zu Patient wechselnde Organfunktionen. Diese präzise Diagnostik macht eine intensive, lebensrettende Behandlung überhaupt erst möglich.

Endoskopie – Blick ins Körperinnere

Unter Endoskopie versteht man die Untersuchung von Körperhöhlen durch ihre Betrachtung von innen. Die vielfältigen Fortschritte der Optik und der Physik haben dazu geführt, daß jetzt jede Leibeshöhle und fast alle Organe inspiziert werden können, ohne daß deshalb der Patient einen chirurgischen Eingriff über sich ergehen lassen muß.

Ursprünglich benutzte man vor allem starre Endoskope, während sich neuerdings die biegsamen Instrumente durchgesetzt haben. Das Untersuchungsverfahren ist für den Patienten weitgehend schmerzfrei und nahezu risikolos, weil die benutzten Endoskope vor allem durch natürliche Körperöffnungen eingeführt werden und mittlerweile ebenso leistungsstark wie klein sind: Das dünnste Endoskop hat einen Durchmesser von nur 1,3 Millimeter, ist also dünner als ein Streichholz. Es wird dazu verwendet, den Wirbelkanal auszuleuchten und das Rückenmark zu untersuchen.

Funktionsweise der Endoskope

Der wichtigste Bestandteil der Endoskope ist ein Bündel lichtleitender biegsamer Glasfäden. Sie leiten das Bild aus dem Körperinneren um alle Krümmungen. Die optischen und mechanischen Eigenschaften der Sichtgeräte sind in letzter Zeit erheblich verbessert worden. Es gelang, den Durchmesser der kunststoffbeschichteten Lichtleitkabel wesentlich zu verringern und trotzdem auf engstem Raum mehrere Aggregate unterzubringen. So enthalten z. B. die Gastroskope, die der Untersuchung des Magens dienen, neben der Fiberglasoptik ein System aus feingesponnenen Drähten, mit denen die Spitze des Endoskops in jede gewünschte Richtung gesteuert wird; andere Drähte versorgen die starke Lichtquelle mit Strom. Mit Hilfe einer außen aufsetzbaren Kamera kann der Arzt auch Farbfotos vom Mageninneren machen.

Das aus dem Körperinnern gewonnene Bild kann bei vielen Endoskopen auf Bildschirme oder Projektionswände übertragen werden, was die gleichzeitige Begutachtung durch mehrere Ärzte möglich macht.

Anwendungsmöglichkeiten der Endoskope

Die vielseitigen Möglichkeiten der Endoskopie, vor allem zur Frühdiagnose, nutzen mittlerweile nahezu alle medizinischen Fachrichtungen: Lungenärzte inspizieren die tiefen Luftwege und den schmalen Spalt zwischen Rippen- und Lungenfell; Gynäkologen können die Unterleibsorgane auf diese Weise betrachten, den Verlauf einer Schwangerschaft und die Gesundheit des ungeborenen Kindes kontrollieren; Nervenärzte bohren pfenniggroße Löcher in das Schädeldach, um Hirntumoren endoskopisch aufzuspüren; Orthopäden können mit Hilfe des Geräts nahezu unblutig ins Kniegelenk sehen.

Gewebsentnahme. Während der endoskopischen Untersuchung kann der Arzt nicht nur Aufnahmen des inspizierten Organs machen, die später in Vergrößerung noch einmal durchgemustert werden, sondern auch aus verdächtigen Gewebsbezirken Proben zur mikroskopischen Untersuchung entnehmen. Zu diesem Zweck sind manche Endoskope vorne mit einem Greifer aus Stahl ausgerüstet, der wie die Beine eines Maikäfers aussieht.

Andere Endoskope haben vorn kleine Nylonbürsten, die ferngesteuert Schleimhautzellen aus Speiseröhre, Magen oder Darm abschaben. Auch diese Proben werden anschließend mikroskopisch untersucht.

Endoskop-Behandlung. Zunehmend häufiger wird die Endoskopie dazu benutzt, krankhafte Zustände nicht nur zu betrachten, sondern sie gleich auch zu beseitigen. So gibt es Spezial-Endoskope, die für Magen und Darm konstruiert sind und an ihrer Spitze eine Drahtschlinge haben. Mit ihr lassen sich Schleimhautwucherungen (Polypen) samt Stumpf und Stiel abtragen – ohne Narkose und ohne die sonst nötige chirurgische Öffnung der Bauchhöhle. Es gelingt auch schon, mit Hilfe von Endoskop-Schlingen einzelne Steine aus den abführenden Gallengängen und den Harnwegen zu entfernen. So macht die Endoskopie manche Operation überflüssig.

Laser. Laser ist ein besonders energiereiches Licht. Mit einem stark gebündelten Laserstrahl können in der Chirurgie feinste Schnitte ausgeführt werden. Die Kombination von Endoskop und Laser hat sich bei Blutungen im Magen-Darm-Trakt bewährt. Laser-Endoskopie wird auch zur Behandlung von Blasenleiden mit Erfolg eingesetzt.

Der Mensch, von innen betrachtet

Gehirn. *Durch ein kleines Loch in der Schädeldecke wird das biegsame Sichtgerät (Endoskop) zu den verschiedenen Hirngebieten vorgeschoben.*

Speiseröhre. *Der gesamte Verdauungskanal, von der Speiseröhre bis zum Enddarm, kann durch Endoskope betrachtet und fotografiert werden.*

Rippenfell. *In den feinen Spalt zwischen Rippen- und Lungenfell bringt das Endoskop Licht. Es ermöglicht auch die Trennung von Verwachsungen.*

Luftwege. *Ein Blick in die tiefen Luftwege und in ihre Verzweigungen hilft bei der Früherkennung des gefährlichen Lungenkrebses (Bronchialkarzinom).*

Lungenoberfläche. *Verwachsungen und Entzündungen des Atmungsorgans werden durch die Inspektion der Lungenoberfläche erkannt und behandelt.*

Magen. *Das durch die Speiseröhre in den Magen eingeführte Endoskop (»Gastroskop«) ist das wichtigste Diagnoseinstrument bei Magenleiden.*

Leber. *Ein kleiner Schnitt in der Bauchhaut erlaubt die Endoskopie der Bauchhöhle (Laparoskopie), z. B. der Leber.*

Gallenblase. *Der Arzt erkennt, ob das Organ verwachsen ist und welche Ursache Stauungen und Schmerzen haben.*

Zwölffingerdarm. *Von hier aus auch Inspektion des gemeinsamen Ausführungsganges von Gallenblase und Bauchspeicheldrüse.*

Dünndarm. *Krankheitserkennung, oft auch Behandlung ohne Operation, durch endoskopische Verfahren.*

Dickdarm, Mastdarm. *Diese Anteile des Darms werden durch ein Endoskop untersucht, das durch den After eingeführt wird.*

Harnblase, Muttermund. *Einführung des Endoskop durch die Harnröhre (Zystoskopie) bzw. die Scheide (Kolposkopie).*

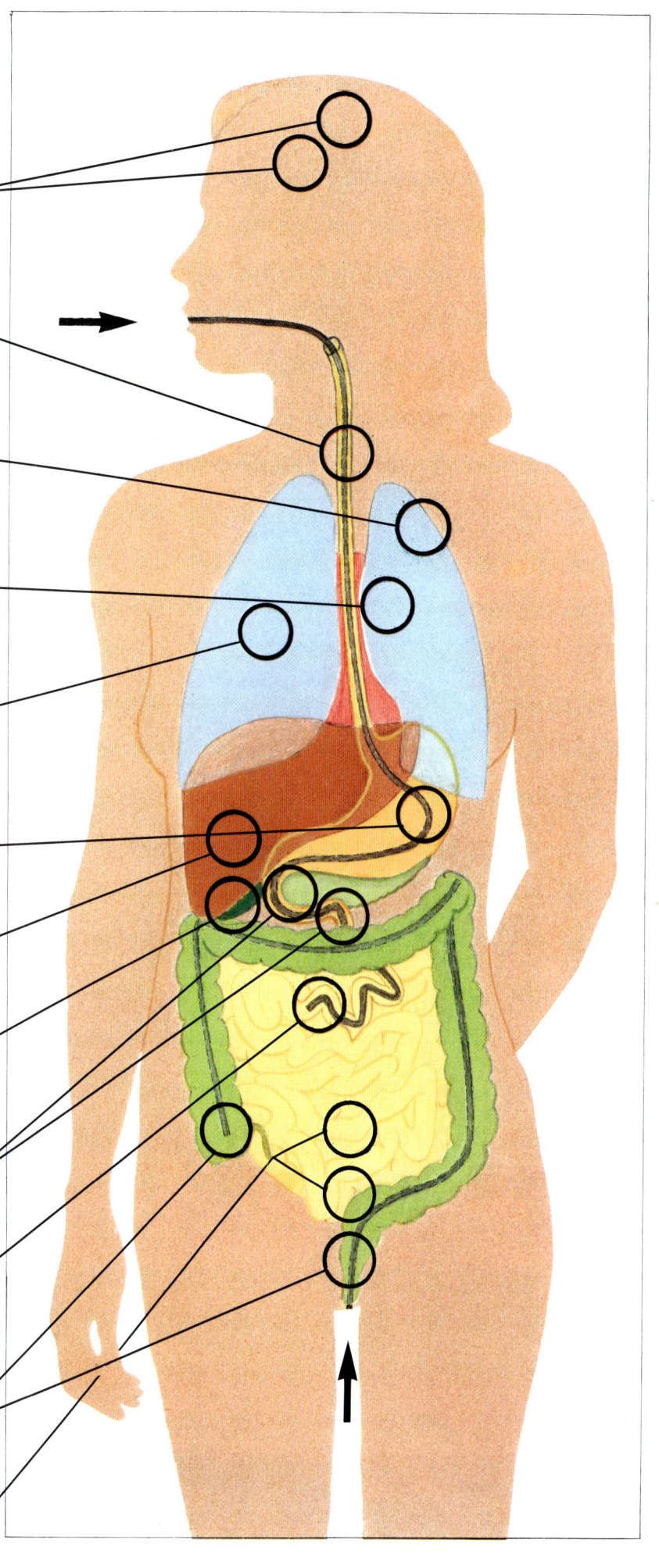

443

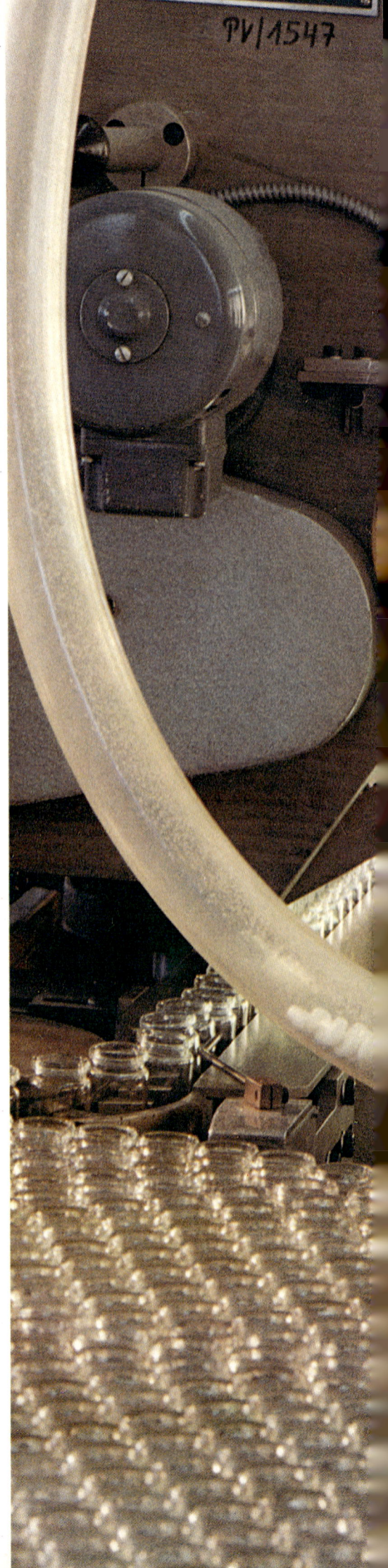

Wege zu Linderung und Heilung

Arzneimittel und Krankenpflege

Wer eine Krankheit erfolgreich behandeln will, muß dem Leiden von vielen Seiten her Widerstand leisten: durch sorgsam ausgewählte und richtig angewendete Arzneimittel, durch die vorübergehende Entlastung von beruflichen und häuslichen Pflichten, schließlich durch eine Neuordnung der Lebensumstände. Dank moderner Medikamente sind viele Krankheiten heilbar geworden. Doch mit der Wirksamkeit hat bei der Anwendung von Arzneimitteln auch die Zahl der unerwünschten Nebenwirkungen zugenommen. Damit aus Segen nicht Fluch wird, muß der Patient sich davor hüten, in Tabletten ein »Allheilmittel« zu sehen.

Medikamente

Einige tausend chemische Substanzen – ganz genau kennt niemand ihre Zahl – werden als Arzneimittel gebraucht. Sie dienen dazu, die Beschaffenheit, den Zustand oder die Funktionen des menschlichen Körpers zu beeinflussen. Das Ziel jeder Arzneimittelbehandlung ist es, bei möglichst geringem Risiko rasch eine Gesundung zu erreichen. Niemand, auch der gewissenhafteste Arzt nicht, kann die Gesamtzahl der Arzneimittel überschauen: In der Bundesrepublik Deutschland sind es rund 120 000 – doch sind in dieser großen Zahl alle Darreichungsformen enthalten. Die einzelnen Apotheken haben meist 3000 bis 6000 Präparate vorrätig.

Herstellung und Wirkung

Schon die alten Ärzte wußten, daß Arzneimittel nicht nur nützliche Hauptwirkungen, sondern immer auch unerwünschte Nebenwirkungen haben. Ein Arzneimittel ist nur bei richtiger, also bestimmungsgemäßer und sachgerechter Anwendung von Vorteil – jeder Mißbrauch kann es zu einem Gift machen.

Dragee-Abfüllmaschine in einem pharmazeutischen Werk ▶

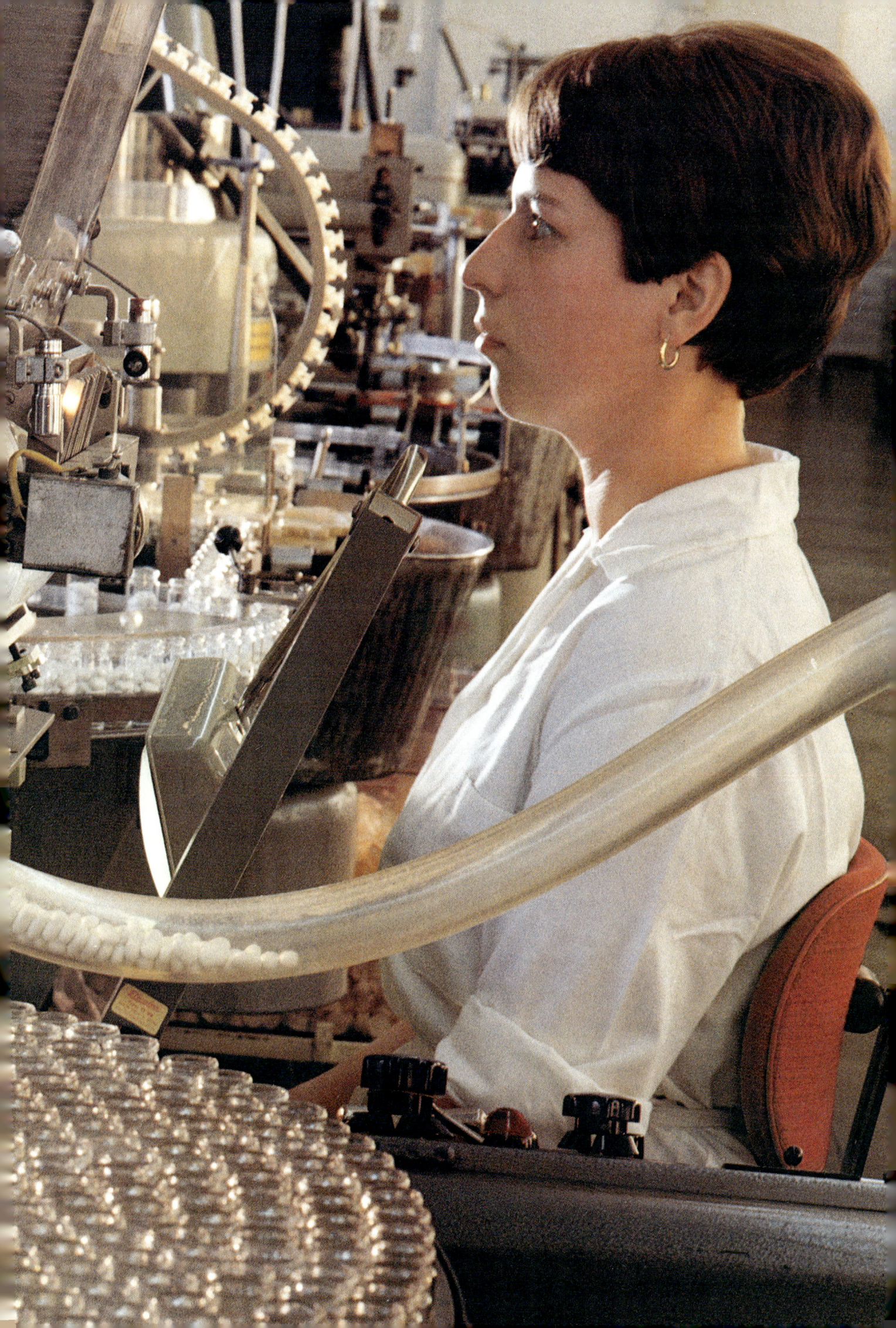

Bestandteile. Die Wirkstoffe in den verschiedenen Arzneimitteln sind synthetischen, pflanzlichen und tierischen Ursprungs. Oft stellt der Apotheker das Arzneimittel auch nach den Anordnungen des Arztes selber her. Meist werden jedoch Präparate verordnet, die von den Betrieben der pharmazeutischen Industrie hergestellt und unter einem speziellen Namen an die Apotheken geliefert werden. Die Bestandteile des Medikaments sind auf der jeweiligen Packung aufgedruckt und auch im gesetzlich vorgeschriebenen Begleittext, dem Beipackzettel (→ Seite 448), zusammengestellt.

Arzneiformen. Die Darreichungsform eines Medikaments richtet sich nach der Krankheit und dem Weg, auf dem es in den Organismus gelangen soll. Zur innerlichen Anwendung bestimmt sind Tabletten, Pillen, Dragées, Kapseln, Pulver, Tinkturen, Zäpfchen, Tees und die Injektionslösungen. Äußerlich angewendet werden vor allem Salben und Puder, ferner wäßrige oder alkoholische Lösungen und Emulsionen, in denen Wasser in Öl oder Öl in Wasser feinverteilt eingearbeitet ist. Der eigentliche Wirkstoff macht in den verschiedenen Arzneimittelformen oft nur einen Bruchteil aus. Weil bestimmte Arzneistoffe jedoch schon in winzigen Mengen, oft weniger als dem tausendsten Teil eines Gramms, wirken, sind verschiedene Hilfs- und Zusatzstoffe für die Wirksubstanz unentbehrlich.

Zufuhrwege. Wird ein Arzneimittel durch den Mund (oral oder per os) aufgenommen, so gelangt es über Magen oder Darm in das Blut. Den Weg durch die Darmschleimhaut nehmen die Arzneistoffe aus Zäpfchen oder Einläufen. Eine rasche Wirkung erzielt der Arzt durch die Einspritzung (Injektion) gelöster Arzneimittel, entweder in eine Vene (intravenös), seltener in eine Arterie (intraarteriell), auch zwischen die Hautschichten (intrakutan), unter die Haut (subkutan) oder in die Muskulatur (intramuskulär). Hierzu wird meist der große Sitzmuskel, manchmal auch die Oberschenkel- oder Armmuskulatur ausgewählt. In seltenen Fällen kann es erforderlich werden, Einspritzungen direkt in Organe oder Gelenke vorzunehmen.

Wirkungsweise. Viele Arzneistoffe müssen zuerst aufgenommen (resorbiert) werden, um an ihren Wirkungsort zu gelangen. Andere, etwa Hautsalben oder Medikamente für die Schleimhäute des Magen-Darm-Kanals, gelangen unmittelbar an ihren Wirkungsort. Die erwünschte Wirkung tritt durch einen chemischen oder physikalischen Vorgang ein. Er ist bei jedem Medikament verschieden und für etliche nicht mit letzter Genauigkeit erforscht. Wie schnell die Wirkung eines Arzneimittels einsetzt und wie lange sie anhält, ist ebenfalls von Medikament zu Medikament und von Patient zu Patient verschieden. Danach bemessen sich Häufigkeit und Menge der Einnahme.

Der Abbau eines Arzneimittels beginnt sofort nach seiner Aufnahme. Die Leber, das »Zentrallaboratorium« unseres Organismus, zerlegt die meisten Medikamente schließlich in chemisch unwirksame Bestandteile – gelegentlich entstehen dabei auch unerwünschte Stoffe; etliche Substanzen werden vom Körper unverändert ausgeschieden. Die Ausscheidung der Abbauprodukte erfolgt über die Nieren, den Darm, die Haut, die Speicheldrüsen und sogar über die Atemluft.

Allopathie, Homöopathie. Diese beiden Worte stehen häufig an Apotheken. Unter Allopathie versteht man eine medizinische Behandlung mit Arzneimitteln, die der Krankheit entgegengesetzt sind. Allopathie wird an den Universitäten gelehrt, weshalb man auch von »Schulmedizin« spricht.

Homöopathie hingegen ist eine im vorigen Jahrhundert von dem deutschen Arzt Samuel Christian Hahnemann entwickelte Heilmittellehre. Sie behauptet, daß jede Krankheit mit kleinsten Mengen desselben Mittels zu heilen sei, das in einer größeren Menge ein der Krankheit ähnliches Bild erzeugt (Ähnlichkeitsregel). Dabei arbeiten Homöopathen mit manchmal enormen Verdünnungen. Wissenschaftliche Beweise für die Wirksamkeit dieser Präparate gibt es nicht. Deshalb wird die Homöopathie an den deutschen Universitäten im allgemeinen nicht gelehrt.

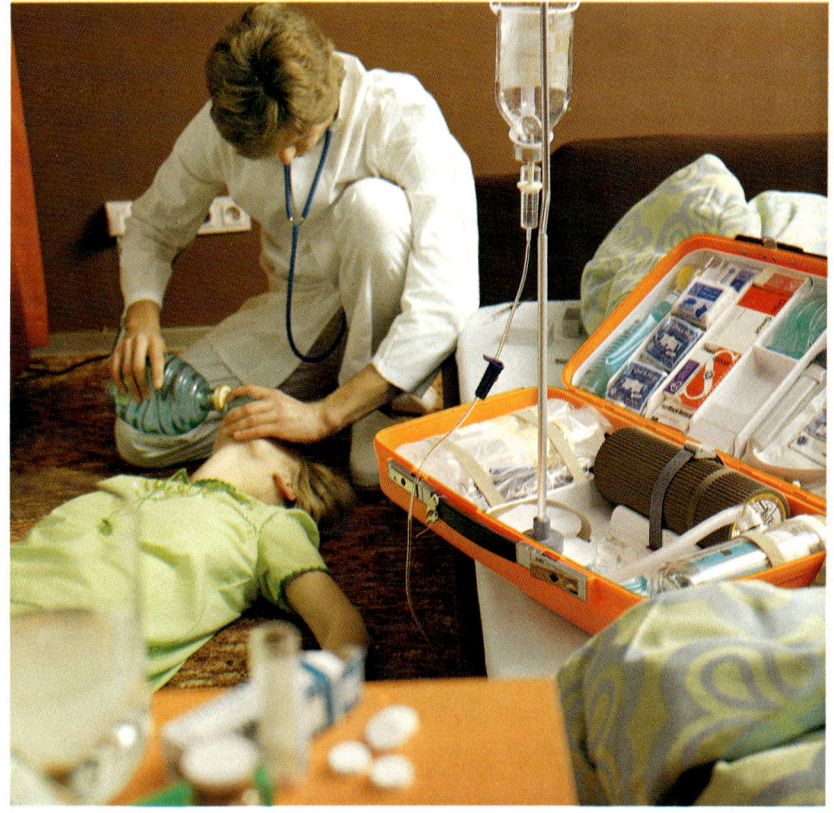

Der Notfallkoffer des Arztes hat es in sich. Für die wirksame Wiederbelebung (Reanimation) enthält er Beatmungsbeutel und -masken, eine Absaugeinrichtung zur Befreiung der Atemwege von Sekret, ein Sauerstoffgerät und eine Infusionseinrichtung. Stark wirksame Medikamente, meist in Ampullenform zur Injektion, ergänzen die Ausrüstung – sie kann über Leben und Tod entscheiden.

Verschreibungspflicht. Ein Rezept ist die schriftliche Arzneiverordnung durch einen Arzt, die Anweisung an den Apotheker, ein bestimmtes Arzneimittel abzugeben. Auf dem Rezept kann der Arzt nach bestimmten Regeln auch niederschreiben, wie und mit welchen Einzelstoffen ein Arzneimittel vom Apotheker hergestellt werden soll. Teil des Rezepts sind auch eine Gebrauchsanweisung mit genauer Dosierung, der Name des Empfängers, das Datum, der Ausstellungsort sowie Name, Berufsbezeichnung, Adresse und Unterschrift des Arztes. Viele Medikamente sind nicht verschreibungspflichtig, dürfen jedoch nur in Apotheken verkauft werden (Apothekenpflicht). Andere, vor allem »vorbeugende« Heilmittel, etwa Tees oder Einreibungen, sind frei verkäuflich.

Hausmittel, Selbstbehandlung. Viele Behandlungsmethoden und Heilmittel sind von »medizinischen Laien« entdeckt und entwickelt worden, einige davon gehören jetzt zum gesicherten Wissen der Ärzteschaft. Bei der Anwendung überlieferter »Hausmittel« sollte man sich jedoch auf solche beschränken, die auch die Zustimmung des behandelnden Arztes finden. Etliche Hausmittel sind durch die Entwicklung der modernen Medizin überholt, andere wirkungslos, einige wenige schädlich.

Auch bei der Selbstbehandlung mit frei verkäuflichen Arzneimitteln darf man nicht leichtsinnig an sich selbst »herumdoktern«. Husten, Kopfschmerzen oder Schnupfen können ganz harmlos sein, aber auch das frühe Warnzeichen ernster Erkrankungen. Die Selbstbehandlung sollte deshalb nur kurzfristig zur Linderung von Schmerzen und Beschwerden eingesetzt werden.

Auf gar keinen Fall darf man sich von Angehörigen oder Freunden mit stark wirksamen, verschreibungspflichtigen Medikamenten, die der Arzt einem anderen Kranken oder zu anderer Gelegenheit verordnet hat, behandeln lassen oder sich selbst solche Mittel beschaffen, mögen sie andern noch so gut geholfen haben.

Unerwünschte Nebenwirkungen

Der Umgang mit Medikamenten will gelernt sein. Wer Tropfen, Pillen oder Zäpfchen konsumiert wie sein tägliches Brot, der erweist seiner Gesundheit einen Bärendienst. Je wirksamer ein Arzneimittel ist, desto größer ist auch die Gefahr unerwünschter Nebenwirkungen. So können Schmerztabletten die Magenwände reizen, keimtötende Arzneien einen Durchfall auslösen, zuviel Abführmittel sogar das Herz schädigen. Deshalb dürfen stark wirksame Arzneien nur unter ärztlicher Kontrolle und möglichst nur vorübergehend eingenommen werden.

Beipackzettel. Das Arzneimittelgesetz schreibt vor, daß jedes Medikament nur zusammen mit einer erläuternden Packungsbeilage, dem Beipackzettel, verkauft werden darf. Bevor ein Patient ein Arzneimittel nimmt, sollte er diesen Zettel lesen – auch wenn es manchmal schwerfallen mag, weil der Text lang und kompliziert sein kann. Die Pharmahersteller sind verpflichtet, auf mögliche Nebenwirkungen eines Medikaments einschließlich Einschränkungen der Verkehrstüchtigkeit hinzuweisen und auch die übliche Dosierung anzugeben.

Erscheinungsformen. Nebenwirkungen von Medikamenten können in ganz unterschiedlichen Formen auftreten. Häufigkeit, Art und Schwere wechseln je nach Arzneistoff und individueller Empfindlichkeit. In der Regel ist es für den Arzt nicht möglich, das Auftreten einer Nebenwirkung vorherzusehen – es sei denn, es liegt bereits eine bekannte Überempfindlichkeitsreaktion (Allergie) vor.

Teilen Sie Ihrem Arzt deshalb bitte unaufgefordert mit, wenn Ihnen ein Medikament nicht bekommt und Sie Nebenwirkungen beobachten. Eine Überempfindlichkeitsreaktion als Folge der Unverträglichkeit eines Arzneistoffes kann sich durch Hautausschlag und Jucken, auch durch Unruhe, Kopfschmerzen und Schwindelgefühle bemerkbar machen. In diesem Fall müssen sie sofort den Arzt verständigen.

Gleichzeitig eingenommene Arzneimittel. Nimmt ein Patient mehrere Medikamente gleichzeitig ein, so kann es zu unerwünschten Wechselwirkungen zwischen den verschiedenen Arzneistoffen kommen. Die Medikamente können sich gegenseitig abschwächen oder verstärken, auch in ihren Nebenwirkungen addieren.

Dem Arzt sollte man deshalb unaufgefordert mitteilen, welche Medikamente man sonst noch nimmt. Sehr gefährlich kann es werden, wenn der Patient sich von mehreren Ärzten, die voneinander nichts wissen, Medikamente beschafft. Jeder zwanzigste Patient, der in eine Klinik eingeliefert wird, ist krank, weil er zuviel Arzneimittel eingenommen hat.

Arzneimittel und Ernährung. Bestimmte Nahrungsmittel können eine erfolgreiche Arzneibehandlung nachhaltig stören. Auf diese Zusammenhänge wird in den Beipackzetteln (siehe oben) hingewiesen. Bestimmte Präparate vertragen sich nicht mit schwarzem Tee oder mit Bohnenkaffee. Ihre Gerbstoffe vermindern durch Ausfällung und Resorptionseinschränkung die therapeutische Wirksamkeit einer Reihe von Arzneistoffen, darunter die Eisenpräparate und viele Herzarzneistoffe.

Wer an Bluthochdruck leidet und deswegen behandelt wird, sollte seinen Arzt fragen, bevor er Bananen, Tomaten, Walnüsse oder Käse in größerer Menge ißt. In diesen Nahrungsmitteln können Stoffe enthalten sein, die eine stark blutdrucksteigernde Wirkung entfalten. Bestimmte keimtötende Arzneimittel verlieren an Wirksamkeit, wenn sie gleichzeitig mit Nahrungsmitteln eingenommen werden. Auf die Frage, ob ein bestimmtes Medikament vor, mit oder nach dem Essen einzunehmen sei, gibt es deshalb keine für alle Arzneistoffe gültige Antwort.

Hausapotheke

Eine Hausapotheke kann den Arzt nicht ersetzen. Aber sie hilft, mit den harmlosen Verletzungen und den kleinen Unpäßlichkeiten des Alltags fertig zu werden. Bei ernsten und akuten Erkrankungen und Unfällen läßt sich die Zeit bis zum Eintreffen ärztlicher Hilfe mit den Mitteln einer gut sortierten Hausapotheke erfolgreich überbrücken. Die Verbandmittel aus der Hausapotheke haben sicher schon vielen Verletzten das Leben gerettet.

Arzneimittel vor Kindern sichern!
Medikamente sind für Kinder höchst gefährlich. Zu Vergiftungen kommt es besonders im Alter zwischen zwei und fünf Jahren. Kleinkinder stecken gern Arzneimittel in den Mund, ohne sich der Gefahr bewußt zu sein. Deshalb:
● *Bewahren Sie alle Medikamente »kindersicher« in einer verschließbaren Hausapotheke auf.*
● *Lassen Sie auch am Krankenbett keine Medikamente herumliegen.*
● *Werfen Sie Arzneimittel nicht achtlos in den Mülleimer, sondern bringen Sie sie dem Apotheker zur Vernichtung.*
● *Dulden Sie nicht, daß beim »Doktorspielen« echte Medikamente als Requisiten benutzt werden.*
● *Kinder müssen frühzeitig lernen, daß es Medikamente nur aus der Hand der Erwachsenen – der Eltern oder des Arztes – gibt.*

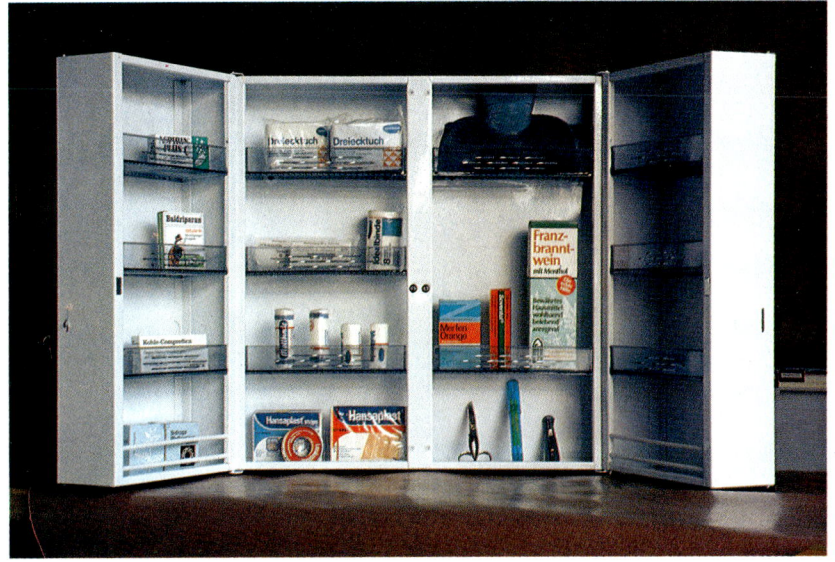

Aufbewahrung. Ein kühler, trockener Platz eignet sich am besten. Aus diesem Grund ist es ratsam, die Hausapotheke – wenn möglich – nicht im Bad oder der Küche, sondern im Schlafzimmer aufzubewahren. Vom Handel werden kleine Kunststoffschränkchen, die sich für die Einrichtung der Apotheke eignen, in großer Auswahl angeboten. Diese Schränkchen sollten unbedingt verschließbar sein, damit Kinder nicht an die Arzneimittel gelangen können.

Prinzipiell sollte in der Hausapotheke alles aufbewahrt werden, was im weitesten Sinne mit Medizin und Arznei zu tun hat – also auch alle Arzneimittel, die vom Arzt zur Behandlung bestimmter Krankheiten verordnet werden.

Bestandsprüfung. Die Hausapotheke ist jedoch nicht der Platz, an dem Arzneimittel, die einmal verordnet und nicht vollständig aufgebraucht wurden, nun jahrelang lagern dürfen. Viele Medikamente verlieren nach einer gewissen Zeit ihre Wirkung. Einmal im Jahr sollten Sie Ihre Hausapotheke gründlich überprüfen. Auf einigen, aber nicht allen Arzneimittelpackungen ist das Verfalldatum angegeben.

Bei Tabletten und Dragées erkennt man die Unbrauchbarkeit an Rissen, Sprüngen und Farbveränderungen. Eingetrocknete oder aus der Tube herausgetretene Salben sind nicht mehr zu gebrauchen. Flüssige Zubereitungen können teilweise verdunsten und dann eine andere als die ursprünglich verordnete Zusammensetzung haben. Manche Flüssigkeiten flocken aus, an anderen Flaschen ist das Etikett im Laufe der Zeit so verwaschen, daß es unlesbar wird.

Auch die Verbandsstoffe (Binden, Pflaster) sind nicht unempfindlich gegen den Zahn der Zeit. Klebkraft und Elastizität können nachlassen, geöffnete Verbandspäckchen stauben ein, werden fleckig und sind natürlich nicht mehr keimfrei. Der Apotheker berät Sie gratis, wenn Sie bei der Bestandsüberprüfung Fragen haben. Viele Apotheken führen regelmäßig Entrümpelungsaktionen durch.

Krankenpflege zu Hause

Wenn ein Angehöriger oder Nachbar leicht erkrankt, dann bringt ihn die Pflege in den eigenen vier Wänden oft rascher wieder auf die Beine als der Aufenthalt im Krankenhaus. An den Pflegenden werden dabei freilich beträchtliche Anforderungen gestellt. Er muß umsichtig, sachkundig und geduldig sein, darf einerseits keine Diktatur über den Patienten aufrichten, soll jedoch andererseits in der Lage sein, die erteilten ärztlichen Anweisungen auch wirklich durchzusetzen. Den Verlauf der Krankheit muß der Helfer überwachen (Pulskontrolle, Fiebermessen) und aufzeichnen. Bei Verschlechterungen ist umgehend der Arzt zu verständigen.

Was die Hausapotheke enthalten sollte

● *Kleine Geräte: Fieberthermometer, Pinzette, Wärmflasche, Sicherheitsnadeln (mehrere Größen), eine Schere.*

● *Verbandmittel: 2 Mullbinden (6 oder 8 Zentimeter breit), 1 großes und 1 mittleres Verbandspäckchen, 1 Wundschnellverband (10 × 6 Zentimeter), 2 Dreiecktücher (auch als Arterienabbinder verwendbar, Verbandwatte, Heftpflaster, elastische Binde, Augenklappe.*

● *Rezeptfreie Medikamente für inneren Gebrauch: Tabletten gegen Schmerzen (zugleich fiebersenkend), Kohletabletten gegen Durchfall, Baldriantropfen (oder Dragées) zur Beruhigung und bei Schlaflosigkeit, Pfefferminztee (gegen Leibschmerzen).*

● *Mittel zum äußeren Gebrauch: keimtötende Tinktur zur Desinfektion in der Umgebung von Wunden (anstelle der früher üblichen Jodlösung), Franzbranntwein für Einreibungen und Umschläge, Salbe gegen Insektenstiche.*

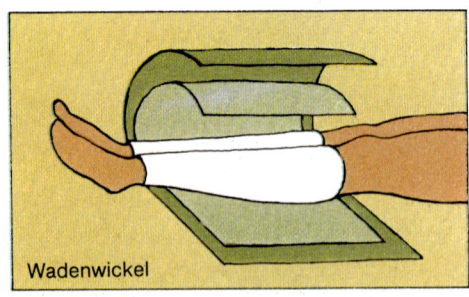

Wadenwickel

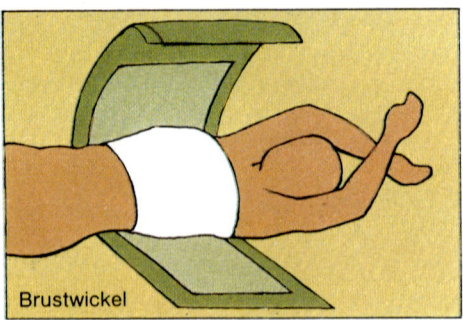

Brustwickel

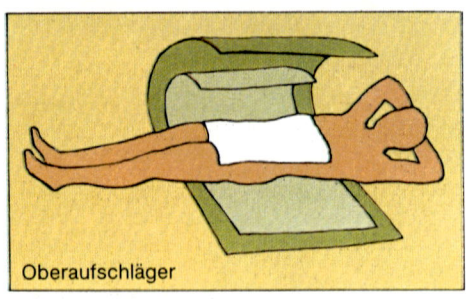

Oberaufschläger

Wickel wirken manchmal Wunder: Sie regen die Durchblutung der Haut an, entziehen als kalte Wickel bei Fieber dem Körper die Hitze oder helfen als warme Wickel, einem frierenden Organismus Wärme zuzuführen. Über Art und Dauer des Wickelanlegens informieren Sie sich bei Ihrem Hausarzt.
Vorgehen: Man wickelt ein in warmes oder kaltes Wasser getauchtes und ausgewrungenes Leinentuch um die Körperteile. Darüber schlägt man ein zweites größeres trockenes Wolltuch.
Oben: kalter Wadenwickel zur Fiebersenkung; Mitte: warmer Brustwickel bei Asthma und Keuchhusten; unten: Oberaufschläger für Brust und Bauch. Nach Eintritt der erwünschten Wirkung wird der Wickel entfernt und der Patient abfrottiert.

Tageslauf für Kranke

Es ist der Gesundung förderlich, wenn die Tage eines bettlägerigen Kranken in ruhigem Rhythmus verlaufen. Schlaf und Anstrengung, Entspannung, Körperpflege und Nahrungsaufnahme, auch die Bewegungsübungen und die Durchführung der ärztlichen Anordnungen, müssen zu festgelegten Zeiten aufeinander folgen und dürfen keinesfalls zu unruhiger Hektik am Krankenbett führen.

Bettlägerigkeit. Bettruhe hilft dem Kranken, der mit seinen Kräften gewissenhafter haushalten muß als der Gesunde. Der behandelnde Arzt teilt deshalb bei seinem Hausbesuch mit, wie lange die Bettruhe einzuhalten ist und ob der Patient zwischendurch zur Toilette oder zum Essen aufstehen soll oder darf.

Die Nachtruhe eines Patienten sollte rund zehn Stunden betragen und möglichst ungestört bleiben. Nach dem Aufwachen muß der Tag mit Aktivität beginnen. Wenn es der Krankheitszustand erlaubt, steht der Patient auf und wäscht sich. Während dieser Zeit wird sein Bett gemacht. Wenn der Patient dann wieder im Bett liegt (und froh darüber ist), wird für einige Minuten bis zur Dauer einer halben Stunde das Zimmer gründlich durchlüftet. Dabei muß der Kranke gut zugedeckt sein und sollte keiner Zugluft ausgesetzt werden.

Körperpflege. Patienten, die strenge Bettruhe einhalten müssen, werden mit Waschlappen im Bett gewaschen. Kranke, die sich aufsetzen oder ins Bad gehen dürfen, sollten beim Waschen niemals allein gelassen werden. Die körperliche Anstrengung kann zu einem Schwächeanfall führen, der nur dann harmlos bleibt, wenn gleich Hilfe zur Stelle ist. Nach dem Waschen wird von vielen Patienten die Einreibung des Rückens, des Gesäßes und der Beugeseiten der Beine mit Franzbranntwein als sehr angenehm empfunden. Die Einreibung belebt und bessert die Durchblutung der Haut.

Essen. Wer zum Waschen aufstehen darf, kann meist auch seine Mahlzeiten außerhalb des Bettes einnehmen. Grundsätzlich sollte die Nahrung leicht verdaulich sein und aus fünf bis sechs kleinen (und nicht etwa zwei bis drei großen) Mahlzeiten bestehen. Wenn der Arzt nichts anderes angeordnet hat, darf Krankenkost Wunschkost sein.

Günstig wirkt sich ein großzügiges Angebot an wechselndem Obst und Früchten, auch an Fruchtsäften aus. Der kranke Körper verlangt nach Vitaminen, und er verlangt auch nach ausreichenden Mengen von Flüssigkeit. Das wird, zumal bei alten Patienten, oft unterschätzt. Die Flüssigkeitsmenge, die ein Patient pro Tag mindestens braucht, beträgt 1,5 Liter. Dabei ist es gleichgültig, ob diese Menge als Flüssigkeit getrunken wird oder in der Nahrung, z.B. in Suppen oder Obstsäften, enthalten ist.

Die regelmäßigen Mahlzeiten gliedern den Tag des Kranken. Sie unterstützen den aufbauenden Wechsel von Belastung und Entlastung – denn nach dem Essen ist man müde. Ein bettlägeriger Patient sollte in diesem Fall nicht daran gehindert werden zu schlafen. Auch dann nicht, wenn die Schlafdauer dem Gesunden ungewöhnlich lang vorkommt.

Bewegungsübungen. Einem anderen Verlangen der bettlägerigen Patienten darf die Pflege dagegen nicht allzusehr entgegenkommen: dem Drang zur Faulheit und Bewegungslosigkeit. Wer rastet, der rostet. Das gilt auch und gerade für die Tage der Krankheit. Längere Bettruhe läßt die Muskeln schrumpfen und schränkt die Beweglichkeit der Gelenke ein. Beiden Erscheinungen muß rechtzeitig, energisch und ausdauernd entgegengewirkt werden.

Es gibt für jedes Stadium der Krankheit und für jedes Alter Bewegungsübungen, die nützlich und zumutbar sind – auch wenn es manchen Patienten so scheint, als sei das überflüssig. Zur Stabilisierung des Kreislaufs muß der Kranke jeden Tag ein paarmal aufgesetzt werden; er soll Arme und Beine bewegen. Vor allem bei älteren Menschen ist darauf zu achten, daß die Lunge gut durchlüftet wird. Der Patient wird deshalb zweimal täglich aufgesetzt und sein bloßer Oberkörper mit Franzbranntwein abgerieben. Das erfrischt und zwingt zu tiefem

Durchatmen. Abklopfen oder Abrubbeln verstärkt die Durchblutung der Haut.

Eine sorgsame Pflege verhindert das Wundliegen des Patienten (Druckbrand, Dekubitus). Das gefürchtete »Durchliegen« entsteht vor allem im Kreuzbereich und an den Fersen – an Stellen also, an denen der Knochen der Haut unmittelbar anliegt. Die Krankenpflege muß dieser Gefahr eincs Druckgeschwürs große Aufmerksamkeit widmen.

Verordnungen. Der behandelnde Arzt gibt dem Patienten und den pflegenden Angehörigen Hinweise, wie sie sich zu verhalten haben, und schreibt meist auch bestimmte Medikamente auf, die dann aus der Apotheke zu besorgen sind. Nur diese Arzneimittel darf der Patient erhalten – nicht etwa »zusätzlich« solche, die man sich irgendwo beschafft. Das kann den Körper unnötig belasten.

Medikamente müssen streng nach Vorschrift eingenommen werden. Die Wirkung vieler Arzneimittel ist davon abhängig, daß sie dem Organismus ganz regelmäßig zugeführt werden. Achten Sie also bei der Pflege darauf, daß nichts »vergessen« wird. Auch die anderen ärztlichen Anordnungen, z.B. ein Kamillendampfbad, Mundspülungen oder Einträufelungen in Auge, Ohr, Nase oder Mund sind gewissenhaft einzuhalten.

Kontrolle des Krankheitsverlaufs

Wer einen Kranken zu Hause pflegt, ersetzt in gewisser Weise Schwester und Arzt. Deshalb muß er den Verlauf der Erkrankung sorgsam beobachten, um Verschlechterungen oder Komplikationen rechtzeitig zu erkennen und dann umgehend Hilfe herbeizurufen.

Körperfunktionen. Morgens und abends müssen bei jedem Patienten Puls und Körpertemperatur (→Seiten 85, 158) gemessen und aufgeschrieben werden. Sie sind gleichsam die Eckwerte der Verlaufskontrolle, und der Arzt wird sich immer zuerst nach diesen Daten erkundigen. Wichtig ist aber auch, daß die Pflegekraft die anderen Lebensfunktionen überwacht und auf Veränderungen achtet. Das gilt besonders für den Appetit, den Durst, für Stuhlgang, Urin und Schweißab-

Wenn die Krankheit sich verschlimmert

Überraschende Zwischenfälle und dramatische Verschlechterungen können bei vielen Krankheiten auftreten. Wenn dann rasch und richtig gehandelt wird, kann die Gefahr meist abgewendet werden. Der Arzt ist sofort zu verständigen bei

- *einsetzender Bewußtlosigkeit,*
- *Herzschmerzen mit Angstzuständen,*
- *vom Herzen ausstrahlendem Schmerz,*
- *starken, plötzlich einsetzenden Schmerzen beim Atmen,*
- *plötzlichen heftigen Bauchschmerzen,*
- *starkem Erbrechen,*
- *Krämpfen,*
- *Blutungen,*
- *anhaltendem Durchfall.*

Ein Hausbesuch noch am gleichen Tag sollte vereinbart werden, wenn der Kranke über Hals-, Kopf- oder Gliederschmerzen zu klagen beginnt, ihm übel ist und die Körpertemperatur über 38,5° Celsius ansteigt.

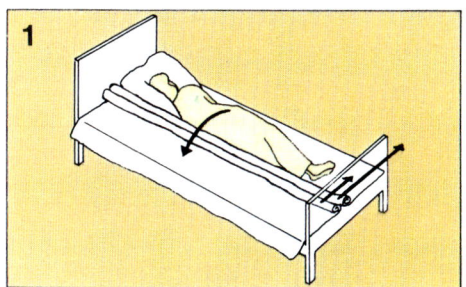

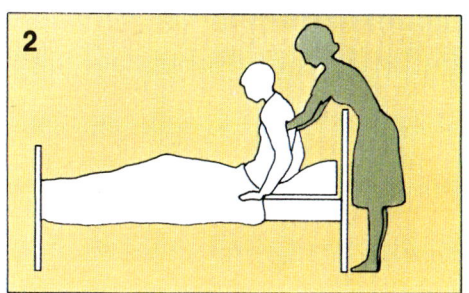

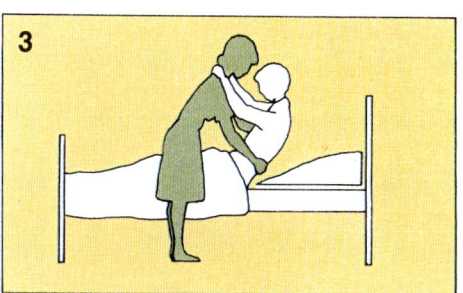

Krankenpflege zu Hause – der richtige Griff macht alles einfacher.
Links: Das Bettlaken wechselt man (1), indem der Patient erst zur Seite gedreht, dann das gebrauchte Laken in Pfeilrichtung aufgerollt wird und das frische an seine Stelle kommt. Um einen Patienten hochzuziehen (2), faßt die Pflegerin ihn von hinten unter die Achseln. Das Aufrichten zum Sitzen oder Stehen (3) gelingt am einfachsten mit diesem Griff.

Rechts: Das sind die richtigen Handgriffe für das Umbetten eines Patienten. Am besten geht es zu zweit oder zu dritt. Bitte Vorsicht: Auf gar keinen Fall darf man dem Patienten dabei weh tun!

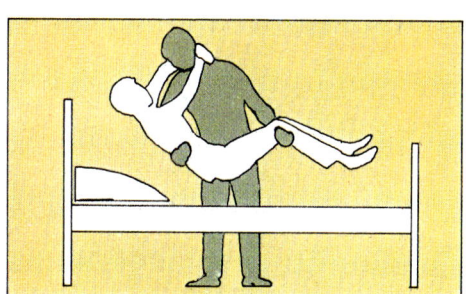

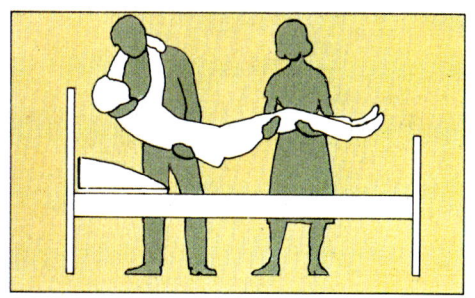

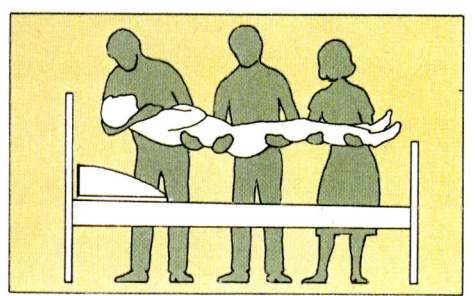

sonderung, auch für die Atmung. Wenn der Patient über Schmerzen, Angstgefühl, Schwindel oder Mißempfinden klagt, müssen diese Angaben dem behandelnden Arzt unaufgefordert berichtet werden. Für die Beurteilung des Krankheitsverlaufes ist ebenso das Aussehen von Haut und Schleimhäuten wichtig. Auch die seelischen Reaktionen spielen eine Rolle. Aus allen Hinweisen kann erkannt werden, wie die Genesung fortschreitet oder ob Komplikationen drohen.

Genesung. Die Dauer der Zeitspanne zwischen dem Ende der akuten Krankheitssymptome und der vollständigen Gesundung ist ganz unterschiedlich. Sie hängt vor allem ab vom Ausgangszustand des Patienten, von der Schwere der durchgemachten Krankheit und von seinem Lebensalter. In der Genesungszeit (Rekonvaleszenz) darf der Patient sich nur langsam und dosiert belasten. Wer die Genesungszeit abrupt abkürzen will, läuft Gefahr, einen Rückschlag zu erleiden. Das Aufstehen, die ersten Laufversuche, schließlich – nur auf ärztlichen Rat – die ersten Spaziergänge sollten in Gegenwart des Pflegenden stattfinden.

Pflege des alten Menschen

Im höheren Lebensalter nimmt die Fähigkeit des Organismus, alle Körperfunktionen im Gleichgewicht zu halten und sich an wechselnde Lebensumstände anzupassen, nach und nach ab. Es altern, wie jeder weiß, jedoch nicht alle Menschen gleich schnell. Weniger bekannt ist, daß selbst im gleichen Organismus die verschiedenen Gewebe in ganz unterschiedlichem Tempo altern. Mit den Besonderheiten der Alterungsprozesse befaßt sich die Alternsforschung (Gerontologie), die Lehre von den Alterskrankheiten nennt man Geriatrie.

Alterskrankheiten

Im höheren Lebensalter häufen sich bei vielen Menschen die Krankheiten. Im allgemeinen läßt sich sagen, daß viele Leiden im Alter zu einem längeren Verlauf neigen, manche auch chronisch werden. In der Regel nimmt die Schmerzempfindlichkeit im Alter ab.

Erscheinungsformen. Alterserscheinungen zeigt jeder Mensch. Von den inneren Organen sind vor allem die Blutgefäße vom Alterungsprozeß betroffen. Sie verlieren ihre Elastizität, werden enger und starr (Arteriosklerose, → Seite 184). Organe, in denen die Gefäßveränderungen besonders ausgeprägt sind, lassen in ihrer Funktion naturgemäß nach. Eine unzureichende Blutversorgung des Gehirns führt zum Nachlassen der geistigen Funktionen, insbesondere des Kurzzeitgedächtnisses. Mangeldurchblutung des Herzmuskels kann einen Infarkt auslösen. Gelenke, die lebenslang intensiv belastet wurden, zeigen im Alter Abnutzungserscheinungen. Mit den Lebensjahren wächst die Wahrscheinlichkeit, daß ein Mensch schlechter sieht und schwerer hört.

Vorsorge. Ob ein Mensch langsam oder schnell altert, welche Organe davon mehr und welche minder betroffen sind, ist zwar weitgehend durch das Erbgut festgelegt. Vernünftiges Verhalten, altersentsprechende Belastung, Rücksicht auf eingeschränkte Organfunktionen,

Das Zahlenverhältnis Alt–Jung in Deutschland zwischen 1800 und 1980: Die immer niedriger werdende Geburtenrate und die steigende Lebenserwartung haben dazu geführt, daß der Bevölkerungsanteil der unter 15jährigen und derjenige der über 65jährigen mittlerweile gleich groß geworden sind.

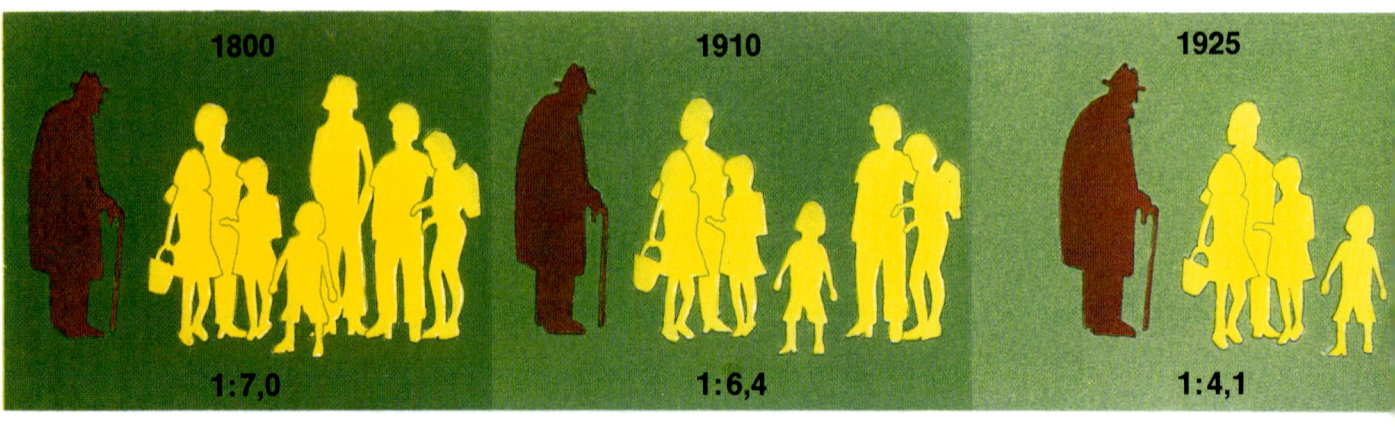

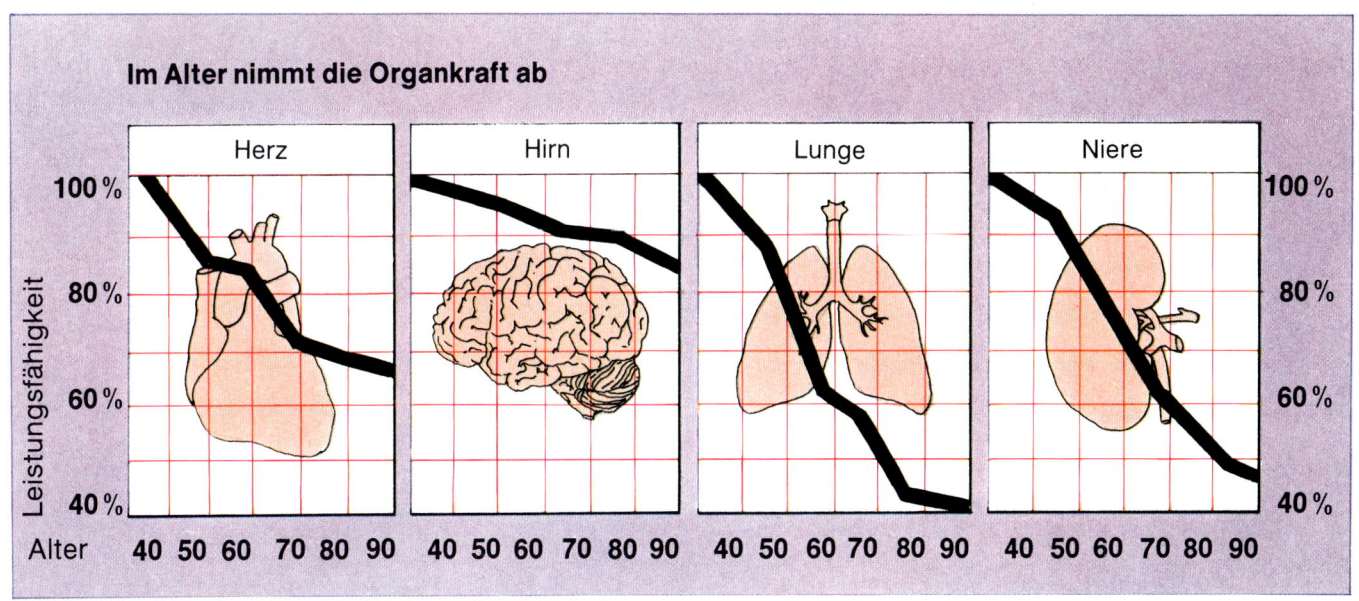

Im Alter nimmt die Organkraft ab

| Herz | Hirn | Lunge | Niere |

Leistungsfähigkeit — 100 %, 80 %, 60 %, 40 %

Alter — 40 50 60 70 80 90 (je Organ)

rechtzeitige und – falls erforderlich – auch langfristige ärztliche Hilfe können jedoch beträchtliche Besserungen des Zustandes bewirken.

Familie. Wer auch im Alter in einer Familie leben kann, der leidet meist weniger unter den unvermeidlichen Alterserscheinungen als Alleinstehende. Die kleinen Pflichten des Alltags und die tätige Teilnahme an den Freuden und Sorgen der jüngeren Generation halten ältere Menschen erfahrungsgemäß mobil. Wer hingegen seine ganze Aufmerksamkeit auf die Beschwerden richtet, an denen sich leider häufig nichts Grundsätzliches mehr bessern läßt, nimmt die Alterserscheinungen deutlicher und meist schmerzvoller wahr.

Alt und uralt werden

Jahrtausendelang haben die Menschen nach einer Formel für ein ewiges Leben, nach einem »Jungbrunnen«, gesucht – gefunden haben sie ihn nicht. Es gibt kein Universal-Medikament, das ewige Gesundheit garantiert, das Altern hemmt oder gar verjüngend wirkt. Auch Vitamine, Hormone und das häufig gepriesene Procain sind keine Allheilmittel. Andererseits sind die Chancen, alt, gar uralt zu werden, relativ noch nie so groß gewesen wie in unserer Zeit.

Hundertjährige. Es werden immer mehr Menschen hundert Jahre alt. Im Interesse der Wissenschaft wurden sie von Forschern befragt und untersucht. Dabei ergaben sich Erkenntnisse, die auch für die Menschen von Bedeutung sind, die nicht so uralt werden möchten: Hundertjährige taten lebenslang alles mit Maßen – Essen, Trinken und Schlafen. Ihre Arbeit artete nie in Rastlosigkeit aus. Von ernsteren Krankheiten blieben die Uralten meist das ganze Leben lang verschont. Vor allem aber: Die Hundertjährigen blieben immer Optimisten, auch in den Stunden der Not – ein Beweis, wie sehr der seelische Zustand den Körper beeinflußt.

Das Nachlassen aller unserer Organkräfte mit zunehmendem Alter ist von Natur aus programmiert. Eine gesunde Lebensführung und die Behandlung der Krankheiten verhindert jedoch, daß die Organe vor der Zeit verschleißen.

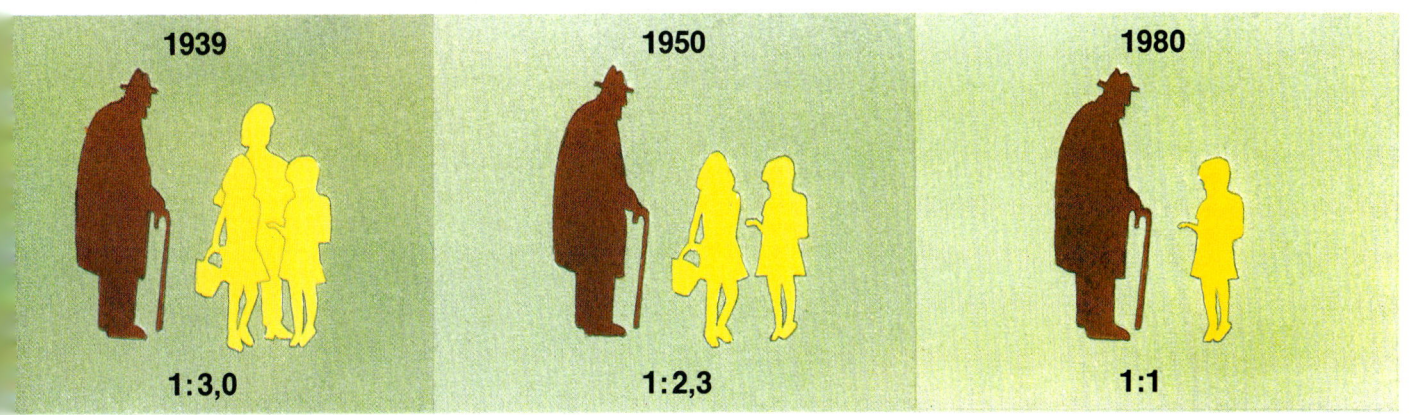

1939 — 1:3,0

1950 — 1:2,3

1980 — 1:1

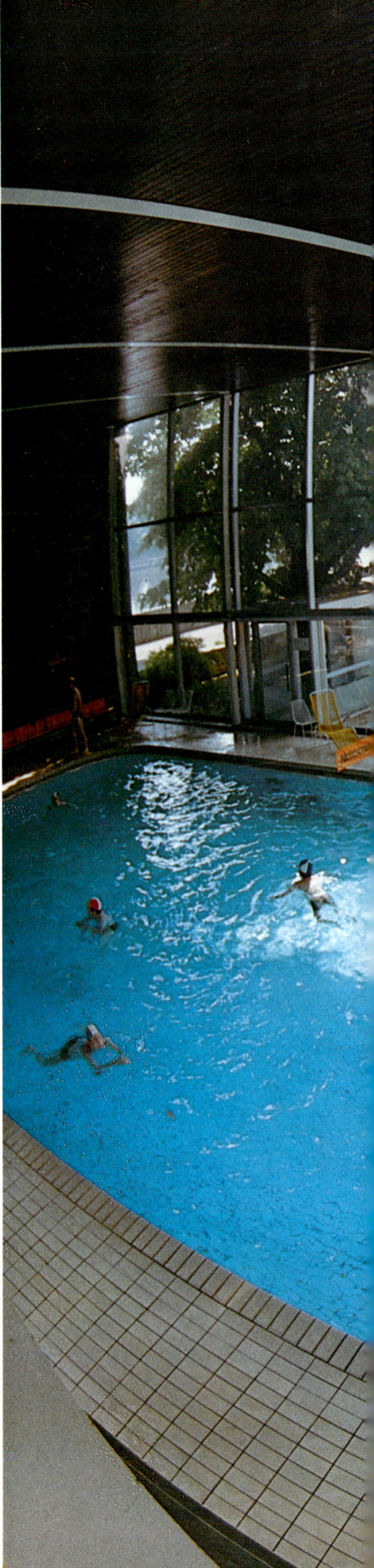

Der Einfluß der Umwelt

Kur und Klima

Die schönste Art, gesund zu werden, ist die Kur: Sie hilft durch die natürlichen Heilmittel des Bodens, des Klimas und der Landschaft. Eine zeitgemäße Behandlung in den Bädern und Kurorten aktiviert den ganzen Menschen und stärkt seine Selbstheilungskräfte. Durch die Harmonisierung des Tagesrhythmus, durch gesunde Ernährung und die vielfältigen Kurmittel erreicht der Patient innerhalb weniger Wochen ein Optimum an Gesundheit. Klima und Wetter spielen dabei eine wichtige Rolle. Auch ganz gesunde Menschen unterliegen dem Einfluß der meteorologischen Faktoren. Bestimmte Wetterlagen fördern die Krankheit, andere das Wohlbefinden. Die Zusammenhänge sind größtenteils wissenschaftlich geklärt – jeder kann und sollte daraus für sich die Konsequenzen ziehen.

Moderne Kurbehandlung

Seit Jahrtausenden suchen kranke oder erschöpfte Menschen in Kurorten oder Bädern Heilung. Warme Quellen, staubfreie Höhenlagen, mineralhaltige Wässer, Massagen, Licht und Luft – kurz: alles, was auch heute noch Inhalt der Bäder- und Klimaheilkuren ist, gab es schon im Altertum. Die Kurbehandlung blickt auf eine ehrwürdige Geschichte zurück. Sie ist so alt wie die Heilkunst selbst.

Während früher die Reise in ein Kurbad ein teuer bezahltes Privileg für wenige war, gehört die Bäder- und Klimabehandlung heute zu den Behandlungsweisen, die grundsätzlich allen Patienten zur Verfügung stehen. Die Zahl der Heilbäder und Kurorte wurde beträchtlich vermehrt. Verändert und erweitert haben sich auch die Methoden der Behandlung. Für die Krankheitsvorsorge (Prävention) und die Nachsorge (Rehabilitation) spielt die Heilbehandlung durch Bäder, Trink- und Klimakuren eine große, auch sozialmedizinisch wichtige Rolle. Eine eigene Richtung der Medizin, die Bäderkunde (Balneologie), befaßt sich mit dieser für Patienten und Ärzte angenehmen Form der Heilbehandlung.

454   *Lebensfreude und Gesundheit: Hallenbad eines Kurortes* ▶

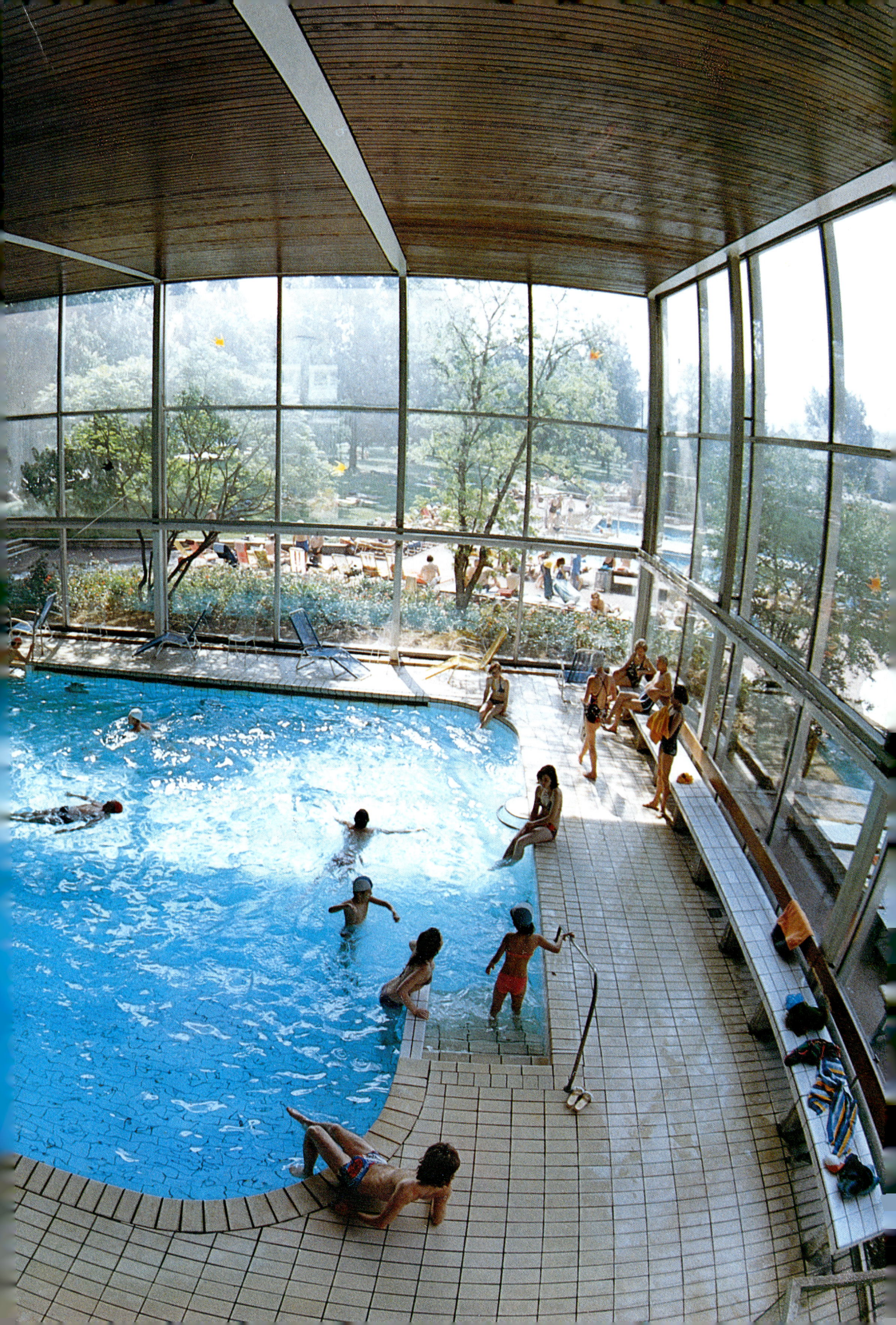

Medizinische Bedeutung der Kur

Eine Kur dient der Vorbeugung gegen eine drohende Krankheit, der Genesung von einer überstandenen akuten Krankheit oder der Linderung eines chronischen Leidens.

Wirkungsweise. Die erwünschten Gesundungseffekte einer Kurbehandlung kommen zustande, weil der Körper während der Kur bestimmten physikalischen und chemischen Reizen ausgesetzt wird. Er antwortet darauf mit Reaktionen, die alle Organsysteme, also Stoffwechsel, Kreislauf, Nervensystem und Drüsentätigkeit, umfassen. Die wissenschaftliche Bäderheilkunde hat nachgewiesen, daß durch diese Umstellungen der Regulationsvorgänge Kräfte zur Überwindung einer Krankheit freigemacht werden. So gesehen, handelt es sich bei dem Heileffekt einer Kur also um die Reaktion des Körpers selbst (Reaktionstherapie), um ein Training seiner Organfunktionen.

Voraussetzungen. Wer zur Kur fahren will, darf nicht akut oder schwer krank sein. Bettlägerige Patienten sollten erst so weit wieder gesund werden, daß sie aufstehen können, ehe an einen Kuraufenthalt als Nachsorgemaßnahme gedacht wird. Der Patient muß ja nicht nur die Belastungen der Reise ertragen können, sondern auch in der Lage sein, die speziellen Behandlungsmaßnahmen aktiv mitzumachen.

Heilanzeigen der Kur. Jeder weiß aus eigener Erfahrung, daß die Entlastung von der Arbeit, die Harmonisierung des Tagesrhythmus, daß Muße und die Meidung von Genußmitteln vom Körper als erholsam empfunden werden. Innerhalb von Tagen oder Wochen gewinnt er neue Kraft für die Belastungen des alltäglichen Lebens. Eine Änderung des Milieus und der Lebensbedingungen ist der wesentliche Inhalt jeder Kur.

Eine Kur ist besonders erfolgversprechend und darum notwendig,

○ wenn bei einer chronischen Erkrankung die Behandlung am Wohnort des Patienten keine nachhaltigen Erfolge erzielt;

○ wenn ein Patient nicht mehr im Krankenhaus behandelt werden muß, den Anforderungen seines Alltags aber noch nicht wieder gewachsen ist;

○ wenn nur ein Klimawechsel oder eine intensive physikalische oder Bäderbehandlung bei der zugrunde liegenden Erkrankung Erfolg verspricht;

○ wenn die Lebensweise und das Verhalten eines Patienten wegen der darin liegenden Risikofaktoren langfristig und dauerhaft geändert werden muß;

○ wenn schließlich medizinische Nachsorgemaßnahmen (Rehabilitation) in einem Kurort günstiger als am Wohnort des Patienten durchgeführt werden können.

Kurmittel und Kurverlauf

Die Kurorte bieten ihren Gästen und Patienten nicht nur Erholungsmöglichkeiten an, die für sich genommen einem erschöpften oder kranken Menschen bereits guttun. Jeder Kurort verfügt darüber hinaus über ganz unterschiedliche spezielle Behandlungsweisen, die man Kurmittel nennt. Hierzu zählen die unterschiedlichen Formen der Bäderbehandlung (Balneotherapie), also Bäder und Trinkkuren; die Klimatherapie mit Sonnenbehandlung und Freiluft-(Liege-)Kuren und ergänzende Behandlungsverfahren, die man unter dem Oberbegriff »physikalische Therapie« zusammenfaßt: die aktive und passive Bewegungs- und Übungsbehandlung mit den verschiedenen Formen der Gymnastik und Krankengymnastik, des Gesundheitssports und des gezielten Herz-Kreislauf-Trainings; Massagen; Inhalationsbehandlung; Licht- und Strahlenbehandlungen; Elektrotherapie; Wasser-(Hydro-) und Wärme-(Thermo-)Therapie. Immer wichtiger werden die Gesundheitserziehung und die Diätbehandlung. In bestimmten Kurorten richtet sich die Therapie nach dem Verfahren von Kneipp (→ Seite 458), Prießnitz, Felke oder Schroth.

Ärztliche Überwachung. Jede Kurbehandlung muß ärztlich überwacht werden. In den Kurorten praktizieren Kur- und Badeärzte, die sich mit

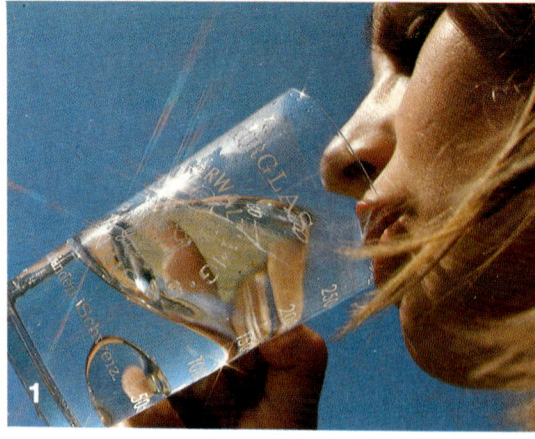

Heilbehandlung in Kurorten

Die verschiedenen Heilweisen aktivieren die Kurgäste und machen sie wieder gesund. Der Badearzt rät je nach Art und Schwere der Erkrankung zu den unterschiedlichen Kurmitteln. Einige der wichtigsten sind hier zusammengestellt. Im Vordergrund stehen in den meisten Heilbädern die Bäder- und Trinkkuren (Balneotherapie) unterschiedlicher Ausprägung. Dazu kommen Verfahren der Klimatherapie mit Sonnenbehandlung und Freiluft-Liegekuren. Ergänzend werden Verfahren der physikalischen Therapie herangezogen, beispielsweise aktive und passive Bewegungs- und Übungstherapie, Krankengymnastik und Gesundheitssport, ferner Hydro-, Thermo- und Elektrotherapie, Licht- und Strahlenbehandlungen, Inhalationen und Massagen. Von großer Bedeutung ist auch eine durchdachte Diätbehandlung am Kurort.

1 Trinkkur mit Mineralbrunnen bei Stoffwechselstörungen, Darmbeschwerden und Blasenleiden.

2 Thermalbad bei Rheumatismus und Gelenkbeschwerden durch Abnutzung.

3 Inhalation bei Atemwegsleiden.

4 Unterwassermassage zur Lockerung verspannter Muskeln.

5 Meerwasser-Wellenbad zur allgemeinen Mobilisierung.

6 Wassertreten nach Pfarrer Kneipp bei vegetativen Störungen und Durchblutungsstörungen.

7 Klimatherapie mit Sonnenbehandlung und Freiluft-Liegekuren bei Hautkrankheiten und Lungenleiden.

8 Moorbad bei rheumatischen Beschwerden und Muskelerkrankungen.

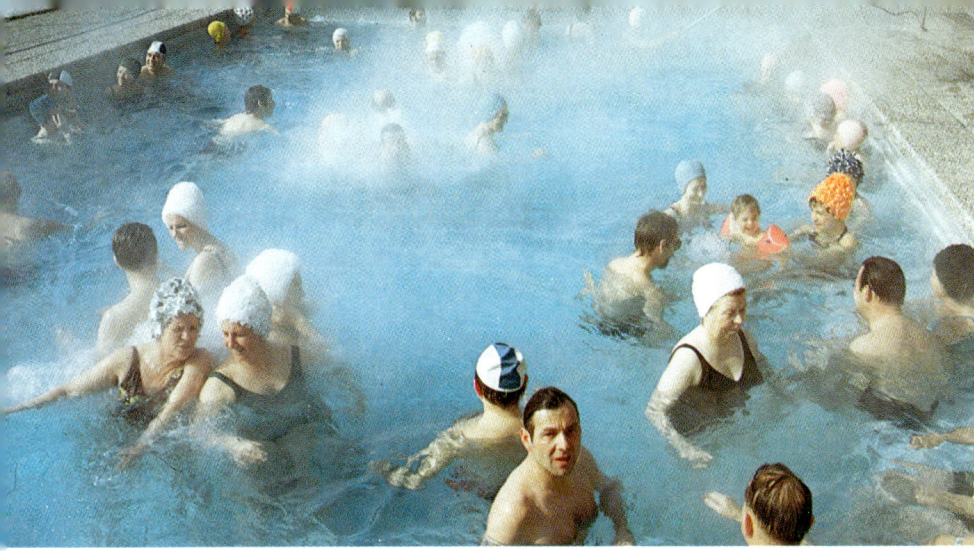
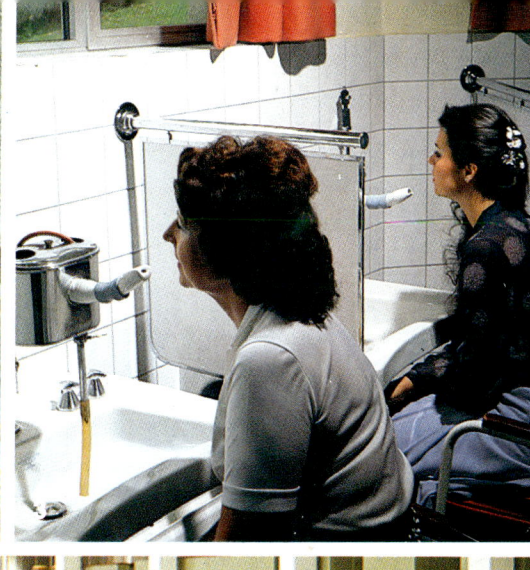
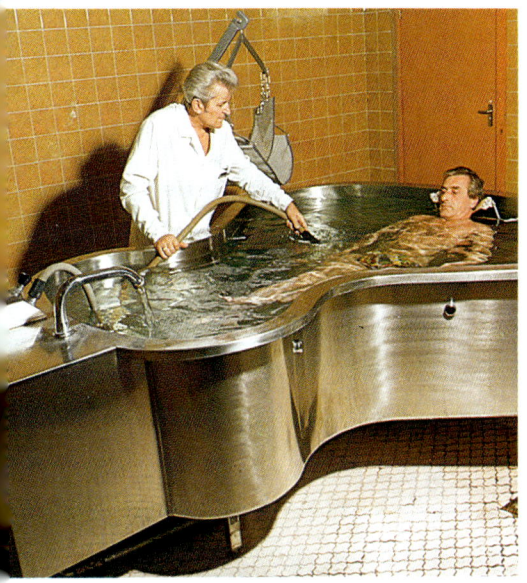
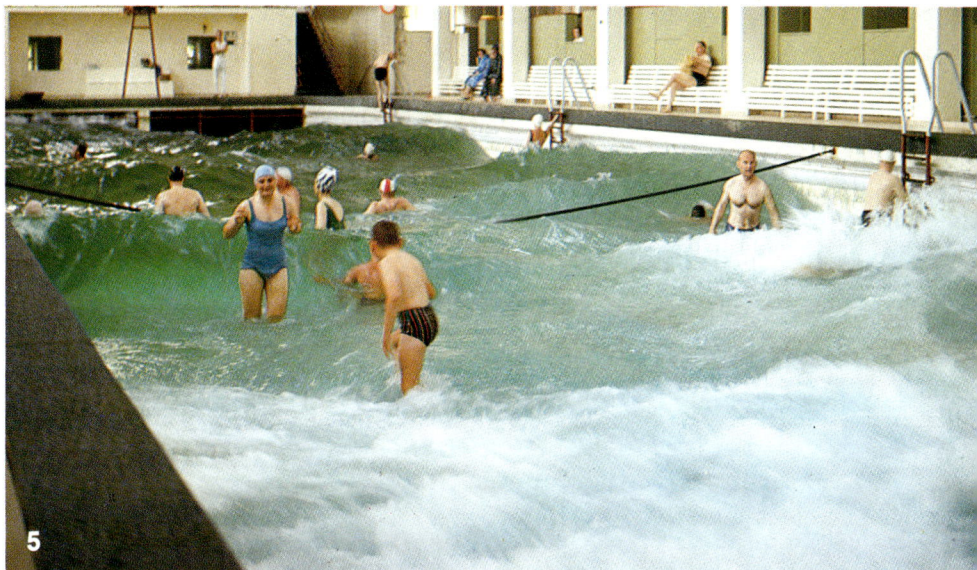

5

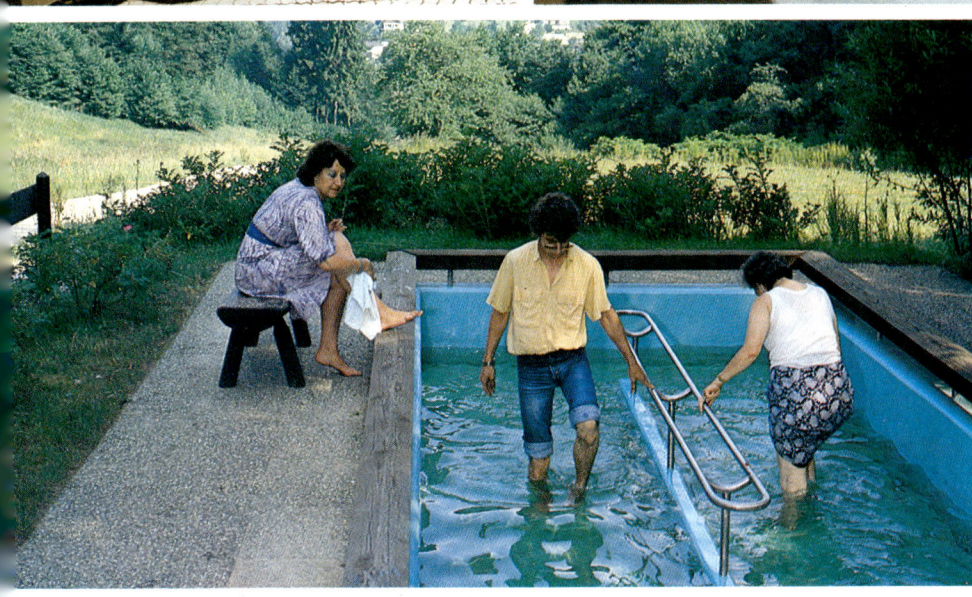
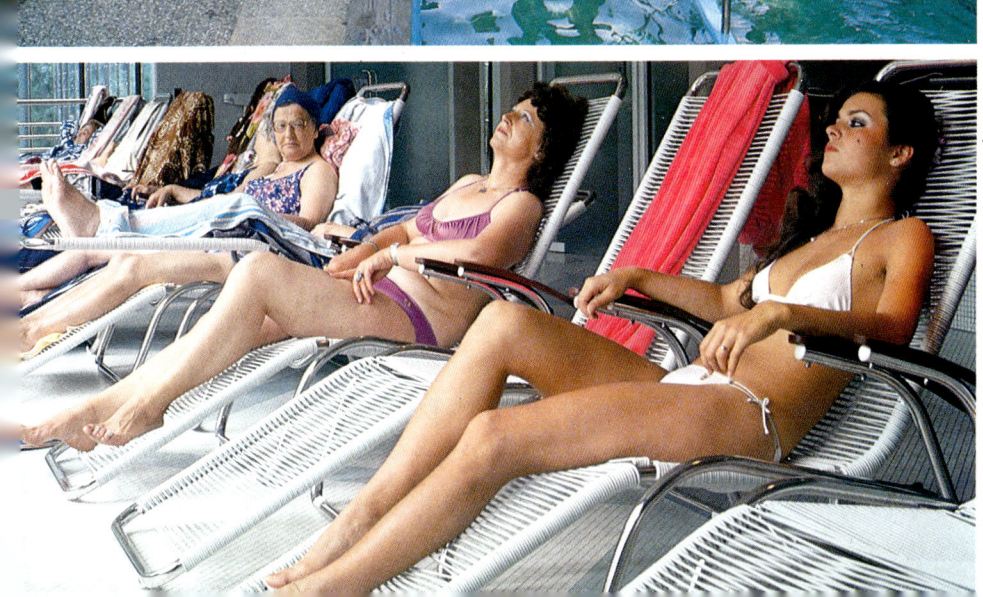
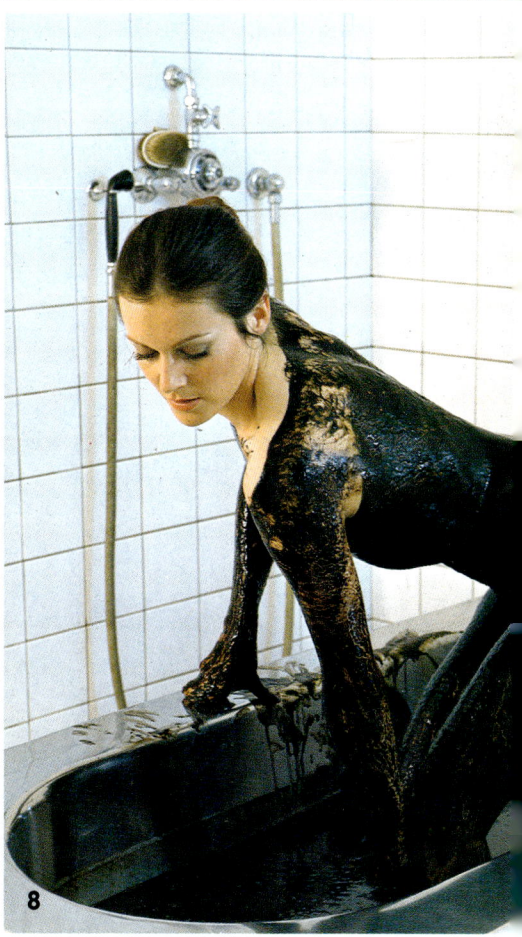

8

den ortsüblichen Kurmitteln und Heilbehandlungen auskennen. Jeder Patient ist jedoch gut beraten, wenn er bereits vor Antritt einer Kur mit seinem behandelnden Arzt spricht, welcher Ort und welche Kurmittel für ihn besonders günstig sind. Wenn die Krankenkasse oder andere Kostenträger die Kur bezahlen, ist diese ärztliche Voruntersuchung ohnehin vorgeschrieben.

Dauer der Kur. Eine Kur, die erfolgreich sein soll, kann nicht am Wohnort des Patienten stattfinden, weil ihr dann die Reize des Klima- und Milieuwechsels fehlen. Es gibt auch keine Kurz- oder Wochenendkuren. Soll die Behandlung erfolgreich sein, muß eine Kur mindestens drei Wochen dauern. Abhängig von der Krankheit, dem Lebensalter und Gesundheitszustand des Kurpatienten kann eine Verlängerung dieser Frist nötig werden.

Die günstigen Wirkungen des Kuraufenthaltes empfindet der Patient meist erst in den Wochen und Monaten nach seiner Rückkehr aus dem Kurort. Während der Behandlung kommt es häufig zu stärkeren Schwankungen des Befindens, meist am achten bis neunten Kurtag und am Ende der dritten Kurwoche. Sie sind ein Zeichen dafür, daß die Behandlung anschlägt und zu einer Umstellung der gesamten Reaktionslage des Organismus führt. Eine Wiederholung der Kur in jährlichen oder größeren Abständen stabilisiert die erzielten Erfolge und verlängert das Leben.

Gesundheitserziehung, Verhaltenstraining. Immer mehr Kurorte und Sanatorien gehen dazu über, ihren Patienten nicht nur die Kurmittel zur Verfügung zu stellen, sondern den Gast – ohne Zwang – über Hintergründe und Ursachen seiner Beschwerden aufzuklären, ihm ein neues Gesundheitsbewußtsein zu vermitteln. Das ist vor allem bei solchen Krankheiten erforderlich, die weitgehend vom Verhalten des Patienten abhängig sind. Hierzu zählen die modernen Zivilisationskrankheiten, also viele Herz- und Kreislaufleiden, Stoffwechselstörungen, die chronische Bronchitis und Regulationsstörungen des unbewußten (vegetativen) Nervensystems. Wer während einer Kur lernt, sein Verhalten kritisch zu überdenken und ggf. durch Diät, Nikotinverzicht und körperliches Training zu korrigieren, hat besonders gute Chancen, gesund zu werden und gesund zu bleiben.

Kneipp-Kur

Für viele Krankheitszustände und ihre Vorformen ist die Kneipp-Kur eine beliebte und sehr bewährte Behandlungsweise. Sie geht zurück auf den katholischen Pfarrer Sebastian Kneipp (1821–1897), der seine eigene, tödlich bedrohliche Lungentuberkulose durch eine Kaltwasserkur heilte. Im Laufe seines Lebens entwickelte der Naturheilkundige nach und nach zahlreiche Anwendungsformen des kalten und warmen Wassers. Er gab auch Ratschläge und Anregungen zur Ernährung und zu gesunder Lebensführung unter Berücksichtigung des biologischen Rhythmus. Durch den Einschluß von Bewegungsübungen und die Anwendung milde wirkender pflanzlicher Heilmittel (Phytotherapie) wurde aus der Kneipp-Behandlung eine Ganzheitstherapie.

Der Lieblingssatz des Wasserpfarrers hieß: »Wer das Gießen versteht, ist ein Künstler in der Heilkunde.« Zum Schluß behauptete er: »Die heilbaren Krankheiten könnten durch Wasser und Kräuter geheilt werden.« Beide Sätze sind zwar eine Übertreibung, doch helfen die Kneippschen Anwendungen ohne Zweifel bei vielen Erkrankungen auf angenehme und nebenwirkungsfreie Weise.

Behandlungsmaßnahmen. Von der Ärzteschaft wurden die Kneippschen Behandlungsmethoden anfangs scharf abgelehnt. Das hat sich geändert, denn inzwischen ist klargeworden, daß die vom »Wasserpfarrer« empfohlenen Kurmaßnahmen nützlich und sinnvoll sein können. Mittlerweile werden die Kneipp-Anwendungen von Ärzten verordnet und durch eigens ausgebildetes Personal durchgeführt. Es handelt sich dabei um Heilwaschungen, Güsse, Wickel, Packungen, Dämpfe und Bäder, die ergänzt werden durch andere, der einzelnen Krankheit angepaßte gesundheitsfördernde Maßnahmen.

Kneipp-Kur zu Hause

Einige der auf Sebastian Kneipp zurückgehenden Behandlungsmaßnahmen eignen sich – nach Rücksprache mit dem Arzt – auch für eine Kneippkur zu Hause:

- *Kaltes Vollbad (8 Sekunden) zur Kreislaufanregung und Stoffwechselförderung, bei Schlafstörungen und Fettleibigkeit. Anschließend sofort ins Bett.*
- *Kaltes Halbbad (bis zum Nabel; 10 Sekunden) bei Darmträgheit, nervöser Erschöpfung und leichtem Asthma.*
- *Warme Armbäder (beide Arme, Temperatur um 34° C) bei allen nervösen Herzbeschwerden und Durchblutungsstörungen sowie bei Pelzigwerden der Arme.*
- *Wechselfußbad (je ein Gefäß für warmes und kaltes Wasser), sehr gut bei Kopfschmerzen und Bluthochdruck sowie allen Gefäßverkrampfungen der Beine (»Ameisenlaufen«).*
- *Wechselguß auf Arme oder Beine (erst 38° C heißes, dann kaltes Wasser, zweimal wiederholen) zur Abhärtung und zur Vorbeugung von Erkältungskrankheiten.*

Gesundheit und Wetter

Dem Wetter wird eine Menge zugetraut: Einfluß auf Wunden und Wohlbefinden, Kopfweh und Koliken, auf Leben und Sterben sogar. Die alte Streitfrage »Macht das Wetter krank?« spielt in dieser Diskussion noch immer eine ganz besondere Rolle. Ob und wie sich Klima und Wetter auf den Menschen und seinen Körper auswirken, erforscht eine neue Richtung der Medizin, die *Biometereologie*. Sie hat eine Fülle überraschender Daten gesammelt. Nunmehr ist gesichert, daß das Wetter nicht nur die Stimmung beeinflußt, sondern beispielsweise auch den Operationserfolg, die Funktion von Herz und Kreislauf, Atmung und Stoffwechsel. Die verschiedenen Faktoren des Wetters haben also tatsächlich Einfluß auf Leben und Sterben.

Klima und Krankheit

Der Mensch steht mit seinen beiden Füßen auf der Erde, aber er lebt in der Luft – wie der Fisch im Wasser. Luft ist das Element, das den Menschen lebenslang umgibt. Aus dieser Erkenntnis leiten sich eine Menge Folgerungen ab, die Gesundheit und Wohlbefinden des einzelnen durchaus beeinflussen.

Akklimatisation. Die Anpassung an neue Umwelt- und Lebensverhältnisse, vor allem an ein anderes Klima, nennt man Akklimatisation. Das Klima setzt sich aus vielen Faktoren zusammen. Die wichtigsten: Temperatur, Luftfeuchtigkeit und Luftdruck, Wind, Licht und Strahlung. Der gesunde Mensch kann sich an extreme Klimabedingungen gewöhnen – doch jede Akklimatisation braucht Zeit: je größer und belastender der Unterschied zwischen dem gewohnten und dem fremden Klima ist, desto mehr. Patienten mit bestimmten Erkrankungen (Herz-Kreislauf-Leiden, Asthma, Stoffwechselstörungen) haben bei der Akklimatisation oft besondere Schwierigkeiten und können sich manchmal an bestimmte neue Lebensbedingungen nicht gewöhnen. Vor großen Reisen in ferne Klimazonen, beim Umzug in andere Teile Deutschlands sollte man an diese Zusammenhänge denken und sie mit dem behandelnden Arzt rechtzeitig besprechen.

Wetterfühligkeit. Jeder dritte Mensch ist wetterfühlig, Frauen mehr als Männer, ältere Menschen häufiger als jüngere. Die Wetterfühligkeit ist im strengen Sinne keine Krankheit, doch geht sie mit unangenehmen Beschwerden einher. Hierzu zählen vor allem die mißmutige Stimmungslage, Kopfdruck, Müdigkeit, Ein- und Durchschlafstörungen, Nervosität, Unwohlsein und depressive Verstimmungen.

Auf welchen physikalischen Vorgängen die Wetterfühligkeit beruht, ist noch nicht zweifelsfrei erforscht. Zur Wetterfühligkeit gehört auch das Vorausahnen nahender, aber noch unsichtbarer Wetterfronten: Rheumatiker und Patienten mit frischen Narben spüren eine Warmluftfront zwei bis vier Stunden und Kaltluftmassen gar bis zu zehn Stunden im voraus. Je radikaler sich das Wetter ändert, desto deutlicher ist die Beeinflussung des menschlichen Organismus. Auch im Schlaf bleibt der Mensch wetterfühlig.

Wetterarten und Wohlbefinden

Die verschiedenen Wetterarten sind in ihren biologischen Auswirkungen auf die verschiedensten Krankheiten mittlerweile analysiert. Am besten geht es den meisten Patienten während einer ruhigen Schönwetterlage, bei milder, warm-trockener Luft. Ein heranziehendes Tief mit Warmluftzufuhr und warm-feuchtem Milieu läßt die Zahl der Herzinfarkte und Asthmaanfälle ansteigen, während Koliken von Gallenblase und Darm seltener werden. Menschen, die zu Koliken neigen, geht es dagegen häufiger schlecht, wenn ein Tief mit Kaltluftzufuhr das Wetter kühl bis kalt-feucht macht.

Föhn. Wer unter Föhn und Frontenwechsel leidet, bildet sich seine Beschwerden nicht nur ein. Der Föhn führt zu nachweisbaren Veränderungen des Blutdrucks, der Herzfrequenz und der hormonellen Gesamtsituation. Bei starkem Föhn steigen die Operationskomplikatio-

Medizinische Bäder

Bei der Behandlung bestimmter Krankheiten haben sich medizinische Bäder sehr bewährt. Eine Badekur umfaßt meist acht bis zwölf Bäder. Badezeit und Ruhedauer danach müssen vom Arzt festgesetzt werden.

● *Badeextrakte aus Rosmarin, Kamille, Lavendel und Baldrian sind gut bei Rheumatismus, Nervenschmerzen, Schlafstörungen und Beschwerden der Wechseljahre.*

● *Fichtennadel-, Eukalyptus- und andere Bäder mit ätherischen Ölen helfen bei Durchblutungsstörungen und Erkrankungen des vegetativen Nervensystems.*

● *Moorbäder und Fangopackungen lindern chronisch entzündlichen Gelenk-, akuten und chronischen Muskelrheumatismus.*

● *Teer- und Schwefelbäder kommen bei Hautleiden wie Ekzem und Schuppenflechte als Behandlungsmaßnahmen in Frage.*

● *Kohlensäure- und Sauerstoffbäder sind bei Erhöhungen des Blutdrucks und Störungen der arteriellen Durchblutung angezeigt.*

Welches Klima bei welcher Krankheit?

Welches Klima bei welcher Krankheit?
Die drei großen deutschen Hauptgebiete des Klimas haben unterschiedliche Heilanzeigen:
● *Seeklima – gut bei Erkältungskrankheiten, funktionellen Herz- und Kreislaufstörungen und Hautleiden, vor allem Ekzem und Schuppenflechte;*
● *Mittelgebirgsklima – bei Rheumatismus, organischen Herz- und Gefäßkrankheiten, Überfunktion der Schilddrüse;*
● *Hochgebirgsklima – bei Bronchialasthma, Heufieber, bestimmten Blutkrankheiten und den Hautleiden Ekzem und Akne.*
Sprechen Sie mit Ihrem Arzt und richten Sie sich nach seinen Empfehlungen.

Wetterumschwung und Krankheit
Für diese Menschen kann ein Wetterumschwung gefährlich werden:
● *Herz- und Kreislaufkranke,*
● *Frischoperierte,*
● *Patienten mit Hormonstörungen (Wechseljahre),*
● *seelisch Kranke (Depressive),*
● *Asthmatiker.*

nen an, obwohl der narkotisierte Patient das Wetter nicht bewußt wahrnehmen kann. Eine übersteigerte Schönwetterlage, wie sie der Föhn darstellt, kann also in bestimmten Situationen eine gefährliche Wetterlage sein.

Großstadtklima. Alle meteorologischen Messungen beweisen, daß das Wetter in den europäischen Großstädten immer schlechter wird. Es fällt mehr Regen, die Zahl der Schneetage nimmt zu, es gibt häufiger Gewitter und Hagelschauer. An heißen Tagen liegt die Temperatur in den Innenstädten bis zu zehn Grad höher als im umgebenden Freiland. Die Wolkenbildung ist erheblich vermehrt. Als Ursache der Klimaverschlechterung ist die erhöhte Produktion kleinster luftverunreinigender, oft nur ein tausendstel Millimeter großer »Kerne« nachgewiesen – sie fördern die Kondensation des Wasserdampfs und damit die Niederschläge. Die Überhitzung der Innenstädte begünstigt zudem die Wolkenbildung durch das Aufsteigen der verunreinigten Luft. Das Großstadtklima kann aus diesen Gründen für die Gesundheit in vielfältiger Weise belastend sein. Das gilt vor allem für Säuglinge und Kinder, für ältere und chronisch kranke Menschen.

Smog. Die gelegentlich besonders starke Luftverunreinigung über Städten und industriellen Ballungsgebieten mit Dunst- und Nebelbildung, der Smog, ist besonders gesundheitsgefährdend. Er entsteht, wenn an windstillen Tagen, fernab der aktiven Wetterzentren – der Hochs und Tiefs – abgelagerte, alternde Luftmassen ruhig liegen bleiben und vor allem Schwefeldioxid und Ruß nicht abziehen.

Smog gefährdet Herz-, Kreislauf- und Lungenkranke. Er kann jedoch auch – je nach seiner Schwere und zeitlichen Dauer – gesunde Menschen belasten. Kranken ist zu raten, bei Smog die Fenster unbedingt geschlossen zu halten und alle ihre Aktivitäten auf ein Minimum einzuschränken. Medikamente gegen die gesundheitsschädlichen Auswirkungen des Smog gibt es nicht.

Behandlung. Weder gegen die Wetterfühligkeit noch gegen die negativen Auswirkungen bestimmter belastender Wetterlagen gibt es ein Allheilmittel. Während einer Wetterphase, die dem Patienten gesundheitlich zu schaffen macht, ist körperliche und seelische Schonung die richtige Therapie.

Bioklimazonen

Innerhalb der Bundesrepublik Deutschland gibt es mehrere, voneinander stark abweichende Klimazonen. Trägt man die verschiedenen Reiz-, Belastungs- und Schonfaktoren zusammen, so ergibt sich ein Bild der Wetter- und Klimawirkung auf den Menschen (→ Karte auf der rechten Seite).

Reizfaktoren. Als starke Reizfaktoren werden eine erhöhte Abkühlung des Körpers (etwa durch größere Windstärke), eine erhöhte Einstrahlung von Ultraviolettstrahlen, der verringerte Sauerstoffdruck in größeren Höhen und stärkere Tagesschwankungen bei Temperatur und Luftfeuchtigkeit gewertet. Diese starken bioklimatischen Umweltreize kommen in der Bundesrepublik vor allem beim Einströmen kühler oder kalter west- und nordwestlicher Meeresluft vor. Als reizstark gelten deshalb vor allem die Küstenregionen, das Alpengebiet und die windzugewandten Seiten der Mittelgebirge.

Belastungsfaktoren. Als belastend unter bioklimatischen Gesichtspunkten gelten schwüle, verunreinigte Luft, Naßkälte und Nebel. In den Flußtalniederungen, auch in Mulden und Beckenlandschaften sind die Belastungsfaktoren naturgemäß häufiger anzutreffen.

Schonfaktoren. Klimatische Schonfaktoren in medizinischem Sinn sind eine geringe Abkühlungsgröße mit nur mäßigen Schwankungen im Tagesverlauf, eine vermehrte, aber nicht zu starke Sonnenstrahlung und die Reinheit der Luft. Bei Hochdruckwetter ist dieses bioklimatische Schonmilieu am ehesten anzutreffen. In den waldreichen deutschen Mittelgebirgen, vor allem in Hanglagen zwischen 300 und 600 Meter Höhe, ist das reizmilde Schonklima weit verbreitet. In diesen Regionen gibt es daher besonders viele Bäder und Kurorte.

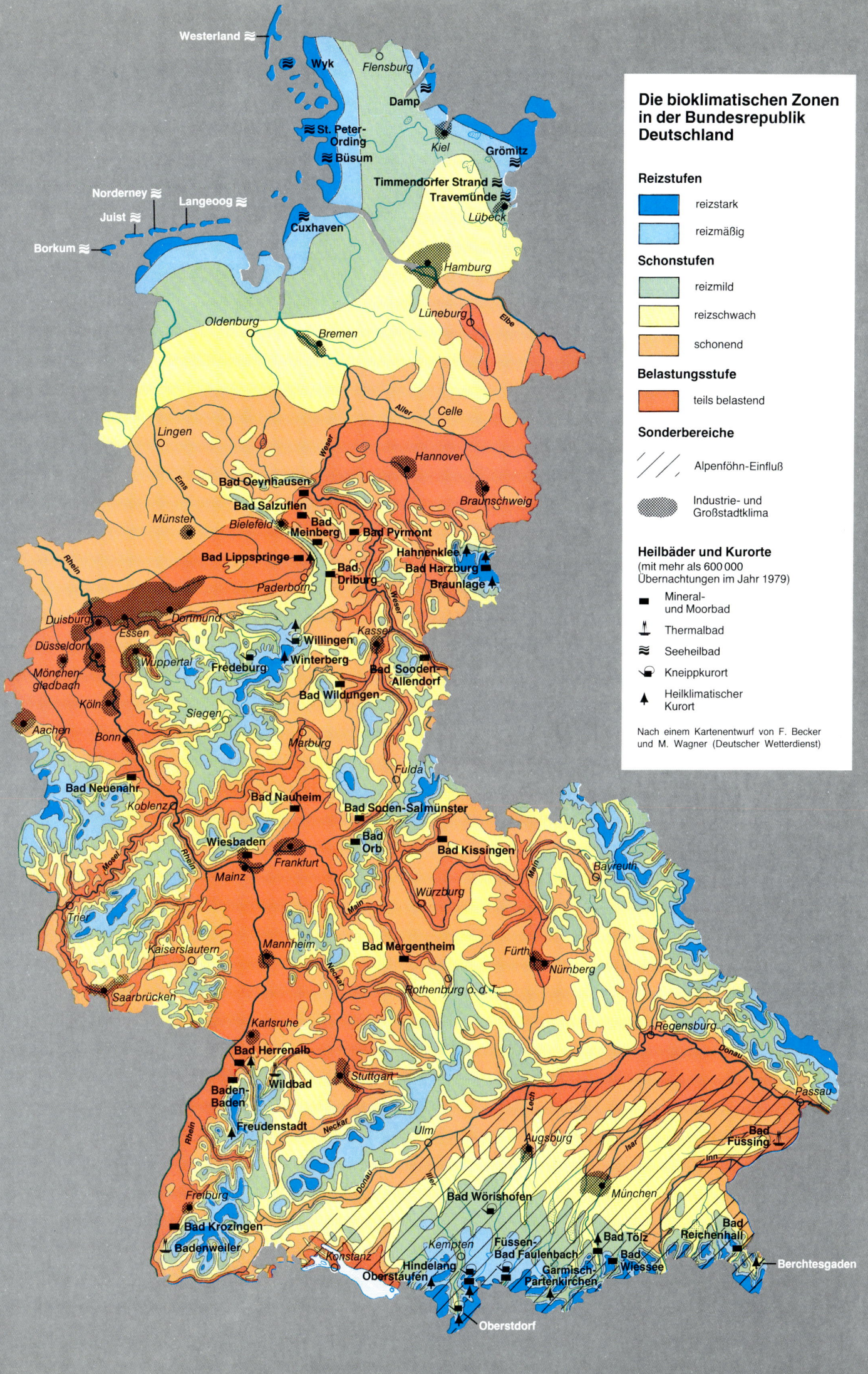

Die bioklimatischen Zonen in der Bundesrepublik Deutschland

Reizstufen
- reizstark
- reizmäßig

Schonstufen
- reizmild
- reizschwach
- schonend

Belastungsstufe
- teils belastend

Sonderbereiche
- Alpenföhn-Einfluß
- Industrie- und Großstadtklima

Heilbäder und Kurorte
(mit mehr als 600 000 Übernachtungen im Jahr 1979)
- Mineral- und Moorbad
- Thermalbad
- Seeheilbad
- Kneippkurort
- Heilklimatischer Kurort

Nach einem Kartenentwurf von F. Becker und M. Wagner (Deutscher Wetterdienst)

Rechtsmedizin, soziale Sicherung

Gesundheit und Leben sind die höchsten Güter des Menschen. Ihrem Schutz und ihrer Sicherung gelten deshalb zahlreiche Gesetze. Gerade in den Stunden der Not, bei Krankheit, Armut oder Invalidität ist niemand auf sich allein gestellt, hilflos oder gar rechtlos. Andererseits ist dieser Schutz nicht ohne Verpflichtungen gegenüber der Gemeinschaft. Ein dichtes Netz von Rechten und Pflichten verbindet Arzt, Patienten, Klinik und Krankenkasse.

Arzt, Patient und Recht

Vertrauen zum Arzt ist die Grundlage jeder Behandlung. Deshalb hat der Patient das Recht zu bestimmen, ob, wo, wann und wie er sich behandeln lassen will. Die freie Arztwahl und die freie Wahl des Krankenhauses garantieren, daß ein Kranker, jedenfalls hinsichtlich seiner Rechtsstellung, dem Arzt als gleichberechtigter Partner gegenübertritt. Hilfeleistungs-, Aufklärungs- und Schweigepflicht sichern das besondere Vertrauensverhältnis zwischen Arzt und Patient.

Zum Schutz vor den finanziellen Belastungen und Risiken, die Krankheit mit sich bringen kann, ist ein System der sozialen Sicherung aufgebaut worden. Auf vielfältige Weise, durch Krankenkassen, Unfallversicherung, Rehabilitation und Rente, wird jeder einzelne Bürger, so gut es geht, vor den Wechselfällen des Lebens geschützt. Diese Rechte schließen naturgemäß Pflichten ein.

Normalerweise merkt ein Patient kaum etwas davon, daß zwischen ihm und seinem behandelnden Art auch vielerlei Rechtsbeziehungen bestehen. Im Alltag kommt es für beide, Patient und Arzt, mehr auf Art und Schwere der Erkrankung, die medizinischen Möglichkeiten der Behandlung, auf Vertrauen und Zuversicht an als auf jene Dinge, die kleingedruckt auf der Rückseite des Krankenscheins oder in der Hausordnung einer Klinik niedergelegt sind. Diese Bestimmungen erinnern jedoch daran, daß ohne Ausnahme alles, was zwischen Arzt und Patient geschieht, einer aufgeschriebenen sozialen Ordnung, dem Recht, unterliegt. Es leitet sich her von der uralten Idee der Gerechtigkeit und wird durch die staatliche Autorität gesichert.

Das Verhältnis Arzt–Patient

Kein vernünftiger Patient bricht mit seinen Ärzten oder der Krankenkasse leichtfertig einen Streit vom Zaun. Damit wird die Heilung einer

Krankheit nicht gefördert, sondern verzögert. Je mehr sich ein Patient bemüht, das besondere Vertrauensverhältnis zu seinem Arzt zu festigen, desto besser für ihn: Vertrauen fördert nachgewiesenermaßen die Heilungschancen. Andererseits schließt begründetes Vertrauen die Kenntnis und Wahrnehmung der eigenen Rechte und Pflichten ja nicht aus.

Dienstvertrag. Rechtlich gesehen besteht zwischen Arzt und Patient ein sogenannter »Dienstvertrag«, der den Arzt verpflichtet, nach bestem Wissen und Gewissen alles zu tun, was dazu beiträgt, daß der Patient weder krank bleibt noch kranker wird oder gar stirbt. Dieser Vertrag kommt meist stillschweigend zustande oder dadurch, daß der Patient der Sprechstundenhilfe den Krankenschein aushändigt.

Natürlich kann der Arzt nicht verpflichtet werden, den Kranken, unabhängig von der Diagnose, wieder gesund zu machen. Der Arzt-Patient-Vertrag gibt dem Kranken das Recht, die Behandlung jederzeit abzubrechen (so sehr er sich damit im Einzelfall auch schaden mag). Beim Vorliegen wichtiger Gründe, z. B., wenn heimlich ein Heilpraktiker aufgesucht wird, oder wenn sichergestellt ist, daß ein anderer Arzt die Weiterbehandlung des Kranken übernimmt, kann auch der Arzt von sich aus die Behandlung niederlegen.

Hilfeleistungspflicht. Die Hilfeleistungspflicht des Arztes ist nichts Festgefügtes, ein für allemal durch Paragraphen Geregeltes. Sie richtet sich nach den Umständen, z. B. der Schwere der Krankheit, der räumlichen Entfernung des Patienten vom Arzt, auch der Spezialisierung des Mediziners. Der Satz »Ein Arzt ist verpflichtet zu kommen, wenn man ihn ruft« ist jedenfalls nur unter ganz bestimmten Bedingungen zutreffend. In den Räumen seiner Praxis steht der Arzt dagegen während der angekündigten Sprechzeiten jedem Patienten zur Hilfeleistung zur Verfügung.

Hippokratischer Eid. Seit alters her schwören Ärzte am Ende ihrer Universitätsausbildung den hippokratischen Eid. Dieser Schwur ist nach dem griechischen Ärztevater Hippokrates (460–377 v. Chr.) benannt. Der wichtigste Satz der Eidesformel lautet: »Meine Verordnungen werde ich treffen zu Nutz und Frommen der Kranken nach bestem Vermögen und Urteil und von ihnen Schädigung und Unrecht fernhalten.«

Behandlungspflicht. Wer krank wird, der darf allein entscheiden, ob, wann, wie und wo er sich von einem Arzt behandeln lassen will. Grundsätzlich bleibt dieses Recht des Patienten auf »Selbstbestimmung« auch im Falle schwerer, ja tödlicher Krankheit erhalten. Der Patient muß stets in die Behandlung einwilligen, und es ist sein gutes Recht, »ja« oder »nein« zu sagen.

Von dieser Entscheidungsfreiheit gibt es einige wenige, gesetzlich festgelegte Ausnahmen: Geschlechtskranke müssen sich behandeln lassen, auch Geisteskranke, sofern bestimmte Voraussetzungen erfüllt sind. Zur Bekämpfung der übertragbaren Krankheiten dürfen Patienten vorübergehend isoliert werden, in bestimmten Situationen können auch Schutzimpfungen angeordnet werden.

Hausbesuch. Ein Arzt mit eigener Praxis (»niedergelassener Arzt«), der die Behandlung eines Patienten übernommen hat, wird einen Hausbesuch immer dann vornehmen, wenn ein akut bettlägeriger Patient sich nicht in seine Sprechstunde begeben kann, andererseits vom Arzt aber auch nicht in ein Krankenhaus eingewiesen wird. In dieser Situation gehört der Hausbesuch zu den erforderlichen Maßnahmen bei der Durchführung einer Krankenbehandlung.

Ist die Versorgung eines Kranken durch einen anderen Arzt oder ein Krankenhaus sichergestellt, so ist kein Arzt verpflichtet zu kommen, wenn man ihn ruft.

Telefonisch sollte man dem Arzt mitteilen, welche Krankheitszeichen vorliegen (→ Seite 422) und den Anruf nicht bis in den Abend oder gar die späten Nachtstunden hinauszögern. Denken Sie daran: Auch der Arzt ist nur ein Mensch und nicht verpflichtet, bis zum eigenen körperlichen Zusammenbruch zu arbeiten.

Was ist »Kurierfreiheit«?
Noch im ersten Drittel dieses Jahrhunderts durfte in Deutschland jeder uneingeschränkt die Heilkunde ausüben. Diese »Kurierfreiheit« gab z. B. Schäfern, Grobschmieden und dem Bader (»Reißt Zähne und läßt zur Ader«) die rechtliche Möglichkeit, als Heilkundige zu wirken. Jetzt ist das nur noch drei Berufen erlaubt: dem Arzt, dem Zahnarzt und dem Heilpraktiker.

Medikamente, Arzneimittelprüfung. Damit ein Patient die Vorteile und Risiken einer Behandlung mit Medikamenten selbst beurteilen und abwägen kann, liegt jeder Arzneimittelpackung ein aufklärender Beipackzettel (→Seite 448) bei. Der Patient kann seinen behandelnden Arzt jederzeit nach den Namen und den Mengen der verabreichten Medikamente fragen, er hat ein Recht darauf, über Einzelheiten aufgeklärt zu werden.

Besonders strenge gesetzliche Anforderungen gelten, wenn die Wirksamkeit eines neuen Arzneimittels am Patienten geprüft wird. »Versuchspatienten« müssen besonders aufgeklärt werden. Ohne sein Wissen oder gar gegen seinen Willen darf niemand zu einer Arzneimittelprüfung herangezogen werden. Selbst dann, wenn ein ganz harmloses Mittel getestet wird, etwa eine Handcreme, muß der Patient zustimmen. Er kann diese Zustimmung jederzeit widerrufen.

Ärztliches Gutachten, Attest. Von Gerichten, Versicherungen, Berufsgenossenschaften und vielen anderen Institutionen wird der Arzt als Sachverständiger gehört. Bei diesen Gutachten ist er zu strengster Objektivität verpflichtet. Der Arzt hat also nach bestem Wissen und Gewissen der Wahrheitsfindung zu dienen. Auch an ärztliche Bescheinigungen, die Atteste, werden hinsichtlich ihrer Genauigkeit und Zuverlässigkeit die gleichen hohen Anforderungen gestellt. Das Ausstellen unrichtiger Gesundheitszeugnisse ist mit Strafe bedroht.

Wenn also eine Behörde beim behandelnden Arzt nach der Diagnose eines bestimmten Patienten fragt, dann hat der Arzt nur die Wahl, zu schweigen oder die Wahrheit zu sagen. Wenn er schweigt, z. B. im Einverständnis mit dem Patienten, der auch nicht will, daß die Behörde seine Diagnose erfährt, und bereit ist, für dieses Schweigen etwaige Nachteile in Kauf zu nehmen, wird der Arzt nicht bestraft. Nur falsche Angaben darf er nicht machen.

Honorar. Bei den Mitgliedern der gesetzlichen Krankenkassen, das sind mehr als 90 Prozent der Bevölkerung, wird das ärztliche Honorar durch die Krankenkassen überwiesen. Für die Festsetzung des Honorars bei einem Privatpatienten, der den Arzt selbst bezahlt, gelten bestimmte Regeln. Der Staat hat eine Gebührenordnung für Ärzte erlassen, die normalerweise als Vertragsgrundlage zwischen Arzt und Privatpatient gilt. Abhängig von den Umständen des einzelnen Falles, kann der Arzt seine Rechnung (»Liquidation«) nach den Schwierigkeiten seiner Leistung, dem Zeitaufwand, aber auch nach den Vermögens- und Einkommensverhältnissen seines Patienten und den örtlichen Gegebenheiten richten. Damit es nicht nachträglich zu Streit um das Honorar kommt, sollte man vor Behandlungsbeginn mit seinem Arzt ganz offen die leidige Geldfrage erörtern. So kann man sich und dem Doktor viel Ärger ersparen.

Aufklärungs- und Schweigepflicht

Neben der Hilfeleistungspflicht, die zum Wesen des Arztseins gehört, beruht das Vertrauensverhältnis zwischen dem Patienten und seinem Arzt auch auf der Aufklärungs- und auf der Schweigepflicht.

Selbstbestimmungsrecht. Der Arzt muß seinem Patienten die ganze Wahrheit sagen, damit dieser von seinem Selbstbestimmungsrecht Gebrauch machen kann. Selbstbestimmung, also die Entscheidung darüber, ob eine vorgeschlagene Behandlung stattfinden soll, setzt umfassende Information voraus. Im Rahmen der ärztlichen Aufklärungspflicht wird dem Kranken mitgeteilt, welche Risiken eine Behandlung mit sich bringt und welche Gefahren drohen, falls sie unterbleibt. Das ganze Für und Wider medizinischer Maßnahmen ist mit dem Patienten zu erörtern. Nach Ansicht der höchsten deutschen Gerichte, die sich mehrfach mit diesem Themenkreis befaßt haben, ist es dabei möglich, jedem Kranken »im großen und ganzen klarzumachen, was mit ihm geschieht«. An die ärztliche Aufklärungspflicht werden also strenge Anforderungen gestellt.

Ärztliche Schweigepflicht. Die Schweigepflicht schützt die Intimsphäre des Patienten und seine Menschenwürde. Ihr unterliegen auch das ärztliche Hilfspersonal und die Verwaltungskräfte, die in einer Klinik oder bei der Krankenkasse beschäftigt sind. Schützenswertes Geheimnis sind dabei nicht nur die Diagnose und die Behandlungsmethode. Der Schweigepflicht unterliegt vielmehr alles, was dem Arzt bekanntgeworden ist. Selbst scheinbar ganz harmlose Tatsachen – z. B. daß der Patient Schnupfen hat – darf der Arzt nicht unbefugt weitererzählen.

Der Patient kann seinen Arzt von der Schweigepflicht entbinden. Das kann durchaus im wohlverstandenen Interesse des Kranken liegen, wenn beispielsweise seine Angehörigen oder der Kostenträger Einzelheiten der Erkrankung mitgeteilt bekommen. Der Tod eines Patienten entbindet den Arzt nicht von der Schweigepflicht. An die Schweigepflicht muß sich der Arzt halten, ohne daß ihn der Patient ausdrücklich dazu auffordert. Der Satz: »Bitte, erzählen Sie es nicht weiter, Herr Doktor«, ist einem Arzt gegenüber also überflüssig.

Fahrtauglichkeit, Führerscheinentzug. Im Rahmen der »medizinisch-psychologischen Untersuchung« nehmen Ärzte an der Beurteilung der Fahrtüchtigkeit teil. Dabei konzentriert sich die Begutachtung auf fünf Hauptpunkte: Urteilsfähigkeit, Orientierung, Aufmerksamkeit unter Belastung, Reaktionsverhalten und Konzentrationsfähigkeit des Kraftfahrers. Diese Eigenschaften können bei chronischen Erkrankungen, nach Operationen und im höheren Lebensalter vorübergehend oder dauerhaft so beeinträchtigt sein, daß die Fahrtauglichkeit nicht mehr gegeben ist und der Führerschein von Amts wegen entzogen wird. Der Arzt bemerkt diese Beeinträchtigungen oft als erster und wird seinen Patienten darauf aufmerksam machen. Eine Verpflichtung zur Meldung bei staatlichen Behörden besteht für den Arzt nicht. Wenn er jedoch zu der Überzeugung gelangt, daß ein Kranker am Steuer die öffentliche Sicherheit gefährdet, darf er die Behörden informieren. In diesem Fall liegt kein unbefugtes Offenbaren, kein Bruch der ärztlichen Schweigepflicht vor.

Der ärztliche Eingriff

Die Einwilligung des Patienten in eine geplante ärztliche Behandlung ist das A und O ärztlicher Tätigkeit. Ein ärztlicher Eingriff gegen den Willen des Patienten ist nur in Ausnahmesituationen zulässig.

Operation. Vor einem operativen Eingriff muß der Arzt hierzu die Einwilligung des Patienten bzw. des Erziehungsberechtigten einholen. Im Fall der Mündigkeit kann nur der Patient selbst die Einwilligung erteilen. Das Selbstbestimmungsrecht eines Patienten geht sogar so weit, daß er eine einmal erteilte Operationseinwilligung jederzeit und ohne Begründung zurücknehmen kann – auch wenn das unvernünftig sein sollte.

Organtransplantation. Die Übertragung von Zellen, Geweben oder Organen auf einen anderen Menschen oder eine andere Körperstelle nennt man Transplantation. Diese Art der chirurgischen Hilfe hat im letzten Jahrzehnt einen ungeahnten Aufschwung genommen. Bisher ist nicht durch besondere gesetzliche Vorschrift geregelt, unter welchen Voraussetzungen einem Lebenden oder einem Verstorbenen Organe oder Gewebe entnommen werden dürfen. Das Mitführen eines Organspenderpasses (→ Seite 495) ist deshalb allen Menschen anzuraten, die bereit sind, im Falle ihres Todes durch eine Organspende (Herz, Leber, Niere, Hornhaut des Auges) einem schwerkranken Menschen zu helfen.

Ärztlicher Kunstfehler. Eine genaue rechtliche Definition des Wortes »Ärztlicher Kunstfehler« gibt es nicht. Im allgemeinen wird darunter verstanden, was der berühmte Medizinprofessor Rudolf Virchow vor über hundert Jahren gesagt hat: »Beim Kunstfehler handelt es sich um einen Verstoß gegen die allgemein anerkannten Regeln der Heilkunst infolge eines Mangels an gehöriger Aufmerksamkeit oder Vorsicht.« Es kann also vorkommen, daß ein Arzt etwas Falsches tut oder etwas Notwendiges unterläßt.

Wenn freilich eine Heilbehandlung scheitert oder eine Operation mißlingt, so liegt deshalb noch lange kein Kunstfehler vor. Ein ärztlicher

Haftung für Fehler
Macht der Chefarzt eines städtischen Krankenhauses einen Fehler, muß die Stadt den Schaden ersetzen.
(Bundesgerichtshof; VI ZR 122/70)

Mißerfolg ist also kein Kunstfehler. Und selbst eine fehlerhafte ärztliche Diagnose oder eine falsche Behandlung ist rechtlich ohne Bedeutung, wenn alles gut ausgeht.

Grundsätzlich muß jeder Arzt, wenn er im Rahmen seiner Tätigkeit, etwa durch Fahrlässigkeit, einen Schaden anrichtet, den entstandenen Schaden ersetzen. Bei den Landesärztekammern sind *Schlichtungsstellen* eingerichtet, die bei Streitigkeiten zwischen Ärzten und Patienten, die den Vorwurf fehlerhafter ärztlicher Behandlung betreffen, tätig werden. Diese Schlichtungsstellen klären den Sachverhalt möglichst rasch und eingehend auf und unterbreiten einen Schlichtungsvorschlag zur Behebung der Streitigkeiten. Die oft langwierigen und stets sehr unerfreulichen Kunstfehlerprozesse kann man durch Anrufung der Schlichtungsstelle also vermeiden.

Sterbehilfe (Euthanasie). Die Sterbehilfe ohne Lebensverkürzung, das Erleichtern der schweren letzten Tage und Stunden, ist eine selbstverständliche ärztliche Pflicht. Über sie gibt es keinen Streit. Auch die Sterbehilfe durch Sterbenlassen wird von der Mehrzahl der Bürger und der Ärzte bejaht. Eine Sterbehilfe mit gezielter Lebensverkürzung ist nicht erlaubt. Ein Arzt, der das Leben verkürzt, tötet. Solche »aktive Euthanasie« ist strafbar. Der Arzt darf die »Todesspritze« nicht geben, selbst dann, wenn der Kranke ihn ausdrücklich und im Vollbesitz seiner Sinne darum bittet.

Schmerzensgeld

Das Schmerzensgeld ist eine besondere Form des Schadensersatzes. Es wird fällig, wenn durch eine »unerlaubte Handlung« eine Körper- oder Gesundheitsverletzung begangen wurde. Dann hat der Verletzte nicht nur Anspruch darauf, seinen materiellen Schaden (Verdienstaus-

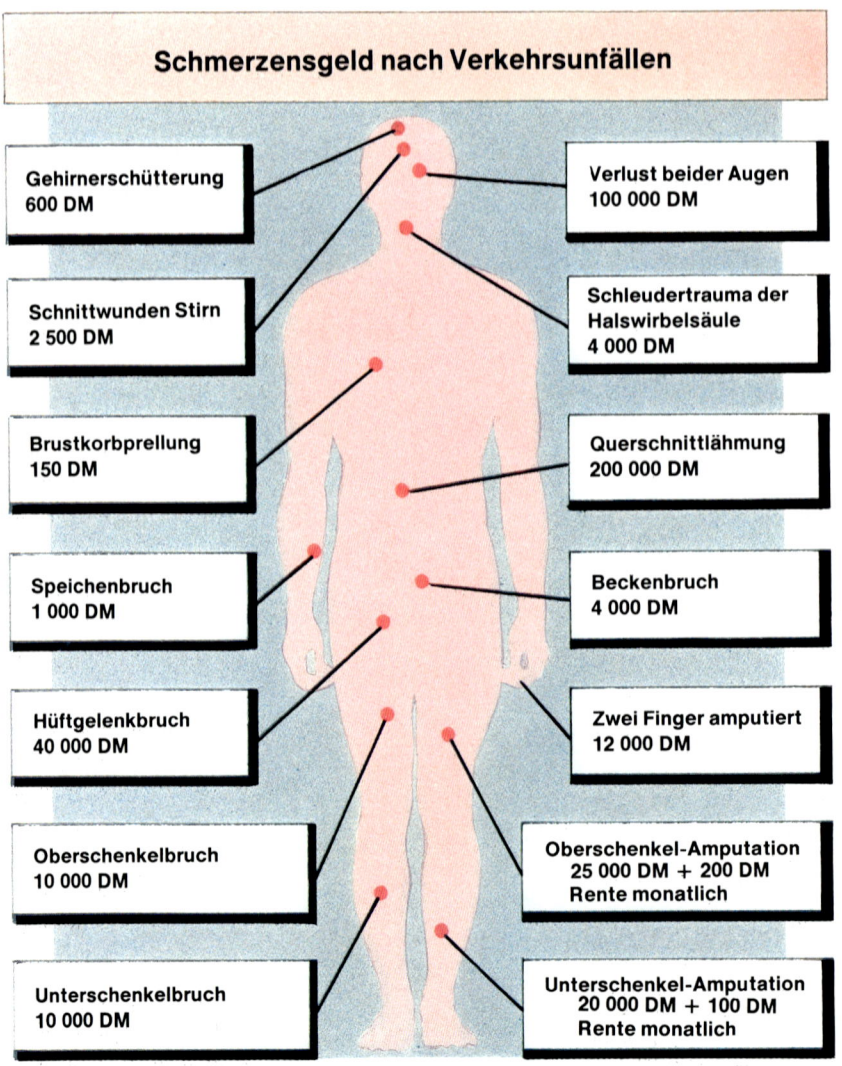

Schmerzensgeld nach Verkehrsunfällen

Gehirnerschütterung
600 DM

Verlust beider Augen
100 000 DM

Schnittwunden Stirn
2 500 DM

Schleudertrauma der Halswirbelsäule
4 000 DM

Brustkorbprellung
150 DM

Querschnittlähmung
200 000 DM

Speichenbruch
1 000 DM

Beckenbruch
4 000 DM

Hüftgelenkbruch
40 000 DM

Zwei Finger amputiert
12 000 DM

Oberschenkelbruch
10 000 DM

Oberschenkel-Amputation
25 000 DM + 200 DM
Rente monatlich

Unterschenkelbruch
10 000 DM

Unterschenkel-Amputation
20 000 DM + 100 DM
Rente monatlich

Die Höhe des Schmerzensgeldes ist oft umstritten und wird dann durch die Gerichte festgesetzt. Unsere Abbildung zeigt einige vom ADAC Verlag in seiner Urteilssammlung »Schmerzensgeld-Beträge« 1981/82 mitgeteilte Höchstbeträge.

466

fall, Krankenhauskosten usw.) ersetzt zu bekommen, sondern kann auch wegen des erlittenen Nichtvermögensschadens – wegen seiner Schmerzen, Sorgen und der Beeinträchtigung der Lebensfreude – eine »billige Entschädigung in Geld« verlangen.

Das Schmerzensgeld hat grundsätzlich zwei Funktionen: Es soll die erlittenen Leiden »ausgleichen« und darüber hinaus zur »Genugtuung« des Geschädigten beitragen. Von diesen beiden Grundsätzen ausgehend, stellen die Gerichte die Höhe des Schmerzensgeldes fest. Die jeweils neueste Übersicht über einschlägige Gerichtsentscheidungen legt der ADAC Verlag mit seiner Veröffentlichung »Schmerzensgeld-Beträge« vor.

Soziale Sicherung

Das deutsche System der sozialen Sicherung ist so kompliziert aufgebaut, daß nur Spezialisten alle bürokratischen Verästelungen kennen. Sinn des Systems ist der Schutz gegenüber Notlagen des Lebens: bei Krankheit also, aber auch bei Invalidität, Unfall, Alter, Tod des Ernährers, Berufsunfähigkeit und Arbeitslosigkeit. Meist besteht ein Rechtsanspruch auf gesetzlich vorgeschriebene Leistungen der verschiedenen Versicherungsträger. Weil Vorbeugen besser und billiger ist als Heilen, gehören die Förderung einer gesundheitsgemäßen Lebensführung, aber auch Vorsorgeuntersuchungen, Frühbehandlung und die Erfassung gesundheitsgefährdender Personen zu den Grundsätzen im System der sozialen Sicherheit.

Patient und Krankenkassen

Die meisten Deutschen sind Mitglied einer Krankenkasse, meist im Rahmen der Pflichtversicherung. Träger der Pflichtversicherung ist die Sozialversicherung, eine öffentlich-rechtliche Institution, deren andere Zweige die Unfallversicherung, die Rentenversicherung der Arbeiter und die Rentenversicherung der Angestellten sind. Diese Sozialversicherungsanstalten sind zu verständnisvoller Beratung der Versicherten verpflichtet. Scheuen Sie sich im Falle eines Falles nicht, daran zu erinnern. Die Krankenkassen sind für den Kranken da.

Pflichtversicherung. Zu den gesetzlichen Krankenkassen zählen die Orts-, Innungs-, Betriebs- und landwirtschaftlichen Krankenkassen. Ihre Aufgaben und ihre Gliederung sind gesetzlich festgelegt. Sie verwalten sich selber, setzen also auch die Mitgliedsbeiträge unterschiedlich fest. Zu den Pflichtversicherten der Krankenkassen gehören alle Arbeiter ohne Rücksicht auf die Höhe ihres Verdienstes; alle Angestellten bis zu einer bestimmten Beitragsgrenze des monatlichen Einkommens; alle Lehrlinge; die Arbeitslosen sowie die Angehörigen bestimmter selbständiger Berufe (z. B. Artisten und Hebammen). Die Leistungen der Krankenkasse sind gesetzlich festgelegt. Es liegt also nicht im Ermessen der einzelnen Kasse, ob und wann sie zahlt.

Ersatzkassen. Über die Mitgliedschaft in einer Ersatzkasse entscheidet der Angestellte selbst. Jede Ersatzkasse legt ihre Beiträge bundeseinheitlich fest. Das Honorar, das der Arzt für einen Ersatzkassenpatienten erhält, liegt, weil es hierfür eine eigene Ärzte-Gebührenordnung gibt, in der Regel zwischen 10 und 30 Prozent höher als für ein Mitglied einer Pflichtkrankenkasse.

Privatversicherungen. Sie bieten individuell unterschiedliche Tarife an, die vor allem für Alleinstehende sowie für junge und gesunde Menschen unterhalb der Beiträge bei Pflichtkrankenkassen liegen können. Der Nachteil: Privatkassen legen ihre Leistungspflicht in der Regel eng aus. Sie müssen sich zwar an die allgemeinen Vorschriften des Gesetzes über den Versicherungsvertrag halten, sind aber von ihrer Leistungspflicht frei, wenn die Krankheit bereits vor Beginn des Versicherungsverhältnisses oder vor Beginn der Wartezeit bestanden hat. Diese Wartezeit kann entfallen nach ärztlicher Untersuchung und bei Übergang aus einer gesetzlichen Versicherung.

Die Zweige und die verschiedenen Versicherungsträger der deutschen Sozialversicherung. In Klammern ist die Zahl der einzelnen Versicherungsträger in der Bundesrepublik und Berlin (jeweils nach dem letzten Stand) angegeben.

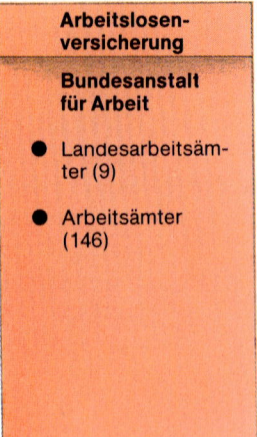
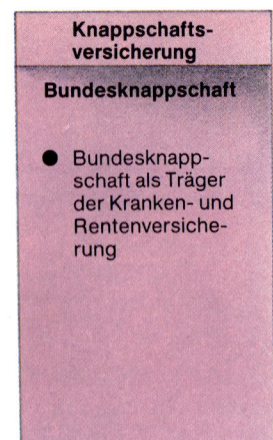

Krankenversicherung

Krankenkassen

- Ortskrankenkassen (397)
- Betriebskrankenkassen (1040)
- Innungskrankenkassen (174)
- Ersatzkassen für Angestellte (7)
- Ersatzkassen für Arbeiter (8)
- Landwirtschaftliche Krankenkassen (19)
- See-Krankenkasse

Rentenversicherung der Arbeiter

Versicherungsanstalten

- Landesversicherungsanstalten (18)
- Bundesbahnversicherungsanstalt
- Seekassen

Rentenversicherung der Angestellten

Versicherungsanstalt

- Bundesversicherungsanstalt für Angestellte

Unfallversicherung

Berufsgenossenschaften

- Gewerbliche Berufsgenossenschaften (36)
- Landwirtschaftliche Berufsgenossenschaften (19)
- Eigenunfallversicherungsträger (41)

Arbeitslosenversicherung

Bundesanstalt für Arbeit

- Landesarbeitsämter (9)
- Arbeitsämter (146)

Knappschaftsversicherung

Bundesknappschaft

- Bundesknappschaft als Träger der Kranken- und Rentenversicherung

Unfallschutz

Arbeitnehmer, die sich auf dem Weg zur Arbeit oder von dort nach Hause befinden, stehen nach dem Verlassen des Wohnhauses unter dem gesetzlichen Versicherungsschutz, gleichgültig, ob sie mit dem eigenen Fahrzeug fahren, ein öffentliches Verkehrsmittel benutzen oder zu Fuß gehen. Der Unfallversicherungsschutz besteht nicht nur für die unmittelbaren Gefahren des Straßenverkehrs, sondern gilt darüber hinaus auch auf dem Weg zwischen Wohnhaus und Straße oder zur Autogarage, sobald das Wohnhaus verlassen oder abends noch nicht erreicht ist. (Bundessozialgericht; 2 RU 133/75)

Versicherungsschutz im Urlaub. Wenn Sie in Deutschland Urlaub machen, bleibt der Krankenversicherungsschutz uneingeschränkt erhalten. Die von den Kassen ausgegebenen Krankenscheine gelten im ganzen Bundesgebiet. Sollten Sie Ihren Krankenschein für das betreffende Kalendervierteljahr (Quartal) bereits Ihrem Arzt ausgehändigt haben, so wird Ihnen dieser einen Überweisungsschein für die Mitbehandlung am Urlaubsort ausstellen. Einen zweiten Krankenschein können Sie auch jederzeit bei der Krankenkasse anfordern.

Bei Reisen ins Ausland holen Sie sich bitte einen Berechtigungsschein bei Ihrer Krankenkasse. Mit den meisten europäischen Staaten bestehen zwar Sozialversicherungsabkommen, doch lehnen ausländische Ärzte häufig die Behandlung auf Krankenschein ab. Sie werden also als Privatpatient behandelt; die gesetzlichen Krankenkassen erstatten aber nur Behandlungskosten bis zu der Höhe, die auch in der Bundesrepublik Deutschland zu zahlen gewesen wäre.

Deshalb empfiehlt sich der Abschluß einer Auslands-Krankenversicherung, wie sie auch der ADAC anbietet. Sie deckt sämtliche Auslandsaufenthalte bis insgesamt drei Monate im Jahr ab und trägt auch die Kosten für einen etwaigen, medizinisch notwendigen Rücktransport.

Arbeitsunfähigkeit und Rehabilitation

Wer Pflichtmitglied der gesetzlichen Sozialversicherung ist, erhält Krankengeld, wenn er durch eine Krankheit arbeitsunfähig wird. Das Arbeitsentgelt wird in voller Höhe bis zur Dauer von sechs Wochen gezahlt, danach beträgt es 80 Prozent des Regellohns, jedoch höchstens für die Dauer von 78 Wochen innerhalb von drei Jahren.

Krankschreibung. Die Arbeitsunfähigkeit wird durch den Arzt festgestellt. Er schreibt den Patienten krank. Dabei genügt es, wenn der Arzt bescheinigt, daß der Versicherte krank ist und deshalb weder seine übliche noch eine ähnliche Arbeit verrichten kann. Woran der Arbeitnehmer leidet (oder auch nicht leidet), darf der behandelnde Arzt dem Arbeitgeber nicht mitteilen – es sei denn, der Kranke bittet ausdrücklich darum. Die Schweigepflicht soll auch in diesem Fall die Privatsphäre des Patienten wirksam schützen. Auch der Werksarzt hat über die von ihm festgestellten oder die von ihm wahrgenommenen Befunde gegenüber dem Arbeitgeber zu schweigen.

Ein Arzt kann einen Patienten nicht telefonisch krankschreiben. Eine solche telefonische Arbeitsunfähigkeitserklärung braucht der Arbeitgeber nicht anzuerkennen. Damit entfällt dann auch der Anspruch auf Lohnfortzahlung. Der Arbeitgeber braucht auch dann nicht zu zahlen, wenn sich der Arbeitnehmer durch seine eigene Handlungsweise selbst arbeitsunfähig macht. Nach einem Selbstmordversuch z. B. gibt es deshalb keine Lohnfortzahlung. Der Versuch, sich das Leben zu nehmen, liegt »außerhalb der Grenzen des Krankheitsrisikos der Arbeitnehmer, das der Arbeitgeber beim Betriebsablauf in Rechnung stellen muß«, hat das Bundesarbeitsgericht (5 AZR 182/73) entschieden.

Unfallversicherung. Die Unfallversicherung ist Teil der Sozialversicherung. Sie gewährt dem Versicherten soziale Leistungen bei Arbeitsunfällen, Berufskrankheiten und bei Unfällen auf dem Weg von und zur Arbeit bzw. Ausbildungsstelle. Dabei spielt die Frage der Schuld keine Rolle. Versichert sind kraft Gesetzes alle Arbeitnehmer, die in einem Arbeits-, Dienst- oder Ausbildungsverhältnis beschäftigt sind, sowie Heimarbeiter, Kinder während des Kindergartenbesuchs, Schüler und Studierende. Versichert sind aber auch Blutspender sowie Bürger, die einem auf der Straße Angegriffenen helfend beistehen und sich dabei verletzen. Die Unfallversicherung ist mithin ein ungewöhnlich umfassender Risikoschutz, der noch dazu den Vorteil hat, daß die Geschützten selbst keine Beiträge zahlen müssen.

Rehabilitation. Unter diesem Fremdwort versteht man alle Bemühungen, die die Wiederherstellung der körperlichen oder geistigen Gesundheit eines Patienten zum Ziel haben. Der Rehabilitation dienen eine Fülle medizinischer, sozialer und wirtschaftlicher Maßnahmen, auf die jeder Patient einen Rechtsanspruch hat. Sie sind auf das Ziel gerichtet, den Kranken oder Behinderten möglichst auf Dauer in Beruf und Gesellschaft einzugliedern. Deshalb sind die verschiedenen Kostenträger zu einheitlichen Leistungen für die medizinischen und berufsfördernden Maßnahmen verpflichtet. Eine unterschiedliche medizinische Versorgung nur deshalb, weil unterschiedliche Träger die Kosten übernehmen müssen, gibt es nicht mehr.

Der Versicherte hat die Pflicht, bei seiner Rehabilitation mitzuwirken. Tut er das nicht, so kann die Rente »zeitweise versagt« werden. Allerdings hat diese Pflicht naturgemäß auch Grenzen. Gesetzlich ist hierzu folgendes festgelegt: »Nicht zumutbar ist eine Heilbehandlung, die mit einer erheblichen Gefahr für Leben und Gesundheit des Versicherten verbunden ist, eine Operation auch dann, wenn sie einen erheblichen Eingriff in die körperliche Unversehrtheit bedeutet.« Die Grundrechte eines Patienten dürfen durch Rehabilitationsmaßnahmen nicht außer Kraft gesetzt werden. Deshalb bedürfen alle diese Maßnahmen der Zustimmung des Behinderten. Andererseits hat der Versicherte ein gesetzlich verbrieftes Recht darauf, daß Rehabilitationsmaßnahmen bereits dann eingeleitet werden, wenn eine Behinderung droht. Das ist die gesetzliche Grundlage der Vorsorgemaßnahmen.

Rente. Gesetzlich ist festgelegt, daß »Rehabilitation vor Rente geht«. Renten wegen einer Minderung der Erwerbsfähigkeit oder wegen Erwerbsunfähigkeit sollen deshalb erst dann bewilligt werden, wenn zuvor Maßnahmen zur Rehabilitation durchgeführt worden sind. Die Wiederherstellung oder Besserung des Gesundheitszustandes soll dem Versicherten einerseits die Wahrung seiner sozialen Stellung ermöglichen, andererseits Wirtschaft und Kostenträger vor zusätzlichen Belastungen schützen.

Jeder Patient hat also die Pflicht, an seiner Rehabilitation mitzuwirken. Er dient damit nicht nur der Gemeinschaft, sondern vor allem sich selbst: Seine Gesundheit dankt es ihm.

Bei Verweigerung der Operation keine Rente

Die Unfallrente kann einem Angehörigen der Unfallversicherung verweigert werden, wenn er sich ohne triftigen Grund einer notwendigen Operation entzieht.
(Bundessozialgericht; 5 Rkn U 16/70)

469

TEIL IV

Erste Hilfe

*Schnelle Entschlüsse und rasches Handeln
entscheiden im Notfall
über Leben und Gesundheit.
Die Grundsätze und Handgriffe der Ersten Hilfe
sind einfach zu verstehen und leicht zu erlernen.
Doch nur wer sich rechtzeitig informiert hat,
kann sinnvoll helfen.*

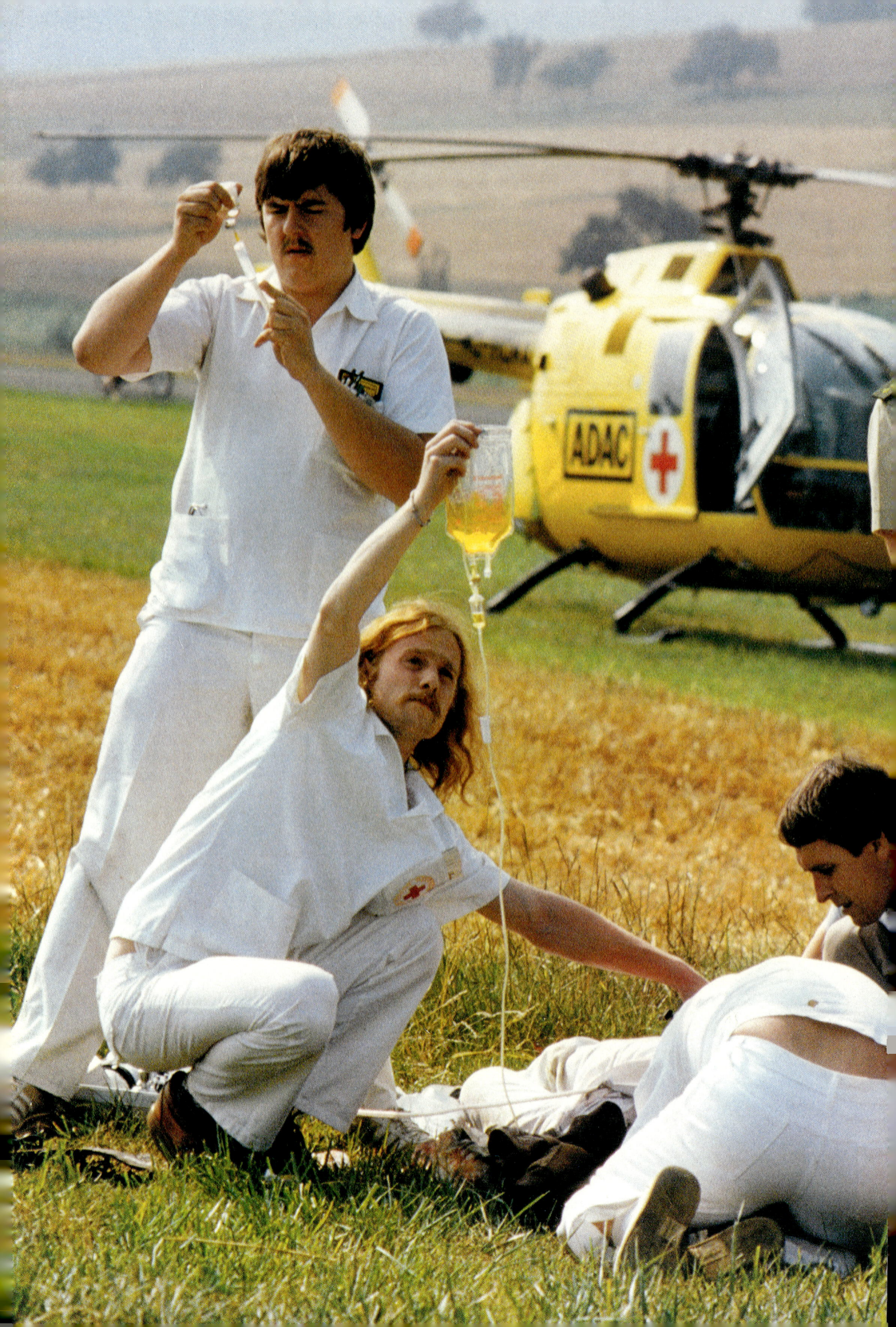

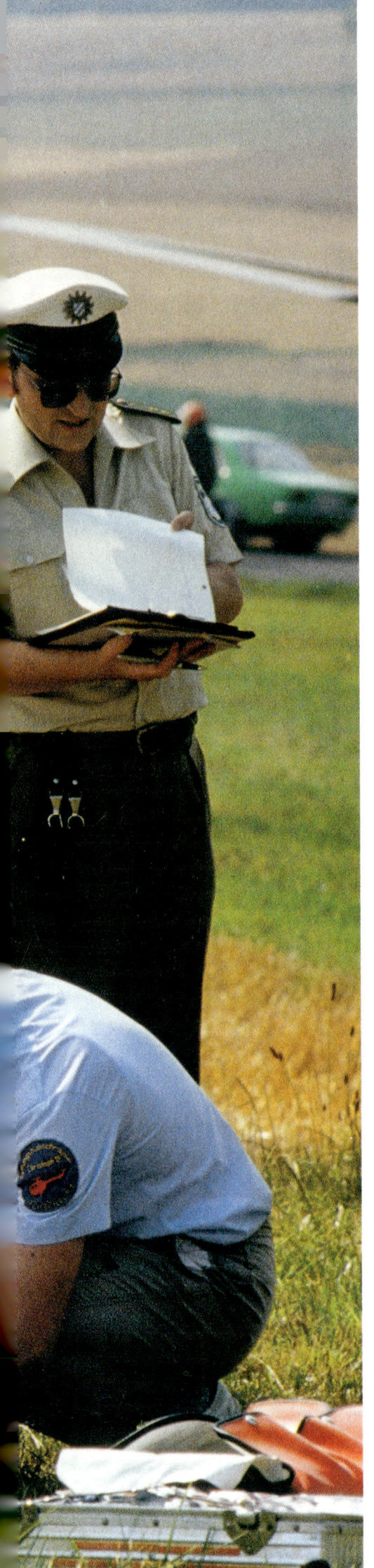

Erste Hilfe bei Unfällen und Erkrankungen

Erste Hilfe will gelernt sein. Sie erhält das Leben des Patienten, bewahrt im Ernstfall einen Verletzten oder plötzlich Erkrankten vor weiterem Schaden und überbrückt die entscheidenden Minuten, bis ärztliche Hilfe einsetzt.

Unversehens kann jeder vor der Situation stehen, anderen Menschen helfen zu müssen. Entziehen Sie sich dieser Pflicht nicht! Denken Sie daran: Nur wer selber hilft, darf erwarten, daß auch ihm im Notfall beigestanden wird.

Darum lesen Sie in einer ruhigen Stunde die folgenden Seiten – sie enthalten alle wichtigen Informationen für den Notfall. Aber bitte seien Sie sich darüber im klaren: Wirklich gezielt und sinnvoll eingreifen kann im entscheidenden Augenblick nur, wer einen Erste-Hilfe-Kurs absolviert hat.

Die Rettungskette

Ein Notfall ist eingetreten, auf der Straße, zu Hause, am Arbeitsplatz. Vor Ihren Augen wird ein Mensch akut krank, blutet, droht zu ersticken. Jetzt müssen Sie helfen! Sie müssen handeln – rasch, denn es geht um Sekunden; besonnen, denn blinder Eifer schadet nur; in der richtigen Reihenfolge, denn Sie sind ein Teil der Rettungskette.

Diese Kette hat fünf Glieder: Sofortmaßnahmen – Meldung – Erste Hilfe – Rettungsdienst – Krankenhaus. Sie bewahrt den Patienten vor größerem Schaden. Und sie funktioniert, wenn alle Glieder ineinandergreifen:

○ Sofortmaßnahmen. Das sind die ersten lebensrettenden Handgriffe. Sie sichern das Überleben des Patienten, bewahren den Verunglückten vor weiteren Gefahren und schützen die Helfer und Verkehrsteilnehmer. Sofortmaßnahmen sind immer Notlösungen, keine endgültige Versorgung.

◄ *Einsatz des Rettungshubschraubers bei einem Verkehrsunfall.*

○ Meldung. Orientieren Sie sich über die Situation, und alarmieren Sie dann auf dem schnellsten Weg den Rettungsdienst. Durch die Meldung dürfen Ihre lebensrettenden Sofortmaßnahmen jedoch nicht verzögert werden.

○ Erste Hilfe. Sie hat das Ziel, Verschlimmerungen vorzubeugen und die Zeit bis zum Eintreffen medizinischer Hilfe zu überbrücken.

○ Rettungsdienst. Das Eintreffen von ausgebildeten Fachleuten (Rettungssanitätern, Ärzten) mit medizinischem Material und Gerät am Notfallort ermöglicht die weitere Versorgung und den Transport des Verunglückten.

○ Krankenhaus. Erst in der Klinik kann der Verunglückte oder der akut erkrankte Patient optimal versorgt werden. Die Unfallstation des Krankenhauses ist das letzte Glied der Rettungskette.

Erste Maßnahmen am Notfallort

Wenn Sie Augenzeuge eines Unglücks werden, müssen Sie helfen und handeln. Ein Unglück läßt sich nicht rückgängig machen. Doch Ihre Sofortmaßnahmen entscheiden womöglich über Leben und Tod, mit Sicherheit über Zeitverzug, Risiken, Spätfolgen und Schmerzen. Wie entscheidend rasches Handeln ist, ergibt sich aus folgenden Daten: Ohne zu essen kann der Mensch 40–60 Tage überleben. Ohne zu trinken vier bis 15 Tage. Ohne zu atmen nur drei Minuten.

Sicherung der Unfallstelle

Lebensrettende Sofortmaßnahmen dulden also keinen Zeitverzug. Damit keine weiteren Menschen zu Schaden kommen, ist möglichst rasch die Unfallstelle abzusichern. Die Absicherung dient dem Selbstschutz, dem Schutz des Verletzten und der Sicherheit des nachfolgenden Verkehrs.
Wenn irgend möglich, muß der Verletzte aus der Gefahrenzone gebracht werden. Bitten Sie deshalb

immer gleich weitere Personen um Mithilfe. Bei mehreren Helfern können die verschiedenen Maßnahmen gleichzeitig vorgenommen werden. Zum Helfen ist jeder moralisch verpflichtet – aber auch gesetzlich: Unterlassene Hilfeleistung ist strafbar. Das sind die Maßnahmen zur Sicherung der Unfallstelle:
1. Warnblinkanlage einschalten.
2. Warndreiecke gut sichtbar und in ausreichendem Abstand aufstellen.
3. Den laufenden Verkehr zum Langsamfahren auffordern.
4. Für die freie Zufahrt der Rettungsfahrzeuge sorgen.

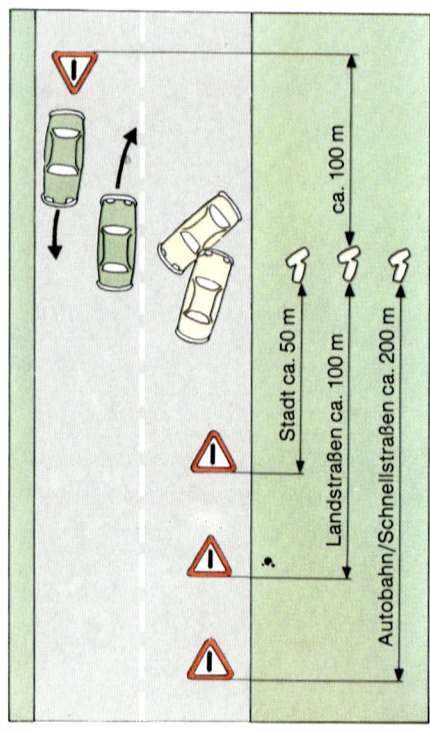

Die Absicherung einer Unfallstelle ist sofort vorzunehmen. Sie dient dem Selbstschutz, dem Schutz des Verletzten und nicht zuletzt der Sicherheit des nachfolgenden Verkehrs.

Meldung – Notruf – Notsignal

Je schneller der Rettungsdienst oder ein Arzt alarmiert werden, desto besser für den Menschen in Not. Ein dichtes Netz privater Fernsprecher, dazu die öffentlichen Notruf-Einrichtungen, verkürzen die Alarmierungszeiten beträchtlich. So wird wertvolle Zeit gewonnen. Im Durchschnitt ist der Rettungsdienst acht

Minuten nach seiner Alarmierung am Unfallort.

Alarmierung. Für die öffentlich zugänglichen, an den Bundesautobahnen, manchen großen Straßen und in Städten und Gemeinden aufgestellten Meldemittel braucht man keine Münzen. Das gilt auch für Telefonzellen, die durch eine rote Binde gekennzeichnet sind. Wie die Meldemittel zu bedienen sind, steht auf den Geräten. An der Autobahn gibt es alle zwei Kilometer eine Notrufsäule. Ein Pfeil auf dem Leitpfosten weist zur nächstgelegenen Notrufsäule. Telefonieren Sie ruhig und besonnen! Folgende fünf Punkte sind dabei von entscheidender Wichtigkeit:

1. **Wo ist der Notfallort?** Möglichst genaue Angabe über Straßenkilometer oder Ort, Straße, Hausnummer – falls erforderlich auch Hinweis auf markante Punkte und Zufahrtsmöglichkeiten.
2. **Was ist geschehen?** Kurze Beschreibung des Unfallhergangs oder der plötzlichen Erkrankung. Wichtig: Ist die Fahrbahn blockiert?
3. **Wieviel Verletzte?** Angabe der Zahl der Verletzten oder der hilfsbedürftigen Personen.
4. **Welche Art von Verletzungen?** Lebensbedrohliche Zustände, etwa Blutung oder Verbrennung, besonders schildern. Wichtig: Sind Verletzte eingeklemmt?
5. **Wer ruft an?** Angabe des eigenen Namens und ggf. der Fernsprechnummer.

Rettung aus akuter Gefahr

Aus einer Gefahrenzone – ein brennendes Auto, eine vielbefahrene Straße, auslaufendes Benzin, eine mit Giftstoffen verseuchte Umgebung, große Hitze oder starke Kälte – muß der Verletzte umgehend gerettet werden. Das gilt auch dann, wenn er sich in einer besonderen Notlage befindet, also eingeklemmt oder verschüttet ist.
Nur die Rettung ermöglicht die überlebenswichtigen Sofortmaßnahmen. So machen Sie es richtig:
○ Überzeugen Sie sich, ob Verletzte im Gefahrenbereich sind und

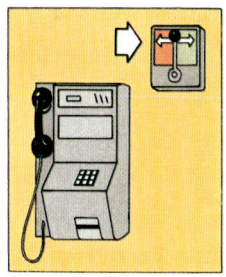

Notruf-melder

In Telefonzellen mit rotem Streifen; Verbindung zu Polizei oder Feuerwehr; münzfrei; Bedienungsanleitung am Gerät.

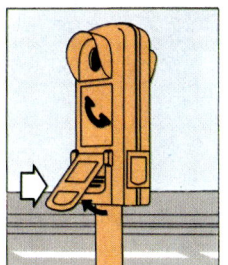

Notrufsäule

An der Autobahn alle 2 km; münzfrei; Verbindung zur Autobahnmeisterei; Bedienungsanleitung außen auf der Klappe.

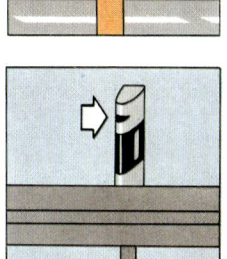

Leitpfosten

An der Autobahn; mit Pfeilmarkierung versehen, die auf die nächstgelegene Notrufsäule weist.

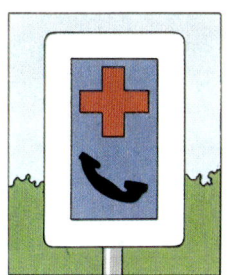

Hinweis-schild

An anderen Straßen, häufig mit Zusatzschild für Entfernung oder Lage.

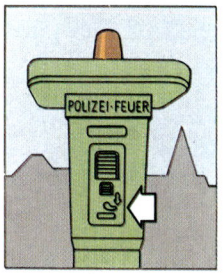

Polizei-rufsäule

Verbindung zur Polizei und Feuerwehr; münzfrei; Bedienungsanleitung am Gerät.

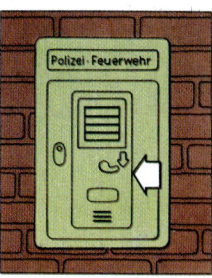

Polizei-rufstelle

Verbindung zur Polizei und Feuerwehr; münzfrei; Bedienungsanleitung am Gerät.

Je schneller Sie einen Notruf durchgeben, je genauer dabei Ihre Angaben sind, desto eher setzt fachmännische Hilfe ein. Außer den privaten Telefonen (Notruf: 110) sind dies die wichtigsten Hilfen im Notfall.

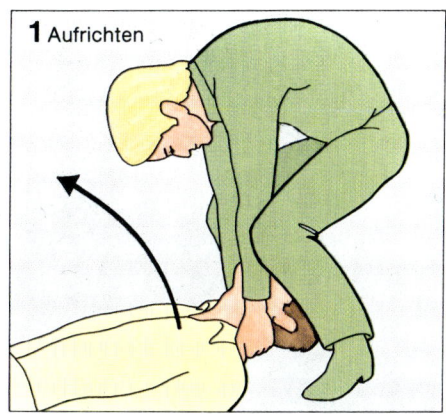

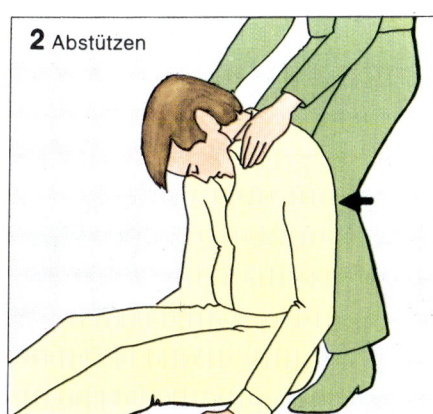

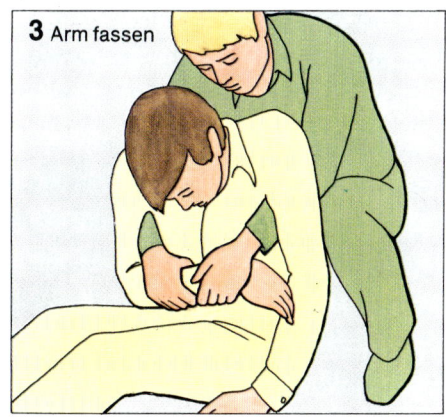

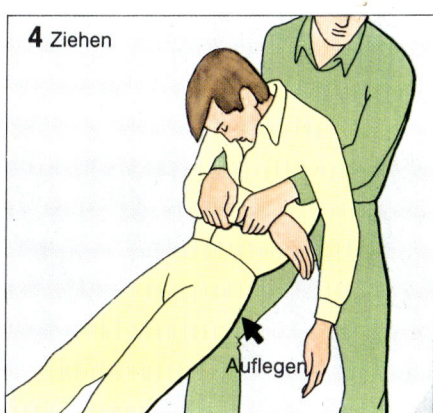

Rettung aus einer Gefahrenzone: Unter den Nacken des Verunglückten greifen und ihn aufrichten (1), Oberkörper mit den Knien abstützen (2), von hinten den gewinkelten Arm fassen (3) und den Verletzten vorsichtig wegziehen (4).

ihn aus eigener Kraft nicht verlassen können.

○ Handeln Sie besonnen, schnell und entschlossen. Wenden Sie die bewährten Rettungsgriffe an. Dabei ist darauf zu achten, daß der Verletzte trotz der gebotenen Eile so vorsichtig wie möglich bewegt wird (Komplikationsgefahr bei Knochenbrüchen, vor allem Wirbelsäulenverletzungen).

Das ist die beste Art, einen Verletzten zu retten:

1. Legen Sie den Arm des Verunglückten abgewinkelt vor seine Brust.

2. Dann fassen Sie von hinten mit Ihren beiden Armen unter den Achselhöhlen des Verunglückten hindurch und ergreifen den querliegenden Arm mit beiden Händen (Rautek-Griff).

3. Ziehen Sie jetzt den Körper an sich auf Ihr im Knie angewinkeltes Bein. Durch diesen Griff können Sie das Unfallopfer rückwärts gehend retten.

4. Sind zwei Helfer zur Stelle, faßt der eine in der beschriebenen Weise den Oberkörper, der andere die Beine.

Feuer. Wenn ein Verunglückter zu verbrennen droht, können Sie bei der Rettung keine Rücksicht auf Atemstillstand oder Blutverluste nehmen. Versuchen Sie, den Verunglückten so schnell wie möglich aus den Flammen zu holen. Wenn irgend möglich, sollte zum eigenen und zum Schutz des Unfallopfers das Feuer vor der Rettung unter Kontrolle gebracht werden (Feuerlöscher, Decken).

Gefahrenabwehr. Bei der Bergung aus einer akuten Gefahr ist oft auch der Helfer gefährdet: durch Feuer oder Wasser, Gase, Elektrizität und bei einem Autounfall durch den nachfolgenden Verkehr. Achten Sie auf diese Gefahren! Es darf nicht plötzlich zwei Verunglückte geben.

Sofortmaßnahmen bei Lebensgefahr

Lebensgefahr kann bei Bewußtlosigkeit, Atemstillstand, Herzstillstand, starken Blutungen, beim Schock und bei schweren inneren Verletzungen auftreten. In dieser Situation muß der Helfer nicht nur die Lage erkennen und kontrollieren, sondern auch einige – im Prinzip ganz

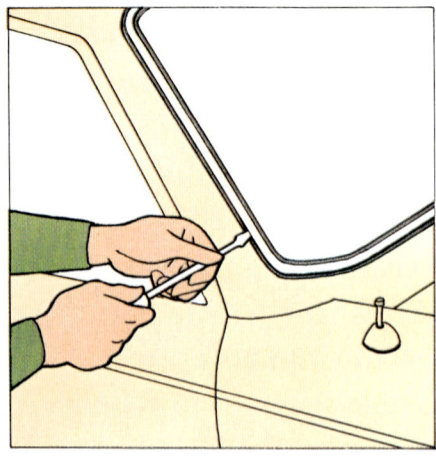

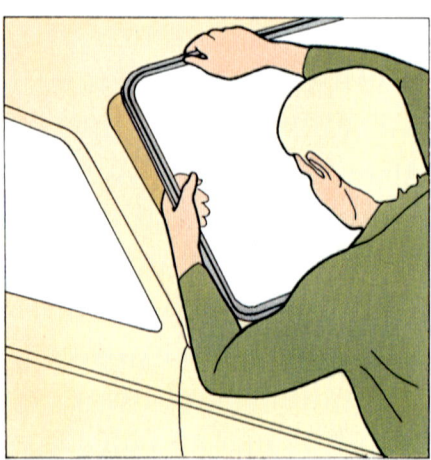

Zur Rettung eines eingeklemmten Unfallopfers können Sie mit Ihrem Bordwerkzeug die Front- oder Heckscheibe aufhebeln (oben): Lösen Sie mit einem Schraubenzieher, einer Schere oder einem Messer den in die Gummifassung eingebetteten Metallstreifen und ziehen Sie ihn heraus. Dann fahren Sie mit dem Werkzeug unter den Gummirand und heben die Scheibe vorsichtig hoch: Der Zugang zum Verunglückten ist frei.

Die zweite Methode der Rettung (unten): Mit dem Wagenheber, einer stabilen Brechstange oder einem Campingbeil läßt sich eine verklemmte Autotür oft mit Gewalt aufhebeln.

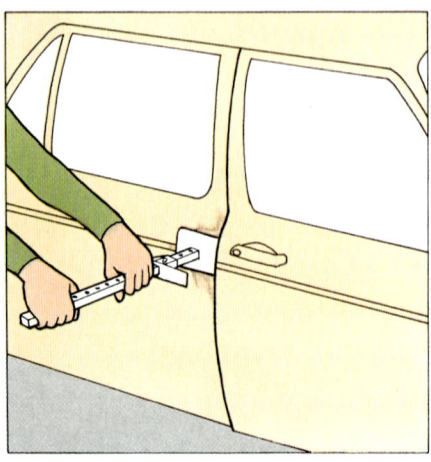

einfache und womöglich lebensrettende – Sofortmaßnahmen vornehmen. Dabei hat die Überwachung der lebenswichtigen (vitalen) Funktionen – das sind Herzaktion, Kreislauf und Atmung – stets Vorrang. Ihr Versagen geht mit Bewußtlosigkeit einher und bedeutet Lebensgefahr.

Sofortmaßnahmen bei Bewußtlosigkeit

Ein Mensch ohne Bewußtsein reagiert nicht auf Sinnesreize. Er kann weder durch Ansprechen noch durch Kneifen aus der Bewußtlosigkeit herausgeholt werden. Der bewußtlose Mensch ist unfähig, sich selbst zu kontrollieren, obwohl die Organe funktionieren. Bei Bewußtlosigkeit sind aber immer Hirnfunktionen ausgefallen.

Gefährlich ist Bewußtlosigkeit, weil der Erkrankte seinen eigenen Zustand nicht kontrollieren kann und nicht in der Lage ist, sich auf irgendeine Weise selbst zu helfen. Bei Unglücksfällen ist Bewußtlosigkeit meist nur eines von mehreren dramatischen Krankheitszeichen. Besonders gefährlich ist es, wenn zugleich Bewußtlosigkeit, Atem- und Herzstillstand eintreten.

Kontrolle von Atmung und Herzschlag

Ein bewußtloser Verunglückter, bei dem Atmung und Herzaktion festzustellen sind, darf niemals auf dem Rücken liegen. Dabei kann er innerhalb kurzer Zeit ersticken, weil die Luftwege durch Blut und Erbrochenes, oder auch durch die zurücksinkende Zungenmuskulatur, verschlossen werden können.

Die Bewußtlosigkeit kann der Helfer nicht behandeln. Das ist immer Sache des Arztes. Die Sofortmaßnahme bei einem Bewußtlosen besteht darin, ihn richtig zu lagern, damit er nicht zusätzlich gefährdet wird. Richtiges Vorgehen:
1. Atmung und Herzschlag (Puls) kontrollieren. Falls vorhanden:
2. Bringen Sie den Verunglückten in die stabile Seitenlage.
3. Falls nicht vorhanden: Unverzüglich die Sofortmaßnahmen zur Herz-Lungen-Wiederbelebung (→ Seite 479) einleiten.

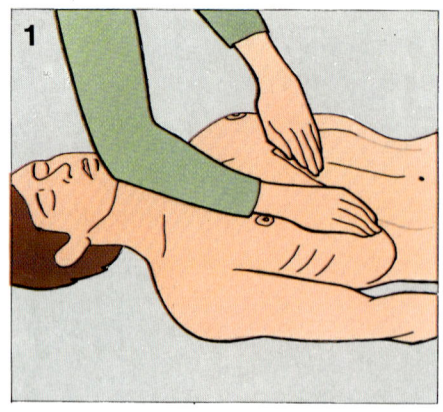

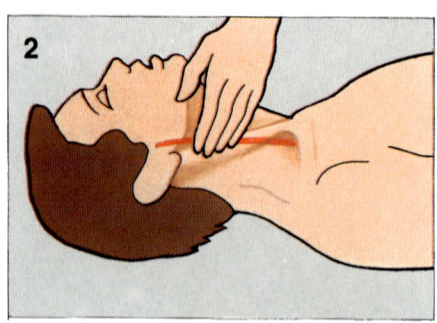

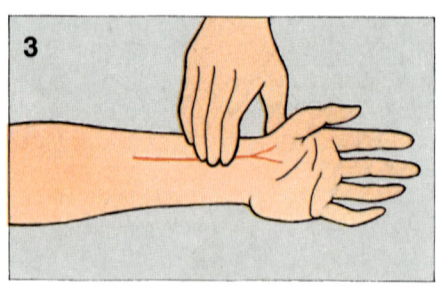

Kontrolle von Atmung und Herzschlag: Bei der Atemkontrolle (1) legen Sie eine Hand flach auf den Oberbauch, die andere Hand auf den Rippenbogen: Bei Atemstillstand sind Atembewegungen nicht mehr wahrnehmbar. Bei der Pulskontrolle tasten Sie mit vier Fingern die Halsschlagader (2) oder mit drei Fingern den Puls am Handgelenk (3): Bei Herzstillstand herrscht Pulslosigkeit.

Stabile Seitenlagerung

Ihr Ziel ist es, bei drohender oder eingetretener Bewußtlosigkeit dem Erstickungstod vorzubeugen. Dazu müssen Sie zunächst die Atemwege freilegen.

Vorbereitung. Kontrollieren Sie die Mundhöhle des Verunglückten und entfernen Sie Blut, Erbrochenes, Speisereste und lose Gebißteile. Die stabile Seitenlagerung sorgt dafür, daß der Kopf – und damit der Mund – des Verunglückten tief liegt. Das Gesicht zeigt dabei schräg nach unten, damit weiterhin Erbrochenes und Blut abfließen können.

Lagern Sie den Verunglückten nach

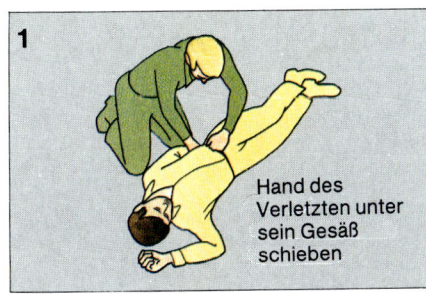

1 Hand des Verletzten unter sein Gesäß schieben

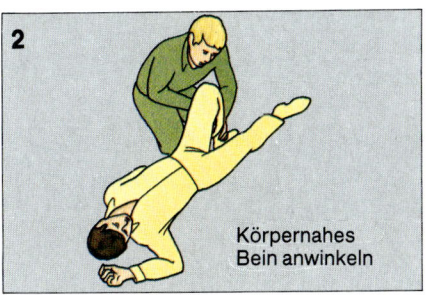

2 Körpernahes Bein anwinkeln

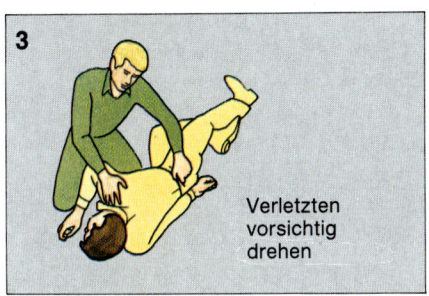

3 Verletzten vorsichtig drehen

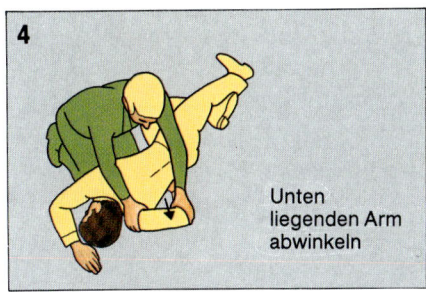

4 Unten liegenden Arm abwinkeln

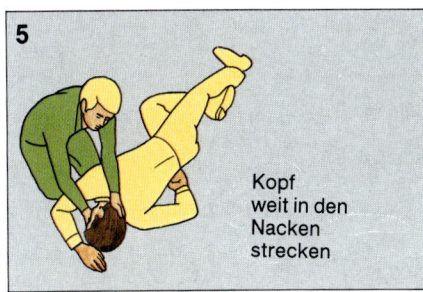

5 Kopf weit in den Nacken strecken

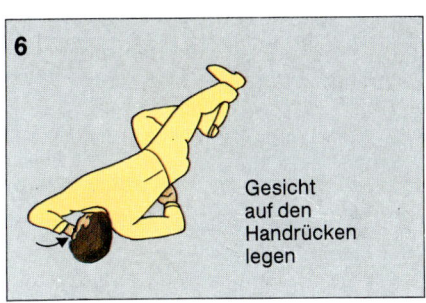

6 Gesicht auf den Handrücken legen

Ein Bewußtloser droht zu ersticken, wenn er auf dem Rücken liegt. Die stabile Seitenlage verhindert das.

der Rettung auf einer Unterlage (Decke, Mantel). Achten Sie darauf, daß er nicht auskühlt – während der Bewußtlosigkeit funktioniert die Temperaturregulation des Körpers schlecht. Auskühlung gefährdet einen Verunglückten sehr.

Durchführung. Gehen Sie schrittweise folgendermaßen vor:

1. Führen Sie den Ihnen zugewandten Arm des Bewußtlosen ausgestreckt dicht an seinen Körper. Schieben Sie seine Hand unter sein Gesäß.

2. Stellen Sie das Ihnen zugewandte Bein auf.

3. Fassen Sie mit beiden Händen Hüfte und Schulter, drehen Sie den Verletzten vorsichtig zu sich herüber.

4. Ziehen Sie den unten liegenden Arm nach hinten heraus und winkeln Sie ihn ab.

5. Beugen Sie den Kopf des Verunglückten weit in den Nacken. Diese Überstreckung hält die Atemwege frei.

6. Schieben Sie die Hand des Verletzten unter seine Wange, wobei die Handfläche nach unten zeigt, das Gesicht also auf dem Handrücken ruht.

Trinkverbot. Geben Sie dem Bewußtlosen keine Medikamente, und flößen Sie ihm nichts zu trinken ein. Da der Bewußtlose nicht schlucken kann, läuft die Flüssigkeit meist in die »falsche Kehle«, also in die Luftröhre, und von dort in die Lunge. Selbst wenn ein Teil der eingeflößten Flüssigkeit in den Magen gelangen sollte, ist damit nichts geholfen. Im Gegenteil: Beim Schlaganfall schadet zum Beispiel Kaffee, bei einer Vergiftung Alkohol.

Bei Bewußtseinsstörungen zu beachten

Bewußtseinsstörungen können viele Ursachen haben (→Seite 79). Die Beobachtungen des Helfers hierzu sind wichtig und sollten dem Arzt ggf. bereits telefonisch übermittelt werden. Er kann daraus in vielen Fällen auf Art, Ursache und Schwere der Bewußtseinsstörung schließen. So prüfen Sie das Bewußtsein:

○ Antwortet der Verunglückte auf kurze Fragen nach seinem Namen, der Adresse, dem Alter?

○ Sind seine Antworten klar verständlich, oder spricht er verwaschen, lallend?

○ Riecht die Ausatmungsluft des Verunglückten nach Alkohol, oder hat sie einen anderen, besonderen Geruch?

○ Ist der Verunglückte über den Ort, die Zeit und seine Situation orientiert?

○ Wirkt er teilnahmslos, ängstlich, unruhig oder aufgeregt?

Zusatzinformationen im Ausweis. Wenn Sie den Bewußtlosen nicht kennen, sehen Sie ohne falsche Scheu in seiner Brieftasche nach, ob Sie dort einen Ausweis finden, aus dem hervorgeht, daß es sich um einen Zuckerkranken, einen Schwerbeschädigten oder einen Hirnverletzten handelt. Bei diesen Personen kommt es häufiger als bei Gesunden zu ganz bestimmten Formen des Bewußtseinsverlustes. Jeder Arzt ist Ihnen dankbar, wenn Sie den entsprechenden Ausweis vorlegen können. Auf diese Weise helfen Sie, kostbare Zeit zu gewinnen.

Sofortmaßnahmen bei Atemstillstand

Jeder Atemstillstand ist lebensbedrohlich. Er muß sofort durch die Atemspende behandelt werden. Fällt die Sauerstoffversorgung aus, kann der Tod schon nach drei Minuten eintreten, weil die Nervenzellen des Gehirns gegen Sauerstoffmangel extrem empfindlich sind und nach dieser Frist zugrunde gehen.

Wie erkennt man den Atemstillstand?

Der Sauerstoffmangel durch Atemstillstand führt zu bläulich verfärbten Lippen, einer blaß-bläulichen Verfärbung der Haut und einem

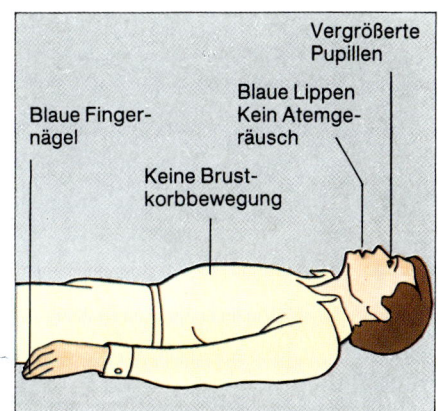

Vergrößerte Pupillen

Blaue Lippen Kein Atemgeräusch

Blaue Fingernägel

Keine Brustkorbbewegung

Die Zeichen des Atemstillstands.

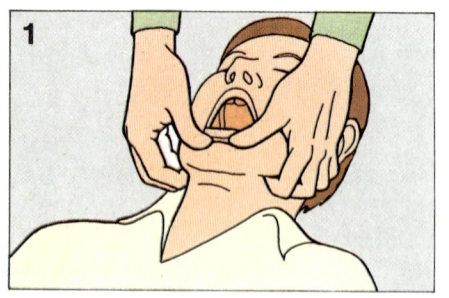
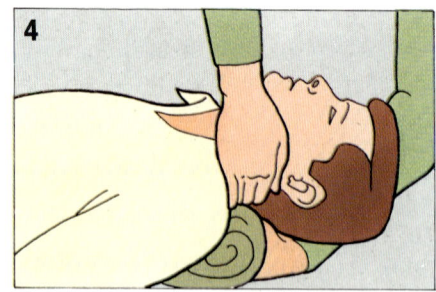
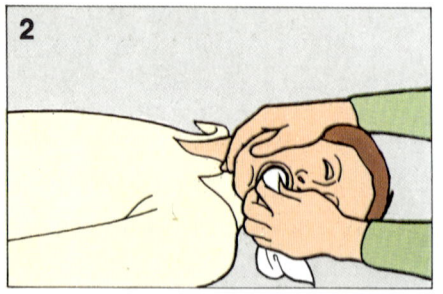
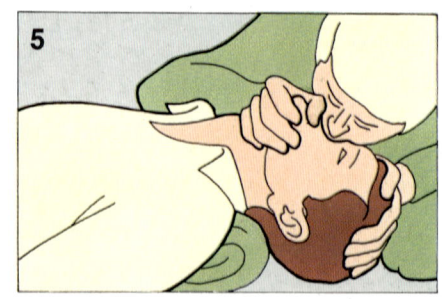
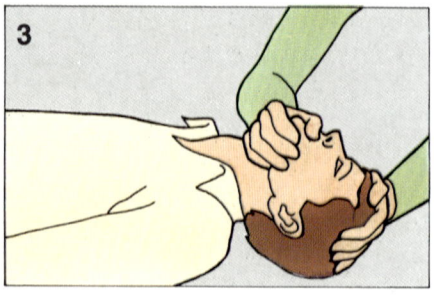
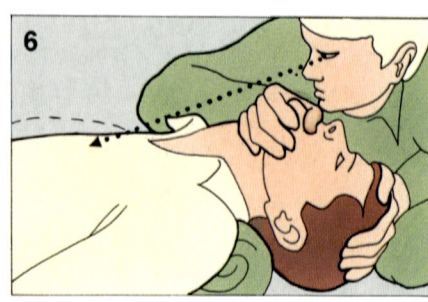

Bei Atemstillstand muß sofort die Atemspende durchgeführt werden. Der Kieferwinkelgriff (1) und das Säubern der Mundhöhle (2) sind erforderlich, wenn die Atemwege verlegt sind. Beugen Sie den Kopf des Verunglückten durch Überstrecken des Halses so weit wie möglich nackenwärts (3), stabilisieren Sie diese Lage rasch durch das Unterschieben einer Rolle (gerolltes Kleidungsstück) zwischen die Schulterblätter (4), verschließen Sie den Mund des Verunglückten, und beatmen Sie ihn durch seine Nase (5), wobei nach jedem Atemstoß die Erfolgskontrolle (6) erfolgt: Hebt sich der Brustkorb?

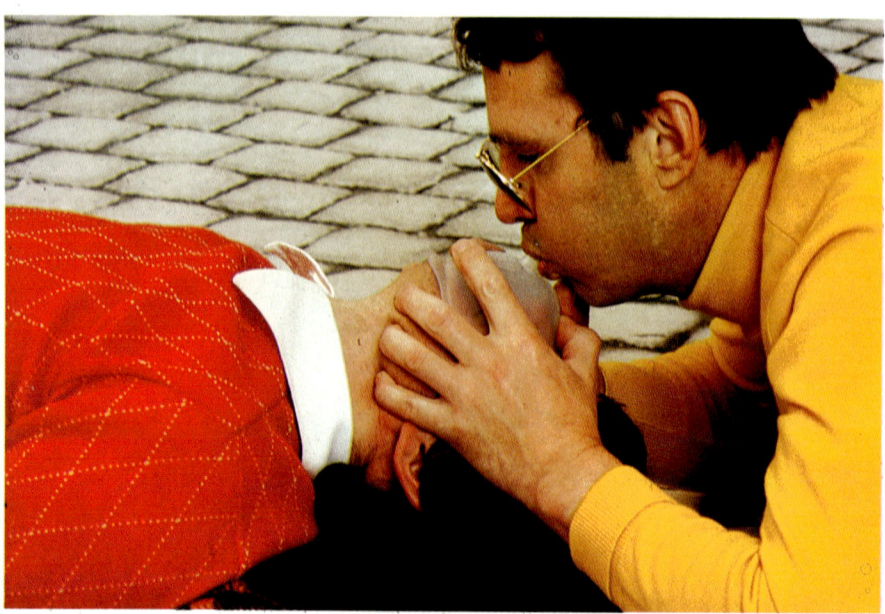

Atemspende durch ADAC-Atemmaske: Kopf des Bewußtlosen weit überstrekken, mit einer Hand Maske sorgfältig über Mund und Nase setzen und mit dem Daumen fest andrücken. Kiefer hochschieben (Kopf überstrecken) und festhalten, dann stoßweise beatmen, bis Arzt oder Rettungsdienst eintreffen.

Dunkelwerden der Fingernagelbetten.

Wenn die Atembewegungen am Brustkorb nicht deutlich zu erkennen sind, legt man zur Prüfung einer verminderten Atmung eine Hand auf den unteren Rippenrand, die andere auf die Magengrube. An diesen Stellen sind auch schwache Atembewegungen noch gut fühlbar. Ein fast unmerklicher Atemhauch läßt sich auch fühlen, indem man sein Auge dicht an Mund und Nase des Patienten bringt.

Vorgehen bei der Atemspende

○ Säubern Sie, falls erforderlich, die Mundhöhle des Verletzten und beugen Sie seinen Kopf weit nach hinten in den Nacken, damit die inneren Luftwege frei werden (1–3).

○ Schieben Sie ein zusammengerolltes Kleidungsstück zwischen die Schulterblätter des Verunglückten, damit der Kopf in der überstreckten Lage bleibt.

○ Drücken Sie den Unterkiefer des Verletzten nach oben, pressen Sie mit dem Daumen seine Lippen zusammen, und blasen Sie Ihre Ausatmungsluft in normalem Atemtempo (Erwachsene 16 Atemstöße pro Minute, Kinder ca. 25, Säuglinge ca. 40) durch die Nase des Verunglückten in seine Lunge. Der Brustkorb dehnt sich aus.

○ Falls die Atemspende von Mund zu Nase nicht möglich ist, kann sie auch von Mund zu Mund erfolgen. Halten Sie die Nase des Verunglückten zu. Legen Sie, falls Sie sich ekeln, ein Taschentuch dazwischen.

○ Bei Kleinkindern die Luft durch Mund und Nase gleichzeitig einblasen.

○ Beobachten Sie zwischen zwei Beatmungen kurzfristig, ob sich der Brustkorb des Verunglückten hebt (Erfolgskontrolle).

○ Setzen Sie die Atemspende fort, bis die Eigenatmung einsetzt bzw. der Rettungsdienst oder Arzt eingetroffen ist.

Anwendung der Atemmaske

Tausende von Verunglückten sind gestorben, weil sich der erste Helfer am Unfallort nicht rasch genug zur Atemspende entschließen konnte. Sicher spielte dabei der Ekel eine Rolle, sich mit einem unbekannten Verunglückten zu befassen, der oft auch noch blutende Gesichtsverletzungen hat. Diese Schwierigkeiten gibt es nicht, wenn eine Atemmaske zur Hand ist. So gehen Sie mit ihr um:

1. Kopf weit überstrecken. Mit einer Hand Maske über Mund und Nase setzen, mit Daumen fest andrücken.

2. Mit der anderen Hand Kiefer hochschieben und festhalten. Stoßweise beatmen. Stutzen während der Ausatmungsphase freigeben.

3. Heben und Senken der Brust beobachten. Auf möglichst dichten Sitz der Maske achten! Kopf immer überstreckt halten.

Erfolglosigkeit der Atemspende

Wenn Sie beim Einblasen der Luft Widerstand bemerken und der Brustkorb sich nicht ausdehnt, gelangt die Luft nicht in die Lunge des Verunglückten. In diesem Fall sind die Atemwege verlegt – entweder, weil der Kopf nicht weit genug nach hinten überstreckt ist oder weil Blut, Erbrochenes oder Gewebetrümmer den Atemweg blockieren. Die richtigen Maßnahmen:

○ Den Unterkiefer des Verunglückten vorschieben und festhalten, den Kopf so weit wie möglich nach hinten in den Nacken überstrecken.

○ Bei Verdacht auf Fremdkörper, Blut, Speisereste den Kopf nochmals zur Seite drehen und die Mundhöhle rasch und gründlich säubern.

Wenn der Brustkorb sich bei der Atemspende nicht bewegt, kann das daran liegen, daß die Luft statt in die Lunge durch die Speiseröhre in den Magen geblasen wird. Hiergegen helfen die gleichen Maßnahmen.

Herz-Lungen-Wiederbelebung

Beim *Herzstillstand* erhalten die Organe keinen Sauerstoff mehr, ihr Überleben ist gefährdet. Bewußtsein und Atmung fallen alsbald aus. In der Praxis der Ersten Hilfe müssen deshalb Herz- und Atemstillstand zugleich behandelt werden.

Das stellt an den Helfer, vor allem dann, wenn er auf sich allein gestellt ist, beträchtliche Anforderungen, rettet aber dem Verunglückten womöglich das Leben und ist deshalb auch unter schwierigen und schein-

bar aussichtslosen Bedingungen immer wieder zu versuchen.

○ Auf eine erfolgreiche Herz-Lungen-Wiederbelebung ist nur vorbereitet, wer deren Technik in einem Erste-Hilfe-Kurs geübt hat.

Entstehung und Erkennung

Zum Herz- und Atemstillstand kann es kommen nach großen Blutverlusten, bei starker Unterkühlung, Vergiftungen, durch Stromverletzungen, mechanische Verletzungen im Bereich des Brustkorbes und der Atemwege, auch durch schwere Herzkrankheiten wie Infarkt und Rhythmusstörungen.

Den Herz- und Atemstillstand erkennt man an folgenden Merkmalen:

○ Der Verunglückte ist wegen der Mangeldurchblutung seines Gehirns nicht bei Bewußtsein;

○ Atembewegungen sind nicht spür-, fühl- oder hörbar;

○ an der Halsschlagader ist kein Puls zu tasten;

○ beide Pupillen sind weit und starr und reagieren nicht auf Lichteinfall;

○ Lippen und Haut sind blaugrau verfärbt.

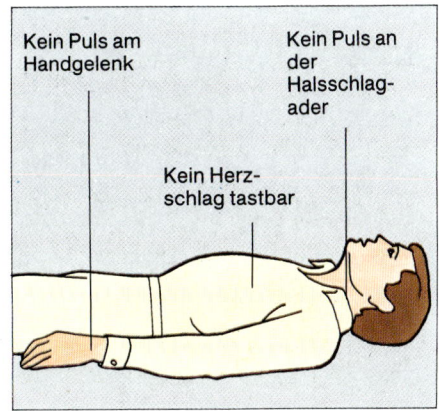

Kein Puls am Handgelenk

Kein Puls an der Halsschlagader

Kein Herzschlag tastbar

Die Zeichen des Herzstillstands.

Maßnahmen, wenn Sie allein sind

Ein Herz- und Atemstillstand muß logischerweise zugleich durch Herzdruckmassage und Atemspende bekämpft werden. Wenn Sie allein sind, müssen Sie das im Wechsel tun. Bei der Herzdruckmassage wird der elastische Brustkorb so zusammengedrückt, daß der darunterliegende Herzmuskel ausgepreßt wird und auf diese Weise der Kreislauf aufrechterhalten bleibt.

So machen Sie es richtig:

1. Lagern Sie den Verunglückten

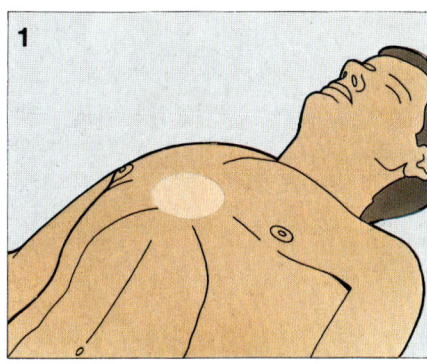

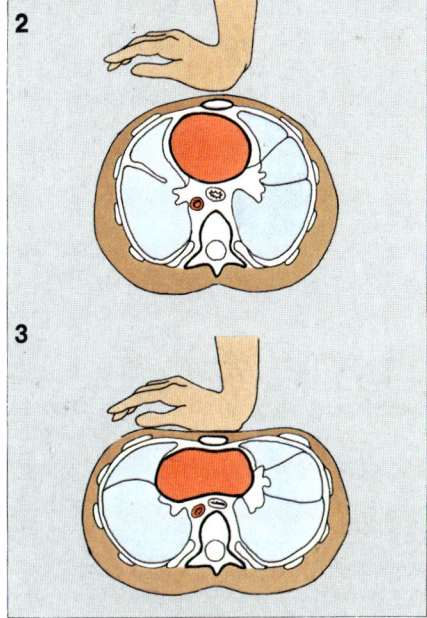

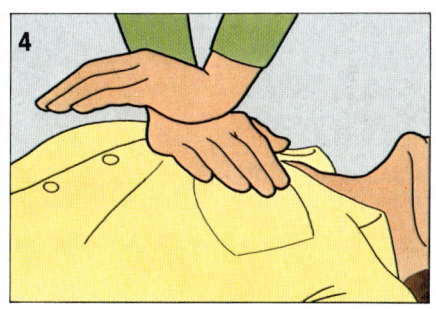

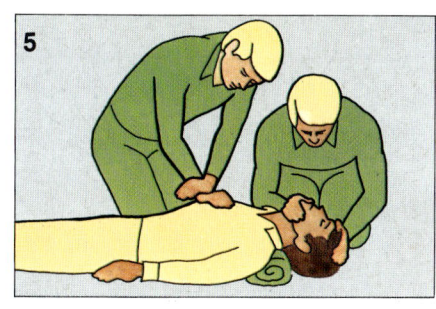

Herzdruckmassage bei Herzstillstand: Legen Sie Ihren Handballen auf das untere Drittel des Brustbeins (1). Durch stoßweisen Druck wird das darunterliegende Herz mechanisch ausgepreßt (2 und 3). Sie haben genug Kraft für 60 Druckstöße je Minute (beim Erwachsenen), wenn Sie beide Hände im Bereich des Handgelenks fest übereinanderlegen (4 und 5).

auf dem Rücken; die Unterlage muß hart sein (Fußboden, Straße).

2. Beugen Sie den Kopf des Verunglückten weit nach hinten in den Nacken (Überstreckung), damit die inneren Luftwege frei werden;

3. kontrollieren Sie kurz, ob Atmung und Kreislauf wieder einsetzen;

4. wenn nicht: Atemspende durch drei bis fünf Atemstöße hintereinander im altersentsprechenden Rhythmus (Erwachsene 16 Atemzüge pro Minute, Kinder ca. 25, Säuglinge ca. 40);

5. dann Herzdruckmassage, indem Sie Ihre Hand auf das untere Drittel des Brustbeins legen und dann unter Ausnutzung des Körpergewichts (zweite Hand in Höhe des Handgelenks auf die erste legen) das Brustbein an dieser Stelle stoßweise nach unten drücken (15mal hintereinander, ein Stoß pro Sekunde). Dabei immer in der Mitte drücken, nicht zur linken oder rechten Brustkorbseite abweichen.

6. Prüfen Sie nun, ob Atmung und Herzschlag wieder einsetzen (Atembewegungen des Brustkorbs, fühlbarer Puls an der Halsschlagader);

7. falls kein Erfolg: Fortsetzung der kombinierten Atemspende/Herzdruckmassage im Wechsel: drei Atemstöße/15mal Herzdruckmassage;

8. bei Wiedereinsetzen von Atmung und Herzschlag ständige Überwachung der Funktionen bis zum Eintreffen des Rettungsdienstes.

Erfolgskontrolle. Geben Sie die Herz-Lungen-Wiederbelebung nicht vorzeitig auf. Ihre Sofortmaßnahmen wirken, wenn Anzeichen von selbständiger Atmung zu erkennen sind, wenn die Gesichtsfarbe des Verunglückten rosiger wird und wenn die Pupillen bei Lichteinfall enger werden.

Verfahren bei zwei Helfern. Sind zwei oder mehrere Helfer am Unfallort, nimmt der eine die Atemspende, der andere die Herzdruckmassage vor. Das Verhältnis von Atemstößen zu Herzdruckstößen soll auch hier 1:5 betragen (also nach drei Atemstößen immer 15mal Herzdruckmassage). Alle drei Minuten kann der Erfolg durch Überprüfung von Atmung, Puls, Pupillenweite und Hautfarbe kontrolliert werden – ohne Unterbrechung der Wiederbelebung.

Blutungen

Aus verletzten Adern blutet es. Dabei sind Dauer und Schwere der Blutung ganz unterschiedlich – je nachdem, wie groß die Wunde ist, wie viele und welche Blutgefäße dabei eröffnet wurden. Im Rahmen der Ersten Hilfe muß versucht werden, Blutungen möglichst umgehend zu stillen.

Arten von Blutungen

Blutverlust bedeutet immer Schwächung des Verunglückten. Von den rund fünf Litern Blut, die ein Erwachsener besitzt, wird der akute Blutverlust von bis zu einem halben Liter meist folgenlos vertragen. Höhere Blutverluste bringen die Gefahr des sich immer stärker ausprägenden lebensgefährlichen Schocks (→ Seite 483) mit sich. Die Gefahr des Verblutens besteht, wenn der Verunglückte zwei und mehr Liter Blut verliert.

Innere Blutungen. Der Blutaustritt aus dem Gefäßsystem kann sichtbar nach außen (äußere Blutung) oder unsichtbar nach innen (innere Blutung) erfolgen. Der Verdacht auf innere Blutung besteht, wenn sich ein Schock ausbildet oder der Verunglückte ohne sichtbare äußere Verletzungen bewußtlos wird. Innere Blutungen können nur von Ärzten behandelt werden. Der möglichst umgehende Abtransport sollte be-

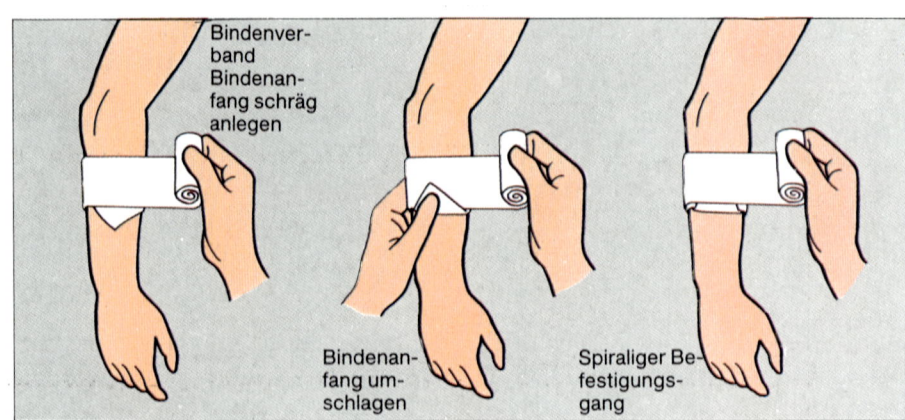

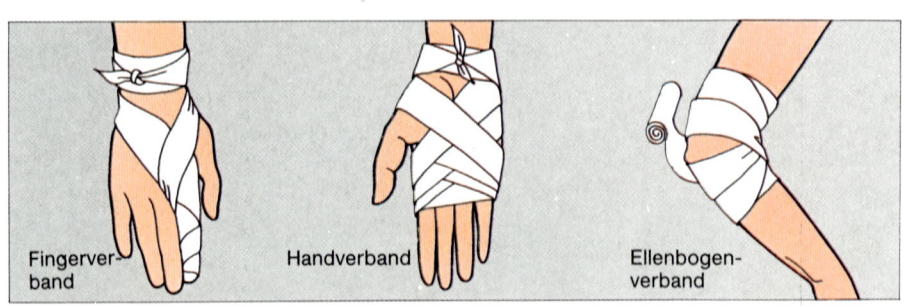

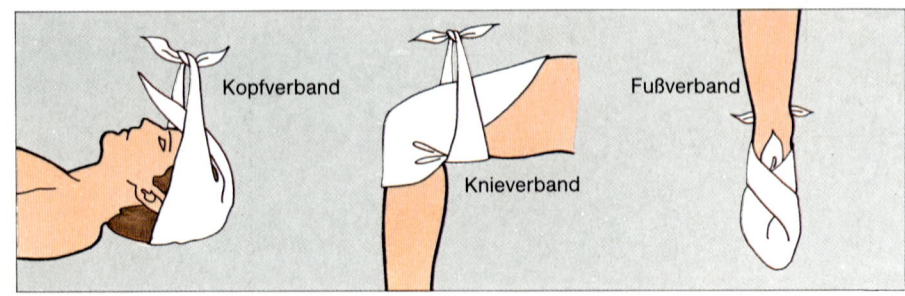

Ein Verband schützt die Wunde, nimmt die Wundabsonderungen auf und stellt die verletzte Gliedmaße ruhig. Damit der Notverband nicht verrutscht, muß er zwar straff sitzen, darf aber keinesfalls die Durchblutung hemmen. Der Trick: Man läßt die Binde nicht kreisförmig, sondern immer etwas schräg zum Körperteil laufen. Jede Wunde ist vor Anlage eines Notverbandes mit keimfreiem Material (z. B. einer Mullkompresse) zu bedecken. Die Verwendung eines Dreiecktuches (untere Bildreihe) ermöglicht einfache, aber wirkungsvolle Verbände, bis die ärztliche Versorgung einsetzt. Die Abbildungen zeigen Beispiele häufiger Notverbände, ausgeführt mit Mullbinde und Dreiecktuch.

sonders vorsichtig erfolgen, um die Blutung nicht zu verstärken. Bei inneren Blutungen in die Körperhöhlen kann es unbemerkt zum Verlust größerer Blutmengen kommen. Notieren Sie für den Arzt auf einem gut sichtbaren Zettel, der am Patienten befestigt werden sollte, alle wichtigen Daten: Name des Patienten, Art des Unfalls, Erste-Hilfe-Maßnahmen, genauen Zeitpunkt einer Schlagader-Abbindung.

Äußere Blutungen. Bei den äußerlich sichtbaren Blutungen ist zu unterscheiden zwischen

○ der leichten, tropfenden Blutung – richtige Maßnahme: Wundverband;

○ der schweren, fließenden oder spritzenden Blutung – richtige Maßnahme: Abdrücken, Druckverband;

○ der schwersten Blutung, etwa nach Verlust einer Gliedmaße – richtige Maßnahme: Druckverband; nur wenn dieser versagt: abbinden.

Kennzeichen äußerer Blutungen. Ist eine Schlagader (Arterie) eröffnet, so spritzt im Rhythmus der Herzaktion hellrotes Blut aus dem Gefäß. Bei der Eröffnung einer Blutader (Vene) fließt das Blut dagegen gleichmäßig und ist von dunkelroter Farbe. Bei unzureichenden Lichtver-

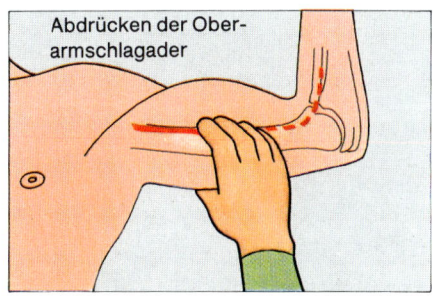

Abdrücken der Oberarmschlagader

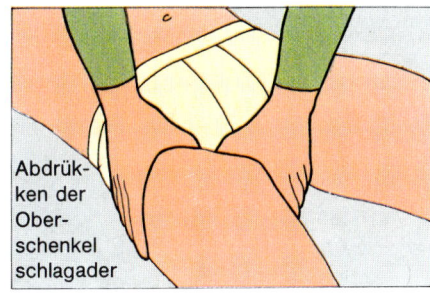

Abdrükken der Oberschenkel schlagader

Bei bedrohlichen schweren Blutungen wird die Ader zwischen der Verletzungsstelle und dem Herzen mit den Fingern abgedrückt. Wegen der Unterbrechung der Blutzufuhr kommt die Blutung zum Stehen. Die Abbildungen zeigen, an welchen Punkten man Schlagadern gegen eine knöcherne Unterlage abdrücken kann.

hältnissen liegt der Verdacht auf eine Blutung nahe, wenn die Kleidung sich feuchtwarm und klebrig anfühlt.

In dieser Situation ist die richtige Beurteilung der Schwere des Blutverlustes besonders schwierig. Zwar setzt bei der Verletzung von Adern die körpereigene Blutstillung durch die Verengung des Gefäßdurchmessers und durch die Blutgerinnung sofort ein, doch kann ihr Erfolg in einer Unfallsituation nicht immer zutreffend erkannt werden. Deshalb: Auch bei scheinbar leichten Blutungen immer für ärztliche Hilfe sorgen! Auch kleine Wunden können gefährlich sein, wenn sie lange bluten.

Freilegen der Wunde. Die Blutungsstelle muß stets freigelegt werden. Um dem Verletzten möglichst wenig Schmerzen zuzufügen – sie vergrößern die Gefahr des Schocks –, darf

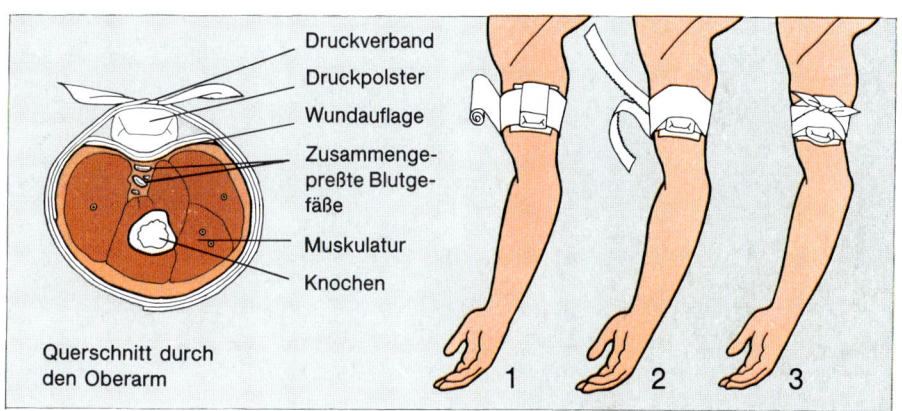

Druckverband: Verbandpäckchen als Druckpolster auf den Wundverband legen (1), fest umwickeln (2), Binde unter gleichmäßigem Zug verknoten (3).

auf die Kleidung keine Rücksicht genommen werden. Schneiden Sie Kleider und Schuhe ohne Bedenken auf. (Die Versicherung des Verletzten muß diese Schäden im Normalfall später bezahlen, ebenso wie finanzielle Einbußen, die Sie durch Ihre Erste Hilfe erleiden.)

Leichte Blutung

1. Halten Sie die verletzte Gliedmaße hoch;
2. Schmutz und Fremdkörper sind nicht zu entfernen;
3. decken Sie die Wunde keimfrei ab, am besten mit Material aus einem Verbandpäckchen;
4. im Notfall tut es ein sauberes Taschentuch oder in Streifen gerissene Kleidung;
5. eine Wunde niemals mit den Fingern berühren.

Keine »Hausmittel«! Außer in Bagatellfällen muß jede Wunde von einem Arzt gesehen und behandelt werden. Immer besteht die Gefahr der Wundinfektion und damit einer Entzündung. Man kann ihr durch »Hausmittel« – indem man also Schnaps, Mehl, Öl oder dergleichen auf die Wunde bringt – nicht erfolgreich entgegentreten. Im Gegenteil: die zusätzliche Verschmutzung der Wunde mit diesen Mitteln erhöht die Gefahr von Komplikationen. Desinfektion und Wundreinigung sind Sache des Arztes.

Bedrohliche Blutung

Die Eröffnung einer großen Schlagader (hellrotes Blut) oder Vene (dunkelrotes Blut) führt innerhalb von Sekunden zu erheblichen Blutverlusten. Es darf keine Zeit verloren werden:

1. Die verletzte Gliedmaße hoch halten;
2. Schlagader herzwärts abdrücken;
3. jetzt einen Wundverband anlegen;
4. darauf einen Druckverband: geschlossenes Verbandpäckchen auflegen und durch umgewickelte Binden fest aufpressen.
5. Wenn das Blut trotz Druckverband durchsickert, ist dieser nicht straff und fest genug, deshalb einen zweiten Druckverband darüber anlegen.

Auch starke Blutungen aus Schlagadern lassen sich auf diese Weise stillen. Der Druck preßt die Wände der Adern mechanisch zusammen. Mit Hilfe ihrer eigenen Muskulatur können sich die Adern überdies vorübergehend bis zur Blutundurchlässigkeit verengen.

481

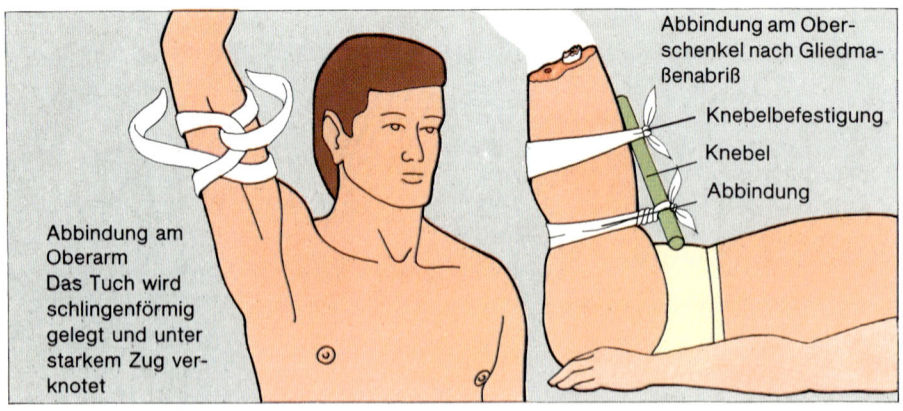

Abbindung am Ober-
schenkel nach Gliedma-
ßenabriß

Knebelbefestigung

Knebel

Abbindung

Abbindung am
Oberarm
Das Tuch wird
schlingenförmig
gelegt und unter
starkem Zug ver-
knotet

Abbindung: Nur bei schwerster Blutung, z. B. bei Abriß einer Gliedmaße.

Abdrücken von Schlagadern.

Große Schlagadern werden mit den Fingern abgedrückt, und zwar an Stellen, wo man sie gegen einen knöchernen Widerstand pressen kann. Wenn eine Schlagader gegen ihren Abdrückpunkt gepreßt wird (→ Abbildungen Seite 481), darf im herzfern davon gelegenen Teil des Blutgefäßes keine Pulswelle mehr tastbar sein. In Notfällen darf man sich bei der Ersten Hilfe nicht scheuen, eine spritzende Schlagaderblutung tief im Innern einer Wunde aufzusuchen und abzudrücken.

Lebensbedrohliche Blutung

Bei schwersten Blutungen, wenn die Blutstillung durch Abdrücken und Druckverbände nicht gelingt, darf abgebunden werden. Dabei unterbricht man den gesamten Blutstrom innerhalb einer Gliedmaße. Das hat den Vorteil, daß die Blutung sofort steht – und den Nachteil, daß das gesamte Gewebe von jeder Blut- und damit Sauerstoffzufuhr abgeschnitten wird. Abbinden ist also nur eine Sofortmaßnahme in größter Not, denn sie birgt bei längerem Bestand die Gefahr in sich, daß das abgebundene Gewebe unwiderruflich zugrunde geht.

Darauf müssen Sie beim Abbinden im Fall einer lebensbedrohlichen Blutung aus einer Gliedmaße, etwa bei ihrem Abriß, achten:

○ Verwenden Sie zum Abbinden kein einschneidendes Material, sondern ein Dreiecktuch, einen Schal oder eine Krawatte;

○ decken Sie die Wunde anschließend keimfrei ab;

○ merken Sie sich die genaue Abbindezeit (Beginn notieren).

○ Sie dürfen die Abbindung nicht mehr öffnen, das ist Sache der ärztlichen Versorgung.

Technik des Abbindens.

Abbindungen sollten, wenn möglich, stets in der Mitte von Oberarm oder Oberschenkel erfolgen, damit keine Nerven druckgeschädigt werden.

1. Arm-Abbindung. Legen Sie das Dreiecktuch schlingenförmig um den Arm, und ziehen Sie beide Zipfel durch die Schlinge. Dann fest an den Zipfeln ziehen und das Tuch unter starkem Zug um den Arm verknoten.

2. Oberschenkel-Abbindung. Legen Sie das Dreiecktuch erst locker um den Oberschenkel und machen Sie zwei Knoten. Dann schieben Sie einen Stab (etwa einen Schraubenzieher oder ein Stück Holz) zwischen das Bein und das Tuch und drehen so lange, bis die Blutung steht. Den Knebelstab müssen Sie anschließend mit einem zweiten Tuch in seiner Endstellung festbinden.

Replantation

Abgetrennte Finger und Zehen, ganze Hände und Füße, ja sogar Arme und Beine können dank moderner chirurgischer Verfahren wieder angenäht werden. Die Wiederannähung (Replantation) wird von eigenen Chirurgenteams in großen, spezialisierten Zentren ausgeführt. Dabei verwenden die Ärzte Operationsmikroskope, um Nerven und Adern wieder zusammenzufügen.

Sofortmaßnahmen am Unfallort

Der Erfolg der Replantation ist nicht nur von der ärztlichen Kunst abhängig, sondern auch von den Sofortmaßnahmen am Unfallort. Ein Replantationsversuch lohnt sich bei jeder abgetrennten Gliedmaße. Aussicht auf Erfolg besteht, wenn der abgetrennte Teil sofort sichergestellt und in die Klinik gebracht wird. Darauf müssen Sie achten:

1. Wundflächen des Stumpfes und des abgetrennten Körperteils weder reinigen noch auf andere Art behandeln.

2. Nach Möglichkeit keine Adern abbinden – die Blutstillung sollte durch Druckverband erfolgen.

3. Abgetrennten Körperteil während des Transports kühlen, um seine Überlebenszeit zu verlängern (Idealtemperatur vier Grad Celsius, keinesfalls um null Grad).

4. Dazu den abgetrennten Körper-

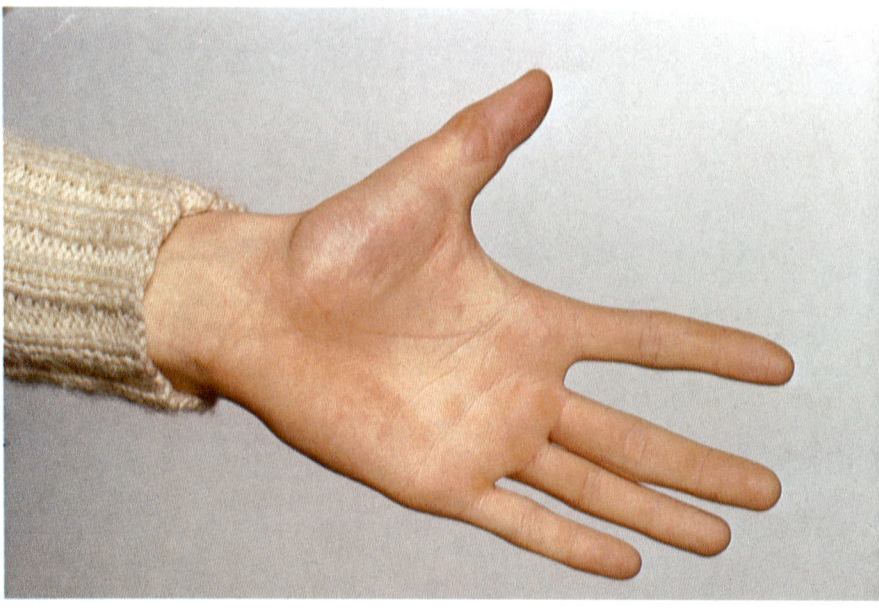

Der Daumen dieser Hand war vollständig abgetrennt. Durch Replantation funktioniert er so gut wie vorher.

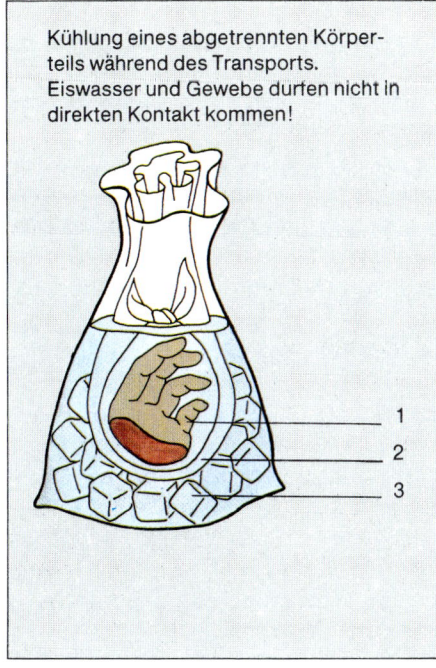

Kühlung eines abgetrennten Körperteils während des Transports. Eiswasser und Gewebe dürfen nicht in direkten Kontakt kommen!

Transport eines abgetrennten Körperteils (hier einer Hand) zur Replantation: Die Hand (1) in ein sauberes Tuch einschlagen und in eine Plastiktüte (2) legen. Eine zweite Plastiktüte mit Wasser und Eiswürfeln füllen (3) und die erste Tüte verschlossen in die Eiswassertüte hineinlegen.

teil in ein sauberes Tuch und dann in einen Plastikbeutel packen.

5. Einen zweiten Plastikbeutel mit Wasser und Eiswürfeln füllen und den ersten Beutel verschlossen in den zweiten legen – der abgetrennte Körperteil darf nicht mit dem Eiswasser in Berührung kommen.

6. Verständigen Sie den Rettungsdienst telefonisch von der besonderen Situation und der Replantationsmöglichkeit. Beim direkten Transport in eine Spezialklinik (ggf. durch Luftrettung) geht dann keine Zeit verloren.

Bei richtiger Kühlung kann die Überlebenszeit eines Fingers bis zu 24 Stunden betragen. Ohne Kühlung stirbt das Gewebe innerhalb kurzer Zeit ab.

Hilfe bei Schock

Beim Schock handelt es sich um ein Mißverhältnis zwischen der vorhandenen und der benötigten Flüssigkeitsmenge im Blutkreislauf. Große Blut- oder Flüssigkeitsverluste, aber auch starke seelische Erschütterung, Angst und Schmerz können einen Schock auslösen. Kommt es in sei-

nem Verlauf zu einem völligen Zusammenbruch des Herz-Kreislauf-Systems, droht der Tod.

Wie man einen Schock erkennt

Die Zeichen des Schocks sind blaßfahle Haut, die kühl und von kaltem Schweiß bedeckt ist, bläuliche Lippen und ein ängstlicher, manchmal verfallener Gesichtsausdruck. Der Verunglückte ist meist sehr aufgeregt, läuft hin und her, redet viel und manchmal zusammenhanglos. Seine Atmung ist schnell und sehr oberflächlich. Wichtiger Hinweis: Der Puls beträgt über 100 Schläge je Minute; er ist schwer zu tasten und ganz leicht zu unterdrücken.

Äußerlich kann der Schockpatient völlig unverletzt sein. Er bittet häufig um etwas zu trinken. Flüssigkeitszufuhr in kleinen Mengen (aber kein Alkohol!) ist erlaubt, außer bei Brust- und Bauchverletzungen.

Maßnahmen der Schockbekämpfung

1. Vermeiden Sie jede Aufregung und jeden zusätzlichen Schmerz. Sprechen Sie beruhigend auf den Verunglückten ein. Untersagen Sie ihm jede Tätigkeit.

2. Stillen Sie etwaige Blutungen (→ Seite 480).

3. Legen Sie den Verunglückten auf eine trockene Unterlage, und halten Sie seine Beine einige Minuten lang hoch. So fließt das in den Beinen versackte Blut zu den lebenswichtigen Organen Herz, Hirn und Lunge.

4. Bringen Sie den Verletzten in Schocklage: Lagern Sie seine Beine erhöht, und decken Sie ihn zu, damit er nicht auskühlt (verzichten Sie aber auf eine Anwärmung).

5. Prüfen Sie bis zum Eintreffen des Rettungsdienstes den Pulsschlag an der Halsschlagader oder am Handgelenk. Normal sind bei Erwachsenen 70 bis 80 Schläge je Minute, bei Kleinkindern 100, bei Säuglingen 130.

6. Lassen Sie einen Verunglückten im Schock nicht unbeobachtet. Falls Bewußtlosigkeit eintritt, bringen Sie ihn in die stabile Seitenlage (→ Seite 476). Bei Atem- und Herzstillstand ist Herz-Lungen-Wiederbelebung (→ Seite 479) erforderlich.

7. Für einen Menschen im Schock besteht absolutes Rauch- und Alkoholverbot.

8. In der Umgebung sollten Unruhe und Lärm möglichst vermieden werden – beides verstärkt die Angst und damit den Schock.

9. Ermutigen Sie den Verunglückten. Sagen Sie ihm, daß alles für seine Rettung getan wird.

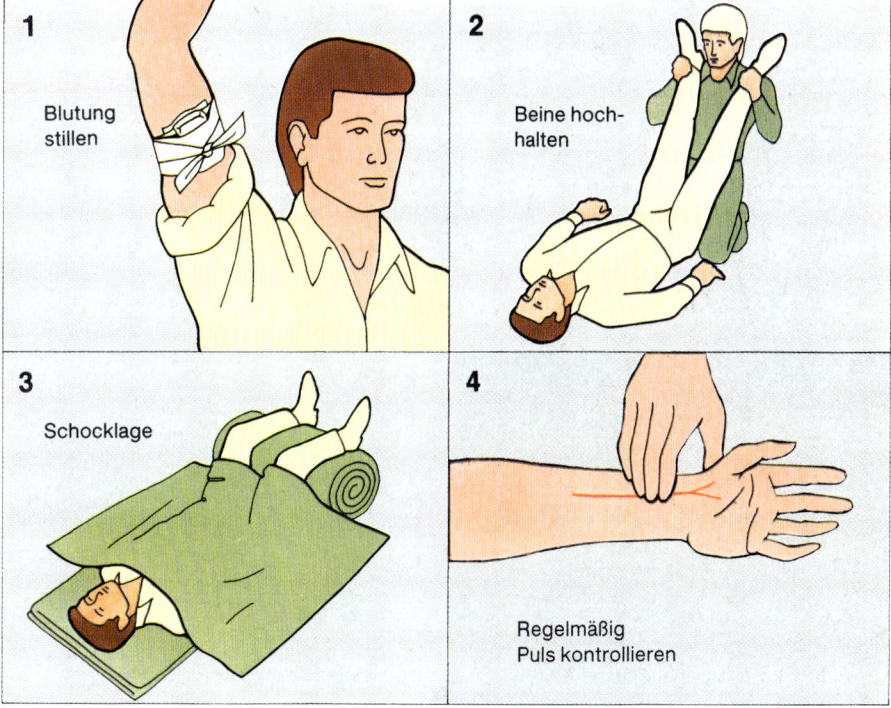

Schockbekämpfung: Ein Schock droht bei allen Verletzungen, insbesondere bei Blutverlust. Die lebenswichtigen Organe sind dann unzureichend mit Blut versorgt. Unbehandelt kann der Tod durch Kreislaufversagen eintreten. Die Abbildungen zeigen die wichtigsten Sofortmaßnahmen der Schockbekämpfung: sorgfältige Blutstillung, richtige Lagerung, ständige Pulskontrolle.

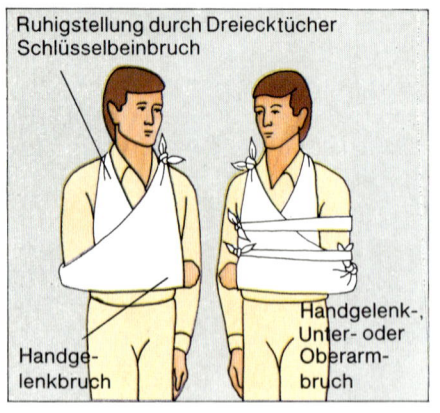

Ruhigstellung durch Dreiecktücher
Schlüsselbeinbruch

Handgelenkbruch

Handgelenk-, Unter- oder Oberarmbruch

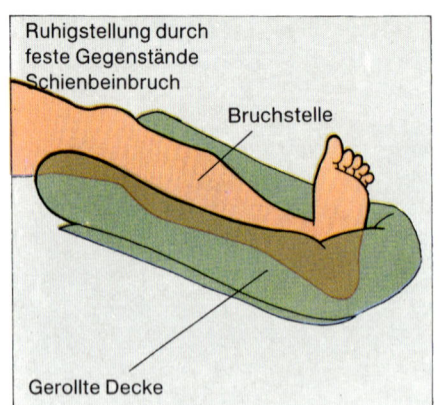

Ruhigstellung durch feste Gegenstände
Schienbeinbruch

Bruchstelle

Gerollte Decke

Armbruch

Anzeichen. Schmerz, Schwellung, Belastungsunfähigkeit, unnormale Gliedmaßenlage oder abnorme Beweglichkeit.

Erste Hilfe. Ruhigstellung mit Dreiecktüchern oder eigener Kleidung (z. B. Jackenärmel feststecken). Bei offenem Bruch Wunde keimfrei abdecken.

Beinbruch

Anzeichen. Schmerz, Schwellung, unnormale Gliedmaßenlage (Achsenabknickung), Belastungsunfähigkeit oder abnorme Beweglichkeit.

Erste Hilfe. Das Bein, wenn möglich, in der vorgefundenen Lage belassen; mit dem Material, das man gerade zur Hand hat (Wolldeckenrolle, Zeitschrift, Pappe, Kissen, Koffer) ruhigstellen. Seitenlage nur bei Bewußtlosigkeit, wobei der Verunglückte auf die Seite des verletzten Beines gedreht wird.

Bei offenem Beinbruch aus einem Dreiecktuch oder einer Krawatte ein Ringpolster formen, auf die keimfrei abgedeckte Wunde legen und locker befestigen.

Wenn möglich, soll das verletzte Glied in der vorgefundenen Lage belassen werden, bis der Arzt eingetroffen ist. Für den Transport empfiehlt sich die schmerzarme Ruhigstellung der Gliedmaße.

Knochenbrüche

Knochenbrüche können »geschlossen« oder »offen« sein (→ Seite 102). Geschlossen nennt man einen Bruch, wenn die Haut unversehrt ist. Ein offener Knochenbruch liegt vor, wenn sich im Bruchbereich eine Wunde befindet. Aus ihr kann ein Knochenbruchstück herausragen – es besteht Infektionsgefahr. Alle Knochenbrüche sind sehr schmerzhaft.

Der Verdacht auf Knochenbruch besteht, wenn eine Gliedmaße unnormal liegt (aus ihrer normalen Achsenrichtung abgewichen ist) und anschwillt. Wenn diese Krankheitszeichen vorliegen, dürfen Sie keine Beweglichkeitsprüfung vornehmen.

Prinzip der Ruhigstellung. Die Erste Hilfe besteht bei Knochenbrüchen darin, den Bruch ruhigzustellen.

Diese Ruhigstellung muß das benachbarte obere und untere Gelenk einschließen, sie soll bequem und für den Verletzten möglichst schmerzarm sein. Verändern Sie die Bruchstellung möglichst nicht. Unebenheiten und Hohlräume sollten ausgepolstert werden. Es ist nicht Aufgabe des Helfers, einen gebrochenen Knochen wieder einzurichten (das muß der Arzt tun). Über der Bruchstelle sollte die Kleidung wegen ihres polsternden Effekts unberührt bleiben, es sei denn, eine Blutung zwingt zur Blutstillung.

Bei Brüchen besteht die Gefahr der inneren und äußeren Blutung und damit des Schocks und der Wundinfektion. Außerdem sind Gefäß- und Nervenschädigungen möglich. Berühren Sie Wunden nicht mit den Fingern, sondern decken Sie sie keimfrei ab.

Brustkorbverletzung

Anzeichen. Bei Rippenbrüchen heftige Schmerzen beim Atmen und Husten. Bluthusten und Atemnot bei Lungenverletzungen. Bei offenen Brustwandverletzungen strömt Luft in den Brustfellraum, es bildet sich eine Luftbrust (Pneumothorax) aus.

Erste Hilfe. Bei Rippenbrüchen den

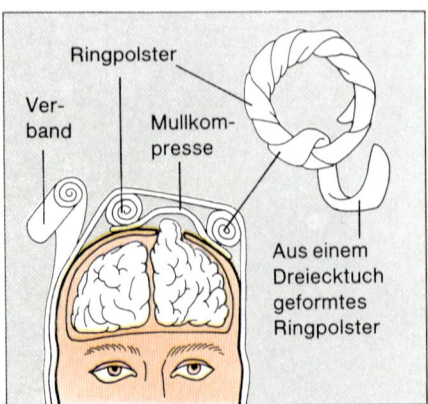

Ringpolster

Verband

Mullkompresse

Aus einem Dreiecktuch geformtes Ringpolster

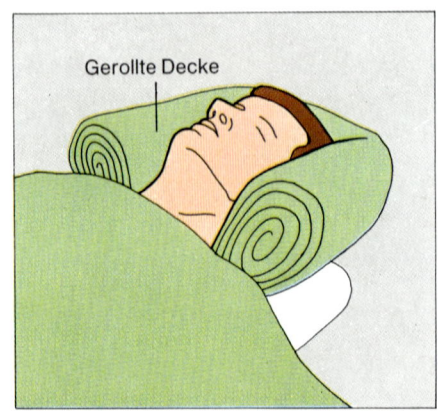

Gerollte Decke

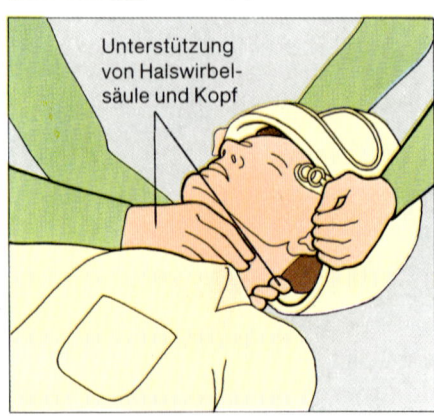

Unterstützung von Halswirbelsäule und Kopf

Kopfverletzung mit Austreten von Gehirnmasse. Sofortmaßnahmen:
1. *Gehirnmasse mit Mullkompresse keimfrei abdecken.*
2. *Ringpolster wickeln und um die Verletzungsstelle legen.*
3. *Danach locker verbinden – ohne Kontakt mit der Gehirnmasse.*

Verdacht auf Verletzung der Wirbelsäule. Sofortmaßnahmen:
1. *Den Verletzten möglichst in der vorgefundenen Lage belassen.*
2. *Bei Verdacht auf Halswirbelsäulenverletzung Kopf ruhigstellen.*
3. *Stabile Seitenlagerung nur bei Bewußtlosigkeit.*

Entfernung eines Motorradhelms nach einem Unfall. Maßnahmen:
1. *Helmverschluß behutsam öffnen.*
2. *Helm vorsichtig abziehen, ohne den Kopf gegen die Wirbelsäule zu verdrehen.*
3. *Ein zweiter Helfer unterstützt dabei Halswirbelsäule und Kopf.*

Verletzten so bequem wie möglich lagern.

Bei offenen Brustkorbverletzungen die Verletzung sofort mit der Handfläche abdichten, danach keimfreie Mullkompresse auflegen und mit der Hand andrücken. Einen luftdichten Verschluß erreicht man durch eine feuchte Auflage (Tuch). Sie wird faltenfrei auf die Haut gelegt und nach Ausatmung durch den Verletzten mit einer Binde angewikkelt. Den Verletzten halb sitzend lagern und seine Arme aufstützen, dann bekommt er besser Luft. Ihn auf keinen Fall essen, trinken oder rauchen lassen.

Wirbelsäulenverletzungen

Anzeichen. Schmerzen an der Verletzungsstelle. Die besondere Gefahr besteht in einer Verletzung des Rückenmarks, die zur Querschnittslähmung (→ Seite 234) führen kann. Von der Bruchstelle abwärts besteht dann Gefühllosigkeit; Finger, Zehen und ganze Gliedmaßen lassen sich nicht aktiv bewegen, oft gehen unbeabsichtigt Harn und Stuhl ab.
Erste Hilfe. Besondere Vorsicht! Lassen Sie den Verletzten, wenn möglich, in der vorgefundenen Lage. Stabile Seitenlage nur bei Bewußtlosigkeit. Bei der Lagerung darf die Wirbelsäule möglichst nicht bewegt und nicht abgeknickt werden.

Kopfverletzungen

Anzeichen. Durch eine Gehirnerschütterung, eine Schädel-Hirn-Verletzung oder einen Schädelbruch können Übelkeit und Erbrechen, kurz- oder langfristige Bewußtlosigkeit und Blutungen aus Mund, Nase und Ohren auftreten. Für die Unfallzeit besteht meist eine Gedächtnislücke.
Erste Hilfe. Ein Bewußtloser wird in die stabile Seitenlage gebracht, Atmung und Puls werden ständig kontrolliert. Austretende Hirnmasse muß keimfrei abgedeckt werden: Aus einem Dreiecktuch oder einer Krawatte wird ein Ringpolster gemacht und aufgelegt, die Wunde (nicht berühren!) dann locker verbunden.
Bei einem bewußtlosen Motorradfahrer den Helm entfernen! Achten Sie darauf, daß dabei der Kopf nicht gegen die Halswirbelsäule verdreht wird (Lähmungsgefahr bei Wirbelsäulenverletzungen).

Richtige Lagerung

Ein Verunglückter oder akut Erkrankter muß so gelagert werden, daß die Atmung frei bleibt, die Schmerzen gelindert werden und die zugrunde liegende Störung sich nicht verschlimmert, sondern nach Möglichkeit gebessert wird.

Normale Rückenlage
Wie? Auf dem Rücken mit einem flachen Kopfpolster.
Wann? Bei allen Verunglückten und akut Erkrankten, sofern nicht die folgenden Ausnahmen gelten.

Seitenlage
Wie? Stabile Seitenlagerung (→ Seite 476).

Wann? Bei Bewußtlosen, um die Atemwege freizuhalten, bei Erbrechen, Blutungen aus Mund und Rachen mit Schockzeichen, bei Schädel-Hirn-Verletzten und Verunglückten, die vorübergehend allein gelassen werden müssen.

Rückenlage mit Knierolle
Wie? Knierolle und Kopfkissen.
Wann? Bei Verletzungen und Erkrankungen des Bauches, bei Leibschmerzen zur Verminderung der Bauchdeckenspannung und damit zur Schmerzlinderung.

Schocklage
Wie? Rückenlage mit tiefem Kopfende und höher gelegten Beinen.
Wann? Bei Schock zur besseren

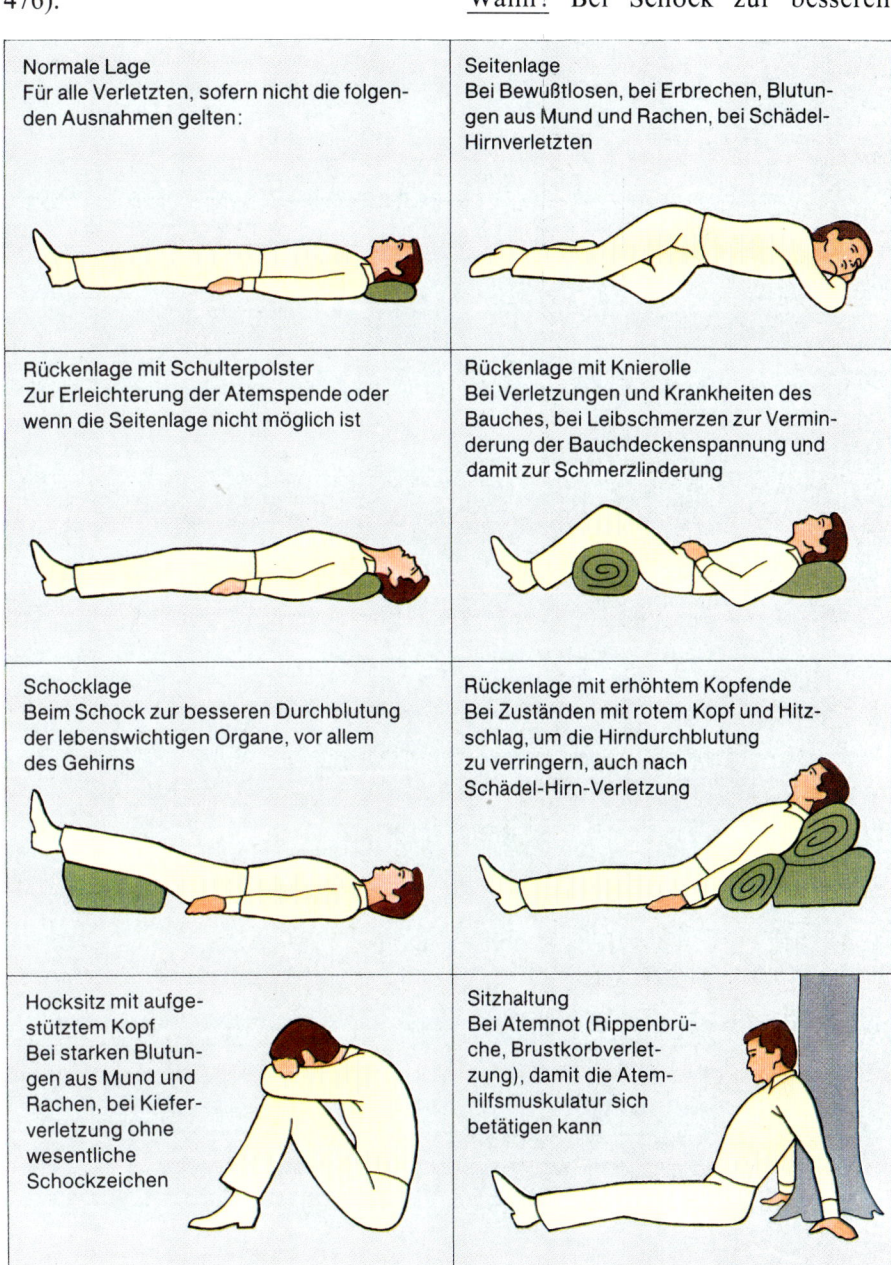

Normale Lage
Für alle Verletzten, sofern nicht die folgenden Ausnahmen gelten:

Seitenlage
Bei Bewußtlosen, bei Erbrechen, Blutungen aus Mund und Rachen, bei Schädel-Hirnverletzten

Rückenlage mit Schulterpolster
Zur Erleichterung der Atemspende oder wenn die Seitenlage nicht möglich ist

Rückenlage mit Knierolle
Bei Verletzungen und Krankheiten des Bauches, bei Leibschmerzen zur Verminderung der Bauchdeckenspannung und damit zur Schmerzlinderung

Schocklage
Beim Schock zur besseren Durchblutung der lebenswichtigen Organe, vor allem des Gehirns

Rückenlage mit erhöhtem Kopfende
Bei Zuständen mit rotem Kopf und Hitzschlag, um die Hirndurchblutung zu verringern, auch nach Schädel-Hirn-Verletzung

Hocksitz mit aufgestütztem Kopf
Bei starken Blutungen aus Mund und Rachen, bei Kieferverletzung ohne wesentliche Schockzeichen

Sitzhaltung
Bei Atemnot (Rippenbrüche, Brustkorbverletzung), damit die Atemhilfsmuskulatur sich betätigen kann

Die Abbildungen zeigen die richtige Lagerung von Verletzten und akut Erkrankten. Sachgerechte Lagerung entscheidet über Leben und Tod!

Durchblutung der lebenswichtigen Organe, vor allem des Gehirns.

Rückenlage mit erhöhtem Kopfende

Wie? Kopfende erhöhen, mehrere Kopfpolster unterlegen.

Wann? Bei Zuständen mit rotem Kopf und bei Hitzschlag, um die Hirndurchblutung zu verringern; auch nach Schädel-Hirn-Verletzungen.

Sitzhaltung

Wie? Halbsitzende Rückenlage mit aufgestützten Ellenbogen.

Wann? Bei Atemnot (Rippenbrüche, Brustkorbverletzung), damit die Atemhilfsmuskulatur sich betätigen kann.

Hockstellung

Wie? Hocksitz mit aufgestütztem Kopf.

Wann? Bei starker Blutung aus Mund und Rachen, bei Kieferverletzung ohne wesentliche Schockzeichen.

Kraftwagen-Verbandkasten

In jedem Kraftwagen muß ein Verbandkasten mitgeführt werden, dessen Mindestausstattung gesetzlich festgelegt ist.

Inhalt des Verbandkastens

○ 1 Rolle Heftpflaster, 2½ × 5 cm
○ 1 Wundschnellverband, elastisch, 6 cm × 50 cm

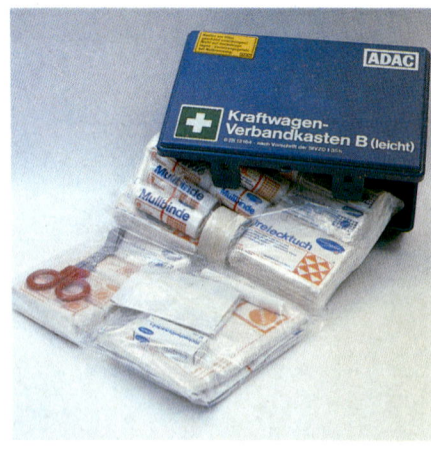

Der Kraftwagen-Verbandkasten enthält die Mindestausstattung für Erste-Hilfe-Leistungen. Achten Sie auf Vollständigkeit, und machen Sie sich mit dem Inhalt des Verbandkastens einmal ganz in Ruhe vertraut.

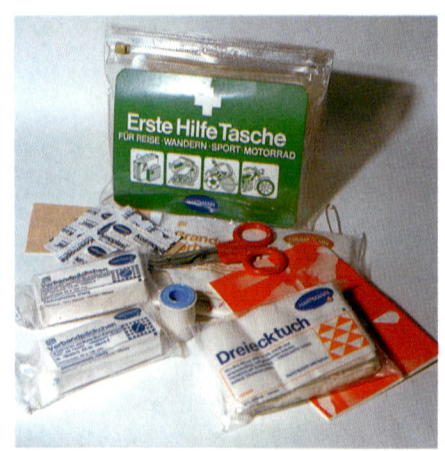

Was man zur Ersten Hilfe an einem Notfallort oder bei den kleinen Verletzungen des Alltags braucht, ist in dieser Erste-Hilfe-Tasche enthalten. Wie man mit dem Material richtig umgeht, lernt man in Erste-Hilfe-Kursen.

○ 3 Wundschnellverbände, elastisch, 6 × 10 cm
○ 3 Verbandpäckchen M
○ 1 Verbandpäckchen G
○ 3 Brandwunden-Verbandpäckchen BR
○ 1 Brandwunden-Verbandtuch A
○ 1 Mullbinde 6 cm × 4 m
○ 6 Mullbinden 8 cm × 4 m
○ 5 Zellstoff-Mullkompressen 10 × 10 cm, einzeln verpackt, steril
○ 5 Dreiecktücher 90 × 90 × 127 cm
○ 1 Verbandschere, abgeknickt mit Kopf
○ 12 Sicherheitsnadeln
○ 1 weiße Kreide

Ständige Überprüfung. Der Inhalt Ihres Verbandkastens muß vollständig sein. Ergänzen Sie deshalb das Material, wenn Sie etwas entnommen haben, so schnell wie möglich. Heftpflaster und Wundschnellverbände verlieren im Lauf der Zeit ihre Klebefähigkeit – ersetzen Sie sie rechtzeitig, damit Ihre Erste-Hilfe-Maßnahmen nicht im Falle eines Falles an der Unzulänglichkeit Ihrer Ausrüstung scheitern.

Nottransport-Regeln

Der Transport von Verletzten und Kranken ist in Mitteleuropa immer Sache des Rettungsdienstes, also Aufgabe ausgebildeten Personals. In seltenen Ausnahmefällen können Sie aber gezwungen sein, selbst einen Nottransport vorzunehmen – immer dann, wenn es unmöglich ist, einen Rettungsdienst zu alarmieren. Im Hochgebirge oder im tiefen Wald müssen Sie selbst entscheiden,

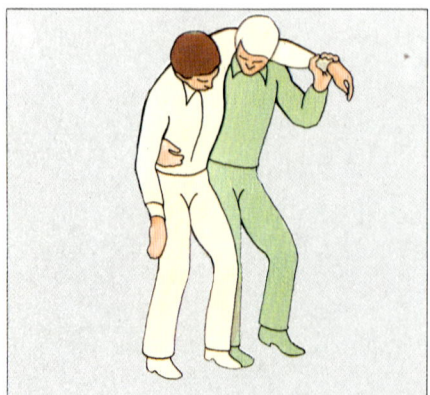

Eine Möglichkeit des Nottransports: Ist der Verletzte bei Bewußtsein, nimmt der Helfer ihn fest um die Hüfte und legt sich einen Arm um den Nacken. Ruhig und langsam gehen, regelmäßig Pausen einlegen.

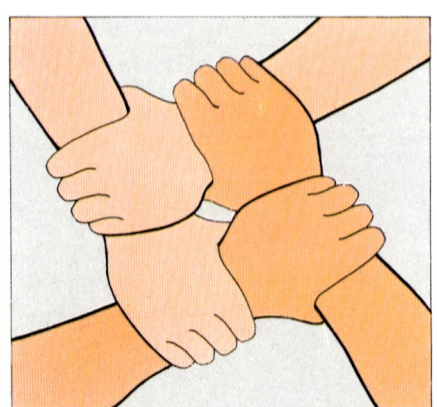

Wenn zwei Helfer zur Verfügung stehen, kreuzen diese ihre Hände, und der Verletzte setzt sich dann darauf. Beim Transport legt der Verletzte seine beiden Arme um die Schultern der Helfer und hält sich fest.

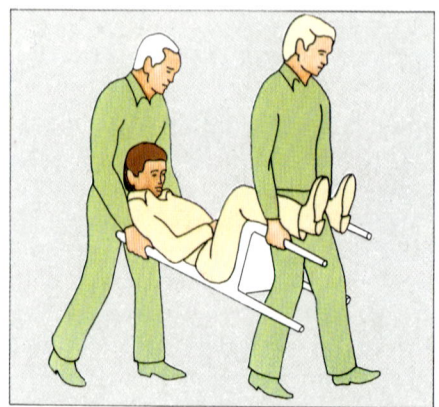

Gehunfähige können notfalls auf improvisierten Tragen (Bretter, Stühle, Mäntel, Zeltplanen, Skistöcke) über kurze Strecken transportiert werden. Überschätzen Sie beim Nottransport nicht die eigenen Kräfte!

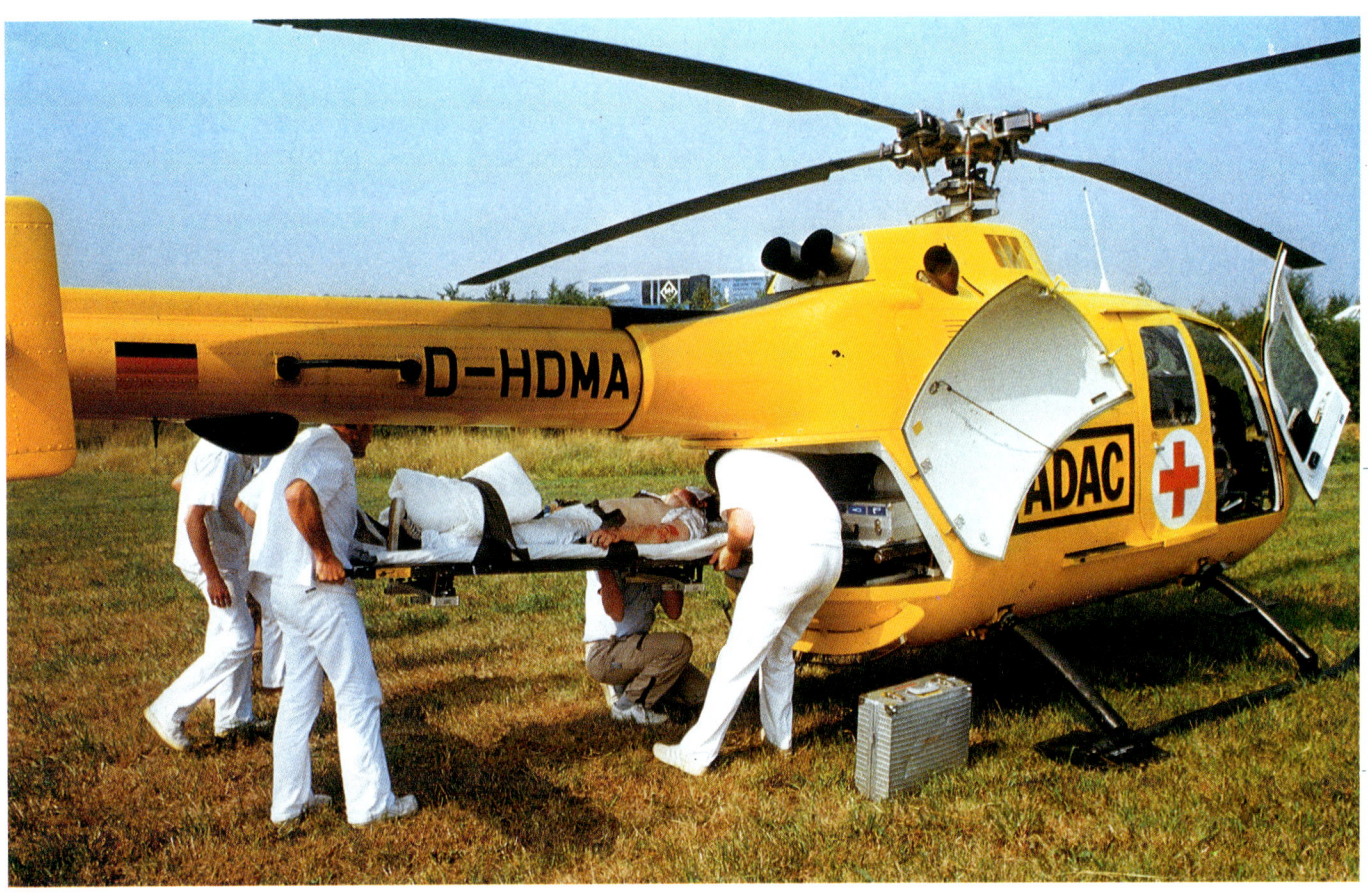

Ein Unfallopfer wird in den Rettungshubschrauber geladen – in wenigen Minuten ist die Klinik erreicht.

ob es richtiger ist, den Patienten notdürftig versorgt zurückzulassen, um Hilfe zu holen, oder ihn selbst zu transportieren.

Tun Sie das aber wirklich nur im Notfall. Nach einem Unglücksfall überschätzen robuste Naturen meist ihre Leistungsfähigkeit. Denken Sie daran, daß der Transport für den Patienten um so anstrengender wird, je schwerwiegender seine Verletzung oder Erkrankung ist.

Ein einzelner Helfer wird einen bewußtlosen Verletzten nur über ganz kurze Strecken transportieren können. Stehen zwei Helfer zur Verfügung, kann ein Bewußtloser getragen werden. Ist der Verletzte bei Bewußtsein, können die Helfer ihre Hände kreuzen (siehe Zeichnung), und der Verletzte setzt sich dann darauf. Er legt seine Arme um Nakken und Schultern der Helfer.

Aus Brettern, Stühlen, Skistöcken, Mänteln und Zeltplanen kann man notdürftig eine Trage oder Hängematte konstruieren, die es erlaubt, einen Verletzten oder Erkrankten liegend zu transportieren.

Lassen Sie den Verletzten nicht auskühlen. Vermeiden Sie Hektik und zusätzliche Schmerzen.

Luftrettungsdienst

Nach einem Unfall und bei akuten Erkrankungen kommt es darauf an, daß der Notfallpatient so schnell wie möglich durch einen Arzt versorgt wird. Über die Rettungschancen entscheiden vielfach die ersten Minuten: 20 Prozent der Verkehrsopfer sterben in der Zeit zwischen Unfallereignis und Ankunft im Krankenhaus.

Das System der Luftrettung

1970 stellte der ADAC in München den ersten Rettungshubschrauber in Dienst. Seither ist das System der Luftrettung in Deutschland rasch fortentwickelt worden. Das Netz der Rettungshubschrauberstationen ist jetzt nahezu vollständig (→ Karte Seite 489). Die Rettungshubschrauber sind an leistungsfähigen Krankenhäusern stationiert und nach Eingang des Alarms in maximal zwei Minuten startklar.

○ Grundsätzlich darf jeder den Rettungshubschrauber alarmieren, wenn die Hilfe eines Notarztes erforderlich zu sein scheint. Die Einsatzentscheidung trifft die für den jeweiligen Hubschrauberstandort zuständige Rettungsleitstelle, die die Einsätze aller Rettungsmittel koordiniert.

○ Selbst wenn sich später herausstellt, daß der Einsatz eigentlich gar nicht nötig gewesen wäre, entstehen dem Anrufer daraus keine Kosten (es sei denn, es war vorsätzlich falscher Alarm).

Ausrüstung und Einsatz

Bei jedem Einsatz sind ein Arzt und ein Rettungssanitäter an Bord des Rettungshubschraubers.

Auf Tragen ist Platz für zwei Verletzte. Da die Hubschrauber über eine perfekte medizinische Ausrüstung verfügen, kann der Arzt den Notfallpatienten am Unfallort optimal versorgen. Wenn ein schneller Transport des Patienten in das für seine Behandlung am besten geeignete Krankenhaus nötig wird, braucht der Hubschrauber weniger Zeit als die Rettungsfahrzeuge.

○ Es gibt keine Gegenanzeigen bei der Rettung aus der Luft. Wegen der niedrigen Flughöhe, der mäßigen Beschleunigungskräfte und der geringfügigen Vibrationen kann jeder Schwerverletzte mit dem Hubschrauber transportiert werden.

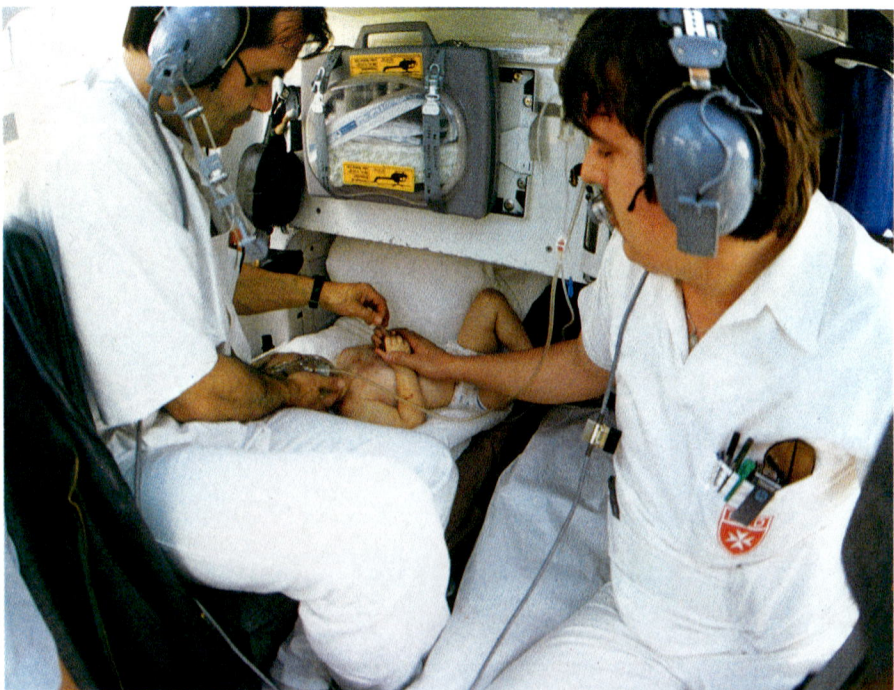

Ein Rettungshubschrauber von innen. Er hat Platz für zwei Verletzte, die auf Tragen liegen, für den Arzt und den Rettungssanitäter. Die Hubschrauber sind mit allem für Rettungseinsätze erforderlichen medizinischen Gerät bestückt.

○ Besonders bewährt hat sich die Luftrettung bei Verkehrsunfällen und bei akuten inneren Erkrankungen. In wachsendem Ausmaß werden die Rettungshubschrauber auch zur raschen Verlegung von Patienten aus kleineren Krankenhäusern in Spezialkliniken eingesetzt.

○ Auch während des Fluges, der mit einer Geschwindigkeit von mehr als 200 km/h erfolgt und deshalb in der Regel nicht länger als rund 10 Minuten dauert, wird der Verletzte durch den Arzt und den Rettungssanitäter, die stets mitfliegen, weiter versorgt.

○ An Bord des Rettungshubschraubers sind alle medizinischen Geräte vorhanden, die der Arzt zur Beherrschung medizinischer Notfallsituationen benötigt.

○ Die »schnelle Hilfe aus der Luft« kann deshalb auch in medizinischen Spezialfällen mit Erfolg eingesetzt werden. Hierzu zählen beispielsweise der Transport von Verbrennungsopfern oder der Opfer von Tauchunfällen.

○ Als besonders vorteilhaft erweist es sich, daß die körperliche und seelische Belastung durch den Transport, die den Zustand des Verletzten verschlechtern kann (»Transporttrauma«), im Rettungshubschrauber sehr gering ist bzw. völlig entfällt.

○ In vielen Ernstfällen sind die Rettungshubschrauber mithin das wirkungsvollste Rettungsmittel.

Verhalten am Unfallort

Wenn Sie einen Hubschrauber alarmiert haben, treffen Sie bitte am Unfallort folgende Vorkehrungen:

○ Machen Sie sich beim Anflug durch Winken bemerkbar.

○ Lassen Sie bei einem Verkehrsunfall die Warnblinkanlage eingeschaltet.

○ Legen Sie aber auf keinen Fall Tücher zur Markierung des Landeplatzes aus.

○ Halten Sie bei der Landung einen ausreichenden Sicherheitsabstand ein.

Die Krankenkassen erstatten für ihre Mitglieder die Einsatzkosten des Rettungshubschraubers. Der Patient braucht also für dieses teuerste, aber auch wirkungsvollste Rettungsgerät nichts zu bezahlen.

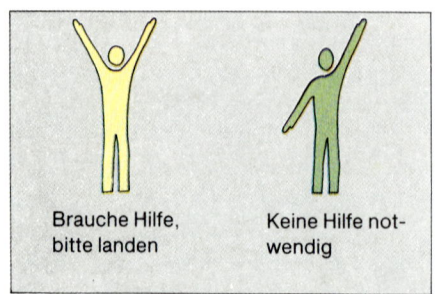

Brauche Hilfe, bitte landen

Keine Hilfe notwendig

Verständigung bei Rettung aus der Luft.

Rufnummern der Rettungshubschrauber-Stationen
(zur Karte auf der rechten Seite)

Aachen-Würselen	(0 24 73) 70 00
Basel/Lörrach	(0 76 21) 8 80 77
Bayreuth	(09 21) 2 22 22
Bielefeld	(05 21) 69 0 21
Bremen	(04 21) 3 03 03
Duisburg	(02 03) 63 33 4
Eutin	(0 45 21) 8 32 71
Frankfurt	(06 11) 44 10 33
Friedrichshafen	(0 75 41) 2 20 55
Göttingen	(05 51) 7 20 55
Hamburg	(0 40) 24 82 81
Hannover	(05 11) 19 4 81
Karlsruhe	(07 21) 2 33 32
Kassel	(05 61) 1 25 20
Kempten	(08 31) 2 22 22
Koblenz	(02 61) 4 41 00
Köln	(02 21) 24 24 24
Ludwigshafen/ Mannheim	(06 21) 57 33 03
Lünen/Unna	(0 23 03) 1 60 01
München	(0 89) 22 26 66
Nürnberg	(09 11) 63 32 11
Ochsenfurt	(09 31) 2 22 22
Rendsburg	(0 43 31) 2 77 88
Rheine	(0 59 71) 34 02
Saarbrücken	(06 81) 6 55 52
Sanderbusch	(0 44 61) 20 21
Siegen	(02 71) 5 70 77
Straubing	(0 94 21) 22 22
Stuttgart	(07 11) 55 10 44
Traunstein	(08 61) 22 22
Uelzen	(05 81) 21 51
Ulm	(07 31) 6 22 22
Villingen- Schwenningen	(0 77 21) 5 10 14
Wittlich	(0 65 31) 60 99

Anforderung auch über Notruf 110.

Die Bundesrepublik Deutschland verfügt über ein dichtes Netz von Rettungshubschrauber-Stationen. Der Aktionsradius der Hubschrauber beträgt rund 50 Kilometer, kann aber notfalls erweitert werden. Bitte stellen Sie fest, welche Station für Ihren Wohnort zuständig ist. Die Telefonnummer für die Alarmierung sollten Sie (für alle Fälle) auf der obigen Liste ankreuzen oder unterstreichen.

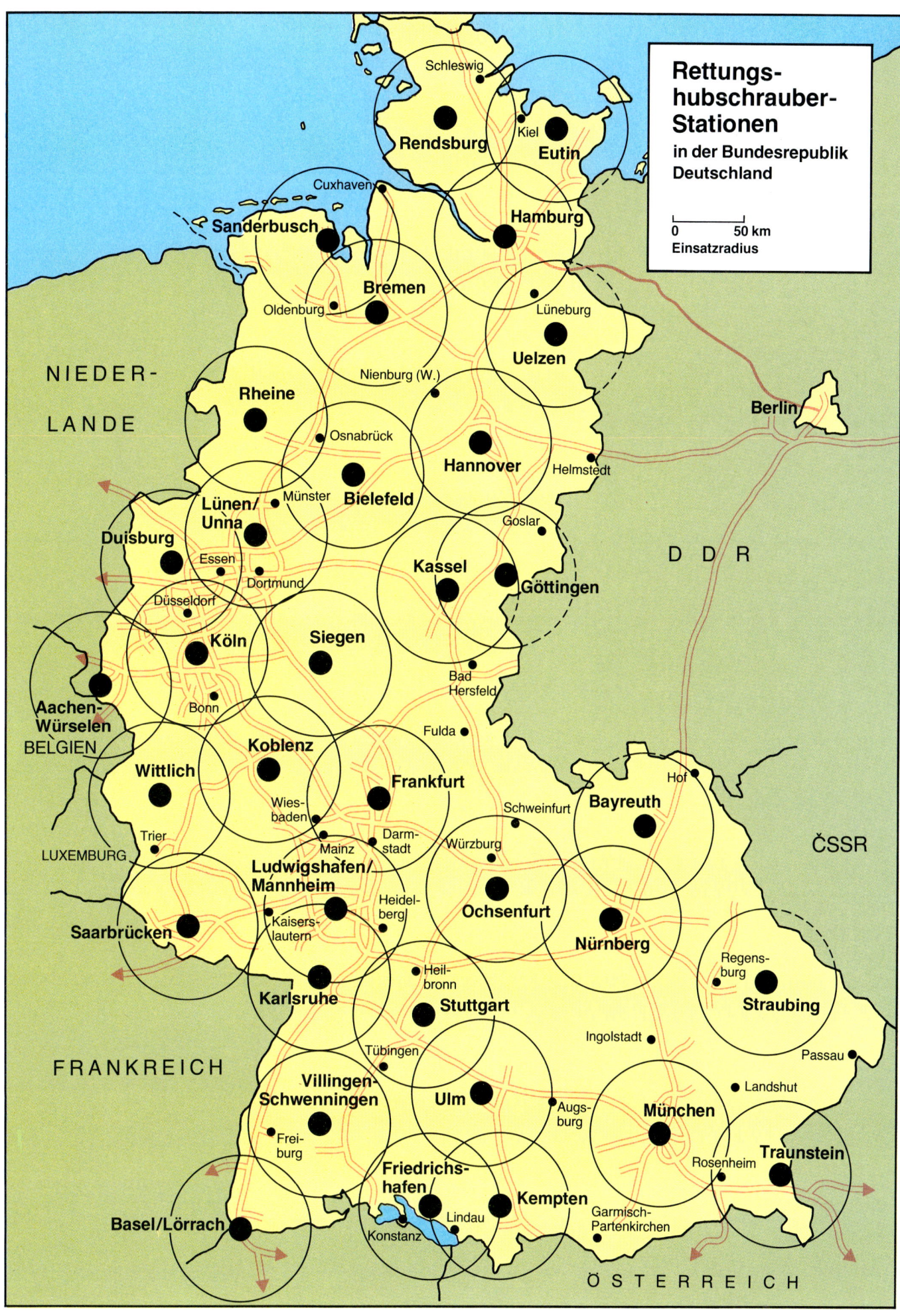

Rettungs-
hubschrauber-
Stationen
in der Bundesrepublik
Deutschland

0   50 km
Einsatzradius

489

Abc der Erste-Hilfe-Maßnahmen

Erste Hilfe muß man nicht nur bei den lebensbedrohlichen Zuständen der Bewußtlosigkeit, des Atem- und Herzstillstandes, bei schweren Blutungen, Schock und Knochenbrüchen leisten können. Sofortmaßnahmen sind auch bei vielen weniger dramatischen Verletzungen und Erkrankungen möglich und erforderlich. Auch hier ist es das Ziel, bedrohliche Zustände möglichst zu verhindern, dem Patienten unnötige Schmerzen zu ersparen und mit meist einfachen Maßnahmen dafür zu sorgen, daß in den Minuten bis zum Eintreffen ärztlicher Hilfe nichts Wichtiges versäumt wird.

Alkoholvergiftung
Erste Hilfe →Seite 494 (Vergiftungen).

Atemnot
Anzeichen. Der Patient ringt nach Luft, seine Atmung ist zu schnell, unregelmäßig oder keuchend. Hautfarbe meist blaß oder bläulich, Angstgefühl.
Erste Hilfe. Beengende Kleidung öffnen, den Patienten halbsitzend lagern, bei Bewußtlosigkeit stabile Seitenlagerung (→Seite 476), bei Atemstillstand sofort Atemspende (→Seite 477).

Augenverletzungen
○ *Oberflächliche Fremdkörper*
Anzeichen. Brennen, Schmerzen, Fremdkörpergefühl.
Erste Hilfe. Oberlid über das Unterlid ziehen, dabei bleibt der Fremdkörper meist an den Wimpern des Unterlides hängen. Oder Unterlid herunterziehen und den Fremdkörper mit dem Zipfel eines sauberen Taschentuchs entfernen. Niemals mit Pinzette ins Auge fassen!
○ *Festsitzende Fremdkörper*
Anzeichen. Brennen, Schmerzen, Fremdkörpergefühl.
Erste Hilfe. Fremdkörper nicht entfernen! Verletztes Auge keimfrei abdecken, notfalls mit sauberem Tuch beide Augen verbinden und sofort zum Augenarzt.
○ *Augenverätzungen*
Anzeichen. Brennen, Schmerzen.
Erste Hilfe. Den Kopf zur Seite drehen, das verletzte Auge zeigt nach unten. Dann vorsichtige Dauerspülung mit lauwarmem Wasser aus etwa 10 Zentimeter Entfernung in das geöffnete Auge. Gespült wird von der Nasenseite zum äußeren Augenwinkel. Danach das verletzte Auge keimfrei abdecken und den Patienten unverzüglich zum Augenarzt bringen.

Ausrenkung
Erste Hilfe →Seite 495 (Verrenkung).

Bauchverletzungen
○ *Stumpfe Verletzungen*
Anzeichen. Starke Schmerzen, straff gespannte Bauchdecke, unter Umständen Schock.
Erste Hilfe. Rückenlagerung mit Knierolle und leicht erhöhtem Kopf. Wegen möglicher Zerreißung innerer Organe nichts zu essen oder zu trinken geben. Sofort ins Krankenhaus.
○ *Offene Verletzungen*
Anzeichen. Teile von Bauchorganen quellen durch die eröffnete Bauchwand hervor.
Erste Hilfe. Keimfrei abdecken. Hervorquellende Därme nicht zurückschieben, Fremdkörper (z. B. Messer) nicht entfernen. Sofort ins Krankenhaus.

Bewußtlosigkeit
Anzeichen. Umgebung wird nicht mehr wahrgenommen, die Schutzreflexe sind erloschen. Bewußtlosigkeit (→ auch Seiten 79 und 476) kann zahlreiche Ursachen haben: Schädelverletzungen, Herzerkrankungen, Schock, Stoffwechselentgleisungen (Koma), Atemstillstand, Krämpfe, Schlaganfall.
Erste Hilfe. Stabile Seitenlagerung (→Seite 476), Überwachung von Atmung und Herztätigkeit. Bei Atemstillstand muß die Atemspende (→Seite 477) vorgenommen werden, bei Herzstillstand die Herz-Lungen-Wiederbelebung (→Seite 479).

Bißwunde
Anzeichen. Sie sind abhängig von der Tierart. Es sind Haut-, Muskel-, Gefäß- und Nervenverletzungen möglich.
Erste Hilfe. Trockenen, keimfreien Wundverband anlegen, das Tier und ggf. seinen Besitzer feststellen und den Arzt aufsuchen. Wegen der Infektionsgefahr (Tollwut) darf keine Zeit verloren werden.

Blutungen
○ *Kleinere Blutung nach Hautverletzungen*
Erste Hilfe. Keimfreier Verband (Wundschnellverband).
○ *Stärkere Blutungen*
Erste Hilfe →Seite 481.
○ *Nasenbluten*
Erste Hilfe. Festes Andrücken des Nasenflügels gegen die Nasenschei-

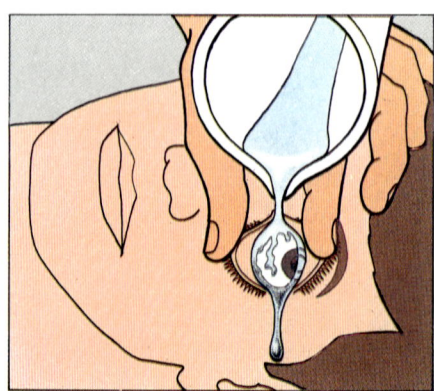

Fremdkörper können aus dem Auge mit einem sauberen Taschentuchzipfel entfernt werden – immer in Richtung Nase!

Verätzungen: Kopf so zur Seite drehen, daß das verletzte Auge nach unten kommt. Von der Nasenseite her mit lauwarmem Wasser ausspülen.

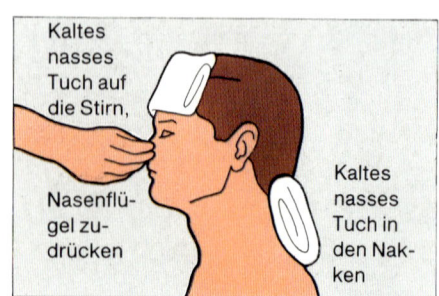

Kaltes nasses Tuch auf die Stirn,

Nasenflügel zudrücken

Kaltes nasses Tuch in den Nacken

Kalte Kompressen auf Stirn und Nacken bei Nasenbluten. Der Patient sollte dabei sitzen, nicht liegen. Danach nicht gleich die Nase putzen.

dewand. Kaltes Tuch oder Eisbeutel auf Stirn und/oder Nacken legen. Bei starker Blutung Arzt aufsuchen; den Kopf nach vorne beugen, damit das Blut nach außen abfließen kann. Nasenlöcher nicht mit Watte oder dergleichen ausstopfen.

Brustkorbverletzung
Erste Hilfe → Seite 484.

Elektrischer Schlag/Blitzschlag
○ *Haus- und Gewerbestrom*
Anzeichen. Ein Stromschlag aus schadhaften Geräten kann elektrische Verbrennungen auslösen und das Herz schädigen. Der Verunglückte kann die Stromquelle manchmal nicht loslassen.
Erste Hilfe. Strom ausschalten, Stecker herausziehen. Selbstgefährdung dabei durch isolierendes Material (trockene Kleider, Brett, dicke Zeitung, Besen) ausschließen. Verunglückten anschließend hinlegen, Puls- und Atemkontrolle.
○ *Hochspannungsstrom*
Anzeichen. Verbrennungen, Bewußtlosigkeit, ggf. Herz- und Atemstillstand.
Erste Hilfe. Unbedingt erst über Polizei, Feuerwehr, Elektrizitätswerk Abschaltung des Stroms veranlassen. Erst wenn das geschehen ist, sich der Unfallstelle nähern. Bei Bedarf Atemspende (→ Seite 477), bzw. Herz-Lungen-Wiederbelebung (→ Seite 479).
○ *Blitzschlag*
Anzeichen. Verbrennungen, Bewußtlosigkeit, Herz- und Atemstillstand.
Erste Hilfe. Versuch der Herz-Lungen-Wiederbelebung (→ Seite 479). Elektrische Verbrennungen versorgt man wie Brandwunden, jedoch erst nach der Wiederbelebung.

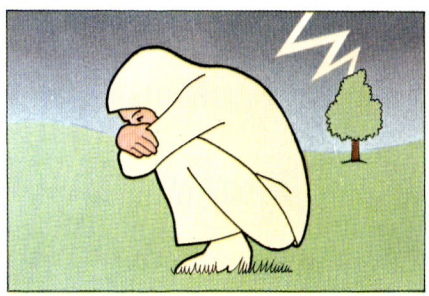

Vorbeugung. Nicht unter Bäume stellen, im Freien an tiefer gelegenen Stellen hinhocken. Kraftfahrzeuge mit Ganzstahlkarosserie bieten guten Schutz.

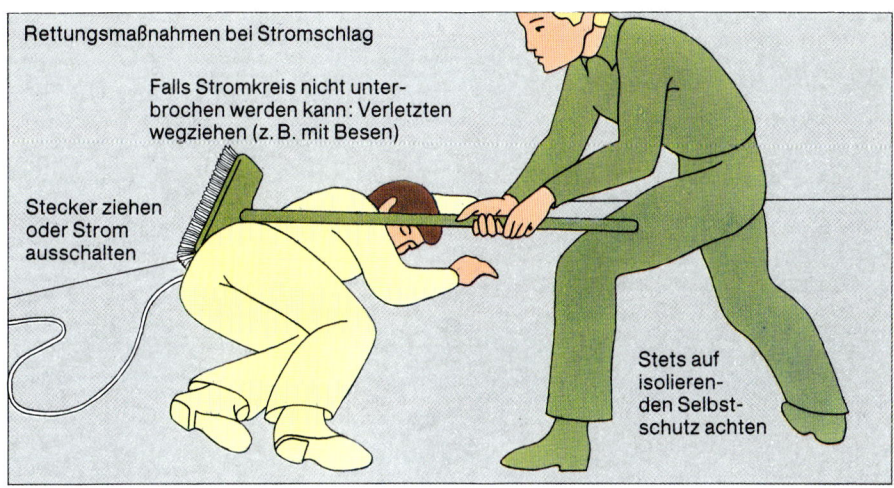

Rettungsmaßnahmen bei Stromschlag

Falls Stromkreis nicht unterbrochen werden kann: Verletzten wegziehen (z. B. mit Besen)

Stecker ziehen oder Strom ausschalten

Stets auf isolierenden Selbstschutz achten

Epileptischer Anfall
Anzeichen. Krampfartige Zuckungen der Gliedmaßen, dabei keuchend-röchelnde Atmung und Schaum vor dem Mund. Zungenbiß und Harnabgang sind möglich. Anschließend tiefer Schlaf.
Erste Hilfe. Stürzenden auffangen, ihn weich lagern, harte und scharfkantige Gegenstände aus seiner Umgebung entfernen. Wenn möglich, ein Taschentuch zusammengefaltet zwischen die Zähne schieben, den Mund jedoch nicht mit Gewalt öffnen.

Erbrechen
○ *Erbrechen bei Bewußtsein*
Erste Hilfe. Den Erbrechenden stützen, das Erbrochene ggf. aufbewahren, bis der Arzt kommt.
○ *Bei Bewußtlosigkeit*
Erste Hilfe. Wegen der Erstickungsgefahr nach erloschenem Husten- und Würgereflex Säuberung der Mundhöhle und Atemwege, dann stabile Seitenlagerung (→ Seite 476).

Erfrierung/Unterkühlung
○ *Erfrierung*
Anzeichen. Örtlicher Kälteschaden, vor allem an Ohren, Nase, Kinn, Finger, Händen, Zehen und Füßen. Bei Erfrierung ersten Grades blaurote Hautflecken, zweiten Grades erst Gefühllosigkeit, dann Blasenbildung, bei Erfrierungen dritten Grades betroffener Körperabschnitt weiß, absolut gefühllos.
Erste Hilfe. Durch Wärmezufuhr von innen und außen ist der ganze Körper rasch aufzuwärmen. Die erfrorenen Stellen nicht gesondert erwärmen, nicht mit Schnee einreiben. Den Patienten keinen Alkohol trinken lassen. Bei Erfrierungen zweiten und dritten Grades einen weich ge-

polsterten Verband anlegen; erfrorene Füße nicht belasten.
○ *Unterkühlung*
Anzeichen. Absinken der Körpertemperatur unter 35 Grad. Starke Müdigkeit. Vorsicht – wenn der Unterkühlte einschläft, besteht die Gefahr des Erfrierungstodes. Unterkühlung kommt bei ungenügender oder auch regennasser Kleidung schon bei Außentemperaturen über null Grad Celsius vor.
Erste Hilfe. Die möglichst rasche Wiedererwärmung rettet das Leben. Heiße Getränke einflößen. Absolutes Alkoholverbot. Bei Erwärmung durch Bad Arme und Beine nicht mit ins Wasser tauchen. Wassertemperatur langsam erhöhen. Falls kein Bad möglich ist, Wiedererwärmung durch Öfen, angewärmte Decken und Kleidung. Den Patienten wach halten, nicht mit Schnee einreiben.

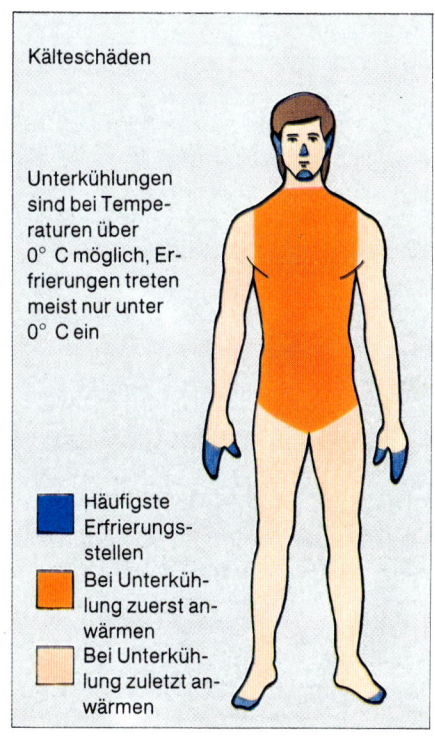

Kälteschäden

Unterkühlungen sind bei Temperaturen über 0° C möglich, Erfrierungen treten meist nur unter 0° C ein

■ Häufigste Erfrierungsstellen
■ Bei Unterkühlung zuerst anwärmen
□ Bei Unterkühlung zuletzt anwärmen

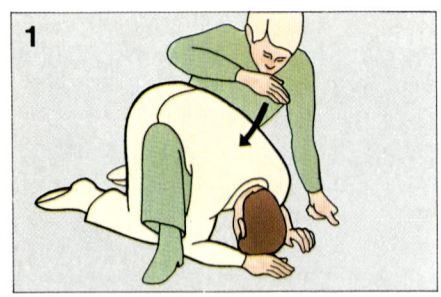

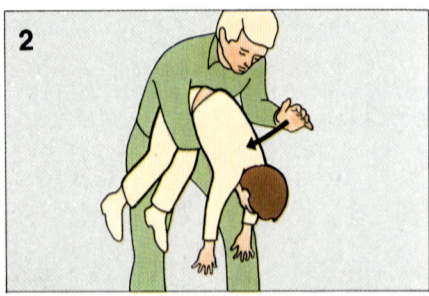

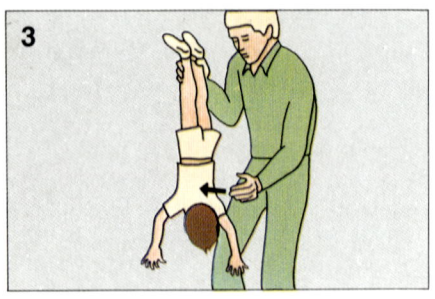

Sofortmaßnahmen bei einem Erstikkungsanfall:
1. Erwachsener: Kräftige Schläge.
2. Kind: Klopfen, husten lassen.
3. Kleinkind: Schütteln, klopfen.

Ersticken

○ *Erstickungsanfall durch Fremdkörper*

Anzeichen. Akute Verlegung der Atemwege durch einen Fremdkörper führt zur Unmöglichkeit, zu atmen und zu sprechen. Die Haut wird blaß, dann fahl-blau. Anzeichen von Panik, Bewußtlosigkeit. Kommt bei Erwachsenen meist beim Essen, bei Kindern beim Spielen vor.

Erste Hilfe. Oberkörper des Erwachsenen tief nach vorn beugen und kräftig mit der Hand zwischen die Schulterblätter schlagen, husten lassen. Bei Kindern Oberkörper nach vorn beugen, kräftig schütteln und zwischen die Schulterblätter schlagen, husten lassen. Kleinkinder an beiden Beinen hochheben, ebenfalls schütteln und zwischen die Schulterblätter schlagen.

○ *Erstickungsanfall durch Gase*

Ursachen. Die beiden Hauptursachen sind die Einatmung von Luft, die in höherer Konzentration Kohlenmonoxid oder Kohlendioxid ent-

hält. Das explosive Kohlenmonoxid entsteht beim Schwelbrand, es ist in Auspuffgasen und gelegentlich noch im Leuchtgas enthalten. Das nicht explosive Kohlendioxid kann sich in Höhlen, Silos und Gärkellern bilden. Bei Kohlenmonoxid besteht die Gefahr eines Todes durch Vergiftung, bei Kohlendioxid die Gefahr eines Todes durch Ersticken als Folge von Sauerstoffmangel.

Anzeichen. Der Verunglückte ringt nach Luft, sein Gesicht läuft blau, schließlich dunkelblau an. Die Atmung ist angestrengt und dann krampfhaft, sie hört schließlich auf (Atemstillstand, Bewußtlosigkeit).

Erste Hilfe. Beim Rettungsversuch unbedingt Selbstschutz des Retters beachten. Bei Kohlenmonoxid wegen der Explosionsgefahr offene Flammen und elektrische Funken (auch Klingel, Telefon) vermeiden. Bei Kohlendioxid-Vergiftungen darf die Rettung nur mit Atemschutzgerät erfolgen (normale Schutzmasken sind unwirksam). Der angeseilte Retter bringt den Verunglückten rasch ins Freie. Danach erfolgt Atemspende (→ Seite 477) oder Herz-Lungen-Wiederbelebung (→ Seite 479), nach Möglichkeit Sauerstoffzufuhr.

Ertrinken

Erste Hilfe. Den Geretteten nicht »ausschütteln« oder etwa auf den Kopf stellen! Bei Bewußtlosigkeit stabile Seitenlagerung (→ Seite 476), bei Atemstillstand Atemspende (→ Seite 477), bei Herz- und Atemstillstand Herz-Lungen-Wiederbelebung (→ Seite 479). Nicht aufgeben, bevor der Rettungsdienst da ist.

Fremdkörper im Hals

Erste Hilfe → Seite 492 (Ersticken).

Fremdkörper-Verletzung

Anzeichen. Je nach dem Sitz des in den Körper eingedrungenen Fremdkörpers unterschiedliche Anzeichen. Möglich sind Verletzungen von Haut, Muskeln, Blutgefäßen und Nerven.

Erste Hilfe. Fremdkörper auch dann nicht entfernen, wenn sie aus dem Körper herausragen. Für den Transport den Fremdkörper mit einem Ringpolster, z. B. aus Dreiecktuch oder Krawatte, abpolstern und mit keimfreiem Verbandmaterial abdekken, dann locker verbinden. Bei weit herausragenden Fremdkörpern, etwa Nägeln, größeren Holzsplittern oder Messern, darf der Verband nicht über den Fremdkörper gewikkelt werden.

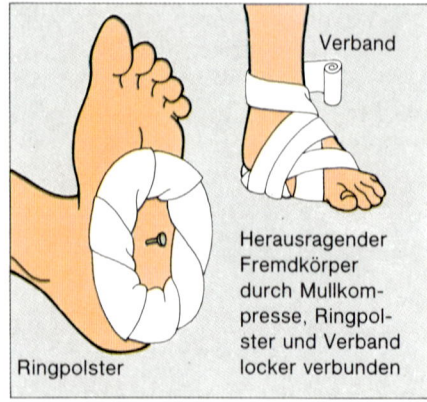

Festsitzende und herausragende Fremdkörper nicht herausziehen, son-dern abpolstern, am besten mit einem Ringpolster aus einem Dreiecktuch. Den Fremdkörper muß auf jeden Fall der Arzt entfernen.

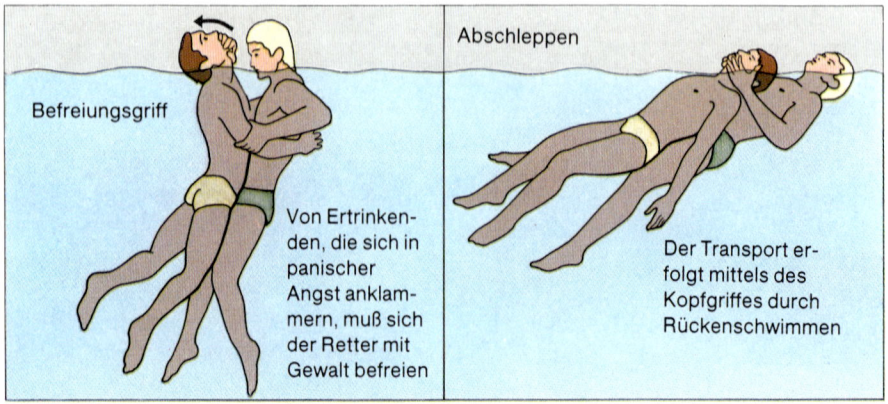

Der Retter sollte einen Ertrinkenden möglichst von hinten anschwimmen und mit dem Kopfgriff fassen (rechts). Kommt es zu einer gefährlichen Umklammerung, sind rücksichtslose Befreiungsgriffe erlaubt. Der Retter ist sonst selbst gefährdet. Den Geretteten nicht »ausschütteln« oder auf den Kopf stellen!

Geburt

Anzeichen. Blasensprung mit Abgang des Fruchtwassers und Preßwehen (regelmäßige, kräftige Zusammenziehungen der Gebärmuttermuskulatur im Abstand von wenigen Minuten) zur Austreibung des Kindes. Kopf wird im Scheideneingang sichtbar. Plötzliche Geburten (Sturzgeburten) sind bei Erstgebärenden selten.

Erste Hilfe. Gebären ist ein natürlicher Vorgang (95 Prozent aller Geburten verlaufen ohne nennenswerte Komplikationen). Darum keine Hektik – wenn's von allein kommt, kommt es am besten. Gebärende flach auf Decken lagern. Oberschenkel anziehen lassen, dabei fassen beide Hände der Gebärenden unter die Kniekehlen. Im Wehenrhythmus pressen lassen. Sobald der Kopf draußen ist, vorsichtig daran ziehen, bis das Kind geboren ist. An den Füßen hochhalten, damit das Fruchtwasser abläuft. Mund und Nase säubern. Wenn das Baby nicht atmet, vorsichtig beatmen (→Seite 477). Nabelschnur in der Mitte zwischen Mutter und Kind im Abstand von fünf Zentimeter zweimal unterbinden, dann mit Schere oder Messer durchtrennen (bei der Nabelschnurdurchtrennung ist keine Eile geboten). Nachgeburt kommt von allein nach 20 bis 30 Minuten. Das Neugeborene vor Auskühlung schützen.

Herzinfarkt

Anzeichen. Starke Schmerzen in der Brust, meist hinter dem Brustbein, zwischen den Schulterblättern, aber auch ausstrahlend in den linken Arm, den linken Unterkiefer und den rechten Oberbauch. Atembeklemmungen, Vernichtungs- und Todesangst, rote oder blaurote Gesichtshaut, Schweißausbrüche, Erbrechen.

Erste Hilfe. Patienten halbsitzend lagern, beengende Kleidung öffnen, beruhigend auf ihn einsprechen. Notarzt verständigen. Bei Herzstillstand (Pulskontrolle) Herz-Lungen-Wiederbelebung (→Seite 479), bei Atemstillstand Atemspende (→Seite 477).

Herzschmerzen

Anzeichen. Schmerz hinter dem Brustbein und in der linken Brustseite, oft ausstrahlend in den linken Arm, den linken Unterkiefer, den Oberbauch, oder zwischen die Schulterblätter. Die Krankheitszeichen können hervorgerufen sein durch einen Herzinfarkt, durch die Mangeldurchblutung des Herzmuskels (Angina pectoris) oder durch eine nervöse Fehlsteuerung. Nur im letzten Fall sind sie harmlos.

Erste Hilfe. Notarzt verständigen; den Patienten beruhigen, heiße Kompressen auf die Herzgegend auflegen. Immer muß ein Arzt entscheiden, welche Ursache dem Herzschmerz zugrunde liegt.

Hitzschlag

Anzeichen. Sie treten vor allem bei feucht-schwüler Witterung infolge ungenügender Wärmeabgabe des Körpers und bei zusätzlicher körperlicher Belastung auf: Anfangs ist der Kopf hochrot, später wird das Gesicht fahl. Die Haut ist trocken und heiß, der Puls beschleunigt, der Atem geht schnell. Später kommt es zu Benommenheit und Fieber.

Erste Hilfe. Patienten an einen kühlen, schattigen Ort bringen und ruhig lagern. Kleidung öffnen, bei rotem Gesicht den Kopf hoch lagern, bei fahlem Gesicht den Kopf tiefer lagern. Abkühlung durch nasse Tücher und Zufächeln von Luft. Reichlich trinken lassen, aber keine eisgekühlten Getränke.

Auch nach Abklingen der Krankheitszeichen ist ärztliche Kontrolle erforderlich.

Insektenbiß, -stich

Anzeichen. Schwellung, Rötung, Schmerz. Bei Überempfindlichkeitsreaktion (Allergie) Herz-Kreislauf-Symptome, Bewußtlosigkeit. Bei Bienen- oder Wespenstich in den Rachen Erstickungsgefahr.

Erste Hilfe. Bei Schwellungen und Allergieerscheinungen bis zum Eintreffen des Arztes kalte Umschläge. Bei Herz-Kreislauf-Beteiligung flach lagern, ggf. Atemspende (→Seite 477) bzw. Herz-Lungen-Wiederbelebung (→Seite 479). Bei Stich in den Rachen Eis lutschen oder eisgekühlte Getränke geben.

Knochenbrüche

Erste Hilfe →Seite 484.

Koma (tiefe Bewußtlosigkeit)

Anzeichen. Eintritt von Bewußtlosigkeit nach bestimmten Vorzeichen (Müdigkeit, Verwirrtheitszustände). Je nach der Grundkrankheit auch Atemstörungen, Krämpfe, Kreislaufbeteiligung.

Erste Hilfe. Beim Auftreten der Vorboten bereits den Rettungsdienst benachrichtigen, denn die Einlieferung in ein Krankenhaus ist stets erforderlich.

Kopfverletzungen

Erste Hilfe →Seite 485.

Kreislaufversagen

Anzeichen. Feuchte, kalte, blaublasse Haut, flacher, beschleunigter Puls, Unruhe, Angst, Verwirrtheitszustände. Übergang in Bewußtlosigkeit und Schock möglich.

Erste Hilfe. Hochlagerung der Beine und Schocklage (→Seite 483), beruhigend auf den Patienten einsprechen. Bei Bewußtlosigkeit stabile Seitenlagerung (→Seite 476).

Ohnmacht

Anzeichen. Plötzliches Zusammensinken mit kurzdauernder Bewußtlosigkeit. Haut fahl, kalter Schweiß, langsamer Puls.

Erste Hilfe. Den Patienten flach hinlegen, seine Beine hoch lagern, Kleidung öffnen. Bei Andauern der Bewußtlosigkeit stabile Seitenlagerung (→Seite 476).

Schlaganfall

Anzeichen. Bewußtseinstrübung und Bewußtseinsverlust. Meist besteht eine schlaffe Halbseitenlähmung, wobei Arm und Bein der gleichen Körperseite betroffen sind. Der Mundwinkel hängt auf dieser Seite herab, die Augen weichen zur Seite ab. Manchmal gehen unwillkürlich Stuhl und Harn ab.

Erste Hilfe. Den Patienten bis zum Eintreffen des Rettungsdienstes bzw. Arztes hinlegen und seinen Kopf hoch lagern.

Schlangenbiß

Anzeichen. Meist an Fuß oder Knöchel zwei kleine, nebeneinander liegende Einstichstellen. Anschwellen des Beines. Müdigkeit, Benommenheit, Herz- und Atemstörungen.

Erste Hilfe. Betroffenes Bein mit Schal, Krawatte, Gürtel oder Dreiecktuch fünf Zentimeter oberhalb der Bißstelle so umwickeln, daß Blut noch hineinfließt, aber nicht mehr zurück. Bein wird dadurch blauviolett, nicht weiß wie

493

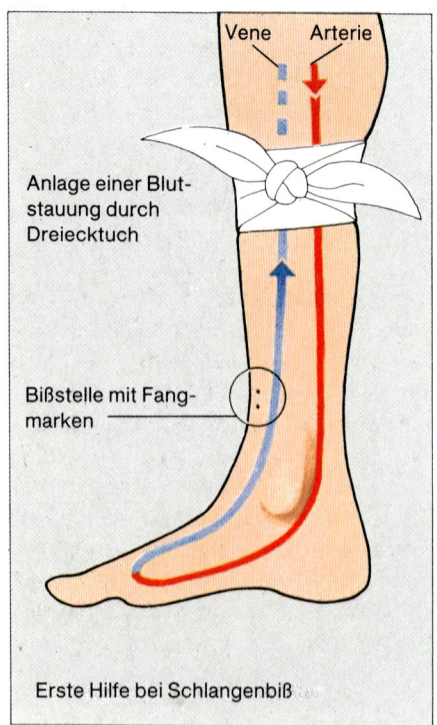

Anlage einer Blut-
stauung durch
Dreiecktuch

Bißstelle mit Fang-
marken

Erste Hilfe bei Schlangenbiß

Die Kreuzotter ist in unseren Breiten die häufigste Giftschlange. Sie beißt nur, wenn sie überrascht, getreten oder gereizt wird. Die Bißstelle zeigt zwei punktförmige, rote, schmerzhafte Fangmarken. Die Wunde auf keinen Fall aussaugen, ausbrennen oder ausschneiden. Sofort eine Stauung anlegen! Die Vergiftungserscheinungen sind wechselnd. Sie reichen von leichter Übelkeit bis zu schwerem Schock. In jedem Fall: sofort zum Arzt!

beim Abbinden; der Puls muß tastbar bleiben. Wunde nicht aussaugen, -schneiden oder -brennen. Der Verletzte soll sich möglichst nicht bewegen, er muß umgehend liegend ins Krankenhaus gebracht werden.

Schock
Erste Hilfe → Seite 483.

Sonnenstich
Anzeichen. Nach intensiver Sonneneinstrahlung auf Kopf und Nacken hochroter, heißer Kopf. Kopf- und Nackenschmerzen, Übelkeit, Erbrechen, die Körperhaut bleibt kühl. Später Benommenheit, oberflächliche Atmung. Mögliche Komplikationen sind Hirnhautreizung und Atemstillstand.
Erste Hilfe. Mit erhöhtem Kopf ruhig und kühl im Schatten lagern. Kopf mit feuchten Tüchern kühlen. Auch nach Abklingen der Krankheitszeichen unbedingt zum Arzt transportieren lassen.

Strahlenschäden (Atomunfall)
Ursachen. Radioaktive Strahlen werden frei nach Störfällen in Kernkraftwerken, bei Transportunfällen und durch Atombombeneinsatz. Bei der Ganzkörperbestrahlung ist die Wirkung abhängig von der Strahlenbelastung.
Anzeichen. Erste Frühzeichen sind Übelkeit, Erbrechen, Strahlenkater und Hautrötung. Bei tödlicher Strahlenbelastung Kreislaufschwäche, Schock.
Erste Hilfe. Flache Lagerung, wärmende Bedeckung, beruhigendes Zusprechen. Achtung: Ein Strahlenopfer kann unter Umständen selbst zur Strahlenquelle werden. Medikamente gegen Strahlenschäden gibt es nicht mit Ausnahme von Jodtabletten, die aber nur die Schilddrüse, keine anderen Körperorgane schützen.

Unterkühlung
Erste Hilfe → Seite 491 (Erfrierung).

Verätzungen
○ *Verätzung der Haut*
Anzeichen. Starke Säuren und Laugen führen zu einer flächenhaften Schädigung der Haut. Bei Laugeneinwirkung wird das Gewebe aufgeweicht, die Haut quillt auf. Säuren führen zu einem Substanzverlust durch Verschorfung.
Erste Hilfe. Verätzte Kleidung sofort entfernen, die betroffenen Körperstellen reichlich und ausdauernd mit Wasser abspülen, danach die Wunde keimfrei abdecken. Transport ins Krankenhaus.
○ *Innere Verätzungen*
Anzeichen. Trinken von Säuren oder Laugen verätzt Mund, Rachen und Magen. Dabei treten Schmerzen und blutiges Erbrechen auf, in ernsten Fällen Schock und Bewußtseinsverlust.
Erste Hilfe. Schluckweise reichlich Wasser trinken lassen (keine Milch!); nicht zum Erbrechen reizen. Krankenhaus.

Verbrennung/Verbrühung
Anzeichen. Bei Verbrennung ersten Grades (→ auch Seite 147) nur Hautrötung, bei zweitem Grad Brandblasen und Absonderung von Gewebeflüssigkeit, bei drittem Grad Hautverschorfung bis zur Verkohlung. Je nach Ausdehnung und Schwere der Verbrennung auch allgemeine

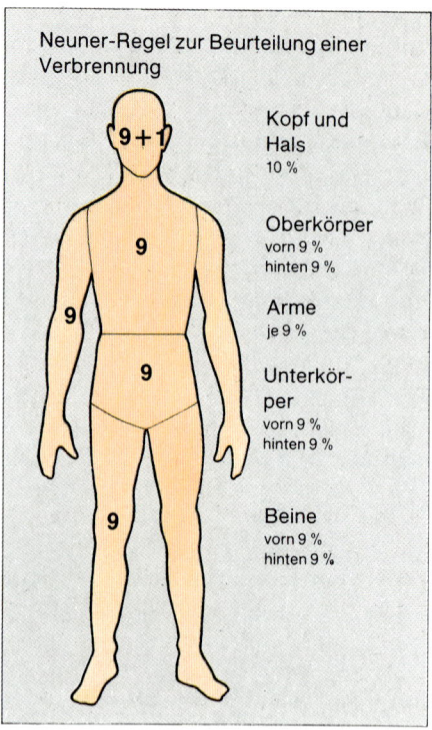

Neuner-Regel zur Beurteilung einer Verbrennung

9 + 1 — Kopf und Hals 10 %

Oberkörper
vorn 9 %
hinten 9 %

Arme
je 9 %

Unterkörper
vorn 9 %
hinten 9 %

Beine
vorn 9 %
hinten 9 %

Bei großflächigen Hautverbrennungen erlaubt die Neunerregel eine zuverlässige Schätzung des Prozentsatzes der geschädigten Körperoberfläche. Wenn etwa 18 Prozent der Haut verbrannt sind, besteht Lebensgefahr. Besonders gefährdet sind Säuglinge, Kleinkinder und alte Menschen. Erste Hilfe bei Verbrennungen: Das betroffene Gebiet 15 bis 20 Minuten lang mit Wasser kühlen. Keine Brandsalbe verwenden!

Krankheitszeichen: Schock, Bewußtlosigkeit.
Erste Hilfe. Brennende Kleidung mit Decken, Wasser, Feuerlöscher oder durch Wälzen auf dem Boden löschen. Bei allen drei Verbrennungsgraden das gesamte betroffene Gebiet so schnell wie möglich mit fließendem Wasser kühlen, 15 bis 20 Minuten lang. Dadurch lassen auch die Schmerzen nach. Wunde anschließend mit Brandwundenverbandtuch, notfalls mit keimfreien Tüchern abdecken. Keine Brandsalbe, Öl, Fett, Mehl oder dergleichen auftragen. Der Verunglückte darf trinken, aber keinen Alkohol. Auf drohenden Schock (→ Seite 483) achten, bei Bewußtlosigkeit stabile Seitenlagerung (→ Seite 476).

Vergiftungen
Vergiftungen können auf vier Wegen (durch die Luftwege, → Seite 492, durch die Haut, → Seite 494, über die Blutbahn, → Seite 493, so-

wie über Magen und Darm, →unten) auftreten, und zwar in ganz unterschiedlicher Schwere, je nachdem, welcher Stoff die Vergiftung hervorruft und in welcher Menge er in den Körper gelangt ist.

Wenden Sie sich bei allen Unklarheiten an eines der bei großen Kliniken eingerichteten Informations- und Behandlungszentren für Vergiftungen (→rechts). Dabei sollten Sie angeben: Wer hat sich womit, wann, wo und mit welcher Menge vergiftet? Schildern Sie außerdem die Krankheitszeichen.

Vergiftung über Magen/Darm

Anzeichen. Übelkeit, Brechreiz, Magenschmerzen, in schweren Fällen Bewußtlosigkeit, Atemstillstand.

Erste Hilfe. Bei erhaltenem Bewußtsein sofort erbrechen lassen, dazu Finger tief in den Rachen stecken, bis das Erbrechen eintritt. Salzwasser trinken lassen (zwei Teelöffel Salz auf ein Glas lauwarmes Wasser) und immer wieder erbrechen lassen, bis das Wasser klar bleibt. Giftreste im Originalbehälter, Magenspülflüssigkeit, Erbrochenes und Körperausscheidungen (Stuhl, Urin) in die Klinik mitnehmen. Weitere Erste-Hilfe-Maßnahmen (Neutralisation des Giftes) nur nach ausdrücklicher ärztlicher Anweisung. Bei Bewußtlosigkeit stabile Seitenlage (→Seite 476), bei Atemstillstand Atemspende (→Seite 477).

Verrenkung/Verzerrung/Verstauchung

Anzeichen. Rasche Schwellung des Gelenks, Bewegungseinschränkung, Belastungsunfähigkeit, Schmerz. Bei Verrenkung auch abnorme Gelenkstellung.

Erste Hilfe. Betroffenes Gelenk in der vorgefundenen Stellung ruhigstellen, kein »Einrenkungs«-Versuch. Feucht-kühle Umschläge sind schmerzlindernd.

Wirbelsäulenverletzung

Erste Hilfe →Seite 485.

Wunden

Anzeichen. Je nach Art (Schürf-, Stich-, Schnitt-, Platzwunden), Ausdehnung und Tiefe unterschiedliche Anzeichen. Mögliche Komplikationen sind das Eindringen von Erregern (Infektion). Dabei handelt es sich vor allem um Eitererreger, aber

Informations- und Behandlungszentren für Vergiftungen

Berlin*	(030) 3023022
Berlin	(030) 3035466
Bonn*	(0228) 213505
Braunschweig	(0531) 62290
Bremen	(0421) 4975268
Freiburg*	(0761) 2704361
Göttingen*	(0551) 39623 9
Hamburg	(040) 6385346
Homburg/Saar*	(06841) 162257
Kiel	(0431) 5974268
Koblenz	(0261) 499648
Ludwigshafen	(0621) 503431
Mainz	(06131) 27406
München	(089) 4140 22 11
Münster	(0251) 836245
Nürnberg	(0911) 3982451
Papenburg	(04961) 831

* = Kinderklinik

auch um Erreger von Wundstarrkrampf oder Gasbrand.

Erste Hilfe. Stillung der Blutung (→Seite 480); Verhinderung des Eindringens von Krankheitserregern durch Abdeckung mit einem keimfreien Verband. Bei Verbänden kommt es nicht so sehr auf »kunstgerechte« Ausführung als darauf an, daß sie Blutgefäße und Nerven nicht abquetschen, dem Patienten keine zusätzlichen Schmerzen zufügen, andererseits aber auch ausreichend fest sitzen für den Transport.

Hilfe für den Notfall

Niemand von uns denkt gerne daran, daß er irgendwann selbst in eine Notfallsituation geraten kann. »Mir wird das schon nicht passieren . . .« – diese Hoffnung kann jedoch trügen. Jeder sollte darauf vorbereitet sein, Erste Hilfe leisten zu können, zugleich aber auch bedenken, daß er selbst irgendwann womöglich Erste Hilfe braucht. Es gibt eine ganze Reihe von Möglichkeiten, auf diesen Fall vorbereitet zu sein – sie kosten wenig oder nichts, können aber im Ernstfall über Leben und Tod entscheiden.

Notfall-Ausweis

Vom Bundesministerium für Jugend, Familie und Gesundheit ist ein einheitlicher Notfall-Ausweis

entwickelt worden, den man gratis auch beim ADAC erhält. Er paßt als Einlage in den Personalausweis und enthält alle wichtigen Daten und Informationen, die der Arzt braucht, wenn er zu einem Notfall gerufen wird. Die lebensrettende Behandlung kann dann ohne Zeitverzug einsetzen.

Im Notfallausweis werden auf acht Seiten die persönlichen Daten des Trägers, seine Blutgruppe, Datum und Art der wichtigsten Impfungen, ärztliche Vermerke über medizinische Risikofaktoren und Hinweise über medikamentöse Langzeitbehandlung vermerkt. Zugleich ist festgelegt, wer im Notfall zu benachrichtigen ist. In einem Anhang wird erläutert, was bei der Ausfüllung des Notfallausweises durch Arzt und Patient zu beachten ist.

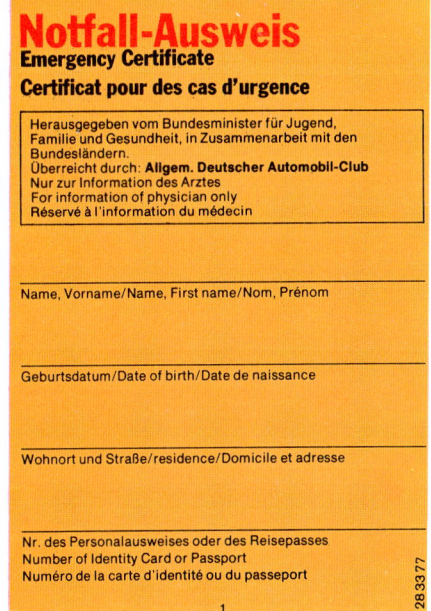

Organspender-Ausweis

Viele verlorengegangene Organfunktionen können nur durch die Übertragung (Transplantation, →Seiten 170, 309) des gesunden Organs von einem Verstorbenen auf einen chronisch kranken Menschen ersetzt werden. Daher ist es wichtig, daß sich vor allem jüngere Menschen bereit erklären, im Falle ihres Todes als Organspender zur Verfügung zu stehen. Die operative Übertragung einer Niere etwa oder der Hornhaut des Auges kann einem chronisch Nierenkranken zur Gesundheit und einem Erblindeten zum Augenlicht verhelfen.

Wer den Organspender-Ausweis (gratis auch beim ADAC erhältlich) bei sich trägt, hilft, diese Aufgabe zu lösen. Ausdrücklich sei darauf hingewiesen, daß man seinen Entschluß jederzeit wieder rückgängig machen kann, indem man den Spenderausweis vernichtet.

ADAC-Patienten-Paß

Wer im Ausland ärztliche Hilfe braucht, sieht sich oft beträchtlichen Verständigungsschwierigkeiten gegenüber – und das ausgerechnet dann, wenn man durch die Erkrankung schon genug Sorgen hat. Der ADAC-Patienten-Paß wird an Mitglieder gratis abgegeben. Er dient als Verständigungshilfe in den Sprachen Englisch, Französisch, Italienisch und Spanisch.

Man kreuzt die in dem Patienten-Paß in Deutsch gestellten Fragen an, und der Arzt kann dann die Antwort des Patienten im Untertitel in seiner eigenen Sprache lesen. So erhält der behandelnde Arzt rasch einen Überblick über Ihre wesentlichen Beschwerden und frühere Erkrankungen. Zugleich kann er Ihnen auf einfache Weise seinen Behandlungsplan klarmachen und Verhaltensmaßregeln geben, etwa darüber, wann und wie lange Sie bestimmte Medikamente einnehmen sollen.

ADAC-Notrufzentrale

Für ADAC-Mitglieder, die im Ausland erkranken, einen Unfall oder Fahrzeugschaden haben, steht Tag und Nacht die Notrufzentrale des ADAC in München unter der Rufnummer 089/222222 zur Verfügung. Unterstützt wird die ADAC-Notrufzentrale durch die ADAC-Auslands-Notrufstationen in Athen (7775644), Barcelona (2008800), Belgrad (401111), Paris (5004295) und Rom (4954730).

ADAC-Telefonarzt

Über die Notrufnummer erreichen Sie tagsüber auch den ADAC-Telefonarzt. Bei einer Erkrankung oder

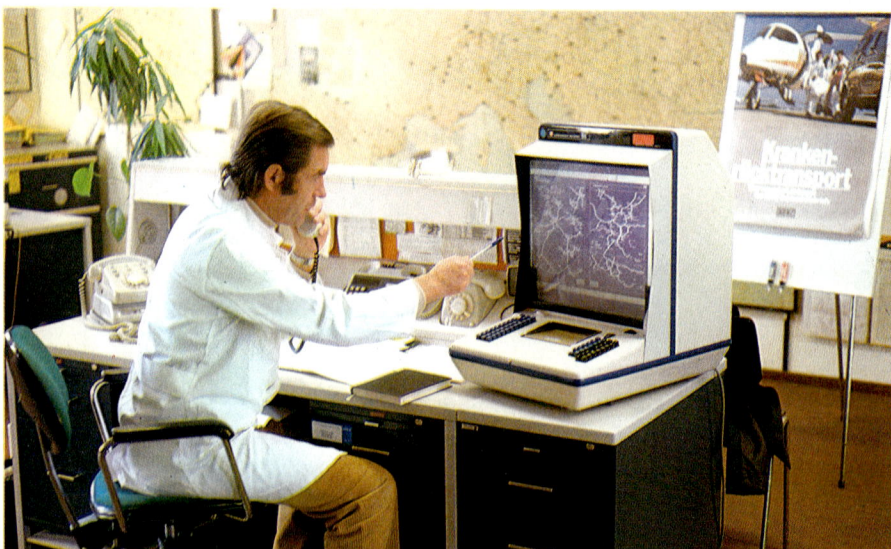

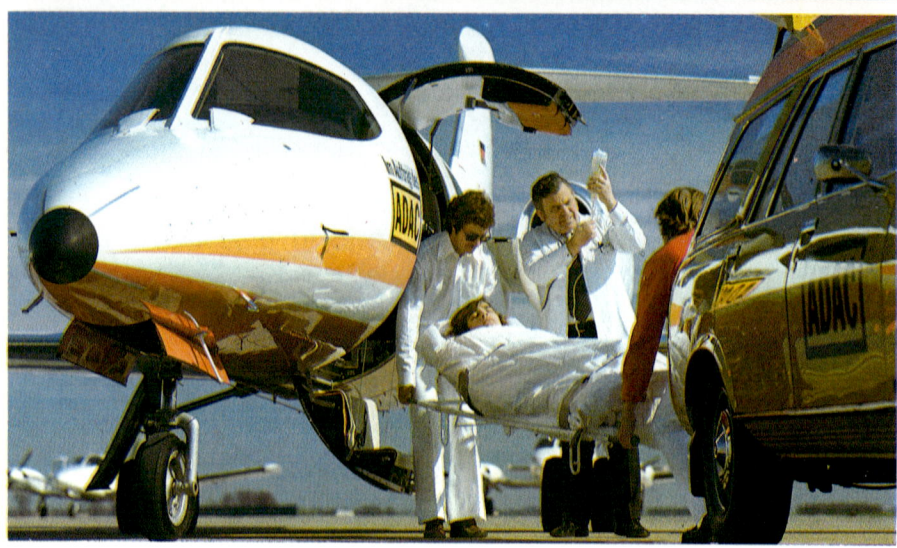

Der ADAC-Telefonarzt (oben) hilft Ihnen, wenn Sie im Ausland krank werden. Über den Bildschirm hat er einen schnellen Zugriff z. B. zu den Adressen deutschsprachiger Ärzte im Ausland. Falls erforderlich, organisiert er auch den Rücktransport mit Spezialflugzeugen und Krankenwagen (unten).

einem Unfall im Ausland veranlaßt die Notrufzentrale München, daß ein Arzt des Telefonarztdienstes Sie oder Ihren Arzt im Ausland anruft. Natürlich kann ein verantwortungsbewußter Arzt keine Telefondiagnose stellen und keine Fernbehandlung durchführen.

○ Der ADAC-Telefonarzt sagt Ihnen aber Anschrift und Telefonnummer eines erreichbaren deutschsprechenden Arztes, sofern dem ADAC in der Nähe Ihres Urlaubsortes einer bekannt ist;

○ er nimmt auf Ihren Wunsch auch Verbindung mit den behandelnden Ärzten oder Kliniken auf.

○ Der Telefonarzt prüft in Zusammenarbeit mit den behandelnden ausländischen Ärzten, ob und wie ein Patient in ein heimatliches Krankenhaus transportiert werden kann.

○ Diesen Rücktransport organisiert der Telefonarzt durch die Bereitstellung eines Bettes in einem Krankenhaus in Deutschland.

○ Er kann auch in außergewöhnlichen Fällen die Besorgung und den Transport von Medikamenten ins Ausland in die Wege leiten.

Deutschsprechende Ärzte im Ausland

Da es vor allem in der Hauptreisesaison größere Schwierigkeiten bereitet, eine telefonische Verbindung in die Bundesrepublik Deutschland herzustellen, schickt Ihnen die ADAC-Zentrale, Abt. Verkehrsmedizin, (Postfach 700126, 8000 München 70), auf Anforderung die Adressen deutschsprechender Ärzte zu, die an Ihrem Urlaubsort oder in erreichbarer Nähe praktizieren.

Lexikon der medizinischen Fachausdrücke

Abdomen, Unterleib, Bauch

Abduktion, Abspreizen eines Gliedes von der Körpermitte

Abort(us), Fehlgeburt (bis 7. Schwangerschaftsmonat); Schwangerschaftsunterbrechung (1.–3. Monat)

Abrasio, Abschabung; Auskratzung

Abszeß, Eiteransammlung im Gewebe

Abstinenz, Enthaltung, Enthaltsamkeit

Abusus, Mißbrauch (von Arznei- und Genußmitteln)

ACTH, Abk. für **a**drenocorticotropes **H**ormon (gebildet vom Hypophysenvorderlappen)

Adaptation, Anpassung eines Organs oder einer Organfunktion an Umweltbedingungen

Adduktion, Heranziehen eines Gliedes zur Körpermitte

Adenom, Drüsengeschwulst

Adipositas, Fettsucht

ad lib., auf Rezepten Abkürzung für ad libitum, »nach Belieben«

Adrenalin, im Nebennierenmark gebildetes Hormon

Ätiologie, Lehre von den Krankheitsursachen

Affekt, heftige Gemütsbewegung, Erregungszustand

Agonie, Todeskampf

Agoraphobie, Angst vor weiten Räumen; Angst, auf die Straße zu gehen

akut, plötzlich auftretend, heftig verlaufend

Albinismus, Farbstoffmangel der Haut, Haare und Augen

alimentär, die Ernährung betreffend

Alkaloide, pflanzl. Stoffe mit starker Wirkung, z. B. Morphin, Opium, Nikotin

Allergie, Überempfindlichkeitsreaktion des Körpers auf einen körperfremden Stoff

Allergologe, Arzt für Allergiebehandlung

ambulant, Behandlung, bei der der Kranke den Arzt aufsucht

Ambulanz, Krankenhausabteilung für ambulante Behandlung; auch: Krankentransportwagen

Amnesie, Gedächtnisverlust

Ampulle, Glasbehälter für Injektionsmittel

Amputation, Abnahme eines Körperteils, bes. von Gliedmaßen

Anämie, Blutarmut

Anästhesie, Schmerzausschaltung, Narkose, Empfindungslosigkeit

Anästhesist, Arzt für Narkose sowie für Notfallmedizin während und nach der Operation

Analeptikum, Belebungsmittel

Analgetikum, schmerzlinderndes Mittel

Anamnese, Vorgeschichte einer Krankheit

Anastomose, Verbindung zwischen zwei Blutgefäßen, Nerven, Darmteilen usw.

Anatomie, Lehre vom Bau des menschlichen Körpers

Androgene, männliche Sexualhormone

Aneurysma, Schlagadererweiterung

Angina, Entzündung der Gaumenmandeln

Angina pectoris, anfallsweiser Schmerz in der linken Brustseite

Angiom, Gefäßgeschwulst

Anomalie, Abweichung von der Regel, der Norm

Antibiotika, keimtötende Mittel

Antineuralgika, Mittel zur Schmerzlinderung

Anus, After

Aorta, Hauptkörperschlagader

Apathie, Teilnahmslosigkeit

Aphasie, Verlust der Sprache

Aphrodisiaka, Mittel zur Förderung des Geschlechtstriebes

Appendix, Anhang; gemeint ist meist der Wurmfortsatz des Blinddarms

Appendizitis, Blinddarmentzündung

Applikation, Anwendung

Approbation, Berechtigungszeugnis (bes. für Ärzte)

Arterie, Schlagader

Arthritis, Gelenkentzündung

Arthrose, degenerative Gelenkerkrankung

Asepsis, Keimfreiheit

Asthenie, Körperschwäche

atoxisch, ungiftig, nicht giftig

Atrophie, Abmagerung, Schwund, Ernährungsstörung

atypisch, vom Durchschnitt abweichend

Autopsie, Leicheneröffnung, -schau

Autosuggestion, Beeinflussung durch eigene Vorstellungen

Bakterien, Krankheitserreger

bakterizid, bakterientötend

Barbiturate, Salze der Barbitursäure, z. B. in Schlaf- und Beruhigungsmitteln enthalten

Basaltemperatur, nach dem Aufwachen gemessene Körpertemperatur

Bazillen, Krankheitserreger mit der Fähigkeit, Sporen zu bilden

benigne, gutartig (Gegensatz: maligne, bösartig)

Bifokalgläser, Zwei-Stärken-Brillengläser

Biopsie, Entnahme lebenden Gewebes zur mikroskopischen Untersuchung

Bronchien, Verzweigungen der Luftröhre

Bronchitis, Entzündung der Bronchien

Bursitis, Schleimbeutelentzündung

Bypass, Umgehung eines verengten Blutgefäßes durch Einpflanzung eines Venentransplantats oder Kunststoffgefäßes

Ca, Abk. für **C**arcinom, Krebsgeschwulst

Caput, Haupt, Kopf

Carcinom, Karzinom, Krebsgeschwulst

Catgut, Fäden für die Wundnaht aus Schafs- oder Ziegendärmen

Cerumen, Zerumen, Ohrenschmalz

Chemotherapie, Behandlung mit bakterienfeindlichen Mitteln

Chinin, Medikament zur Fiebersenkung

Chiropraktik, »Einrenken« von Wirbel-Fehlstellungen durch bestimmte Handgriffe

Cholesterin, in allen Körperzellen vorkommender fettähnlicher Stoff (Lipoid) mit wichtigen Aufgaben im Rahmen des Zellstoffwechsels

Chromosomen, Träger der Erbanlagen

chronisch, lange andauernd, von langsamer Entwicklung

Circumcisio, Be- oder Umschneidung

Claudicatio, Hinken. C. intermittens, anfallsweises Hinken

Clavus, Hühnerauge

Codein, hustenreizstillendes Medikament

Cohabitatio, Beischlaf

Coitus, Koitus, Beischlaf. C. interruptus, unterbrochener Beischlaf (Zurückziehung des Penis vor der Ejakulation)

Commotio, Erschütterung. C. cerebri, Gehirnerschütterung

Constipatio, Stuhlverstopfung

Convulsio, Konvulsion, heftiger Krampf

Cor, Herz

Corpus, Körper

Cortison, Hormon der Nebennierenrinde

Coxalgie, Hüftschmerz

Curette, ringförmiges Instrument mit langem Stiel zum Ab- oder Auskratzen von Schleimhautwucherungen, z. B. des Uterus (Curettage)

Cutis, Haut

debil, geistesschwach

Defäkation, Stuhlentleerung

Defekt, Mangel, Lücke, Fehler

Defloration, Entjungferung

Degeneration, Entartung, Verschlechterung

Dekompensation, Nachlassen der einen Organschaden ausgleichenden (kompensierenden) Kräfte

Dekubitus, Wundliegen; Folge: Druckgeschwür

Delir(ium), akute geistige Störung mit Bewußtseinstrübung, Sinnestäuschungen. D. tremens, Säuferwahnsinn

Dementia, Demenz, Geistesschwäche

dental, die Zähne betreffend

Dentes, Zähne

Derma, Haut

Dermatologe, Hautarzt

Desinfektion, Vernichtung von Krankheitskeimen

desolat, trostlos

desorientiert, verwirrt

Diabetes mellitus, Zuckerkrankheit

Diagnose, Krankheitserkennung

Diarrhoe, Diarrhö, Durchfall

Differentialdiagnose, Abgrenzung einer Krankheit von einer verwandten

Digestion, Verdauung

Digitalis, Fingerhut; liefert Wirkstoffe (Glykoside) gegen Herzinsuffizienz

Dilatation, Ausdehnung, Erweiterung (z. B. des Herzens)

Dipsomanie, periodische Trunksucht, »Quartalssaufen«

Disposition, Empfänglichkeit für bestimmte Krankheiten

Diurese, Harnabsonderung

Diuretikum, Mittel, das die Harnabsonderung fördert

Divergenz, Abweichung

Divertikel, Ausstülpung

Dosis, bestimmte Menge. D. letalis, tödliche Menge einer Arznei

Dyskinesie, Bewegungsstörung

Dysmelie, Fehlbildung der Glieder

Dyspepsie, Verdauungsstörung

Dyspnoe, erschwerte Atmung

Dystonie, Störungen im Spannungszustand (Tonus) der Gewebe

Dystrophie, Ernährungsstörung

EEG, Abk. für Elektroenzephalogramm (Aufzeichnung der Gehirnaktionsströme)

EKG, Abk. für Elektrokardiogramm (Aufzeichnung der Herzaktionsströme)

Eklampsie, Krämpfe

Ekzem, Hautausschlag

Elektrolyte, wasserlösliche, im Körper wirksame Salze, Säuren und Basen, lebenswichtig für Wasserhaushalt und Blutzusammensetzung

Elimination, Wegnehmen, Entfernen, Ausscheiden

Embolus, Pfropf aus geronnenem Blut, der die Blutbahn verstopft und eine Embolie hervorruft

Embryo, menschlicher Keim bis zum Ende des 3. Schwangerschaftsmonats

Emesis, Erbrechen

Emotion, heftige Gemütsbewegung

Emphysem, Aufblähung

empirisch, auf Erfahrung beruhend

Empyem, Eiteransammlung in einer Körperhöhle

Endemie, in bestimmten Gegenden nicht verlöschende Krankheit

endogen, vom Körperinnern ausgehend

endokrin, in das Körperinnere ausscheidend, mit innerer Sekretion

Endokrinologe, Arzt für Erkrankungen der inneren Drüsen

Endoskopie, Untersuchung von Körperhöhlen mit einem Sehinstrument (Endoskop)

enteral, die Därme bzw. Eingeweide betreffend

Enzym, Wirkstoff, der bestimmte Körpervorgänge ermöglicht, ohne sich selbst zu verändern

Epidemie, Seuche in einem größeren Gebiet, gleichzeitig auftretende Infektionskrankheit

Epikrise, Endbeurteilung eines Krankheitsfalles

Erektion, Aufrichtung, z. B. des Penis oder der Klitoris, bedingt durch Blutfüllung von Schwellkörpern

erethisch, reizbar

Ergometrie, Messung der Arbeitsleistung, z. B. der Lunge

ergotrop, leistungssteigernd wirksam

essentiell, selbständig, wesentlich, unverzichtbar

Euphorie, gehobene Stimmung; unbegründete Heiterkeit

Exanthem, Hautausschlag

Exitus, Ausgang, Ende; E. letalis, Tod

exogen, von außen stammend, auf äußere Ursachen zurückzuführen

Expektorans, auswurfförderndes Mittel

Exploration, Erkundung, Aufklärung, Ausfragung

Exsikkans, austrocknendes Mittel

Exsikkose, Austrocknung

Exstirpation, Entfernung eines Organs

Extension, Ausdehnung, Streckung

extern, äußerlich, außen gelegen

Extrakt, eingedickter Kräuter- oder Drogenauszug

Extraktion, Ziehen von Zähnen; auch: Herstellung eines Extraktes

Exzision, Ausschneidung

Exzitation, Erregungszustand

Facies, Gesicht

Faeces, Kot

fakultativ, nach Belieben, unter Umständen

Fango, Mineralschlammpackung

Fascia, Faszie, dünne, bindegewebige Haut, die z. B. Muskeln umgibt

febril, fiebernd, fieberhaft

feminin, weiblich

Feminisierung, Verweiblichung (beim Mann)

Fertilität, Fruchtbarkeit

Fetus, Leibesfrucht ab 4. Schwangerschaftsmonat

Fistel, Ausführungs- oder Verbindungsgang, oft als Abnormität entstehend, gelegentlich künstlich angelegt

flexibel, biegsam

Foetor ex ore, übler Geruch aus dem Mund

Fokalinfektion, Herdinfektion (von einem Fokus ausgehend)

Fokus, Brennpunkt; auch: Krankheitsherd

Fontanelle, Knochenlücke am kindlichen Schädel

Fragment, Bruchstück, Bruchende

Fraktur, Bruch, Knochenbruch

Frustration, unfreiwilliger, mit Enttäuschung verbundener Verzicht auf Wunsch- oder Bedürfniserfüllung

Funktion, Tätigkeit eines Organs oder Organsystems

funktionell, auf die Wirkung bezogen, wirksam

Ganglienzelle, Nervenzelle

Gangrän, Gewebebrand

Gastritis, Magenkatarrh, Entzündung der Magenschleimhaut

Gastroenterologe, Arzt für Krankheiten des Verdauungssystems

Gemini, Zwillinge

Gen, Erbanlage

Generalisierung, Verallgemeinerung, Ausbreitung auf den ganzen Körper

Genese, Entstehung, Entwicklung einer Krankheit

Genetik, Erblehre

Genitale, innere und äußere Geschlechtsorgane

genuin, ursprünglich, angeboren

Geriatrie, Lehre von den Alterskrankheiten

Glandula, Drüse; z.B. G. thyreoidea, Schilddrüse

Glans, Eichel, Vorderteil von Penis und Klitoris

Glukose, Traubenzucker, Blutzucker

Gonaden, Geschlechtsdrüsen (Eierstöcke, Hoden)

Granulationsgewebe, Bindegewebe, das sich in Wunden bildet und in derbes Narbengewebe übergeht

Gravidität, Schwangerschaft

grippal, eine Grippe betreffend

Gynäkologe, Frauenarzt

habituell, gewohnheitsmäßig, stets wiederholt

Habitus, äußeres Erscheinungsbild

hämatogen, vom Blut herstammend

Hämatologe, Arzt für Krankheiten des Blutes und der blutbildenden Organe

Hämatom, Bluterguß

Hämaturie, im Harn auftretende rote Blutkörperchen

Hämodialyse, Blutreinigung mit der »künstlichen Niere«

Hämoglobin, Farbstoff der roten Blutkörperchen

Hämolyse, krankhafte Auflösung roter Blutkörperchen

Hämorrhagie, Blutung

Halluzination, Sinnestäuschung, die ohne äußere Ursache auftritt

Hb, Abk. für Hämoglobin

Hemikranie, einseitiger heftiger Kopfschmerz, Migräne

Hepar, Leber

Hepatitis, Leberentzündung

Herba, Kraut

hereditär, erblich

Hernie, Eingeweidebruch

Herpes, Bläschenflechte

heterogen, fremdartig, ungleich

Histologie, Lehre von den Körpergeweben

Homöopathie, Heilsystem, bei dem die Kranken Mittel in extrem hoher Verdünnung bekommen

homogen, gleichartig, aus gleichen Teilen bestehend

homolog, übereinstimmend, ähnlich, zusammengehörig

Hormon, von Drüsen mit innerer Sekretion abgesonderter Wirkstoff

Hospitalismus, in Kliniken auftretende Infektionskrankheiten; auch: veränderter Allgemeinzustand eines Patienten nach längerem Klinikaufenthalt

human, den Menschen betreffend, menschlich

humoral, die Körpersäfte betreffend

HWS, Abk. für Halswirbelsäule

hyalin, durchscheinend, glasig

Hydrocephalus, Wasserkopf

hydrophil, flüssigkeitsaufsaugend

hydrophob, wasserabstoßend, wasserscheu

Hydrops, Wassersucht, Ansammlung von Flüssigkeit in Körperhöhlen und im Gewebe

Hydrotherapie, Wasserheilkunde

Hymen, Jungfernhäutchen

Hyperämie, Blutfülle in einem Körperbereich

Hyperplasie, Vergrößerung eines Gewebes oder Organs durch Vermehrung der Zellen

Hyperpyrexie, länger dauernder Fieberzustand mit hohen Temperaturen

Hypersekretion, übermäßige Ausscheidung von Körpersäften

Hypertonie, erhöhter Blutdruck

Hypertrophie, Vergrößerung der Gewebsbestandteile

Hypnotikum, Schlafmittel

Hypophyse, Hirnanhangsdrüse

Hypothermie, verminderte Körperwärme

Hypothese, Annahme, Vermutung

Hypotonie, erniedrigter Blutdruck

Hysterektomie, operative Gebärmutterentfernung

iatrogen, vom Arzt verursacht

identisch, gleich, übereinstimmend

Idiosynkrasie, Überempfindlichkeit, unüberwindliche Abneigung, z.B. gegenüber Speisen oder Arzneien

Idiotie, Schwachsinn

Ikterus, Gelbsucht

Ileus, Darmverschluß

Illusion, Sinnestäuschung

i. m., Abk. für intramuskulär, innerhalb eines Muskels; in einen Muskel hinein

Imbezillität, mittelgradiger Schwachsinn

Imitation, Nachahmung

Immissio, Einführung, Einschieben

immun, unempfindlich, unempfänglich

Immunisierung, Impfung mit Schutzstoffen oder mit Stoffen, die für eine Schutzstoffbildung sorgen

Immunität, Unempfänglichkeit gegen Krankheiten, Krankheitserreger und deren Stoffwechselprodukte

Implantation, Einpflanzung

Imponderabilien, unwägbare Einflüsse

inadäquat, unpassend, nicht vergleichbar

inaktiv, untätig, nicht wirksam

Inappetenz, Antriebsschwäche, fehlendes Verlangen

Incisura, Einschnitt

indifferent, wirkungslos, unterschiedslos

Indikation, Grund, der für ein bestimmtes Heilverfahren spricht

Indisposition, Unpäßlichkeit

indiziert, angezeigt, ratsam

indolent, gleichgültig, schmerzlos

Induration, Verhärtung von Geweben oder Organen

induziert, durch etwas anderes hervorgerufen

infantil, kindlich

Infarkt, durch mangelnde Blutversorgung abgestorbener Gewebebezirk

infaust, ungünstig

Infektion, durch Krankheitserreger übertragene Krankheit

Infiltrat, in Zellen oder Gewebe eingedrungene Substanz; auch: der dadurch hervorgerufene Schwellungs- oder Verhärtungszustand

infiziert, angesteckt

infra, unterhalb

Infusion, Aufguß; auch: Eingießung von Flüssigkeiten

inguinal, die Leistengegend betreffend

Inhalation, Einatmen von Dämpfen oder Gasen zu Heilzwecken

inhibieren, hemmen

initial, anfänglich

Injektion, Einspritzung; auch: eingespritzte Flüssigkeit

Inkompatibilität, Unverträglichkeit

inkomplett, unvollständig

Inkontinenz, Unvermögen, den Harn oder Stuhl zu halten

Inkorporation, Einverleibung

inkurabel, unheilbar

Innervation, Versorgung mit Nerven

inoperabel, nicht operierbar

Insemination, Besamung, (künstliche) Befruchtung

in situ, am natürlichen Platz

Inspektion, Besichtigung, Betrachtung

Insuffizienz, Funktionsschwäche

Insufflation, Einblasung, z.B. von Flüssigkeiten oder Pulvern

intakt, unberührt

Intensität, Stärke, Wirksamkeit

Intention, Streben, Absicht

intercostal, zwischen Rippen liegend

intern, innen, inwendig

Internist, Arzt für Innere Medizin

Interruptio, Unterbrechung (einer Schwangerschaft)

Intervention, Eingriff

Intestinum, Darm

Intoxikation, Vergiftung

intraabdominal, im Bauchraum

intrakardial, im Herzinnern

intrakutan, in die Haut, in der Haut

intramuskulär, in den Muskel, im Muskel

intra partum, während der Geburt

intrauterin, in der Gebärmutter

intravenös, in eine Blutader, in einer Blutader

introvertiert, in sich gekehrt, von der Umwelt abgeschlossen

Intubation, Einführung eines Rohres (z.B. in den Kehlkopf, um eine Erstickung zu verhindern)

Invasion, Eindringen, Einbrechen

in vitro, im Glas (Reagenzglas)

in vivo, im Leben, beim lebenden Individuum

Involution, Rückbildung

Inzest, Paarung unmittelbar verwandter Individuen, sogenannte »Blutschande«

Inzision, Einschnitt

irregulär, unregelmäßig

irreparabel, unheilbar

irreversibel, nicht umkehrbar

Irrigator, Spülungsgerät mit Schlauch und Ansatzstück

irritabel, reizbar

Ischämie, örtliche Blutleere als Folge mangelnder Blutzufuhr.

Ischias, Neuralgie im Bereich des Hüftnervs

Isthmus, verengte Stelle

i. v., Abk. für intravenös, in einer Vene, in eine Vene hinein

Jaktation, unruhiges Hin- und Herwerfen des Kranken im Bett

Jejunum, Leerdarm

juvenil, jugendlich, das Jugendalter betreffend

juxtaartikulär, in Gelenknähe

Kachexie, schlechter Körperzustand, Kräfteverfall

Kalotte, Schädeldach

Kallus, Knochennarbe, -schwiele

Kanüle, Röhre, Hohlnadel für Injektionen

kanzerogen, Krebs verursachend

Kapazität, Fassungsvermögen

kardial, das Herz betreffend

Kardiologe, Arzt für Herz-Kreislauf-Erkrankungen

Karenz, Verzicht, Schonzeit

Karminativa, Mittel gegen Blähungen

Karzinom, bösartige Krebsgeschwulst

Kastration, Ausschaltung der Hoden bzw. Eierstöcke durch Operation oder Bestrahlung

Katabolismus, Abbauphase des Stoffwechsels

Katamnese, Krankheitsgeschichte nach Abschluß der ärztlichen Behandlung

Katarrh, Schleimhautentzündung

Katheter, röhrenförmiges Instrument, das in Körperhohlräume eingeführt wird

kausal, ursächlich

Kausalgie, brennender Schmerz

Kaustikum, Ätzmittel

Kauterisation, Ätzung, Verschorfung

Kaverne, Höhle, Gewebshohlraum

Klaustrophobie, Angst vor engen Räumen

Klimakterium, Wechseljahre

klinisch, die Klinik betreffend; aus der Beobachtung des Kranken abgeleitet

Klitoris, Kitzler

Klonus, Krampf, der aus kurz aufeinanderfolgenden Muskelzuckungen besteht

Koagulation, Gerinnung

Koinzidenz, gleichzeitiges Auftreten

Kokken, kugelförmige Bakterien

Kolik, anfallsweise Schmerzen

kollabieren, zusammenfallen

Kollaps, Zusammenbruch nach Ausfall des Blutkreislaufs oder eines lebenswichtigen Organs

kollateral, seitlich; benachbart

Kolorit, Hautfarbe

Kolostrum, Vormilch, Ausscheidung der Brustdrüsen bis zur Geburt und in den ersten Tagen danach

Koma, tiefste Bewußtlosigkeit

Kompatibilität, Verträglichkeit

Kompensation, Ausgleich

kompensiert, ausgeglichen

komplementär, ergänzend, dazu passend

komplex, zusammenhängend, verwickelt

Komplikation, zusätzlich auftretende Erkrankung

Kompresse, Verbandstück, Auflage, Umschlag

Kompression, Zusammenpressung, Druck

Kondition, Zustand, Verfassung

Kondom, Gummischutz für den Penis zur Empfängnis- und Ansteckungsverhütung

konfluierend, zusammenfließend

kongenital, angeboren

Konglomerat, Anhäufung

Konkrement, im Körper aus einer Flüssigkeit ausgeschiedene feste Masse, z.B. Nierenstein

konnatal, angeboren; während der Schwangerschaft oder unter der Geburt erworben

konservative Behandlung, Behandlung ohne operativen Eingriff

Konsilium, Beratung mehrerer Ärzte

konsistent, dicht, fest

Konstitution, angeborene Körperbeschaffenheit

Konstriktion, Zusammenziehung

Konsultation, Beratung durch den Arzt

konsultieren, sich von einem Arzt beraten lassen, einen Arzt aufsuchen

kontagiös, ansteckend

Kontamination, Verunreinigung, Verseuchung

kontinuierlich, regelmäßig fortschreitend, beständig

Kontraindikation, Gegenanzeige; Grund, der gegen ein Heilmittel oder -verfahren spricht

Kontraktion, Zusammenziehung, z.B. von Muskeln

Kontrastmittel, in Körperhohlräume einzuführende Stoffe, die das Organ für die Röntgenbeobachtung sichtbar machen

Kontrazeption, Empfängnisverhütung

Kontrazeptiva, empfängnisverhütende Mittel

Konzeption, Empfängnis, Befruchtung

Korrigens, geschmacksverbessernder Zusatz zu einer Arznei

Korticoide, Sammelbezeichnung für Hormone der Nebennierenrinde bzw. deren synthetische Nachbildungen

Krampus, Muskelkrampf

Krisis, Entscheidung, Höhepunkt einer Krankheit

Kumulation, Anhäufung (und damit Verstärkung der Wirkung) kleiner Arzneimittel-Gaben

kupieren, Krankheitsverlauf abkürzen

kutan, die Haut betreffend

Labia, Lippen

labil, unbeständig, schwankend

laborieren, ohne schnelle Erfolge um Besserung einer Krankheit bemüht sein

Läsion, Verletzung, Durchtrennung

Laktation, Milchabsonderung, Stillen

Lanugo, Flaumhaar

Lanzette, kleines lanzenförmiges Messer des Arztes

Laparoskopie, endoskopische Untersuchung der Bauchhöhle

Laparotomie, Bauchschnitt

Lapsus, Versehen, Fehler

latent, verborgen, nicht erkennbar

Latenz, zeitlicher Zwischenraum

lateral, seitlich

Laxans, Abführmittel

Legasthenie, Lese- und Rechtschreibbeschwäche bei Kindern

lege artis, kunstgerecht

Leniens, linderndes Mittel

Lentigo, Leberfleck

letal, tödlich

Letalität, Sterblichkeitsprozentsatz bei einer Erkrankung

Lethargie, Gleichgültigkeit, Schlafsucht

Ligatur, Unterbindung

Liniment, dickflüssige Salbe

Lipoide, Fette, zu Fetten gehörende Substanz

Liquor, Flüssigkeit

livid, blaß-bläulich

Lobektomie, Entfernung eines Lappens, z. B. eines Lungenlappens

Lobus, Lappen, Drüsen- oder Eingeweideteil

Lochien, Wochenfluß aus der Gebärmutter nach der Geburt

Locus minoris resistentiae, Ort der geringsten Widerstandsfähigkeit

lokal, örtlich

Lokalanästhesie, örtliche Betäubung

Lokalisation, Eingrenzung auf eine Stelle, Feststellung einer Stelle

Lumbago, Hexenschuß, Lendenweh

Luxation, Verrenkung, Ausrenkung

luzide, hell; bei klarem Verstand

LWS, Abk. für Lendenwirbelsäule

Makromastie, Riesenwuchs der weiblichen Brust

Malabsorption, Störung der Aufnahme von Nährstoffen im Darm

Malazie, Gewebserweichung

maligne, bösartig

Malignom, bösartige Geschwulst

Malum, Leiden, Krankheit

Mamilla, Brustwarze

Mamma, weibliche Brust. M. pendulans, Hängebrust

Mammakarzinom, Brustkrebs

Mammaplastik, Korrektur der weiblichen Brust

manifest, deutlich, offensichtlich

Manipulation, Handhabung

manuell, mit der Hand

Marasmus, allgemeiner Kräfteverfall

marginal, am Rande, nebenbei

Margo, Rand eines Organs

marode, krank, erschöpft

Mastektomie, Abtragung der Brust

Masturbation, Onanie, Selbstbefriedigung

Maximaldosis, größte erlaubte Dosis eines Medikaments für einen bestimmten Zeitraum

Mazeration, Wasser- oder Alkoholauszug aus einer Droge

Medikation, Arzneiverordnung, Heilmittelverschreibung

Melaena, Auftreten von Blut im Stuhl (Dunkelfärbung)

Membrum, Glied

Menarche, erstes Auftreten der Monatsblutung

Menses, Monatsblutung, Regel

Menstruation, Monatsblutung, Regel

Mentalität, Denkweise

Metastase, Tochtergeschwulst, an einer vom ursprünglichen Sitz der Krankheit weit entfernten Stelle auftretend

Meteorismus, Auftreibung des Leibes durch Gasbildung

Mikroben, kleinste Lebewesen, z. B. Bakterien, Viren, Pilze

Mikrobiologie, Lehre von den Mikroben

Mikroplasie, Kleinheit eines Organs

Mikrotom, Apparat zur Herstellung dünnster Gewebeschnitte

Miktion, Harnlassen

Miserere, Koterbrechen bei Darmverschluß

mitis, mild

Mixtum compositum, Mischung, Gemengsel

mnestisch, das Gedächtnis betreffend

mobilis, beweglich

Mobilisation, jemanden oder etwas beweglich machen

Mons pubis, Schamberg, -hügel

Monstrum, Mißbildung, -geburt

morbide, krankhaft

Morbidität, Verhältnis der Kranken zu den Gesunden in der Bevölkerungsstatistik

Morbus, Krankheit

moribund, sterbend

moros, mürrisch, verdrießlich

Morphin, wichtigster Stoff des Opiums

morphologisch, Form und Struktur betreffend

Mors, Tod; post mortem, nach dem Tode

Mortalität, Sterblichkeit

Motilität, Bewegungsvermögen

Motorik, Bewegungsgeschehen

Multipara, Frau, die mehrfach geboren hat

multipel, vielfältig, vielfach

Mutation, Erbänderung

Mydriatika, pupillenerweiternde Mittel

Myopie, Kurzsichtigkeit

Nävus, Muttermal, umschriebene, nur z. T. erbliche Hautveränderung

Narkolepsie, plötzliche Anfälle von Schlafsucht

Narkose, Betäubung

Nausea, Übelkeit, Seekrankheit

Nekrobiose, Absterben von Zellen und Geweben

Nekropsie, Leichenschau

nekrotisch, abgestorben

neonatal, Neugeborene betreffend

Neoplasma, geschwulstartige Neubildung

Nephritis, Nierenentzündung

Nephrologe, Arzt für Nierenkrankheiten

nerval, auf Nerventätigkeit beruhend

Nervus, Nerv

neural, Nerven betreffend

Neuralgie, Nervenschmerz

Neurasthenie, Nervenschwäche mit Ermüdbarkeit und Reizbarkeit

Neurologe, Nervenarzt

Neurochirurg, Gehirn- und Nervenchirurg

nocturnus, nächtlich

nodös, knotig

Nodus, Knoten

normotop, am normalen, richtigen Ort

Noxe, Schadens-, Krankheitsursache

Nullipara, Frau, die noch nicht geboren hat

Nyktophobie, krankhafte Angst vor der Dunkelheit

Nykturie, verstärkte nächtliche Harnabsonderung

Nymphomanie, gesteigerter Geschlechtstrieb bei Frauen

Nystagmus, Augenzittern

Obduktion, Leichenöffnung zur Feststellung der Todesursache

obduzieren, eine Obduktion vornehmen

Obesitas, Fettsucht

obligat, unerläßlich

Obsession, Zwangsvorstellung

Obstipation, Verstopfung

Obstruktion, Verstopfung, Verlegung eines Hohlorgans

Occlusio, Verschluß

Odor, Geruch

Ödem, Wasseransammlung, -sucht

offizinell, die im amtlichen Arzneimittelbuch enthaltenen Heilmittel

okkult, verborgen

olfactorius, Gerüche betreffend, dem Geruchssinn dienend

Oligurie, verminderte Harnbildung oder -ausscheidung

ominös, von schlechter Vorbedeutung

Omphalos, Nabel

Onanie, Selbstbefriedigung

onkogen, tumorerzeugend, durch Tumor hervorgerufen

Onkologie, Lehre von den Geschwülsten

opak, trüb, undurchsichtig

Operation, Behandlungsverfahren, das durch einen blutigen Eingriff Heilung anstrebt

operativ, mit Hilfe einer Operation

Ophthalmologe, Augenarzt

Opiate, opiumhaltige Mittel

oral, den Mund betreffend, durch den Mund

Ordination, ärztliche Sprechstunde; Verordnung

ordinieren, Sprechstunde halten; verordnen

organisch, körperlich bedingt

Orgasmus, Lustlösung beim Geschlechtsverkehr

orientiert, bei Bewußtsein, unterrichtet, im Bilde

Orifizium, Mündung

originär, angeboren, von Anfang an

Orthopäde, Arzt für Erkrankungen des Halte- und Bewegungsapparates

Os, Mund

Ossifikation, Verknöcherung

Otologe, Ohrenarzt

Ovarium, Eierstock

Ovulationshemmer, Antibabypille

Ovum, Ei

Pädiater, Kinderarzt

palatinal, den Gaumen (Palatum) betreffend

Palliativa, Mittel, die Krankheitsfolgen lindern, ohne die Ursache der Beschwerden zu beseitigen

Palpation, Abtasten durch den Arzt

palpieren, betasten

Palpitation, Herzklopfen

Pandemie, gehäuftes, besonders großräumiges Auftreten einer Infektionskrankheit

Pankreas, Bauchspeicheldrüse

Papillom, gutartiges Warzengewächs

Paralyse, Nervenlähmung

Parasit, Schmarotzer tierischen oder pflanzlichen Ursprungs

paravenös, neben eine(r) Vene

paravertebral, neben der (die) Wirbelsäule

Parenchym, die für ein Organ typischen Gewebsbestandteile

parenteral, nicht durch den Magen-Darm-Kanal, unter Umgehung der Verdauungsorgane

Paroxysmus, Anfall

Pars, Teil (eines Organs)

partiell, teilweise

Partus, Geburt

pastös, aufgeschwemmt, aufgedunsen

Patella, Kniescheibe

pathogen, krankheitserregend

Pathogenese, Entstehung und Entwicklung einer Krankheit

Pathologe, Arzt für Pathologie

Pathologie, Lehre von den krankhaften Vorgängen und Zuständen

pathologisch, krankhaft

Pathophobie, Krankheitsfurcht

Pavor nocturnus, nächtliches Aufschreien der Kinder

pectoralis, die Brust betreffend

Pectus, Brust

Pediculus, Laus. P. pubis, Filzlaus; P. capitis, Kopflaus; P. vestimenti, Kleiderlaus

Pelvis, Becken

Penis, männliches Glied

peptisch, die Verdauung betreffend

per anum, durch den After

Perforation, Durchbohrung, Durchbruch

Perfusion, Durchleitung einer Flüssigkeit durch ein Organ

perianal, das Aftergebiet betreffend

perinatal, vor, während und nach der Geburt

Perinatologie, Lehre von der Geburtshilfe

Perineum, Damm

Periode, sich wiederholender Teil eines Ablaufs; Menstruation

peripher, außen, am Rand, vom Mittelpunkt entfernt

Perkussion, Beklopfen des Körpers durch den Arzt

perkutan, durch die Haut

perlingual, über die Zunge

permanent, dauernd, dauerhaft

Permeabilität, Durchlässigkeit

pernasal, durch die Nase

perniziös, bösartig, gefährlich

peroral, durch den Mund

per rectum, durch den Mastdarm

Persistenz, Fortbestehen

per vias naturales, auf natürlichem Weg

Perzeption, Empfindung, Wahrnehmung

Pessar, Gebärmutterkappe zur Empfängnisverhütung; auch: Vorrichtung zur Regulierung einer Gebärmutterverlagerung

Phänomen, Erscheinung, Anzeichen

Phallus, männliches Glied

Phantom, Trugbild

Phantomschmerz, Schmerzgefühl beim Amputierten, das seinen Sitz im abgetrennten Glied zu haben scheint

Pharmaka, Arzneimittel

Pharmakologe, Wissenschaftler (Arzt) mit dem Fachgebiet Arzneimittellehre

Pharmakopoe, amtliches Verzeichnis der zugelassenen Arzneimittel; Arzneibuch

Pharmazie, Apothekerkunst

Pharynx, Rachen, Schlund

Phonetik, Lehre von der Lautbildung

Phthisis, Auszehrung, Lungenschwindsucht

Physiognomie, Gesichtsform und -ausdruck

Physiologie, Lehre von den Lebensfunktionen und -vorgängen

physiologisch, die natürlichen Lebensvorgänge betreffend

Physiotherapie, Behandlung mit natürlichen Mitteln

physisch, auf den Körper bezogen, natürlich, körperlich

Phytotherapie, Behandlung mit pflanzlichen Wirkstoffen

Placebo, Scheinmedikament ohne spezifische Wirkstoffe

Planta, Fußsohle

Plastik, chirurgischer Eingriff zur Wiederherstellung von Form und/oder Funktion eines Organs durch Gewebsverpflanzung oder Ersatzstoffe

Plethora, übermäßiger Blutgehalt des Körpers oder einzelner Körperteile. P. vera, Vollblütigkeit

Pleura, Brustfell

Podagra, Gicht, v. a. in der großen Zehe

Poliosis, Grauwerden der Haare

Pollex, Daumen

Pollution, unwillkürliche Samenentleerung

Polyp, gestielte Geschwulst, vor allem an Schleimhäuten

polytop, an vielen Stellen zu beobachten

Polyurie, krankhafte Vermehrung der Harnmenge

Positio, Stellung

positiv, bejahend, bei Befunden: nachweisbar, vorhanden

postinfektiös, im Anschluß an eine Infektion

postmortal, nach dem Tode

postnatal, nach der Geburt

postoperativ, nach einer Operation

posttraumatisch, mit einer Verletzung zusammenhängend

Potator, Trinker

Potenzierung, Verstärkung der Wirkung

Potomanie, Trunksucht

p. p., Abk. für per primam, Wundheilung, bei der sich die Wundränder ohne Infektion schließen

praecox, frühzeitig, vorzeitig

Präkanzerose, Vorkrebskrankheit

präkordial, vor dem Herzen

präparieren, vorbereiten, herstellen; in der Anatomie: Zerlegung von Leichen zu Lehrzwecken

Präputium, Vorhaut

Präservativ, Gummischutz, Kondom

präventiv, vorbeugend

primär, zuerst (vorhanden)

Primapara, Erstgebärende

probat, erprobt

Probeinzision, Einschnitt und Nachschau zur Klärung der Diagnose

Processus, Fortsatz

pro die, auf Rezepten: täglich, für einen Tag

pro dosi, auf Rezepten: für die einmalige Gabe

Prodrom, Vorbote, der Krankheit vorausgehendes Anzeichen

profundus, tiefliegend

profus, reichlich, sehr stark

Progenie, Vorstehen des Unterkiefers

Progesteron, weibliches Geschlechtshormon

Prognose, Beurteilung eines Krankheitsverlaufs, Voraussage

progressiv, fortschreitend

Prolaps, Vorfall; P. uteri, Gebärmuttervorfall

Proliferation, Wucherung

Prophylaktikum, vorbeugendes Mittel

prophylaktisch, vorbeugend

Prophylaxe, Krankheitsvorbeugung, -verhütung

Proportion, Gleichmaß, Verhältnis

Prostata, Vorsteherdrüse

Proteine, Eiweißstoffe

Prothese, künstlicher Ersatz für ein Körperteil

Prototyp, Urbild

Protrusio, Hervortreibung

Provenienz, Herkunft

Psyche, Geist, Seele

Psychiater, Arzt für seelische Krankheiten

psychisch, seelisch, geistig

Psychoanalyse, Analyse seelischer Krankheiten

psychogen, aus psychischer Ursache (entstanden)

Psychologie, Lehre von den psychischen Funktionen

Psychopathologie, Lehre von den psychischen Störungen und Krankheiten

Psychopharmaka, die psychischen Funktionen beeinflussende Mittel

Psychosomatik, Lehre von den Zusammenhängen zwischen seelisch-geistigen und körperlichen Vorgängen

Psychotherapie, Seelenbehandlung

Pudendum femininum, weibliche Scham

pueril, Kinder betreffend, kindlich

Puerperium, Wochenbett

Pulmo, Lunge

pulmonal, die Lunge betreffend

Pulpa, Fleisch; P. dentium, Inhalt der Zahnhöhle

Punktion, Flüssigkeitsentnahme aus einem Körperhohlraum

Purgativa, Abführmittel

purgieren, abführen

purissimus, ganz rein

purulent, eitrig

Pus, Eiter

q. s., auf Rezepten: Abk. für quantum satis, »eine ausreichende Menge«

Quantum, Menge

qualitativ, die Beschaffenheit (Qualität) betreffend

quantitativ, die Menge (Quantität) betreffend

Quarantäne, Isolierung infektionskranker bzw. -verdächtiger Patienten

radiär, strahlenförmig

Radikaloperation, vollständige Entfernung krankhafter Veränderungen

Radiologe, Arzt für Röntgenuntersuchung und -bestrahlung

Radix, Wurzel

Ramus, Ast, Zweig, z. B. bei einem Blutgefäß, Nerv oder Knochen

Raphe, Naht, Verwachsungslinie

Reaktion, Gegenwirkung auf einen Reiz

Reanimation, Wiederbelebung

rectal, den Mastdarm betreffend

Rectum, Mastdarm

recurrens, rückläufig, sich wiederholend

Reduktion, Rückbildung

reflektorisch, durch einen Reflex bedingt, reflexartig

Reflex, unwillkürliche Reaktion des Organismus auf einen Reiz

Reflux, Rückfluß

refraktär, unempfindlich, nicht beeinflußbar

Refraktion, Lichtbrechung

Regeneration, Wiederherstellung zerstörter Gewebeteile

regional, auf einen bestimmten Bezirk beschränkt

regressiv, sich zurückbildend

Regulation, Steuerung, Regelung

Rehabilitation, Wiedereingliederung eines Kranken in das normale Leben

Reinfektion, Wiederansteckung

reit., auf Rezepten Abk. für reiteretur, »es werde wiederholt«

Rekonvaleszent, Genesender

relativ, abhängig, verhältnisgerecht

Relaxans, muskelerschlaffendes Mittel

Remedium, Heilmittel

Remission, vorübergehende Besserung eines Krankheitsbildes

Ren, Niere

renal, zur Niere gehörig

Reposition, Zurückführung in die ursprüngliche Lage, z. B. bei Knochen- und Eingeweidebrüchen

Resektion, Herausschneiden eines Organteils

resistent, widerstandsfähig

resorbieren, aufsaugen

Resorption, Aufsaugung

Respiration, Atmung

Restitution, Wiederherstellung

Restitutio ad integrum, vollständige Wiederherstellung

Retardation, Verlangsamung

Retention, Zurückhaltung

retrahiert, zurückgezogen, verkürzt

Retraktion, Verkürzung

retrograd, rückläufig

reversibel, umkehrbar

Rezeptur, Ausführung von Rezepten

rezessiv, überdeckt

Rezidiv, Rückfall

Rhagade, kleiner Hautriß

rigide, starr, nicht nachgebend

Rigor, Starre; R. mortis, Totenstarre

rigoros, streng

Roborantia, Kräftigungsmittel

roborierend, kräftigend

Rö, Abk. für **Röntgen**(bestrahlung, -untersuchung)

Röntgenologie, Lehre von der Anwendung der Röntgenstrahlen

Rp., auf Rezepten Abk. für **recipe,** »nimm!«

Rubor, entzündliche Röte

rudimentär, verkümmert

Ruptur, Riß, Zerreißung

Salivatio, Speichelfluß

Saluretikum, Mittel zur Förderung der Kochsalzausscheidung

Sanatio, Heilung

Sanatorium, Heilstätte

Sanguinatio, Blutung

Sanguis, Blut

sanieren, heilen

Sarkom, bösartige Bindehautgeschwulst

Satyriasis, krankhaft gesteigerter Geschlechtstrieb des Mannes

schizoid, kontaktschwach, ungesellig

schizothym, mißtrauisch

Scrotum, Hodensack

Seborrhoe, abnorme Ausscheidung von Hauttalg

sedativ, beruhigend, dämpfend

Sedativum, Beruhigungsmittel

Sediment, Niederschlag, Bodensatz

Sekret, Absonderung (einer Drüse oder Wunde)

Sektion, Leicheneröffnung zur Feststellung der Todesursache

sekundär, an zweiter Stelle, in zweiter Linie, anschließend

selektiv, auswählend

Seminom, Hodenkrebs

Senilität, Greisenhaftigkeit

Sensation, Empfindung

sensibel, empfindlich

Sensibilität, Empfindlichkeit, Fähigkeit zu Empfindungen

sensorisch, Sinneswahrnehmungen betreffend

Sensorium, Sinnesapparat

Sensus, Sinn, Empfindungsvermögen

Sepsis, Fäulnis, Allgemeininfektion, »Blutvergiftung«

Sequester, abgestorbenes Stück eines Organs, z. B. eines Knochens

sezernieren, absondern

Shunt, »Kurzschluß« zwischen Arterien und Venen im Herzen oder außerhalb davon

siccus, trocken

Signatur, Aufschrift

Signum, Zeichen; S. mortis, Todeszeichen; S. mali ominis, böses Zeichen

simplex, einfach

Simulation, Vortäuschen von Krankheiten

simultan, gleichzeitig

Singultus, Schluckauf

Situs, Lage, z. B. von Organen

Skalpell, kleines chirurgisches Messer

Sklerose, Verhärtung von Organen und Geweben

sklerotisch, verhärtet

solitär, vereinzelt vorkommend

Solutio, Lösung (von Arzneimitteln in einer Flüssigkeit)

somatisch, körperlich

Somnambulismus, Nacht- oder Schlafwandeln

Sonde, dünnes Instrument in Stab- oder Röhrenform

sonor, klingend, tönend

Spasmolytika, krampflösende Medikamente

Spasmus, Krampf

Specificum, Mittel mit bestimmter Wirkung

Spekulum, Spiegel; Instrument zur Besichtigung von Körperhohlräumen

Sphinkter, Ring- oder Schließmuskel

spinal, dornartig; die Wirbelsäule oder das Rückenmark betreffend

Spirometrie, Messung der Lungenfunktion

Spondylus, Wirbel

spongiös, schwammig

spontan, von selbst, ohne äußere Einwirkung

sporadisch, vereinzelt (auftretend)

Sputum, Auswurf aus den Atemwegen

stabil, dauerhaft, belastbar

Stadium, Zeitraum, Entwicklungsstufe einer Krankheit

stationär, örtlich, stillstehend, bleibend; z. B. stationäre Behandlung im Krankenhaus; Gegensatz: ambulant

statisch, ruhend, im Gleichgewicht

Status, Zustand

Steatosis, Verfettung

Stenose, Verengung

steril, keimfrei; unfruchtbar

Sterilisation, Entkeimung; Unfruchtbarmachung

sternal, das Brustbein betreffend

Sternum, Brustbein

Stethoskop, Hörrohr des Arztes

Stigma, Wundmal, Merkmal

Stimulans, anregendes Mittel

stimulieren, anregen

Streß, Reaktion des Körpers auf innere oder äußere Belastungen

Stridor, pfeifendes Atemgeräusch bei Einengung der oberen Luftwege

Struktur, Aufbau, Gefüge

Struma, Kropf

Stupor, Starrheit, Unbeweglichkeit, mangelnde Reaktion auf Außenreize

Stuprum, Vergewaltigung, Schändung

subakut, nicht ganz akut verlaufend

subaqual, unter Wasser, z. B. subaquales Darmbad

subkutan, unter die Haut, unter der Haut

Subluxation, unvollkommene Verrenkung (Ausrenkung)

Substantia, Stoff, Substanz

substantiell, stofflich, wesentlich, nahrhaft

Substitution, Ersatz

Substrat, Untergrund, Nährboden, Grundlage

subtil, schwierig, fein, zart

suffizient, ausreichend (funktionierend)

Suggestion, geistig-seelische Beeinflussung

Suizid, Selbstmord

sui generis, von besonderer Art

Sulfonamide, Heilmittel gegen Infektionen

Suppositorium, Zäpfchen, besonders Stuhlzäpfchen

Suppression, Unterdrückung

suspekt, verdächtig

Suspensorium, Tragevorrichtung, z. B. für Hodensack

Symptom, Krankheitszeichen, -erscheinung

symptomatisch, kennzeichnend

synchron, gleichzeitig, gleichlaufend

Syndrom, aus mehreren charakteristischen Symptomen zusammengesetztes Krankheitsbild

synonym, gleichbedeutend, sinnverwandt

Szirrhus, harte Krebsgeschwulst

Tachykardie, Herzjagen
taktil, den Tastsinn betreffend
Tampon, Wattebausch
Tamponade, Ausstopfung mit Tampons
Tb, Abk. für Tuberkulose
temporär, zeitweilig
Tendo, Sehne
Tenesmus, andauernder, schmerzhafter Stuhldrang bei geringer oder fehlender Entleerung
Tension, Spannung; vor allem: Augeninnendruck
Teratologie, Lehre von den Mißbildungen
terminal, das Ende betreffend
Testikel, Hoden
Therapie, Krankenbehandlung
therapieresistent, durch die verfügbare Therapie nicht beeinflußbar
Therme, warme Quelle
thermisch, Wärme betreffend
Thorax, Brustkorb
Thrombus, Blut- oder Adernpfropf
Tic, Zucken
tingieren, färben
Tinktur(a), alkoholischer Kräuterauszug
tolerant, verträglich
Toleranz, Verträglichkeit
Toleranzgrenze, Höchstgrenze der Verträglichkeit
Tonikum, kräftigendes Mittel
tonisch, stärkend; auf den Tonus bezogen
Tonsillen, Mandeln
Tonus, Spannungszustand der lebenden Gewebe, durch Nerveneinfluß erzeugt
Torsion, Verdrehung
touchieren, mit dem Finger untersuchen; auch: mit dem Ätzstift ätzen
Toxikologie, Lehre von den Giften
Toxikose, Vergiftung
Toxin, spezieller, von Bakterien, Pflanzen und Tieren gebildeter Giftstoff
toxisch, giftig
Trachea, Luftröhre
tracheal, die Luftröhre betreffend
Trance, hypnoseähnlicher Zustand
Tranquilizer, Beruhigungsmittel
Transformation, Umbildung, Umwandlung
Transfusion, Blutübertragung
transitorisch, vorübergehend
Transpiration, Hautatmung, Schwitzen
Transplantation, Gewebe- oder Organverpflanzung
Trauma, Gewalteinwirkung, Schaden, Verletzung; auch: seelischer Schock

traumatisch, durch Trauma entstanden
Tremor, Zittern
Trepanation, Eröffnung des Schädels
Trismus, Kieferklemme, Kaumuskelkrampf
Trokar, dreikantiges Instrument, mit dem etwas durchstochen wird
Trophik, Ernährungszustand der Gewebe und Organe
Tumor, Anschwellung, Geschwulst
Turgor, Spannungszustand, z. B. der Haut

ubiquitär, überall vorkommend
Ulcus, Geschwür
ultima ratio, letztes Mittel
Ulzeration, Geschwürsbildung
Umbilicus, Nabel
Unguentum, Salbe
Ureter, Harnleiter
Urologe, Arzt für Erkrankungen der Harnorgane
Usus, Gewohnheit, Gebrauch
Uterus, Gebärmutter
Uvula, Gaumenzäpfchen

Vagina, Scheide
Vaginismus, Scheidenkrampf, krankhafte Reizbarkeit des Scheideneingangs
Vakuum, luftleerer Raum
Vakzine, Impfstoffe
valgus, nach innen gewölbt, z. B. Fußsohle
Valva, Klappe, z. B. am Herzen
variabel, veränderlich
Variation, Abweichung, Schwankung
varikös, krampfadrig
Varikose, Krampfadernbildung
Varizellen, Windpocken
Varizen, Krampfadern
varus, nach außen gewölbt, z. B. Knie
Vasa, Gefäße
vaskulär, Gefäße betreffend
Vasektomie, Sterilisation des Mannes
vegetativ, das vegetative (unbewußte) Nervensystem betreffend
Vehemenz, Heftigkeit
Vena, Vene, Blutader
venerisch, Geschlechtskrankheiten betreffend
Venerologie, Lehre von den Geschlechtskrankheiten
venös, zu einer Vene gehörig
Ventilation, Luftaustausch
Venusberg, Schamhügel der Frau
Verruca, Warze
Vertebra, Wirbel

vertebral, Wirbel betreffend
Vertigo, Schwindel
Vibration, Schwingung
vice versa, umgekehrt
violent, durch Gewalteinwirkung
Viren, kleinste Krankheitserreger
Virginität, Jungfernschaft
Virgo intacta, unberührte Jungfrau
viril, männlich
Virilisierung, Vermännlichung der Frau
Virologie, Lehre von den Viren
virulent, ansteckend, giftig
visuell, das Sehen betreffend
vital, das Leben betreffend, lebensstark
Vitalität, Lebenskraft
Vitiligo, weiße, weil pigmentlose Hautflecken
Vitium, Fehler; V. cordis, Herzfehler
Vivisektion, operativer Eingriff an lebenden Tieren zu Studienzwecken
vocal, die Stimme betreffend
Vola manus, Handteller, Hohlhand
Volumen, Rauminhalt, Umfang eines Körpers
Vomitus, Erbrechen
vulnerabel, leicht verwundbar
Vulva, weibliche Scham

WaR, Abk. für Wassermann-Reaktion bei Syphilis
WHO, Abk. für World Health Organization, Weltgesundheitsorganisation
WS, Abk. für Wirbelsäule

Xanthom, gelbbraune Hautknoten durch Cholesterinspeicherung
Xanthosis, gelbe Verfärbung
Xerodermie, Trockenheit der Haut
Xerose, Trockenheit

Zephalalgie, Kopfschmerz
Zervix, (Gebärmutter-)Hals
Zestoden, Bandwürmer
zirkulär, kreisförmig
Zirkulation, Kreislauf, besonders: Blutkreislauf
Zirrhose, Bindegewebsverhärtung
Zisterne, Gefäßerweiterung
ZNS, Abk. für Zentralnervensystem
Zoster, Gürtelrose
zyklisch, periodisch
Zyste, Hohlraum mit flüssigem oder breiigem Inhalt
zystisch, zysten- bzw. blasenartig
Zystitis, Blasenentzündung
Zytologie, Lehre von der Zelle
Zytostatika, das Zellwachstum bremsende Mittel
zytotoxisch, zellschädigend

Register

Bildquellen

ADAC München: 41, 44, 478, 486 (2), 495 (2), 496 (2); Allianz-Zentrum für Technik, München: 40 (2); AP Associated Press, Frankfurt: 401; Bavaria Verlag, Gauting bei München: 58 (3), 369, 373; Bayer AG, Leverkusen: 159, 378/2, 385, 405 (6), 438 (2); Beiersdorf AG, Hamburg: 117; Berufsgenossenschaftliche Unfallklinik, Murnau: 37; Bildarchiv für Medizin, München: 82 (3), 89, 119, 141, 177, 213, 270, 284, 287 (2), 331, 363 (4), 366, 377/5, 407, 438/2, 439/16; Prof. Dr. O. Butenandt, Kinderklinik der Universität München: 294 (2); Center Press/Nilsson, Frankfurt: 109 (2); Colorvision International, Hamburg: 204, 456/1; Deutsches Aussätzigen-Hilfswerk, Würzburg: 385; Drägerwerk AG, Lübeck: 45, 347, 429, 447; Michael Friedel, München: 351 (6), 360 (9), 371; Wilfried Göbel, Spielberg: 44; Roland Gööck, Hemau: 138, 347, 358, 449; Dr. Hans Halter, Berlin: 88, 158, 240, 326, 393; Hestia Pharma GmbH, Mannheim: 305, 340; Hoechst AG, Frankfurt: 154; Dr. Hans-Hiltmar Hoffmeister, Berlin: 239, 244; Manfred P. Kage, Weißenstein: 99, 127 (3), 142, 174, 206, 209, 215 (2), 238 (2), 252 (2), 261 (6), 272, 275, 315, 331, 377/1, 377/3, 377/4, 409, 439/12, 439/18; Klafs Saunabau GmbH, Schwäbisch Hall: 59; Klinikum Großhadern der Universität München, Radiologische Klinik, München: 103 (2), 118, 121, 162 (2), 406; Prof. Dr. G. Lemperle, Klinik für Plastische und Wiederherstellungschirurgie, Frankfurt: 196 (4); Digne Meller-Markovicz, Frankfurt: 397; J. D. Möller, Optische Werke, Wedel: 240; Werner H. Müller, Stuttgart: 21, 32, 308; Dr. Jochen Müller, München: 38–39; Prof. Fritz Mundinger, Neurochirurgische Universitätsklinik, Freiburg: 235/2; Lennart Nilsson, Stockholm: 178, aus »Unser Körper«, Herder-Verlag, Freiburg: 188 (2), 248, 249, 255 (2), aus »Ein Kind entsteht«, Mosaik Verlag, München: 341; Olympus Optical Co., Hamburg: 285; Orbis GmbH, München: 195, 201, 250, 278 (2), 424–425; Orion Press, Tokio: 336 (2); Quick Verlagsgesellschaft, München: 472–473, 487, 488; Günter Radtke, Uetze: 57; Dr. Lothar Reinbacher, Kempten: 116, 122, 144 (2), 225, 307, 327, 362, 378/1, 386, 436, 439/15; roebild, Frankfurt: 18, 49/1, 49/4, 146, 298 (2), 370, 372, 373, 411 (aufgenommen im Deutschen Krebsforschungszentrum, Heidelberg), 427/3, 431, 439/11, 439/14, 439/17, 439/19, 439/20, 457/3, 457/5, 457/6, 457/7; Susanne Schapowalow, Hamburg: 58/2, 58/5, 457/8; Prof. Dr. Ursula Schmidt-Tintemann, Abteilung für Plastische Chirurgie am Klinikum rechts der Isar der Technischen Universität München: 482; Siemens AG, Erlangen: 157/2, 160, 207, 254, 259, 265, 270, 285, 346 (2), 406, 410, 427/2, 434–435, 438/4, 438/5, 438/9, 438/10, 439/13; Spektrum der Wissenschaft, Weinheim: 229 (4); Spiegel Verlag, Hamburg: 396; Dieter Steffen, Hamburg: 56 (6), 90 (2), 134, 177, 414–415, 420–421 (11); Stern, Hamburg/Heggemann: 244; Stern, London: 143 (2); Karl Thomas GmbH & Co KG, Bremervörde: 115; UPI United Press International, Frankfurt: 377/2; V-Dia Verlag GmbH, Heidelberg: 25 (2), 49/3, 286, 306, 368, 409/1; Wella AG, Darmstadt: 148 (3); Ludwig Windstoßer, Stuttgart: 30–31, 438/1, 444–445, 454–455; Karl-Heinz Wirth, Bielefeld: 461, 489; Wöhlk Contact-Linsen, Kiel: 245; ZEFA, Düsseldorf: 16–17, 49/2, 50–51, 58/1, 61, 84 (4), 139, 175, 235/1, 265, 349, 364, 367, 406, 438/3, 457/2, 457/4.
Für eine Reihe von Zeichnungen im Kapitel »Erste Hilfe« diente die Broschüre »Wir können helfen« aus dem Fachpublika Verlag Wehner, Ottobrunn, als Vorlage.